# Neurología en el anciano

# Neurología en el anciano

**FEDERICO E. MICHELI**
Profesor Adjunto de Neurología. U.B.A.
Profesor Asociado de Neurología.
Instituto Universitario de Ciencias Biomédicas. Fundación R. Favaloro
Servicio de Neurología.
Hospital de Clínicas "José de San Martín".
Buenos Aires, Argentina.

**MANUEL MARÍA FERNÁNDEZ PARDAL**
Profesor Adjunto de Neurología. U.B.A.
Jefe del Servicio de Neurología del Hospital Británico.
Buenos Aires, Argentina.

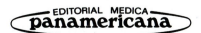

MARCELO T. DE ALVEAR 2145 - BUENOS AIRES
BOGOTÁ - CARACAS - MADRID - MÉXICO - SÃO PAULO

ISBN 950-06-1488-X
  84-7903-320-7

· IMPRESO EN LA ARGENTINA

Hecho el depósito que dispone la ley 11.723.
Todos los derechos reservados.
Este libro o cualquiera de sus partes
no podrán ser reproducidos ni archivados en sistemas recuperables,
ni transmitidos en ninguna forma o por ningún medio,
ya sean mecánicos o electrónicos, fotocopiadoras,
grabaciones o cualquier otro, sin el permiso previo
de Editorial Médica Panamericana S.A.

©1996.   EDITORIAL MÉDICA PANAMERICANA S.A.
            Marcelo T. de Alvear 2145 - Buenos Aires - Argentina
            EDITORIAL MÉDICA PANAMERICANA S.A.
            Alberto Alcocer 24 - Madrid - España

Esta edición se terminó de imprimir
en el mes de agosto de 1996
en los talleres de Editorial Médica Panamericana S.A.
Av. Amancio Alcorta 1695, Buenos Aires.

# Colaboradores

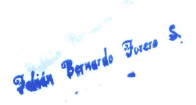

**RUTH ALJANATI**
Profesor Adjunto de Neurología
Departamento de Geriatría,
Hospital de Clínicas
Montevideo, Uruguay

**JULIO ANTICO**
Docente Adscripto de Neurocirugía, U.B.A.
Servicio de Neurocirugía. Hospital de Clínicas
"José de San Martín"
Buenos Aires, Argentina.

**RICARDO F. ALLEGRI**
Docente Autorizado de Neurología, U.B.A.
Jefe del Servicio de Investigación
y Rehabilitación Neuropsicológica
(SIREN), CEMIC.
Consultor de Neuropsicología, Servicio
de Neurología. Hospital Británico.
Buenos Aires, Argentina.

**JORGE JUAN ASCONAPÉ**
Asociate Professor Bowman Gray
School of Medicine
Wake Forest University.
Winston - Salem, North Carolina,
Estados Unidos.

**OSCAR D. BRUNO**
Profesor Asociado de Neuroendocrinología,
U.B.A.
Jefe del Servicio de Neuroendocrinología
Hospital de Clínicas "José de San Martín"
Buenos Aires, Argentina.

**JOSÉ LUIS CÁRDENAS NÚÑEZ**
Profesor Titular de Neurología
Facultad de Ciencias Médicas
Universidad de Santiago de Chile.

**IGNACIO FAUSTINO CASAS PARERA**
Docente Adscripto de Neurología, U.B.A.
Servicio de Neurología.
Instituto de Investigaciones Médicas
"Alfredo Lanari"
Buenos Aires, Argentina.

**ALEXANDRE CASTRO-CALDAS**
Profesor de Neurología
Centro de Estudios Egas Moniz
Hospital de Santa María
Lisboa, Portugal.

**CARLOS CHOUZA**
Profesor de Neurología
Jefe de Servicio del Instituto de Neurología
Hospital de Clínicas.
Montevideo, Uruguay.

**DANIEL CIRIANO**
Jefe de Trabajos Prácticos de Neurocirugía, U.B.A.
Servicio de Neurocirugía. Hospital de Clínicas
"José de San Martín"
Buenos Aires, Argentina.

**OSCAR H. DEL BRUTTO**
Jefe del Departamento de Neurología
Hospital Luis Vernaza
Guayaquil, Ecuador.

**OSCAR B. DONATO**
Jefe del Servicio de Retina
Hospital Lagleyze
Buenos Aires, Argentina.

**ROBERTO EBNER**
Unidad de Neurooftalmología
Hospital Británico
Buenos Aires, Argentina.

## COLABORADORES

**OSVALDO FUSTINONI**
Docente Autorizado de Neurología, U.B.A.
Servicio de Neurología. Hospital Fernández
Buenos Aires, Argentina.

**EMILIA MABEL GATTO**
Docente Adscripta de Neurología U.B.A
Jefa del Servicio de Neurología Sanatorio Mitre
Médica de Planta del Laboratorio
de Metabolismo del Oxígeno
Hospital de Clínicas "José de San Martín"
Buenos Aires, Argentina.

**SANTIAGO GIMÉNEZ ROLDÁN**
Profesor y Jefe de Servicio de Neurología
Hospital General Universitario
Gregorio Marañón
Madrid, España.

**ELENA GERVAZ**
Médica "Attaché associe" Hospital Beaujon
Clichy, Francia.

**ROLANDO JUVENAL GIANNAULA**
Docente Asociado de Neurología, U.B.A.
Docente de Neurología Instituto Universitario
de Ciencias Biomédicas. Fundación R. Favaloro
Jefe del Servicio de Neurología
del Hospital Español
Buenos Aires, Argentina.

**JEAN JACQUES HAUW**
Jefe del Servicio de Neuropatología
"R. Escourolle" Hopital. La Salpetriere.
París, Francia.

**DOMINIQUE HENIN**
Jefe del Servicio de Anatomía Patológica
Hospital Beaujon.
Clichy, Francia.

**RICARDO JORGE**
Jefe de la Unidad de Neurología
del Comportamiento.
Hospital de Clínicas "José de San Martín"
Profesor Adjunto de Psicofisiopatología.
Universidad de Belgrano
Buenos Aires, Argentina.

**ESTELA LEHKUNIEC**
Docente Adscripta de Neurología, U.B.A.
Encargada del Laboratorio de Sueño
Instituto de Investigaciones Médicas
"Alfredo Lanari"
Buenos Aires, Argentina.

**RAMÓN LEIGUARDA**
Profesor Adjunto de Neurología, U.B.A.
Jefe del Departamento de Neurología. FLENI
Buenos Aires, Argentina.

**CARLOS MANGONE**
Docente Autorizado de Neurología.
Jefe del Servicio de Neurología
del Hospital Santojanni.
Profesor Adjunto de Psicofisiopatología.
Carrera de Psicología.
Facultad de Humanidades.
Universidad de Belgrano
Buenos Aires, Argentina.

**SALOMÓN MUCHNIK**
Profesor Titular de Neurología, U.B.A.
Jefe del Servicio de Neurología
del Instituto de Investigaciones Médicas
"Alfredo Lanari"
Buenos Aires, Argentina.

**GUILLERMO PARADISO**
Docente Autorizado de Neurología
Servicio de Neurología. Hospital
"J. P. Garrahan"
Buenos Aires, Argentina.

**RALPH PIKIELNY**
Jefe de Clínica. FLENI.
Buenos Aires, Argentina.

**CARLOS SCORTICATI**
Médico del Servicio de Urología
Hospital de Clínicas "José de San Martín"
Buenos Aires, Argentina.

**MARIA CLARA SCORTICATI**
Docente Adscripta de Neurología, U.B.A.
Jefe de Trabajos Prácticos de Neurología
Instituto Universitario de Ciencias Biomédicas
Fundación R. Favaloro
Médica del Servicio de Neurología.
Hospital de Clínicas "José de San Martín"
Buenos Aires, Argentina.

**ROBERTO P. SICA**
Profesor Titular de Neurología, U.B.A.
Jefe del Servicio de Neurología. Hospital
"Ramos Mejía"
Buenos Aires, Argentina.

**FERNANDO E. TARAGANO**
Profesor Titular a/c de Gerontopsiquiatría,
U.B.A.
Carrera de Médico Especialista Universitario
en Psiquiatría.
Jefe del Área de Neuropsiquiatría del Servicio
de Investigación y Rehabilitación
Neuropsicológica (SIREN), CEMIC
Buenos Aires, Argentina.

# ÍNDICE

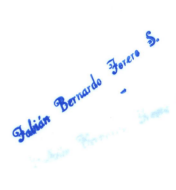

|  |  | |
|---|---|---|
| | **Prefacio** | IX |
| | **Prólogo** | XI |
| **Capítulo 1** | Introducción y examen neurológico | 1 |
| **Capítulo 2** | Envejecimiento cerebral | 7 |
| **Capítulo 3** | Trastornos mnésicos asociados con el envejecimiento | 11 |
| **Capítulo 4** | Demencias corticales | 17 |
| **Capítulo 5** | Demencias subcorticales | 39 |
| **Capítulo 6** | Demencias reversibles | 57 |
| **Capítulo 7** | Delirium (Síndrome confusional agudo) | 67 |
| **Capítulo 8** | Afasias, apraxias y agnosias. Rehabilitación | 73 |
| **Capítulo 9** | Depresión en geriatría | 89 |
| **Capítulo 10** | Trastornos del sueño en geriatría | 97 |
| **Capítulo 11** | Cefalea en el anciano | 107 |
| **Capítulo 12** | Trastornos de la marcha en el anciano | 119 |
| **Capítulo 13** | Enfermedad cerebrovascular | 133 |
| **Capítulo 14** | Enfermedad de Parkinson | 159 |
| **Capítulo 15** | Otros movimientos anormales | 181 |
| **Capítulo 16** | Movimientos anormales inducidos por drogas | 195 |
| **Capítulo 17** | Hipotensión ortostática y otros síndromes autonómicos | 205 |
| **Capítulo 18** | Incontinencia urinaria y fecal en el anciano | 221 |
| **Capítulo 19** | Trastornos neurooftalmológicos en el anciano | 235 |
| **Capítulo 20** | Disfagia | 247 |
| **Capítulo 21** | Trastornos del equilibrio, vértigo y acufenos | 251 |
| **Capítulo 22** | Traumatismos encefalocraneanos y raquimedulares | 265 |
| **Capítulo 23** | Epilepsia | 289 |
| **Capítulo 24** | Tumores cerebrales en el anciano | 305 |
| **Capítulo 25** | Síndromes paraneoplásicos | 315 |
| **Capítulo 26** | Enfermedades de la neurona motora, del músculo y de la transmisión neuromuscular en la senescencia | 325 |
| **Capítulo 27** | Neuropatías | 353 |
| **Capítulo 28** | Síndromes radiculomedulares | 371 |
| **Capítulo 29** | Manifestaciones neurológicas de los trastornos endocrinometabólicos | 379 |
| **Capítulo 30** | Enfermedades infecciosas | 389 |
| **Capítulo 31** | Coma en geriatría | 401 |
| | **Índice analítico** | 411 |

# Prefacio

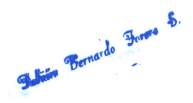

En los últimos años las especialidades médicas experimentaron enormes avances, de tal modo que las "subespecialidades" han comenzado a florecer dando cabida así a conocimientos muy específicos sobre temas puntuales.

La Neurología no ha escapado a este fenómeno y gracias a sus ramas, como la neurorradiología, la neurogenética, la neurofarmacología y otras tantas, ha pasado a ser un campo extremadamente dinámico de la Medicina Interna. Los subtemas neurológicos son tan amplios que algunos de ellos, como la patología neuromuscular, poco tienen en común con otras áreas, como la de los trastornos cognitivos o la de los movimientos anormales. En estos términos, la Neurología además de ser una especialidad diagnóstica se ha convertido en una especialidad con un potencial terapéutico importante.

La patología cerebrovascular es estudiada actualmente con interés y detenimiento por la posibilidad de realizar un tratamiento médico y eventualmente quirúrgico, que ahora se reconoce como efectivo. De la misma forma, o trastornos extrapiramidales, como la enfermedad de Parkinson, cuentan ahora con variadas opciones terapéuticas que incluyen no sólo la levodopa y los agonistas dopaminérgicos, sino también los inhibidores de la MAO y la COMT y la cirugía. Las distonías focales, consideradas hasta no hace muchos años como problemas psicógenos, son ahora interpretadas como trastornos del control motor y eficazmente controladas con toxina botulínica. El cerebro y su vascularización se exploran exitosamente en la actualidad con métodos neurorradiológicos incruentos que aportan valiosa información sobre enfermedades cuya fisiopatología fue desconocida hasta hace poco tiempo.

Las dos grandes ramas de la Neurología, la Neurología del Adulto y la Neuropediatría, tienen áreas de interés en común. Sin embargo, hay otras tan divergentes que justifican la división. Algunas patologías comunes en la Neuropediatría son raras en la Neurología del Adulto y viceversa. Lo mismo pasa con los ancianos, en los cuales ciertos cuadros neurológicos como los mareos, el vértigo, el Parkinson, las enfermedades cerebrovasculares y las demencias son mucho más frecuentes que en los adultos jóvenes.

El médico clínico y el geriatra deben manejar la patología más frecuente de una serie de especialidades y saber derivar correctamente los casos más complicados a los especialistas. Deben entonces estar al día con la información que no siempre se puede encontrar en forma organizada en la bibliografía disponible.

El aumento sostenido de la longevidad hace prever que en unos 40 años el 22,6% de los americanos serán mayores de 65 años. La población que más crece en los países desarrollados está constituida por "los más ancianos de los ancianos" (mayores de 85 años) que son enormemente susceptibles a padecer enfermedades neurológicas. Estos cuadros constituyen el 50% de la discapacidad en los mayores de 65 años y muchos de ellos están dementes, inmóviles o con trastornos del lenguaje y la marcha. Para muchos autores la Neurogeriatría está comenzando a desprenderse de la Neurología del Adulto como hace un tiempo lo hiciera la Neuropediatría.

Nuestra intención al publicar este libro es tratar de manera simple y práctica los cuadros neurológicos de mayor prevalencia en el anciano para que resulten más comprensibles al médico generalista.

Si nuestro esfuerzo fuera exitoso, los lectores podrán abordar con mayor seguridad un grupo de patologías que habitualmente son conflictivas para los internistas y que en el anciano constituyen uno de los motivos de consulta más frecuentes en la práctica diaria.

Esta obra no hubiera sido posible sin el respaldo de muchos colegas y amigos, de nuestro país y del extranjero, que aportaron en forma desinteresada su experiencia y sabiduría en temas puntuales.

Queremos agradecer también a la Editorial Médica Panamericana que, en la persona de Hugo Brik, brindó todo su apoyo a esta obra desde que sólo era una idea embrionaria, así como al Dr. Horacio Argente por su esmero y dedicación en la corrección de hasta los mínimos detalles que hacen que la obra esté presentada de la forma en que llega al lector.

FEDERICO MICHELI
MANUEL FERNÁNDEZ PARDAL

# Prólogo

La Neurología es, tradicionalmente, la especialidad de las enfermedades degenerativas, hereditarias, etc. La vejez es también una degeneración –fisiológica, quizás– y todos la conocemos en nuestros antepasados.

La suma –o, mejor, potenciación– de ambos componentes debería dar un resultado forzosamente deprimente.

Pero no. Se puede tener todo eso y ser feliz. Sea por que no se perciben los defectos, sea porque se piensa que hay otros que están peor, sea porque el llegar a viejo es signo de que se ha tenido una vida entera para elegir opciones, pagar su precio, obtener su resultado y terminar siendo modelo, para imitar o para evitar, y porque un pasado bien evaluado es un capital tan valioso como un futuro contingente, como son todos los futuros.

Por lo tanto, la vejez es un estado etario como cualquier otro; con necesidades un poco más abundantes, es cierto, pero ello no debe ser desagradable para los médicos, sino más bien al contrario...

Por otra parte, mientras no llegue el "control de la ancianidad", como contraparte complementaria y ya previsible del "control de la natalidad", ocurrirá un aumento continuo de la cantidad de ancianos en la población y, por lo tanto, de necesidad de conocimientos geriátricos –y neurogeriátricos– por todos los médicos. De ahí la importancia del presente volumen: completo, exhaustivo sin ser agobiante, prudente sin ser reticente, con un claro objetivo pedagógico y asesor, es decir, para leer y para conservar.

El uso acertado de esos conocimientos depende de la estructura del médico. Así si no conviene un pediatra muy joven, tampoco conviene un geriatra muy viejo. Uno y otro pueden tener dificultad para desligarse de ataduras con congéneres. El exceso de experiencia personal puede a veces ser nocivo, como por ejemplo el neurólogo epiléptico, el cardiólogo cardiópata, el psiquiatra neurótico, etc. Tampoco lo contrario es bueno: el pediatra soltero y el geriatra sin familia pueden no alcanzar a tener vivencia real de los problemas de sus pacientes.

Con todas estas salvedades, el resto queda en manos de Dios, que en general provee.

Dr. J. C. Ortíz de Zárate
Profesor de Neurología
U.B.A.

# Introducción y examen neurológico

F. Micheli y M. Fernández Pardal

Todas las funciones declinan con el envejecimiento y el sistema nervioso no es ajeno a este proceso. Se acepta entonces que las funciones cognitivas, memoria, funciones motoras y otras, involucionan a lo largo de los años, de forma tal que no podemos comparar el rendimiento de una persona de 30 años con el de una de 80. Lamentablemente, en el anciano la línea divisoria entre la normalidad y la patología no suele ser clara. ¿Qué es normal a los 80 años, tener una memoria intacta o presentar algunos trastornos mnésicos? Sin duda es más frecuente lo último. Esto dificulta muchas veces el diagnóstico temprano de cuadros demenciales que no pueden ser diferenciados del envejecimiento normal. Incluso la anatomía patológica puede no aclarar totalmente el diagnóstico diferencial entre una enfermedad de Alzheimer y el envejecimiento normal, de modo que hasta ha llegado a pensarse que podrían ser extremos de un espectro clínico patológico común.[1] Una feliz frase de Evans[2] señala que trazar una diferencia entre enfermedad y envejecimiento normal es como separar lo indefinido de lo indefinible.

Por otra parte, se pretende la existencia de un envejecimiento habitual y de otro exitoso. El primero sería aquel en el cual el cúmulo de noxas (enfermedades, traumatismos, medicación, etc.) en el tiempo vivido ha afectado de alguna forma el sistema nervioso, mientras que el exitoso está representado por un pequeño grupo de individuos sin lesión neurológica alguna.[3]

Los trastornos cognitivos en el envejecimiento tampoco son uniformes para todas las funciones, ya que algunas pueden estar muy comprometidas y otras sólo lo están mínimamente.

De la misma forma, el sistema motor se altera y los movimientos tienden a ser más lentos al punto de constituir una de las características del envejecimiento. Viendo desde lejos la postura y la forma como se desplaza una persona, podemos inferir con gran margen de seguridad si es un anciano. Curiosamente, la marcha, según el grado de deterioro, puede tener semejanzas notables con la parkinsoniana; es inestable, con pasos cortos y con el tronco inclinado hacia adelante. Sin embargo, la anatomía patológica de un cerebro senil difiere notoriamente del cerebro parkinsoniano. En éste la pérdida de neuronas nigrales causa una disminución de la síntesis de dopamina, mientras que en el envejecimiento la pérdida neuronal en la sustancia nigra es moderada y la reducción de la enzima tirosina hidroxilasa es mínima. Esta enzima declina en las primeras 3 décadas de la vida y luego tiene un nivel más o menos estable.[4] Se ha llegado así al concepto de que el trastorno motor en el anciano es la suma del deterioro de los elementos motores centrales y periféricos más el de otro conjunto de capacidades. Como ejemplo clásico de este problema cabe mencionar la marcha senil causada por la suma de trastornos del nervio periférico, por los cuales éste activa en forma anormal las fibras musculares también alteradas por el desuso. El trastorno periférico impide la retroalimentación adecuada desde el músculo, tendones y toda información propioceptiva que mantiene la orientación correcta de los distintos segmentos corporales. Los trastornos articulares que producen dolor, tumefacción y trastornos mecánicos, asociados a una capacidad cardiopulmonar más limitada, conspiran contra un rendimiento motor normal. La consecuencia de estas alteraciones se traduce en caídas que afectan hasta a una tercera parte de los ancianos.

A pesar de que muchas personas mayores de 60 años mantienen un aceptable nivel atlético, en algún momento todos empiezan a sentir una declinación en la capacidad motora. Hasta una cuarta parte de los mayores de 65 años tiene dificultades para vestirse, bañarse y otras actividades de la vida diaria.[5]

Las alteraciones vasculares son mucho más frecuentes en el anciano y sus repercusiones en el cerebro pueden ser devastadoras al producir cuadros demenciales. La correlación entre la sintomatología clínica, la anatomía patológica y las imágenes de resonancia magnética todavía no es clara. Cuesta decidir si una pequeña imagen o imágenes por resonancia magnética de un cerebro senil pueden ser responsables de los trastornos cognitivos o ser meramente coincidentes. Las lesiones vasculares que producen trastornos cognitivos importantes se localizan en el tálamo, el cuerpo caudado y las vías de asociación en la sustancia blanca que conectan estos núcleos de la base con la corteza frontal.

Las lesiones isquémicas difusas de la sustancia blanca son hallazgos frecuentes en los estudios por imágenes de los ancianos. Son visualizadas con mayor detalle en la resonancia magnética y han recibido nombres variados según su localización y morfología.

Las más grandes, localizadas en forma difusa en sustancia blanca del centro semioval y corona radiata, corresponden probablemente a zonas limítrofes de territorios arteriales y han sido definidas como isquemias incompletas. En los capítulos de enfermedades cerebrovasculares y demencias hay más detalles de esta patología tan típica del anciano.

## EXAMEN NEUROLÓGICO

El examen neurológico en el anciano no debería diferir del que se realiza en el adulto o el joven, en cuanto a metodología y esmero por parte del examinador. Sin embargo la lentitud con que se desarrollan el interrogatorio y el examen físico atentan contra la paciencia del médico, que muchas veces se siente tentado a abreviar la consulta asumiendo, por una parte, que algunos problemas no son orgánicos y que otros son mera consecuencia de la edad. Esta postura es decididamente peligrosa y juega en contra de la posibilidad de efectuar diagnósticos certeros de cuadros que, en muchas ocasiones, pueden tratarse con eficacia. Por esta razón, el médico que examina a un anciano debe tener tiempo y paciencia, teniendo en cuenta que una historia clínica bien realizada es la clave del diagnóstico que se completará con un examen físico cuidadosamente realizado con el paciente desvestido.

En el anciano se producen una serie de alteraciones que se traducen en trastornos motores, cognitivos, sensoriales y sensitivos. El médico experimentado debe evaluar estas alteraciones y decidir si son parte del envejecimiento normal o del patológico, como también los estudios a realizar en consecuencia. Otro interrogante habitual que debe contestarse el médico es si la molestia que refiere el paciente es secundaria a un proceso orgánico o funcional, y la respuesta no siempre es sencilla. El beneficio secundario de la enfermedad desempeña un papel particularmente importante en el anciano que, necesitado del cariño de su familia que habitualmente ya no habita con él y privado de la amistad de muchas personas que ya han fallecido, maneja en forma subconsciente esta situación para lograr el acercamiento de sus seres queridos.

En el caso de tratarse de un proceso orgánico neurológico, debe establecerse si es único o múltiple, si afecta al sistema nervioso central, al periférico o a ambos. Por último, el médico debe decidir los pasos a seguir, evaluando los pros y los contras de los estudios neurológicos, y ponderando hasta qué punto es útil embarcar a un paciente de edad avanzada en una serie de estudios, algunos de ellos molestos y otros cruentos. Este último punto es a menudo conflictivo y probablemente no sea una decisión que pueda tomar el médico en forma unilateral, sino que se debe discutir muchas veces con la familia y en ocasiones con el enfermo también. Es probable que a veces la decisión final no sea la más apropiada ya que familiares muy demandantes exigen "agotar" recursos aun cuando esto no resulte lo más conveniente, mientras que, en otros casos, familias más resignadas suelen desalentar exámenes complementarios en situaciones potencialmente favorables, argumentando el interés por la calidad y no la cantidad de vida.

Por último, el geronte es pasible de estar afectado por múltiples enfermedades crónicas (artrosis, diabetes, hipertensión arterial, traumatismos, etc.) y la causa de determinado síntoma o signo puede ser multifactorial. Esta posibilidad no debe desalentar al médico en su búsqueda de cuadros potencialmente tratables. La curación de un problema en el anciano no debe ser imaginada como una situación de todo o nada; es probable que una pequeña mejoría, apenas evidente para el médico, sea enormemente reconocida por el paciente.

### Historia clínica

Es una de las partes más complicadas y fundamentales en la evaluación de un geronte. Se debe partir de la base de que muchos contestan lentamente y no siempre en forma directa a la pregunta que se les hace. Las respuestas a la misma pregunta varían según quién y cómo la formula. En esta situación, ninguna respuesta debe ser dada por válida sin antes rechequear la información. Cuando las funciones cognitivas están presumiblemente alteradas, es necesario completar el interrogatorio con miembros de la familia. Durante el interrogatorio el médico tiene oportunidad de observar cómo actúa el paciente, su grado de comprensión, rapidez y certeza de las respuestas, la facies, la articulación de la palabra y, en menor medida, su motilidad, por lo que ya se estará formulando hipótesis sobre el tipo y localización de la patología que motivó la consulta, que luego ratificará o rectificará con el examen físico y estudios complementarios.[6]

## Examen psicofísico

Una serie de estudios han evaluado la prevalencia de alteraciones neurológicas en ancianos sin patología evidente,[7,8,9] algunos de los cuales coinciden, pero otros presentan divergencias seguramente debidas al uso de poblaciones heterogéneas.

***Nivel de conciencia***: Es lo primero que se debe examinar, pues cualquier alteración puede viciar el resto del examen. El trastorno en el estado de alerta se manifiesta como imposibilidad de mantener una línea de pensamiento con la atención sostenida. Cuando el paciente no puede mantener la línea de pensamiento, aun estando plenamente alerta, presenta un síndrome confusional.

### *Contenido de conciencia*

Es la suma de los procesos de pensamiento y estados afectivos que conforman el estado de alerta. Se denominan también funciones superiores e incluyen atención, lenguaje, memoria, juicio, cálculo, habilidades visuoespaciales y praxias.

Dada la alta prevalencia de demencia en el anciano, el médico debe usar una herramienta que rápidamente le proporcione una idea del estado mental del paciente, y para esto la escala denominada Mini Examen del Estado Mental, de Folstein,[10] es ampliamente aceptada como primera aproximación. Cualquier médico que atiende gerontes debería familiarizarse con este test, cuya puesta en práctica requiere unos 5 minutos. El puntaje máximo es de 30 y un universitario debería obtener no menos de 28/30, mientras que son admisibles 5 errores para una, persona con educación secundaria.

El test incluye la evaluación del lenguaje, útil en el diagnóstico de la afasia (cuya presencia invalida el interrogatorio), de la posibilidad de aprender (memorizar) nuevo material y la evaluación de copias de dibujos tridimensionales, cuya alteración se ha demostrado que es un índice importante de disfunción cerebral.

Cuando se descubren alteraciones en estos procedimientos sencillos, se procede con mayor detalle a profundizar en la investigación de las áreas comprometidas con tests neuropsicológicos formales, como también con el empleo de neuroimágenes.

### *Pares craneanos*

El olfatorio (par I) se examina por separado en cada fosa nasal, usando sustancias que no irriten la mucosa nasal. Las causas más frecuentes de trastornos en la olfacción son locales (rinitis), pero se debe dar importancia a la asimetría de la respuesta así como a la percepción de olores inexistentes.

El segundo par (óptico) se explora con el fondo de ojo, campo visual por confrontación y agudeza visual, haciendo leer al paciente desde distancias cada vez más alejadas del texto. Los trastornos visuales comienzan en la edad media de la vida para incrementarse conforme pasa el tiempo, e incluyen la disminución de la agudeza visual secundaria a la degeneración de los fotorreceptores, presbicia y cataratas. En el anciano son frecuentes el glaucoma y la degeneración macular. La neuropatía óptica isquémica también es característica de las poblaciones seniles.

Los oculomotores, III par (motor ocular común), IV par (troclear) y VI par (motor ocular externo), se examinan moviendo los ojos hacia arriba, abajo, adentro y hacia los costados. Debe evaluarse también el tamaño y simetría de las pupilas, así como su respuesta a la luz y acomodación. Se debe señalar que los ancianos pueden tener una disminución en la excursión vertical de los globos oculares así como pupilas algo más pequeñas y con disminución del reflejo fotomotor, probablemente debido a una disminución del tono simpático preganglionar.[11]

El trigémino (V par) es un nervio sensitivo y motor, que se evaluará en el examen de sensibilidad táctil y termoalgésica, en la cara, y exploración del trofismo y fuerza de los músculos masticatorios. El VII par (facial) inerva los músculos de la mímica facial; por ello la sonrisa y las muecas son útiles para detectar debilidades o asimetrías. El VIII par (auditivo) tiene una rama coclear (audición) y otra vestibular (equilibrio) que se exploran en forma independiente; la rama coclear, con los diapasones, tanto para la conducción aérea como para la ósea, y la vestibular, con la prueba de extensión de los índices y de la marcha en tándem, así como por la visualización de trastornos en la motilidad extraocular (nistagmo). Los problemas en la audición comienzan a hacerse significativos a partir de los 65 años.[12] La discriminación del lenguaje está más afectada para frecuencias altas, por lo cual los ancianos tienen mayor dificultad para el diálogo cuando hay mucho ruido ambiental.[13]

El glosofaríngeo (IX par) y el vago (X par) se examinan en conjunto, observando la motilidad velopalatina y el reflejo nauseoso. El XI par (espinal) rota la cabeza y eleva la cintura escapular mientras que el XII par, hipogloso, se examina con la inspección del trofismo de la lengua, y la evaluación de la protrusión y lateralización lingual.

### Examen motor

Al efectuar el examen motor se deben tener en cuenta una serie de diferencias existentes en el sistema motor del anciano comparado con el del adulto joven.

La masa muscular total disminuye entre un 0,5% y un 1% en el hombre y la mujer, respectivamente, luego de los 60 años[14,15] y la disminución de fuerza, que es proporcionalmente mayor, oscila entre el 20% y el 40% entre la 3ª y la 8ª décadas de la vida.[16] Esta declinación en la fuerza muscular tiende a ser lenta desde los 20 años, donde tiene su pico máximo, hasta los 50 años, para luego decrecer rápidamente.[17]

El resultado de este proceso es una evidente pérdida de fuerza en relación con el incremento de la edad, en especial evidente en la dorsiflexión del pie[18] y en la prensión de las manos. Las masas musculares también son menos voluminosas en los ancianos y más de la mitad tiene atrofia de los pequeños músculos de la mano, en especial del 1er interóseo, aunque no se observen fasciculaciones.[19] Esta atrofia habitualmente se atribuye a lesiones cervicales, pero cuando el cuadro es moderado y no evolutivo, y el paciente no presenta otros signos de mielopatía cervical, en general no se justifica realizar más exámenes complementarios que la radiografía simple de columna.

La fuerza muscular proximal en los miembros inferiores muchas veces es difícil de evaluar, ya que la patología articular asociada (artrosis de cadera) dificulta la interpretación de algunas anormalidades. Es posible que existan trastornos de la estabilidad de múltiples etiologías, pero en gran medida es secundaria a la pérdida de los reflejos posturales o de enderezamiento. Por esta misma razón, asociada a rigidez leve, trastornos articulares y disminución de fuerza, la marcha también puede afectarse y tornarse inestable, lenta, con pequeños pasos y con pérdida del balanceo de los brazos, todo lo cual simula una marcha parkinsoniana.

Con la edad la postura se hace patológica, encorvada como en los parkinsonianos. Puede asimismo evidenciarse una cierta rigidez o paratonía y, en ocasiones, leve temblor, en especial al finalizar una acción. La coordinación neuromuscular también puede estar afectada con torpeza motora para realizar tareas finas, como abrocharse los botones y afeitarse con hoja o navaja. Es habitual detectar una mínima o moderada adiadococinesia.

En el anciano también hay una lentificación de los tiempos de reacción, en especial en aquellas que requieren respuestas más complejas.

### Examen de la sensibilidad

Este examen, que de alguna forma es siempre subjetivo, requiere la cooperación plena del paciente para que sea confiable y este punto es particularmente conflictivo en el anciano, en especial en aquellos que tienen algún trastorno cognitivo. Todos los tipos de sensibilidad sufren un deterioro con la edad, como ha sido demostrado para la sensibilidad táctil,[20] la discriminación entre 2 puntos[21] y la discriminación de las posturas segmentarias. Sin embargo, en el examen clínico no todas estas alteraciones son evidentes, ya que la sensibilidad termoalgésica y el reconocimiento de las actitudes segmentarias tiende a conservarse, mientras que la palestesia (sensibilidad profunda) suele alterarse.[22] Los nervios periféricos también presentan trastornos con el envejecimiento, según fue demostrado en estudios de conducción nerviosa,[22] aunque es probable que no exista una neuropatía causada sólo por el envejecimiento.

### Reflejos

En el anciano, los reflejos osteotendinosos (ROT) con frecuencia están alterados. Ya sea por su exageración, disminución o ausencia. Los ROT vivos se interpretan en general como secundarios a mielopatías cervicales. Es importante constatar la normalidad del reflejo maseterino, cuya presencia no depende de una indemnidad medular cervical sino del tronco del encéfalo. No debe darse mayor importancia al hallazgo de ROT vivos en los miembros si no se acompaña con otras alteraciones, como pérdida de fuerza marcada, trastornos sensitivos con topografía medular, trastornos esfinterianos o marcada asimetría en un hemicuerpo con respecto al otro, ya que por lo general no son demostrativos de patología de importancia. No puede decirse lo mismo de la presencia de respuestas plantares extensoras (signo de Babinski), porque si bien puede estar presente en sujetos mayores de 80 años sin patología, su presencia sugiere lesión de la vía piramidal que debe ser investigada.

En otras oportunidades, los ROT pueden estar disminuidos o abolidos. El primero y más frecuentemente afectado es el aquiliano, cuya ausencia debe ser interpretada con cautela y en relación con otros signos neurológicos.[23] Los reflejos cutáneo-abdominales disminuyen con la edad y su ausencia no tiene significado patológico en el anciano.[24] El reflejo palmomentoniano, cuya ausencia nada significa y que está presente en sujetos con daño cerebral orgánico,[23] puede obtenerse en el 28% al 60% de los ancianos.[25,17]

El reflejo de succión, normalmente presente en niños pequeños, se puede obtener en el 12% al 33% de los ancianos.[25]

El de prensión forzada palmar (grasp reflex) es otro reflejo arcaico, normal en los niños hasta los 4 meses de edad, que puede provocarse en pacientes ancianos en especial en los que tienen disfunción del lóbulo frontal. Los reflejos de enderezamiento o posturales, que permiten una estabilidad normal, suelen alterarse en los ancianos; esto se pone en evidencia pidiéndole al paciente que permanezca de pie con los pies juntos mientras el examinador se coloca por detrás y lo empuja, primero con suavidad y luego con más energía para observar su reacción. La respuesta normal es una brusca reacción anterógrada en respuesta al empujón, mientras que en los ancianos esta respuesta es menor y en ocasiones inexistente, al punto que pueden caer de espaldas en bloque.

## Examen del aparato vascular

La alta prevalencia de patología vascular en el anciano hace aconsejable que, de rutina, se examine el aparato cardiovascular, para entender algunos de los problemas que aquejan a esta población y prevenir posibles riesgos futuros. La inspección debe incluir la coloración de la piel y las conjuntivas, así como la presencia de edemas, ulceraciones, distensión o colapso de venas, pulsaciones arteriales y la visualización directa de vasos conjuntivales y retinianos en el fondo de ojo.

Las ulceraciones pueden ser signos de arteritis como la arteritis, temporal, mientras que las ingurgitaciones venosas pueden ser manifestación de una malformación arteriovenosa.

La visualización directa de los vasos retinianos puede brindar información útil. Se debe tener en cuenta el calibre de los vasos, su brillo, el grosor de las paredes y la presencia de pulso venoso. Las obstrucciones del flujo sanguíneo se manifiestan por segmentos distales sin flujo y, cuando la causa es una embolia detectada tempranamente, se puede visualizar la migración del émbolo. La hipertensión arterial se manifiesta en los vasos retinianos como pequeñas irregularidades, espasmos y estrechamientos arteriales hasta franco edema de papilas.[26]

### Palpación

La asimetría de los latidos arteriales o pulsos de ambos hemicuerpos, así como la ausencia de uno de ellos, puede ser útil en el diagnóstico de obstrucciones arteriales.

Se deben palpar las arterias temporales superficiales (induradas y sin pulso en pacientes con arteritis temporal), las arterias occipitales sobre las apófisis mastoides y las carótidas en el cuello, aunque lamentablemente por su proximidad es difícil diferenciar la carótida externa de la interna. Las porciones supraclavicular e infraclavicular de la subclavia, así como la porción vecina a la base de cráneo de la arteria vertebral, también se pueden palpar. Las arterias radiales palpadas en forma simultánea con distintos grados de rotación cefálica son de utilidad para el diagnóstico del síndrome de los escalenos.

### Auscultación

La búsqueda de soplos en la cabeza y el cuello debería ser parte del examen de rutina en los ancianos, ya que su presencia es una evidencia importante de obstrucciones arteriales, en general causadas por arteriosclerosis.

Cuando hay obstrucciones en las paredes arteriales, el flujo sanguíneo laminar se interrumpe y se produce turbulencia, que al hacer vibrar las paredes de los vasos se traduce en soplos, sólo audibles cuando la obstrucción sobrepasa el 50% del calibre del vaso;[27] la percepción aumenta en la medida en que lo hace la estenosis, pero comienza a decrecer cuando ésta llega a los ⅔.

Se debe tener cuidado de no ejercer demasiada presión con el estetoscopio al auscultar un vaso, pues ésta puede ser causa de la aparición de un soplo. Éste puede acentuarse comprimiendo la arteria opuesta.

**BIBLIOGRAFÍA**

1. Von Dras DD, Blumentha L. Dementia of the aged. Disease or atypical-accelerated aging? Biopathologica and psychological perspectives. J Am Geriatr Soc 40:285-294,1992.
2. Evans JG. Ageing and disease. En: Evered D, Whalen J (Eds). Research and the aging population. Ciba

Found Sympos Nº 134. Chinchester: John Wiley, págs. 38-57, 1988.
3. Calne DB, Eisen A. Meneilly G. Normal aging of the nervous system. Ann Neurol 30:206-207, 1991.
4. Mc Geer PL, Mc Geer EG, Suzuki JS. Aging and extrapyramidal function. Arch Neurol 34:33-35, 1977.
5. Kovar MG, La Croix AZ. Aging in the eighties: ability to perform work-related activities. National Carter for Human Statistics Advance Data 136:1-2, 1987.
6. Rowland LP. Signs and symptoms in Neurologic diagnosis. En: Merritt's Texbook of Neurology. 8ª Edición. Rowland LP (Ed) Filadelfia, Lea & Febiger, 1989.
7. Wolfson L. Whipple R. Derby CA, et al. A dynamic posturography study of balance in healthy elderly. Neurol 42:2069-2075, 1992.
8. Prakash C, Stern G. Neurological signs in the elderly. Age Aging 2:24-27, 1973.
9. Klawans HL, Tufo HM, Ostfeld AM. Neurological examination in an elderly population. Dis Nerv Syst 32:274-279, 1971.
10. Folstein MF, Folstein SE, Mc Huch PR. Mini-mental state: a practical method for grading the cognitive state of patients for the clinician. J Psychiatry Res 12:189-198, 1975.
11. Korczyn AD, Laor N, Nemet P. Sympathetic pupillary tone in old age. Arch Ophthalmol 94:1905-1906, 1976.
12. Bentzen O. Disorder of hearing in the elderly. En: Hinchcliffe R (Ed). Hearing and balance in the elderly. Churchill Linvingstone, Londres, págs. 97-122, 1983.
13. Schow RL, Christensen JM, Hutchinson, Nerbonne MA. Communication disorders of the aged. University Park Press, Baltimore, 1978.
14. Aloia JF, Mc Gowan DM, Vaswani AN, et al. Relationship of menopause to skeletal anal muscle mass. Am J. Clin Nutr 53:1378-1383, 1991.
15. Flynn MA, Nolph GB, Baker AS et al. Total body potassium in aging humans: a longitudinal study. Am J Clin Nutr 50:713-717, 1989.
16. Murray PM, Duthie EH, Gamber SR, et al. Age-related changes in knee muscle strength in normal women. Gerontology 40:275-280, 1985.
17. Klawans HL, Tufo HM, Ostfeld AM. Neurologic examination in an elderly population. Dis Nerv Syst 32:274, 1971.
18. Potvin AR. Human Neurologic function and aging process. J Am Geriat Soc 28:1-9, 1980.
19. Carter AB. The neurologic aspects of aging. En: Rossman I (Ed.): Clinical Geriatrics. 2ª Edición. JB Lippincott, Filadelfia, págs. 292-316, 1979
20. Welford AT. Sensory perceptual and motor processes in older adults. En: Birren JE y Swane RB (Eds). Handbook of Mental Health and aging. Prentice-Hall, Englewood Cliffs, NJ pág. 192, 1980.
21. Skinner HB, Barrack RL, Cook SD. Age-related decline in proprioception. Clin Ortho and Rel Res 184:208-211, 1984.
22. Paradiso GO. Nervio periférico y envejecimiento. Estudio de la conducción nerviosa máxima y mínima del nervio sural en gerontes normales y correlación con el examen clínico. Universidad de Buenos Aires, 1986, Tesis de doctorado.
23. Magee KR. Clinical analysis of reflexes. En: Vinken PJ y Bruyn (Eds). Handbook of Clinical Neurology. Vol 1. Amsterdam: North-Holland, págs. 237-256, 1969.
24. Critchley M. Neurologic changes in the aged. J Chronic Dis 3:459-475, 1956.
25. Jacobs L, Gossman MD. Three primitive reflexes in normal adults. Neurology 30:184-188, 1980.
26. Keith NM, Waqgener HP, Barker NW. Some different types of essential hypertension: their course and prognosis. Amer J Med Sc 197:332-343, 1939.
27. Toole JF, Janewa Y. Diagnostic tests in cerebrovascular disorders. En: Handbook of Clinical Neurology, Vinken PJ, Bruyn GW (Eds). Vascular diseases of the Nervous system. Vol 11, Part 1. North-Holland Publishing company. Amsterdam, American Elserirer Publishing Inc. Nueva York, págs. 208-266, 1972

# Envejecimiento cerebral

S. Muchnik e I. Casas Parera

La muerte neuronal, como consecuencia del desarrollo y el envejecimiento por causas patológicas, es la resultante de varios factores. Diferentes acontecimientos suceden en cada circunstancia; por ejemplo, apoptosis y necrosis, morfológicamente distintos y relacionados cada uno a procesos naturales y patológicos, respectivamente. La velocidad con que se produce la muerte neuronal también estaría ligada con el proceso del que es consecuencia; por ejemplo, no es lo mismo un ictus que la degeneración en la enfermedad de Alzheimer. De estas aparentes diferencias, y a pesar de las múltiples etiologías, parece razonable pensar que convergen, en algún punto de la cascada de acontecimientos, para seguir el proceso de daño y muerte celular.

Hay argumentos como para afirmar que el $Ca^{2+}$ es el ion más importante en la regulación de la estructura y la función neuronal.[1] No sorprende que la neurona posea un sistema altamente elaborado de regulación y respuesta a los cambios de la $[Ca^{2+}]$. Recordemos que el pasaje de $Ca^{2+}$ a través de la membrana plasmática es dependiente de voltaje y existen canales específicos para su entrada en el citoplasma.[2,3] Allí hay una gran variedad de proteínas que se ligan al $Ca^{2+}$, algunas sirven como "buffer" y otras median respuestas fisiológicas de la $[Ca^{2+}]$ (es decir, calmodulina).[4] La concentración de este ion media cambios adaptativos en la citoarquitectura neuronal, como crecimiento neurítico, remodelación sináptica y muerte celular natural, y todo esto en respuesta a diversas señales ambientales. Los neurotransmisores, los factores de crecimiento y las moléculas de adherencia celular que pueden afectar el crecimiento neurítico y la supervivencia celular son modulados por la $[Ca^{2+}]$.[5-8] La pérdida de la homeostasis del calcio da por resultado su aumento intracelular, que produce daño estructural en la neurona e inicia el proceso de muerte celular.[1] Curiosamente, este exceso de la $[Ca^{2+}]$ intracelular se halla en el daño celular traumático, el ictus, y en las enfermedades de Alzheimer y Huntington.[9-12] En cada caso mencionado el aminoácido excitatorio glutamato contribuye a la entrada de $Ca^{2+}$, que participa en la cascada de daño y posterior muerte celular. En teoría, cualquier alteración en los sistemas de regulación de la $[Ca^{2+}]$ puede desembocar en una pérdida de la homeostasis del ion. Se desconoce el acontecimiento preciso que lleva a la muerte neuronal luego del aumento de la $[Ca^{2+}]$ intracelular, pero se están acumulando evidencias que indican la participación de proteinquinasas, proteasas calcio-dependientes y la formación de radicales libres.[13-15]

Uno de los hallazgos en común entre la muerte neuronal "natural" y la patológica es que en ambas la disfunción mitocondrial precede a los signos morfológicos.

Mattson y col.[16] proponen que el procesamiento anormal de la proteína precursora del β-amiloide (PPA) en la enfermedad de Alzheimer quiebra la regulación normal de la $[Ca^{2+}]$ por el péptido β-amiloide. Esto lleva a dos consecuencias graves: a) se compromete la función de la PPA como neuroprotectora y estabilizadora de la $[Ca^{2+}]$; b) el péptido β-amiloide se agrega y rompe la homeostasis del calcio. De este modo, se lleva a la neurona a ser vulnerable a condiciones adversas que se acrecientan con el avance de la edad (es decir, captación y metabolismo glucídico reducido).

El sistema lisosómico y sus constituyentes, las hidrolasas, son activados en diferentes estados neuropatológicos como iniciadores o agentes directos de la muerte celular, reparación, efectores de la etapa final de la disolución celular o como "basureros" de los detritos celulares. Este sistema actúa en respuesta a la neurodegeneración de diferentes estados neuropatológicos; de hecho, se incluye en éstos al desarrollo a la muerte neuronal natural.[17-19] En este último caso la respuesta predominante es autofágica; el sistema lisosómico se activa, con un aumento prominente de los lisosomas secundarios.[20,21] La respuesta autofágica se acompaña con frecuencia por un aumento creciente de residuos, como en la enfermedad de Alzheimer[22,23] y en la toxicidad con cloroquina.[24,25] Queda por establecer si este sistema lisosómico es una respuesta saludable de una neurona comprometida o directamente un mecanismo que promueve la muerte neuronal y remoción de detritos del cerebro.[26]

El papel de los factores de crecimiento nervioso se está considerando cada vez con más frecuencia; la lista de ellos ha aumentado, pero su intervención en el mantenimiento del tejido nervioso normal no es del todo clara. Debe tenerse en cuenta que es posible que cada sistema o subsistema requiera para su subsistencia de la concentración adecuada de un factor de crecimiento específico.

Estos procesos metabólicos y eventualmente estructurales llevan a una declinación asociada con la edad, extensa en algunos aspectos de la esfera cognitiva y escasa o nula en otros.[27] La capacidad mental o intelecto no es una función simple, sino más bien un mosaico interrelacionado de capacidades/habilidades incompletamente conocidas. Se incluyen la memoria y las funciones cognitivas asociadas, como aprendizaje de material nuevo, capacidad verbal, aritmética, apreciación visuoespacial, pensamientos abstractos y la resolución de problemas. Katzman y Terry[28] presentaron dos ideas que han sido bastante aceptadas: a) La performance intelectual medida por la habilidad verbal llega a su cenit entre los 20-30 años, y se mantiene estable hasta entrados los setenta. b) La performance intelectual medida en tiempo-problema llega a su cenit a los 20 años, y a partir de allí declina lentamente, con pérdida significativa dentro de los 70 años. La memoria se pierde normalmente en las personas añosas sin que sufran demencia; esto se denomina "olvido benigno"[29] y está caracterizado por la dificultad en recordar datos de poca importancia o impersonales sobre un suceso recordado previamente; la persona sabe de su problema mnésico y trata de compensarlo con circunloquios. El "olvido maligno" se asocia con marcado impedimento en la evocación no sólo de detalles sino de todo el episodio en sí. A veces se lo denomina "síndrome de amnesia senil" y por sus características se relaciona con la enfermedad de Alzheimer, menor tiempo de supervivencia y aumento en la tasa de mortalidad.[29,30]

Existen baterías de tests sobre pruebas o dificultades simuladas en computadora para la memoria de todos los días. Este tipo de pruebas parecen discriminar la "declinación patológica" de los trastornos de la memoria en el envejecimiento normal.[31] A pesar de ello, definir los trastornos mnésicos del envejecimiento normal parece algo difícil si no imposible. Las pruebas que miden la memoria primaria demuestran que ésta se halla preservada, no ocurre lo mismo con la memoria secundaria de aprendizaje, en especial cuando el proceso de evocación es autoiniciado. Este déficit se minimiza con guías o anotaciones.[32,33] El problema en la evocación autoiniciada está relacionado con una reducción dependiente de la edad del proceso de codificación y evocación de la información.[27]

La base biológica de los cambios de la memoria en la senectud podría ser los cambios degenerativos neurofibrilares dependientes de la edad que se observan en el hipocampo, la corteza endocrinal y otras regiones mediales del lóbulo temporal.[34] Estas zonas están involucradas en la función normal y alterada de la memoria.[35,36] De todas maneras, los cambios cognitivos tempranos en la enfermedad de Alzheimer, como la dificultad para aprender y recordar información reciente (memoria secundaria), son cualitativamente similares a los del envejecimiento normal.[37] Individuos entre la octava y novena décadas de la vida, evaluados longitudinalmente durante cuatro años, pueden mantener la performance cognitiva.[32] Un estudio longitudinal en esa etapa "selecciona" a los más aptos, pero ello no invalida la observación de que la estabilidad de ciertas funciones cognitivas es posible, incluso en edades más avanzadas.[38]

Hay quienes proponen distinguir un tipo de envejecimiento "habitual" –en el cual durante la vida se acumularon factores como enfermedades sistémicas y medicaciones que potencialmente pudieron afectar la función del sistema nervioso– de otro "exitoso", que representa un pequeño grupo ideal de "supernormales" libres de impedimentos cerebrales de cualquier causa.[39] Además, en todo grupo de gerontes debe tenerse en cuenta que las funciones cognitivas pueden ser afectadas por depresión y trastornos de la personalidad.[40,41]

Los estudios complementarios aportan pocos datos sobre el envejecimiento normal. El electroencefalograma (EEG) básicamente es similar al de los adultos jóvenes; puede observarse una lentificación gradual de los ritmos alfa hasta la séptima década, seguida de un decremento acelerado hasta la novena década;[28] hay un 20% más de actividad theta para la edad de 80 años.[42] Las causas que provocan estos cambios electroencefalográficos, entre ellas la disminución del flujo sanguíneo cerebral, son objeto de controversia. El correlato entre lentificación en el EEG y función mental alterada sigue en discusión. Los potenciales evocados muestran una latencia del componente inicial mínimamente afectada, mientras que el arribo cortical presenta un aumento marcado con disminución en la amplitud;[28] esto se correlaciona con un decremento en la velocidad del procesamiento.

Los cambios macroscópicos observados en el cerebro de los gerontes son una disminución del peso, a partir de los 50 años,[43,44] y del volumen, en relación con la cavidad craneana.[45] Con la medición de los volúmenes de sustancia gris y blanca en autopsias, se encontró una disminución del 2% por década, luego de los 50 años.[46] Esta retracción parenquimatosa puede observarse por tomografía computarizada, pero es muy variable de un individuo a otro, hablando siempre de personas de edad, no de dementes.[47]

De acuerdo con los trabajos de Miller y col.[46] la sustancia gris se compromete antes que la sustancia blanca; la explicación residiría en el compromiso inicial de pequeñas neuronas de conexión intracorticales seguido de la afección de neuronas más grandes, con largos axones mielínicos descendentes proyectados a la sustancia blanca subcortical.[28] Además, hasta los 80 años en el hombre y 85 en la mujer[48], se observa un aumento leve a moderado de los ventrículos que afecta en especial los laterales y el tercero.

En el nivel microscópico el número de neuronas corticales decrece con la edad,[49] en especial en circunvoluciones superiores del lóbulo temporal donde predominan pequeñas neuronas ubicadas en las capas II y IV;[50] otros autores encontraron menor número de neuronas grandes (¿secundario a una retracción de los cuerpos neuronales?). Sea como fuere, con la edad las neuronas presentan cambios en la capacidad de sintetizar proteínas, sus núcleos y nucléolos son de menor tamaño[51] y morfológicamente se observa una menor arborización dendrítica en grandes células piramidales corticales, algunas de ellas son romas y en las dendritas restantes se hallan irregularidades.[52] Otros cambios observados en cerebros de personas añosas no dementes son las placas seniles, los ovillos neurofibrilares, la degeneración gránulo-vacuolar, los cuerpos de Hirano y los cuerpos amiláceos.[53,54]

Muchos médicos atribuyen los problemas físicos y cognitivos de los ancianos al proceso natural de envejecimiento. Por ello, estos grupos de pacientes son poco recomendados para programas de prevención de enfermedades y tratamientos agresivos para síndromes médicos y psiquiátricos. Se suma, además, que el médico les dispensa menor tiempo y los considera pacientes difíciles para lidiar.[55] El prejuicio hacia la tercera edad se ve reflejado en la exclusión de los ancianos de estudios de investigación clínica, pero no hay duda de que su inclusión permitirá aplicar los resultados en el cuidado y tratamiento de los gerontes.[56]

La lista cada vez más amplia de biomarcadores asociados con el daño y la degeneración neuronal debería llevar en un futuro a beneficios prácticos; en principio, tener un conocimiento más aproximado de las causas y la progresión del daño neuronal. Los procedimientos para detenerlo o retrasarlo están en investigación básica y clínica, y son implantes de células neuronales en la enfermedad de Parkinson como así tratamientos farmacológicos (antioxidantes).

Como en otras situaciones, el éxito de la estrategia depende finalmente de la habilidad para detectar los estadios iniciales de la enfermedad. La identificación de neurotoxinas que atacan blancos selectivos puede ser posible si se dispone de marcadores que evidencien daño en diferentes subtipos neuronales. Si sabemos que con antelación a la pérdida neuronal hay un período silente en el cual se encuentran en marcha cambios degenerativos lentos, sería de gran utilidad contar con marcadores para identificar las neurotoxinas con un accionar de inicio lento.[57]

## BIBLIOGRAFÍA

1. Mattson MP. Calcium as sculptor and destroyer of neural circuitry. Exp Gerontol, 27:29-49, 1992.
2. Mayer ML, Miller RJ. Excitatory amino acid receptors, second messengers and regulation of intracellular calcium in mammalian neurons. Trends Pharmacol Sci 11:254-260, 1990.
3. Tsien RW, Ellinor PT, Horne WA. Mollecular diversity of voltage-dependent $Ca^{2+}$ channels. Trends Neurosci 12:349-354, 1991.
4. Nixon RA. Calcium-activated neural proteinases as regulators of cellular function. Ann N Y Acad Sci 568:198-208, 1989.
5. Mattson MP. Neurotransmitters in the regulation of neuronal cytoarchitecture. Brain Res Rev 13:179-212, 1988
6. Gundersen RW, Barrett JN: Characterization of the turning response of dorsal root neurites toward nerve growth factor. J Cell Biol 87:546-554, 1980.
7. Cheng B, Mattson MP. NGF and BFGF protect rat hippocampal and human cortical neurons against hypoglycemic damage by stabilizing calcium homeostasis. Neuron 7:1031-1041, 1991.
8. Jessell TM. Adhesion molecules and the hierarchy of neural development. Neuron 1:1-13, 1988.
9. Young W. Role of calcium in central nervous system injuries. J Neurotrauma 9:9-25, 1992.
10. Mattson MP, Cheng B. Growth factors protect neurons against excitotoxic/ischemic damage by stabilizing calcium homeostasis. Stroke, 24 suppl: 1136-1140, 1994.
11. Gibson GE, Peterson C. Calcium and the aging nervous system. Neurobiol Aging 8:329-349, 1987.
12. McDonald JW, Johnston MV. Physiological and pathophysiological roles of excitatory amino acids during central nervous system development. Brain Res Rev 15:41-70, 1990.
13. Mattson MP. Second messengers in neuronal growth and degeneration. En: Current aspects of the Neurosciences, Vol. 2:1-48. (N. Osborne, Ed.) MacMillan, Londres, 1990.

14. Favaron MH, Manev H, Simian R, Bertolino M, Szekely AM, DeErausquin G, Guidotti A, Costa E. Downregulation of protein-kinase C protects cerebellar granule neurons in primary culture from glutamate-induced neuronal death. Proc Natl Acad Sci USA, 87:1983-1987,1990.
15. Jesberger JA, Richardson JS. Oxygen free radicals and brain dysfunction. Intern J Neurosci, 57:1-17,1991.
16. Mattson MP, Rydel RE, Lieberburg I, Smith-Swintosky VL. Altered calcium signaling and neuronal injury: Stroke and Alhzeimer's disease as examples. En: Markers of neuronal injury and degeneration. Ed. Johannessen JN. Ann N Y Acad Sci, 679:1-21,1993.
17. Pannese EL, Luciano L, Iurato S, Reale E. Lysosomes in normal and degenerating neuroblasts of the chick embryo spinal ganglia. A cytochemical and quantitative study by electron microscopy. Acta Neuropathol, 36:209-220,1976.
18. Sohal GS, Weidman TA. Ultrastructural sequence of embryonic cell death in normal and peripherally deprived trachlear nucleus. Exp Neurol, 61:53-64, 1978.
19. Pilar G, Landmesser L. Ultrastructural differences during embryonic cell death in normal and peripherally deprived ciliary ganglia. J Cell Biol, 68:339-356, 1976.
20. Decker RS. Lysosomal packaging in differentiating and degenerating anuran lateral motor column neurons. J Cell Biol, 61:599-612, 1974.
21. Truman JW. Cell death in invertebrate nervous systems. Ann Rev Neurosci, 7:171-188, 1984.
22. Cataldo AM, Thayer CY, Bird ED, Wheelock TR, Nixon RA. Lysosomal proteinase antigens are prominently localized within senile plaques of Alzheimer's disease: evidence for a neuronal origin. Brain Res, 513:181-192, 1990.
23. Nixon RA, Cataldo AM, Paskevich PA, Hamilton DJ, Wheelock TR, Kanaley-Andrews L. The lysosomal system in neurons. Involvement at multiple stages of Alzheimers's disease pathogenesis. Ann N Y Acad Sci, 674:65-88, 1992.
24. Ivy GO, Schottler F, Wenzel J, Baudry M, Lynch G. Inhibitors of lysosomal enzymes: accumulation of lipofuscin-like dense bodies in the brain. Science, 226:985-987, 1984.
25. Takauchi S, Miyoshi K. Degeneration of neuronal processes in rats induced by a protease inhibitor, leupeptin. Acta Neuropathol, 78:380-387, 1989.
26. Nixon RA, Cataldo AM. The lysosomal system in neuronal cell death: A review. Ann N Y Acad Sci, 679:87-109,1993.
27. Craik FIM. Memory functions in normal aging. En: Yanagihara T, Petersen RC, eds. Memory Disorders, Research and Clinical Practice New York: Marcel Dekker, 347-367, 1991.
28. Katzman R: Demography, definitions and problems. En: Katzman R, Terry RD (eds.). The neurology of aging. Contemporary Neurology Series, Vol 22, pág. 11. Filadelfia, FA Davis, 1983.
29. Kral VA. Senescent forgetfulness: Benign and malignant. Can Med Assoc J, 86:257, 1962.
30. Lijtmaer H., Fuld PA, Katzman R. Prevalence and malignancy of Alzheimer's disease. Arch Neurol, 33:304, 1976.
31. Youngjohn JR, Larrabee GJ, Crook TH. Discriminating age-associated memory impairment from Alzheimer's disease. Psycol Assess 4:54-59, 1992.
32. Petersen RC, Smith G, Kokmen E, Ivnik RJ, Tangalos EG. Memory function in normal aging. Neurology, 42:396-401, 1992.
33. Verhaeghen P, Marcoen A, Goosens L. Facts and fiction about memory aging: A quantitative integration of research findings. J. Geront, 48:157-171, 1993.
34. Price JL, Davis PB, Morris JC, White DL. The distribution of tangles, plaques and related inmunohistochemical markers in healthy aging and Alzheimer's disease. Neurobiol Aging, 12:295-312, 1991.
35. Squire LR, Zola-Morgan S. The medial temporal lobe memory system. Science, 253:1380-1386, 1991.
36. Hyman BT, Van Hoesen GW, Damasio AR. Memory-related neural systems in Alzheimer's disease: An anatomic study. Neurology, 40:1721-1730, 1990.
37. Storandt M, Botwinick J, Dazinger WL, Berg L, Hughes CP. Psychometric differentiation of mild senile dementia of the Alzheimer type. Arch neurol, 41:497-499, 1984.
38. Perls TT, Morris JN, Ovi WL, Lipsitz LA. The relationship between age, gender and cognitive performance in the very old: The effect of selective survival. J Am Geriatr Soc, 41:1193-1201, 1993.
39. Calne DB, Eisen A, Meneilly G. Normal aging of the nervous system. Ann Neurol, 30:206-207, 1991.
40. McGlone J, Gupta S, Humphrey D, Oppenheimer S, Mirsen T, Evans DR. Screening for early dementia using memory complaints from patients and relatives. Arch Neurol, 47:1189-1193, 1990.
41. Hänninen T, Reinikainen KJ, Helkala E-L, et al.: Subjective memory complaints and personality traits in normal elderly subjects. J Am Geriatr Soc, 42:1-4, 1994.
42. Mankovsky NB, Belonog RP. Aging of the human nervous system in the electroencephalographic aspect. Geriatrics, 26:100, 1971.
43. Miller AKH, Corsellis JAN. Evidence for a secular increase in human brain weight during the past century. Ann Hum Biol, 4:253-257, 1977.
44. Peress NS, Kane WC, Aronson SM. Central nervous system findings in a tenth decade autopsy population. Prog Brain Res, 40:473, 1973.
45. Davis PJM, Wright EA. A new method for measuring cranial cavity volume and its application to the assessment of cerebral atrophy at autopsy. Neuropathol Appl Neurobiol, 3:341, 1977.
46. Miller AKH, Alston RL, Corsellis JAN. Variations with age in the volumes of grey and white matter in the cerebral hemispheres of man: Measurements with an image analyser. Neuropathol Appl Neurobiol, 6:119-132, 1980.
47. Huckman MS, Fox J, Topel J. The validity of criteria for the evaluation of cerebral atrophy by computed tomography. Radiology, 116:85-92, 1975.
48. Gyldesnted C. Measurement of the normal ventricular system and hemispheric sulci of 100 adults with computed tomography. Neuroradiology, 14:183-192, 1977.
49. Kemper T. Neuroanatomical and neuropathological changes in normal aging and in dementia. En: Albert ML (Ed). Clinical Neurology of Aging, págs. 9-52. New York, Oxford University Press, 1984.
50. Brody H. Organization of the cerebral cortex. III. A study of aging in the human cerebral cortex. J Comp Neurol, 102:511-516, 1955.
51. Mann DM, Neary D, Yates PO, et al.: Alterations in protein synthetic capability of nerve cells in Alzheimer's disease. J Neurol Neurosurg Psychiatry, 44:97-102, 1981.
52. Scheibel ME, Lindsay RD, Tomiyasu U, et al.: Progressive dendritic changes in the aging human limbic system. Exp Neurol, 53:420-430, 1976.
53. Tomlinson BE, Biessed G, Roth M. Observations on the brains of non-demented old people. J Neurol Sci, 7:331-356, 1968.
54. Hirano A, Dembitzer HM, Kurland LT, et al. The fine structure of some intraganglionic alterations. J Neuropathol Exp Neurol, 27:167, 1968.
55. Greene MG, Adelman R, Charon R, et al. Ageism in the medical encounter: An exploratory study of the doctor-elderly patient relationship. Language and Communication, 6(1/2):113-124, 1986.
56. Quill TE, Bennett NM. The effects of a hospital policy and state legislation on resuscitation orders for geriatric patientes. Arch Intern Med, 152:569-572, 1992.
57. Johannessen JN (Ed). Markers of neuronal injury and degeneration. New York Academy of Science, Vol. 679, 1993.

# TRASTORNOS MNÉSICOS ASOCIADOS CON EL ENVEJECIMIENTO

RICARDO E. JORGE

## INTRODUCCIÓN

La involución neuronal, evidenciada por una disminución del tamaño del pericarion, del núcleo, del nucléolo y del árbol dendrítico, es un acontecimiento relativamente común asociado con el envejecimiento. Estos cambios han podido objetivarse, por ejemplo, en los grupos celulares colinérgicos del cerebro basal (núcleo basal magnocelular de Meynert, núcleo de la banda diagonal de Broca, núcleos septales) así como en los núcleos de las células aminérgicas del tronco encefálico (p. ej., sustancia nigra, locus coeruleus). Estos cambios están condicionados por influencias genéticas, sistémicas y ambientales.[1]

Los estudios realizados en cerebros seniles evidencian la acumulación intracelular de pigmentos, del tipo de la lipofucsina y la neuromelanina,[2] y otros cambios neuropatológicos, como la atrofia de la arborización dendrítica[3] además de la aparición de placas seniles y degeneración neurofibrilar focalizada en algunos de los grupos celulares del hipocampo.[4]

Durante la última década se ha asignado una enorme cantidad de recursos económicos y humanos a la investigación de las bases neurobiológicas del envejecimiento cerebral normal y de los procesos demenciales. Este gigantesco esfuerzo ha permitido comenzar a develar algunos de los fenómenos básicos que subyacen en los procesos de abiotrofia y degeneración neuronal. Hay consenso, por ejemplo, en que el envejecimiento neuronal se asocia con una reducción progresiva de la eficiencia del sistema de fosforilación oxidativa, probablemente vinculada con el daño estructural del DNA mitocondrial.[5] Entre otros efectos, esta pérdida de eficiencia del metabolismo oxidativo compromete la síntesis y la regulación de segundos y terceros mensajeros celulares, así como también modifica la actividad de diversos sistemas enzimáticos (p. ej., la fosforilación de proteínas microtubulares) con la consecuente alteración del citoesqueleto neuronal, del flujo axonal y de la homeostasis de diversos electrólitos, en particular del calcio.[6] El déficit energético, por otra parte, puede conducir a la despolarización parcial de las membranas neuronales y a la activación de receptores dependientes de voltaje como el receptor NMDA, relacionado con el efecto citotóxico de neurotransmisores excitatorios (es decir, el ácido glutámico).[7]

Durante el curso del envejecimiento cerebral se observan, además, cambios significativos en la cantidad y distribución de distintos neurotransmisores y neuromoduladores, como los que constituyen los sistemas de proyección colinérgicos,[8] dopaminérgicos, noradrenérgicos y serotoninérgicos.[9,10,11] La depleción colinérgica de distintas áreas corticales, en especial de la corteza hipocámpica, adquiere relevancia en virtud del papel que ejerce este neurotransmisor en el aprendizaje y la memoria.[12]

Estos avances del conocimiento en el campo de las neurociencias básicas se corresponden con los adelantos tecnológicos en la metodología de evaluación clínica de la estructura y función del cerebro. Las técnicas morfométricas (p. ej., protocolos de reconstrucción tridimensional, técnicas de segmentación, etc.) aplicables al estudio de las imágenes cerebrales obtenidas mediante resonancia magnética, han permitido el análisis *in vivo* de los cambios anatómicos que se producen junto con el envejecimiento cerebral.[13] El volumen global del cerebro disminuye con la edad, a expensas de una reducción selectiva del de la materia gris, con una relativa preservación del de la sustancia blanca.[14] Por otra parte, se evidencia el aumento de volumen del sistema ventricular y el ensanchamiento de los espacios subaracnoideos.[15] Estudios funcionales del tipo de la tomografía por emisión de positrones y la tomografía de emisión de fotón único revelan cambios en la tasa metabólica de distintas áreas del cerebro.[16,17] Sin embargo, la fisiopatología de los cambios cognitivos que ocurren junto con el envejecimiento no ha podido ser enteramente explicada, a pesar de los progresos citados, aunque éstos constituyen una base lo suficientemente sólida como para proponer alternativas terapéuticas y formular hipótesis de investigación clínica.

## La declinación de la memoria asociada con el envejecimiento

Existe un cuerpo importante de evidencia empírica concerniente a la presencia de déficit mnésicos en pacientes de edad avanzada. El deterioro funcional puede afectar a casi el 55% de la población de más de 60 años y, en ciertos casos, se asocia con una disminución de la calidad de vida de estos pacientes.[18]

En una amplia gama de estudios se ha comparado la performance de sujetos sanos de distintas edades mediante técnicas neuropsicológicas que evalúan la memoria operativa o de trabajo, la velocidad de la búsqueda en la memoria de corto plazo, así como la evocación inmediata y diferida de información verbal e información visuoespacial.[19] De hecho, en la totalidad de estas pruebas se pueden apreciar diferencias significativas entre el rendimiento de los grupos de sujetos jóvenes y el de los de sujetos de edad avanzada. Incluso la utilización de distintas técnicas con el fin de mejorar los rendimientos mnésicos (p ej., codificación semántica, mediación imaginativa, utilización de claves fonológicas o semánticas, disminución del ritmo de presentación del material a recordar, etc.) no atenúa esas diferencias etarias.[19]

A modo de ejemplo, en diversas pruebas neuropsicológicas que evalúan la memoria de trabajo (working memory), el puntaje promedio obtenido por los sujetos mayores de 70 años puede situarse en el 3er percentil de la distribución de los rendimientos de la población general.[20] Del mismo modo, en el caso del aprendizaje de listas de palabras los sujetos de edad avanzada pueden ubicarse en el percentil 16 de la población general; en el aprendizaje asociativo verbal, en el percentil 18, y en las pruebas de la evocación de prosa narrativa, en el percentil 25.[19] Debemos destacar, sin embargo, que las diferencias observadas en los rendimientos mnésicos más exigentes o complejos (p. ej., pruebas de evocación inmediata o diferida) son mayores que las de pruebas que requieren una menor asignación de recursos cognitivos (p. ej., de memoria no declarativa y de reconocimiento).[21] Del mismo modo, a diferencia de lo que ocurre con las discrepancias en pruebas de laboratorio, las de aquellas que evalúan las funciones mnésicas involucradas en el desempeño de las actividades de la vida cotidiana (o sea las que tienen la mayor validez ecológica) no han sido estudiadas en forma extensa.[22]

La evidencia experimental con animales de laboratorio así como también la de estudios neuropsicológicos en sujetos añosos demuestran que existe una variación individual sustancial en las consecuencias neurobiológicas del envejecimiento cerebral.[23] El envejecimiento no conduce inevitablemente al deterioro cognitivo; en las diversas pruebas de aprendizaje y memoria, una proporción significativa de sujetos de edad avanzada presentan rendimientos similares a los de sujetos jóvenes. Las diferencias individuales existentes entre la población geronte son al menos tan significativas como la declinación intelectual asociada con el envejecimiento.

La investigación de los correlatos clínicos y biológicos del compromiso de funciones cognitivas en grupos de gerontes representa una de las áreas más dinámicas de la investigación gerontológica actual. La comparación de grupos de pacientes añosos con deterioro de sus funciones intelectuales y sin él, es un poderoso paradigma de investigación para el estudio de la contribución causal de distintos factores genéticos, nerviosos y psicosociales en la génesis de estas diferencias.[24]

## LOS TRASTORNOS MNÉSICOS ASOCIADOS CON EL ENVEJECIMIENTO (TMAE) COMO ENTIDAD CLÍNICA

Hace más de 35 años, Kral y col.[25] acuñaron la expresión "olvido benigno de la edad senil" para designar aquellos pacientes que, si bien presentaban alteraciones mnésicas que influían negativamente en el desempeño de las actividades de la vida diaria, no progresaban hacia formas más profundas y globales de deterioro intelectual. Desgraciadamente, esta entidad nosológica nunca fue validada por estudios longitudinales bien controlados que incluyeran una muestra significativa de pacientes.

En 1986, el Instituto Nacional de Salud Mental de los Estados Unidos (NIMH) creó un grupo de trabajo cuya tarea fue establecer los criterios diagnósticos de lo que ese mismo gru-

po denominaría Trastornos Mnésicos Asociados con el Envejecimiento (*Age Associated Memory Impairment*).[26] Los criterios elegidos fueron los siguientes:
- Edad mayor de 50 años.
- Deterioro gradual de funciones mnésicas evidenciable en el marco de las actividades de la vida cotidiana.
- La manifestación subjetiva del trastorno de memoria debe ser validada mediante una evaluación neuropsicológica normatizada que compruebe objetivamente esa alteración (el puntaje obtenido en las pruebas neuropsicológicas debe estar, al menos, 1 desviación estándar por debajo del promedio para la población adulta).
- Ausencia de un diagnóstico clínico de demencia, o sea que el déficit cognitivo debe estar circunscripto a la memoria.

Deseamos enfatizar dos aspectos de la definición de esta entidad; en primer lugar, la condición de la existencia de una repercusión funcional significativa de la alteración de la memoria y, en segundo lugar, la objetivación del trastorno mnésico mediante técnicas neuropsicológicas cuantitativas. Por un lado, la alteración de la memoria debe ejercer una influencia negativa en la vida del paciente, afectando su desenvolvimiento ocupacional y social, y por otra parte, debe estar objetivada mediante técnicas psicométricas que permitan la estratificación de los pacientes así como su seguimiento longitudinal.

Si bien otros autores han cuestionado la validez operativa de esta entidad, debido a la laxitud de sus criterios diagnósticos,[27] creemos que da cuenta de un problema clínico real y sienta las bases para una investigación racional de su tratamiento.

## Diagnóstico diferencial

Los trastornos mnésicos asociados con el envejecimiento cerebral deben diferenciarse de:
1. *Los cuadros demenciales.* El diagnóstico diferencial se plantea, por supuesto, en aquellos pacientes que se encuentran en los estadios iniciales del proceso demencial, en particular con las formas leves y muy leves de la enfermedad de Alzheimer.

Desde el punto de vista neuropsicológico, el síndrome demencial se caracteriza por el compromiso de otras áreas cognitivas además de la memoria. En los estadios iniciales de la enfermedad de Alzheimer los pacientes pueden presentar cambios relativamente sutiles en la esfera semántica del lenguaje,[28] en las denominadas praxias conceptuales,[29] así como en funciones ejecutivas y de control.

El examen neurológico también nos puede proporcionar datos orientadores. En este sentido, la presencia de signos sutiles de disfunción extrapiramidal puede tener un valor predictivo con respecto a la posibilidad del desarrollo de un cuadro demencial.[30]

Desde el punto de vista neurorradiológico, el análisis morfométrico de estudios de resonancia magnética cerebral sugiere que los pacientes con enfermedad de Alzheimer presentan una reducción significativa del volumen de la sustancia gris en comparación con controles normales,[31] y esa reducción es más significativa en el caso del lóbulo temporal.[32] Golomb y col.,[33] por su parte, observaron que la atrofia del hipocampo es un hallazgo relativamente frecuente en sujetos de edad avanzada que se correlaciona con la presencia de trastornos mnésicos de grado leve. Lamentablemente, aún no disponemos de estudios morfométricos comparativos que incluyan grupos de pacientes afectados por la enfermedad de Alzheimer. Esas alteraciones pueden incluso preceder a la manifestación clínica de los déficit cognitivos.[34]

Otros autores han propuesto que, si bien la tasa de consumo de F-desoxiglucosa por gramo de cerebro no muestra diferencias significativas entre pacientes con enfermedad de Alzheimer y controles, la tasa de metabolismo cerebral global ponderada por el grado de atrofia (atrophy weighted total brain metabolism) se encuentra significativamente afectada.[35]

Durante los últimos años se ha intensificado la búsqueda de diversos marcadores biológicos periféricos de valor diagnóstico para la enfermedad de Alzheimer. Entre ellos podemos citar la existencia de cambios moleculares en la enzima acetilcolinesterasa determinada en el LCR,[36] la presencia de marcadores de degeneración neuronal en el LCR (es decir, la concentración de ciertas proteínas como la *neuropil thread protein*),[37] los niveles urinarios aumentados de fragmentos del receptor del factor de crecimiento nervioso (nerve growth factor receptor),[38] o marcadores genéticos como la presencia de alelos específicos del gen codificador de la apolipoproteína E.[39] La sensibilidad y la especificidad de éstos y otros marcadores periféricos no ha sido bien establecida.

Una historia clínica pormenorizada y un examen neurológico minucioso nos permitirán realizar el diagnóstico diferencial con otros cuadros demenciales. Dentro de estos últimos debemos mencionar la demencia multiinfarto, la demencia asociada a la enfermedad de Parkinson, la enfermedad por cuerpos de Lewy difusos, los cuadros demenciales postraumáticos o posanóxicos, el complejo HIV-demencia, la parálisis general progresiva, la enfermedad de Pick, la corea de Huntington, la parálisis supranuclear progresiva, la hidrocefalia normotensiva o síndrome de Hakim, etcétera.

2. *Las alteraciones de la memoria asociadas a la existencia de un síndrome depresivo, en particular los cuadros de depresión mayor definidos según los criterios del DSM-III-R*[40]. El diagnóstico diferencial adquiere relevancia debido a la frecuencia de trastornos depresivos en la población geriátrica. Aun más, algunos autores sostienen que la apreciación subjetiva de una alteración de la memoria entre sujetos de edad avanzada se correlaciona con la existencia de un cuadro depresivo, más que con la evidencia objetiva de un rendimiento mnésico alterado.[41]

Desde el punto de vista neuropsicológico, el perfil de rendimientos mnésicos observable en pacientes afectados por una depresión mayor sugiere la presencia de una disfunción frontosubcortical, como la que se puede observar en ciertas afecciones de los ganglios basales (o sea enfermedad de Parkinson, corea de Huntington).[42] Una minuciosa evaluación neuropsiquiátrica y neuropsicológica permite realizar el diagnóstico diferencial en la mayor parte de los casos.

3. *Las alteraciones de la memoria secundarias a la presencia de enfermedades sistémicas;* por ejemplo, insuficiencia hepática, renal, cardíaca o respiratoria; los trastornos tiroideos, paratiroideos o adrenales; los déficit nutricionales, como la deficiencia de vitamina $B_{12}$ o de ácido fólico; los efectos directos o indirectos de los procesos neoplásicos; ciertas enfermedades de etiología autoinmune, como la enfermedad de Sjögren o el lupus eritematoso sistémico, etcétera. A esta lista debemos agregar las alteraciones de la memoria producidas por el consumo o exposición a sustancias tóxicas como el alcohol, las drogas de comercio ilegal, los metales pesados (plomo, aluminio, mercurio o manganeso) o el monóxido de carbono.

Una vez más, la historia clínica del paciente y los resultados de los exámenes complementarios nos permitirán realizar el diagnóstico en la inmensa mayoría de los casos.

4. *Los trastornos mnésicos producidos por diversos tipos de fármacos,* como las benzodiazepinas,[43] los neurolépticos,[44] anticolinérgicos de acción central,[44] los anticonvulsivantes como el fenobarbital y la defenilhidantoína,[45] y ciertos antagonistas betaadrenérgicos,[46] etcétera. De todos ellos debemos destacar el efecto nocivo para la memoria que poseen las benzodiazepinas, ya que son ampliamente prescriptas en la población geronte.

## Tratamiento

El tratamiento de los trastornos mnésicos asociados con el envejecimiento tiene aspectos farmacológicos y no farmacológicos.

La falta de actividad, el sedentarismo y el aislamiento social son muy frecuentes entre las personas de edad avanzada. La inclusión de los pacientes en un programa de incremento gradual de la actividad física, en programas de terapia ocupacional, así como el enriquecimiento de sus contactos sociales, pueden propender al mejoramiento de la performance cognitiva de estos pacientes.

Los estudios sobre el efecto del ejercicio físico sobre el rendimiento neuropsicológico de pacientes de edad avanzada muestran, sin embargo, resultados inconsistentes, probablemente debido a problemas metodológicos.[47,48]

Los programas de rehabilitación cognitiva son otra alternativa terapéutica. Hay cierta evidencia de que con distintas técnicas de rehabilitación de la memoria se pueden lograr resultados favorables que se mantienen durante lapsos prolongados.[49]

Desde el punto de vista de la intervención farmacológica, durante la última década se ha perfeccionado la metodología de estudio de diversos compuestos desarrollados con el fin de mejorar el rendimiento cognitivo de pacientes con TMAE o bien afectados por síndromes demenciales. Las variables cognitivas fueron adecuadamente cuantificadas mediante el uso de técnicas neuropsicológicas; además se mejoró el diseño experimental de los ensayos clínicos con la implementación de estudios controlados, a doble ciego, con un número adecuado de pacientes y muestras representativas de la población en estudio.

Ya hemos mencionado el papel importante que desempeña la neurotransmisión colinérgica en la modulación de los procesos mnésicos. Básicamente, hay 4 intervenciones farmacológicas dirigidas a incrementar la neurotransmisión colinérgica.[50]

– La utilización de precursores de la acetilcolina (colina, lecitina).
– La administración de agonistas colinérgicos (arecoline, RS-86).
– El empleo de inhibidores de la acetilcolinesterasa (fisostigmina, aminoacridinas).
– El uso de agentes liberadores de acetilcolina (linopirdina).

De todos ellos, los fármacos que han sido mejor estudiados son las aminoacridinas, en particular la tacrina y la velnacrina.[50]

Las primeras tienen un efecto positivo (leve a moderado) sobre la función cognitiva y los rendimientos mnésicos.[51,52] Sin embargo, deben administrarse con mucha cautela por su toxicidad hepática. En uno de los estudios multicéntricos de la eficacia de la tacrina, 42% de los pacientes tuvieron niveles elevados de transaminasas, la mitad de los cuales presentaban niveles séricos de ALT por encima del triple de su valor normal. Este efecto revirtió en el curso de 5 semanas; sin embargo, 10% de los pacientes debió ser excluido del estudio.[52] Por consiguiente, la prescripción de estos fármacos conlleva la obligación de realizar un monitoreo riguroso de la función hepática.

Crook y col.[53] trataron a 149 pacientes con un diagnóstico de TMAE con fosfatidilserina o placebo, e informaron diferencias significativas, entre el grupo tratado y el que recibió placebo, en distintas pruebas de aprendizaje y memoria vinculadas con la realización de actividades de la vida diaria. Los mismos autores no encontraron efectos significativos tras la administración de un agonista $B_2$ adrenérgico (guanfacina) en otro grupo de pacientes con TMAE.[54]

Por último, haremos una enumeración sucinta de algunas drogas con las que se ha observado un efecto beneficioso (de grado leve a moderado) sobre la performance cognitiva:

– Ergoloides. Estos compuestos han sido ampliamente utilizados durante las últimas décadas debido a su relativa seguridad y a la escasez de efectos colaterales. Si bien su mecanismo de acción todavía se desconoce, algunos autores sugieren un efecto agonista sobre receptores colinérgicos.[55]

– Psicoestimulantes. El metilfedinato ha sido utilizado en aquellos pacientes cuyas alteraciones cognitivas coexisten con síntomas depresivos. Sus efectos específicos sobre los rendimientos mnésicos son discutibles.[56]

– Vitaminas. Blass y col.[57] efectuaron un estudio de la eficacia de altas dosis de tiamina, administradas por vía oral, en pacientes con un diagnóstico de enfermedad de Alzheimer probable. El número reducido de la muestra impide extraer conclusiones sobre su eficacia.

– Antagonistas opiáceos. El justificativo teórico del uso de este tipo de compuestos es su eventual capacidad para incrementar la liberación de acetilcolina mediante una inhibición de la acción de las endorfinas.[58,59]

– Inhibidores selectivos de la MAO-B [deprenil (selegilina)]. Algunos autores proponen que este agente puede mejorar ciertas funciones cognitivas y detener algunos procesos involutivos de las neuronas.[60]

En resumen, los TMAE constituyen una entidad clínica de elevada prevalencia en la población geriátrica, que influye negativamente en la calidad de vida de estos pacientes y puede tratarse adecuadamente mediante estrategias farmacológicas y no farmacológicas.

## BIBLIOGRAFÍA

1. Finch CE. Neuron atrophy during aging: programmed or sporadic. TINS, 16:96-102, 1993.
2. Brody H. The deposition of aging pigment in the human cerebral cortex, J Geront, 15:258-261, 1960.
3. Coleman PD, Flood DG. Neuron numbers and dendritic extent in normal aging and Alzheimer's disease. Neurobiolog Aging, 8:521-545, 1987.
4. Tomlimson BE, Henderson G. Some quantitative cerebral findings in normal and demented old people. En: Terry RD, Gerson S, eds. Neurobiology of ageing, Nueva York, Raven Press, 1976.
5. Wallace D. Mitochondrial Genetics: A Paradigm for Aging and Degenerative Diseases? Science, 256:628-632, 1992.
6. Blass JP. Pathophysiology of the Alzheimer's syndrome. Neurology 43 (Suppl): 25-38; 1993.
7. Flint Beal M. Does impairment of energy metabolism result in excitotoxic neuronal death in neurodegenerative illness Ann Neurol, 31:119-130, 1992.
8. Coyle JT, Price DL, DeLong MR. Alzheimer's disease: a disorder of cortical inervation. Science, 219:1184-1190, 1983.
9. Hagan JJ, Morris RGM. Psychopharmacology of the the aging nervous system (Iversen LL, Iversen SD, Synder SJ, eds.) págs. 237-323, Plenum Press Nueva York, 1989.
10. Rinne JO. Muscarinic and dopaminergic receptors in the aging human brain. Brain Res, 404:162-168, 1987.
11. Mc Entee WJ, Crook TH. Age associated memory impairment: a role for cathecolamines. Neurology, 40:526-530, 1990.
12. Squire LS, Zola-Morgan S. Memory, brain systems and behavior. TINS, 11:170-175, 1988.
13. Filipek PA, Kennedy DN, Caviness VS, et al. Magnetic resonance imaging based brain morphometry: development and application to normal subjects. Ann Neurol, 25:61-67, 1989.
14. Lim KO, Zipursky RB, Watts M, et al., Decreased gray matter in normal aging: an in vivo magnetic resonance study. Journal of Gerontology, 47:B26-30, 1992.
15. Jernigan TL, Archibald SL, Berhow MT, et al. Cerebral structure on MRI 1-Localization of age related changes. Biol Psychiatry, 29:55-67, 1991.
16. Jagust WJ, Friedland RP, Budinger TF, et al., Longitudinal studies of regional cerebral metabolism in Alzheimers's disease. Neurology, 38:909-912, 1988.
17. Holman BL, Johnson KA, Gerada B, et al. The scintigraphic appearance of Alzheimers' disease: a prospective study using Technetium-99m-HMPAO SPECT. J. Nucl Med, 33:181-185, 1992.
18. Sunderland A, Watts K. Baddeley AD, et al. Subjective memory assessment and test performance in elderly adults. J of Gerontology, 41:376-384, 1986.
19. Verhaeghen P, Marcoen A, Goossens L. Facts and fiction about memory aging: a quantitative integration of research findings. J Geront, 48:P157-P171; 1993.
20. Foos PW. Adult age differences in working memory. Psychology and Aging, 4:269-275, 1989.
21. Salthouse TA. Theoretical perspectives on cognitive aging. Hillsdale NJ, Erlbaum, 1991.
22. Crook TH, Larrabee GJ, Youngjohn JR. Age and incidental recall for a simulated every-day memory task. J Geront, 48:P45-P47, 1993.
23. Rapp PR, Amaral DG. Individual differences in the cognitive and neurobiological consequences of normal aging. TINS, 15:340-345, 1992.

24. Brandt J, Welsh KA, Breitner JCS, et al. Hereditary influences on cognitive functioning in older men: a study of 4000 twin pairs. Arch Neurol, 50:599-603, 1993.
25. Kral VA. Neuropsychiatric observations in and old's people home. J Geront, 13:169-176, 1958.
26. Crook T, Bartus RT, Ferris SH, et al. Age associated memory impairment: proposed diagnostic criteria and measures of clinical change. Report of a National Institute of Mental Health group. Developmental Neuropsychology, 2:261-276, 1986.
27. Obrien JT, Levy R. Age associated memory impairment: too broad an entity to justify drug treatment yet. Br Med J, 304:5-6, 1992.
28. Nebes RD. Semantic memory in Alzheimer's disease. Psychol Bull, 106:377-394, 1989.
29. Ochipa C, González Roth L, Heilman KM. Conceptual apraxia in Alzheimer's disease. Brain, 115:1061-1071, 1992.
30. Richards M, Stern Y, Mayeux R. Subtle extrapyramidal signs can predict the development of dementia in elderly individuals. Neurology, 43:2184-2188, 1993.
31. Rusinek H, de Leon MJ, George AE, et al. Alzheimer's disease: measuring loss of cerebral gray matter with MR imaging. Radiology, 178:109-114, 1991.
32. Jobst KA, Smith AD, Szatmari M, et al. Detection in life of confirmed Alzheimer's disease using a simple measurement of medial temporal lobe atrophy by computed tomography. Lancet, 340:1179-1183, 1992.
33. Golomb J, de Leon MJ, Kluger A, et al. Hippocampal atrophy in normal aging. An association with recent memory impairment. Arch Neurol, 50:967-973, 1993.
34. Polinsky RJ, Noble H, DiChiro G, et al. Dominantly inherited Alzheimer's disease: cerebral glucose metabolism. J Neurol Neurosurg Psychiatry, 50:752-757, 1987.
35. Alavi A, Newberg AB, Souder E, et al. Quantitative analysis of PET and MRI data in normal aging and Alzheimer's disease: atrophy weighted total brain metabolism and absolute whole brain metabolism as reliable discriminators. J Nucl Med, 34:1681-1687, 1993.
36. Navaratnam DS, Priddle JD. Anomalous molecular form of acetylcholinesterase in cerebrospinal fluid in histologically diagnosed Alzheimer's disease. Lancet, 337:447, 1991.
37. De la Monte SM, Volicer L, Hauser SL. Increased levels of neuronal thread protein in cerebrospinal fluid in patients with Alzheimer's disease. Ann Neurol, 32:733-742, 1992.
38. Lindner MD, Gordon DD, Miller JM. Increased levels of truncated nerve growth factor receptor in urine of mildly demented patients with Alzheimer's disease. Arch-Neurol, 50:1054-60, 1993.
39. Strittmatter WJ, Saunders AM, Schmechel D, et al. Apolipoprotein E; high avidity binding to β-amyloid and increased frequency of type 4 allele in late onset, familial Alzheimer's disease. Proc Nat Acad Sci USA, 90:1977-1981, 1993.
40. American Psychiatric Association: *Diagnostic and Statistical Manual of Mental Disorders. Revised third edition.* American Psychiatric Association. Washington, DC, 1987.
41. Bolla Wilson KI, Lindgren KN, Bonaccorsy C, et al. Memory complaints in older adults. Fact or fiction. Arch Neurol, 48:61-64, 1991.
42. Massman PJ, Delis DC, Butters N, et al. The subcortical dysfunction hypothesis of memory deficits in depression: Neuropsychological validation in a subgroup of patients. J Clin Exp Neuropsychology, 14:687-706, 1992.
43. Hommer DW, Matsuo V, Wolkowitz H, et al. Benzodiazepine sensitivity in normal human subjects. Arch Gen Psychiatry, 43:542-551, 1986.
44. Bilder RM, Turkel E, Lipschutz-Broch L, et al. Antipsychotic medication effects on neuropsychological functions. Psychopharmacol Bull, 28:353-366, 1992.
45. Trimble MR. Anticonvulsants drugs and cognitive function: a review of the literature. Epilepsia, 28:37-45, 1987.
46. Sudilovsky A, Kroog SH, Crook T, et al. Differential effect of antihypertensive medications on cognitive functioning. Psychopharmacol Bull, 25:133-138, 1989.
47. Emery CF, Blumenthal JA. Effects of physical exercise on psychological and cognitive functioning of older adults. Ann Behav Med, 13:99-107, 1991.
48. Hill RD, Storandt M, Malley M. The impact of long term exercise training on psychological function in older adults. J Gerontology, 48:P12-P17, 1993.
49. Neely AS, Backman L. Long-term maintenance of gains from memory training in older adults: Two 3 1/2-year follow-up studies. Gerontology, 48: P233-P237, 1993.
50. Schneider LS. Clinical pharmacology of aminoacridines in Alzheimers's disease. Neurology, 43 S64-S79, 1993.
51. Farlow M., Gracon SI, Hershey LA, et al. A control trial of tracrine in Alzheimer's disease. JAMA, 268:2523-2528, 1992.
52. Davis KL, Thal LJ, Gamzu ER, et al. A double blind, placebo controlled multicenter study of tacrine for Alzheimer's disease. N Eng J Med, 327:1253-1259, 1992.
53. Crook TH, Tinkleberg J, Yesavage J, et al. Effects of phosphatidylserine in age associated memory impairment. Neurology, 41:644-649, 1991.
54. McEntee WJ, Crook TH, Jenkyn LR, et al. Treatment of age associated memory impairment with guanfacine. Psychopharmacol Bull, 27:41-46, 1991.
55. Krassner MB. Mechanism of action of Hydergine (ergoloid mesylate) in relation to organic brain disorders. Adv Ther 1,172-179, 1984.
56. Crook T, Ferris S, Sathananthan G, et al. The effect of methylphenidate on test performance in the cognitively impaired aged. Psychopharmacology (Berlin), 52:251-257, 1977.
57. Blass JP, Gleason P, Brush D, et al. Thiamine and Alzheimer's disease. Arch Neurol, 45:833-835, 1988.
58. Reisberg B, Ferris S, Anand R, et al. Effects of naloxone in senile dementia: a double blind trial. N Eng J Med, 308:721-722, 1983.
59. Knopman DS, Hartman M. Cognitive effects of high dose naltrexone in patients with probable Alzheimer's disease. J Neurol Neurosurg Psychiatry, 49:1321-1322, 1986.
60. Piccinin GL, Finali G, Piccirilli M. Neuropsychological effects of l-deprenyl in Alzheimer's type dementia. Clin Neuropharmacol 13:147-163, 1990.

# DEMENCIAS CORTICALES

Carlos A. Mangone

## I. DEFINICIÓN, CRITERIOS Y CLASIFICACIÓN

*Demencia* es un síndrome clínico caracterizado por un deterioro en varios dominios cognitivos, lo suficientemente severo como para interferir en la vida personal, familiar y social del sujeto. Este deterioro debe afectar la memoria (en sus diversas formas: episódica de corto y de largo plazo, semántica, de procedimientos de trabajo, topográfica y metamemoria) y al menos una de las otras áreas cognitivas, como pensamiento abstracto, juicio, lenguaje, praxias, gnosias, trastornos construccionales y visuoespaciales. Por lo general se acompaña de cambios en la personalidad.[1] Los criterios propuestos por el NINCDS-ADRDA[2] son similares (cuadro 4-1). En ambas normativas se enfatiza que la presencia de deterioro intelectual debe evidenciarse en relación con el desempeño cognitivo previo del paciente y que no debe existir alteración alguna del nivel de conciencia, como sucede en el síndrome confusional. Antes de emitir un diagnóstico definitivo es importante tener en cuenta el nivel educativo y socioeconómico del sujeto, como también el tipo de trabajo que ha realizado durante su vida. La confiabilidad de las baterías de evaluación cognitiva es relativa, no sólo por la influencia que la educación y el nivel sociocultural o laboral ejercen sobre ellas, sino también porque no son capaces de evaluar la cognición premórbida.[3-4] Sujetos con bajo nivel intelectual pueden realizar tests con bajo puntaje sin ser dementes, y viceversa, individuos con gran desarrollo intelectual pueden presentar pruebas cognitivas dentro del rango de normalidad a pesar de estar cursando un deterioro.

El deterioro funcional del sujeto en las actividades de autocuidado (AVD) e instrumentales de la vida diaria (AIVD) es parámetro fundamental en el diagnóstico de la demencia, y pasa a ser el más importante cuando el sujeto no puede realizar las pruebas cognitivas.

*Como puede deducirse, el diagnóstico de demencia ES clínico y ESTÁ basado en la conducta de un sujeto; por ende, no puede ni debe determinarse sólo por medio de estudios complementarios ya sea neurorradiológicos (TAC, IRM, etc.), neurofisiológicos o de laboratorio.*

Según su curso evolutivo, un síndrome demencial se clasifica en irreversible, estable o reversible. En el cuadro 4-2 se observan las distintas entidades nosológicas que forman parte de cada uno de estos subgrupos, como también su prevalencia.[5] El concepto de reversibilidad es muy importante, ya que justifica todos los exámenes complementarios a los que será necesario someter al paciente para un correcto diagnóstico diferencial.

En la actualidad se tiende a agrupar los cuadros demenciales en relación con el área cerebral donde reside el mayor impacto patológico (no el único) de la entidad, o sea corteza, área

**Cuadro 4-1.** *Criterios de NINCDS-ADRDA para síndrome demencial*

1. Afectación de la memoria y otras áreas cognitivas en comparación con el funcionamiento premórbido determinado por historia, examen clínico y neuropsicológico

2. El diagnóstico no podrá hacerse si hay afectación del nivel del sensorio, somnolencia u otras anormalidades que impidan evaluar el estado mental del sujeto

**Cuadro 4-2.** *Clasificación etiológica y prevalencia de los síndromes demenciales (modificado de Katzman y col.)*

| Prevalencia | Etiología |
|---|---|
| **DEMENCIAS IRREVERSIBLES** | |
| PROCESOS DEGENERATIVOS | |
| - Enfermedad de Alzheimer: presenil y senil | |
| # asociada con trastornos vasculares | 65% |
| # asociada con parkinsonismo | |
| - Enfermedad de Pick | |
| - Enfermedad de Parkinson | |
| - Enfermedad de Huntington | |
| - Parálisis supranuclear progresiva | |
| - Degeneraciones cerebelosas | |
| - Esclerosis lateral amiotrófica | |
| PROCESOS VASCULARES | |
| - Demencia multiinfarto | |
| - Enfermedad de Binswanger | |
| - Infartos corticales de territorio limítrofe | |
| PROCESOS ANÓXICOS | |
| - Demencia posparo cardiorrespiratorio | |
| - Intoxicación con CO | |
| PROCESOS TRAUMÁTICOS | |
| - Demencia postraumática (lesión axonal difusa) | |
| - Demencia pugilística | |
| PROCESOS INFECCIOSOS | |
| - Demencia posencefalítica | |
| - Enfermedad de Creutzfeldt-Jakob | |
| - Leucoencefalopatía multifocal progresiva | 18% |
| - Complejo SIDA-demencia (encefalopatía por HIV) | |
| **DEMENCIAS TRATABLES** | |
| PROCESOS INFECCIOSOS | |
| - Neurolúes (parálisis general progresiva) | |
| - Infecciones crónicas: hongos y bacterias | |
| PROCESOS OCUPANTES DE ESPACIO | |
| - Tumores primarios o secundarios | |
| - Hematoma subdural crónico | |
| PROCESOS AUTOINMUNES | |
| - Lupus eritematoso sistémico | |
| - Vasculitis cerebral | |
| - Esclerosis múltiple | |
| Hidrocefalia normotensiva del adulto | |
| Epilepsia | |
| Demencia alcohólica | |
| Enfermedad de Whipple | 10,5% |
| **DEMENCIAS REVERSIBLES** | |
| Demencias secundarias a drogas | |
| PROCESOS METABÓLICOS Y DISENDOCRINOS | |
| - Insuficiencia hepática | |
| - Insuficiencia renal | |
| - Hipoglucemia | |
| - Disfunción tiroidea | |
| - Disfunción metabolismo calcio-fósforo | |
| - Disfunción corticoadrenal | |
| - Déficit de vitamina $B_{12}$ | 4,7% |
| - Déficit de niacina | |
| DEMENCIAS DE CAUSA NO DETERMINADA | 1,8% |

subcortical y sustancia blanca. Esta clasificación, un tanto arbitraria, nos permite agrupar una serie de signos y síntomas para orientarnos hacia un determinado grupo etiopatogénico.[6-7]

*Demencias corticales.* Síndrome caracterizado por disfunción en los procesos de almacenamiento, evocación y reconocimiento de la memoria episódica y semántica. Se asocian los típicos signos afaso-apraxo-agnósicos como también patología psiquiátrica en algún momento evolutivo. Los signos focales, convulsiones y mioclonías son de aparición tardía. La enfermedad de Alzheimer (EA) y la enfermedad de Pick (EP) son ejemplos de este grupo.

*Demencias subcorticales.* En forma conjunta a la aparición inicial de trastornos del movimiento o del tono postural o de ambos, se hallan precozmente afectados el mecanismo de evocación espontánea de la memoria episódica y de la memoria procedural. Las alteraciones de la fluencia verbal, la lentificación psicomotora, la abulia cognitiva y la depresión terminan por caracterizar el cuadro. Por la extensa manifestación de signos de disfunción cognitiva de tipo frontal, estos cuadros también se conocen como demencias fronto-subcorticales. Son ejemplos el deterioro que acompaña a la enfermedad de Parkinson, la corea, la parálisis supranuclear progresiva, las atrofias multisistémicas, etcétera.

*Demencias por afectación de la sustancia blanca.* Si bien estos cuadros generan una demencia de tipo subcortical, se diferencian de ésta por la presencia de trastornos atencionales precoces y de los tiempos de reacción, disminución de la velocidad de procesamiento de la información, signos de liberación piramidal en MMII y afectación en el mecanismo de evocación. Suelen asociarse con esclerosis múltiple, complejo SIDA-demencia y enfermedad de Binswanger.

*Demencias mixtas.* Comparten varios de los signos o síntomas anteriores en relación con el área de lesión y con el tipo de proceso patológico subyacente. La encefalopatía multiinfarto, la neurosífilis y el síndrome de Creutzfeldt-Jacob son ejemplos de este grupo.

## II. EPIDEMIOLOGÍA, SITUACIÓN EN NUESTRO PAÍS

El factor de riesgo más importante para una demencia es la edad.[8] Según proyecciones demográficas, el número de sujetos dementes crecerá en forma drástica conforme aumente el sector poblacional de más de 60 años. Argentina comenzó su transformación demográfica hace ya varias décadas, precediendo al resto de los países latinoamericanos excepto al Uruguay. En nuestro país, el 12,54% de la población tiene más de 60 años y se estima que será del 16% en el año 2025 (datos proporcionados por el INDEC, 1991). Si consideramos que en la actualidad nuestra población es de 32.371.000 habitantes, 4.059.323 sujetos son mayores de 60 años. En nuestro país un individuo de 65 años tiene una expectativa de vida de 14,3 años, cifra muy semejante a la de los EE.UU. En muchos países industrializados uno de cada 9 sujetos mayores de 60 y uno de cada 5 mayores de 85 años padece una demencia, de las cuales el 50% a 60% son cuadros degenerativos primarios tipo Alzheimer.[5] Un amplio sector de nuestra población se encuentra en riesgo de presentar un síndrome demencial, y ésta es precisamente la franja que tendrá mayor crecimiento en los próximos años.

La mayoría de las demencias comienzan en forma solapada y evolucionan lenta y progresivamente, con una supervivencia de hasta 15 o 18 años en algunos casos. La familia debe adaptarse a convivir con este ser querido que por fuera es el mismo que han conocido y amado, pero que a diario cambia al deteriorarse no sólo su cognición y conducta, sino también su capacidad funcional. Es así como el problema de la demencia se extiende más allá del paciente, incluye a su cuidador, su núcleo familiar y la sociedad. El estrés que provoca asistir a estos enfermos genera en los cuidadores una mayor susceptibilidad a padecer enfermedades infecciosas, cardíacas e inmunitarias por lo que el nivel de sobrecarga que presenta el cuidador de estos enfermos debe evaluarse en forma sistemática.[9]

**Cuadro 4-3.** *Criterios diagnósticos para trastorno de memoria asociado con la edad*

* Deterioro mínimo en memoria primaria (corto plazo), terciaria (remota) y moderado en memoria secundaria (largo plazo reciente, alterac. codificación)
* Aparición gradual del trastorno de memoria dentro de los últimos meses, sin inicio abrupto
* Sin historia de proceso infeccioso o inflamatorio cerebral
* Sin evidencia de patología encefalovascular (puntaje de isquemia de Hachinski < 4 y examen neurorradiológico normal [TAC, IRM]
* Sin historia de traumatismos encefalocraneanos repetidos (boxing) o de más de uno con pérdida de conocimiento de más de 1 hora
* Sin historia actual de desorden psiquiátrico a juzgar por DSM III incluidas depresión, manía, esquizofrenia, etcétera
* Desempeño en el rango de 1 desvío estándar por debajo de la media con datos normatizados establecida para adultos jóvenes en evaluaciones de memoria secundaria (memoria episódica verbal y aprendizaje verbal evaluados según subrutinas de memoria lógica y pares asociados de la escala de memoria de Weschler) con indemnidad de la memoria semántica
* Adecuada función intelectual actual (y premórbida) determinada por un puntaje equivalente de 9 o bruto de 32 en el subtest de vocabulario del WAIS
* Sin historia de trastorno neurológico o clínico que pudiera explicar el desorden cognitivo
* Sin evidencia de estado confusional u otra alteración de la conciencia

## III. ENVEJECIMIENTO Y DEMENCIA

Si bien la cognición, así como otras funciones biológicas, declina con la edad, existe alto grado de variación entre un individuo y otro. Por consiguiente, la distinción entre el estado inicial de un deterioro demencial y la declinación cognitiva asociada con la edad muchas veces es muy difícil. La expresión olvido benigno del geronte,[10] inicialmente acuñada para identificar un cuadro de pérdida leve y no progresiva de la memoria, en la actualidad ha sido reemplazada por la de trastorno de la memoria asociado con la edad (age associated memory impairment),[11] cuyos criterios diagnósticos se muestran en el cuadro 4-3.

La falta de límites precisos entre el envejecimiento fisiológico y el estadio inicial de un síndrome demencial no sólo se circunscribe a lo cognitivo, ya que también pueden observarse cambios en el nivel anatomopatológico y neuroquímico. En el cerebro de un paciente añoso es raro no hallar alguna evidencia de placa senil o degeneración neurofibrilar. La reducción de la colinacetiltransferasa cortical es un marcador de enfermedad de Alzheimer, pero también se encuentra reducida, aunque en menor medida, en el cerebro del paciente añoso. Estas observaciones han llevado varias veces a considerar a la enfermedad de Alzheimer (EA) como una exageración del proceso de envejecimiento. Sin embargo, la falta de conocimiento de los mecanismos subyacentes al envejecimiento biológico y a la EA nos impide un pronunciamiento ya sea a favor o en contra.[12]

## IV. METODOLOGÍA DIAGNÓSTICA DE UN SÍNDROME DEMENCIAL

Discutiré en este apartado nuestra experiencia con el manejo diagnóstico del deterioro cognitivo en los laboratorios de demencias de los Hospitales Santojanni y Ramos Mejía, en los cuales el paciente es admitido en un programa de diagnóstico y tratamiento, y es evaluado por diferentes profesionales: neurólogos, geriatras, psiquiatras, neuropsicólogos, neurolingüistas, psicólogos, terapistas ocupacionales, terapistas físicos, etc. Después del diagnóstico se plantea la estrategia terapéutica, farmacológica y no farmacológica, para cada paciente; a su vez se evalúa la salud y el grado de estrés ("burden") del cuidador, y se brinda apoyo, docencia, orientación y asesoramiento legal al grupo familiar.[13]

## IV. A. Área de evaluación clínico-neurológica. Screening inicial

Los objetivos de esta fase son: 1) establecer si el paciente presenta deterioro demencial, criterios del NINCDS-ADRDA[2] y DSM III-R;[1] 2) determinar el nivel de deterioro del paciente, y 3) realizar el diagnóstico diferencial.

*IV. A. 1. Interrogatorio y epidemiología.* En una entrevista semiestructurada con el paciente y su familiar, se interroga sobre la enfermedad actual enfatizando sobre la forma de comienzo de los síntomas, su duración y evolución, edad de inicio, aparición precoz de signos o síntomas neurológicos focales; antecedentes o evidencia clínica de enfermedad sistémica (carencial, hepática, renal, endocrina, tóxica) o patología psiquiátrica previa.

*IV. A. 2. Examen clínico-neurológico.* Debe ser profuso y sistematizado, al ingreso del paciente y cada 6 meses. Debe prestarse especial atención al examen de la marcha y postura, pares craneanos, sistema motor y sensibilidad. Ciertas alteraciones en la marcha y postura pueden asociarse con cuadros demenciales determinados. Una marcha encorvada y bradicinética nos indicaría probable enfermedad de Parkinson; una base de sustentación ampliada, con inestabilidad y dificultades al girar, sugiere enfermedad cerebelosa asociada o disfunción de cordón posterior, como se observa en el déficit de vitamina $B_{12}$. Una marcha magnética se asocia con un hidrocefalia normotensiva. La EA tiene marcha normal hasta sus estadios avanzados, cuando se torna lenta e incoordinada.

La capacidad visual y auditiva de un sujeto debe evaluarse en forma sistemática, ya que un déficit en este nivel puede generar *per se* alteraciones en la comunicación e interpretarse en forma errónea como disfunción cognitiva.[14] En la EA puede observarse disminución de los movimientos de seguimiento ocular lento y de la frecuencia sacádica.[15] Las alteraciones en los movimientos sacádicos de ascenso y descenso ocular (parálisis supranuclear de la mirada) son típicas de la enfermedad de Steele-Richardson-Olszewski.[16] En la EA se ha descrito pérdida neuronal y degeneración neurofibrilar en el núcleo olfatorio, lo que podría explicar los trastornos del olfato presentes en esta enfermedad. Estas alteraciones son altamente significativas; sin embargo, no son específicas de la EA.[17] Alteraciones en el tono muscular, como rigidez y rueda dentada, acompañan a los cuadros de demencia subcortical y a la EA. Una demencia con pérdida sensitiva severa por lo general es consecuencia de una patología sistémica, como el lupus eritematoso sistémico o el déficit de vitamina $B_{12}$, en los cuales se produce mielopatía o una neuropatía periférica.

*IV. A. 3. Evaluación inicial cognitiva y conductal.* Cuantificación del nivel de deterioro: *"Mini Mental State Examination"* (MMSE).[18] Es una evaluación cognitiva rápida, conocida por todos y de uso internacional. Según nuestra experiencia, en el subtest de atención preferimos utilizar el deletreo inverso de la palabra "mundo" a las seriaciones de 100 menos 7, ya que con el primero la influencia de la educación es menor.[19] Hemos adaptado la versión original de la frase a repetir, dado que su traducción literal es una oración sin lógica e incomprensible. La base de esta prueba radica en la dificultad, que aparece con la edad, para repetir vocablos fricativos,[20] es por eso que se decidió utilizar la frase "el flan tiene frambuesas y frutillas".[19] El puntaje máximo del MMSE es 30 y 26 el límite normal aceptado en la mayoría de los ensayos clínicos y farmacológicos. En caso de pacientes con trastornos vasculares y déficit en su hemicuerpo dominante, preferimos la utilización del *test breve de memoria, concentración y orientación (brief orientation memory concentration test)*,[21] dado que no tiene ítem de escritura y dibujo, y que presenta buena correlación con el MMSE. Si el paciente tiene un puntaje del MMSE por debajo del estipulado para su edad, es sospechoso de presentar un deterioro cognitivo, cuyo estudio deberá profundizarse. Un puntaje en el rango normal en un individuo con manifestaciones clínicas de trastorno cognitivo o mnésico no descarta el diagnóstico de demencia, por lo que se debe profundizar su evaluación neuropsicológica. El diagnóstico de demencia nunca deberá basarse solamente en el MMSE (cuadro 4-4).

*La severidad del deterioro cognitivo* se evalúa mediante determinadas escalas como la de deterioro global de Reisberg,[22] que define 7 estadios clínicos, o la escala clínica de demencia (Clinical Dementia Rating Scale),[23] que propone 3 estadios clínicos.

*Los síntomas neuropsiquiátricos* asociados al síndrome demencial se evalúan mediante la escala geriátrica de depresión[24] o escala de depresión de Hamilton,[25] y escala de trastornos conductales y psicóticos, que evalúa cuali-cuantitativamente la aparición de síntomas conductales asociados: delirios, alucinaciones, falsos reconocimientos, agresividad, ansiedad, agitación, trastornos del sueño, "wandering" y "pacing".[26]

*El riesgo del componente vascular,* que puede hallarse presente en cualquier síndrome de-

**Cuadro 4-4.** *Mini Mental State Examination (Test de Folstein)*

1. ORIENTACIÓN: ¿Qué día es hoy? ..... año .... mes ...... día de la semana ...... estación del año ......
   (10)               nombre del hospital ....... piso ..... barrio .......... ciudad ......... país ........

2. RECUERDO INMEDIATO (3)    PELOTA ....... BANDERA ....... ÁRBOL
                              1ᵉʳ INTENTO ....... ............... ........ ................

3. ATENCIÓN (5) Deletrear al revés MUNDO (ODNUM)

4. RECUERDO (3)        PELOTA ....... BANDERA ....... ÁRBOL

5. LENGUAJE
   a) denominación: RELOJ ....... LÁPIZ .......                                            (2)
   b) repetición: El flan tiene frutillas y frambuesas                                     (1)
   c) orden de tres etapas:
      - TOME EL PAPEL CON LA MANO DERECHA                                                  (1)
      - LO DOBLA POR LA MITAD                                                              (1)
      - LO PONE EN EL SUELO                                                                (1)
   d) lectura: "CIERRE LOS OJOS"                                                           (1)
   e) escritura (frase con sujeto y predicado)                                             (1)
   f) copia de dibujo                                                                     (1)

mencial, es evaluado mediante el puntaje isquémico.[27]

## IV. B. Evaluación cognitiva sistematizada del deterioro demencial

La evaluación neuropsicológica es uno de los instrumentos principales en la evaluación de un síndrome demencial, sin por ello reemplazar ni ser reemplazado por neuroimágenes, estudios neurofisiológicos o de laboratorio. Los tests que mostraron ser más sensibles para el diagnóstico diferencial de la EA probable son aquellos que evalúan aprendizaje de una lista de palabras, recuerdo, y reconocimiento verbal y visual, asociación de palabras, fluencia verbal semántica y fonológica, atención, orientación y praxias.[28] Se han adaptado una serie de tests globales que evalúan gran parte de las funciones cognitivas afectadas por la demencia, como la escala de Mattis[29] y la de evaluación para enfermedad de Alzheimer[30] (Alzheimer's Disease Assessment Scale: ADAS) cuya toma no excede los 30 minutos para cada uno. Sin embargo, en la mayor parte de los casos, máxime cuando el deterioro es leve a moderado, deben realizarse evaluaciones neuropsicológicas más profundas cuyo protocolo de toma ocupa de 3 a 4 horas. Mientras los tests globales son rápidos de aplicar y dan una información general de las principales áreas cognitivas afectadas, las baterías más especializadas permiten investigar en profundidad las funciones neuropsicológicas deterioradas y los probables mecanismos y circuitos afectados.

## IV. B. 1. Batería neuropsicológica para la evaluación de una demencia

La siguiente batería neuropsicológica, que empleamos de rutina, está compuesta por una serie de tests que evalúan los dominios cognitivos más afectados en un síndrome demencial. Este protocolo lleva 3 a 4 horas de evaluación, pero nos permite responder la mayor cantidad de preguntas respecto del deterioro presentado por el paciente.

- Inteligencia general: test de inteligencia para adultos de Weschler.[31] El subtest de vocabulario puede ser utilizado como una medida de inteligencia premórbida.
- Lenguaje: test de nominación de Boston,[32] fluencia fonológica (letras p, m, l) y fluencia categorial (lista de animales y supermercado).[33]
- Resolución de problemas: test de las cartas de Wisconsin.[34]
- Juicio y pensamiento abstracto: similitudes (WAIS).[31]
- Flexibilidad cognitiva: trailmaking A y B;[35] Stroop test.[36]
- Visuoespacialidad: discriminación de formas visuales (Benton).[37] Juzgamiento de líneas (Benton).[38]
- Atención: test de reacción simple y por elección (simple and choice reaction time). Dígitos inversos (Wais);[31] test de cancelación de letras.[39]
- Habilidad construccional: dibujo del reloj, casa, cubo y flor, por copia y por orden.[40] Diseño con cubos (WAIS).[31]

*Memoria.* Por ser ésta una función afectada con mucha frecuencia, comentaré con más detenimiento cómo se estudian los distintos tipos de memoria en nuestro laboratorio. Recordemos que existe una memoria verbal declarativa episódica (memoria de acontecimientos y experiencias que se relacionan con lo autobiográfico) y verbal declarativa semántica (memoria relacionada con los conceptos y con el conocimiento fáctico del mundo); visual y procedural (memoria unida al acto práxico).[41]

*Test global para memoria:* escala de memoria de Weschler, revisada (WMS R).[42]

*Memoria episódica.* La amplitud de dígitos (subtest del WAIS)[31] nos permite evaluar memoria de corto plazo.

– Con el test de Aprendizaje Auditivo Verbal de Rey[43] podemos evaluar:
   a) codificación y almacenamiento de la información,
   b) evocación libre y reconocimiento de material previamente presentado.

Dado el componente activo necesario para el mecanismo de la evocación y la participación de la atención, la evocación libre siempre se halla más comprometida que el reconocimiento.

*La memoria episódica visual* se evalúa con la figura compleja de Rey[44] o con los subtests de memoria visual del test de memoria de Weschler.[42]

*La evaluación de la memoria semántica,*[33,45] tanto de su contenido como de su procesamiento, se realiza mediante pruebas de nominación por confrontación, pantomima de expresión y comprensión, vocabulario, fluencia verbal semántica (animales y supermercado) y fonológica (letras P,S,L), pruebas de priming semántico.

*La memoria procedural o implícita* es la forma más primitiva de memoria, incluso compartida por animales inferiores; guarda el CÓMO hacer las cosas, planes y habilidades. Se evalúa con pruebas en donde la memoria se expresa implícitamente por facilitación del rendimiento como resultado de experiencias previas. En los deterioros subcorticales se observa afectación precoz de este tipo de memoria.[46]

## IV. C. Área de evaluación funcional del enfermo

Mediante una entrevista semiestructurada con el cuidador se realiza una *evaluación indirecta* del desempeño del paciente en sus actividades diarias,[47] como alimentarse, bañarse, higienizarse, deambular, uso de dinero, manejo de finanzas, manejo del teléfono, uso del transporte y vestirse. De las respuestas del cuidador se deduce el grado de dependencia del paciente. Después se lleva a cabo una *evaluación directa* utilizando una adaptación de la escala de Lowenstein.[48] Esta evaluación es muy útil, ya que en varias oportunidades los pacientes muestran mayor independencia que la que sus cuidadores manifiestan en la evaluación indirecta de las actividades diarias. Esta discordancia está relacionada principalmente con el grado de estrés del cuidador. Por lo tanto, enfatizamos el uso de la evaluación funcional del paciente por metodología directa.[9]

## IV. D. Exámenes complementarios

Los exámenes complementarios son fundamentales para el diagnóstico diferencial del tipo y la categoría de demencia que el paciente puede padecer.

***IV. D. 1. Perfil bioquímico.***[49] Un profuso estudio de laboratorio debe incluir: 1) hemograma completo y eritrosedimentación; 2) perfil metabólico (glucemia, uremia, uricemia, colesterol total, colesterol HDL y LDL, lipidograma, creatininemia, bilirrubina total, bilirrubina directa e indirecta, TGP, TGO, fosfatasa alcalina y proteinograma); 3) perfil electrolítico (Na, K, Ca, P); 4) perfil hormonal tiroideo, corticotrópico, paratiroideo y prolactínico; 5) determinación de vitamina $B_{12}$ y folatos; 6) serología para sífilis y HIV; 7) análisis de orina; 8) electrocardiograma; 9) radiografía de tórax; 10) perfil inmunitario, rosetas y tipificación de subpoblaciones linfocitarias, así como también determinación de anticuerpo antinuclear y factor reumatoideo (fundamentales si el cuadro clínico sugiere vasculitis o artritis).

***IV. D. 2. Punción lumbar.***[50] El examen del líquido cefalorraquídeo no se utiliza de rutina, salvo si existe sospecha de proceso infeccioso o autoinmune, y cuando se desea buscar marcadores neurobioquímicos (colinacetiltransferasa, dopamina) o inmunorreactividad, como en el caso del anticuerpo monoclonal ALZ-50 que marca una proteína de 68-kD, presente en el cerebro y el LCR de pacientes con EA.[51]

### IV. D. 3. Perfil neurofisiológico

a) *Electroencefalografía y análisis computarizado del EEG*

Su utilidad en el diagnóstico diferencial de una demencia es limitada, dado que los cambios observados pueden solaparse con modificaciones que aparecen en el envejecimiento normal. Por ejemplo, una actividad rítmica o polimórfica, theta o delta, puede observarse en la región temporal, principalmente izquierda, en individuos mayores de 60 años.[52] El EEG tiene valor en el diagnóstico de una demencia cuando se realiza en forma seriada y puede demostrar una reducción en el ritmo alfa posterior[53] así como aumento de las frecuencias theta y delta.[54] En la enfermedad de Creutzfeldt-Jakob, aparte de la lentificación de los ritmos de fondo, suele observarse un patrón de ondas periódicas con frecuencia de 1 Hz. El análisis computarizado del EEG permite realizar un análisis de Fourier y cartografiar las ondas cerebrales. Se describen patrones cartográficos de las distintas demencias y se pueden realizar estudios premedicación y posmedicación.

*b) Potenciales evocados*

*Potencial evocado visual (PEV) y electrorretinograma (ERG)*.[55] En la demencia degenerativa primaria se ha hallado alteración en el PEV y el ERG, según sean realizados con flash o damero. El PEV con flash es anormal, muestra un alargamiento del segundo componente positivo, mientras que es normal si se realiza con damero. A la inversa, el ERG con flash es normal, y es anormal, con disminución de su amplitud, si se realiza con damero. Este particular fenómeno podría explicarse por la degeneración de las células ganglionares de la retina o por la depleción axonal del nervio óptico, o por ambos fenómenos.

*Potencial evocado cognitivo (onda P300)*.[56] Éste es un potencial evocado de larga latencia obtenido con paradigma odd-ball, que consiste en que el enfermo identifique y cuente un tono raro e infrecuente sobre un fondo de tonos frecuentes. Este proceso genera una onda cuya latencia y amplitud se miden. La edad es un factor que influye en este estudio. La onda P300 permite medir electrofisiológicamente la velocidad de procesamiento cognitivo y la atención selectiva. Una demencia puede alterar la conformación de la onda, la latencia de su aparición o su amplitud. La especificidad y selectividad de este método es menor que la requerida para uso como rutina. Modificaciones en el paradigma de estímulo pueden permitir una mayor especificidad en el diagnóstico diferencial.[57]

## IV. D. 4. *Diagnóstico por imágenes*

La certeza diagnóstica del síndrome demencial se ha incrementado gracias a estos estudios que permiten visualizar la estructura y función cerebral. Las lesiones cerebrales focales y específicas son fácilmente detectadas y ello permite la implementación de terapéuticas acordes.

*a) Tomografía axial computarizada (TAC)*

Lesiones focales que pueden dar origen a un síndrome demencial –tumores, abscesos, infartos, hemorragias y desmielinización– pueden identificarse en la TAC.[28] Sin embargo, la fosa posterior no es bien visualizada, por lo que se impone la realización de una resonancia magnética cuando se sospecha localización lesional en el nivel troncal. Cuando existe atrofia cerebral, como en el caso de EA, suele verse ensanchamiento de espacios subaracnoideos y ventriculares; sin embargo, no puede definirse el diagnóstico de EA sólo sobre la base de la TAC.[58] Dado que existe correlación entre edad y atrofia cerebral, siempre se debe tener en cuenta la edad del sujeto, antes de emitir un juicio tomográfico.[59]

*b) Imagen por resonancia magnética (IRM)*

La IRM es el estudio que permite visualizar mejor la fosa posterior, las alteraciones en la sustancia blanca, la atrofia y las estructuras hipocámpicas. Mediante IRM puede observarse severa reducción del lóbulo temporal medial en EA, en comparación con controles.[60] Mediciones lineales de la formación hipocámpica, del espacio entre ella y el tronco, del ancho de la fisura coroidea y del asta temporal permiten diferenciar pacientes con EA y controles[60] (fig. 4-1). Estas mediciones se correlacionan con el desempeño en los tests de memoria. La atrofia del lóbulo temporal medial parece ser un signo temprano en EA, y puede ser cuantificada y seguida evolutivamente con las mediciones propuestas en IRM.

La IRM es la técnica más sensible para la detección de infartos, incluso pequeños. En la sustancia blanca de sujetos de edad avanzada suelen observarse pequeñas lesiones hiperintensas brillantes en tiempos de relajación, de no definida fisiopatología. Suelen ser muy frecuentes en sujetos con deterioro cognitivo aunque pueden presentarse en gerontes normales. Algunos autores las asocian con antecedentes de hipertensión arterial, otros con pequeños infartos y un tercer grupo les resta valor patológico. La relación entre estas lesiones pequeñas, hiperintensas, periventriculares, y el desempeño cognitivo de un sujeto es muy controvertida.[61,62] Si son grandes y confluentes, llevan el nombre de leucoaraiosis, y aparecen frecuentemente asociadas con hipertensión y demencia. Para algunos autores representan daño isquémico dependiente de la irrigación de la sustancia blanca profunda.[63,64]

*c) Espectroscopia con resonancia magnética (ERM)*

Este método permite medir la concentración relativa de constituyentes metabólicos (ATP, ADP, fosfocreatina, lactato, etc.) en pequeñas áreas cerebrales. En la EA y en la enfermedad de Parkinson se ha observado una severa disminución del ATP en la corteza parietal[65] y al-

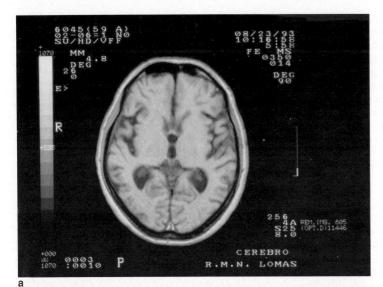

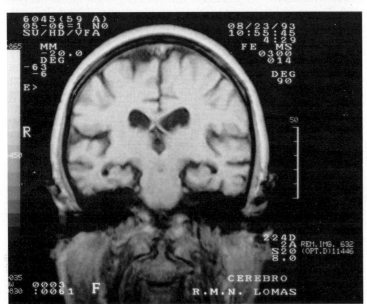

**Fig. 4-1 a y b.** Imagen cerebral por resonancia magnética. Obsérvese la atrofia cortical generalizada con predominio bitemporal, más en el nivel de los polos en un corte transaxial (1a). Obsérvese el lóbulo temporal medial en un corte coronal (1b); se visualizan formación hipocámpica, espacio entre la formación hipocámpica y el tronco, fisura coroidea y asta temporal. Paciente con EA probable en estadio moderado (CDR: 1; gds:4).

teraciones en el metabolismo de fosfolípidos[66] que permiten distinguir la demencia vascular de la degenerativa.

### d) Tomografía por emisión de positrones (PET)

Es la técnica más sofisticada para evaluar funcionalidad regional cerebral. En la EA se informa una disminución del metabolismo del oxígeno y la glucosa a nivel cortical, con mayor severidad en la región temporoparietal.[67,68] Dado el costo del equipo y lo difícil de su manejo, la PET se utiliza sólo con fines de investigación.

### e) Tomografía por emisión de fotón único (SPECT)

Esta técnica ofrece ventajas respecto del diagnóstico diferencial de los cuadros demenciales. Algunos trabajos han descrito patrones característicos asociados con EA (como hipoperfusión cortical principalmente en áreas parietotemporales) (fig. 4-2), con demencias anteriores de tipo frontal (como la enfermedad de Pick) o con la parálisis supranuclear progresiva (como la hipoperfusión frontal bilateral); también con la demencia multiinfartos, en la que se observa hipoperfusión más irregular, focal de la corteza y de la sustancia blanca frontotemporal.[69-71] Se ha demostrado una correlación entre la severidad de la demencia en EA y la hipoperfusión observada con HMPAO.[72] La SPECT puede ser útil en el diagnóstico diferencial de las demencias tratables, como la seudodemencia. La hipoperfusión temporal ha sido considerada el mejor discriminante entre controles y dementes. Si bien la sensibilidad para los casos de demencia leve es baja, se incrementa conforme aumenta la severidad del cuadro. En la actualidad muchos autores proponen este estudio como rutina diagnóstica para EA.[73]

## V. ENFERMEDAD DE ALZHEIMER

La enfermedad de Alzheimer (EA) es el síndrome demencial más frecuente.[5] Su primer informe en la literatura data de 1907, cuando Alois Alzheimer describió una demencia progresiva en una mujer de 51 años. La sintomatología incluye pérdida progresiva de la memoria, disminución de las habilidades cotidianas, compromiso del juicio, desorientación temporal y espacial, dificultad en el aprendizaje y pérdida progresiva de la comunicación verbal. El curso evolutivo es en promedio de 6 a 12 años, y es más tórpido y agresivo en su forma clínica presenil (inicio previo a los 65 años).

### V. A. Epidemiología. Factores de riesgo

Sobre la base de estudios de prevalencia y casos-controles se han comenzado a identificar factores de riesgo (FR):

1) Edad: es el FR más importante descrito hasta el presente.[8]
2) Sexo: varios estudios indican que la mujer presenta mayor riesgo que el hombre. Esta diferencia probablemente se deba a un factor hormonal.[74]
3) Educación: la falta de educación o bajo nivel se consideran FR tanto para la EA como para la demencia vascular. A modo de hipótesis, se piensa que los analfabetos y los sujetos con bajo nivel intelectual tendrían una "menor reserva cerebral" o "menor desarrollo sináptico". Un buen nivel intelectual "protegería" o al menos retardaría la aparición de los primeros síntomas. Esta hipótesis no se relaciona sólo con los años que un sujeto asistió al colegio, sino más bien con la actividad intelectual productiva durante toda su vida.[75-76]
4) Historia familiar: la presencia de un antecedente de EA en parientes directos (padre, madre, hermanos) incrementa 4 veces el riesgo de padecerla. Existen formas esporádicas y formas genéticas de la EA, con carácter autosómico dominante. Sólo el 10% son formas genéticas.[77]

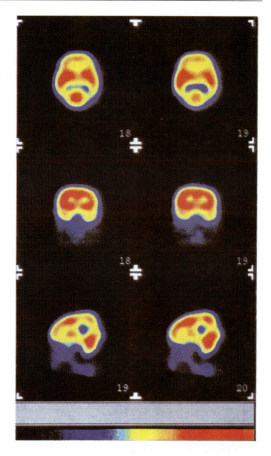

**Fig. 4-2.** Tc99 HM-PAO SPECT cerebral de un paciente de 57 años con EA leve a moderada (CDR 1). Obsérvese en estos cortes la hipoperfusión biparietal y frontal medial. (Gentileza del Dr. Víctor Sporn.)

5) Traumatismo cerebral: el traumatismo de cráneo con pérdida de conocimiento o los microtraumatismos repetidos de cráneo, como los que reciben los boxeadores, confieren un riesgo relativo aumentado para EA, pero esto está muy discutido. El traumatismo repetido o severo facilitaría la producción de placas difusas de amiloide.[78]
6) Tabaquismo: algunos estudios demostraron una relación inversa entre consumo de cigarrillos y desarrollo de la EA. Esta conclusión es muy controvertida, dado el gran número de otros factores asociados al acto de fumar.[79]
7) Asociaciones: se han informado asociaciones de EA con hipotiroidismo, con una edad avanzada de la madre o con exposición al aluminio, pero ninguna de ellas ha sido comprobada como FR.[80] Se observó que la ingestión sistemática y prolongada de antiinflamatorios no esteroides durante la edad adulta estaría negativamente asociada con el desarrollo de la enfermedad.[81]

## V. B. Manifestaciones clínicas

En los estadios iniciales el paciente presenta trastornos fundamentalmente en la memoria de corto plazo, desorientación temporoespacial, trastornos en la concentración, dificultad en hallar la palabra adecuada y fatiga mental progresiva. Comienza a tener problemas en su trabajo y en las tareas cotidianas, nota que ya no es capaz de realizarlas con la rapidez y facilidad a las que estaba acostumbrado y ello le genera síntomas depresivos, ansiedad e irritabilidad. En el estadio intermedio de demencia moderada se evidencia el compromiso de todos los aspectos de la memoria verbal y visual, semántica y episódica. La memoria para hábitos motores o de procedimiento no se halla afectada sino hasta estadios más avanzados. En este estadio comienzan a aparecer apraxia y agnosia, asociadas con trastornos del lenguaje que se caracterizan por pérdida en la espontaneidad expresiva, restricción del vocabulario, fallas anómicas, perseveraciones, parafasias semánticas y fonológicas, y jargonafasias (semejando los signos de una afasia transcortical sensorial). Dada la creciente dificultad para la correcta expresión semántica y sintáctica de sus ideas, el paciente reemplaza su lenguaje habitual por frases agramaticales estereotipadas o exclamaciones. El juicio, el pensamiento abstracto y el cálculo matemático también se hallan comprometidos. El cuadro cognitivo se acompaña tardíamente con signos de disfunción extrapiramidal acineto-rígidos, trastornos de la marcha y, en un 5% a 10% de los pacientes, crisis epilépticas o mioclonías. La apatía con disminución de las respuestas emocionales reemplaza al cuadro depresivo ansioso. El paciente tiene dificultades para reconocer a la persona que lo asiste e incluso a su propia imagen en el espejo. Se observa un adelgazamiento progresivo a pesar de un apetito voraz. En el estadio terminal de demencia severa todas las funciones intelectuales están afectadas. Los trastornos del lenguaje se hacen más severos, aparece palilalia, ecolalia, emisión de sonidos guturales o mutismo. La progresiva espasticidad, los signos de disfunción acineto-rígidos, la doble incontinencia esfinteriana y la ausencia de comunicación verbal con el medio confinan al paciente al aislamiento y a la total dependencia; sobreviene así la muerte, desencadenada por lo general por patología infecciosa concurrente.[82,83] Síntomas psiquiátricos, como delirio, depresión, alucinaciones y agresividad, pueden acompañar a la enfermedad desde su inicio.[84]

Según nuestra experiencia, las pruebas más útiles para la detección de deterioro neuropsicológico en pacientes con mínimas quejas cognitivas, con olvido benigno o deterioro cognitivo mínimo son aquellas que evalúan memoria semántica (fluencia fonológica y categorial, nominación, mecanismos de priming dependientes de atención y lexicales, y mecanismos de transcodificación semántica),[85] memoria episódica (aparición de intrusiones en la evocación espontánea)[33] y habilidad visuoespacial y construccional. Los pacientes que en los estadios iniciales muestran severos trastornos en las pruebas verbales, agresividad y trastornos del sueño, sufren un deterioro cognitivo más rápido y mayor que el deterioro funcional (observado según desempeño en las AVD y AIVD). Por el contrario, los pacientes que en los estadios iniciales presentan severas ideas paranoides, delirios y alucinaciones, bajo rendimiento en pruebas no verbales y signos extrapiramidales asociados, sufren un deterioro funcional mayor que el deterioro cognitivo.[86]

Los trastornos no cognitivos o conductales asociados con la EA incluyen delirios, alucinaciones, trastornos del humor, alteraciones sexuales, cambios en el apetito y en el sueño y desórdenes psicomotores. Los delirios, por ejemplo "mi casa no es mi casa" o "la gente me está robando cosas", se presentan en el 50% de los enfermos, por lo general en el estadio medio de la enfermedad; son infrecuentes en los estadios finales. Las alucinaciones, principalmente visuales, aparecen en un 25-30% de los casos, pero no se correlacionan con el nivel de deterioro cognitivo.[87] Su aparición abrupta en el curso de una EA debe plantear el diagnóstico de un síndrome confusional agudo sobreagregado. Se considera que la ideación delirante aparece con el deterioro cognitivo, ya que éste interfiere en la habilidad del paciente para comprender la realidad. La aparición de delirios persistentes predice una evolución clínica diferente, dado que se asocia con una mayor y más rápida declinación cognitiva, una frecuencia más elevada de signos parkinsonianos y mioclonías.[87,88] Los delirios y las alucinaciones, continuos o no, pueden producir reacciones catastróficas o exabruptos. Se presentan alteraciones de la personalidad, como apatía, indiferencia y desinhibición, como también alteraciones en el sueño, el apetito y la actividad sexual.

Los estudios de prevalencia de la depresión en la EA son controvertidos. En término medio, se considera que un 40-50% de los pacientes presenta un cuadro depresivo, que pueden manifestarse tanto con una distimia como con una depresión mayor.[88] Este porcentaje es elevado si lo comparamos con el 15% de incidencia de la población anciana no demente. Los enfermos dementes que presentan depresión mayor tienen mayor incidencia de historia familiar de depresión. Mientras que la distimia puede representar una reacción emocional al progresivo deterioro intelectual, la depresión mayor se relaciona con factores biológicos.

Los trastornos psicomotores –hiperactividad motora, desasosiego, vagabundeo ("wandering", "pacing"), agitación– son independientes del nivel de deterioro del enfermo, excepto el vagabundeo y la agitación.[88]

A pesar de que la EA es típicamente considerada una enfermedad con pocos signos no cognitivos, un examen neurológico detallado puede determinar anormalidades que son más frecuentes en la EA que en la edad avanzada, por ejemplo la liberación de signos frontales, los trastornos olfatorios, la agrafestesia, los trastornos de la marcha, el temblor, los signos extrapiramidales, las alteraciones cerebelosas, el mioclono multifocal y las convulsiones. Alguno de estos signos clínicos, como la presencia de signos extrapiramidales, psicosis y mioclono, cuando aparecen en los estadios iniciales, predicen una evolución clínica más severa.[89,90] Las manifestaciones clínicas y conductales de la EA son heterogéneas y se han identificado varios subgrupos: a) benigno, con mínimo deterioro cognitivo en el seguimiento; b) mioclónico, con severo deterioro intelectual, frecuente mutismo y comienzo en edad temprana; c) extrapiramidal, con signos acineto-rígidos, acompañados por síntomas psicóticos y deterioro intelectual severo y d) típico, con deterioro intelectual y funcional, gradual y progresivo, pero sin otra característica distintiva.[91] El mioclono multifocal y las convulsiones se observan tardíamente y en el 10% de los casos esporádicos, pero son más frecuentes y precoces en las formas familiares. Los pacientes con pérdida precoz de insight muestran mayor deterioro cognitivo que los que no lo presentan y, a su vez, mayor frecuencia de delirios y confabulaciones.[92]

## V. C. Genética, Apo-E y susceptibilidad

Se han localizado 3 loci con mutaciones relacionadas con formas familiares de EA. Un sitio en el cromosomas 14,[93] en relación con proteínas del shock (heat shock proteins), otro en el cromosoma 19,[94] relacionado con las formas de inicio tardío, y un locus en el cromosoma 21 en el que se encuentra el gen precursor del beta amiloide (APP)[95] y la superóxido dismutasa en formas de inicio precoz. La búsqueda de marcadores genéticos ha revelado que en las formas de inicio precoz el defecto se encontraría en el brazo largo del cromosoma 21, en donde se halla el gen precursor del APP y de la superóxido dismutasa.

*El gen de la apolipoproteína E (Apo-E) y la EA.*[96,97] Este gen se encuentra en el cromosoma 19. La Apo-E transporta colesterol hacia las células. Su síntesis se produce en el hígado, el cerebro, el riñón, los vasos y otros órganos. En el cerebro está sintetizado en los astrocitos, que, como sabemos, son muy importantes en el mantenimiento y regulación del entorno. El gen de la Apo-E tiene tres variantes diferentes: E2, E3 y E4. Las proteínas sintetizadas por estas variantes (E2, E3 y E4) tienen diferencias químicas sutiles pero importantes en cuanto a función. Así, la Apo-E4 es más efectiva para movilizar el colesterol hacia las células que el resto.

Cada ser humano tiene dos copias del gen de la Apo-E, por lo que el genotipo de cada individuo puede ser una de seis posibilidades: E2/E2, E3/E3, E4/E4, E2/E3, E2/E4, E3/E4. Si la persona tiene una de las tres primeras variantes, sólo producirá una Apo-E, E2, E3 o E4, respectivamente. Pero con cualquiera de los otros tres genotipos habrá dos tipos diferentes de Apo-E (p. ej., E2 o E3). La Apo-E4 es tres veces más común en pacientes con formas familiares de inicio tardío que en la población general, situación que ulteriormente fue demostrada en gran porcentaje de formas esporádicas. Estos hallazgos indican que la concentración de Apo-E4 sería el primer factor de riesgo biológico para las formas tardías. La presencia de la forma genotípica E4/E4 no significa que necesariamente el individuo desarrollará la enfermedad, tampoco no tenerla implica que no lo haga. O sea que, estamos ante un gen de susceptibilidad, y se desconoce en cuánto la presencia de la Apo-E4 incrementa la posibilidad de desarrollar EA. Si un sujeto tiene una copia del gen de la Apo-E2 (y máxime si tiene las dos copias), el riesgo de desarrollar EA está disminuido y, de presentarse, lo haría muy tardíamente. Este hallazgo va a permitir mejorar los estudios acerca de FR, dado que se va a poder identificar la población de riesgo.

## V. D. Fisiopatología de la enfermedad de Alzheimer

Dado que se desconoce la etiología de la EA, es primordial conocer su fisiopatología para poder programar estrategias terapéuticas. Existen múltiples alteraciones neuroquímicas. La disfunción colinérgica se relaciona con el síndrome de desconexión corticosubcortical y se exterioriza por un severo cuadro hipomnésico. La desregulación de aminas biógenas centrales, como la adrenalina, la dopamina, la noradrenalina y la serotonina, se relaciona con el trastorno conductal observado en los pacientes. Las alteraciones glutamatérgicas y neuropeptidérgicas (somatostatina, vasopresina, oxitocina, neuropéptido Y, galanina, opiáceos, etc.) se relacionan con la desconexión corticocortical y el síndrome afaso-apraxo-agnósico.[98]

Neuropatológicamente,[99] la angiopatía amiloide, la pérdida neuronal regional, la pérdida sináptica, la degeneración neurofibrilar (DNF), las placas seniles y la degeneración granulovacuolar son las lesiones características (fig. 4-3). Las zonas cerebrales más involucradas son las áreas límbicas y la corteza de asociación. Si bien en el envejecimiento fisiológico hay depósito de amiloide y placas difusas (amiloide sin alteración neurítica), existen diferencias cuantitativas que permiten definir el diagnóstico anatomopatológico. Se considera patológico el hallazgo de más de 5 placas seniles por mm$^2$ en menores de 50 años; más de 8 en sujetos entre 51 y 65; más de 10 en individuos de 66 a 75 y más de 15 en mayores de 75. Este recuento debe efectuarse con un aumento de 200 ×. La microscopia electrónica muestra una pérdida presináptica del 25-40% en varias zonas del cerebro (principalmente hipocampo, corteza entorrinal, frontal y occipital, el nucleus basilis y el locus coeruleus). Estudios inmunohistoquímicos con sinaptofisina demostraron que la pérdida sináptica es mayor que la neuronal y parece deberse al depósito de amiloide.

Todas estas lesiones tienen alteraciones proteicas en común. La degeneración neurofibrilar (DNF) representa la alteración de proteínas citoestructurales de la neurona (neurotúbulos y neurofilamentos) como las proteínas TAU y las MAP2 (microtubule associated proteins). La DNF entorpece el flujo axonal. La porción carboxílica de la proteína TAU es el componente antigénico más importante de la degeneración neurofibrilar, cuya detección se lleva a cabo por medio de anticuerpos monoclonales.[100,101]

La proteína beta amiloide, principal componente del *core* de las placas seniles y de la angiopatía congófila, es una proteína de 42 kD que se produce por clivaje de un precursor conocido como APP (proteína precursora de amiloide), cuyo gen de síntesis se halla en el brazo largo del cromosoma 21. Existen evidencias que avalan el origen cerebral de esta proteína amiloide. Se discute la posibilidad de que sea producto de una desregulación genética o de un camino metabólico alternativo del APP. La producción de APP es normal, pero su metabolismo lleva a un 95% de producción de un amiloide soluble. Existe una vía alternativa que clivaría al APP en sectores distintos, para dar lugar a formas insolubles de amiloide que se depositan. El mecanismo por el cual en la EA se viraría a la mayor prevalencia de esta vía alternativa es materia de discusión.

Otros investigadores postulan alteraciones postransduccionales del amiloide. O sea que se sintetizaría normalmente, pero cambios en el medio generarían modificaciones en su estructura y podrían convertirlo en insoluble.[99-101]

Se han descrito alteraciones neuroinmunes en estos pacientes. La microglia está involucrada en la formación de placas compactas. En el examen del tejido cerebral de la EA se observa: a) microglia reactiva que expresa receptores de inmunoglobulinas, de complemento y niveles aumentados de glucoproteínas del complejo mayor de histocompatibilidad; b) un pequeño pero significativo número de linfocitos T; c) aumento de citoquinas y de receptores de citoquinas; d) un aumento de la inmunorreactividad para proteínas de complemento, y e) presencia de protectina, clusterina y vitronectina. Éstas son proteínas que "defienden" a las células de la lisis producto del ataque de la membrana neuronal por los factores de complemento y no están presentes en sujetos normales. Todos estos procesos se encuentran colocalizados en placas seniles, DNF y neuritas distróficas.[102]

Se ha hallado depósito de aluminio en el cerebro de estos enfermos, pero parecería ser que esto es más una consecuencia fisiopatológica que causa de la entidad.[103] Se han informado alteraciones en el flujo de membrana en el nivel de plaquetas y eritrocitos, así como también disfunciones del metabolismo del oxígeno y la glucosa en los fibroblastos y linfocitos. El metabolismo del calcio también se halla desregulado, lo cual actúa como disparador de la cascada enzimática que desestructura las proteínas citoesqueléticas

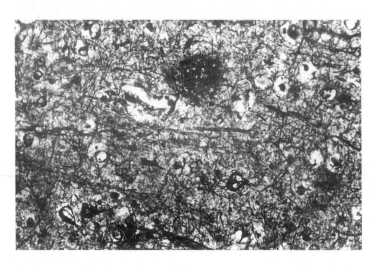

**Fig. 4-3.** Anatomía patológica de un paciente con EA donde se observan las placas seniles.

de la neurona. En vista del creciente hallazgo de alteraciones fuera del sistema nervioso (marcadores periféricos), se considera que la enfermedad de Alzheimer es un trastorno sistémico con máxima expresión neuropsiquiátrica.

## V. E. Diagnóstico diferencial[104]

Los criterios más utilizados para el diagnóstico de EA son los del NINCDS-ADRDA, que propone la existencia de una EA probable, posible y definitiva (cuadro 4-5). El diagnóstico de la EA se realiza siguiendo sistemáticamente los puntos descritos en el apartado IV, con lo cual puede arribarse a una certeza diagnóstica del 80-85%. El diagnóstico de certeza es sólo anatomopatológico. El énfasis más importante en el diagnóstico diferencial debe ser puesto para identificar desórdenes potencialmente tratables responsables del cuadro o que lo estén exacerbando.

### 1. Demencias de causa tóxica

Muchos fármacos y tóxicos son capaces de dar un síndrome confusional. Es importante separar este cuadro de la demencia, ya que ambos producen deterioro cognitivo. La forma de inicio y el nivel de conciencia permiten diferenciarlo. El síndrome confusional tiene inicio agudo o subagudo, con fluctuaciones del nivel de conciencia y de la atención, mientras que en la demencia el déficit cognitivo es de instalación gradual sin que existan trastornos del sensorio. Asimismo, debe pensarse en esta posibilidad ante un paciente demente que realiza una abrupta progresión de su trastorno cognitivo. Los fármacos que más frecuentemente ocasionan estos cuadros son neurolépticos, hipnosedantes, anticolinérgicos, antihipertensivos, etcétera.[105,106]

### 2. Demencias de causa vascular

Éste es un grupo muy heterogéneo de entidades. Se considera que el trastorno vascular debe de afectar como mínimo a unos 50 a 100 ml de tejido cerebral para que clínicamente exista expresión de un cuadro demencial. En la actualidad se pone énfasis no sólo en la extensión de una lesión, sino también en su localización. Las características clínicas muestran que el cuadro demencial tiene por lo general un inicio relacionado con un episodio vascular agudo, una historia de accidentes cerebrovasculares previos, un examen neurológico anormal con signos de déficit focal y la presencia de factores de riesgo vascular. El déficit cognitivo es muy variado y no permite diferenciar este cuadro de uno degenerativo puro. Se debe considerar que tanto la demencia vascular como la enfermedad de Alzheimer son patologías muy frecuentes en la tercera edad y que no es raro que se entrecrucen. Si bien en la TAC de un paciente con demencia vascular se encuentra daño focal si la etiopatogenia del cuadro vascular fue una hipoxia-anoxia global por paro cardiorrespiratorio, la TAC puede ser normal. Una TAC anormal no necesariamente confirma que el paciente tenga una demencia vascular. Se deberán considerar en conjunto todos los hallazgos clínicos, de imágenes, de evolución y cognitivos para considerar un diagnóstico de demencia vascular probable.[107]

### 3. Hidrocefalia sintomática

Una hidrocefalia de cualquier etiología puede ocasionar demencia. La hidrocefalia normotensiva[9] del adulto es un cuadro de evolución lenta cuya tríada sintomática incluye incontinencia urinaria, trastornos de la marcha y déficit de la memoria.[108] La TAC muestra aumento del tamaño ventricular con edema periependimario y ausencia de atrofia cortical. La aparición del cuadro motor previo al cognitivo, un déficit intelectual de poco tiempo de evolución y la certeza de haber padecido uno de los cuadros predisponentes (hemorragia subaracnoidea espontánea o traumática, meningitis u obstrucciones parciales) son marcadores de diagnóstico diferencial.

### 4. Síndrome de Korsakoff

El sustrato patológico incluye alteraciones en el núcleo dorsomedial del tálamo, cuerpos mamilares, núcleos hipotalámicos, sustancia gris periacueductal y vermis cerebeloso. Fisiopatológicamente se cree que ocurre por deficiencia de tiamina, y sus características clínicas son amnesia anterógrada, fabulaciones de relleno, incapacidad para aprender un nuevo material verbal y no verbal, oftalmoplejía y ataxia. Si bien el alcoholismo es el principal responsable, también se lo ha visto asociado con vómitos incoercibles (hiperemesis gravídica), desnutrición o por la administración de hidratos de carbono en pacientes con déficit marginales de tiamina. La TAC muestra sólo una atrofia inespecífica y los análisis de rutina alteraciones en los perfiles hematológicos o hepáticos o ambos, como suele observarse en los alcohólicos crónicos.[109]

### 5. Déficit de vitamina $B_{12}$

Si bien por lo general se presenta asociado con anemia megaloblástica, algunos estudios han mostrado que el trastorno psiquiátrico puede preceder al hemático. El déficit progresivo de la memoria, las alucinaciones precoces, los cambios en la personalidad y el cansancio son los síntomas más característicos de esta patología. Se diagnostica por una determinación de

**Cuadro 4-5.** *Criterios para el diagnóstico clínico de EA (NINCDS-ADRDA Criteria - McKhan et al., Neurology 34: 939-944, 1984)*

1. Criterios para el diagnóstico clínico de EA probable:
   - Demencia establecida por examen clínico y documentada por el Mini-Mental, escala de demencia de Blessed o algún examen similar, y confirmada por tests neuropsicológicos.
   - Déficit en dos o más áreas de cognición:
     - empeoramiento progresivo de la memoria y otras funciones cognitivas
     - ausencia de trastornos de la conciencia
     - comienzo entre los 40 y los 90 años, por encima de los 65; y ausencia de desórdenes sistémicos u otro trastorno cerebral que *per se* pudieran explicar el déficit progresivo de la memoria y la cognición
2. El diagnóstico de EA probable es apoyado por:
   - Deterioro progresivo de funciones cognitivas específicas, como lenguaje (afasia), destreza motora (apraxia) y percepción (agnosia)
   - Impedimento en las actividades de la vida diaria y alteraciones conductales
   - Historia familiar de desórdenes similares, en particular si fueron confirmados neuropatológicamente; y
   - Resultados de laboratorio:
     - punción lumbar normal como técnica de evaluación estandarizada
     - patrón normal o cambios no específicos en EEG, como un incremento en la actividad lenta y
     - atrofia cerebral en TAC, con evidencia de progresión documentada por observaciones seriadas
3. Otros síntomas clínicos concordantes con el diagnóstico de EA probable, después de excluir otras causas de demencia:
   - meseta en el curso evolutivo de la enfermedad
   - signos asociados: depresión, insomnio, incontinencia, delirios, ilusiones, exabruptos verbales y físicos, pérdida de peso y desórdenes sexuales
   - otras anormalidades neurológicas en estadios avanzados: mioclono, trastornos de la marcha e hipertonía, convulsiones
   - CT normal
4. Características que hacen dudoso el diagnóstico de EA probable:
   - Inicio agudo o ictal
   - Presencia de signos neurológicos focales en estadios iniciales de la enfermedad, como hemiparesia, pérdida sensorial, incoordinación, déficit visual
   - Trastornos de la marcha y convulsiones en estadios iniciales
5. Criterios clínicos para el diagnóstico de EA posible:
   - Realizado sobre la base de la presencia de un síndrome demencial en ausencia de desórdenes neurológicos y psiquiátricos pero con variaciones en el inicio de la forma de presentación o en el curso clínico
   - Realizado sobre la base de la presencia de un desorden secundario suficiente para producir la demencia pero que no se considera que sea su causa
6. Criterios diagnósticos para EA definitiva:
   Realizado sobre la base de criterios clínicos de EA probable más diagnóstico histopatológico por autopsia o biopsia

---

cianocobalamina que muestra valores descendidos o por una elevación de los niveles séricos de ácido metilmalónico y homocisteína, ya que las enzimas que utilizan estos sustratos son dependientes de vitamina $B_{12}$.[110]

### 6. Endocrinopatías

Los trastornos endocrinos que pueden acompañarse con un cuadro de déficit intelectual o agravar uno ya existente son el hipotiroidismo o el hipertiroidismo, la enfermedad de Cushing, la enfermedad de Addison y el seudohiperparatiroidismo. En general estos pacientes presentan alteraciones en su nivel de alerta, son apáticos y presentan un cuadro de tipo demencial. De no realizarse las determinaciones hormonales de rutina, son cuadros muy difíciles de diagnosticar por clínica.[111]

### 7. Vasculitis

Un síndrome de deterioro cognitivo de instalación subaguda, con aparición precoz de trastornos psiquiátricos, signos de déficit motor focal y convulsiones, debe hacer sospechar una vasculitis, ya sea primaria del SNC o sistémica. La elevación muy importante de la eritrosedimentación apoya este diagnóstico y debe sugerirnos la realización de una IRM cerebral, en la que se observarán lesiones de sustancia blanca como la de las enfermedades vasculares. El LCR muestra una elevada concentración proteica y linfocitosis. Para completar el diagnóstico es necesaria la realización de tomas para biopsia meníngeas o arteriales.[112]

## V. F. Enfoque terapéutico de la enfermedad de Alzheimer

La terapéutica de la enfermedad de Alzheimer tiene cuatro objetivos: manejo de los trastornos conductales, mejoría de los trastornos cognitivos, lentificación de la evolución, retraso en la aparición de síntomas y prevención (FR).

### a) Manejo de los trastornos conductales

La depresión, la ansiedad, la agitación, la agresividad, las alucinaciones, los delirios, la hiperactividad y la intranquilidad motora, el desasosiego y el vagabundeo (wandering) son los trastornos conductales que más afectan la convivencia con estos enfermos y son causales de institucionalización. Estos síntomas se deben al desequilibrio neuroquímico que se produce en la enfermedad; sin embargo, el perfil de personalidad previo, la predisposición familiar a la contención del enfermo y la falta de actividad programada influyen sobre ellos. El tratamiento de la depresión es muy importante, no sólo por la mejoría en el humor sino también por sus consecuencias favorables en el perfil cognitivo. La elección del antidepresivo no sólo debe basarse en la farmacodinámica, sino también en el perfil de efectos secundarios. Si bien no se ha determinado cuál es la droga más eficaz para la depresión en estos enfermos, se ha observado buena respuesta con desipramina, nortriptilina, trazodona, fluoxetina (20 mg día), paroxetina o sertralina.[113-115]

Los antidepresivos tricíclicos, la fluoxetina y el litio son útiles en el síndrome de labilidad afectiva que en estos enfermos es consecuencia de la disfunción frontal y la liberación seudobulbar. En la figura 4-4 se muestra cuáles son, según nuestra experiencia, los fármacos con mejor respuesta para el control de la agitación, la agresividad, las alucinaciones y los delirios y la hiperactividad motora o el vagabundeo.

### b) Mejoría del trastorno cognitivo

En el cuadro 4-6 se puede observar una clasificación de las drogas indicadas para el tratamiento del déficit cognitivo asociado a la EA.[116]

**Nootrópicos.** Estos agentes,[117] incrementan la actividad metabólica neuronal por un mecanismo aún desconocido, pero que se cree es debido a la estimulación del recambio de fosfolípidos y la síntesis proteica, y a una potenciación de la neurotransmisión colinérgica. El piracetam ha mostrado cierta eficacia en pacientes con deterioro leve en especial cuando se lo asocia con precursores de acetilcolina como la lecitina.

**Modificadores de la neurotransmisión colinérgica.** La teoría colinérgica de esta enfermedad fue y es sustentada por numerosos hallazgos, como la atrofia de las células colinérgicas del núcleo basal de Meynert, principal origen de las fibras colinérgicas que proyectan a la corteza. Estos fármacos son sintomáticos y no frenan el proceso evolutivo. Además sólo actúan sobre uno de los disturbios bioquímicos y requieren de un pool remanente de neuronas colinérgicas viables, por lo que deben administrarse a pacientes con enfermedad leve o moderada.

*Lecitina.* Cerca de 16 ensayos clínicos con lecitina,[118] o asociándola con piracetam,[117,119] fallaron en encontrar una respuesta significativa.

El linopiren[120] es un compuesto que aumenta la liberación presináptica de acetilcolina (Ach) y otros neurotransmisores como dopamina y serotonina. Inhibe los canales del K, lo que prolonga la duración del potencial de acción y permite la mayor entrada de Ca y, por ende, la mayor liberación del neurotransmisor.

**Agonistas muscarínicos.** Los receptores muscarínicos están relacionados con la memoria y el aprendizaje, el control de conductas motoras y el control emocional. Los receptores $M_1$ postsinápticos no están afectados en la EA, mientras que la densidad de receptores presinápticos $M_2$, cuya activación disminuiría la liberación de Ach, se halla disminuida.[118] La mayoría de los receptores cerebrales son $M_1$ y están localizados principalmente en la neocorteza y el hipocampo. Se ha observado incremento en la atención y en los tiempos de reacción con la administración subcutánea de nicotina, por lo que el desarrollo de *drogas nicotínicas centrales* puede ser promisorio.

**Inhibidores de la degradación de Ach. Inhibidores de la colinesterasa.** Estos fármacos inhiben el catabolismo de la Ach, lo que incrementa su disponibilidad en el nivel de la fisura sináptica.

*Fisostigmina.*[121] Se publicaron alrededor de 15 estudios clínicos sobre fisostigmina en EA,[116] y en la mayoría se informó mínima o nula mejoría del perfil mnésico. En la administración prolongada, 4 de 6 pacientes que recibieron el fármaco durante más de 9 meses mostraron una disminución en el rango de deterioro.[122] La variabilidad en los datos puede deberse al uso de dosis subterapéuticas, a una absorción escasa, vida media corta con diferencias interindividuales en la metabolización y el pasaje a través de la barrera hematoencefálica. El efecto terapéutico se correlaciona con la inhibición de la colinesterasa del LCR.

*Tetrahidroaminoacridina-Tacrina o THA.* Es un compuesto sintético, de buena biodisponibilidad por vía oral y corta vida media. Aparte de su acción inhibitoria reversible de la colinesterasa, bloquea los canales lentos del K, lo que incrementa la liberación presináptica no sólo de Ach sino también de dopamina, serotonina y noradrenalina.[116] Es uno de los fármacos con mayor número de ensayos clínicos.[123-125] La dosis está sujeta a los efectos colaterales, principalmente hepatotoxicidad (incremento de 5 veces el nivel superior de la transaminasa glutámico-pirúvica o elevación de la bilirrubina total por encima de 3 mg/dl).

*Fármacos monoaminérgicos y neuropeptidérgicos.* Sólo mostraron algo de eficacia en el manejo de los trastornos conductales.

### c) Lentificación de la evolución y retraso en la aparición de síntomas

Este objetivo terapéutico puede lograrse: 1) si se detectan y controlan los factores relacionados con la muerte celular y 2) si se logra fortificar estructuras neuronales en áreas específicas, como por ejemplo la acción trófica que los factores de crecimiento nervioso tienen en estructuras colinérgicas.

*Factor de crecimiento nervioso.* Existe creciente número de evidencias de que los factores de crecimiento o factores neurotróficos (FNT) están relacionados con la supervivencia y plasticidad del sistema nervioso del adulto. El factor de crecimiento nervioso (NGF) puede ser beneficioso en la EA, ya que se postula que su déficit puede ser responsable de la pérdida de neuronas colinérgicas.[126] Si bien es posible administrar el NGF purificado animal, es preferible el uso del NGF humano o sintético para evitar reacciones inmunitarias. Dado su difícil pasaje a través de la barrera hematoencefálica, debe administrarse por medio de bombas[19] o como injerto de fibroblastos secretores de FNT.[126,127]

*GM₁ (monosialogangliósido).* Este fármaco actuaría por modulación de FNT. O sea que modularía la respuesta neuronal a los factores neurotróficos. Cada área neuronal atrofiada o desnervada produce sus factores neurotróficos específicos. El $GM_1$ los potencia en forma no específica y modula así el trofismo de los sistemas de neurotransmisión.[128]

*Bloqueantes de los canales del calcio. Nimodipina.* Los mecanismos intraneuronales relacionados con la memoria y el aprendizaje están regulados por enzimas dependientes de calcio. A su vez, el aumento de Ca intraneuronal puede disparar el sistema de activación de los receptores NMDA. La nimodipina parece favorecer la memoria y el aprendizaje en pacientes con demencias o mejorar el perfil cognitivo y conductal de pacientes con cuadro degenerativo.[116]

*Otras drogas antipatogénicas*[129]. Los inhibidores de toxinas endógenas (Aminoácidos [AA] excitadores), los fármacos que actúan neutralizando la acción de los radicales libres (alfa tocoferol, selegilina [deprenil], lípidos complejos de membrana) y las drogas que regularían la producción de amiloide, como los inhibidores de las serinoproteasas, son compuestos promisorios que pueden modificar el curso evolutivo de la enfermedad. La experiencia de la administración crónica L-acetilcarnitina en seres humanos es promisoria. Aparentemente podría disminuir el patrón de deterioro de la enfermedad al actuar sobre el proceso de envejecimiento, también restituyendo fuentes de energía para las neuronas sanas o destoxificando a la célula de radicales libres u otras toxinas.

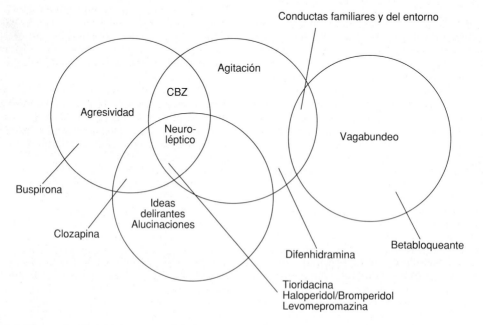

**Fig. 4-4.** Fármacos utilizados para control de los trastornos de conducta asociados con la EA. CBZ = carbamazepina

**Cuadro 4-6.** *Drogas para el déficit cognitivo en enfermedad de Alzheimer*

1. De primera generación:
   Estimulantes metabólicos neuronales
   a-Nootrópicos:
   * Piracetam
   * Oxiracetam
   * Pramiracetam

2. De segunda generación:
   Modificadores de la disfunción de neurotransmisores
   a. Acetilcolina:
   * precursores de acetilcolina: lecitina, linopireno.
   * anticolinesterásicos: fisostigmina, tacrina.
   * agonistas muscarínicos selectivos
   b. Noradrenalina:
   * IMAO B: L-deprenil
   * IMAO A: meclobamida
   c. Serotonina
   * Triptófano - Ondansetrón - Trazodona
   d. Neuropéptidos
   * ACTH 4 - 10
   * DDAVP
   * Naloxona
   * Somatostatina
   * Inhibidores de enzima convertasa: captopril

3. De tercera generación:
   Agentes antipatogénicos
   - Factores neurotróficos (FNT)
   - Moduladores de FNT: monosialogangliósido
   - Bloqueantes de canales del calcio: nimodipina
   - Inhibidores de neurotoxinas endógenas (aminoácidos excitatorios)
   * Bloqueantes glutamatérgicos y glicinérgicos
   * Secuestradores de radicales libres
   * Inhibidores no competitivos de receptores del glutamato
   - Moduladores de proteínas anormales
   * Inhibidores de las serinproteasas

4. Otras:
   - Tiamina
   - L-acetil carnitina
   - Estrógenos. Pregnanodiol
   - Antiinflamatorios no esteroides
   - Desferroxamina

***Otros agentes.***[116,129] Los antiinflamatorios no esteroides, la deferroxamina, la idebenona o los estrógenos también tendrían acción antipatogénica y se los está investigando en distintos ensayos clínicos.

## VI. ENFERMEDAD DE PICK (EP)

La enfermedad de Pick es otra demencia de tipo cortical en la que predominan los síntomas conductales y una atrofia de tipo lobular. En 1891 Arnold Pick, describió la clínica de esta enfermedad, en un hombre de 71 años con 3 años de evolución de un síndrome demencial progresivo. Es un proceso degenerativo cuya patología está limitada a los lóbulos frontal y temporal. Si bien hay formas familiares con transmisión autosómica dominante, la mayoría de los casos son esporádicos. Es 10 a 15 veces menos frecuente que la EA y su inicio se produce entre los 40 y los 60 años, si bien se han informado iniciaciones a los 21 años.[130] En estudios iniciales se mostraba una mayor frecuencia de aparición en el sexo femenino, pero en la actualidad se reconoce lo opuesto. Se reconocen los siguientes criterios de diagnóstico neuropatológico: a) presencia de atrofia lobular, temporal o frontal; b) inclusiones citoplasmáticas de los cuerpos de Pick visualizados por el microscopio con técnicas de plata; c) ausencia de degeneración neurofibrilar; d) ausencia de placas seniles o presencia no mayor de la correspondiente al grupo etario del paciente, y e) inexistencia de alteraciones neuropatológicas típicas de otras enfermedades.[131]

Si bien la EP se define como una demencia cortical, hay una importante pérdida neuronal y gliosis astrocitaria en las regiones hipocámpica y parahipocámpica, el complejo amigdalino y el núcleo caudado. Neuroquímicamente está menos caracterizada que la EA; los niveles corticales de colinacetiltransferasa son normales y hay marcada reducción de dopamina estriatal como también disminución de los niveles de sustancia P y GABA. Existe una hiperactividad de la MAO A y B en la región hipotalámica y el núcleo basal anterior.

## Clínica

En el estadio inicial dominan los trastornos de la personalidad, las conductas antisociales y de desinhibición. Ulteriormente, en el estadio moderado, aparecen trastornos del lenguaje con anomias, estereotipias, alteraciones en la comprensión y disfunción de la memoria, el cálculo y la orientación visuoespacial. En el estadio final hay severo deterioro cognitivo global, aparición de un síndrome acineto-rígido progresivo, pérdida total del lenguaje, mutismo y muerte por complicaciones infecciosas.

Los trastornos de la personalidad son cambios de tipo frontal, como apatía, desinhibición (exabruptos sexuales, hilaridad inapropiada) y conductas de tipo antisocial (exhibicionismo, cleptomanía, etc). Los fenómenos de desinhibición en la EP son las manifestaciones clínicas más precoces y anteceden en varios años al deterioro cognitivo.[131] En pacientes con compromiso del núcleo caudado suelen aparecer conductas de tipo obsesivo-compulsivo. Son características de la EP las conductas de hiperoralidad, como la ingestión de cualquier elemento, incluso no alimenticios, y las conductas de hipermetamorfosis, es decir, la tendencia del enfermo a explorar el entorno en forma compulsiva, tocando todo con sus manos.[132] Estas conductas se unen a la placidez y a la hipersexualidad, para conformar un síndrome tipo Klüver-Bucy.[133] Respecto del lenguaje se observa una notable disminución de la fluencia, aparición de estereotipias, ecolalias y conductas verbales reiterativas. Algunos pacientes presentan anomias y conducta verbal reiterativa. La EP tiene precoz disfunción del lenguaje expresivo, con comprensión conservada hasta los períodos avanzados de la enfermedad. Podríamos resumir que la sospecha de EP debe estar presente cuando un paciente presenta una atrofia lobular con un síndrome de disejecución y una relativa preservación de la memoria y habilidad visuoespacial.

Como en la EA, el diagnóstico de EP se hace esencialmente por exclusión. Las características más prominentes son trastornos conductales de tipo frontotemporal, ausencia relativa de deterioro cognitivo global, atrofia asimétrica o lobular en TAC, IRM y asimetría en los estudios funcionales como la SPECT, que muestra severa hipoperfusión frontal y temporal anterior, patrón que se vuelve a repetir con el consumo metabólico de glucosa en la PET. Su etiología es desconocida, se propone una disfunción del metabolismo del cinc por déficit de su transporte, lo que ocasiona niveles intracorticales elevados y altera la función del ácido glutámico en el hipocampo y las áreas adyacentes. El tratamiento de los trastornos psiquiátricos y conductales es sintomático.

## VII. DEMENCIA SENIL POR CUERPOS DE LEWY (DSCL)[134,135]

Este trastorno neurodegenerativo, frecuente en la tercera edad, representa el 20% de las demencias seniles en distintas series anatomopatológicas. En la literatura recibe distintas denominaciones, como DSCL, variante de EA por inclusión de cuerpos de Lewy o enfermedad por cuerpos de Lewy, pero se prefiere la que aquí se expone. La característica patológica es la presencia de numerosos cuerpos de inclusión de Lewy en células pequeñas, en múltiples áreas difusamente diseminadas en la neocorteza, el tronco cerebral (sustancia nigra, locus coeruleus, el núcleo dorsal del vago, el hipotálamo y la sustancia innominata) y en neuronas diencefálicas.

Las características clínicas distintivas son una afectación cognitiva de severidad fluctuante con episodios agudos de confusión; trastornos psiquiátricos caracterizados por alucinaciones visuales y auditivas, delirios paranoides, síntomas depresivos; caídas frecuentes e inexplicables pérdidas de conocimiento. Concurrente con un grado leve a moderado de demencia, se observan trastornos de la marcha, del tono muscular y aparición de temblor. Los estudios por neuroimágenes muestran cambios inespecíficos dados por una atrofia difusa. Estos pacientes suelen presentar, con bastante frecuencia, reacciones adversas agudas a dosis bajas de neurolépticos, como si existiese un síndrome de hipersensibilidad a ellos. En el nivel cortical se ha hallado una importante reducción de la concentración de acetilcolina, por lo que se postula el uso de anticolinesterásicos para el tratamiento del trastorno cognitivo.

## VIII. AFASIA PROGRESIVA PRIMARIA

Es un deterioro progresivo del lenguaje sin declinación cognitiva, al menos hasta los estadios clínicos terminales.[136] En la actualidad estos cuadros no se consideran una forma de demencia, sin embargo, forman parte de los diagnósticos diferenciales de las demencias corticales, dada la frecuente afectación del lenguaje en estas últimas.

Los exámenes por neuroimágenes suelen ser normales o bien presentan alteraciones asimétricas en los estadios iniciales, o sea una mayor atrofia e hipometabolismo en el hemisferio dominante. Clínicamente es un síndrome afásico moderado a severo, idiopático, progresivo, con leves signos de deterioro cognitivo que no logran interferir en las AVD. Este síndrome afásico puede presentarse con anomias, alteraciones en la fluencia o comprensión. De acuerdo con nuestra experiencia personal, consideramos que existen dos grupos de pacientes desde el punto de vista clínico, uno con una forma de inicio no fluente, lenguaje agramatical con trastornos en la prosodia, que evoluciona tardíamente a una anomia y trastornos de la comprensión; y otro con severa anomia desde el inicio, que progresa hacia una afasia de tipo transcortical sensorial y conserva por mucho tiempo la fluencia verbal.

Patológicamente, se observan cambios sobre todo en el nivel perisilviano, se han descrito distintas etiologías como EA, EP o enfermedad de Creutzfeldt-Jakob. En muchas circunstancias la patología ha sido inespecífica, como pérdida neuronal, gliosis y degeneración espongiforme.[137]

## IX. DEMENCIA PUGILÍSTICA

El traumatismo de cráneo (TEC), moderado pero repetido, y el TEC severo con pérdida de conciencia pueden dar origen a cambios cerebrales que conllevan a un síndrome demencial conocido como demencia postraumática o pugilística, en el caso específico de los boxeadores. Aparte de lo cognitivo y conductal, el cuadro neurológico se caracteriza por disartria, ataxia, déficit extrapiramidal, ocasionales alteraciones piramidales e intolerancia al alcohol. Neuropsicológicamente se observan alteraciones en la atención, en la memoria, en la velocidad de procesamiento de la información y un síndrome de disejecución frontal. En los estudios por neuroimágenes se observan secuelas en el largo plazo de los TEC, consistentes en atrofia, ensanchamiento ventricular, quistes porencefálicos, ocasionales colecciones subdurales crónicas y quistes del septum pellucidum. Patológicamente se observan grandes depósitos de amiloide formando placas difusas, principalmente en áreas temporales, pérdida de células de Purkinje en el cerebelo y pérdida de pigmento en la sustancia negra.[138]

## X. DEMENCIAS CORTICALES ATÍPICAS (DCA)

Se caracterizan por cambios inespecíficos, como gliosis subcortical, atrofia focalizada o difusa en lo patológico y gran heterogeneidad clínica. Describiremos la demencia del lóbulo frontal (DLF) o degeneración frontal con demencia no Alzheimer, la gliosis subcortical progresiva y la demencia con ausencia de cambios histológicos característicos (DACH).

*Demencia del lóbulo frontal (DLF).*[139] Hasta hace poco tiempo se pensaba que la EP era la única demencia cortical a diferenciar de la EA, pero hoy se sabe que son varias más, incluso otras que también afectan a los lóbulos frontales. La EP sería una de las variantes de este síndrome un poco más general conocido como DLF, que puede tener cuerpos de Pick o no. La ausencia de éstos se asocia con cambios patológicos no tan severos y una atrofia más difusa, no tan lobular como se observa en la EP. Clínicamente se observan cambios en la personalidad de tipo frontal, conductas antisociales, conductas de desinhibición, disminución de la fluencia verbal, preservación de la habilidad visuoespacial, aparición de un síndrome de disejecución frontal y afectación tardía de la memoria. La apatía y la pérdida de iniciativa anteceden en varios años al deterioro cognitivo. De las pruebas por neuroimágenes, si bien la TAC o la IRM pueden señalar la atrofia focal o difusa, la SPECT es la que ha permitido diferenciar mejor a estos enfermos de la EA. Muestra hipoperfusión selectiva bifrontal en áreas prefrontales basal medial o dorsolateral, con relativa preservación de áreas parietales y temporales posteriores.

*Gliosis subcortical progresiva.*[140] Es una enfermedad neurodegenerativa con gran componente familiar, muy rara, que se inicia entre la 4ª y 6ª décadas de la vida, y tiene un curso evolutivo lento de 5 a 30 años. Clínicamente se caracteriza por un cuadro de tipo frontal con cambios en la personalidad, delirios, paranoia, alucinaciones, depresión y trastornos en el juicio. Los cambios cognitivos son ulteriores. A diferencia de otros cuadros frontales, éste no presenta tantas alteraciones del lenguaje excepto anomias mínimas. Es difícil de diferenciar de una EP, pero la evolución más lenta, la ausencia de trastornos severos del lenguaje, la presencia de una atrofia más difusa que lobular y la ausencia de los patrones de hipoperfusión que presenta la EP en la SPECT, permiten realizar el diagnóstico diferencial. Patológicamente existe severa astrogliosis de la sustancia blanca subcortical, sin placas seniles, DNF o cuerpos de Lewy.

*Demencia con ausencia de cambios histológicos característicos (DACH).*[141] Es un cuadro de demencia tipo cortical, de muy difícil diagnóstico diferencial clínico con la EA, que se diagnostica sólo con la anatomía patológica. Criterios para esta entidad son: 1) pérdida neuronal y astrogliosis en el nivel frontal, parietal o temporal; 2) pérdida neuronal y astrogliosis de la sustancia nigra, y 3) ausencia de PS, DNF, cuerpos de Lewy y cuerpos de Pick.

## BIBLIOGRAFÍA

1. American Psychiatric Association. Diagnostic and statistical manual of mental disorders, 3ª ed. rev (DSM III-R), Washington, DC, 1987.
2. Mc Khan G, Drachman D, Folstein M, Katzman R, Price D, Stadlan E. Clinical Diagnosis of Alzheimer's Disease. Report of the NINCDS-ADRDA work group. Neurology, 34:939-944, 1984.
3. Gurland BJ. The bordelands of dementia: the influence of sociocultural characteristics on rates of dementia occurring in the senium. *En:* Miller NE, Cohen GD (Eds.). Clinical Aspects of Alzheimer's disease and Senile Dementia (Aging, Vol. 15), Nueva York, Raven Press, 1981, págs. 61-84.
4. Escobar JI, Burhman A, Karno M, et al. Use of the Mini-Mental State Examination (MMSE) in a community of mixed etchnicity: cultural and lingüistic artifacts. J Nerv Ment Dis, 174:607-614, 1986.
5. Katzman R, Lasker B, Bernstein N. Advances in the diagnosis of disorders causing dementia. *En:* Aging and the brain. Terry R. ed., Raven Press Publish., págs. 17-61 Nueva York. 1988.
6. Filley C, Franklin G, Heaton R, Rosemberg N. White Matter Dementia. Clinical disorders and implications. NNBN, 1 (4): 239-254, 1989.
7. Mangone CA, Gorelick PB, Hier DB, Ganellen RJ. MRI in the elderly, [lett]. Neurology, 40(6):1011-1012, 1990.
8. Evans DA, Funkenstein H, Albert MS, et al. Prevalence of Alzheimer's disease in a community population of older person. JAMA, 262: 2551-2556, 1989.
9. Mangone CA, Sanguinetti RM, Baumann PD, Pereyra S, Gorelick PB, Sica REP. Influence of feelings of burden on the caregiver's perception of the patient's functional status, Dementia 4:287-293, 1993.
10. Kral VA. Senescent forgetfulness. Benign and malignant. Can Med Assoc J, 86:257-260, 1962.
11. Age Associated Memory Impairment. Measures of clinical change-a report of a National Institute of Mental Health Work group. Developmental Neuropsychology, 2(4):261-276, 1986.
12. Mayeux R, Foster N, Rossor M, Whitehouse P. The clinical evaluation of patients with dementia. *En:* Whitehouse P. (Ed.). Dementia, págs. 92-117. FA Davis (publish), Filadelfia, 1993.
13. Mangone CA. Metodología Diagnostica de la Demencia tipo Alzheimer. Alcmeon, 4:445-465, 1991.
14. Pizzarello CD. The dimensions of the problem of eye disease among the elderly. Ophthalmology, 94:1191-1195, 1987.

15. Fletcher WA, Sharpe JA. Smooth pursuit dysfunction in Alzheimer's disease. Neurology, 38:272-277, 1988.
16. Duvoisin RC, Golbe LI and Lepore FE. Progressive supranuclear palsy. Can J Neurol, Sci 14:547-554, 1987.
17. Koss E, Weiffenbach JM, Haxby JV, Frieland RP. Olfactory detection and identification performance are dissociated in early Alzheimer's disease. Neurology, 38:1228-1232, 1988.
18. Folstein MF, Folstein SE, McHugh PR. Mini-Mental State. A practical method for grading the cognitive state of patients for the clinician. J Psychiatr Res, 12:189-198, 1975.
19. Garau M, Calvo L, Dellepiane C, Mangone CA. Análisis del Mini Mental State de Folstein en 100 adultos normales, [abstr]. XXIX Congreso Argentino de Neurología. Paraná, octubre 1989, Argentina.
20. Bleecker ML, Bolla-Wilson K, Kawas C, Agnew J. Age specific norms for the MiniMental State Exam. Neurology, 38:1565-1568, 1988.
21. Thal LJ, Grundman M, Golden R. Alzheimer's disease: A correlational analysis of the Blessed Information Memory Concentration Test and the Mini Mental Exam. Neurology, 36:262-2654,1986.
22. Reisberg B, Ferris S, DeLeon M, Crook T. The global deterioration scale for assessment of primary degenerative dementia. Am J Psychiatry, 9:1136-39;1982.
23. Hughes CP, Berg L, Danzinger WL, Cohen LA, Martin RL. A new clinical scale for thre staging of dementia. Br J Psychiatry, 140:566-572, 1982.
24. Brink TL, Yesavage JA, Lum O, Heerema P, et al. Screening tests for geriatric depression. Clinical Gerontologist, 1(1):37-43, 1982. Versión en caste-llano por González Felipe MA.
25. Hamilton M. A rating scale for depression. J Neurol Neurosurg Psychiatry, 6:56-62, 1960.
26. Reisberg B, Borenstein J, Salob F, Franssen E, et al. Behavioral symptoms in Alzheimer's disease: phenomenology and treatment. J Clin Psychiatry, 48(5):9-15, 1987.
27. Hachinski VC. Multi-infarct dementia: a cause of mental deterioration in the elderly. Lancet, 2:207-209, 1974.
28. Riege WH, Metter EJ. Cognitive and Brain Imaging Measures of Alzheimer's Disease. Neurobiol of Aging, 9:69-86, 1988.
29. Mattis S. Mental Status Examination for organic mental syndromes in the elderly patients. En: Geriatric Psychiatry: A Handbook for psychiatrists and primary care physicians. Bellok L & Steaton, 1976.
30. Rosen W, Mohs R, Davis K. A New Rating Scale for Alzheimer's Disease. Am J Psychiatry, 141:1356-1364, 1984.
31. Wechsler D. Manual for the Wechsler Adult Intelligence Scale. Nueva York: Psychological Corporation, 1955. Adaptado en Buenos Aires por Fernández Álvarez H. Buenos Aires, Paydós eds., 1988.
32. Kaplan EF, Goodglass H & Weintraub S. The Boston Naming Test (2ª ed). Filadelfia, Lea & Febiger, 1983.
33. Bozzola FG, Mangone CA, Scieffelbein R, Sanguinetti RM, Pereyra S. Impairment of Semantic Memory Process in Dementia of the Alzheimer Type. Neurology, 42 (suppl 3): 221, 1992.
34. Heaton RK. Wisconsin Card sorting test. Manual. Odessa Fla. Psychological Assessment Resources, 1981.
35. Reitan RM & Wolfson D. The Halsted Reitan Neuropsychological Test Battery. Tucson. Neuropsychology Press, 1985.
36. Stroop JR. Study of interference in serial verbal reaction. J Exp Psychology, 18:643-662, 1931.
37. Benton AL, Hamsher K De S, Varney NR, Spreen O. Visual Form Discrimination. En: Benton AL, Hamsher K De S, Varney NR, Spreen O. Contribution to Neuropsychological Assessment, págs. 55-63. Oxford University Press (Publish.), Nueva York, 1993.
38. Benton AL, Hamsher K De S, Varney NR, Spreen O. Judgment of line Orientation. En: Benton AL, Hamsher K De S, Varney NR, Spreen O. Contribution to Neuropsychological Assessment, págs 44-54, Oxford University Press (Publish.), Nueva York, 1993.
39. Spreen O, Strauss E. Concentration Endurance Test. En: Spreen O, Strauss E. A Compendiun de Neuropsychological Test, págs 138-142, Oxford University Press. Nueva York, 1991.
40. Goodglass H & Kaplan E. The assessment of Aphasia and Related Disorders (2ª ed.) Filadelfia, Lea & Febiger, 1987.
41. Tulving E. Multiple Memory Systems and consciousness Human Neurobiol, 6:67-80, 1987.
42. Weschler D. Weschler Memory Scale Revised Psychological Corporation. Nueva York, 1987.
43. Rey A. L'examen clinique en psychologie. Presse Universitaries de France, París 1970.
44. Osterrich P. Le test de copie de une figure complex. Arch Psychol, 30:206, 1944.
45. Nebes R. Semantic Memory in Alzheimer's Disease. Psychol Bull, 106(3): 377-394, 1989.
46. Knopman D, Nissen M. Procedural learning is impaired in Huntington's disease. Evidence from the serial reaction time task. Neuropsychologie, 29(3): 245-254, 1981.
47. Blessed G, Tomlinson BE, Roth M. The association between quantitative measures of dementia and of senile changes in the cerebral grey matter of elderly subjects. Br J Psychiatry, 114:197-811, 1968.
48. Loewenstein DA, Amigo E, Duara R, Guterman A, et al. A new scale for the assessment of functional status in Alzheimer's Disease and Related Disorders. J Gerontology, 44(4):114-121, 1989.
49. Office of Medical Applications of Research, Consensus Conference on Dementia, National Institutes of Health: Differential diagnosis of dementing diseases. JAMA, 258:3411-3416, 1987.
50. Hammerstrom DC and Zimmer B. The role of lumbar puncture in the evaluation of dementia: The University of Pittsburgh study. J Am Geriatr Soc, 33: 397-400, 1985.
51. Wolozin BL and Davies P. Alzheimer specific accumulation and detection in cerebrospinal fluid. Ann Neurol, 22: 521-526, 1987.
52. Visser SL, Hooijer C, Jonker C, Vantilburg W, and DeRijke W. Anterior temporal focal abnormalities in EEG in normal aged subjects. Correlations with neuropathological and CT main scan findings. Electroenceph Clin Neurophysiol, 66:1-12,1987.
53. Pedley TA and Miller JA. Clinical neurophysiology of aging and dementia. En: Mayeux R and Roen W (eds.): The Dementias. Raven Press, Nueva York, 1983, págs. 1-50.
54. Hier DB, Mangone CA, Ganellen G, Warrach D, et al. Quantitative meassurement of Delta activity in Alzheimer's Disease. Clinical EEG, 22(3):178-182, 1991.
55. Katz B, Rimmer S, Iragui V, Katzman R. Abnormal pattern electroretinogram in Alzheimer's Disease: Evidencer for Retinal Ganglion Cell Degeneration. Ann Neurol, 26:221-225, 1989.
56. Squires KC, Goodin DS, and Starr A. Event relsated potentials (eds): Human Evoked Potentials: Applications and Problems. Plenum Press, Nueva York, 1979, págs. 383-396.
57. Segura MJ, Gandolfo CN, Mangone CA, Cáceres F, Núnez MR, et al. Potenciales cognitivos evocados por estímulos verbales. Medicina, 51(5):469, 1991 [Abstr].
58. Hubbard BM and Anderson JM. Age, senile dementia and ventricular enlargement. J Neurol Neurosurg Psychiatry, 44:631-635, 1981.
59. Hughes CP and Gado M. Computed tomography and aging of the brain. Radiology, 139: 391-396, 1981.
60. Scheltens Ph, Leys D, Barkhof F, Hulo D, Weinstein HC, Vermersch P, Kuiper M, Steinling M, Wolters EC, Valk J. Atrophy of the medial temporal lobes on MRI in Probable Alzheimer's disease and normal ageing: diagnostic value and neuropsychological correlates. J Neurol Neuros Psych, 55:967-972, 1992.
61. Leys D, Soetaerts G, Petit H, Fauquette A, Pruvo JP, Stei-

ling M. Periventricular and white matter magnetic resonance imaging hyperintensities do not differ between Alzheimers's disease and normal aging. Arch Neurol, 47:524-527, 1990.
62. Mirsen TR, Lee DH, Wong CJ, Díaz JF, Fox AJ, Hachinski VC. Clinical correlates of white matter changes on magnetic resonance imaging scans of the brain. Arch Neurol, 48:1015-1021, 1991.
63. Chimowitz JB, Awad IA, Furhan AJ. Periventricular lesions on MRI. Facts and theories. Stroke, 20:963-967, 1989.
64. Díaz JF, Merskey H, Hachinski VC, et al. Improve recongnition of leukoaraiosis and cognitive impairment in Alzheimer's Disease. Arch. Neurol, 48:1022-1025, 1991.
65. Gorell JM, Bueri JA, Brown GG, et al. Parietal and frontal high Parkinson dementia. Neurology, 38(1):27,1988.
66. Gdowski JW, Brown GG, Levine SR. Patterns of phospholipid metabolism differ between Alzheimer and multiinfarct dementia. Neurology, 38 Suppl 1: 268, 1988.
67. Frackowiak RSH, Pozzilli C, Legg NJ, et al. Regional cerebral oxigen supply and utilization in dementia: a clinical and psychological study with oxigen-15 and positron emisson tomography. Brain, 104:753-778, 1981.
68. Haxby JV, Grady CL, Duhara R, et al. Neocortical metabolic abnormalities precede nonmemory cognitive deffects in early Alzheimer's-type dementia. Arch Neurol, 43:882-885, 1986.
69. Timmons JH, Heironimus JD. Coexistence of Alzheimer's disease and multinfarct dementia diagnosis by functional brain imaging with SPECT. Clin Nucl Med, 15:266-267, 1990.
70. Neary D, Snowden JS, Shields RA, et al. Single photon emission tomography using 99m Tc HM-PAO in the investigation of dementia. J Neurol Neuros Psych 50(9):1101-9; 1987.
71. Perani D, Di Piero V, Ballar G et al. Technetium-99m Hm-PAO SPECT study of regional cerebral perfusion in early Alzheimer Disease. J Nucl Med 29:1507-14; 1988.
72. Frlich L, Eilles C, Ihl R, Maurer K, Lanczik M. Stage-dependent reduction of regional cerebral blood flow measured by Hm-PAO SPECT in dementia of Alzheimer Type. Psych Res 29:347-50;1989.
73. Claus JJ, Hars Kamp F, Breteler MMB, Krenning EP, Koning I, Van der Cammen TJM, Hoffman A, Hasan D. The diagnostic value of SPECT with Tc 99m HMPAO in Alzheimer's Disease. Neurology 44:454-461;1994.
74. Henderson AS. Epidemiology of dementia disorders. Adv Neurol 51:15-25, 1990.
75. Fratiglioni L, Grunt M, Forsell Y, Vitanen M, et al. Prevalence of AD and other Dementias in an elderly population: Relationship with age, sex and education. Neurology 41:1886-92 1991.
76. Terry RD, Masliah E, Salmon DP, Butters N, De Teresa R, Hill R, Hasen LA, Katzman R. Physical basis of cognitive alterations in Alzheimer's disease: synapse loss is the major correlate of cognitive impairment. Ann Neurol 30: 572-580; 1991.
77. Hofman A, Schullte W, Tanja TA, et al: History of dementia and Parkinson's disease in 1st-degree relatives of patients with Alzheimer's disease. Neurology 39: 1589-1592, 1989.
78. Mortimer JA, van Duijn CM. Chandra V, et al. Head trauma as a risk for Alzheimer's disease: a collaborative reanalysis of case-control studies. Int J Epidemiol 20 (supl 2):S28-35, 1991.
79. Van Duijn C, Hofman A. Relation between nicotine intake and Alzheimer's disease. Br Med J 302: 1491-1494,1991.
80. EURODEM Collaborataive Re-Analysis of Case-Control Studies of Alzheimer's Disease: Implications for Public Health. Int J Epidemiol 20 (suppl 2), 1991.
81. McGeer P, Rogers J, McGeer E, Sibley J.Does Anti-Inflamatory Treatment Protect against Alzheimer's Disease? in Alzheimer's Disease, New Treatment Strategies. Khachaturian Z & Blass J. Eds Marcel Dekker Publish. New York New York, 1992. 165-175

82. Cummings J, Benson B. Cortical Dementias. in "Dementia a clinical approach". Cumming & Benson eds. Betterworths publ. pp: 35-63. USA
83. Civil RH, Whitehouse PJ, Lanska DJ, Mayeux R. Degenerative Dementias. in Dementia. Whitehouse P. ed. FA Davis publ. Philadelphia 1993, pp: 167-214.
84. Mangone CA, Hier DB,Ganellen R, Gorelick PB. Psychotic and Behavioral Symptoms in Alzheimer's Disease. Rev Neurol Arg 1991; 16:166-172.
85. Gigena VM, Mangone CA, Baumann PD, De Pascale AM, Sanguinetti RM. Bozzola F. El test del reloj. Una evaluacion cognitiva rapida y sensible al deterioro incipiente. Rev Neurol Arg 18(2):35-43;1993.
86. Mortimer JA. Ebbit B, Jun SP, Frinch MD, Predictors of cognitive and functional progression in patients with probable AD. Neurology 42(9):1989-96;1992.
87. Deutsch LH, Rovner BW. Agitation and other noncognitive abnormalities in Alzheimer's disease. The Psychiatric clinics of North America 14(2):341-351, 1991.
88. Cummings J, Victoroff JI. Noncognitive Neuropsychiaric Syndromes in Alzheimer's Disease. NNBN 3(2):140-158;1990.
89. Huff J, Boller F, Luchelli F, Querreira R, Julia Beyer P, Belle S. The neurologic examination in patients with probable AD. Arch Neurol 44:929-932;1987.
90. Galasko D, Kwo-on Yuen PF, Klauber M, Thal L. Neurological findings in Alzheimer's disease and normal aging. Arch Neurol 47:625-627;1990.
91. Mauyeux R, Stern Y, Spanton S. Heterogeneity in dementia of the Alzheimer type. Evidence of subgroups. Neurology 35:453-61; 1985.
92. Mangone CA, Hier DB, Gorelick PB et al. Impaired insight in Alzheimer's Disease. J Geriatric Psychiatry Neurology 4(4): 189-193, 1991.
93. Schellemberg GD, Bird TD, Wijsman EM, et al. Genetic linkage evidence for a familial Alzheimer's disease locus on chromosome 14. Science 258:668-671; 1992.
94. Roses AD, Pericak-Vance MA, Clarck CM, et al. Linkage studies of late-onset familial Alzheimer's disease. Adv Neurol 51: 185-196; 1990.
95. St-George-Hyslop PH, Tanzi RE, Polinsky RJ. The genetic defect causing familial AD maps in chromosome 21. Science 235:885-889;1987.
96. Noguchis S, Minakami K, Yamada N. Apolipoprotein E genotype and AD. Lancet 342 (8873):737, 1993.
97. Saunders AM, Schmader K, Breituer JC, Benson MD et al. Apolipoprotein E epsilon 4 allele destributivy in late onset AD and in other amyloid-forming disease. Lancet 342 (8873) 710-1; 1993.
98. Koo EH, Price DL. The Neurobiology of Dementia. in Dementia. Whitehouse P (Ed). FA Davis publish. Philadelphia. 1993 pp 55-72.
99. Koo EH, Price D. The Neurobiologyof Dementia Alzheimer's Disease. Brain Abnormalities. En Whitehouse Peter. Dementia. FA. Davis Publish. Philadelphia. 1993. pp 55-67.
100. Shankar SK. Pathobiology of Alzheimer's disease: A morphologist's review. Current Scie 1992; 63(8):430-439.
101. Blass JP, Li-Wen K, Wisniewski HM. Pathology of Alzheimer's Disease. The Psychiatric Clinics of North America 14(2): 397-420; 1991.
102. Rogers J, McGeer P, Civin H, Styren S. Immune Related Mechanisms of Alzheimer's Disease Pathogenesis. in Alzheimer's Disease, New Treatment Strategies. Khachaturian Z & Blass J. Eds Marcel Dekker Publish. New York New York, 1992. 147-165
103. Gorelick PB; Hier DB; Mangone CA; Robbins S et al. Status of aluminum as a risk factor for dialysis encephalopathy and Alzheimer's Disease. Int J of Art Organs 14(2):70-73; 1991.
104. Mangone CA, Diagnostico Diferencial de los Sindromes Demenciales. En Camera MI (Eds) Avances en Medicina I. Bs. As. 1992. pp.142-147.
105. Clarfield AM. THe reversibles dementias: Do they reverse? Ann Intern Med 109:476-486,1988.

106. Larson EB, Kukull WA, Buchner D, Reifler BW. Adverse drug reactions associated with global cognitive impairment in elderly persons. Ann Intern Med 107:169-173, 1987.
107. Gorelick PB, Mangone CA. Vascular Dementias in the elderly. in Cerebrovascular Disorders in the 1990s. Biller J. Guest ed. Philadelphia WB Saunders Co. Clinics in Geriatric Medicine 7(3):599-617,1991.
108. Anderson M. Normal Pressure hydrocephalus. Br Med J. 293:837-838, 1986
109. Harper CG, Giles M, Finlay-Jones R. Clinical signs in the Wernicke-Korsakoff complex: a retrospective analysis of 131 cases diagnosed at necroscopy. J Neurol Neurosurg Psychiatry 51:1126-1133, 1988
110. Lindenbaum J, Heaton EB, Savage DG et al. Neuropsychiatric disorders caused by cobalamin deficiency in the absence of anemia or macrocytosis. New Engl J Med 318:1720-1728,1988.
111. Knoefel J, Albert ML. Secondary dementias. in Frederiks JAM (ed): Handbook of Clinical Neurology, vol 2. New York, Elsevier Science Publishers BV, 1985.
112. Sigal LH. The neurologic presentation of vasculitis and rheumatologic syndromes. A review. Medicine 66:157-180, 1987.
113. Maletta GJ. Manegement of behavior problems in elderly patients with Alzheimer's Disease and other dementias. Clinics in Geriatric Medicine 4(4):719-747,1988
114. Cohn J, Katon W, Richelson E. Choosing the right antidepressant. Patient Care 88:114, 1990.
115. Dunner DL, Cohn JB, Walshe T et al. Two combined multicenter double-bind studies of paroxetine and doxepin in geriatric patients with major depression. J Clin Psych 53(2,suppl):57-79, 1992
116. Davidson M, Stern R. The treatment of cognitive impairment in Alzheimer's Disease: Beyond the Cholinergic Approach. The Psychiatric Clinics of North America, 14 (2):461-482, 1991
117. Davidson M, Mohs RC, Hollander E. et al. Lecithin and piracetam in patients with Alzheimer's Disease. Biol Psych 22: 112-114, 1987.
118. Davidson M, Stern RG, Bierer LM, Horvath TB, Zemishlani Z, et al. Cholinergic strategies in the treatment of Alzheimer's Disease. Acta Psychatr Scand Suppl 366: 47-51, 1991.
119. Ferris SH, Reisberg B, Crook T et al. Pharmacologic treatment of senile dementia: choline, L-Dopa, piracetam and choline plus piracetam. In Corkin S, Davis KL, growdon JH, Usdin E, Wurtman RJ ed. Alzheimer Disease a report of progress. New York: Raven Press, 1982: 475-481.
120. Davidson M, Zamishlany Z, Mohs RC et al. 4-aminopyridine in the treatment of Alzheimer's Disease. Biol Psych 23: 485-490, 1988.
121. Thal LJ, Masur DM, Blau AD, Fuld PA, Klauber MR. Chronic oral Physostigmine without lecithin improves memory in Alzheimer's Disease. JAGS 37: 42-48, 1989.
122. Beller SA, Overall JE, Rhoades HM, et al. Lomg-term outpatient treatment of senile dementia with oral physostigmine. J Clin Psychiatry 49:400-404, 1988
123. Chatelier G, Lacomblez L, et al. Tacrine and lecithin in senile dementia of the Alzheimer Type: A multicentre trial BMJ 300: 495-499, 1990.
124. Summer WK, Majovski L, Marsh GM et al. Use of THA in treatment of Alzheimer-like dementia. Pilot study in twelve patients. Biol Psychiatry 16: 145-153, 1981.
125. Fitten LJ, Perryman KM, Gross PL et al. Treatment of Alzheimer Disease with short and long-term oral THA and lecithin: a double blind study. Am J Psychiatry 147: 239-242, 1990.
126. Hefti F, Lapchak P, Denton TL. Growth Factors and Neurotrophic Factors in Neurodegenerative diseases. in Alzheimer's Disease, New Treatment Strategies Khachaturian Z & Blass J. Eds Marcel Dekker Publish. New York New York, 1992. pp 87-103
127. Hefti F, Schneider L. Nerve Growth Factor and Alzheimer's Disease. Clinical Neuropharmacology 14 (1):S62-S76, 1991.
128. Dal Tasso R, Cavicchioli L, Calzolari S, Leon A, Toffano G. Are gangliosides a rational p[harmacological tool for the treatment of chronic degenerative disease. in Treatment development strategies for Alzheimer's Disease. Crook T, Bartus R, Ferris S, Gershon S eds. Mark Powley publish. Madison, Connecticut 1986. pp 293-311.
129. Mangone CA. El Tratamiento Farmacologico del Deterioro Cognitivo en EA. Rev Arg Psiquiatria (Vertex) 3(9): 167-175; 1992.
130. Munoz-Garcia D. Ludwin SK. Classic and generalized Pick's disease. A clinicopathological, ultrastructural, and immunocytochemical comparative study. Ann Neurol 16: 467-480, 1984.
131. Knopman DS, Christiansen KJ, Schut LJ et al. The spectrum of imaging and neuropsychological findings in Pick's disease. Neurology 39:362-368, 1989.
132. Mendez M, Selwood A, Mastri A,Frey WH. Pick's disease versus Alzheimer's disease: a comparison of clinical characteristics. Neurology 43:289-292, 1993.
133. Cummings Jl, Duchen LW, Kluver Bucy syndrome in Pick disease: clinical and pathological correlation. Neurology 31: 1415-1422, 1981.
134. Perry RH, Irving D, Blessed G, Fairbairn A, Perry EK. Senile dementia of lewy body type. A clinically and neuropathologically distinct form of Lewy body dementia in the elderly. J Neurol Sci 95(2):119-39; 1990.
135. Crystal HA, Dickson DW, Lizardi JE, Davies P, Wolfson LI. Antemortem diagnosis of diffuse lewy body disease. Neurology 40:1523-1528; 1990
136. Mesulam MM. Slowly progressive aphasia without generalized dementia. Ann Neurol 11:592-5989, 1982
137. Weintraub S, Rubin NP, Mesulam MM. Primary progressive aphasia: longitudinal course, neuropsychological profile and language features. Arch Neurol 47:1329-1335, 1990
138. Mendez M. Miscellaneous causes of dementia. trauma. En Whitehouse P.(ed) Dementia. FA Davis (publish). Philadelphia, 1993. pp 343-346.
139. Miller BL, Cumming JL, Villanueva Meyer J, Boone K, Mehringer CM, Lesser IM, Mena I. Frontal lobe degeneration: clinical, neuropsychological and SPECT characteristics. Neurology 41:1374-1382, 1991.
140. Neumann MA, Cohn R. Progressive subcortical gliosis. A rare form of presenile dementia. Brain 90:405-427, 1967.
141. Knopman DS, Mastri AR, Frey WH. Dementia lacking distinctive features. Acommon non Alzheimer degenerative dementia. Neurology 40:251-6; 1990.

# DEMENCIAS SUBCORTICALES

Ruth Aljanati, Susana Romero,
Carlos Chouza, Elena Gervaz,
Dominique Henin, Jean Jacques Hauw

## I. DEMENCIAS SUBCORTICALES. DEFINICIÓN DEL CONCEPTO

El concepto de demencia subcortical fue propuesto para describir las alteraciones cognitivas y del comportamiento de afecciones que comprometen en forma predominante las formaciones grises subcorticales. La demencia subcortical se definiría como un síndrome clínico caracterizado por dificultades en la evocación mnésica, inercia intelectual, modificación de la personalidad y lentificación del curso del pensamiento, todo esto en ausencia de afasia, apraxia o agnosia. Estos signos clínicos serían la consecuencia de lesiones subcorticales, que determinarían una falta de activación cortical.

Por estas razones, la demencia subcortical se opondría a la demencia llamada "cortical" cuyo prototipo sería la enfermedad de Alzheimer.

Luego de su descripción, el concepto de demencia subcortical ha provocado una "ola" de controversias. En primer lugar, la discusión se centra en la existencia misma de la entidad clínica. En efecto, el cuadro clínico de demencia subcortical no corresponde a una verdadera demencia y, además, algunos síntomas, como las alteraciones de la memoria o los signos de mal funcionamiento de los lóbulos frontales, son inespecíficos y pueden observarse también en las demencias corticales. En segundo lugar, la controversia gira también alrededor de la existencia de una verdadera entidad anatomopatológica, dada la frecuente superposición de lesiones corticales y subcorticales: alteraciones histológicas corticales, características de enfermedad de Alzheimer, se observan también en la enfermedad de Parkinson y están frecuentemente asociadas a alteraciones cognitivas; a la inversa, lesiones que interesan las estructuras subcorticales han sido descritas en la enfermedad de Alzheimer.

Sin embargo, el valor principal del concepto de demencia subcortical es el de llamar la atención sobre el hecho de que lesiones subcorticales pueden desencadenar un mal funcionamiento de la corteza cerebral y determinar, por este mecanismo, alteraciones intelectuales.

Aunque el concepto de demencia subcortical estaba latente en Naville, en 1922,[1] es introducido en la literatura por von Stockert en 1932,[2] al describir el deterioro intelectual observado en el Parkinson posencefalítico. McHugh y Folstein en 1973,[3] Albert[4] en 1974, cada uno por su lado, reintroducen el término en la literatura al describir los trastornos mentales que acompañan a la enfermedad de Huntington y a la parálisis supranuclear progresiva, respectivamente. Albert, en 1979,[5] sugiere que una tercera afección primariamente subcortical –la enfermedad de Parkinson– también la presentaría.

Como síndrome, tales trastornos fueron ulteriormente observados en otras enfermedades de naturaleza degenerativa e incluso vascular, metabólica, tumoral o infecciosa. Se extendió entonces el uso del término de demencia subcortical en el abordaje clínico, en especial en aras de diferenciar estos trastornos mentales de los clásicamente conocidos en la demencia senil de tipo Alzheimer.

**Cuadro 5-1.** *Enfermedades a las cuales se extendió el concepto de demencia subcortical*

**TRASTORNOS O ENFERMEDADES DEGENERATIVAS**
    Enfermedad de Parkinson
    Enfermedad de Huntington
    Parálisis supranuclear progresiva
    Calcificación idiopática de los ganglios basales o enfermedad de Fahr
    Síndromes espinocerebelosos degenerativos
    Degeneración talámica
    Atrofia dentopalidorrúbrica luysiana
    Gliosis subcortical

**TRASTORNOS DE ETIOLOGÍA VASCULAR**
    Multiinfarto
    Enfermedad de Binswanger

**TRASTORNOS DE ETIOLOGÍA METABÓLICA**
    Enfermedad de Wilson
    Hipoparatiroidismo

**ENFERMEDADES DESMIELINIZANTES**
    Esclerosis múltiple
    Complejo SIDA-demencia

**MISCELÁNEA**
    Sarcoidosis subcortical
    Hidrocefalia normotensiva
    Demencia pugilística
    Enfermedad de Behçet
    Síndrome de eosinofilia-mialgia
    Síndrome de Gougerot-Sjögren primario

## Límites del concepto de demencia subcortical

El término demencia subcortical aún se discute (Whitehouse, 1986;[6] Pillon, 1991;[7] Hughes, 1993[8]) en dos aspectos:

a) neuropsicológicamente, por el uso del término demencia
b) anatómicamente, por el uso del término subcortical versus cortical.

a) La magnitud de los déficit cognitivos no es necesariamente severa y el paciente *puede conservar su autovalidez*, el énfasis radica en la multiplicidad de déficit más que en la severidad. *No se cumplen por lo tanto, los criterios de demencia presentes* en el manual diagnóstico y estadístico de los trastornos mentales (DSM III-R).

En 1983, Cummings[9] redefine la demencia como un déficit adquirido y persistente en las funciones neuropsicológicas, que involucra por lo menos a 3 esferas de la actividad mental de las seis que detalla: *lenguaje, memoria, habilidad visuoespacial, funciones cognitivas* (abstracción, juicio, cálculo), *personalidad* o *humor*.

Según esta definición los pacientes cumplirían el criterio de demencia, pero si estos déficit deben considerarse semiológicamente como demencia depende en último término de la definición utilizada Cummings, 1990.[10]

b) Anatómicamente, el término subcortical hace referencia a estructuras anatómicas; en la literatura se plantea la dicotomía subcortical/cortical.

En la demencia senil tipo Alzheimer (DSTA) los clásicos componentes señalados en el nivel de la corteza, como las placas seniles y la degeneración neurofibrilar, han sido identificados en *núcleos subcorticales* como el núcleo basal de Meynert, en el locus coeruleus en los cuerpos mamilares, en el estriado, el tálamo, el cerebelo, el hipotálamo, la sustancia innominata y en los núcleos del rafe (Cummings, 1990)[10].

En la mayoría de estos lugares, sin embargo, no más del 25% se encuentra involucrado y no se evidencian consecuencias sintomáticas de este compromiso o difícilmente lo hacen hasta etapas terminales en la DSTA. La excepción estaría dada por el núcleo basal de Meynert y el locus coeruleus, que estarían comprometidos en etapas tempranas e involucrados en la DSTA. Se cuestiona, no obstante, que la atrofia del núcleo basal de Meynert y el déficit de acetilcolina consecuente sean los únicos responsables de los déficit cognitivos en la DSTA.

Anatomopatológicamente en la demencia subcortical la principal estructura involucrada es el estriado; es el sitio más comprometido en la enfermedad de Huntington, en la enfermedad de Wilson, en la calcificación idiopática de los ganglios basales y en el hipoparatiroidismo, pero principalmente en la enfermedad de Parkinson, pues es allí donde radica el déficit de dopamina.

El tálamo también es asiento de cambios anatomopatológicos en la degeneración idiopática talámica y en el infarto talámico. Otras estructuras comprometidas son la sustancia nigra, los núcleos subtalámicos, el locus coeruleus y las vías en la sustancia blanca profunda. La sustancia blanca estaría comprometida en la esclerosis múltiple, en la enfermedad de Binswanger y en el complejo SIDA-demencia. El compromiso, no obstante, no queda limitado a las estructuras subcorticales y a las vías en la sustancia blanca que conectan el lóbulo frontal con los núcleos subcorticales, ya que también podrían estar comprometidas las regiones frontales (nivel cortical) donde proyectan zonas subcorticales.

En definitiva, el término demencia subcortical no implica que las alteraciones neuropatológicas queden confinadas a las estructuras subcorticales, así como tampoco el término cortical implica que las estructuras neuropatológicas comprometidas queden confinadas a la corteza.

La demencia subcortical fue inicialmente descrita como un síndrome clínico que englobaba, junto a un compromiso motor, elementos de la personalidad, del comportamiento y de la esfera intelectual, como dificultad para hacer uso de los conocimientos adquiridos, síndrome depresivo, desinterés general por el entorno, dificultades de atención y concentración, tendencia a la somnolencia, comunicación reducida con disminución del rendimiento, fácil irritabilidad, dificultades visuoespaciales con un flujo verbal y del pensamiento lentificado y fraccionado.

La orientación en tiempo y en espacio es correcta, son conocedores de la cronología de su vida y de la enfermedad, evocan sin dificultad sucesos recientes y pasados, pero las latencias de las respuestas están notoriamente aumentadas.

### Epidemiología de la demencia subcortical dentro de las demencias en general

La prevalencia de las demencias globalmente consideradas como trastorno mental es de un 5% hasta los 65 años, con un aumento progresivo hasta un 20% en los que sobrepasan los 80 años[11] (Mortimer, 1981). El 50% de los casos son atribuidos a la DSTA, un 20% al deterioro multiinfarto (DMI), otro 20% aproximado a un compromiso mixto de DSTA y DMI. Solamente un 5% de la totalidad de los casos de demencia va por cuenta de la PSP, la EH y la EP[12] (Kohlmeyer, 1986).

## II. DIAGNÓSTICO CLÍNICO

Consideraremos aquellas enfermedades de los ganglios basales destacables por su prevalencia, como la enfermedad de Parkinson, o por sus características clínicas clásicas, como la corea de Huntington. También serán tratadas la parálisis supranuclear progresiva y las atrofias multisistémicas.

En un tema tan discutido como la demencia subcortical no encararemos las múltiples afecciones propuestas en el cuadro 5-1 como integrantes de esta entidad, debido a las múltiples estructuras afectadas que hacen más polémica su inclusión y desdibujan el carácter subcortical.

La enfermedad de Wilson sin duda integra el grupo de demencias subcorticales, pero por su muy rara presentación y porque excepcionalmente se incluye entre las enfermedades neurológicas del anciano merecerá un somero análisis.

En contraste con las denominadas demencias corticales, como la enfermedad de Alzheimer (DSTA), la demencia subcortical (DSC) no involucra los instrumentales de la inteligencia (lenguaje, praxias, gnosias), ni la inteligencia.

Albert, 1979,[5] clasifica la actividad neuropsicológica en: a) funciones instrumentales y b) funciones básicas o basales (instrumental/fundamental).

Las funciones básicas están determinadas por la capacidad de inicio, de mantenimiento y de alternancia de tareas (set shifting and maintenance), la atención, la concentración, la capacidad de comportamientos secuenciales y la capacidad de correcto procesamiento temporal de la información, y de su correspondiente flujo verbal. Estarían mediadas por estructuras subcorticales o por sus proyecciones.

Las funciones instrumentales determinadas por el lenguaje, las praxias y las gnosias, estarían vinculadas a la corteza.

Esta división entre las funciones básicas, mediadas por estructuras subcorticales, y las funciones instrumentales, mediadas por la corteza, conlleva una dificultad: existen baterías neuropsicológicas excelentes para evaluar las funciones instrumentales como la memoria, el lenguaje, las praxias y las gnosias, pero no las hay o son limitadas para evaluar las funciones básicas. El compromiso de estas funciones a menudo es inferido por la forma de actuar del paciente, por la "atmósfera" que lo envuelve; la evidencia clínica a menudo es de naturaleza deductiva.

### Criterios diagnósticos neuropsicológicos de la demencia subcortical

1. *Bradifrenia.* Significa una marcada lentificación en la ejecución de los procesos mentales y motores. También conocida como lentificación psicomotora o inhibición psicomotora clínicamente determinada por una lentitud en la comprensión y la producción verbal.
2. *Compromiso de la memoria.* Determinado por un compromiso en la evocación o en el recuerdo. No está planteado por la dificultad de adquisición de nueva información (se introducen para denominar a este compromiso de la memoria dos términos: "forget-fulness" o forgetting-to remember,[4] para enfatizar la dificultad de traer a la memoria o de iniciar el proceso de rastreo de información ya aprendida).
3. *Uso inadecuado de las capacidades intelectuales* (cognitive dilapidation). El resultado de una comprensión verbal lentificada asociada con la dificultad de iniciar el rastreo

de información ya aprendida, es una ejecución de tareas cognitivas muy por debajo de un nivel normal, sin que esto implique pérdida de la habilidad para el cálculo, las abstracciones o el juicio (rendimiento bajo en la realización de tareas). Se prefiere esta terminología a la pérdida cognitiva.
4. *Alteraciones del comportamiento* determinadas por apatía, falta de motivación, falta de interés en actividades, cambio de humor, depresión.
5. *Disturbios visuoespaciales mnésicos y práxicos.*

### Demencia parkinsoniana.

Es sin duda la más frecuente. Se acepta que la prevalencia de la enfermedad de Parkinson es la mayor en las enfermedades neurodegenerativas, alrededor de 1 caso por cada 1.000 habitantes, y de ellos, como valor promedio de los diferentes datos de la literatura, se estima que el 30% evolucionan hacia la demencia parkinsoniana.

En el parkinsonismo tratado y evolucionado, la demencia tiene un origen multifactorial en el que se destacan agentes causales: 1) el envejecimiento, habitual en estos pacientes, que lleva al deterioro intelectual senil; 2) la propia enfermedad que conlleva alteraciones de circuitos de neurotransmisores básicamente dopaminérgicos, noradrenérgicos y colinérgicos, que tienen que ver con las funciones de alta integración cortical; 3) la medicación antiparkinsoniana administrada en forma crónica, que en largo plazo participa en el deterioro. Todos los agentes antiparkinsonianos, sean anticolinérgicos o dopaminérgicos, están implicados en la génesis de cuadros agudos y en especial en la iatrogenia en el largo plazo.

Para detectar las alteraciones neuropsicológicas primarias y específicas es necesario estudiar a los pacientes jóvenes y "de novo", para poder eliminar los factores envejecimiento y farmacológico.

En esos estudios hemos podido comprobar la existencia de un compromiso neuropsicológico precoz, con afectación de la memoria y de la praxia constructiva.[13] La inteligencia, el lenguaje, la praxia ideomotriz e ideatoria, así como las gnosias, están indemnes. En el compromiso mnésico, las primeras memorias afectadas son las visuoespaciales y las visuales, las verbales están más respetadas.[14]

No hay compromiso de la memoria episódica, de la procedural ni de la semántica, como tampoco de la inmediata. Los sujetos no relatan el déficit subjetivamente, sino que éste aparece frente a las pruebas realizadas.

La apraxia constructiva pasa por un perfil de desintegración de tipo sufrimiento hemisférico izquierdo y luego a un sufrimiento bilateral. Con las correlaciones realizadas los compromisos se relacionan significativamente con la edad.

Otra correlación muy significativa se observa respecto de la forma clínica. La forma con predominio del temblor está significativamente menos comprometida que las formas acineto-rígidas y acineto-rígido-temblorosas.[14]

En cuanto a los hallazgos psicopatológicos, no hallamos el perfil clásicamente descrito de personalidad obsesiva, creemos que esto se debe a la metodología tanto psiquiátrica como psicológica que privilegia los tests proyectivos que apuntan a visualizar e interpretar vivencias y fantasías desde una perspectiva psicodinámica.

En los casos de pacientes evolucionados y con largo tratamiento, el perfil más específico se desdibuja y se aprecia un deterioro no homogéneo, que respeta el lenguaje y el juicio hasta etapa muy avanzada de la enfermedad.

Las alteraciones más precoces e incluso hemisféricas o focales pudieron comprobarse en un modelo neuropsicológico como es el hemiparkinsonismo.[15] Comprobamos que el hemiparkinsonismo derecho presentaba apraxia constructiva del tipo bilateral y tendencia a valores más bajos de inteligencia. En cambio el hemiparkinsonismo izquierdo mostró mayor compromiso de la memoria, con la memoria visuoespacial como la más afectada, y la apraxia constructiva de tipo derecho, que sólo se observó en este hemiparkinsonismo.

En la enfermedad de Parkinson la asociación de signos motores tónico-frontales es significativa, lo que señala un nexo en la afectación de vías fronto-estriatales.[16]

Del mismo modo, manifestaciones neuropsicológicas como la bradifrenia, que es un trastorno fundamentalmente frontal, confirman la interrelación con lo frontal. Éste es un trastorno muy frecuente en la enfermedad de Parkinson, pero no es exclusivo de ella ya que también se observa en otras demencias subcorticales, en particular en la parálisis supranuclear progresiva.

La bradifrenia o "aquinesia psíquica" se ha caracterizado por pérdida de concentración, dificultad para asociar ideas, tendencia a la perseveración, lentificación general del proceso del pensamiento, dificultad en la formación de conceptos y memoria de corto plazo lentificado.

### Parálisis supranuclear progresiva o enfermedad de Steele, Richardson, Olszewski

Albert, en 1974,[4] fue el primer autor que insistió en el patrón específico de los trastornos cognitivos en esta afección, como olvidos, lentificación del proceso del pensamiento y disfunción de tipo frontal, lo que fue la base de la denominación "demencia subcortical".

En el cuadro neurológico se destacan trastornos oculomotores, parkinsonismo, signos seudobulbares, deterioro del psiquismo y, principalmente, síndrome motor tonicofrontal. Paralelamente, las alteraciones neuropsicológicas y conductuales son sobre todo de tipo disfunción frontal, como inercia, patrones estereotipados aumentados, desinterés, indiferencia, dependencia social y ambiental, dificultad de programación, pérdida del control intelectual. Los pacientes son incapaces de una conducta autoguiada, no pueden escapar de los estímulos ambientales y tampoco inhibir programas motores iniciados, lo que se traduce por perseveración motora.

Los cambios en el humor, emoción y personalidad se caracterizan por pérdida de expresión emocional, depresión, llanto o risa inapropiados, lo cual puede ser manifestación del síndrome seudobulbar, irritabilidad y reacciones violentas. Estos aspectos pueden dificultar el abordaje neuropsicológico.

El déficit de las funciones ejecutivas que atañen a los procesos mentales respecto de acciones orientadas a un fin, planeamiento, programación y performance efectiva se aprecian en lesiones frontales y en sectores relacionados, como los ganglios basales, lo que puede denominarse "sistema subcórtico frontal". Constituiría entonces un síndrome disejecutivo con déficit en la fluencia del léxico, en las series motoras, en la resolución de problemas y en el pensamiento abstracto. Estas alteraciones pueden influir en el déficit mnésico y los trastornos instrumentales, que también se observan en esta enfermedad.

En suma, lentificación cognitiva y síndrome disejecutivo afectan pensamiento abstracto y razonamiento, y causan susceptibilidad anormal del proceso mnésico a la interferencia, con inadecuada evocación de la información almacenada. Los trastornos cognitivos se hacen más globales y severos con la evolución de la enfermedad, y afectan también funciones verbales, memoria y razonamiento.[17]

El concepto de demencia subcortical tiene su mejor expresión en esta enfermedad, debido a que el patrón de trastornos cognitivos es más específico en ausencia de afasia, apraxia o agnosia; su entidad es suficiente para cumplir con el diagnóstico de demencia y no se comprobaron lesiones corticales significativas.

## Corea de Huntington

Esta enfermedad es también un claro ejemplo de demencia subcortical. Se ha denominado también "demencia apática" por la inercia, indiferencia, desconexión ambiental, falta de interés por la gravedad de los síntomas, que no permite a los pacientes apreciar la incapacidad funcional. Son verbalmente improductivos y no sufren afasia, apraxia o agnosia. No hay trastorno de lenguaje significativo y el de la palabra comprende la duración irregular de la sílaba, de la frase, de las pausas, todo lo cual tiene que ver con el trastorno motor de base, o sea hipotonía y corea.

Los trastornos mentales pueden clasificarse en cognitivos, afectivos, trastorno de personalidad y psicosis esquizofreniforme.

Los déficit cognitivos específicos se expresan por declinación del intelecto, pérdida de memoria y reducida capacidad para el pensamiento conceptual. Existen dificultades en las tareas por falta de concentración, con déficit en los tiempos de reacción. La pérdida de memoria es un trastorno precoz y se caracteriza por limitación en la adquisición de nueva información y severas dificultades en la evocación, en la memoria de corto y largo plazo, aunque el almacenamiento de información estaría intacto. La memoria verbal está relativamente conservada. El déficit visuoespacial estaría influyendo sobre la memoria respectiva. Este déficit es seguido por deterioro progresivo y severo de las funciones verbales, cálculo, ubicación espacial y función perceptiva. La cognición visuoespacial está afectada y las pruebas audiovisuales son claramente deficitarias, lo cual no se atribuye ni a lo cognitivo ni a incoordinación motora, aunque existen dificultades en la ubicación en el espacio.

*Funciones ejecutivas.* Los pacientes pueden referir, al inicio, dificultades en la planificación, organización y programación de actividades, lo cual es característico de la disfunción frontal, y también está afectado el sistema subcorticofrontal. Otros aspectos son la fluencia verbal disminuida, la pérdida de flexibilidad mental, las tendencias perseverativas y la incapacidad para la compensación postural, que también son manifestaciones frontales.

### Aspectos no cognitivos

El disturbio afectivo más común es la depresión, que se presenta en diversas formas entre las que se destaca el suicidio. El trastorno maniacodepresivo es otra de las manifestaciones. El "trastorno explosivo intermitente" genera problemas familiares y laborales y determina la consulta al psiquiatra. Las conductas antisociales con irritabilidad, agresividad y alcoholismo, son frecuentes.

El cambio de personalidad acompaña invariablemente al cuadro clínico. La personalidad premórbida, de tipo tranquila o apática, se acentúa con una introversión marcada o evoluciona hacia una extroversión agresiva y violenta.

La psicosis esquizofreniforme de tipo paranoide puede preceder o acompañar el comienzo de los movimientos coreicos en especial en pacientes jóvenes.

### Enfermedad de Wilson

Es un trastorno de muy baja prevalencia y aun más excepcional en cuanto a su presencia en los grupos etarios avanzados, pero se destaca como otra forma tipo de la demencia subcortical. Obedece a un trastorno del metabolismo del cobre, que precipita y se acumula en diversos parénquimas incluido el cerebro y en especial los ganglios basales.

El deterioro intelectual es moderado, por lo cual se discute el término demencia; pero el perfil evoca el de otras demencias subcorticales. La capacidad de abstracción está reducida. Las pruebas de vocabulario y el lenguaje están preservados. Tampoco existen trastornos afásicos, apráxicos o agnósicos.

Pueden asociarse trastornos afectivos, cambios conductales y de permeabilidad, cuadros esquizofreniformes.

Los pacientes en general son dóciles y pueriles. Se señala que esta enfermedad representa otra de las demencias tratables y la sintomatología motora y mental desaparece con tratamiento específico.

### Atrofias multisistémicas

Existe escasa información en la literatura sobre el deterioro intelectual en estas afecciones, lo que en parte se atribuye a su muy baja prevalencia.

**Degeneración nigro-estriatal.** Se presenta como síndrome parkinsoniano con marcada rigidez y disartria; se destaca la falta de respuesta a la levodopa. Ello se debe a que el proceso degenerativo desborda el sistema nigroestriatal e involucra al propio estriado, donde se encuentran los receptores dopaminérgicos. Los cambios mentales no están bien definidos; se señalan episodios confusionales, conductas desinhibidas con afectación del pensamiento y juicio, que evolucionan a un deterioro o "mild dementia" con déficit mnésico dominante. También se describen cambios de personalidad, inestabilidad emocional, depresión del humor y conductas inapropiadas.

En el **síndrome de Shy-Drager**, caracterizado por hipotensión ortostática y signología neurológica de tipo parkinsoniana, cerebelosa, etc., el deterioro intelectual no se observa con frecuencia y aparece en etapas avanzadas de la enfermedad.

## III. DIAGNÓSTICO DIFERENCIAL

Las demencias subcorticales se observan en pacientes con enfermedades del sistema motor que afectan las estructuras profundas y en particular los ganglios basales. Por lo general el deterioro intelectual aparece tiempo después de las manifestaciones motoras, por lo que el diagnóstico de la enfermedad de base ya está definido. Por lo tanto, en lo referente al diagnóstico clínico y diferencial de la afección remitimos al lector a otros capítulos de este libro.

El diagnóstico diferencial entre demencia cortical y subcortical ya ha sido tratado al comienzo del capítulo.

Es necesario señalar que mientras la demencia subcortical se instala en pacientes con enfermedad predominantemente motora, en las demencias corticales el deterioro intelectual inicia el cuadro y persistirá como síndrome clínico dominante durante todo el curso de la afección. Éste está caracterizado por compromiso de la inteligencia y de sus instrumentales.

La enfermedad de Alzheimer puede asociarse con manifestaciones motoras extrapiramidales de tipo parkinsoniano, signos tonicofrontales, mioclonías, etc., pero éstas serán siempre de importancia secundaria.

## IV. FISIOPATOLOGÍA

El compromiso intelectual en la enfermedad de Alzheimer se explica por la pérdida neuronal y las alteraciones bioquímicas de ciertos sectores de la corteza cerebral; ello explica los trastornos del lenguaje, de la memoria, de las praxias y de las gnosias.

En las demencias subcorticales, si bien la lesión dominante radica en los núcleos basales, se afectan también las funciones intelectuales, déficit mnésico, lentificación del procesamiento de la información y de la capacidad ejecutiva.

Se puede hablar de una afectación secundaria de la corteza cerebral. La dicotomía cortical-subcortical no existe realmente y estamos enfocando una entidad anátomo-funcional bipolar: las lesiones dominan en el nivel cortical en el Alzheimer y en el gangliobasal en las demencias subcorticales.

El análisis de las manifestaciones clínicas correlacionadas con las alteraciones anatómicas y funcionales nos señala la importancia de un sistema frontoestriatal, cuya patología o desconexión se expresa en las demencias subcorticales más importantes como la enfermedad de Parkinson, la parálisis supranuclear progresiva y la corea de Huntington.

La cabeza del núcleo caudado tiene importantes conexiones con la corteza frontal, como también el sistema límbico se proyecta a los ganglios basales y en particular al caudado. Estas estructuras están conjugadas anátomo-funcionalmente respecto del humor y la motivación.

Lesiones estriatales focales pueden expresarse con déficit neuropsicológicos, lo que confirma el papel de los ganglios basales en las funciones cognitivas. También infartos en estas estructuras a izquierda pueden comprometer el lenguaje.

En suma, el estriado posee, además de las funciones motoras, otras vinculadas con el humor, y la producción verbal, la atención, la motivación, el aprendizaje y la programación de conductas.

También el *tálamo* posee funciones vinculadas con la atención, el despertar, el humor, la memoria, el lenguaje y la abstracción. El sistema límbico, que media los procesos del humor y la motivación, tiene importantes proyecciones al núcleo talámico anterior. Los sectores medial y rostral participan en la memoria reciente, sus lesiones provocan a menudo amnesia.

El pulvinar del lado dominante estaría involucrado en la producción del lenguaje; su estimulación provoca anomias y sus lesiones comprometen la fluidez, la denominación y el comienzo del discurso verbal; también puede aparecer un síndrome afásico. Las lesiones del tálamo caudal determinan bajas performances en los tests de abstracción y categorización.

### Enfermedad de Parkinson

El déficit dopaminérgico involucra el estriado y la corteza frontal, la reducción más marcada se encuentra en el sector anterodorsal de la cabeza del núcleo caudado y en el sector dorsolateral frontal que proyecta esencialmente en el anterior.

Existe también pérdida neuronal en el área tegmental ventral, de donde proceden las fibras dopaminérgicas mesolímbicas mesocorticales, las que proyectan a la corteza frontal y también a la entorrinal y al núcleo accumbens.

Hay una relación comprobada entre demencia y aquinesia, y el déficit cognitivo puede revertirse parcial o transitoriamente con levodopa, lo que señala parte de su sustrato bioquímico. También se comprobó relación entre déficit atencional y niveles de noradrenalina. A esto se suma la atrofia de los núcleos basales de Meynert en un número significativo de pacientes, los cuales se caracterizan por déficit cognitivo considerable, así como alteraciones neuropatológicas tipo Alzheimer en el nivel cortical.

Todo ello indica que el perfil bioquímico es complejo y el tipo de demencia puede diferir en los distintos parkinsonianos. Habitualmente la bradifrenia, tan relacionada con la aquinesia, expresa un síndrome subcortical-frontal. Cuando la demencia es más severa o atípica, el sustrato anatómico lesional y las disfunciones bioquímicas son más extensas.

En el trabajo sobre un modelo de investigación como el hemiparkinsonismo[15] pudimos demostrar que existe atrofia contralateral de grado leve a moderado en proporción significativa, y en particular en el nivel frontal y frontotemporal. Esto señala la extensión del proceso lesivo a la corteza.

### Parálisis supranuclear progresiva

Es considerada la demencia subcortical prototípica; el déficit cognitivo se interpreta como secundario a la desconexión de impulsos ascendentes que proceden de la formación reticular tálamo-mesencefálica[4] o a la disfunción órbito-frontal.[18] Esta afección es una enfermedad subcortical primaria con inactivación secundaria de la corteza, en especial de los lóbulos frontales. Las más afectadas serían las proyecciones dopaminérgicas desde el área tegmental ventral a la corteza prefrontal y orbitaria. Además de la desnervación nigroestriatal existen lesiones importantes en el complejo estriopalidal, que es el mayor "output" de los ganglios basales hacia los lóbulos frontales. Esta desaferentación frontal puede explicar el severo síndrome frontal conductal así como la lentificación cognitiva y el reducido metabolismo de la glucosa en el nivel frontal, como lo demuestran los estudios con PET.[19]

En las alteraciones de los sistemas neocortical y límbico existe una disfunción severa de sistemas colinérgicos subcortical y subcórtico-cortical.

Así, salvo la base de estudios bioquímicos e inmunocitoquímicos, no existe aún un perfil bien definido de las alteraciones bioquímicas. Se sabe que los sistemas de dopamina y acetilcolina son los más afectados, aunque en forma heterogénea. Sin embargo, sorprende la indemnidad del sistema dopaminérgico meso-córtico-límbico cuando el sistema nigroestriatal muestra degeneración selectiva e importante de neuronas.

La extensión del compromiso colinérgico es fundamental y explica diferencias con la enfermedad de Parkinson, aun cuando ambas afecciones muestran severa afectación del sistema nigroestriatal.

El complejo perfil neuropatológico y bioquímico de esta afección aleja las posibilidades de una terapéutica eficaz.

El síndrome parkinsoniano es la expresión de la lesión nigroestriatal. La rigidez en extensión se debería a la afectación del núcleo intersticial de Cajal.

Los déficit neuropsicológicos tendrían como sustrato la pérdida neuronal en el núcleo caudado y en el globo pálido, con alteración y ruptura de las complejas conexiones con las áreas corticales prefrontales, lo que lleva a disfunción de tipo frontal. Otras lesiones en el núcleo tegmental pedúnculo-pontino, el área tegmental mesencefálica y en el locus coeruleus participan seguramente en la fisiopatología de esas alteraciones.

### Corea de Huntington

El núcleo caudado integrante del sistema motor extrapiramidal es el núcleo estriatal más severamente afectado, pero no está conectado a la corteza motora. Recibe sus aferencias más importantes de la corteza parietal y prefrontal, áreas que tienen mucho que ver con la integración de las funciones cognitivas. La capacidad para planear y organizar la fluencia verbal, la flexibilidad mental y algunos aspectos de la memoria son funciones particularmente afectadas en esta enfermedad y corresponden al lóbulo frontal. Por lo tanto la lesión fronto-caudada explicaría esos trastornos cognitivos. En tests cognitivos se ha demostrado la estrecha relación entre atrofia caudada y la performance.[20] En consecuencia, puede concluirse que los trastornos cognitivos en la corea de Huntington se relacionan específicamente con la disfunción y lesión atrófica del núcleo caudado, y que esas funciones cognitivas afectadas radican en la corteza prefrontal de donde procede el mayor "input" al caudado.

## V. ANATOMÍA PATOLÓGICA

### Aspectos morfológicos

La enfermedad de Parkinson se caracteriza por un toque sistematizado de ciertas estructuras nerviosas en las que se observa una depleción neuronal de intensidad variable e inclusiones intraneuronales típicas, los cuerpos de Lewy. Entre las estructuras nerviosas comprometidas reconocemos:

*Núcleos pigmentados del tronco cerebral.* La lesión de estas estructuras es constante.

Macroscópicamente el locus niger aparece pálido, principalmente en la zona central (fig. 5-1a). Microscópicamente, la pérdida neuronal predomina en la "zona compacta" y respeta relativamente los grupos celulares medios y laterales. Se acompaña con liberación de pigmento melánico, que aparece esparcido en el parénquima nervioso o fagocitado por los macrófagos. La proliferación astrocitaria y microglial, secundaria a la pérdida neuronal, es en general moderada. En la mayoría de los casos se observan cuerpos de Lewy en el interior de algunas de las neuronas remanentes.

El núcleo para-nigralis, el locus coeruleus, el núcleo dorsal del vago y los ganglios simpáticos periféricos presentan lesiones similares.

*Compromiso de ciertas estructuras no pigmentadas.* El núcleo basal de Meynert presenta una pérdida neuronal de intensidad variable y una gliosis reactiva. Los cuerpos de Lewy están siempre presentes. Se los puede ver también en el hipotálamo, en la sustancia reticulada mesencefálica y pontina, y en el tracto intermediolateralis de la médula dorsal.

*Los núcleos lenticulares.* Son normales o sólo muestran lesiones inespecíficas.

*Los cuerpos de Lewy.* Están presentes en todos los casos de enfermedad de Parkinson, pero es en el locus niger donde su aspecto es el más característico. Se trata de inclusiones intraneuronales que se encuentran en el pericarion, desplazando el núcleo y el pigmento melánico (fig. 5-1b). En general son redondeados, a veces ovales, poseen un núcleo denso acidófilo rodeado de un halo claro. En microscopia electrónica, están constituidos por filamentos de 8 a 10 nm de diámetro, mezclados con un material granular y con vesículas que presentan algunas veces un centro denso. Estos filamentos se disponen sin orden en el centro de la inclusión y se orientan en forma radial en la periferia. En inmunohistoquímica, diferentes anticuerpos dirigidos contra los neurofilamentos y principalmente contra la ubiquitina reaccionan contra los cuerpos de Lewy.

## Patogenia

La etiología de esta enfermedad es hasta el momento desconocida. Sin embargo, desde el punto de vista patogénico, el estudio histoquímico de las lesiones del locus niger ha puesto en evidencia los estigmas de un estrés oxidativo. El aumento de la producción de radicales libres y su detoxicación insuficiente pueden ser los responsables de la destrucción neuronal. El proceso patogénico, facilitado tal vez por una predisposición genética, podría ser inducido por una intoxicación exógena o por una desviación del metabolismo de la dopamina, ya que la desaminación de la dopamina por la dopaminooxidasa o la formación de quinonas por autooxidación son mecanismos generadores de radicales libres.

## Demencia en la enfermedad de Parkinson

Las lesiones características de la enfermedad de Parkinson explican mal las alteraciones de las funciones cognitivas que se observan en cierto número de casos.

Se puede admitir en forma esquemática que ciertos signos de demencia pueden reflejar lesiones de varias estructuras que llevan a una desaferentación cortical: en dopamina (por lesión de la vía mesocórtico límbica), en noradrenalina (por compromiso del locus coeruleus), en acetilcolina (secundaria a lesiones del núcleo basal de Meynert), en serotonina (por compromiso de los núcleos del rafe).

Otros déficit cognitivos se explican por lesiones asociadas idénticas a las de la enfermedad de Alzheimer, cuya frecuencia y mecanismo son terrenos de discusión (¿coincidencia?, ¿potenciación?, ¿idéntico factor causal?).

En otros casos, los déficit intelectuales están asociados a la presencia de cuerpos de Lewy en la corteza cerebral, frecuentemente acompañados con las lesiones de tipo Alzheimer.

Por último, quedan aún por determinar las fronteras nosológicas entre *la enfermedad de Parkinson* (en la cual algunos cuerpos de Lewy se observan constantemente en la corteza cerebral) y *la enfermedad de los cuerpos de Lewy* (en la cual éstos son muy abundantes no sólo en el tronco cerebral sino también en la corteza cerebral).

## Parálisis supranuclear progresiva (PSP)

Como vimos anteriormente, la PSP está considerada como el prototipo de demencia subcortical. Esta enfermedad se presenta por lo general luego de la 6ª década y se caracteriza clínicamente por un síndrome extrapiramidal dominado por una aquinesia y una hipertonía axial, asociado con alteraciones de la motilidad ocular, disartria y alteraciones de la deglución. En el curso de esta enfermedad existe un deterioro de las funciones superiores que reviste el aspecto de un síndrome frontal.

La topografía de las lesiones es predominantemente subcortical. El compromiso de la corteza cerebral es, en comparación, más leve.

*Aspectos morfológicos.* Las alteraciones macroscópicas del encéfalo pueden ser evocadoras de la lesión pero no son patognomónicas. Puede observarse atrofia del globo pálido, de la región subtalámica y del tronco cerebral; dilatación del 3º y el 4º ventrículos y del acueducto; palidez del locus niger, así como ligera atrofia del área de Brodman.

En microscopia óptica la PSP presenta alteraciones neuronales del tipo de las degeneraciones neurofibrilares en bola o en llama (fig. 5-2a) similares a las de la enfermedad de Alzheimer. Sin embargo, la microscopia electrónica y la inmunohistoquímica, muestran que difieren desde el punto de vista estructural. Estas lesiones se asocian con depleción neuronal y gliosis astrocitaria.

En los casos típicos de PSP, las lesiones se observan siempre en el globo pálido, los núcleos subtalámicos, el núcleo estriado, el núcleo basal de Meynert, el tronco cerebral (colículo, tegmento, sustancia nigra periacueductal, núcleo rojo, núcleos pontinos, rafe medio y dorsal, olivas bulbares) y el núcleo dentado. Los núcleos oculomotores y el núcleo troclear están frecuentemente afectados. La corteza cerebral también puede estar comprometida, en particular la corteza frontal y precentral. Las degeneraciones neurofibrilares pueden verse también en la médula espinal (cuernos posteriores, anteriores y laterales) y en los ganglios espinales. La corteza occipital, el claustrum y la corteza cerebelosa están en general libres de lesión.

Las *degeneraciones neurofibrilares* son estructuras anormales intraneuronales, argirófilas, que toman el aspecto de finos filamentos entremezclados en bola o de espesos fascículos rectos intracitoplasmáticos. En microscopia electrónica estas estructuras están constituidas por filamentos *rectos* de 12 a 15 nm de diámetro, cuya composición bioquímica corresponde a proteínas TAU anormalmente fosforiladas.

La pérdida neuronal y la gliosis se observan principalmente en las zonas donde las degeneraciones neurofibrilares son muy abundantes. Lesiones morfológicamente idénticas a estas últimas y de similar composición bioquímica han sido observadas en los astrocitos.

Por último, también pueden observarse fibras tortuosas (neuropil threads) (fig. 5-2b)

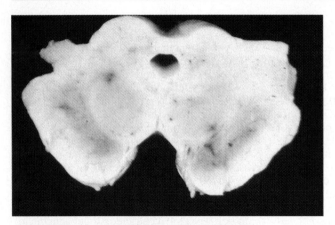

**Fig. 5-1.** Enfermedad de Parkinson. **a)** Pedúnculo cerebral, despigmentación del locus niger. **b)** Cuerpos de Lewy (flecha). H y E, × 40.

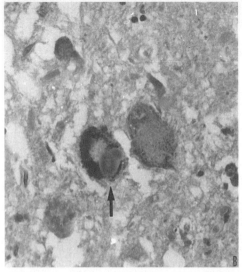

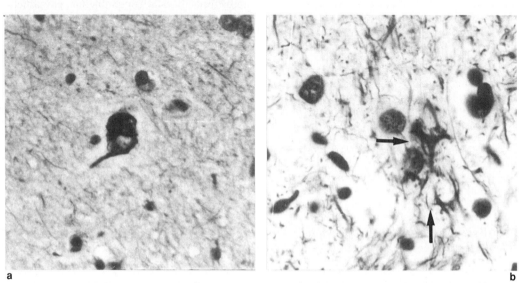

**Fig. 5-2.** Parálisis supranuclear progresiva. Núcleos grises de la base. **a)** Degeneración neurofibrilar. **b)** Fibras tortuosas (flechas). Bodian-Luxol, × 40.

constituidas por cúmulos de proteínas TAU hiperfosforiladas.

Existen otras afecciones que pueden acompañarse con un síndrome demencial. La mayor parte de ellas son muy raras; por ejemplo enfermedades degenerativas en las que coexisten lesiones de la corteza cerebral y de los núcleos grises. Citaremos solamente la corea de Huntington y ciertas atrofias multisistémicas.

### Corea de Huntington

Las lesiones comprometen principalmente el núcleo estriado y, en grado variable, la corteza cerebral. La atrofia putamen-caudada predomina en el núcleo caudado (fig. 5-3), cuya cabeza aparece laminada, a veces cóncava, ocre, y se acompaña con una dilatación en general muy marcada de los cuernos ventriculares frontales. Microscópicamente, la pérdida neuronal se acompaña con una gliosis fibrilar por lo general densa, que predomina en las regiones posteriores, medianas paraventriculares y dorsales, y por lo menos en un estadio precoz, respeta las regiones anteriores, laterales y ventrales, en particular el núcleo accumbens. Esta pérdida neuronal afecta principalmente las pequeñas neuronas, pero no las grandes, no las interneuronas sin espinas.

El globo pálido se presenta por lo general atrófico. Este aspecto es más consecuencia de la degeneración de las fibras palidoestriatales que producto de una pérdida neuronal.

También pueden verse otras lesiones asociadas que comprometen el tálamo, el cuerpo de Luys o el cerebelo. En corteza frontal y parietal suele verse una desaparición neuronal que compromete la 3ª y la 4ª capas, acompañada con una gliosis astrocitaria densa.

### Atrofias multisistémicas

Con este término, se denominan ciertas afecciones degenerativas esporádicas que se inician por lo común en la cuarta, quinta o sexta décadas de la vida. Incluyen la atrofia olivopontocerebelosa, la degeneración nigroestriatal y el síndrome de Shy-Drager, enfermedades cuyas lesiones morfológicas con frecuencia están mezcladas.

Macroscópicamente el estriado, los núcleos pigmentados del tronco cerebral, el sistema olivopontocerebeloso y los cuernos laterales de la médula presentan lesiones de intensidad variable. Las lesiones del estriado predominan en la parte lateral, posterior y superior del putamen, pero pueden interesarlo en su totalidad y extenderse al núcleo caudado y al pálido externo. El putamen aparece parduzco, atrófico, incluso lacunar. Las lesiones del locus niger predominan

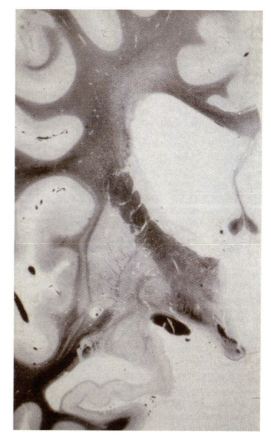

**Fig. 5-3.** Corea de Huntington. Corte verticofrontal de cerebro. Atrofia del núcleo caudado. Corte en celoidina, coloración de Loyez.

en la zona compacta. Las de los núcleos pontinos y de las fibras pontocerebelosas varían en intensidad, desde la simple palidez mielínica, limitada a la parte media del pedúnculo cerebeloso medio, hasta la desaparición neuronal completa, caracterizada por atrofia macroscópica del pie de la protuberancia y degeneración de las fibras pontocerebelosas.

Si bien se ha descrito recientemente una lesión histopatológica común a todas estas entidades, que permite agruparlas, la mayor parte de los autores ya consideraban estas afecciones como una unidad. Esa lesión son las inclusiones argirófilas oligodendrogliales (fig. 5-4), que están presentes en las zonas afectadas y a distancia de éstas.

### Enfermedad de Wilson

Esta afección está provocada por una alteración del metabolismo del cobre; se trata de una enfermedad genéticamente determinada, de transmisión autosómica recesiva. Las lesiones

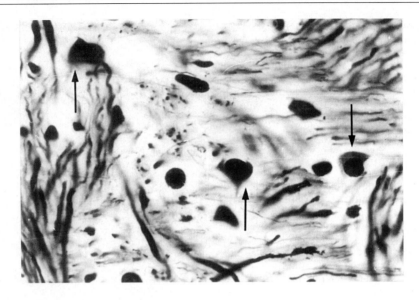

**Fig. 5-4.** Degeneración nigroestriatal. Núcleos grises de la base. Inclusiones oligodendrogliales argirófilas (flechas). Bodian-Luxol, × 40.

hepáticas serían las más precoces (cirrosis por lo general macronodular); sin embargo, clínicamente se presenta como una afección principalmente neurológica. Se inicia entre los 15 y los 30 años, y los pacientes presentan en forma variable fenómenos distónicos y disquinéticos, asociados con alteraciones del comportamiento.

Desde el punto de vista morfológico, presenta lesiones características de los núcleos grises. En las formas avanzadas se observa una necrosis cavitaria de los putámenes, mientras que el pálido, el tálamo y la corteza cerebral están afectados en grado leve. Las lesiones menos avanzadas se limitan a una espongiosis que afecta frecuentemente la corteza cerebral y habitualmente a modificaciones gliales caracterizadas por alteración de los núcleos de los astrocitos, que aparecen voluminosos, claros y polilobulados. Tales aspectos son conocidos como glía de Alzheimer tipo II (fig. 5-5). Raras veces pueden verse voluminosas células de núcleos excéntricos: las células de Opalski.

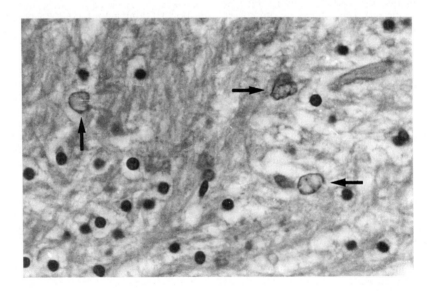

**Fig. 5-5.** Enfermedad de Wilson. Núcleos grises de la base. Glía de Alzheimer tipo II (flechas). H y E, × 40.

## VI. METODOLOGÍA DE ESTUDIO

Está basada en la evaluación multidisciplinaria y multidimensional, con el objetivo de definir en primer término la existencia de demencia y en segundo término su perfil.

Se impone una evaluación neurológica con cuantificación por escalas de la patología motora del paciente; se realizará además una evaluación neuropsicológica, así como una evaluación psicológica y psiquiátrica.

## Estudio neuropsicológico

El estudio neuropsicológico incluido en el abordaje clínico del paciente es esencial para definir o evaluar el deterioro de ciertas funciones intelectuales así como el grado de déficit que en los estadios avanzados permitirá realizar el diagnóstico de demencia.

El perfil de las alteraciones orientará hacia el tipo de demencia, que en general es compatible con el cuadro neurológico fundamentalmente motor, propio de las afecciones con demencia subcortical.

Especial importancia adquiere este estudio para detectar las alteraciones neuropsicológicas, iniciales y puras en las etapas precoces de la enfermedad y cuando aún el paciente no ha recibido medicación específica.

La metodología neuropsicológica utilizada en el Departamento de Neuropsicología del Instituto de Neurología de Montevideo se basa en el estudio de la inteligencia, de sus instrumentales y de las memorias.

*Inteligencia.* Test de Weschler. Prueba de Piaget en diferentes dominios cognitivos (combinatorias, cantidad física, espacios, lógica elemental con tricotomías).

*Instrumentales de la inteligencia: Lenguaje* (batería de Benton-Spreen adaptada al español por Mendilaharsu y col.). *Praxias constructivas* (protocolo estandarizado por Mendilaharsu y col.). *Praxias ideomotriz e ideatoria. Gnosias* (digitales, corporales, colores, formas).

## Memorias

Verbales (cuento corto de Barbizet inmediato y diferido).

Serie de 15 palabras de Rey (evocación y reconocimiento).

Frases (Benton-Spreen). Frases con interferencia. Dígitos (orden directa e inversa).

Verbal con apoyo visual: serie de 20 objetos de Barbizet y Calny (inmediato y diferido).

Visual: test de retención visual de Benton (inmediato y diferido).

Visuoespacial inmediato y diferido (modelo tridimensional de Mendilaharsu).

*Wisconsin Sporting Card Test:* para abordaje de la disfunción frontal.

## Estudios por imágenes

*Tomografía computarizada encefálica*

Permite evaluar las condiciones anatómicas del encéfalo y, en algunos casos, colaborar en el diagnóstico de la afección. Define la existencia de atrofia cerebral, su grado, su distribución difusa o sectorial, central o cortical.

La atrofia cerebral representa el sustrato anatómico compatible con el deterioro intelectual o la demencia. Su presencia no es obligatoria en las demencias ni existe correlación absoluta entre grado de deterioro intelectual y atrofia cerebral.

Es un índice de la gravedad de la enfermedad así como posee valor pronóstico en la evolución. Por ejemplo la existencia de atrofia en la enfermedad de Parkinson indica una afección más extendida, con mayor posibilidad de instalar la demencia y de intolerancia o efectos secundarios frente a los fármacos antiparkinsonianos.

En la corea de Huntington la atrofia más selectiva de los núcleos caudados imprime una modificación a la forma de los cuernos frontales de los ventrículos desde etapas precoces de la enfermedad, lo que representa un elemento diagnóstico de importancia. A propósito se utilizan algunos índices basados en que el diámetro bicaudado aumenta (FH/CC o OTcc-OTfh).[21,22]

La tomografía computarizada permite detectar además calcificaciones de los núcleos basales, hidrocefalia normotensiva, microinfartos basales múltiples o estado lacunar, u otros hallazgos vinculados con la demencia subcortical u otras patologías.

*Resonancia magnética*

Este nuevo método permite una mayor definición de las estructuras anatómicas y también detectar alteraciones patológicas que la tomografía computarizada no alcanza a establecer. Por otra parte, visualiza mucho mejor la patología de tronco cerebral y de médula espinal.

El desarrollo vertiginoso en esta área determina la posibilidad de realizar estudios metabólicos cada vez más sofisticados, por lo que las nuevas generaciones de estos aparatos permiten, y permitirán cada vez más, estudios muy profundos sobre la etiopatogenia y fisiopatología de las enfermedades neurológicas.

En la *enfermedad de Parkinson* la pars compacta de la sustancia nigra, relativamente hiperintensa, está reducida en cuanto a su espesor, lo mismo ocurre en la parálisis supranuclear progresiva y en la degeneración nigroestriatal, y ello obedece a pérdida neuronal selectiva. A veces pueden observarse focos hiperintensos en relación con gliosis.[23]

A diferencia de otros síndromes parkinsonianos, la mayoría de los pacientes con enfermedad de Parkinson no presentan hipointensidad en el putamen.

El papel más importante de la IRM en el parkinsonismo es su capacidad para revelar el hierro, el cual induce una señal de atenuación o hipointensidad que indica la acumulación de hierro asociada con la degeneración neuronal. En el adulto normal ello se observa en el globo pálido, pars reticularis de la sustancia nigra, núcleo rojo, núcleo dentado del cerebelo, lo que se correlaciona con áreas de acumulación de hierro.

La IRM es capaz de diferenciar, debido a la aparición de la señal de atenuación, el parkinsonismo nigral o enfermedad de Parkinson, del parkinsonismo estriatal o sea parkinsonismo sintomático o atípico, o integrante de enfermedades multisistémicas.[24]

Los pacientes con parkinsonismo estriatal presentan degeneración neuronal en esta estructura y, por consiguiente, pérdida de los receptores dopaminérgicos, por lo que no responderán a la levodopa. En cambio, en la enfermedad de Parkinson no existe señal de atenuación en el putamen porque no hay acumulación de hierro, existe indemnidad de las neuronas estriatales y de sus receptores dopaminérgicos, y responderán al tratamiento con levodopa.

Por otra parte, la detección precoz de acumulación de hierro en el estriado antes de las manifestaciones clínicas permite un diagnóstico más temprano de un parkinsonismo atípico. Del mismo modo, la detección de alteraciones precoces de la sustancia nigra permitirá un diagnóstico temprano de la enfermedad de Parkinson, y también un tratamiento oportuno en esta era de la neuroprotección y el neurorrescate.

La atrofia cortical y central es más común en pacientes con enfermedad de Parkinson que en controles. En los parkinsonianos jóvenes esta atrofia es aun más evidente en comparación con el mismo grupo etario normal. Ello significa que las lesiones neuropatológicas pueden extenderse más allá de la patología nigroestriatal y explican que alrededor del 30% de los casos evoluciona hacia la demencia parkinsoniana.

Investigaciones realizadas con IRM en parkinsonianos con demencia y sin ella mostraron, para ciertos autores,[25] que no existen anormalidades diferentes; mientras que otros[26] encontraron mayores alteraciones de la sustancia blanca en parkinsonianos con demencia.

En la *corea de Huntington* lo característico es la atrofia del núcleo caudado y del putamen, así como la atrofia de la corteza, en especial en las áreas frontales y temporales.

La atrofia del caudado determina pérdida de la eminencia de la cabeza de este núcleo en el borde inferolateral de los cuernos frontales ventriculares, modificación que es bastante característica y útil para el diagnóstico. La atrofia del putamen se define bastante mejor con la IRM que con la TAC.

También se observan cambios en las señales del estriado con hiperintensidad o hipointensidad. La primera obedecería a la pérdida de las pequeñas neuronas con desaparición de fibras mielínicas y gliosis. En cambio la acumulación de hierro explica la señal hipointensa.

*Parálisis supranuclear progresiva.* Se aprecia atrofia del mesencéfalo y cambios focales, y también frecuente atrofia del colículo superior, estructura del control subcortical oculomotor. La señal hipointensa en este nivel refleja presumiblemente acumulación de hierro.

La región periacueductal comúnmente involucrada en esta afección, con gliosis y degeneración neurofibrilar, muestra en la IRM una señal moderadamente hiperintensa en la sustancia gris periacueductal.

Un estrechamiento de la pars compacta de la sustancia nigra, similar al de la enfermedad de Parkinson, expresa la pérdida neuronal o el depósito de hierro. También puede observarse señal hipointensa evidente en el putamen. La intensidad de estos cambios se correlaciona bien con la severidad y duración de la enfermedad.

*Degeneración nigroestriatal.* En esta afección la presentación clínica es de un parkinsonismo en el que predomina la rigidez y no responde a la levodopa. La falta de respuesta a este agente dopaminérgico obliga al replanteo diagnóstico y es la IRM la que permite orientar el diagnóstico, ya que la TAC no es capaz de definirlo. Se aprecia marcada atrofia del estriado, en especial del putamen, por pérdida de las pequeñas neuronas. El grado de la señal hipointensa se correlaciona significativamente con la severidad de la rigidez y tal vez con el grado de degeneración del putamen. También se aprecia una reducción en el espesor de la sustancia nigra, similar al de la enfermedad de Parkinson y la parálisis supranuclear progresiva.

*Síndrome de Shy-Drager.* Es importante la diferenciación entre este síndrome y la falla autonómica primaria. En esta última la IRM es normal, mientras que en el Shy-Drager puede observarse atrofia del putamen, modificación de señales o modificaciones de la sustancia nigra.

*SPECT cerebral*

Las técnicas de neuroimagen funcional son de gran utilidad para el estudio de las enfermedades degenerativas del sistema nervioso central. No nos referiremos a la tomografía por emisión de positrones ya que es un instrumento que poseen escasos centros en el mundo y no es aplicable en la práctica clínica.

La SPECT o tomografía por emisión de fotón único permite demostrar en vivo los cambios regionales de la actividad cerebral en las diferentes patologías de los ganglios basales y, por consiguiente, en las demencias subcorticales. También objetiva los cambios en la neurotransmisión e incluso puede detectar precozmente la enfermedad en los pacientes con alto riesgo de padecerla.[27]

En la *enfermedad de Parkinson* el objetivo es utilizar neurotrazadores que permitan estudiar el efecto de la degeneración de los ganglios basales sobre el metabolismo y el flujo sanguíneo cortical, así como la función dopaminérgica presináptica y postsináptica, lo que será de utilidad en el diagnóstico de la enfermedad.

Debemos recordar que síndrome parkinsoniano no es sinónimo de enfermedad de Parkinson y que el error diagnóstico en vida en el mejor de los casos alcanza el 10%.[8] También la instalación de deterioro psíquico o demencia se expresan precozmente por trastornos corticales de mayor importancia. Los estudios metabólicos de flujo cerebral con IMP o HMPAO en sujetos parkinsonianos mostraron una perfusión cerebral globalmente disminuida o hipoperfusión cortical en el 55% de los casos,[28] lo que fue más evidente en parkinsonianos con demencia o una hipoperfusión frontal.

En los casos de hemiparkinsonismo se comprobó una hipocaptación de HMPAO en los ganglios basales contralaterales.[18,25,27,29]

El SPECT puede estudiar la actividad de los receptores dopaminérgicos tipo $D_2$ sobre la base de sustancias como la iodobenzamida (IBZM), que alcanzan máxima captación en los ganglios basales. La función dopaminérgica presináptica puede evaluarse con un marcador como el ($^{123}$I) beta-CIT que muestra una captación marcadamente reducida en el estriado de sujetos parkinsonianos.

Estos estudios metabólicos de perfusión con el uso de nuevos marcadores permitirán definir mejor el perfil bioquímico de estos cuadros, así como las variantes, complicaciones y extensión lesional en particular en los casos de demencia subcortical.

En la *corea de Huntington* se aprecia una hipocaptación de Tc-HMPAO y de I-IMP en los núcleos caudados o en la vecindad de los núcleos grises basales, aun en etapas preclínicas de la enfermedad y en casos en que la IRM y la TAC cerebral son normales. Por estas razones la SPECT podría aportar una muy precoz detección preclínica de la enfermedad, pero debe recordarse que la precisión imagenológica de este método no es muy grande.

*Parálisis supranuclear progresiva.* Como es de esperar, de acuerdo a la signología clínica de la enfermedad se observan defectos de perfusión en los ganglios basales y en la corteza del lóbulo frontal.

*Atrofias multisistémicas.* Los hallazgos no son muy consistentes y debe señalarse que la experiencia es limitada. Una disminución de la fijación de IBZM es sinónimo de baja densidad de receptores dopaminérgicos $D_2$, lo cual predice una escasa respuesta al tratamiento con levodopa. Esta falta de respuesta es lo habitual en la degeneración nigroestriatal, en la atrofia olivopontocerebelosa y en la enfermedad de Shy-Drager, lo que ayuda a diferenciar a estas entidades, que pueden presentarse inicialmente como síndrome parkinsoniano, de la propia enfermedad de Parkinson que habitualmente responde a la levodopa.

## VII. TRATAMIENTO

En primera instancia es muy importante diferenciar las manifestaciones de la demencia subcortical de los trastornos psiquiátricos generados por el tratamiento de la enfermedad extrapiramidal de base.

La terapéutica de las demencias subcorticales puede tener como objetivos:
a) El tratamiento sintomático como único recurso, o sea tratar los síntoma, lo que hasta el momento es común en múltiples demencias incluida la enfermedad de Alzheimer.
b) El tratamiento racional, sobre bases fisiopatológicas, de ciertas demencias que pueden incluirse en el grupo de las "tratables" o que mejoran con la terapéutica, como la enfermedad de Parkinson y la enfermedad de Wilson.

En la estrategia terapéutica frente a las demencias subcorticales deben evidenciarse dos pasos fundamentales:
1) Investigar en la medicación que recibe el paciente, por lo general de tipo polifarmacia, los posibles fármacos que generen efectos secundarios como deterioro mnésico o cuadros confuso-demenciales. Será la primera medida la reducción de dosis o la suspensión de tal fármaco, para obtener beneficios terapéuticos básicos.
2) Todo nuevo fármaco que asociemos debe tener en cuenta la patología de base del pa-

ciente, para no agravar sus manifestaciones y evitar que ese fármaco interfiera o bloquee los mecanismos de acción de la medicación que actúa sobre la enfermedad.

Lamentablemente y con relativa frecuencia estos dos puntos no son contemplados y asistimos entonces a iatrogenia medicamentosa.

Consideraremos a continuación la terapéutica de la demencia parkinsoniana. El tratamiento de la enfermedad de Parkinson se basa en el uso de fármacos anticolinérgicos o agentes dopaminérgicos (levodopa y agonistas). Los anticolinérgicos (trihexifenidilo, prociclidina, biperideno, isotazina, etc.) son escasamente eficaces sobre los síntomas parkinsonianos y generan otros de tipo bloqueo mnésico o cuadros confuso-demenciales denominados "psicosis anticolinérgica" o "psicosis atropínica", por bloqueo de los mecanismos colinérgicos, particularmente los implicados en la memoria. También otros fármacos, como los antidepresivos tricíclicos, poseen cierto efecto anticolinérgico que en pacientes susceptibles genera esa sintomatología.

La toxicidad anticolinérgica crónica, como ocurre en el tratamiento de la enfermedad de Parkinson, se expresa por déficit mnésico, desatención, desorientación, déficit cognitivo y lentificación del pensamiento, síntomas que a veces son difíciles de diferenciar de los propios de la demencia subcortical. Esto ocurre en particular en el anciano y también en el parkinsoniano en quienes esos sistemas están claudicantes en mayor o menor grado. En consecuencia, no se aconseja utilizar antiparkinsonianos anticolinérgicos en personas ancianas o en parkinsonianos con largo tiempo de evolución de la enfermedad.

La terapéutica racional sobre bases fisiopatológicas de la enfermedad de Parkinson está constituida por la levodopa o los agonistas dopaminérgicos (bromocriptina, lisurida, pergolida, cabergolina, etc.), que compensan el déficit dopaminérgico que caracteriza a la afección.

El efecto de los agentes dopaminérgicos es global pues mejora las funciones motoras, pero también puede mejorar otros aspectos como los trastornos neurovegetativos, el déficit sexual, la depresión, etcétera.

Puede considerarse que la demencia parkinsoniana es tratable en el sentido de que algunas funciones cognoscitivas mejoran parcial o transitoriamente.

En nuestra experiencia y en la de otros autores[9,30,31,32,33] la mejoría del psiquismo del paciente en las primeras etapas del tratamiento exitoso con levodopa va más allá de la mejoría indirecta por la desaparición de la depresión y la euforia del paciente. Según Portin y col.[33] la mayoría de las actividades cognitivas mejoran significativamente pero sin alcanzar el nivel normal, situación que se mantiene durante los primeros 2 a 3 años del tratamiento, para luego volver a declinar. En nuestra opinión el deterioro se acentúa progresivamente en parte debido a la dopaterapia crónica, tal como ocurre con el deterioro motor.

Debemos recordar que entre los efectos secundarios inducidos por la dopaterapia se encuentra la excitación psicomotora, la euforia, las reacciones esquizofreniformes, los episodios delirantes y confusionales, y en el largo plazo, una acentuación marcada de la depresión. Esto obliga a reducir la dosis de levodopa e incluso suspenderla en forma transitoria en casos graves. Cuando la demencia parkinsoniana se expresa por cuadros de excitación, alucinaciones, elementos delirantes o confusionales debe medicarse con fármacos levemente parkinsonógenos como la tiaprida o no parkinsonógenos como la tioridazina o la clozapina.

La *corea de Huntington* se expresa básicamente por trastornos del movimiento de tipo coreico y por trastornos del psiquismo entre los que priman el deterioro, la depresión, la impulsividad y la agresividad. El tratamiento de ambos tipos de manifestaciones consiste en la administración de agentes antidopaminérgicos como los neurolépticos.

Preferimos iniciar el tratamiento con tiaprida, que es un derivado de las benzamidas sustituidas, en dosis de hasta 1.200 mg/día, con lo que pueden controlarse los síntomas. En los casos severos se requieren neurolépticos incisivos como haloperidol, pimozida, flufenazina, etc., en las dosis requeridas, e incluso combinaciones de estos fármacos.

La *parálisis supranuclear progresiva* no posee aún un perfil definido en cuanto a las alteraciones de los sistemas de neurotransmisión, pero se destaca el déficit dopaminérgico expresado por el parkinsonismo. Sobre esa base, se administra levodopa, que ha demostrado ejercer en algunos pacientes efecto moderado y transitorio.

Se señalan los efectos psiquiátricos dados por alucinaciones, confusión, etc., inducidos por los dopaminérgicos en estos pacientes con lesiones cerebrales múltiples. Seguramente no se logran mayores beneficios debido a la degeneración de neuronas estriatales, que impide una mayor respuesta. Se han utilizado múltiples fármacos con fracaso terapéutico.

Las *atrofias multisistémicas*, como la degeneración nigroestriatal y el síndrome de Shy-Drager, prácticamente no responden a los múltiples fármacos ensayados.

En la *enfermedad de Wilson*, que obedece a un trastorno en el metabolismo del cobre, la medicación específica (penicilamina), que lo remueve de los tejidos y lo excreta, determina una franca mejoría de las manifestaciones clínicas, tanto mayor cuanto más precoz sea el tratamiento, lo que evita lesiones irreversibles. El déficit intelectual entonces puede prevenirse o revertirse, apreciándose significativa mejoría en la memoria, aspectos cognitivos y resolución de problemas aun cuando no alcanza el grado de mejoría de los trastornos motores.

En cuanto a la terapéutica de los otros aspectos de las demencias –psicológicos, sociales, rehabilitación, fisiátricos, etc.– remitimos al lector al capítulo correspondiente.

## BIBLIOGRAFÍA

1. Naville F. Etudes sur les complications et les séquelles mentales de l'encephalite épidemique, la bradyphrénie. L'encéphale 1922, 17:369-375, 423-436.
2. Stockert von FG. Subcortical dementia. Arch Psychiatry, 1932, 97:77-100.
3. Mc Hugh PR and Folstein MF. Psychiatric syndromes of Huntington's Chorea. A clinical and phenomenologic study. En: Benson DF and Blomer D Eds. Psychiatric aspects of Neurologic Disease. Nueva York Grung and Stratton Inc., 1975, 267-285.
4. Albert M, Feldman R, Willis A. The "Subcortical dementia" of Progressive Supranuclear Palsy. J Neurol Neurosurg Psychiatry, 37:121-130,1974.
5. Albert ML, 1979. Subcortical dementia. En: Alzheimer's Disease: Senile dementia and related disorders. Edited by R Katzman, RD Terry and KL Bick, págs. 173-180, Raven Press, Nueva York.
6. Whitehouse PJ. The concept of subcortical and cortical dementia: another look. Ann Neurol, 1986, 19:1-6.
7. Pillon B, Dubois B, Ploska A, Agid Y. Severity and specificity of cognitive impairment in Alzheimer's, Huntington's and Parkinson's diseases and Progressive Supranuclear Palsy, Neurology, 41(5): 634-643, 1991.
8. Hughes AJ, Ben Shlomo Y, Daniel SE, Lees AV. What features improve the accuracy of clinical diagnosis in Parkinson's Disease. A clinic pathologic study. Neurology, 42:1142-1146, 1992.
9. Cummings J. Treatable Dementias. Advances in Neurology, 38:165-183. En: The Dementias. Ed. R. Mayeux and W. Rosen, Raven Press, Nueva York, 1983.
10. Cummings J. Subcortical dementia. Introduction, 1990: 3-16. Nueva York. Ed. Oxford-University Press.
11. Mortimer JA, Shohan LM, French LR. Epidemiology of dementing illness. En: Mortimer JA, Shohan LM (Ed.) The epidemiology of dementia. Oxford University Press. Nueva York, págs. 3-23.
12. Kohlmeyer K. Morphology of the brain in normal aging and in processes of dementia. Neuropathology and CT findings. En: Mental Health in the elderly. Läfner H, Moschel G, Sartorius N (Ed.). Springer Verlag, págs. 29-34, 1986.
13. Mendilaharsu C, Acevedo de Mendilaharsu S. Constructional apraxia. A clinic-physiopsychological study. Acta Neurol, Latinoamer, 17:172-193, 1971.
14. Romero S, Do Campo O, Alcántara J, Chouza C, Silberberg G, Masseda M, Lazarov G, Delfino I. Neuropsychological and Psychopathological study of Parkinson's Disease. Abstracts of the Congress: Dementia in Parkinson's Disease. Jerusalén, marzo, 20-24, 1994. Monduzzi Ed,, Bolonia, Italia (En prensa).
15. Chouza C, Romero S, Laguardia G, Pon G, Lorenzo J, Flores M, Wozniak A, Feres S, Caamaño JL, Schroeder A. Hemi-parkinsonism: clinical, neuropsychological and tomographical studies. Advances in Neurology, 40:415-416, Ed. R. Hassler, J. F. Christ. Raven Press, Nueva York, 1984.
16. Chouza C, Buzó R, Scaramelli A, Aljanati R, De Medina O, Caamaño JL. Frontal motor signs in Parkinson's Disease. Abstracts of the First International Congress of Movement Disorders. Washington, abril 25-27, 1990.
17. Pillon B, Dubois B. Cognitive and Behavioral Impairments. En: Progressive Supranuclear Palsy, 223-239. Ed. I. Litvan, Agid Y. Oxford University Press, Nueva York, 1992.
18. Dubois B, Pillon B, Lafault F, Agid Y, Lhermitte F. Slowing of cognitive proccesing in Progressive Supranuclear Palsy. A comparison with Parkinson's Disease. Arch Neurol, 45:1194-1199, 1988.
19. Karbe H, Grond M, Huber M, Herholz K, Kessler J, Heiss W. Subcortical damage and cortical dysfunction in progressive supranuclear palsy demonstrated by position emission tomograpy. J Neurol, 239: 98-102, 1992.
20. Starkstein SE. Neuropsychologic and neuro-radiologic correlates in Huntington's Disease. J Neurol Neurosurg Psychiatry, 51:1259-1263, 1988.
21. Neophtides A, Di Chiro G, Barron S, Chase T. Computed Axial tomography in Huntington's disease and persons "at risk" for Huntingtons Disease. En: Chase T, Wexler N, Barbeau A. (Ed.) Advances in Neurology, 23:185-192, 1979. Raven Press, Nueva York.
22. Barr A, Heinze W, Doggen G, Valvasor G, Surgar O. Bicaudate index in computerized tomography of Huntington's Disease and cerebral atrophy. Neurology 28, 1196-1200, 1978.
23. Braffman B, Trojanowski J, Atlas S. The Aging Brain and Neurodegenerative Disorders. Chapter 18:567-624. En: Magnetic Resonance Imaging of the Brain and Spine. Ed. Scott W.A. Raven Press, Nueva York, 1991.
24. Olanow CW. Magnetic Resonance Imaging in Parkinsonism. Neurologic Clinics, 10:405-420, 1992.
25. Huber S, Shuttleworth E, Christy J. Magnetic Resonance imaging in dementia in Parkinson's Disease. J Neurol Neurosurg Psychiatry, 52:1221-1227, 1989.
26. Besson J, Mutch W, Smith F, Corrigan F. The relationship between Parkinson's Disease and Dementia. A study using proton NMR imaging parameters. Br J Psychiatry 147:380-382, 1985.
27. Luquin MR, García de Casasola MC, Domínguez J. Spect cerebral y enfermedades de los ganglios basales. Rev Neurol (Barcelona), 22: (Supl. 1) 57-64, 1994.
28. Lin XT, Song WZ, Liu YC. Clinical applications of perfusion brain imaging. Eur J Nucl Med (Suppl.), 16: 22, 1990.
29. Newman C, Baas H, Hefner R. Spect-Befunde bei hemiparkinson-syndrom with Tc 99m - HMPAO. Nuklearmedizin, 28:92-94, 1989.
30. Broe G and Caird F. Levodopa for parkinsonism in elderly and demented patients. Med J Aust, 1:630-635, 1973.
31. Halgin R, Riklan M, Misiak H. Levodopa, parkinsonism and recent memory. J Nerv Ment Dis, 164:268-272, 1977.
32. Meier MJ, and Martin WE. Intelectual changes associated with levodopa therapy. JAMA, 213:465-466, 1970.
33. Portin R, Raininko R, Rinne UK. Neuropsychological Disturbances and Cerebral Atrophy determined by Computerized Tomography in Parkinsonian Patients with Longterm levodopa treatment. Advances in Neurology, 40:219-227, Ed. R Hassler and JF Christ. Raven Press Nueva York, 1984.

# DEMENCIAS REVERSIBLES

EMILIA MABEL GATTO

El término demencia identifica un síndrome clínico, adquirido, caracterizado por deterioro intelectual persistente, que interfiere con la actividad diaria del individuo.[1]

Si bien la afectación de la memoria, en el corto y largo plazo, constituye el síntoma cardinal de este síndrome, otras esferas intelectuales pueden hallarse comprometidas en grado variable, incluidos el lenguaje, la personalidad, el conocimiento y las funciones visuoespaciales.[2]

La identificación de este síndrome, no implica causa etiológica. La mayoría de ellas obedecen a entidades degenerativas irreversibles; sólo del 10% al 15% de los casos corresponden a demencias reversibles.[3,4] Arnold S. y Kumar A. reconocen 3 subtipos de demencias reversibles: a) secundaria a causa estructural o infecciosa, b) asociada a compromiso del sensorio (tóxicometabólico) y c) seudodemencia (comprende causas psiquiátricas).

Estas demencias clínicamente han sido incluidas en las denominadas subcorticales; sin embargo, esta designación no es absolutamente correcta ya que algunos subtipos poseen compromiso frontal o de las conexiones fronto-subcorticales.[5]

Además del compromiso mnésico, en las demencias subcorticales se reconocen anormalidades de la palabra (hipofonía, disartria, mutismo), del conocimiento, de la afectividad (apatía, depresión) y de la postura, el tono y la marcha.[5]

Existe un alto interés en identificar causas tratables de demencia; lamentablemente, pocos casos son completamente reversibles y en algunas series se estima que sólo el 1% de la población demente posee causas totalmente reversibles.[6] En la serie de Clarfield[7] el mayor porcentaje de reversibilidad se observa en las demencias inducidas por drogas (incluido el alcohol); para este autor la remisión observada de los síntomas inducidos por fármacos es del 28%.

La remisión de síntomas en las seudodemencias (depresión) se aproxima al 26%. Otras causas de demencia reversible en esta misma serie tuvieron un porcentaje de curación o mejoría que oscila entre el 1% y el 11%, lo que señala, por lo tanto, que el término "reversibles" no implica desaparición absoluta de los síntomas.

## DEMENCIAS SECUNDARIAS DE CAUSA ESTRUCTURAL

### Hidrocefalia

La hidrocefalia normotensiva constituye menos del 2% de las causas de demencia.[1] Morgagni fue el primero en mencionar la existencia de dilatación ventricular en el adulto. En 1965 Hakim y Adams[8] demostraron la existencia de hidrocefalia normotensiva y la relacionaron con demencia, identificando a este subgrupo de pacientes como potencialmente tratables mediante el empleo de shunts.

La hidrocefalia normotensiva se presenta como expresión de la alteración del flujo del LCR fuera del sistema ventricular.

Clínicamente se incluyen síntomas motores como espasticidad, ataxia frontal, fallas en el inicio de la marcha ("marcha magnética") y signos extrapiramidales.[5]

Los cambios mentales pueden ser de grado variable y se caracterizan por pérdida de espontaneidad, apatía, desatención, bradipsiquia, desorientación y trastornos mnésicos. Excepcionalmente aparecen alucinaciones. La inconti-

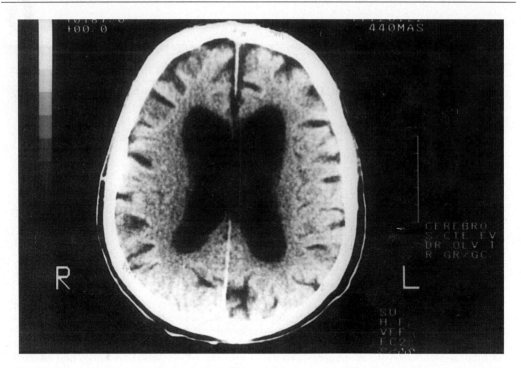

**Fig. 6-1.** Tomografía computarizada cerebral. Hidrocefalia no comunicante, con moderada atrofia cortical.

nencia urinaria en general se considera un síntoma de aparición tardía.[9]

Su diagnóstico en el individuo anciano es a menudo difícil; en presencia de demencia, trastorno de la marcha y dilatación ventricular, puede ser sumamente complejo establecer si la totalidad de síntomas y signos deben ser atribuidos a hidrocefalia o a la coexistencia de otros cuadros degenerativos como la enfermedad de Alzheimer, considerando la alta prevalencia de esta última y el hecho de que en algunos casos presenta alteraciones de la marcha asociadas.[10]

Recientemente se ha señalado que la demostración de marcada atrofia hipocámpica en resonancia magnética podría contribuir al diagnóstico diferencial de demencia de tipo Alzheimer e hidrocefalia normotensiva.[11]

La tomografía computarizada de cerebro y la imagen por resonancia magnética han contribuido al diagnóstico de dilatación ventricular normotensiva en presencia de leve o mínima atrofia (fig. 6-1).

El análisis del LCR, la medición de su presión y eventualmente su monitoreo, contribuyen al diagnóstico. El hallazgo de un elevado porcentaje de ondas beta permite establecer un mejor pronóstico postratamiento.

*Tratamiento.* La derivación de LCR configura el tratamiento de elección; pueden emplearse diversas técnicas: ventrículo-peritoneal, lumbo-peritoneal y ventrículo-atrial.

Sin embargo, las complicaciones no son infrecuentes y producen fallas en mejorar los síntomas; además se asocian con otras complicaciones, por lo que en algunos estudios se sugiere que el seguimiento de tratados y no tratados no arroja diferencias significativas y debe efectuarse una selección cuidadosa de los casos antes de intervenir.[12-13]

Factores que permiten predecir una buena evolución posquirúrgica: 1) anormalidad de la marcha que precede a la demencia, 2) corta duración de los síntomas, 3) demencia leve, 4) escasa atrofia en TC e IRM, 5) presencia de ondas beta en monitoreo de presión.[10]

La mejoría estimada es del 40% al 50%[12] de la totalidad de casos tratados, sin referencia específica al área intelectual. La reversibilidad de las funciones mentales superiores en la hidrocefalia normotensiva ha sido cuestionada; recientemente estudios prederivación y posderivación demuestran mejoría en las esferas de la atención y de la función visuoespacial.

Sin embargo, la desaparición de síntomas, incluidas las funciones mentales superiores, fue observada en sólo el 11% de los casos tratados.

## Hematoma subdural

Los hematomas subdurales producen un síndrome demencial que puede confundirse con demencias degenerativas de tipo Alzheimer o

**Fig. 6-2.** Tomografía computarizada cerebral. Hematoma subdural bilateral frontoparietal.

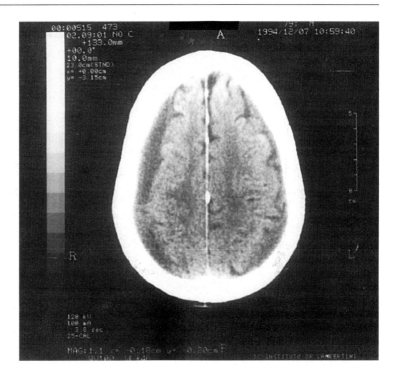

multiinfartos. La colección hemática, de origen venoso principalmente, se presenta asociada a traumatismo, con una latencia de aparición de síntomas de semanas o meses en las formas crónicas; este antecedente en el adulto puede no ser evidente o demostrable. Otras causas menos frecuentes incluyen discrasias sanguíneas y además hay formas espontáneas.

Las alteraciones mentales se caracterizan por fluctuaciones en el despertar, fallas en la atención y defectos mnésicos. Con frecuencia los signos focales permiten sospechar el diagnóstico. De acuerdo con la magnitud del hematoma, habrá signos de hipertensión intracraneana que implican una urgencia terapéutica.

*Diagnóstico.* La TC y la IRM permiten un diagnóstico rápido (fig. 6-2). La existencia de hematomas subdurales bilaterales no es infrecuente.

*Tratamiento.* El drenaje quirúrgico es el tratamiento indicado en la mayoría de los casos; sin embargo, debe evaluarse en función del tamaño del hematoma y en algunos casos aplicar tratamiento médico.

## Neoplasias intracraneanas

La prevalencia de tumores como causa de demencia es del 1% al 4% de la totalidad de casos.[14] Las neoplasias pueden ocasionar demencia por diversos mecanismos: 1) infiltración local, 2) hipertensión intracraneana, 3) hidrocefalia y 4) localización estratégica (fig. 6-3).

Los tumores ubicados en el lóbulo frontal se asocian con cambios de la personalidad en aproximadamente el 90% de los casos; la demencia ocurre en el 70% de ellos.[15]

Los tumores frontales y temporales poseen, en particular, alteraciones intelectuales, con cambios de la personalidad, euforia, apatía, extraversión y deterioro cognitivo. De acuerdo con su localización pueden evidenciarse signos focales y convulsiones. Por su parte, las neoplasias de por sí pueden ocasionar un síndrome de secreción inadecuada capaz de exacerbar los síntomas preexistentes.

Los meningiomas subfrontales, del ala del esfenoides y la gliomatosis cerebrii se asocian selectivamente con demencia.

Las neoplasias talámicas y del caudado principalmente producen estados confusionales, labilidad emocional, depresión, fallas de la concentración, alucinaciones y trastornos de memoria, como parte del síndrome demencial.

*Tratamiento.* La exéresis, en aquellos casos en que es posible, plantea una potencial resolución de los síntomas mentales.

## Demencia inducida por radioterapia

La radioterapia focal o craneana produce cambios estructurales aun en ausencia de tumor. La incidencia de esta complicación en pacientes con tumor cerebral es dudosa. Su efecto

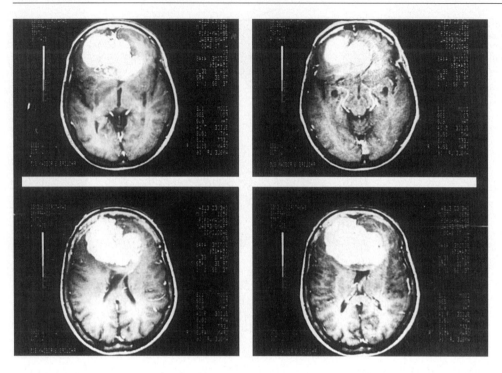

**Fig. 6-3.** Resonancia magnética cerebral. Tiempo $T_1$ con gadolinio. Extenso meningioma frontal medial de la hoz cerebral, altamente vascularizado, con marcado efecto de masa. (Atención Dra. Alejandra Rabadán.)

puede ser subagudo o remoto,[16] con una latencia promedio de 14 meses. Las lesiones se caracterizan por necrosis, leucoencefalopatía difusa, edema e hidrocefalia.[3] Si bien ellas son responsables de cambios irreversibles, se postulan posibles mejorías mediante el empleo de esteroides y derivaciones, en los casos asociados con dilatación ventricular.

Los síntomas pueden remedar recidivas tumorales, en estos casos la TC o la IRM no permiten diferenciar con claridad ambos cuadros; en algunos casos se sugiere la PET.[17,18]

### Encefalitis límbica

Constituye un cuadro paraneoplásico que a menudo se incluye en las clasificaciones de demencias potencialmente reversibles. Es habitual que se presente en forma secundaria a tumores pulmonares de células pequeñas, tumores de ovario, de mama, Hodgkin, mielomas, leucemia aguda, etc.[19] Su presentación es más frecuente entre la 6ª y la 8ª décadas de la vida y afecta preferentemente a hombres.[5] Alteraciones de la afectividad, ansiedad, depresión severa y trastornos mnésicos se asocian con otros signos y síntomas, como alucinaciones y convulsiones. Selectivamente se observan lesiones inflamatorias que comprometen el hipocampo y las áreas temporales mediales.

## DEMENCIAS SECUNDARIAS DE CAUSA INFECCIOSA

En los últimos años el mayor número de casos de demencia infecciosa se vincula con el síndrome de inmunodeficiencia adquirida (SIDA). Se reconocen 3 posibilidades: demencia y SIDA, complejo HIV-demencia y demencia secundaria a enfermedad oportunista.[20,21]

En el grupo etario considerado aquí la incidencia es menor que en la población adulta joven. De igual modo, es importante considerar este diagnóstico ya que pueden ser pacientes receptores de politransfusiones, que constituyen un grupo de riesgo.

### Sífilis

El terciarismo sifilítico posee diversos tipos de síntomas neurológicos. La demencia asociada a sífilis incluye las formas clásicas (demencia paralítica), tipo maníaca, depresiva, paranoide, tabética y los cuadros asociados a meningoencefalitis, goma y arteritis.

El 10% de los pacientes con sífilis primaria o secundaria no tratada pueden desarrollar compromiso del SNC.[22]

Clínicamente los trastornos mnésicos son evidentes en los estadios avanzados, sus síntomas pueden diferenciarse de la demencia de tipo Alzheimer por su aparición temprana y su rápida evolución. El paciente desorientado tiende a confabular y presenta: alucinaciones, irritabilidad, alteraciones del juicio, anomia, apraxia y logoclonías, asociadas con hiperreflexia y espasticidad en las formas paralíticas, con arreflexia en las variantes tabéticas.

El tratamiento con penicilina, en concentraciones treponemicidas, es capaz de detener la progresión de la enfermedad y promover la remisión de algunos síntomas.[3]

## Meningitis crónica

Las meningitis crónicas han retomado relevancia en el contexto del SIDA; no obstante, pueden presentarse en individuos inmunocompetentes. El deterioro cognitivo puede ser el síntoma de inicio en estas infecciones crónicas que comprenden:

- Criptococosis
- Coccidioidomicosis
- Histoplasmosis
- *Candida*
- Aspergilosis
- Paracoccidioidomicosis
- *Actinomyces*
- *Nocardia*
- Cisticercosis
- Toxoplasmosis
- Infecciones bacterianas crónicas
- Tuberculosis
- Enfermedad de Whipple
- Brucelosis
- Sífilis
- Enfermedad de Lyme

La identificación de estos cuadros permite su eventual tratamiento con una posible remisión de los síntomas, principalmente en aquellos casos con menor tiempo de evolución.[1]

## Enfermedad de Whipple

Es una afección multisistémica, clásicamente se presenta con diarrea, síndrome de malabsorción, linfadenopatía, artritis, fiebre y compromiso neurológico. Este último puede reunir diversos signos y síntomas: meningoencefalitis, demencia, parálisis supranuclear, movimientos involuntarios óculo-masticatorios (miorritmias), mioclonos, síntomas hipotalámicos y convulsiones.[23] Existen formas cerebrales puras.

Los exámenes complementarios incluyen examen de LCR (con pleocitosis), la TC cerebral (lesiones focales) contribuye al diagnóstico; sin embargo, la biopsia intestinal permite el diagnóstico definitivo de las formas clásicas.

## DEMENCIAS DE CAUSA NUTRICIONAL

En la edad adulta la demencia de causa nutricional no es infrecuente, si se consideran ciertos hábitos nutricionales atípicos en este grupo etario. Sin embargo, la demencia es una manifestación tardía de estas deficiencias, esto implica que en algunos casos avanzados la reversión sólo se produzca en un bajo porcentaje de los casos.

### Déficit de cianocobalamina (vitamina $B_{12}$)

Las causas más frecuentes de déficit de vitamina $B_{12}$ son: anemia perniciosa, síndromes de malabsorción, diverticulosis yeyunal y trastornos nutricionales.[24]

El estudio de Framinghan señala un déficit real de cianocobalamina en el 2% al 3% de los mayores de 70 años. Hasta el presente, la relación entre este déficit y demencia reversible es controvertido. Se estima que el 15% de los pacientes con esta carencia posee trastornos mentales.

Los síntomas de inicio son: neuropatía periférica y compromiso del cordón posterior asociados con fatiga fácil, anorexia, glositis y anemia. En etapas más tardías se objetivan alteraciones mentales en un tercio de los casos, con alucinaciones, psicosis, confusión, delirio, paranoia y estupor episódico.

La demencia, como se mencionó previamente, aparece en estadios avanzados.

La anemia con macrocitosis, así como los niveles séricos bajos (límite inferior 200 pg/ml) pueden estar ausentes.[24] En esos casos los niveles de ácido metilmalónico y homocisteína elevados sirven como indicadores de enfermedad.

Diversos autores cuestionan la reversibilidad de los síntomas neurológicos, incluida la demencia. Héctor y Burton[25] señalan que el tratamiento suplementario produciría sólo mejoría de algunos síntomas, con escasa respuesta de la demencia.

### Déficit de folatos

Los déficit aislados de ácido fólico como causa de demencia se mencionan excepcionalmente.[26] En general ella ocurre asociada a déficit de vitamina $B_{12}$. Las causas más frecuentes de esta hipovitaminosis son: anomalías nutricionales, alcoholismo, enfermedad psiquiátrica previa y empleo de anticonvulsivantes (fenitoína, primidona).

## Niacina

Como característica se presentan lesiones cutáneas, gástricas y neurológicas. Estas últimas son neuropatía, mielopatía y alteraciones de la conducta. Los cuadros confusionales agudos son más frecuentes que la demencia, y se manifiestan con delirio, agitación y psicosis.[3]

## Tiamina

Su carencia se vincula principalmente con el alcoholismo, pero puede hallarse en otros estados de déficit nutricional severo.[5] Son ampliamente conocidos los síndromes de Wernicke y Korsakoff, que constituyen dos manifestaciones diferentes de un mismo factor etiológico. En general se considera que el delirio y los estados confusionales agudos son reversibles; sin embargo, la existencia de un Síndrome de Korsakoff constituido (amnesia, alteraciones del insight y pérdida de espontaneidad) es irreversible, así como fatal el retraso en el tratamiento del Síndrome de Wernicke.

Los análisis de laboratorio permiten evidenciar un descenso de transcetolasa, enzima que requiere tiamina como cofactor.

## DEMENCIAS DE CAUSA METABÓLICA

### Disendocrinias

#### Hipertiroidismo

Potencialmente la hiperfunción tiroidea produce trastornos mentales, caracterizados por hipomanía, psicosis, obnubilación y, con menor frecuencia, demencia. Severos síntomas psiquiátricos pueden ocurrir en ausencia de tirotoxicosis.[1] Sin embargo, en general la presencia de otros signos clínicos, como movimientos anormales, miopatía, oftalmoplejía, pérdida de peso, taquiarritmias, entre otros, sugieren el diagnóstico.

Los betabloqueantes y las fenotiazinas configuran el tratamiento de elección en este tipo de alteraciones mentales.

#### Hipotiroidismo

Del 5% al 15% de los hipotiroideos presentan psicosis.[27,28] En ocasiones los trastornos cognitivos preceden en años a los síntomas deficitarios clásicos. Su identificación puede ser difícil, ya que el hipotiroidismo subclínico puede observarse en el 3% al 7% de los mayores de 70 años.[28] Por su parte, pueden ocurrir encefalopatías asociadas, entre ellas hiponatremia, acidosis e hipercapnia.

Los exámenes complementarios deben incluir determinaciones de $T_3$, $T_4$ y TSH; en algunos casos los niveles de $T_4$ y $T_3$ pueden ser normales, por ello se recomienda incluir TSH. El tratamiento de las formas clínicamente menos severas comprende $T_4$ en administración oral. El mixedema y las formas de presentación comatosas requieren de la administración de $T_3$ intravenosa, esta última variante clínica se asocia con un elevado índice de mortalidad. Cuando se sospecha panhipopituitarismo o insuficiencia adrenal asociada, se halla indicada la administración de corticoides; así como la administración de vitamina $B_{12}$ en los casos de anemia megaloblástica.[29]

#### Insuficiencia suprarrenal

En la enfermedad de Addison se mencionan apatía, letargia, depresión, fatiga y alteraciones cognitivas. Durante las crisis addisonianas pueden ocurrir hiponatremias severas, hipoglucemias, fallas cardíacas e hipertermia.[30] En estos casos se señala la posible reversión de los síntomas como resultado del tratamiento.

#### Síndrome de Cushing

El hipercorticismo se asocia con cambios mentales como depresión, manía, psicosis e intentos de suicidio, y alteraciones cognitivas.

Los tratamientos con esteroides producen cambios mentales en aproximadamente el 1% de los casos tratados con 40 mg de prednisona; esa frecuencia se lleva al 20% cuando la dosis es de 80 mg, lo que expresa una correlación dependiente de la dosis.[30]

#### Hiperparatiroidismo

La presencia de psicosis, alteraciones de la personalidad, delirio, paranoia y alucinaciones son los síntomas predominantes sobre la demencia en los pacientes con esta anomalía. Los síntomas mentales se correlacionan con la hipercalcemia. Valores de calcemia superiores a 19 mg/dl pueden ocasionar coma.[31]

#### Otras endocrinopatías asociadas a demencia

La diabetes descompensada, hiperglucemias, hipoglucemias reiteradas y el panhipopituitarismo configuran algunas de las endocrinopatías capaces de producir demencias potencialmente reversibles[32] o exacerbar las irreversibles.

## Demencias metabólicas

Ellas incluyen un amplio espectro de entidades: demencia dialítica, urémica, hepática, pancreática, hiponatremia e hipernatremia, hiperlipidemias, porfiria e insuficiencia pulmonar.[5]

### Encefalopatía de causa renal

La fatiga, la irritabilidad, la pobre concentración, las alucinosis, la paranoia y las alteraciones mnésicas constituyen algunos de los síntomas vinculados con esta encefalopatía. La encefalopatía urémica debe diferenciarse de la dialítica y de otro cuadro menos frecuente y transitorio denominado "encefalopatía asociada a diálisis".[5]

| *Encefalopatía:* | *Urémica* | *Dialítica* |
|---|---|---|
| Causa: | falla renal | diálisis |
| Afasia: | raro | común |
| EEG: | ondas lentas | ondas lentas, espigas |
| Diálisis: | mejora | empeora |

### Hiponatremia

Las causas de hiponatremia son múltiples: síndromes de secreción inadecuada, Addison, falla renal, insuficiencia cardíaca, falla hepática, intoxicación acuosa, etcétera.[33]

Los descensos bruscos producen un mayor deterioro. Clínicamente las alteraciones mentales se asocian con fatiga, letargo, estupor y coma. Las correcciones rápidas producen agravamientos vinculados con mielinólisis, por lo tanto se sugieren las correcciones graduales que no superan los 15mEq/L/día o menores de 20mEq/L/48 horas.[34]

### Hipernatremias

Las causas potenciales de hipernatremia incluyen diabetes insípida y menor ingestión de líquidos. Cuando los valores plasmáticos se elevan por encima de los 150 mEq/L pueden presentarse convulsiones, estupor, coma, hemorragias subdurales y petequiado hemorrágico del parénquima cerebral.

Por su parte la hipernatremia puede producir lesiones mielinolíticas, por lo que se aconsejan correcciones inferiores a 0,5 mEq/L/hora.[35]

## DEMENCIAS DE CAUSA TÓXICA

En la actualidad la causa más frecuente de demencia reversible la constituye el empleo de fármacos. Aproximadamente el 5% al 10% de los pacientes internados en clínicas psiquiátricas poseen una forma potencial de demencia reversible vinculada con fármacos.[36]

Se estima que el 25% al 30% de las prescripciones médicas está destinado a los pacientes mayores de 65 años.[1]

La mayor ingestión de fármacos, la pérdida de masa muscular, el descenso de la actividad detoxificante hepática y el descenso de la unión a proteínas hace a este grupo etario especialmente susceptible.

Las benzodiazepinas, empleadas con frecuencia en esta población, son capaces de inducir alteraciones en la función cognitiva de individuos adultos normales, por lo tanto no es extraño el posible efecto deletéreo que pueden ocasionar en los ancianos.[37,38] El empleo crónico de benzodiazepinas favorece la desinhibición conductal, las alteraciones en la coordinación visuoespacial, depresión del sistema nervioso, amnesia, confusión mental y demencia.

Los antidepresivos y otras drogas psicoactivas, con actividad anticolinérgica, deben emplearse con cautela. Sin embargo los efectos cognitivos nocivos no se limitan a este grupo de drogas, ya que deben incluirse fármacos antihipertensivos como el propranolol, la metildopa, la hidroclorotiazida y otros como la metoclopramida, la cimetidina, la digoxina y los medicamentos antiparkinsonianos.[1]

Los diuréticos a su vez pueden inducir alteraciones mentales a través de cambios metabólicos (hiponatremia).

Otras drogas capaces de inducir alteraciones cognitivas son: litio, hipoglucemiantes, anticolinérgicos, anticonvulsivantes, corticoides, antineoplásicos, antihistamínicos, etcétera.

Los elementos que contribuyen al diagnóstico de demencia reversible inducida por fármacos son: 1) corta duración de los síntomas, 2) antecedente de ingestión del fármaco, 3) menor severidad de la demencia, 4) tratamiento simultáneo de otras afecciones, 5) respuesta a la supresión del fármaco.[1]

## SEUDODEMENCIAS

Las seudodemencias se definen como "un defecto intelectual en pacientes con un trastorno psiquiátrico, en el que los signos de anormalidad semejan, al menos en parte, los déficit cognitivos de las demencias degenerativas".[2]

Ellas comprenden, entre otras, depresión mayor, estados de ansiedad, psicosis atípicas y síndrome de Ganser (seudodemencia histérica).

Se estima que la prevalencia de distimia y depresión mayor en la población adulta es del 3%.[1] El diagnóstico diferencial con las demencias es en ocasiones sumamente difícil, ya que ambas entidades poseen signos comunes.[39]

El DSM III establece los siguientes criterios diagnósticos para depresión mayor: humor depresivo y marcada pérdida de interés en las actividades durante varios días, por lo menos durante las 2 últimas semanas, y por lo menos 3 de los siguientes síntomas durante las últimas 2 semanas: pérdida de peso, alteraciones del sueño, alteraciones psicomotoras, o retraso, fatiga o pérdida de energía, sentimientos de minusvalía, desprecio, indecisión o falta de concentración, pensamiento de suicidio o muerte y sentimientos de tristeza.

Las distimias incluyen humor depresivo crónico durante los 2 últimos años y al menos 2 síntomas depresivos adicionales.[40]

Las alteraciones mentales que se presentan en los pacientes depresivos severos son: fallas en la concentración, memoria, aprendizaje, atención, alteraciones visuoespaciales, y en la elaboración de situaciones o pensamientos abstractos,[5] que pueden identificarse mediante evaluaciones neuropsicológicas.

En ocasiones las demencias severas pueden desarrollar alucinaciones e ideación paranoica, que dificultan aun más el diagnóstico.[41]

Con frecuencia el síndrome depresivo se asocia con ansiedad y los pacientes exhiben síntomas de tensión motora, hiperactividad autonómica y anormalidades de la atención.

*Manía.* Es una causa no habitual de demencia. Tres estadios se reconocen en esta entidad: 1) etapa de euforia e irritabilidad, 2) aumento de la actividad psicomotora y del lenguaje, 3) incremento de las conductas grotescas con aparición de alucinaciones y disforia.[2]

*Síndrome de Ganser.* Es una variante de las demencias histéricas, con empleo incorrecto de las respuestas, cambios en la conducta motora y sensitiva. Hay finalización abrupta de los cuadros y amnesia posterior de lo sucedido, semejante a los cuadros conversivos.

## CONCLUSIONES

La variedad de cuadros demenciales potencialmente reversibles obliga a profundizar el estudio en este grupo de pacientes.

El National Institute of Health[42] propone los siguientes exámenes para el diagnóstico diferencial de los síndromes demenciales: 1) hemograma; 2) laboratorio, incluido ionograma y gasometría; 3) $T_3$, $T_4$, TSH; 4) vitamina $B_{12}$, ácido fólico; 5) VDRL, FTA-abs.; 6) HIV; 7) análisis de orina; 8) radiografía de tórax; 9) electrocardiograma, y 10) tomografía computarizada cerebral. Otros exámenes adicionales complementarios pueden ser resonancia magnética, SPEC, PET, análisis de LCR y biopsia.

## BIBLIOGRAFÍA

1. Arnold SE, Kumar A. Reversible dementias. *En:* Medicals Clinics of North America. Contemporary Clinical Neurology, 77:215-230, 1993.
2. American Psychiatric Association. Diagnostic and Statistical Manual of Mental Disorders III-R. Washington, DC, American Psychiatric Association, 1987.
3. Marsden CD, Harrison MJG. Outcome of investigation of patients with presenile dementia. Br Med J, 2:249-252, 1972.
4. Amaducci L, Lippi A. The dementias. Medicine Firenze, 10:213-227, 1990.
5. Cummings JL. Treatable dementias. *En:* Mayeux R, Rosen WG (ed.): The dementias. Raven Press, Nueva York, 165-183, 1983.
6. Larson EB, Reifler BV, Sumi SM et al. Diagnostic evaluation of 200 elderly outpatients with suspected dementia. J Gerontol, 40:536-543, 1985.
7. Clarfield AM. The Reversible dementias: Do they reverse? Ann Intern Med, 109:476-486, 1988.
8. Adams RA, Fisher CM, Hakim S et al. Symptomatic occult hydrocephalus with "normal" cerebrospinal fluid pressure. N Engl J Med, 117-126, 1965.
9. Mulrow CD, Feussner JR, Williams B et al. The value of clinical findings in the detection of normal pressure hydrocephalus. J Gerontology, 42:277, 1987.
10. Graff-Radford NR, Godersky JC, Jones MP. Variables predicting surgical outcome in symptomatic hydrocephalus in the elderly. Neurology, 39:1601-1604, 1989.
11. Golomb J, de Leon MJ, George AE et al. Hippocampal atrophy correlates with severe cognitive impairment in elderly patients with suspected normal pressure hydrocephalus. J Neurol Neurosurgery Psychiatry, 57:590-593, 1994.
12. Master JC, O'Grady M. Normal pressure hydrocephalus. A potentially reversible form of dementia. J Psychosoc-Nurs-Ment-Healt-Serv, 30:25-28, 1992.
13. Friedland RP. Normal-pressure hydrocephalus and the saga of treatable dementias. JAMA, 262:2577-2581, 1989.
14. Cunha VGV. An investigation of dementia among the elderly outpatients. Acta psychiatr Scandinava, 82:261-263, 1990.
15. Brisman MH, Fetell MR, Post KD. Reversible dementia due to macro prolactinoma. Case report. J Neurosurg, 79:135-137, 1993.
16. De Angelis LM, Delattre JV, Posner JB. Radiation induced dementia in patients cured of brain metastases. Neurology, 39:789-796, 1989.
17. Glass JP, Hwang FL, Leavens ME et al. Cerebral radiation necrosis following treatment of extracranial malignancies. Cancer, 54:1966-1972, 1984.
18. Patronas NJ, Dichiro G, Brooks RA et al. Work in progress '18 F fluorodeoxyglucosa and positron emission tomography in the evaluation of radiation necrosis of the brain. Radiology, 144:885-889, 1982.
19. Peterson K, Posner JB. Paraneoplastic syndromes. *En:* Neurologic complications of systemic cancer. Patchell RA (Ed.) Neurologic Clinics. WB Saunders Company, Filadelfia, 919-936, 1991.

20. Herzlich BC, Schiano TD. Reversal of apparent AIDS dementia complex following treatment with vitamin $B_{12}$. J Intern Med, 233:495-497, 1993.
21. Mc Arthur JC. Neurologic manifestations of AIDS. Medicine (Baltimore), 66:407-437, 1987.
22. Gjestland A. Neurosyphilis. Acta Derm Venereol, 35 (Suppl 34): 1-368, 1980.
23. Adams M, Rhyme PA, Day J et al. Whipple's disease confined to the central nervous system. Ann Neurol, 21:104-108, 1987.
24. Lindenbaum J, Healton EB, Savage DG et al. Neuropsychiatric disorders caused by cobalamin deficiency in the absence of anemia or macrocytosis. N Engl J Med, 318:1720-1728, 1988.
25. Hector M, Burton JR. What are the psychiatric manifestations of vitamin $B_{12}$ deficiency? Am Geriatric Soc, 36:1105-1112, 1988.
26. Shaw DM, Tidmarsh SF, Thomas DE et al. Senil dementia and nutrition. Br Med J, 288:792-793, 1984.
27. Osterweil D, Syndulkok, Cohen SN et al. Cognitive function in non demented older adults with hypothyroidism. J Am Geriatr Soc, 40:325, 1992.
28. Atkinson AL, Williams WT, Fisher DA, et al. Occult thyroid disease in an elderly hospitalized population J Gerontol, 33:372, 1978.
29. Bloomer HA, Kyle LH. Myxedema. Arch Intern Med, 104:234-241, 1959.
30. Ling MHM, Perry PJ, Tsuang MT. Side effects of corticosteroid therapy. Arch Gen Psychiatry, 38:471, 1981.
31. Cogan MG, Covey CM, Arieff AI, et al. Central nervous system manifestations of hyperparathyroidism. Am J Med, 65:963-970, 1978.
32. Leigh H, Kramer SI. The psychiatric manifestations of endocrine disease. Adv Intern Med, 29:413-445, 1989.
33. Flear CTG, Gill GV. Hyponatremia: Mechanism and management. Lancet, 26-31, 1981.
34. Laureano R. Central pontine myelinolysis following rapid correction of hyponatremia. Ann of Neurol, 13:232-242, 1983.
35. Young RSK, Truax BT. Hypernatremic hemorragic encephalopathy. Ann of Neurol 1979; 56:588-591.
36. Morris JC. Differential diagnosis of Alzheimer's disease. En Firedland RP. editor. Clinics in Geriatric Medicine. Saunders Company, 10:257-276, 1986.
37. Shader RI, Dreyfuss D, Gerrin JR, et al. Sedative effects and impaired learning and recall after single oral doses of lorazepam. Clin Pharmacol Ther, 39:526-529, 1986.
38. Schweizer E, Case WG, Rickels R. Benzodiazepine dependence and withdrawal in the elderly patients. Am J Psychiatry, 146:529-531, 1989.
39. Raskind MA. Depression in the elderly. Can J Psychiatry, 37:4-6, 1992.
40. Burke Wj, Rubin EH, MOrris JC, et al. Symptoms of depression in dementia of the Alzheimer type. Alzheimer Dis Assoc Disord, 2:356-362, 1988.
41. Kramer SI, Burton VR. Depression, dementia and reversible dementia. *En:* Alexopoulos GS MD editor in Clinics in Geriatric Medicine. Psychiatric Disorders in Late Life. W Saunders Company, 1992; 8:289-297.
42. Larson EB, Reifler BV, Sumi SM, et al. Diagnostic test in the evaluation of dementia. A prospective study of 200 elderly outpatients. Arch Intern Med, 146:1917-1922, 1986.

Julián Bernardo Forero S.

# Delirium (Síndrome confusional agudo)

O. Fustinoni

## INTRODUCCIÓN

El delirium o síndrome confusional agudo (SCA) es un compromiso brusco y simultáneo de varias funciones cerebrales superiores o cognitivas (compromiso cognitivo multimodal), de tal modo que el paciente, típicamente, presenta desorientación temporoespacial, lenguaje incoherente y trastorno del reconocimiento visual, que se instalan, en la mayoría de los casos, en minutos u horas, y, más raramente, en días. En el delirium predominan los trastornos de la atención sensorial, que está muy dispersa, de la atención motora, con exacerbación o inhibición de la psicomotricidad, y de la percepción (alucinaciones). Es típica la fluctuación de los síntomas a lo largo del día y su agravamiento nocturno, vinculados con trastornos del ciclo sueño-vigilia; también puede haber depresión de la conciencia. El cuadro es reversible.[1-6]

## DIAGNÓSTICO

Se han establecido criterios internacionales para el diagnóstico del delirium, contenidos en el Manual Diagnóstico y Estadístico de Trastornos Mentales III, edición revisada (DSM III-R), de la Asociación Psiquiátrica Americana,[2] y en la Clasificación Internacional de Enfermedades 10, de la Organización Mundial de la Salud.[3]

Estos criterios se han obtenido por consenso y no están expresamente basados en estudios prospectivos amplios. No es por lo tanto seguro que sean precisos, y pueden resultar más o menos restrictivos según cuáles se utilicen.[7]

Últimamente han surgido algunos estudios prospectivos que permitieron determinar que las características más salientes del síndrome son el comienzo brusco y el curso fluctuante, la dispersión de la atención, la incoherencia cognitiva y el trastorno del nivel de conciencia.[8] Estos signos son los que se han tenido en cuenta como propuesta de nuevos criterios diagnósticos para el DSM-IV[9] y resultan más simples y operativos.

Si se conoce el síndrome, el diagnóstico clínico es relativamente sencillo.[10] La atención del paciente cambia de objeto constantemente, lo que provoca una impresión de aceleración en quien lo explora. Las preguntas se contestan en forma parcial, las frases quedan incompletas y la fluidez verbal fragmentada. Múltiples ideas irrumpen en la cognición del paciente; las ilusiones y alucinaciones son visuales, de personas u objetos, y a veces asustan al enfermo, quien adopta una actitud temerosa o defensiva. La inquietud motora hace que el sujeto dé vueltas en su cama, desordene sus sábanas, se levante y se acueste, manipule su ropa y objetos personales sin fin evidente. La desorientación temporoespacial está siempre presente, así como la fluctuación de los síntomas, por lo general brusca, de modo que el paciente pasa con rapidez de lapsos de cognición cercana a lo normal a otros de gran incoherencia mental. El cuadro se agrava de noche.

Se describen dos subtipos clínicos del síndrome:[4] el hiperactivo, en el que predominan la inquietud motora y las alucinaciones, y el hipoactivo, con apatía y depresión de la vigilia. Por sus características, la exploración cognitiva formal o protocolizada del síndrome es sumamente difícil. Además, la gran fluctuación clínica impide la interpretación de los resultados, ya que con poca diferencia de tiempo pueden obtenerse puntajes cognitivos muy distintos. Por ello han debido diseñarse instrumentos especialmente dirigidos a este síndrome para su evaluación formal;[8,11] pero hasta ahora, ninguno ha sido validado lo suficiente o reconocido en el nivel internacional. Mientras no se disponga de un instrumento normatizado, la exploración del delirium deberá ser cualitativa, rápida y dirigida en especial a las funciones que estén más alteradas en relación con la sospecha diagnóstica.

La exploración de la atención puede efectuarse mediante pruebas de enumeración de dígitos o palabras.[12] Por ejemplo, pidiéndole al paciente que cuente de 20 a 1 o nombre los meses del año; si hay un trastorno atencional, se agotará su rendimiento antes de completar la prueba.

La memoria se evalúa mediante el recuerdo de una historia.[13] En este caso puede solicitarse al sujeto un relato sobre las circunstancias de su afección u hospitalización. Por lo general este relato es defectuoso, erróneo o insuficiente.

La orientación se explorará preguntando fecha, día, hora, lugar en que se encuentra y dirección personal. Si todas estas respuestas son correctas, es muy difícil que se trate de un delirium. Se deberá interrogar a los acompañantes sobre ilusiones o alucinaciones que a menudo los pacientes no relatan en forma espontánea.

Un adecuado examen físico establecerá la presencia posible de signos tales como disartria, lenguaje incoherente, temblor, inquietud motora y signos focales. Estos últimos son un fuerte indicio de causa estructural intracraneana, ya que no suelen verse en los delirium de causa metabólica. Su hallazgo obliga a efectuar estudios con neuroimágenes cerebrales, para descartar en especial la presencia de patología cerebrovascular aguda, la causa más frecuente de delirium de origen estructural.[14]

Se ha descrito mayor frecuencia de lesiones de ganglios basales y de sustancia blanca, observables en resonancia magnética cerebral, en algunos delirium de causa específica.[15,16]

El EEG, si bien no es indispensable, puede contribuir al diagnóstico del delirium ya que suele encontrarse claramente desorganizado, con aumento de actividad theta y delta. Si bien estos hallazgos son inespecíficos, diferencian el delirium del síndrome demencial.[17] Además, el grado de los cambios en el EEG se correlaciona con la severidad del cuadro y por lo tanto sirve para monitorear su evolución y tratamiento.[18]

Las alteraciones del laboratorio que pueden hallarse en el delirium son las propias de las enfermedades de base que lo causan: deshidratación, acidosis diabética, insuficiencia renal, respiratoria, hepática, etc. Sin embargo, recientemente han comenzado a detectarse cambios que sugieren la presencia de marcadores propios, como descenso del triptófano plasmático en el delirium posoperatorio[19] y disminución de la inmunorreactividad betaendorfinosímil[20] y somatostatinosímil[21] en el LCR. El delirium no tiene rasgos anatomopatológicos específicos. Es esencialmente un trastorno agudo del metabolismo cerebral; sin embargo, pueden observarse en la patología los cambios de las enfermedades cerebrales de base propios de cada paciente.

En resumen, su diagnóstico es esencialmente clínico, apoyado con neuroimágenes si se sospecha patología focal.

## ETIOPATOGENIA

En la mayoría de los casos el delirium es secundario a causas extracerebrales, en especial a intoxicación con drogas, infecciones, trastornos metabólicos o hidroelectrolíticos, e insuficiencia de otros órganos de la economía (respiratoria, renal, hepática, cardíaca).[1,4] Es menos frecuente un origen en trastornos cerebrales primarios pero, cuando es así, las causas más frecuentes son las lesiones cerebrovasculares agudas (fig. 7-1) y los traumatismos de cráneo.[1,4,14] Algunas causas son especialmente prevalentes en el paciente joven, como el SIDA, la epilepsia, las drogadicciones, la porfiria intermitente aguda y los trastornos psiquiátricos. En el cuadro 7-1 se enumeran las causas más comunes.

Es más frecuente en el paciente de edad avanzada. La incidencia en este grupo etario varía ampliamente (15%-50%), aunque estas cifras provienen de estudios institucionales, efectuados en servicios de medicina interna, geriátricos o psiquiátricos.[22,23] Estudios recientes en la población general ubican su prevalencia en un 0,4% a 1,1% en personas mayores de 55 años.[24]

Los factores que pueden facilitar o retroalimentar el delirium son la inmovilización, las privaciones sensoriales, como hipoacusia o trastorno visual, y la fragmentación o privación del sueño.[1,4] Estos últimos adquieren especial importancia porque son precisamente los que entran en juego en caso de internación o intervención quirúrgica y a los que no se presta atención cuando la preocupación es el medio interno, la hemodinámica o la evolución de un drenaje abdominal. Los pacientes de edad suelen tener compromisos sensoriales, son internados con motivo de una cirugía de urgencia (fractura de cadera) o de un cuadro clínico agudo (deshidratación) que causa además delirium;

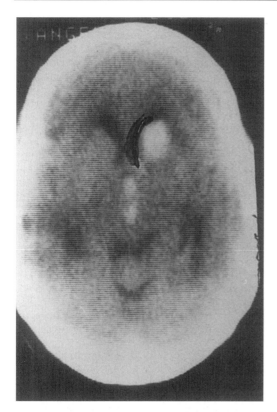

**Fig. 7-1.** Paciente de 72 años, hipertenso que en forma brusca desarrolla confusión y leve hemiparesia izquierda. La tomografía computada muestra hemorragia en núcleo caudado derecho.

trales adrenérgico y colinérgico, que comprometen los sistemas activador reticular ascendente (SARA) y proyecciones talámicas mediales. El primero ejerce una función inhibitoria cortical que provoca actividad lenta en el EEG, mientras que las segundas tienen un efecto cortical facilitador que resulta en ondas EEG rápidas. El SARA predominaría funcionalmente en el delirium hipoactivo y las proyecciones talámicas en el hiperactivo.[27,28]

La hipoxia que compromete la función cognitiva altera el metabolismo de la acetilcolina inhibiendo su síntesis.[29]

También se ha postulado la hipótesis del delirium como trastorno del ciclo sueño-vigilia. La vigilia normal depende de la retroalimentación positiva entre el SARA y la corteza cerebral, en especial la frontal. El SARA tiene varios componentes: adrenérgico, dopaminérgico serotoninérgico y colinérgico. El ciclo sueño-vigilia es resultado de una interacción recíproca entre estos sistemas: ellos también determinan la alternancia normal entre las fases del sueño: la de movimientos oculares rápidos (REM), que se produce durante los ensueños, y la de movimientos oculares lentos (no REM). El compromiso de esta interacción puede causar trastornos diversos en ese ciclo y el delirium es uno de ellos. Se ha descrito una acentuación del sueño REM durante el delirium, posiblemente causada por inhibición colinérgica central, con cambios en el EEG muy parecidos a los que se observan durante este tipo de

por ello se los inmoviliza. Además, muchas veces van a terapia intensiva, donde se fragmenta y reduce su sueño. Aunque se trate la enfermedad de base, si esos factores no son considerados y persisten, el cuadro se prolongará. Por último, es importante señalar algunas situaciones que pueden desencadenar confusión en una persona de edad y no en un individuo joven: mudanzas (cambio de reparos espaciales), falta de iluminación adecuada o cortes de luz (privación sensorial), exceso de calor o de frío (desregulación térmica, deshidratación, aumento de consumo de oxígeno), y son factores asociados con delirium en este grupo etario.

Sobre el mecanismo íntimo cerebral que lo causa las hipótesis son muchas y las evidencias relativamente escasas. Robinson sugirió el papel de un trastorno del metabolismo oxidativo cerebral.[25] Engel y Romano vincularon este trastorno con la lentificación en el EEG que ellos hallaron, a la que a su vez relacionaron con los cambios cognitivos.[26] Como es causado con frecuencia por anticolinérgicos, en diversos trabajos experimentales se alentó la hipótesis de un desequilibrio entre los sistemas cen-

**Cuadro 7-1.** *Causas de delirium*

I. Trastornos sistémicos
    Toxicofarmacológicos: anticolinérgicos, antidepresivos, neurolépticos, hipnóticos, anticonvulsivantes, antiparkinsonianos, digoxina, cimetidina, corticoides y otros.
    Alcohol, drogadicciones.
    Tóxicos externos: monóxido de carbono
    Infecciones: urinaria, pulmonar, cutánea, sepsis, HIV.
    Metabólicos: hidroelectrolíticos, hipoglucemia/hiperglucemia, uremia, insuficiencia hepática, hipoxia.
    Traumáticos: fractura de fémur y pelvis.
    Posquirúrgicos: cardiovascular, toracoabdominal.
    Cardiovasculares: falla de bomba, arritmias, infarto.
    Respiratorios: enfermedad pulmonar obstructiva crónica, tromboembolismo pulmonar
    Endocrinos: tiroideos, paratiroideos, enfermedad de Addison.
    Autoinmunes: lupus eritematoso sistémico.
    Infrecuentes: porfiria, avitaminosis, metales pesados, hipotermia, síndrome paraneoplásico.

II. Trastornos cerebrales primarios
    Accidente cerebrovascular (stroke), hematoma subdural
    Traumatismo craneoencefálico
    Meningoencefalitis
    Epilepsia
    Hipertensión endocraneana, hidrocefalia
    Psiquiátricos

sueño.[4,27] Se acentúa en especial la etapa 1 del REM, que se acompaña con actividad tónica en el EMG, inquietud motora e incluso actuación del ensueño.[30] La profusión de la actividad REM explicaría las alucinaciones visuales que caracterizan al síndrome. Por último, algunas estructuras han sido señaladas como sustrato neuroanatómico de la atención visual, en particular del hemisferio cerebral derecho. El lóbulo frontal interviene en la distribución de movimientos de exploración y orientación. El lóbulo parietal posterior provee una representación sensorial del espacio extrapersonal. La circunvolución singular interviene en la valoración de las coordenadas espaciales y el pulvinar del tálamo actúa como área de asociación funcional entre esas estructuras.[31,32] La desorganización de estos circuitos por lesiones focales eventualmente puede causar síntomas clínicos de delirium. Hasta la fecha no se han efectuado estudios metabólicos con emisión de positrones (PET) en pacientes con delirium.

## Diagnóstico diferencial

Este debe hacerse sobre todo con el síndrome demencial, del cual el delirium es en general claramente distinguible. La demencia cortical es de comienzo insidioso y evolución lenta, no se acompaña con dispersión atencional, y la inquietud motora y las alucinaciones sólo aparecen en etapas avanzadas de la enfermedad. No existen las fluctuaciones propias del delirium.[33]

Las demencias subcorticales tienen, naturalmente, los trastornos de movimiento propios de las enfermedades extrapiramidales que las causan, que son las más frecuentes. Pero, aquí también, el comienzo brusco, la dispersión atencional y la gran fluctuación deberían diferenciar con facilidad el delirium de este tipo de demencia.[33]

Un problema particular se plantea en caso de que el delirium se desarrolle en un paciente que tiene una demencia de base, es decir un deterioro cerebral previo. Como se ha visto, este deterioro es un factor de riesgo de delirium y suele suceder que los pacientes que lo sufren estén medicados con neurolépticos, tranquilizantes y otras drogas que aumentan aun más este riesgo. También puede suceder que el delirium constituya la primera manifestación de alteración cognitiva en un paciente portador de demencia incipiente cuyos síntomas no habían sido notados. En este caso diferenciar un síndrome de otro puede ser difícil, ya que las características del delirium, en estos casos, no difieren de las que se observan en pacientes sin demencia. Pero la reversión de la confusión será relativa, ya que el paciente, una vez tratado, es posible que vuelva a su estado cognitivo anormal de base. En general, si desaparecen la dispersión atencional, la inquietud psicomotora, las alucinaciones y la fluctuación, pero persiste algún grado de desorientación que no puede mejorarse luego de cierto tiempo, es probable que el paciente tenga cierto grado de deterioro cerebral de base no detectado antes.[1,4]

El lenguaje incoherente y las alucinaciones son observables en la esquizofrenia, y ésta puede presentarse bruscamente; pero tales síntomas no son tan fragmentados y fluctuantes como en el delirium. Además en la esquizofrenia las alucinaciones son típicamente auditivas, no visuales como en el delirium, y forman parte de ideas más estables, estructuradas y diferenciadas de la realidad. Además la atención, la conciencia y la memoria no se alteran en la esquizofrenia, que es una enfermedad de personas jóvenes, mientras que el delirium es más común en pacientes de edad en quienes puede detectarse un factor desencadenante orgánico. Este último es, en cambio, emotivo o psicosocial en la esquizofrenia, y el EEG es normal o no varía.[1,4,5]

Un episodio agudo de manía puede causar importante exacerbación psicomotora, trastorno cognitivo (confusión) y alucinaciones visuales.[33,34] Nuevamente, el paciente suele ser más joven y tener una historia psiquiátrica conocida y, si hay factor causal, éste es psicosocial y no orgánico.

En el delirium hay una primera etapa diagnóstica, que es su correcto reconocimiento, y una segunda que consiste en la identificación de la causa. Una adecuada historia clínica, obtenida del paciente y sus allegados, junto a una cuidadosa observación de los signos clínicos y el uso oportuno de exámenes complementarios, deberán facilitar el diagnóstico.

## TRATAMIENTO

El tratamiento del delirium consiste fundamentalmente en la corrección de sus factores causales que, como se mencionó, son de orden clínico y por lo general extraneurológico. Cada una de estas causas tiene un tratamiento específico: hidratación, antibióticos, suspensión de fármacos tóxicos, cirugía, diálisis, oxígeno, etcétera.

Es importante subrayar que debe considerarse no sólo la suspensión de fármacos que tienen actividad anticolinérgica obvia, como el trihexifenidilo, el biperideno o los antidepresivos tricíclicos, sino también la de otros en los cuales ha sido detectado tal efecto pero cuya acción farmacológica principal es otra. Ejemplos de estas drogas, algunas con efecto anticolinérgico importante, son la cimetidina y en menor grado la ranitidina, la furosemida, la digoxina, la teofilina, el dipiridamol, la nifedipina, la prednisolona, la warfarina, el isosorbide y la codeína.[36] Otras drogas ya mencionadas de efecto distinto o no anticolinérgico, pero con repercusión sobre el sistema nervioso central también deben ser suspendidas en lo posible.

El manejo de los síntomas propios del delirium debe hacerse corrigiendo aquellos factores que pueden prolongarlo o agravarlo, evitando en principio recurrir a medicación.[1,4,5] Es fundamental que el paciente recupere el sueño nocturno; para ello debe tratarse de restablecer el ritmo circadiano, muy frecuentemente alterado o perdido en pacientes internados. Se ha subrayado la utilidad de la luminoterapia para este fin.[4] La habitación debe estar suficientemente iluminada durante el día, con luz natural. Hacia el crepúsculo, cuando la luz natural decrece y el delirium tiende a agravarse, la iluminación artificial debe reforzarse. Durante la noche debe mantenerse una luz indirecta, suficiente para que el enfermo pueda reconocer el ámbito en que se encuentra en caso de despertarse. Con esta simple maniobra la inquietud nocturna muchas veces puede disminuirse, probablemente porque decrecen las alucinaciones visuales.[1,4] La estimulación auditiva con música de fondo a volumen bajo también suele contribuir a tranquilizar al enfermo; debe evitarse la estridencia y se ha señalado la utilidad de recurrir al tipo de música de preferencia del paciente. El personal de enfermería debe abstenerse de recurrir a la inmovilización. La inquietud incontenible responde muchas veces a la persuasión y a palabras tranquilizadoras, por lo cual lo ideal en tal situación es que haya acompañantes permanentes que puedan ejercer una contención adecuada sin inmovilizar.

Es fundamental conseguir que el sueño no sea fragmentado, para lo cual se debe tratar de no sobrecargar sensorialmente al paciente con repetidas determinaciones nocturnas de parámetros vitales, que por lo general son superfluas en este cuadro.

Los allegados deben cumplir su papel evitando la ansiedad, comunicándose con el enfermo reiterándole el día, hora y lugar en que se encuentra, explicándole los motivos y duración de su internación e identificándose cuando le hablan. El fin de ello es ir logrando la reorientación temporoespacial, autopsíquica y alopsíquica. Debe señalarse que, si bien es frecuente que se logre una corrección de parámetros clínicos y humorales con bastante rapidez, el delirium puede prolongarse bastante, antes de retroceder.[14] Este período de confusión residual es muy variable y depende mucho de las causas que originaron el cuadro; puede durar desde horas hasta semanas. El motivo de ello muchas veces es poco claro, pero suele suceder con frecuencia que hay algún factor subyacente que todavía no ha sido corregido. A menudo ocurre que el cuadro sólo cede después que el paciente es devuelto a su domicilio.

En el caso de que todas las conductas mencionadas sean insuficientes, puede recurrirse a medicación. Los neurolépticos son los fármacos de elección, pero lamentablemente tienen a su vez efecto anticolinérgico que puede contribuir a agravar el delirium. Es por ello que deben ser indicados en caso de real necesidad y no en la forma sistemática que suele adoptarse con frecuencia. El efecto anticolinérgico es especialmente marcado en las fenotiazinas de los grupos I (clorpromazina) y II (tioridazina), y por ello deben ser evitadas. Pueden utilizarse las del grupo III (trifluoperazina) y las butirofenonas (haloperidol), aunque tienen mayores efectos sobre el sistema extrapiramidal.[37]

El haloperidol es el más utilizado. Administrado por vía oral se detecta en plasma a los 60-90 minutos y las concentraciones pico se alcanzan sólo a las 4-6 horas. Su biodisponibilidad por esta vía es del 66%.[38] La vía oral por lo tanto no es la más apropiada cuando se trata de controlar rápidamente la inquietud psicomotora. Por vía intramuscular la biodisponibilidad es del 100%, las concentraciones pico se alcanzan a los 20-40 minutos y las dosis requeridas son menores.[38] La vía parenteral produce además menos efectos extrapiramidales.[39] En general la administración intramuscular es la más apropiada. Puede usarse la intravenosa en casos excepcionales. La dosis depende del estado y gravedad de cada paciente, pero razonablemente puede iniciarse el tratamiento con 10 mg diarios y aumentar o reducir según la respuesta. Es importante recalcar una vez más que, si la inquietud se agrava, puede estar produciéndose un efecto anticolinérgico y más aconsejable reducir la medicación y no aumentarla; no debe caerse en situaciones de "inflación" de haloperidol para tratar de calmar un cuadro de excitación agravado por la misma droga destinada a mejorarlo.

El haloperidol no debe utilizarse en los delirium debidos a deprivación benzodiazepínica, alcohólica, toxicidad por anticolinérgicos o insuficiencia hepática.[5] Las benzodiazepinas (lorazepam) en dosis variables pueden indicarse en estos casos, y los betabloqueantes, en especial el atenolol, en el delirium por deprivación alcohólica, en dosis de 50 a 100 mg/día, que son efectivas para reducir la hiperfunción autonómica que caracteriza a este último cuadro.[40]

Por último, debe recordarse que el delirium es un síndrome neurológico de expresión psiquiátrica vinculado la mayoría de las veces a causas sistémicas. Su manejo interdisciplinario aumentará mucho las posibilidades de que el paciente mejore.

## BIBLIOGRAFÍA

1. Lipowski, ZJ. Delirium (Acute confusional state). En: Neurobehavioral Disorders, Handbook of Clinical Neurology, V 2 (46), Revised Series, pág. 523. Editors: PJ Vinken, GW Bruyn. North Holland Publishing Company, Amsterdam, 1985.
2. American Psychiatric Association. DSM-III R: Diagnostic and Statistical Manual of Mental Disorders, 3ª ed, rev. American Psychiatric Association, Washington DC, 1987.
3. World Health Organization: The ICD-10 Classification of Mental and Behavioral Disorders. World Health Organization, Ginebra, 1992.
4. Lipowski ZJ. Delirium (acute confusional states). Oxford University Press. Nueva York, 1990.
5. Taylor D, Lewis S. Delirium. J Neurol Neurosurg Psychiatry, 56:742-751, 1993.
6. Liptzin B, Levkoff SE, Gottlieb GL, et al. Delirium. J Psychiatry Clin Neurosci, 5:154-160, 1993.
7. Liptzin B, Levkoff SE, Cleary PD, et al. An empirical study of diagnostic criteria for delirium. Am J Psychiatry, 148:454-457, 1991.
8. Inouye SK, van Dyck CH, Alessi CA, et al. Clarifying confusion: the Confusion Assessment Method. A new metod for detection of delirium. Ann Int Med, 113:941-948, 1990.
9. American Psychiatric Association. DSM-IV Draft Criteria. Task Force on DSM-IV, 1993.
10. Fustinoni O. Semiología del Sistema Nervioso, págs. 437-438. El Ateneo, Buenos Aires, 1991.
11. Levkoff S, Liptzin B, Cleary P, et al. Review of research Int Psychoger, 3:253-271, 1991.
12. Cummings JL. Clinical Neuropsychiatry, pág. 9. Grune and Stratton, Orlando, EE.UU., 1985.
13. Scherr PA, Albert MS, Funkenstein HH, et al. Correlates of cognitive function in an elderly community population. Am J Epidemiol, 128:1084-1101, 1988.
14. Fustinoni O, Chalita EF, Kaplan R. Síndrome confusional agudo en la edad avanzada. Estudio multicéntrico. XXIX Congreso Argentino de Neurología. Paraná, Argentina, 1989.
15. Figiel GS, Krishnan KR, Doraiswamy PM. Subcortical structural changes in ECT-induced delirium. J Ger Psych Neurol, 3:172-176, 1990.
16. Figiel GS, Krishnan KR, Breitner JC, et al. Radiologic correlates of antidepressant-induced delirium: the possible significance of basal ganglia lesions. J Neuropsych Cl Neurosci, 1:188-190, 1989.
17. Jacobson SA, Leuchter AF, Walter DO. Conventional and quantitative EEG in the diagnosis of delirium among the elderly. J Neurol Neurosurg Psych, 56:153-158, 1993.
18. Brenner RP. Utility of EEG in delirium: past views and current practice. Int Psychoger, 3:211-229, 1991.
19. Van der Mast RC, Fekkes D, Moleman P, et al. Is postoperative delirium related to reduced plasma tryptophan? Lancet, 338:851-852, 1991.
20. Koponen H, Stenback U, Mattila E, et al. CSF beta-endorphinlike immunoreactivity in delirium. Biol Psychiatry, 25:938-944, 1989.
21. Koponen H, Stenback U, Mattila E, et al. CSF somatostatin in delirium. Psychol Med, 19:605-609, 1989.
22. Warshaw GA, Moore JT, Friedman SW, et al. Functional disability in the hospitalised elderly. JAMA, 248:847-850, 1982.
23. Lipowski Z. Transient cognitive disorders (delirium, acute confusional states) in the elderly. Am J Psychiatry, 140:1426-1436, 1983.
24. Folstein M, Bassett SS, Romanoski AJ, et al. The epidemiology of delirium in the community: the Eastern Baltimore Mental Health Survey. Int Psychoger, 3:169-176, 991.
25. Robinson GW. Acute confusional states of old age. South Med J, 32:81-88, 1939.
26. Engel GL, Romano J. Delirium, a syndrome of cerebral insufficiency. J Chronic Dis, 9:260-277, 1959.
27. Itil T, Fink M. Anticholinergic drug-induced delirium: experimental modification, quantitative EEG and behavioral correlations. J Nerv Ment Dis, 143:492-507, 1966.
28. Itil T, Fink M. EEG and behavioral aspects of the interaction of anticholinergic hallucinogens with centrally active compounds. Prog Brain Res, 28:149-168, 1969.
29. Gibson GE, Peterson C, Sansone J. Decreases in amino acid and acetylcholine metabolism during hypoxia. J Neurochem, 37:92-201, 1981.
30. Hishikawa Y. Disturbance of neural systems in delirium, Int Psychoger, 3:409-414, 1991.
31. Posner MI, Petersen SE, Fox PT, et al. Localization of cognitive operations in the human brain. Science, 240:1627-1631, 1988.
32. Mesulam MM. Large-scale neurocognitive networks and distributed processing for attention, language and memory. Ann Neurol, 28:597-613, 1990.
33. Cummings JL, Benson DF. Dementia: a clinical approach. 2ª edition. Butterworth and Heinemann, Stoneham (MA), 1992.
34. Carlson GA, Goodwin FK. The stages of mania: a longitudinal analysis of the maniac episode. Arch Gen Psychiatry, 28:221-228, 1973.
35. Taylor MA, Abrams R. The phenomenology of mania. Arch Gen Psychiatry, 29:520-522, 1973.
36. Tune L, Carr S, Hoag E, et al. Anticholinergic effects of drugs commonly prescribed for the elderly: potential means for assessing risk of delirium. Am J Psychiatry, 149:1393-1394, 1992.
37. Salzman C. Treatment of the elderly agitated patient. J Clin Psychiatry, 48 (suppl 5): 19-22, 1987.
38. Settle EC, Ayd FJ. Haloperidol: a quarter century of experience. J Clin Psychiatry, 44:440-448, 1983.
39. Menza MA, Murray GB, Holmes VF, et al. Decreased extrapyramidal symptoms with intravenous haloperidol. J Clin Psychiatry, 48:278-280, 1987.
40. Kraus ML, Gottlieb LD, Horwitz RI, et al. Randomized clinical trial of atenolol in patients with alcohol withdrawal. N Engl J Med, 313:905-907, 1985.

# 8

# AFASIAS, APRAXIAS Y AGNOSIAS. REHABILITACIÓN

ALEXANDRE CASTRO CALDAS

## INTRODUCCIÓN

Los términos afasia, apraxia y agnosia designan perturbaciones cognitivas particulares, resultantes de lesiones cerebrales. Su reconocimiento tiene importancia en la práctica clínica en lo que respecta al diagnóstico y rehabilitación. Un estudio más profundo de estas alteraciones permite comprender las relaciones entre el cerebro y el comportamiento.

**Afasia:** Es la alteración del lenguaje oral, que constituye la forma privilegiada de comunicación entre los humanos. Cuando la perturbación se relaciona con la forma escrita del lenguaje se utilizan los términos alexia (perturbación de la lectura) o agrafia (perturbación de la escritura).

**Apraxia:** es la perturbación de la programación del movimiento, y debe considerarse distinta de los mecanismos más básicos que la sustentan y cuya disfunción produce paresias, incoordinación o movimientos involuntarios.

**Agnosia:** Es la perturbación de la capacidad de tratar la información proveniente de los diferentes sentidos (visual, auditiva, somestésica), y también debe entenderse como distinta de la perturbación de las vías que conducen la información hasta las áreas primarias.

Cualquiera de estos tres signos de disfunción cerebral se manifiesta de diversas formas, según la región cerebral afectada, cualquiera que sea la patología responsable de la lesión.

Durante muchos años el método de estudio se basó en el análisis de los signos y en su interpretación de acuerdo con los hallazgos en exámenes necrópsicos. Pero las nuevas técnicas de imágenes permiten identificar mejor y más rápido las lesiones cerebrales responsables de los síntomas clínicos, por lo cual es posible reunir mayor número y diversidad de casos para después estudiar las funciones normales en individuos sin lesiones cerebrales (con tomografías por emisión de positrones e imágenes por resonancia magnética).

Además de la importancia que tiene este campo de estudios para la comprensión del funcionamiento cerebral, debe destacarse su interés para la semiología neurológica y la rehabilitación. En realidad, muchos de los signos y síntomas de esta esfera del conocimiento son ignorados en la práctica clínica y por eso desvalorizados como disfunciones orgánicas cerebrales, lo que puede tener importancia, por ejemplo, en la detección precoz de un tumor cerebral o en una pericia médico-legal. Por otro lado, las técnicas de rehabilitación tienden a ser cada vez más eficaces, por lo que es necesario reconocer y describir en forma conveniente la disfunción a fin de planear con rigor un programa.

## AFASIAS

Para la descripción de las afasias interesa tener en mente el concepto de dominancia cerebral.

En la gran mayoría de los individuos los mecanismos neuronales responsables del procesamiento del lenguaje se localizan en el hemisferio izquierdo (véase fig. 8-1). No obstante, existen casos en los cuales se registra una inversión completa de esta representación y otros en que ambos hemisferios comparten funciones relacionadas con el lenguaje. La relación de esta representación con la dominancia motora no es absoluta.

En realidad, la mayoría de los individuos tienen dominancia motora de los miembros dere-

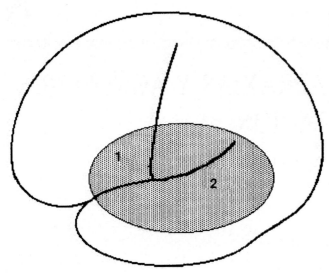

Fig. 8-1. Regiones del hemisferio izquierdo predominantemente involucradas en los procesos del lenguaje. 1. Corresponde al área de Broca. 2. Corresponde al área de Wernicke.

chos y del lenguaje en el hemisferio izquierdo, por lo que todas las combinaciones fueron descritas.

La afasia como resultado de una lesión del hemisferio derecho en un individuo diestro se llama afasia cruzada.

Consideramos entonces la forma más frecuente: la afasia resultante de lesión hemisférica izquierda en individuos diestros.

Para comprender el problema de la afasia es preciso considerar los mecanismos propuestos para el procesamiento del lenguaje en el cerebro. El desenvolvimiento de los modelos de la neuropsicología cognitiva ha contribuido mucho a la identificación de las operaciones básicas necesarias para el normal procesamiento del lenguaje. El estudio de casos individuales y el de individuos normales con técnicas de imágenes funcionales ha permitido una lenta construcción de una correlación entre las operaciones básicas y las regiones del cerebro donde se registra actividad, cuya lesión conduce a la pérdida de la función.

Podría considerarse que el estudio de la afasia se orienta por tres perspectivas diferentes: 1) Estudio de síndromes afásicos, que tiene interés para la semiología neurológica y la práctica clínica; 2) descomposición de las operaciones básicas, tema de interés para la construcción de modelos de funcionamiento, y 3) estudio de las disfunciones de las operaciones básicas y estrategias de compensación, que tiene importancia para la rehabilitación. La aproximación al problema por síndromes resulta de la propia historia de la afasia, en que diferentes manifestaciones fueron descritas por diversos autores, por lo que su nombre ha quedado ligado a esas descripciones, como el caso de la afasia de Broca y la de Wernicke. Sin embargo, se han ido proponiendo clasificaciones distintas, muchas de ellas difíciles de comparar. Podrían enumerarse algunas justificaciones de esta disparidad. La primera surge respecto de la concepción global del problema y la forma como los autores abordan la cuestión. Otra justificación más razonable tiene que ver con las características de la casuística estudiada por cada autor. Head y Luria, por ejemplo, estudiaron predominantemente cuadros de lesión traumática y tumoral, mientras que la casuística de la escuela de Boston es predominantemente vascular.

Las lesiones traumáticas y los tumores tienden a distribuirse en el cerebro en forma aleatoria, mientras que las vasculares lo hacen con relativa homogeneidad de acuerdo con el árbol arterial. Asimismo, es natural que exista una repetición de los cuadros clínicos de acuerdo con el territorio de la arteria donde se registró el accidente vascular. El concepto de síndrome afásico puede por eso ser la expresión de la asociación de disfunciones de varios aspectos del lenguaje que apuntan a una determinada localización cerebral.

Para el estudio de los cuadros de afasia han sido propuestas múltiples baterías de test en las que son analizados los componentes del lenguaje, que se consideran esenciales. Esas baterías tienen características y, por lo tanto, potencialidades diferentes.

Desde el punto de vista clínico es posible simplificar la cuestión basando el estudio de los pacientes afásicos en el análisis de cuatro componentes: 1) análisis de la capacidad de nombrar los objetos por apreciación visual, 2) análisis de la fluidez del discurso, 3) análisis de la comprensión auditiva del lenguaje y 4) análisis de la capacidad de repetición.

La dificultad en atribuir nombres a los objetos es el signo primordial de la afasia. El sujeto puede no ser capaz de evocar los nombres o puede producir parafasias de varios tipos; sin embargo, si la nominación de una serie de objetos fuera enteramente normal difícil resultaría considerar al enfermo como afásico. Debe prestarse atención a que puede haber otras causas fuera de la afasia para justificar esta dificultad de la denominación, como algunas formas de agnosia, según veremos más adelante.

La fluidez del discurso es un componente del lenguaje que fue particularmente valorizado por la escuela de Boston.[1] El discurso de la gran mayoría de los afásicos puede clasificarse como fluente o no fluente. Los elementos tomados en cuenta para evaluar esta variable son el débito de tiempo, la estructura sintáctica de las frases producidas, la riqueza del léxico utilizado y la presencia o ausencia de las conjunciones. El discurso no fluente tiene débito reducido, gran pobreza de estructura sintáctica, con ausencia de conjunciones y léxico poco variado, a la inversa del discurso fluente. Es el resultado de lesiones prerrolándicas, mientras que el discurso fluente es el resultado de lesiones posteriores a la cisura de Rolando.

Analizar la capacidad de compresión auditiva es el paso siguiente en la evaluación de un síndrome afásico que, en general, puede ser evaluado solicitando del paciente que señale los objetos nombrados por el observador o pidiéndole que cumpla órdenes como, por ejemplo, "ponga el reloj encima del papel". Naturalmente, las baterías de test que se utilizan son pruebas debidamente estructuradas; el Token Test[2] es un buen ejemplo de prueba de comprensión auditiva ampliamente utilizado en diversas lenguas y diversas versiones del original. Es muy específico para la afasia e igualmente sensible a la gravedad de los defectos.

Finalmente, el cuarto elemento a observar es la repetición de palabras y frases producidas por el observador.

Estos cuatro elementos de análisis son fácilmente utilizables y permiten clasificar el cuadro afásico de manera de poder localizar la lesión cerebral responsable.

La **afasia de Broca** es el cuadro clínico de descripción más antigua y también el más polémico en la literatura. Hoy se acepta que existen dos variantes del cuadro inicialmente descrito por Broca. La primera corresponde a una lesión extensa que envuelve no sólo el pie de la tercera circunvolución frontal, conocida como área de Broca, sino también las regiones frontales vecinas, la sustancia blanca subcortical y puede extenderse hasta los ganglios de la base. Ésta es la anatomía de la lesión descrita por Broca, como se comprobó cuando se sometió este cerebro a tomografía axial computarizada. En estos casos, el discurso de los pacientes está restringido al uso casi exclusivo de palabras aisladas, la mayoría de las veces nombres (sustantivos), muchas veces al uso de una única palabra usada con diferentes entonaciones en diversos contextos, que puede pertenecer al léxico o ser un neologismo. Para la expresión de los actos muchas veces se emplea el verbo en infinitivo y casi nunca las conjunciones, a no ser cuando se trata de un discurso automático de expresiones coloquiales sobreaprendidas. Por otro lado, la propia articulación verbal es laboriosa y existe una clara disminución del débito de las producciones vocales. La comprensión auditiva es en general normal para el lenguaje coloquial; mediante pruebas específicas es posible poner en evidencia algunas alteraciones de la comprensión de estructuras sintácticas más complejas, como la forma pasiva. En estos casos el Token Test revela resultados inferiores a la media de los grupos testigo.

La capacidad de nombrar correctamente los objetos que son presentados también se encuentra perturbada. En general la dificultad reside en la evocación del nombre de un objeto, pero tampoco es raro que se pronuncie un nombre errado (a veces aproximado, pero que no respeta su estructura fonológica o el campo semántico al que el objeto pertenece). Repetir también es una actividad laboriosa y la mayoría de las veces se registran distorsiones fonológicas.

Algunos autores consideran que es posible afirmar que el defecto fundamental de la afasia de Broca es el agramatismo, entendiendo por tal la pérdida del uso de las partículas de ligazón (pronombres, preposiciones) o la pérdida de la conjugación de los verbos. En nuestra opinión el término agramatismo no es el más adecuado, en tanto que no se trata exactamente de la pérdida del uso de la gramática pero sí de la capacidad de aplicación de algunas de sus reglas. Por otro lado, son raros los casos en que se verifican estos defectos en forma clara, y es francamente más frecuente la llamada desintegración fonética que implica la pronunciación incorrecta de los fonemas en todas las tareas.

Es comprensible que estando el área de Broca próxima al área motora, donde se encuentran las células que dan inicio a la vía de la motricidad voluntaria, la programación del acto motor que constituye la articulación verbal esté perturbada; por eso los fonemas son pronunciados incorrectamente en casi todas las situaciones experimentales. Esta proximidad con el área motora justifica también que estos pacientes presenten con frecuencia un defecto motor en los miembros derechos. Cuando la lesión es de menor dimensión y se restringe casi con exclusividad al área de Broca, no se registra exactamente un cuadro de afasia sino una alteración que se aproxima más a la desintegración fonémica, que en general tiende a recuperarse con el paso del tiempo.

Según Damásio,[3] las estructuras lesionadas en la afasia de Broca y en la afemia son parte de una red neuronal involucrada en la concatenación tanto de los fonemas en palabras como de las palabras en frases, esto es, el ordenamiento de los componentes lingüísticos en tiempo y en espacio. Generalizando, este autor afirma que ésa es la red neuronal responsable de los aspectos relacionales del lenguaje, que incluyen la estructura gramatical de las frases y el uso adecuado de los morfemas gramaticales y de los verbos. Los otros componentes corticales de la red están localizados en la cara externa de la corteza frontal, en la corteza parietal izquierda y en la sensoriomotora, encima de la cisura de Silvio y entre las áreas de Broca y de Wernicke, todo esto en el hemisferio dominante para el lenguaje. Esta red incluye además parte de los núcleos grises de la base, en particular la cabeza del núcleo caudado o putamen.

Desde nuestra perspectiva, optamos por considerar que no existe una red con reglas de relaciones generales entre los diversos elementos que constituyen el lenguaje hablado; el sistema que falta se refiere a la capacidad de previsión en la secuencia de elementos gramaticales asociados con una dificultad de selección del elemento correcto.

Un individuo normal cuando produce una unidad de significado lingüístico, sea un fonema o una palabra, abre y restringe de inmediato el número de hipótesis posibles para colocar en la secuencia; de este número limitado de opciones selecciona las más probables, acompañando siempre este mecanismo por otros paralelos, destinados a la verificación. Un afásico de Broca pierde precisamente esta capacidad de previsión y verificación; se pierde por ello en un mundo de información en el que no consigue orientarse.

El cuadro de **afasia de Wernicke** resulta de una lesión de la porción más posterior de la cara externa del lóbulo temporal del hemisferio dominante para el lenguaje. La característica más destacada de este tipo de afasia es la perturbación de la capacidad de comprensión auditiva del material verbal. Paralelamente a este defecto, los pacientes también tienen perturbaciones de la capacidad de nominación y repetición. El discurso espontáneo es fluido y está constituido la mayoría de las veces por parafasias, por lo que con frecuencia se torna ininteligible. El análisis de este tipo de afasia permite hacer algunas consideraciones teóricas sobre los posibles mecanismos alterados por la lesión en esta región del cerebro. Para algunos autores la afasia de Wernicke puede subdividirse en diferentes cuadros clínicos. En nuestra experiencia consideramos que existen fundamentalmente dos variantes, acordando con Hécaen: una variante predominantemente expresiva en la que el discurso de los pacientes está totalmente constituido por palabras incomprensibles (jergafasia), y una variante en la que predomina el defecto de comprensión aproximándose al cuadro de sordera verbal que describiremos más adelante. Estas dos características constituyen la base de la afasia de Wernicke. No se acepta la propuesta del propio Wernicke de que en el área que lleva su nombre estaría la memoria auditiva de las palabras, pero sí que esta región es parte de la red neuronal que se distribuye por el hemisferio izquierdo en el que se desarrollan los procesos del lenguaje.

Muy probablemente el papel desempeñado por esta región del cerebro en esta red tenga dos facetas: una en lo que respecta a los procesos de decodificación y otra relacionada con los procesos de codificación. En lo que se refiere a la primera, podemos admitir que en esta región se produce la transformación de los sonidos del lenguaje, que son recibidos en la corteza temporal en ambos lados del cerebro (la información recibida en el hemisferio derecho es transferida para el izquierdo a través del cuerpo calloso) en código interno del sistema, después se produce una derivación de esa información a las múltiples áreas cerebrales; no se trata por eso de un proceso de comprensión sino más bien de decodificación; la comprensión surge cuando la información atañe a la región respectiva y eso puede acontecer en cualquier área del cerebro. Hay alguna evidencia experimental que sustenta la idea del tratamiento del tiempo de entrada de información —como uno de los mecanismos perturbados en este tipo de afasia—. Así, la comprensión mejora cuando las pruebas son presentadas vagamente, lo que sugiere una mayor lentitud de los procesos de decodificación que es superada si la información entra lentamente, o un error temporal de entrada de la información provocando errores de secuencia, o también una perturbación de las memorias operativas perceptivas que permiten mantener la información de "stand by" por pequeñísimas fracciones de tiempo, lo que dificulta después la relación de todos los datos ingresados. Esta relación es la que permite la identificación de las unidades con significado.

En lo que respecta al papel de los procesos de codificación, podemos entenderlo en dos niveles; el primero se refiere al proceso inverso de la derivación que describimos arriba, y se registra por eso una dificultad en la evocación, que es más marcada cuando se trata de sustantivos o verbos que de partículas de ligazón (pronombres y preposiciones). Esto sugiere que el acceso a esta información depende de otros mecanismos probablemente relacionados con regiones anteriores del cerebro, mientras que los sustantivos y verbos se relacionan más con la corteza sensorial que se extiende desde las regiones posteriores del cerebro (parietal, occipital y temporal); los pacientes cambian con frecuencia las palabras o las sustituyen por palabras como "cosa" o "aquello", lo que revela la dificultad para encontrar la palabra exacta sin que eso signifique que desconocen el contexto no verbal de la situación, dado que son capaces muchas veces de describir con gestos lo que pretenden decir. Por otro lado, son también frecuentes los errores de programación en el nivel fonético y las palabras producidas revelan errores tanto en la selección de los fonemas como en su secuencia. Esto quiere decir que estas estructuras están también involucradas en el proceso de codificación en este nivel, como lo estaba el área de Broca y regiones vecinas; sin embargo, el proceso puede ser otro y ser también inverso de la marcación temporal que describimos para los procesos de decodificación. Siendo lento el sistema y habiendo integridad del área de Broca y regiones vecinas (que exigen un débito de discurso normal), el sistema del área de Wernicke informa incorrectamente a los procesadores de los actos motores que llevan a la articulación verbal. Por eso el paciente produce gran cantidad de discurso con un débito normal pero muy alterado en su estructura morfológica. La situación se agrava pues no existe un mecanismo de control eficaz, ya que la decodificación está ella misma muy perturbada y el paciente es incapaz de reconocer sus errores. Esta incapacidad para reconocer sus errores puede constituir un agravante serio para estos cuadros clínicos, porque el paciente no sólo no reconoce sus errores sino que además considera que no los puede cometer, esto es, no tiene conciencia del defecto y atribuye las culpas de las dificultades de comunicación a su interlocutor. La comunicación entre el paciente y sus interlocutores es imposible porque aquél no comprende lo que le dicen y produce un discurso casi incomprensible. No es raro en estos casos ver que se desarrolla una sintomatología paranoide, en particular en personalidades previas predispuestas a este tipo de reacción. Hay referencias en la literatura de casos de agresión física e incluso de actos criminales.

Vale la pena mencionar desde ya las dificultades que representa muchas veces este fenómeno de no reconocimiento del defecto designado como anosognosia. En muchas situaciones de lesión cerebral el paciente pierde la capacidad de avalar su propio déficit, considera que no existe y pone en el mundo exterior la justificación del fracaso en la realización de tareas.

Pocas consideraciones son posibles sobre la **afasia global,** la forma más grave de perturbación del lenguaje. Es el resultado de una extensa lesión del hemisferio izquierdo que compromete todas las regiones constituyentes de la red neuronal que soporta y trata la información verbal. De esta forma, los pacientes prácticamente no producen discurso y tienen una perturbación grave de la comprensión auditiva. En la fase más aguda de instalación de la lesión, incluso la comunicación no verbal puede estar afectada, luego mejora progresivamente y después pasa a ser la forma elegida para la comunicación. Es interesante notar cómo los familiares de estos pacientes, al cabo de algunos meses, son capaces de comprenderlos, por lo que su información sirve para crear programas de rehabilitación basados principalmente en la estimulación de capacidades no verbales. Puede decirse, a propósito de este hecho, que el lenguaje es una parte de la capacidad de comunicarse y que existen múltiples sistemas alternativos que muchas veces utilizamos en forma no consciente.

La **afasia anómica** es el cuadro afásico que peor se relaciona con la localización de la lesión cerebral. Resulta, evidentemente, de una lesión del hemisferio dominante para el lenguaje en localizaciones diversas. El defecto principal es la dificultad de encontrar los nombres, y están disminuidas las restantes capacidades. En el contexto de un modelo explicativo de las perturbaciones afásicas que hemos seguido, es una perturbación de los mecanismos de evocación (inverso del de derivación) que hace imposible traducir, a palabras sobre todo, los nombres de los objetos. En el nivel no verbal no hay problemas y los pacientes tienen tendencia a sustituir las palabras que no consiguen decir por otras, como "cosa" (tal como algunos afásicos de Wernicke), o describiendo la función. Por ejemplo, al referirse a la lapicera dirán "aquello que sirve para escribir". En el contexto de la red neuronal que sustenta los procesos verbales, este mecanismo de evocación es tal vez el más complejo y el más distribuido por la corteza. Es bastante probable que para conseguir arribar a un nivel de pre-codificación sea necesario reunir la mayoría de los atributos referentes a la palabra a producir; la matriz de pre-codificación puede incluir información referente al uso, la forma, las cualidades físicas, y la memoria de objetos concretos y tantos otros atributos posibles que se relacionen con la palabra a producir. No estando esta matriz completa habrá dificultades para alcanzar un resultado satisfactorio en el área de codificación verbal. Parte de la matriz puede constituir en sí misma otra capaz de informar al codificarlos, como sucede con la descripción del uso, puesto que la información acumulada en este caso es más restringida. De la misma forma, es más sencillo para estos pacientes elaborar palabras que son ellas mismas atributos, por ejemplo el nombre de los colores, que palabras que permitan la evocación de múltiples atributos.

Entendiendo de esta forma la afasia anómica, es fácil comprender la razón por la cual puede surgir como resultado de lesiones en diversos puntos. El mecanismo de recolección de atributos comprende seguramente una extensa región de la corteza cerebral y puede ser perturbado por la interrupción en cualquier nivel.

La **afasia de conducción** fue materia de polémica durante muchos años, pero hoy se considera una realidad clínica. Fue descrita inicialmente, por la escuela alemana de finales del siglo pasado, como resultado de la interrupción de los puentes de unión entre el centro de la memoria auditiva y el centro de la memoria motora (respectivamente, área de Wernicke y área de Broca). Trae como resultado la imposibilidad de repetir palabras y frases, como también de nombrar objetos; la comprensión auditiva y el discurso espontáneo son normales.

La lesión responsable de este tipo de afasia se localiza en las proximidades del área de Wernicke, de la corteza de circunvolución supramarginal, con extensión a la sustancia blanca subyacente a la ínsula o en el entorno más próximo a las áreas auditivas primarias.

La interpretación que damos para este tipo de afasia corresponde a una perturbación del mecanismo de codificación fonológica que describimos a propósito de la afasia de Wernicke. La diferencia reside en que en la afasia de conducción existe comprensión del lenguaje producido, por lo que el paciente es más crítico en relación con su defecto y tiende a corregirlo.

Las **afasias transcorticales** se caracterizan por la buena capacidad de repetición del lenguaje. Pueden ser acompañadas por un defecto en la compresión auditiva y por eso se designan **sensoriales**; pueden presentar un discurso no fluente y por eso llamarse **motoras**, o pueden tener ambos defectos y entonces se denominan **mixtas**.

También estos cuadros fueron considerados en los modelos de la escuela alemana de final del siglo pasado, pero su descripción era más teórica que basada en hechos de observación. El trabajo de Geschwind y col., que llevaba como título "Isolation of speech", vino a traer la información empírica que faltaba. Se trata de una descripción de un caso clínico que, como consecuencia de una intoxicación con monóxido de carbono, desarrolló una lesión cerebral con una distribución muy particular: se distribuía alrededor de las áreas del lenguaje, en el hemisferio izquierdo. El resultado, desde el punto de vista de la perturbación del lenguaje, era la ausencia de discurso espontáneo y de comprensión auditiva, la imposibilidad de nombrar objetos, y una excelente capacidad de repetir palabras y frases. La interpretación dada fue que debía existir un aislamiento completo de las estructuras relacionadas con el procesamiento del lenguaje del resto del cerebro. De esta forma, no habría codificación posible a partir de la actividad del pensamiento ni comprensión auditiva del lenguaje por ser imposible el enderezamiento. Sin embargo, cuando el sistema era informado, la operación de repetición sin comprensión era posible pues estaban íntegros los mecanismos responsables de esta función.

Casos como éste son muy raros, pero la presencia de lesiones en la periferia de las áreas del lenguaje es frecuente ya sea en lo que respecta a las áreas anteriores o posteriores, por lo cual no son raros los casos de afasia transcortical motora y transcortical sensorial.

Debe mencionarse un caso particular de defecto del lenguaje resultante de lesiones en el área suplementaria motora. Esta área está localizada en la cara interna del lóbulo frontal, junto a la cisura de Rolando, y en imágenes de PET revela un aumento de la actividad metabólica siempre que se produce un discurso. Esta lesión produce, en la fase aguda de instalación, un mutismo que rápidamente evoluciona hacia un cuadro idéntico a la afasia transcortical motora, que resulta, en ocasiones, un fenómeno que también puede producirse con lesiones frontales en otras localizaciones y que se designa como ecolalia. En estos casos los pacientes repiten compulsivamente el discurso estén en situación coloquial o no. Este fenómeno puede interpretarse en el contexto de la ausencia de programas propios, que es frecuente en ciertas lesiones frontales. El paciente asume e imita los programas que vienen del exterior.

El cuadro de **sordera verbal** no constituye exactamente un cuadro afásico. Se trata de una situación en la cual la lesión cerebral está estratégicamente localizada, de tal forma que la información auditiva no tiene posibilidades de llegar al área de Wernicke. El paciente se comporta como si estuviese oyendo una lengua extranjera de la cual nada comprende. Los mecanismos de codificación están íntegros, el lenguaje oral es normal y el paciente relata con facilidad sus dificultades. Todos los otros tipos de información auditiva son tratados y comprendidos.

Además de estos cuadros que describimos y que se pueden considerar como las situaciones más clásicas, en los últimos años hubo descripciones de entidades que no se integran en esta clasificación, pero que son importantes para la comprensión global de los mecanismos cerebrales responsables del procesamiento del lenguaje. Asimismo, en 1982 Naeser y col.,[4] y Damásio y col.[5] publicaron resultados de un estudio de pacientes con pequeñas lesiones subcorticales y con defectos de lenguaje. Quedó así demostrado que no son exclusivamente las estructuras de la corteza cerebral las responsables de los procesos en apariencia tan elaborados como el tratamiento del lenguaje. Se conoce ya el papel desempeñado por el tálamo óptico, mediante el análisis de casos con lesión de esta estructura que revelaron sobre todo una perturbación de la nominación (probablemente por la destrucción del sistema de activación talamocortical y consecuente alteración de los mecanismos que describimos arriba y que preceden a la codificación del lenguaje) y una disminución del volumen de la voz. Los otros casos revelaron sintomatología más compleja y más próxima a las descripciones de los síndromes clásicos. Es posible encontrar alteraciones de la comprensión auditiva que resultan de la destrucción de las conexiones entre la cabeza del núcleo caudado y la corteza temporal, y defectos de la fluidez que tienen que ver con las funciones del putamen.

Además de estos cuadros fueron también descritas alteraciones relacionadas con lesiones de la porción anterior de la corteza temporal. Los hallazgos informados en estos casos tienen que ver con la dificultad de evocar nombres propios de personas y lugares, pero es normal la capacidad de evocar material relacionado con otro tipo de información. Parece haber una especificidad de determinadas regiones del lóbulo temporal para archivo de este tipo de información, de la misma forma que acontece para los colores en el lóbulo occipital.

Finalmente interesa hacer una breve referencia al síndrome de afasia progresiva sin demencia. Si bien en algunos casos las demencias de tipo Alzheimer se inician con defectos aparentemente focales, como la afasia, y evolucionan después hacia cuadros claramente resultantes de disfunciones más generalizadas, en raras ocasiones el defecto afásico progresa de forma aislada durante períodos que pueden ser de algunos años. La patología responsable por esta rara entidad no ha sido completamente esclarecida.

## AGNOSIAS

El término **agnosia** designa alteraciones de la percepción que se hacen evidentes luego de una lesión cerebral localizada en regiones estratégicas. Estos defectos perceptivos se refieren a la interpretación de la información recibida, partiendo siempre del presupuesto de que los mecanismos elementales sensoriales están íntegros. Se considera pues que las vías que conducen la información sensorial hasta su terminación en las áreas primarias se encuentran funcionando, siendo el defecto resultante de la alteración de las áreas secundarias o de asociación. De esta forma se describen agnosias auditivas, somestésicas y visuales.

En lo que respecta a las agnosias auditivas, la forma más específica se refiere al propio lenguaje y sobre eso hablamos al discutir los problemas de comprensión auditiva de la afasia de Wernicke. Otra forma digna de mención es la dificultad de reconocimiento de la música que se designa como **amusia.** Tal como acontece con el lenguaje, el paciente oye las canciones pero no es capaz de atribuirles significado. La secuencia de canciones melódicas que constituye la música no es reconocida; en casos raros puede haber disociación entre la capacidad de ejecutar melodías con un instrumento o por el canto y la capacidad de reconocerlas. También han sido descritas otras formas de agnosia auditiva que se refieren a la incapacidad de reconocer otro tipo de sonidos del ambiente. Se trata de formas muy raras relacionadas con distribuciones particulares de varias lesiones en las áreas asociativas de ambos hemisferios.

En lo que respecta a la somestesia, se conocen algunas variantes del fenómeno agnósico resultantes de lesiones del lóbulo parietal. Asimismo, estando presentes las formas de sensibilidad puras (dolor, tacto, temperatura) el paciente puede no ser capaz de percibir el peso (abarognia), las texturas, o es incapaz de reconocer por el tacto los objetos que le son colocados en la mano (estereoagnosia).

Los defectos agnósicos resultantes de lesión de la corteza cerebral involucrados en el procesamiento de la información visual han sido los más estudiados, por ser los más accesibles a la experimentación animal. En la realidad es posible admitir que, en una fase precognitiva del tratamiento de la información visual, los procesos biológicos de simple entrada de estímulos tengan una analogía entre el hombre y las especies animales que más se le aproximan. Evidentemente, el proceso de información no es pasivo en el hombre –quien dispone de sistemas más elaborados de pesquisa activa de la información relevante para el pensamiento– que es, por cierto, diferente en el resto de las especies.

Las funciones de la corteza visual secundaria son tratar la información de tal forma que sea utilizable por otros sistemas a los cuales envían el resultado de sus operaciones. En esta región es posible identificar áreas precisas donde se realizan las operaciones relacionadas con diversos tipos de información. En los monos fue posible identificar grupos de células que entran en actividad cuando el estímulo presentado es azul y otras que responden al rojo o al amarillo. Cada uno de estos grupos sólo responde al estímulo específico, no revela actividad cuando no se trata de "su" color. El equivalente en el hombre es lo que se obtiene como resultado de una lesión localizada en un área específica de la corteza visual de asociación. Estos pacientes dejan de ser capaces de percibir el color y pasan a referir las imágenes como si fuesen en blanco y negro. Esto puede acontecer de un solo lado del campo visual, si la lesión afecta a ambos lados se designa **acromatopsia**. Sin embargo, puede suceder que los procesos sean normales hasta este nivel y que sólo después se verifique el defecto. El paciente si es incapaz de distinguir el rojo del verde, por ejemplo, puede pintar de rojo la copa de un árbol o ser incapaz de seleccionar el rojo cuando se le pide que señale el color de la sangre. En este caso se dice que el paciente tiene agnosia para los colores. De la misma forma el paciente no es capaz de nombrar los colores sin que eso represente un defecto afásico.

Otras regiones de la corteza visual de asociación están preparadas para el análisis de otros tipos de información, como las formas geométricas, las letras, y el reconocimiento de material visual complejo como las caras. La capacidad para desempeñar esta última función es un capítulo particularmente interesante en el estudio de las relaciones del cerebro con el comportamiento. En casos de lesiones de las áreas de asociación visual estratégicamente colocadas, que involucran en general ambos hemisferios cerebrales, puede perderse la capacidad de reconocer, a través de la visión, las caras de personas que hasta entonces eran familiares (**prosopagnosia**). Puede incluso perderse la capacidad de reconocer la propia cara en un espejo, un retrato o una grabación en video. El paciente puede ser evaluado con fotografías e incluso recurriendo a los familiares. En este último caso, el reconocimiento se hace a través de otras partes del cuerpo o por la voz, sin que haya luego dificultades en saber de quién se trata o en la comunicación con ese familiar. En una situación experimental se demostró que en el caso de que el paciente niegue el conocimiento de una cara familiar presentada en fotografía, es posible encontrar signos sugestivos de que el reconocimiento fue hecho en el nivel inconsciente.

Estos resultados revelan que existe percepción y tratamiento del resultado de éste, lo que permite orientar el comportamiento en el nivel no consciente. Habrá pues que tener en cuenta que existen múltiples niveles de procesamiento de la información que pueden ser utilizados en contextos distintos, todos ellos útiles para la armonía del comportamiento humano.

## APRAXIAS

No existe consenso en la literatura en cuanto a la clasificación de las **apraxias**. En líneas generales puede decirse que el fenómeno apráxico se describe como la alteración del movimiento proporcional cuando están íntegros todos los sistemas responsables del acto motor. Esto quiere decir que no hay paresias, alteraciones de la coordinación o movimientos involuntarios.

Pueden describirse cuadros en los que parece clara interpretación fisiopatológica, como es el caso de la **apraxia cinestésica**, en la cual se registra una desconexión entre áreas motoras y sistemas sensoriales propioceptivos que informan del movimiento, o la **apraxia de la mano** no dominante cuando existe desconexión callosa. En este último caso la mano no dominante no recibe información referente a los procesos que ocurren en el hemisferio dominante, como el lenguaje, y no produce por eso el movimiento adecuado cuando se pide verbalmente al individuo que ejecute una tarea determinada.

Las lesiones del lóbulo frontal producen, en general, un defecto que ha sido designado como **apraxia ideativa**. Lo que se observa en estos casos es la dificultad de programación correcta del movimiento. Esta alteración puede registrarse en diversas tareas (a veces confinada a ellas) como la **apraxia de la marcha** o la **apraxia del vestir** (que puede también surgir en la secuencia de lesiones parietales). Este tipo de perturbación es común en casos de demencia.

La apraxia es un signo que acompaña con frecuencia a la afasia, sobre todo en su expresión bucofacial; el paciente es incapaz de realizar movimientos de la boca y de la cara, ya sea por comando verbal o por imitación.

## Rehabilitación

Desde hace mucho tiempo se ha reconocido que las lesiones cerebrales provocan alteraciones de la actividad cognitiva y del comportamiento. La comprensión de que es posible una intervención terapéutica con algún grado de eficacia es mucho más reciente.

Los centros de recuperación creados en los EE.UU. y en Europa del Norte fueron los precursores de esa actividad, que hoy se extiende por todo el mundo, a todos los grupos etarios y, en poco tiempo, a todo tipo de perturbaciones (véase fig. 8-2).

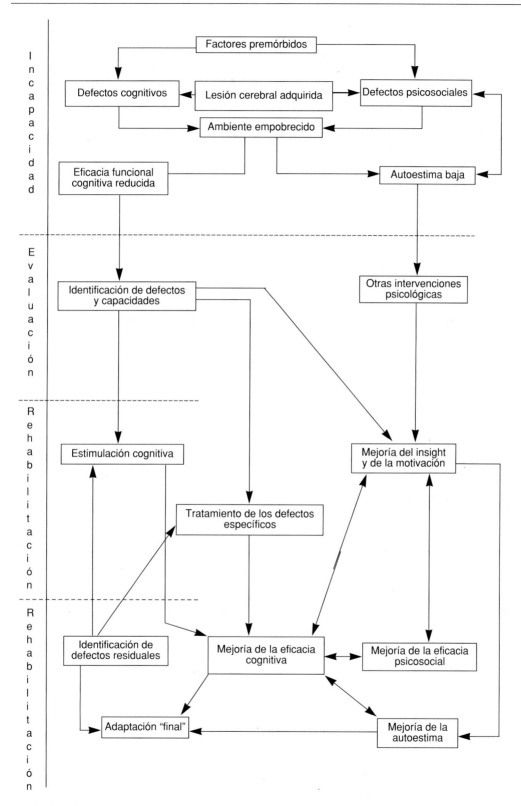

**Fig. 8-2.** Esquema propuesto por Bradley y col.[26] para la organización de una unidad de rehabilitación.

En el inicio, los modelos orientadores eran poco sofisticados y se dirigían sobre todo al tratamiento de alteraciones del lenguaje oral. Con el desarrollo de la Neuropsicología, emergerán programas destinados a la rehabilitación de otras funciones.

Comenzaremos por discutir algunos aspectos relacionados con la propia biología, esto es, con los mecanismos de adaptación del cerebro a situaciones de lesión, que no pueden ser derivados en cualquier modelo de rehabilitación, por lo menos en una perspectiva futura, si tenemos en cuenta que es previsible que la farmacología desempeñe un papel de relevo en esta área de trabajo. Analizaremos los problemas relacionados con las variables capaces de influir en el proceso de recuperación y la forma de medirlas. En algunos casos estas variables son obvias, por ejemplo la edad del paciente, el sexo, u otro tipo de lesión, en otras son difíciles de comprender, como el peso o la influencia del medio social en que el paciente está integrado o las alteraciones del humor o de la motivación. Por último, serán revisadas las técnicas de rehabilitación y discutido su valor, teniendo en cuenta la multiplicidad de propuestas con que hoy contamos, en particular como resultado de la introducción de técnicas informáticas en la evaluación y rehabilitación. Naturalmente, en la mayoría de las situaciones recurriremos a la información relacionada con las alteraciones del lenguaje por la simple razón de ser esta área la más estudiada.

## Aspectos biológicos de relevo para el proceso de recuperación

Existen, naturalmente, diversas formas de sufrimiento cerebral, concordante con el proceso patológico responsable, que interesa considerar en una primera evaluación del paciente y tiene importancia en la previsión de su capacidad de recuperación.

En nuestra experiencia son raros los casos de tumor cerebral tratados quirúrgicamente que procuran rehabilitación. Interesa por eso hacer algunas consideraciones sobre estos casos. Se trate de tumores que compriman el parénquima cerebral, como los meningiomas, o de tumores de naturaleza infiltrativa, como los gliomas, el proceso de muerte neuronal es lento y progresivo; permitiendo también, a lo largo de su evolución, la aparición de mecanismos compensatorios. El resultado es el hallazgo de casos con grandes lesiones cerebrales sin disfunciones mayores. El efecto de la cirugía sobre los tumores es también variable y concuerda con su naturaleza histológica. En el caso de tumores compresivos puede registrarse una recuperación completa de los síntomas por no haber existido lesión real neuronal, mientras que en los casos de tumores infiltrativos la propia cirugía puede provocar un agravamiento de los signos por la remoción de tejidos infiltrados que eran funcionantes.

Se discute aquí el papel de la rehabilitación cognitiva en casos de demencia de tipo Alzheimer. Algunos resultados hacen suponer que algo puede hacerse todavía, en términos biológicos, al ser el proceso degenerativo y progresivo, y no haber evidencia alguna de mecanismos de compensación.

Los casos que con más frecuencia son enviados a las unidades de rehabilitación son los resultantes de traumatismos craneoencefálicos y de accidentes cerebrovasculares. Comenzaremos analizando lo que sucede, en términos de mecanismos de producción de síntomas, en los casos de traumatismo craneoencefálico. También aquí será necesario tener en cuenta el mecanismo de producción de traumatismos. Si el componente de aceleración/desaceleración fue importante, como por ejemplo en los casos de embate frontal que la mayoría de las veces se registra en los accidentes de tránsito, es casi constante la presencia de lesiones de la base del lóbulo frontal y de la región anterointerna del lóbulo temporal, a las que se puede asociar o no un foco de contusión relacionado con la localización del golpe. Tenemos asimismo, como resultado de este mecanismo, signos que se relacionan con el foco del embate y otros resultantes de lesiones anteriores del cerebro. Estos aspectos deben necesariamente ser tenidos en cuenta, ya que, por ejemplo, a los posibles signos de afasia se pueden asociar importantes alteraciones de la memoria o del comportamiento social que pueden condicionar los resultados de la rehabilitación. Ésta incluso no se producirá en casos de heridas perforantes resultantes, por ejemplo, de accidentes de guerra en los que la lesión podrá ser más circunscripta.

En lo que respecta a la patología vascular cerebral interesa también hacer una distinción entre los casos de accidente hemorrágico y los casos de isquemia. En el primer caso, dependiendo naturalmente de la dimensión y localización del hematoma intracerebral, las lesiones provocadas en el cerebro pueden ser muy variadas. Los grandes hematomas intracerebrales provocan a veces lesiones extensas que pueden poner en riesgo la vida del paciente, y en consecuencia, el sufrimiento cerebral de los que sobreviven es mayor. Cuando el hematoma es circunscripto, muchas veces se registra una reabsorción con recuperación total de la función.

En los accidentes vasculares de naturaleza isquémica la lesión se circunscribe al territorio de la arteria ocluida; en la periferia hay una región, habitualmente designada como penumbra isquémica, que tenderá a necrosarse o a sobrevivir de acuerdo con la evolución del proceso en las primeras horas. Interesa aquí hacer referencia a un fenómeno, designado como diasquisis, que corresponde a un estado de disfunción en regiones distantes del área afectada con las que mantiene importantes relaciones funcionales. La pérdida súbita de la función en la región infartada provoca desarreglos funcionales y temporarios a distancia. Aunque no se conoce en profundidad la topografía de los fenómenos de diasquisis, han sido demostrados por PET o SPECT y perduran bastante tiempo después de la instalación de los síntomas.[6] En cualquiera de estas situaciones también es importante tener en cuenta la formación de edema perilesional, responsable también del desarreglo funcional, que será progresivamente reabsorbido con la consecuente restitución de la función.

No interesa hacer referencia a otras situaciones de lesión cerebral de menor frecuencia, como las encefalitis, en particular la herpética, o la esclerosis múltiple; interesa más dejar bien en claro que hay que tener presente la naturaleza de la lesión cerebral para diseñar el programa de rehabilitación.

La experimentación animal ha contribuido a mejorar el conocimiento de lo que sucede como consecuencia de una lesión cerebral. Podemos enumerar, de acuerdo con Wade y col.,[7] los procesos biológicos que se registran en el cerebro en la fase de recuperación funcional. La reabsorción del edema cerebral y la resolución del fenómeno que designamos como penumbra isquémica mejora la función regional, mientras que la desaparición del fenómeno de diasquisis mejorará la función en áreas distantes. Estos son procesos que tienen que ver directamente con la fisiopatología del proceso lesional. En el nivel celular se registran modificaciones, consideradas por la mayoría de los autores, que pueden tener importancia o no para la recuperación funcional. La experimentación animal demostró claramente el proceso de crecimiento axonal rehaciendo las ligazones interrumpidas por una lesión estratégicamente provocada. Por otro lado, también se ha verificado un aumento de la arborización axonal en el sentido de la formación de nuevas sinapsis. En el nivel de la conexión sináptica se registran también fenómenos que parecen ser de naturaleza compensatoria: los receptores, denervados por la lesión de las células que con ellos se ligaban, entran en estado de hipersensibilidad y responden así, a menores cantidades de mediador liberado en la sinapsis. Es imposible saber si en el cerebro humano estos fenómenos se desenvuelven de acuerdo con una tendencia homeostásica o en forma anárquica, no pautada por el interés del sistema en rehacer sus uniones habituales. Desde el punto de vista teórico se acepta que estas modificaciones se producen para que el sistema retome su funcionamiento normal.[1]

Considerando ahora las modificaciones generadas en el nivel de sistemas, si aceptamos que las funciones dependen de la organización de redes neuronales integradas, podemos en cierta forma especular con que existen algunos mecanismos de adaptación. En primer lugar es admisible que haya una cierta redundancia en las estructuras involucradas en el desempeño de tareas específicas y que ante la lesión en una región responsable del análisis de cierta forma de información, otras regiones o sistemas puedan desempeñar la misma función. Otro mecanismo que ha sido propuesto con frecuencia para explicar la recuperación[7] es el de la sustitución funcional. De acuerdo con él, ciertas áreas del cerebro que antes no intervenían en el procesamiento de la función perdida la asumen en forma espontánea o como resultado de la estimulación. En lo que respecta a la afasia, el hemisferio derecho ha sido responsabilizado de la recuperación en algunos casos, aunque no existen pruebas definitivas de ello.

Por último, en una perspectiva más global puede considerarse que existe una reorganización global de todo el cerebro en el sentido de compensar la función perdida. Evidentemente se sabe muy poco sobre estos procesos, pero el desarrollo de las técnicas funcionales de imágenes hará contribuciones importantes en un futuro próximo.

Interesa dejar en claro que para que los mecanismos de adaptación a la lesión se desenvuelvan, parece ser necesario presuponer la conciencia del defecto, lo que no siempre ocurre en casos de lesión cerebral. Es bien conocido el problema que el signo designado como anosognosia constituye para la rehabilitación. La negación del defecto no sólo limita la recuperación, sino que además a veces emergen síntomas de índole paranoide lo que constituye un problema de difícil solución, como se comentó a propósito de la afasia de Wernicke.

### Variables condicionantes del proceso de recuperación

Los problemas que enumeramos antes son condicionantes biológicos del proceso de recuperación, pero existen otros que también pueden influir sobre este proceso y conviene rever.

Los estudios dedicados a este asunto focalizan fundamentalmente las alteraciones del lenguaje; por ello no existe razón para pensar que con otras disfunciones las cuestiones serán diferentes. Basso[8] revisó la literatura relacionada con la afasia y consideró que había factores relacionados con las características biográficas del paciente y con las de la lesión cerebral. Los primeros eran la edad, el sexo y la lateralidad motora. La edad se justifica ya que existe alguna evidencia de que las disfunciones resultantes de lesiones adquiridas en la infancia tienen, en general, mejor pronóstico que las que se producen en la edad adulta. Sin embargo, hay autores que piensan que esta variable tiene un comportamiento evolutivo, esto es, que cuanto mayor es el paciente menor será su potencial de recuperación. De la información publicada podemos concluir que en ciertos estudios se encontró una diferencia significativa en la recuperación en concordancia con la edad, mientras que en los nuestros no hallamos diferencia alguna. Puede por ello ponerse en duda que la edad, cuando se considera la fase adulta, tenga influencia sobre el potencial de recuperación.

La segunda variable analizada fue el sexo, teniendo por presupuesto que la organización cerebral es diferente en cada sexo. También en esta área la evidencia de diferencias no es segura en lo que respecta al estudio de casos con lesiones cerebrales y a la recuperación.

Por último, se levanta la cuestión de la lateralidad motora del paciente. Sin entrar en una discusión profunda de este asunto, interesa señalar que en muchos casos la dominancia motora izquierda o la ambidestreza son el reflejo de una particular organización funcional del cerebro; por ello puede pensarse que las funciones de estos grupos de individuos se encuentran representadas en ambos hemisferios. Si así fuera, es natural que las alteraciones resultantes de una lesión en un hemisferio sean más fácilmente compensadas por las funciones del otro no lesionado. Sin embargo, también en este capítulo los resultados no son totalmente concordantes. Para algunos, los zurdos presentan tasas de recuperación superiores a los diestros; para otros no hay relación alguna entre lateralidad motora y tasa de recuperación. En cierta manera relacionado con esta cuestión está el estudio de la correlación de la evolución de los signos afásicos con el patrón de asimetría morfológica de los hemisferios cerebrales. Tal como existe una asimetría funcional en los dos hemisferios cerebrales, también se registra una asimetría anatómica que puede ser medida en los cortes de la tomografía axial computarizada. Asimismo, el lóbulo occipital izquierdo es en general más prominente que el derecho, mientras que en los lóbulos frontales ocurre lo inverso. Este patrón puede aparecer invertido en un pequeño porcentaje de individuos, hecho cuyo significado no es fácil de comprender: si tiene que ver con la lateralidad motora,[9] con la representación del lenguaje[10] o con la representación de las capacidades no verbales.[11] Kertesz[12] comparó los resultados en la recuperación de afásicos con los diferentes patrones y no encontró ninguna relación significativa.

Con excepción de nuestros propios resultados, no existe en la literatura referencia a una posible influencia del nivel cultural en el proceso de recuperación. Comparando la evolución de las medidas de afasia de un grupo de pacientes analfabetos con las de un grupo de sujetos con escolaridad, verificamos que la evolución era superponible al final de seis meses, sin que hubiera por ello razón para pensar que la cultura es un factor de buen pronóstico.

Pasemos ahora al análisis de la influencia de las características de la lesión cerebral sobre el proceso de recuperación. La gran mayoría de los autores está de acuerdo en que cuando las alteraciones afásicas son el resultado de un traumatismo craneano, el pronóstico es más favorable que en los casos de lesiones vasculares. No obstante, es necesario tener presente lo que dijimos antes sobre las consecuencias de los traumatismos craneanos en otras áreas del cerebro responsables de otras funciones. Los autores citados se preocuparon en medir el defecto afásico y no las otras alteraciones relacionadas con el comportamiento. En nuestra experiencia, la realidad es que las alteraciones afásicas tienen, en general, buen pronóstico; pero quedan las modificaciones de la conducta, difíciles de evaluar y medir en el laboratorio, que muchas veces son más incapacitantes para la vida normal de relación que las propias alteraciones afásicas. En lo que respecta a las diferencias entre accidentes vasculares de diversa naturaleza, los resultados son tan dispares que no es posible establecer una regla.

La extensión de la lesión y su localización constituyen factores importantes a considerar. El trabajo de Ferro,[13] realizado en nuestro laboratorio con un grupo base de 54 casos de afasia global, permitió distinguir 5 subgrupos en lo que respecta a la localización de la lesión y su extensión, para analizarlos en lo referente al potencial de recuperación. El grupo con lesión extensa prerrolándica y posrolándica tuvo mala evolución, mientras que los grupos con lesión exclusivamente prerrolándica o subcortical tuvieron en general un buen pronóstico. En los grupos en que la lesión interesaba grandes regiones del lóbulo parietal o simultáneamente los lóbulos frontal y temporal, el pronóstico fue muy variable. De una forma general, los autores concuerdan con lo que parece ser más lógico, esto es, que las alteraciones resultantes de lesiones más extensas tengan peor pronóstico que las de lesiones de menor dimensión. Por último, interesa mencionar que la gravedad inicial del cuadro clínico es tal vez uno de los aspectos más relevantes para el pronóstico. Cuanto más importante sea el defecto afásico, peor será su recuperación.[12]

No está estudiada en forma sistemática la influencia de otras variables, más difíciles de medir, que tienen que ver con la reacción psíquica del individuo a su disfunción. Se conocen, por ejemplo, los resultados sobre el humor del paciente con lesiones vasculares cerebrales. Wade y col.[7] estudiaron las alteraciones del humor en un grupo de 185 pacientes con lesiones vasculares cerebrales cuando habían transcurrido 6 meses desde la instalación de los síntomas. El análisis de las múltiples variables estudiadas permitió aislar 3 como más significativas: la pérdida de confianza, la ansiedad y depresión, y la irritabilidad. Es fácil aceptar que estos aspectos pueden ser de extrema relevancia para el proceso de recuperación. Por otro lado, no conocemos el papel desempeñado por la estructura social en la que el individuo está inserto. La rehabilitación sobrepasa ampliamente el trabajo hecho por los técnicos y tiene continuidad natural con la vida diaria de los pacientes, por lo que habrá que incluir también esta variable y crear mecanismos de intervención terapéutica en este nivel.

De todo lo expuesto puede concluirse en que con el estado actual de los conocimientos no existen respuestas definitivas sobre la mayoría de estos problemas. Esta dificultad existe porque no es fácil para un solo grupo de trabajo reunir casuística suficiente como para analizar todas las variables involucradas en este proceso, y porque además no existen buenas medidas para estas variables.

## Las técnicas de rehabilitación

De acuerdo con Howard y Hatfield,[14] en la actualidad pueden considerarse ocho escuelas o métodos de terapéutica de la afasia:

1. **El método didáctico.** El lenguaje es reenseñado utilizando un cierto número de métodos prácticos, la mayoría de los cuales parecen tener efecto, que se desenvolverán en parte con base en el sentido común y en la intuición clínica, y en parte según los patrones tradicionales de enseñanza de la lectura, la escritura y la gramática a los niños de la escuela, o en la enseñanza de lenguas extranjeras.
2. **El método de modificación del comportamiento.** Como el método anterior, éste considera la terapéutica como un reaprendizaje del lenguaje. Se distingue fundamentalmente por ser dirigido a la cuestión de cómo deben ser aprendidas las cosas. Se inspira en la psicología del comportamiento (conductista). Los cultores de este método ponen en duda los modelos interpretativos de la afasia y centran su atención en los métodos de aprendizaje.
3. **El método de estimulación.** Este método fue largamente desarrollado en los EE.UU. en las décadas del '40 y del '50 por Wepman y Schuell. La terapéutica es vista como un proceso de creación de la estimulación apropiada para permitir al afásico tener de nuevo acceso a las capacidades del lenguaje, que se mantienen intactas pero inaccesibles.
4. **El método de reorganización funcional.** Este método deriva, fundamentalmente, de los modelos conceptuales desarrollados por Luria en la Unión Soviética desde la Segunda Guerra Mundial. De acuerdo con él, las facultades cognitivas dependen de ciertas unidades casi independientes y la lesión cerebral provoca un desarreglo de ellas ya sea por la pérdida de su función o de su unión funcional. El método consiste, pues, en la utilización de los subsistemas intactos de múltiples formas favoreciendo su asociación, haciendo como anastomosis sobre los sistemas lesionados. Este método, que inicialmente se destinaba sólo al tratamiento del lenguaje, fue desarrollado por Anne-Lise Christensen, en Dinamarca, y aplicado a otras alteraciones cognitivas de forma algo modificada y con relativo éxito.
5. **El método pragmático.** Los seguidores de este método consideran a la afasia como un problema de comunicación. La terapéutica se basa así en la creación de alternativas de comunicación. Se incluye en este capítulo la propuesta de Davis y Wilcox[15] que designaron PACE (Promoting Aphasics' Communicative Effectiveness), que tuvo gran aceptación en múltiples unidades de rehabilitación.
6. **El método neoclásico.** El trabajo de la escuela de Boston, en particular el renacimiento de las ideas de Wernicke y Lichtheim por Norman Geschwind,[16] influyó en muchos grupos interesados en la rehabilitación. El modelo se basa en la utilización de las capacidades relativamente preservadas de los pacientes afásicos, en el sentido de permitir el acceso a las capacidades de lenguaje alteradas y, en cierta forma, inaccesibles. El método de entonación melódica propuesto por Albert[17] es un buen ejemplo de las técnicas probadas. En este caso, para entrenar la capacidad de producción de discurso se recorre la capacidad de procesamiento de ritmos y melodías en general preservadas, por depender de estructuras diferentes de aquellas que sustentan los fenómenos relacionados con el lenguaje. Los pacientes son así estimulados a repetir secuen-

cias rítmicas y melódicas las cuales acrecientan progresivamente el contenido verbal. La melodía al principio exagerada se aplana enseguida hasta la melodía normal del lenguaje, de forma progresiva, y el paciente termina por producir algún discurso. En algunos casos este método se ha mostrado eficaz. Por otro lado, los autores también intentaron el recurso del lenguaje gestual, utilizado por los indios americanos (amerindios) o para la comunicación de deficientes auditivos. Recurrir al gesto, de por sí, puede también considerarse un facilitador de la producción de discurso.

7. **El método neurolingüístico.** En la secuencia de trabajos sobre neurolingüística muchos rehabilitadores siguieron el modelo descrito de las alteraciones gramaticales de los afásicos, en particular los conceptos de selección y combinación que corresponden a los aspectos lexicales y sintácticos de la gramática.

8. **El método de la Neuropsicología cognitiva.** En el estudio de un caso especial de perturbación de la lectura, por Marshal y Newcombe en Oxford,[18] se desarrollaron modelos, que se han vuelto cada vez más sofisticados, de los diversos procesos de tratamiento de la información cognitiva. Criticados por muchos por no preocuparse de la naturaleza de los procesamientos cerebrales responsables de las diferentes funciones, estos modelos tienen algunas virtudes que conviene señalar. Son generados a partir de desempeños de pacientes, por lo que interesa más el estudio profundo del caso individual que el de casuísticas extensas. Así, si un paciente determinado tiene un comportamiento que sugiere la perturbación de cierto paso de la cadena de procesamiento de información, esa regla es incorporada en el modelo y testeada con nuevos casos. La representación de estos modelos son conjuntos independientes de la localización de las estructuras cerebrales capaces de soportar la información. Están basados en comportamientos de pacientes con lesión cerebral. Desde el punto de vista terapéutico, se ha verificado que el recurso al entrenamiento de diversas reglas alteradas ha sido eficaz en la rehabilitación de ciertos casos, en particular de la alteración de la lectura y la escritura.

Por otro lado, los modelos diseñados inicialmente comenzaron a ser transportados a las computadoras y hoy existen programas de simulación de producción de discurso y de producción de alteraciones, en todo idénticas a las que se encuentran en la clínica.

La mención de las computadoras introduce otro tema que carece de descripción y comentario, es el uso de microprocesadores en la evaluación y en la rehabilitación.

Estos aparatos invadirán lo cotidiano y cada vez van teniendo más aplicaciones. Interesa enumerar las ventajas y desventajas de su uso. De acuerdo con Bradley, Welch y Skilbeck,[19] el uso de microprocesadores constituye una ventaja, en primer lugar por la versatilidad y la precisión en el desenvolvimiento de tareas que exigen control de tiempo de exposición a estímulos y registro del tiempo de reacción. Antes el observador recorría el cronómetro lo que naturalmente acarreaba errores mayores. La versatilidad puede ejemplificarse mediante algunos programas como el de Bracy,[20] destinado a la memoria, que consiste en recorrer un laberinto por diversas divisiones de una casa, siendo los caminos generados aleatoriamente por la computadora. Ésta permite también el registro de la inatención, realzando secuencialmente diferentes sectores de la pantalla de forma de ayudar al paciente a adoptar una estrategia de pesquisa sistemática del espacio.

La segunda ventaja deriva de la rapidez con que es posible obtener el resultado del comportamiento del paciente en las diversas tareas, así la computadora va registrando las respuestas y, siempre que sea necesario, da resultados que pueden permitir comprender el progreso o la dificultad y modificar la estrategia o no.

Por último, el uso de computadoras motiva al paciente por permitir una mayor interacción entre él y el programa; incluso la autoevaluación no está lejos del comportamiento de las personas sin lesión cerebral, mediante juegos simples en los que obtienen puntuaciones que aumentan a medida que mejora el desempeño. Por otro lado, es muy interesante el impacto que estas técnicas han tenido en el aprendizaje, visto que se registra una tendencia a repetir las tareas en forma espontánea. Dada la facilidad de tener los aparatos en casa y de traer los programas adecuados de las unidades de rehabilitación, el paciente puede ser parcialmente autónomo y desarrollar por sí solo y con mayor interés su rehabilitación.

Es necesario señalar que la existencia de estos aparatos y programas no sustituyen en forma alguna el papel del terapeuta, por el contrario, su orientación es fundamental. Éste constituye tal vez uno de los mayores riesgos del desenvolvimiento y divulgación de diferentes programas, que hoy se pueden adquirir con facilidad en el mercado. Existirá la tentación para personal no especializado de recurrir este medio, no sólo para evaluar sino también para rehabilitar a los pacientes.

El Congreso Americano de Medicina de Rehabilitación establece normas para el uso de programas de rehabilitación cognitiva en pacientes con lesiones cerebrales. Las áreas en que es necesario prestar particular atención son enumeradas por Kurlychek y Levin[21] de la siguiente forma:

- Entrenamiento adecuado y supervisión.
- Criterios de admisión de pacientes.
- Desarrollo de protocolos de los programas.
- Evaluación adecuada de las perturbaciones del paciente.
- Documentación y evaluación de los programas.

Los programas tienen algunas limitaciones en lo que respecta al uso del lenguaje oral. Las placas de sonido y producción de lenguaje comienzan a permitir que los programas se comuniquen oralmente con los pacientes. La dificultad reside en la decodificación del lenguaje producido por éste. Si hoy es posible tener programas que decodifican lenguaje oral normal, no podemos desconocer que, en este caso, tratamos muchas veces con producciones anormales cuya cualidad carece de evaluación o que, por ahora, no es posible decodificar con el programa. Deberá considerarse como dificultad la adaptación de un paciente a la computadora. En muchos casos se establece una barrera difícil de salvar y por ello no es posible su utilización.

## La evaluación de las técnicas de rehabilitación

El problema que surge en este momento respecto de la evaluación de las múltiples técnicas de rehabilitación es que son propuestas un poco por todo el mundo. En la literatura no existen por el momento muchas referencias de estudios comparativos. Hay dos estudios, realizados en Inglaterra, en los que se comparan los resultados obtenidos en grupos de afásicos tratados por terapeutas especializados y por voluntarios.[22] No hay diferencias significativas, pero los estudios son pasibles de críticas metodológicas en lo que respecta a la dimensión de la muestra y a la selección del material estudiado. Además interesa señalar que los voluntarios, sin preparación adecuada, se limitaron a aproximaciones no científicas de los problemas, lo que no permitió mejorar la calidad de la intervención, que a todos nos parece necesaria.

En nuestra experiencia, comparando afásicos tratados con sesiones formales en un hospital con otros que fueron apoyados por familiares instruidos en forma específica, se registró una diferencia en la mejoría de las puntuaciones en las pruebas usadas en nuestro laboratorio para evaluación de la afasia. La puntuación global (que designamos como cociente de afasia) fue la que mayor diferencia registró entre los 2 grupos. De entre los déficit afásicos específicos, se encontró una mejoría más marcada en la capacidad de repetición de los pacientes que fueron acompañados con terapéutica formal.

Recientemente, en un estudio realizado en Aschen se compararon dos técnicas terapéuticas, una de estimulación y otra neurolingüística, para entrenar en el uso de pronombres interrogativos y preposiciones a pacientes afásicos crónicos. Los resultados apuntaron a una mejor eficacia del método de estimulación de largo plazo, mientras que el efecto directo inmediato fue significativamente mayor con la técnica neurolingüística.[24]

La introducción de medios informáticos en el tratamiento de las alteraciones del lenguaje cuestionó su eficacia frente a otras técnicas. Así, Kinsey[25] comparó la aplicación de técnicas convencionales con la aplicación hecha por computadora y con la combinación de ambas. Los resultados evidencian mejores performances cuando el tratamiento es hecho por la unión del terapeuta del habla y el computador que cuando lo realiza uno solo de ellos. No obstante, los resultados no son concluyentes por la escasez de estudios realizados hasta la fecha.

## BIBLIOGRAFÍA

1. Googglass H, Kaplan E. The assesment of aphasia and related disorders. Lea & Febiger, Filadelfia, 1972.
2. De Renzi E, Vignolo L. The Token Test: a sensitive test to detect receptive disturbances in Aphasia. Brain, 85:665-678, 1962.
3. Damásio AR. Aphasia. N Eng J Med, 326:531-539, 1992.
4. Naeser MA, Alexander MP, Helm-Estabrooks N, Levine HL, Laughlin SA, Geschwind N. Aphasia with predominantly subcortical lesion sites. Arch Neurol, 39:2-14, 1982.
5. Damásio AR, Damásio H, Rizzo M, Varney N, Gersh F. Aphasia with nonhemorragic lesions in the basal ganglia and internal capsule. Arch Neurol, 39:15-20, 1982.
6. Metter EJ, Riege WH, Hanson WR, Jackson CA, Kempler D, Van Lancker D. Subcortical structures in aphasias. An analysis based on (F-18)-fluorodexoyclucose position emission tomography, and computed tomography. Arch Neurol, 45:1229-1234, 1988.
7. Wade DT, Hewer RL, Skilbeck CE, David RM. Stroke: a critical approach to diagnosis, treatment, management. Londres, Champman and Hall, 1985.
8. Basso A. Prognostic factors in aphasia. Aphasiology, 6:337-348, 1992.
9. Chui HC, Damásio AR. Human cerebral asymmetries evaluated by computed tomography. J Neurol Neurosurg Psychiatry, 43:873-878, 1980.
10. Henderson VW, Naeser MA, Weiner JM, Pieniads JM, Chui HC. CT criteria of hemisphere asymmetry fail to predict language laterality. Neurology (Cleveland), 34:1086-1089, 1984.

11. Castro Caldas A, Confraria A, Mariano MG. CT criteria of hemisphere asymmetry fail to predict language laterality. Neurology, 35:935, 1985.
12. Kertesz A. What do we learn from recovery from Aphasia. *En:* Functional Recovery in Neurological Disease. Advances in Neurology S. G. Waxman (ed.). Raven Press, Nueva York, págs. 277-292, 1988.
13. Ferro J. The influence of infarct location on recovery from global aphasia. Aphasiology, 6 (4): 415-430, 1992.
14. Howard D, Hatfield FM. Aphasia therapy: historical and contemporary issues. Lawrence Arlbaum Associated Ltd. Publishers East Susex, Reino Unido, 1987.
15. David R, Enderby P, Bainton D. Treatment of acquired aphasia: speech therapists and volunteers compared. Neurol Neurosurg Psychiat, 45:957-961, 1982.
16. Geschwind N. Disconnexion syndromes in animals and man. Brain, 88:237-294, 585-644, 1965.
17. Albert ML, Sparks R, Helm NA. Melodic intonation therapy for aphasia. Arch Neurol, 29:130-131, 1973.
18. Marshall JC, Newcombe F. Patterns of paralexia: a pshycholinguistic approach. Psycholinguistic Research, 2:175-199, 1973.
19. Bradley VA, Welch JL, Skilbeck CL. Cognitive retraining using microcomputers. Lawrence Erlbaum Associated Ltd. Reino Unido, 1993.
20. Bracy O. Programs for cognitive rehabilitation. Indianápolis: Psychological Software Services, 1987.
21. Kurlychek RT, Levin W. Computers in the cognitive rehabilitation of brain injured persons. CRC Critical Reviews in Medical Informatics, 1:241-257, 1987.
22. Davis GA, Wilcox MJ. Adult aphasia rehabilitation: applied pragmatics. Windson: NFER-Nelson, 1985.
23. Leal MG, Farrajota L, Fonseca J, Guerreiro M, Castro Caldas A. The influence of Speech Therapy on the evolution of stroke aphasia. J Clin Exper Neuropsychol, 15 (3): 399, 1993.
24. Springer L, Willmes K and Haag E. Training in the use of wh-questions and prepositions in dialogues: a comparison of two different approaches in aphasia therapy. Aphasiology, 7(3): 251-270, 1993.
25. Kinsey C. Analysis of dysphasics' behaviour in computer and conventional therapy environment. Aphasiology, 4 (3):281-291, 1990.
26. Bradley VA, Welch JL, Skilbeck CL. Cognitive using microcomputers. Lawrence Erlbaum Associates Ltd. Reino Unido, 1993.

# 9

# DEPRESIÓN EN GERIATRÍA

FERNANDO TARAGANO Y RICARDO ALLEGRI

*... La depresión en la edad avanzada es un problema de importancia para la salud pública. Provoca sufrimientos a muchos porque no son diagnosticados, y obliga a familiares e instituciones a tener que cuidar de pacientes que, siendo normalmente autoválidos, se vuelven dependientes. En la vejez lo que torna la depresión tan insidiosa es que ni la víctima ni los profesionales pueden llegar a reconocer los síntomas, pues éstos suelen suceder en medio de un contexto de múltiples problemas físicos. La tristeza... puede ser menos importante que otros síntomas depresivos como la pérdida del apetito, alteraciones del sueño, fatiga y anhedonia. Existe un amplio espectro de síntomas depresivos y también una variada gama de recursos terapéuticos...*[1]

## INTRODUCCIÓN

El síndrome depresivo en el anciano es una compleja manifestación en donde se entrelazan una semiología depresiva polimorfa de variada etiología, probables síntomas de otras enfermedades simultáneas y síntomas propios de la vejez. La semiología depresiva que presenta un longevo puede deberse a diversas causas: somáticas (interacciones medicamentosas, enfermedades sistémicas, endocrinas, neurológicas),[2] reactivas (viudez, soledad, marcha de los hijos, enfermedades invalidantes, jubilaciones indeseadas, cobros inadecuados, etc.)[3] o a una enfermedad depresiva primaria tardía.[4] En consecuencia, junto a la depresión el anciano suele presentar una semiología relacionada con otras enfermedades y otra, psicodinámica, en general relacionada con la personalidad.[5] De este modo en los pacientes de edad avanzada el diagnóstico de depresión puede ser difícil de establecer, debido al amplio espectro semiológico con que se presenta y en especial a que muchos síntomas son inespecíficos.[6]

## Prevalencia

La depresión del anciano es una complicación frecuente que puede afectar al 15%-20% de la población con más de 65 años, o sea casi el triple de prevalencia que en la población general.[7] La frecuencia de las depresiones mayor y menor en el longevo varía entre el 5% en clínicas de atención primaria hasta el 25% en residencias geriátricas. Es importante remarcar: a) el alto porcentaje de incidencia en estas mismas instituciones: 13% de residentes tienen un primer episodio depresivo a lo largo de 1 año y 18% desarrollan nuevos síntomas depresivos; b) el muy bajo porcentaje de ancianos deprimidos que necesitan tratamiento psiquiátrico y son asistidos: 10%[8]

En las depresiones posictus la prevalencia alcanza aproximadamente al 23% para las depresiones mayores y el 19% de reacciones depresivas.[9,10] En el traumatismo craneoencefálico cerrado del 26% al 33% padece depresión mayor y alrededor del 15% al 26% reacciones depresivas.[11,12] En la enfermedad de Alzheimer la prevalencia alcanza sus mayores índices en el estadio inicial de la demencia, entre el 20%-25% padece depresión mayor y el 25%-28% reacciones depresivas.[13,14] En la enfermedad de Parkinson el 20%-25% padece depresión mayor y también entre el 20%-25% reacciones depresivas.[15] En la demencia multiinfarto existen estudios que aportan diferentes cifras, probablemente por la diversidad metodológica y los diferentes

**Cuadro 9-1.** *Principales causas de depresión en geriatría*

| Enfermedad primaria | Depresión secundaria | Depresión reactiva | Distimia |
|---|---|---|---|
| 1. Enfermedad unipolar desde la adultez<br>2. Enfermedad bipolar desde la adultez<br>3. Depresión tardía del anciano (nota: probablemente sea una variante de las anteriores). | 1. Psiquiátrica: psicosis cicloide esquizofrénica, atípica, catatonía periódica<br>2. Neurológica: Parkinson, ACV, infecciones del SNC, traumatismos encefálicos, Enfermedad de Alzheimer, Epilepsia crónica, Parálisis supranuclear progresiva, Huntington tardío, Demencia multiinfarto, tumores cerebrales.<br>3. Endocrina: alteraciones tiroideas, suprarrenales, paratiroideas<br>4. Sistémica: infecciones<br>5. Inflamatoria: artritis reumatoidea, lupus, arteritis temporal<br>6. Déficit vitamínicos: C, $B_{12}$, folatos y niacina<br>7. Clínicas generales: enfermedad renal, enfermedad cardiopulmonar, poscirugía, cáncer de pulmón | 1. Estrés grave<br>2. Trastorno desadaptativo<br>3. Duelo complicado | 1. Trastorno caracterial<br>2. Trastorno neurótico |

criterios clínicos utilizados. El rango varía entre el 0% y el 67%, pero en uno de los estudios con mayor rigor metodológico, la cifra es del 25%.[16] En la enfermedad de Huntington (especialmente la de aparición tardía), el 33% padece depresión mayor y el 5% reacciones depresivas.[17]

## Factores de riesgo

En el anciano, los factores de riesgo de depresión son parecidos a los del adulto, con algunas diferencias de importancia: mujeres, soltería, viudez, duelo reciente, acontecimientos estresantes recientes y falta de apoyo social están relacionados con elevados índices de depresión.[18]

## Etiología

Se conocen más de cuarenta enfermedades que en el anciano pueden causar el síndrome (cuadro 9-1) y, según su etiopatogenia, la depresión se divide en: a) primaria, b) secundaria (cuando es síntoma de una enfermedad de base), c) reactiva (es aquella que se produce en respuesta a situaciones psicosociales) y d) distímica. También se conocen más de cincuenta medicamentos que directa o indirectamente producen depresión (cuadro 9-2).

## Patogenia

La depresión mayor del anciano, a diferencia del adulto, es un síndrome que habitual-

**Cuadro 9-2.** *Principales categorías farmacológicas causantes de depresión en geriatría*

| | | | | |
|---|---|---|---|---|
| 1. Tranquilizantes mayores: fenotiazinas, butirofenonas | 2. Sedantes e hipnóticos: benzodiazepinas, barbitúricos, clorazepato | 3. Drogas neurológicas: levodopa, carbamazepina, bromocriptina, fenitoína, amantadina, metosuximida | 4. Analgésicos y antiinflamatorios: indometacina, ibuprofeno, fenacetina, opiáceos | 5. Antibacterianos y antimicóticos: ampicilina, tetraciclinas, nitrofurantoína, sulfonamidas, ácido nalidíxico, estreptomicina |
| 6. Fármacos para el apetito (uso infrecuente en geriatría) anfetaminas y derivados, ciproheptadina | 7. Hormonas; corticoesteroides, prednisona, estrógenos, testosterona | 8. Fármacos cardiovasculares: digitálicos, propranolol, clonidina, metildopa, reserpina, lidocaína, quinidina | 9. Antineoplásicos: azatioprina, c-asparginasa, mitarmicina, vincristina, trimetoprima, bleomicina | 10. Otras: colina, cimetidina, acetazolamida anticolinesterásicos, disulfiram, metisergida, metoclopramida, salbutamol |

Modificado de Cummings J.L. Disturbances of mood and affect. *En:* Cummings J.L., Clinical Neuropsychiatry pp. 183-208. Ed. Allyn and Bacon, Boston, 1992.

mente se origina por mayor diversidad de causas, motivo por el cual podrían ser varios los mecanismos fisiopatológicos que se ponen en juego. Algunos son mejor conocidos que otros. Por ejemplo, en los ACV la prevalencia de la depresión es mayor si el daño compromete el lóbulo frontal del hemisferio izquierdo y los ganglios basales del mismo hemisferio, aunque otras localizaciones también pueden producirla.[19]

En el episodio depresivo mayor la alteración del equilibrio bioquímico parece desempeñar un papel primario y fundamental. Cuatro son las monoaminas que estarían involucradas en los síndromes depresivos independientemente de su etiología: noradrenalina, serotonina, dopamina y feniletilamina.[20,21,22,23] Varios estudios, utilizando el modelo demencial,[24] han demostrado que la depresión mayor estaría asociada con trastornos de los circuitos neuronales que provienen de los núcleos de la base, específicamente del locus coeruleus (noradrenalina) y del núcleo dorsal del rafe (serotonina). Otros estudios[25] han informado que la depresión se relaciona con el trastorno de los circuitos de dopamina provenientes de la sustancia nigra y que, siempre utilizando modelos demenciales, el trastorno depresivo necesitaría vías colinérgicas diencéfalo-corticales sanas para poder expresarse. Este fenómeno es coincidente con el hecho de que cuando se presenta depresión en pacientes dementes con enfermedad de tipo Alzheimer es porque la demencia se encuentra en estadios iniciales (que es cuando todavía existen neuronas colinérgicas remanentes). En un estudio[26] informaron que pacientes con demencia cortical luego de ser tratados con agonistas colinérgicos se tornaron depresivos.

Estas observaciones sobre la relación estado aminérgico-depresión son importantes porque en el longevo normalmente, a medida que avanzan los años, se pierden neuronas, los circuitos son más frágiles y estas alteraciones podrían ser la explicación de por qué el síndrome depresivo del anciano a veces es diferente al del adulto.

Respecto de las alteraciones cognitivas de la depresión mayor, no son claros los mecanismos patogénicos que las producen. Ellas son: pobres estrategias en el aprendizaje serial; alteraciones en el proceso de búsqueda del engrama mnésico, similar al patrón de alteración subcortical, disminución de la atención, dificultad en la toma de decisiones y lentificación en el procesamiento de la información. Clásicamente la escuela francesa describió estas alteraciones cognitivas con el nombre global de "inhibición psíquica"[27] y, hacia la década del sesenta, Kiloh[28] especificó que, cuando la depresión presenta síntomas cognitivos, puede simular una demencia ("seudodemencia") lo que torna difícil el diagnóstico diferencial en especial con la enfermedad de Alzheimer. Una de las diferencias es que en la seudodemencia los trastornos cognitivos mejoran con antidepresivos. Estos trastornos no siempre se hacen presentes, pero cuando esto ocurre por lo general se relaciona con: 1) que el paciente tiene más de 65 años, 2) que la depresión es muy intensa, 3) que está asociada a una enfermedad de base, tal como sucede con el Parkinson o el ACV. En definitiva, la seudodemencia en realidad es un cuadro de trastornos cognitivos producidos por la depresión mayor, en ciertas circunstancias clínicas especiales.

La patogenia de la depresión aún es poco clara, pero lo cierto es que el diagnóstico y tratamiento del síndrome depresivo en el anciano debería iniciarse tempranamente. Ello se debe a que la depresión predice múltiples problemas, entre ellos, disminuye la independencia funcional del paciente ya menoscabada por la edad, acentúa dificultades en las actividades de la vida cotidiana, es responsable de internaciones y, lo más importante, la evolución puede conducir al suicidio o al homicidio.[29] O sea que el diagnóstico de pacientes con depresión después de los 65 años puede ser difícil de manejar y, por lo tanto, se impone la mayor prudencia.

## Criterios clínicos de diagnóstico

Muchos profesionales, e incluso los propios pacientes, consideran que la depresión es una consecuencia normal de alguna enfermedad física, problema social o económico que habitualmente padece el anciano. Todos estos factores conspiran contra el diagnóstico adecuado de la enfermedad y, más importante aun, contra el tratamiento apropiado.

Los trastornos que en geriatría más comúnmente pueden generar el síndrome depresivo son los accidentes cerebrovasculares, las enfermedades degenerativas –Parkinson, Alzheimer, Pick, Huntington–, los traumatismos craneoencefálicos, los efectos adversos de medicamentos (psicofármacos o no), los tumores cerebrales, las enfermedades cerebrovasculares, algunos tumores extracraneanos (cáncer de pulmón, de páncreas), las encefalitis, enfermedades sistémicas tipo lupus y enfermedades endocrinas tiroideas o adrenocorticales, o análogas.

Todas estas afecciones somáticas tienen un denominador común: pueden producir una semiología depresiva parecida ya que algunos síntomas son de baja especificidad y, en consecuencia, a veces puede ser muy problemático

**Cuadro 9-3.** *Criterios clínicos y pautas para el diagnóstico*

| DSM-IV[30] | CIE-10[31] |
|---|---|
| **A.** Cinco o más de los siguientes síntomas han estado presentes durante un período de dos semanas y representan un cambio de la conducta previa y al menos uno de los síntomas es o 1) estado de ánimo deprimido, o 2) pérdida de interés o de la capacidad para el placer. Nota: no se incluyen los síntomas que se deben claramente a causas físicas, ideas delirantes o alucinaciones no congruentes con el estado de ánimo<br>   **1.** Estado de ánimo deprimido durante la mayor parte del día, casi todos los días e indicado tanto por la experiencia subjetiva como por la observación de los demás. Nota: en niños y adolescentes puede ser irritabilidad<br>   **2.** Notable disminución de placer o interés en todas o casi todas las actividades habituales, casi todos los días (informe subjetivo u objetivo por otros)<br>   **3.** Aumento o pérdida significativa de peso sin régimen (5% del peso en un mes), o disminución o incremento del apetito casi todos los días. Nota: en los niños tener en cuenta la falta de aumento de peso.<br>   **4.** Insomnio o hipersomnia casi todos los días<br>   **5.** Agitación o enlentecimiento psicomotor casi todos los días (observable para los demás, no simplemente el sentimiento subjetivo de inquietud o lentitud)<br>   **6.** Fatiga o pérdida de energía casi todos los días<br>   **7.** Sentimientos de inutilidad o excesiva o inapropiada culpa (que puede ser delirante) casi todos los días (no simplemente autorreproches o sentimientos de culpa por estar enfermo)<br>   **8.** Disminución de la capacidad para pensar o concentrarse o indecisión (manifestada por el paciente u observada por los demás) casi todos los días<br>   **9.** Ideas de muerte recurrentes (no el simple miedo a morir), ideas de suicidio recurrentes sin un plan específico, o un intento de suicidio o un plan específico para suicidarse<br>**B.** Los síntomas no satisfacen los criterios de episodio mixto<br>**C.** Los síntomas causan distrés clínico evidente o impedimento en el área social, laboral u otra área importante del funcionamiento<br>**D.** Los síntomas no se deben a los efectos de sustancias (ej. psicofármacos o abuso de drogas) o a un trastorno médico general (ej. hipotiroidismo)<br>**E.** La alteración no es una reacción normal a la muerte de un ser querido (duelo no complicado). Nota: preocupación mórbida con sentimientos de inutilidad, ideas de suicidio, notable deterioro funcional o enlentecimiento psicomotor, o una duración prolongada sugieren que el duelo se ha complicado con una depresión mayor | **A.** Para el diagnóstico de episodio depresivo de cualquier gravedad habitualmente se requiere una duración de al menos dos semanas, aunque períodos más cortos pueden ser aceptados si los síntomas son excepcionalmente graves o de comienzo brusco<br>   **1.** Humor depresivo<br>   **2.** Pérdida de la capacidad de interesarse y disfrutar de las cosas<br>   **3.** Disminución de la vitalidad que lleva a una reducción de su nivel de actividad y a un cansancio exagerado, que aparece incluso tras un esfuerzo mínimo<br>**B.** También son manifestaciones de los episodios depresivos:<br>   **a.** Disminución de la atención y concentración<br>   **b.** Pérdida de la confianza en sí mismo y sentimientos de inferioridad<br>   **c.** Ideas de culpa y de ser inútil (incluso en los episodios leves)<br>   **d.** Una perspectiva sombría del futuro<br>   **e.** Pensamientos y actos suicidas o de autoagresiones<br>   **f.** Trastornos del sueño<br>   **g.** Pérdida del apetito<br>**C.** Alguno de los síntomas anteriores pueden ser muy destacados y adquirir un significado clínico especial conformando el síndrome somático:<br>   **1.** Pérdida de interés en lo que anteriormente era placentero<br>   **2.** Pérdida de reactividad emocional a acontecimientos ambientales<br>   **3.** Despertarse por la mañana dos o más horas antes de lo habitual<br>   **4.** Empeoramiento matutino del humor depresivo<br>   **5.** Presencia objetiva de inhibición o agitación psicomotrices claras<br>   **6.** Pérdida marcada del apetito<br>   **7.** Pérdida del peso (5% en el último mes)<br>   **8.** Pérdida marcada de la líbido<br>**Nota:** Este síndrome somático habitualmente no se considera presente al menos que cuatro o más de las anteriores características estén definitivamente presentes.<br>**D.** La diferenciación entre los grados leve, moderado y grave se basa en una complicada valoración clínica que incluye el número, el tipo y la gravedad de los síntomas presentes. Suele ser muy útil incluir el impedimento de la actividad social y laboral como guía general de la gravedad del episodio<br>**E.** La presencia de demencia o de retraso mental, no excluyen el diagnóstico de un episodio depresivo tratable |

diagnosticar si la depresión es secundaria a la enfermedad de base o si es un paciente depresivo con una enfermedad simultánea.

La diversidad y baja especificidad de los síntomas en el paciente depresivo anciano obligan a un manejo cauteloso de los criterios clínicos para diagnóstico, pues los cuadros depresivos pocas veces concuerdan con los criterios clínicos propuestos, ya que éstos han sido diseñados desde su inicio tomando como referencia al paciente depresivo adulto.[32,33,34] (véase cuadro 9-3).

# DEPRESIÓN PRIMARIA DEL ANCIANO

La práctica de la psiquiatría geriátrica conduce a examinar un número creciente de pacientes que sufren una depresión por primera vez en su vida después de los 65 años. En el anciano son muy frecuentes las depresiones primarias que pasan inadvertidas, pues el cuadro suele ser engañoso y da lugar a las depresiones enmascaradas. A esta altura de la vida muchos acontecimientos psicopatológicos podrían explicar la depresión y, razonablemente, hacer presumir el diagnóstico de depresión reactiva. Pero a poco de continuar investigando a los pacientes, se descubre que alrededor de 6 de cada 10 padecen una afección somática simultánea e igualmente hacen presumir el diagnóstico de depresión secundaria. Sin embargo, también resta la posibilidad de que lo antedicho desencadene una depresión primaria, enfermedad que en la ancianidad se presenta en forma engañosa simulando afecciones somáticas graves. El diagnóstico puede ser muy difícil.

Por ejemplo, la ausencia del antecedente depresivo se convierte en una importante fuente de error, probablemente porque, si no se encuentran causas somáticas o psíquicas explicativas, suele no diagnosticarse la enfermedad por el solo hecho de que se inicia en edad tardía. También es fuente de error la ausencia de tristeza pues, si bien es un síntoma principal en el anciano, muchas veces está ausente. Lo mismo ocurre con la ansiedad, la culpa y la angustia. La sintomatología puede asemejarse a otras enfermedades, por ejemplo, si predomina la alteración motriz, parecería catatonía o Parkinson. Cuando la intensidad de la depresión es alta y presenta negativismo, el curso de la enfermedad se entorpece debido a la falta de ingestión de líquidos o alimentos, con lo que se agrega confusión mental que dificulta el diagnóstico. Si padece trastornos cognitivos, el cuadro será similar a una demencia. Hay evidencias de que la depresión primaria tardía del anciano está asociada con menor índice de antecedentes familiares y con mayor frecuencia de trastornos cognitivos, atrofia cerebral, cambios en la sustancia blanca, comorbilidad y mortalidad.[35]

## *Evolución*

El curso de la depresión tardía, igual que en los adultos, se caracteriza por exacerbaciones, recaídas y cronicidad. La recaída es un serio problema pues el 40% se cronifica y la cronicidad con delirio se asocia con una mayor morbimortalidad.[36] Los índices de suicidio entre los ancianos depresivos respecto de los no depresivos es el doble: en los grupos etarios de 80 y de 84 años 26,5/100.000 contra 12,4/100.000, respectivamente. Más del 75% de los suicidas habían visitado a un médico generalista durante el mes previo y en general sufrían un primer episodio de depresión; sin embargo, los síntomas depresivos no fueron reconocidos ni, obviamente, tratados.[37] La evolución no sólo puede conducir a la muerte por el suicidio sino también por las consecuencias de la postración, deshidratación, desnutrición e infecciones sobreagregadas.

## *Neuroimágenes*

La aplicación clínica de la TC y las IRM es limitada en las depresiones. Sirven especialmente para descubrir la simultaneidad de otras enfermedades neurológicas que pueden influir o provocar el cuadro psiquiátrico. Con estos métodos complementarios por sí solos difícilmente se pueda diagnosticar depresión. Sin embargo, se los debería solicitar cada vez que un paciente mayor de 60 años padece: a) depresión con deterioro cognitivo severo; b) un episodio depresivo mayor por primera vez; c) una depresión atípica o resistente al tratamiento farmacológico.

Los resultados pueden variar: tamaño ventricular aumentado, disminución de la densidad hística, atrofia cortical, infartos corticales, leucoencefalopatía.[38] También hay evidencia, mediante el estudio por PET y SPECT, de hipometabolismo en la región prefrontal del hemisferio izquierdo.[39]

## Tratamiento
(cuadro 9-4)

Las metas del tratamiento de la depresión son: 1) disminuir la sintomatología, 2) reducir el riesgo de recaídas y cronicidad, 3) mejorar el estado general, 4) disminuir la mortalidad, 5) mejorar la calidad de vida, 6) disminuir los gastos en salud.[40,41,42,43,44]

**Cuadro 9-4.** *Tratamiento de la depresión mayor en el anciano*

| Tratamiento | Eficacia | Comentarios |
|---|---|---|
| Antidepresivos (Ad) | Existen numerosos trabajos aleatorios controlados con placebo de Ad tricíclicos. Actualmente se están desarrollando en el anciano estudios controlados con inhibidores de la recaptación de serotonina | Es necesaria la adecuación de: la dosis, el nivel plasmático y la duración de la administración de la droga para maximizar el tratamiento. En el anciano la respuesta puede tardar entre 6 y 12 semanas. Mayores efectos secundarios que en el adulto |
| Psicoestimulantes | Evidencia de eficacia en el corto tiempo, la acción es rápida, luego se pasa a Ad. Pocos trabajos controlados | Pueden ser particularmente útiles en las depresiones secundarias, en los pacientes hospitalizados, frente a riesgos por el uso de Ad y cuando es necesaria una respuesta rápida |
| Antidepresivos y neurolépticos | De preferencia en depresión con delirio y/o agitación. La Tec tiene mayor efectividad | |
| Intensificación de los antidepresivos con litio, tiroides, carbamacepina | Los pacientes que no responden al tratamiento con Ad, pueden responder rápidamente a estas asociaciones. La evidencia se basa en informes | Puede ser útil en pacientes refractarios a la medicación |
| Terapia electroconvulsivante (Tec) | Claramente efectiva en depresión severa, melancólica, delirante y en depresión resistente al tratamiento con Ad | En pacientes refractarios a la medicación, el índice de respuesta es del 50%. La tasa de recaídas es alta |
| Psicoterapias | Más efectiva que el placebo o la ausencia de tratamiento, equivalente a la medicación Ad en pacientes geriátricos ambulatorios | Todos los estudios fueron hechos en pacientes depresivos ambulatorios que no eran suicidas ni tenían alguna otra causa de internación. No hay evidencia de la utilidad en depresiones severas |
| Antidepresivos y psicoterapia | Efectivo en pacientes ambulatorios. El mecanismo por el cual interaccionan no es conocido | No hay estudios realizados en pacientes gerontopsiquiátricos |

Adaptado de Lon S. Schneider

## BIBLIOGRAFÍA

1. Consensus Development Conference on the Diagnosis and Treatment of Depression in Late Life. National Institutes of Health, EE. UU., noviembre 1991.
2. Cummings JL. Disturbances of mood and affect. *En:* Cummings JL, Clinical Neuropsychiatry, 183-208. Ed. Allyn and Bacon, Boston, 1992.
3. Taragano F. El envejecimiento como síntesis existencial. *En:* Salud mental en la edad avanzada. Geigy. págs. 10-15, 1981.
4. Ferrey G, Le Goues G, Bobes J. Depresiones. En: Psicopatología del anciano, págs. 65-75. Ed. Masson, Barcelona, 1994.
5. Taragano F. Personalidad sana y enferma. *En:* Identificación psicológica del paciente, págs. 149-158. Ed. Nueva Visión, Buenos Aires, 1989.
6. Taragano FE. Síntomas Psiquiátricos. *En:* Introducción a la Neuropsicología, Tamaroff L, Allegri RF (eds.) Argente Editores, 1995.
7. Blazer D, Williams CD. Epidemiology of dysphoria and depression in an elderly population. Am J Psychiatry 137 (4):439-444, 1980.
8. Friedhoff, A. Consensus Panel Report. *En:* Schneider LS, Reynolds CF, Lebowitz Bd, and Friedhoff A, (eds.) Diagnosis and Treatment of Depression in Late Life: Results of the NIH Consensus Development Conference, Washington, DC: American Psychiatric Press, Inc., 1994.
9. Taragano FE, Tamaroff L, Allegri RF. Síntomas psiquiátricos en pacientes con lesiones cerebrales adquiridas (abstr.). XXXII Congreso Argentino de Neurología, 1993.
10. Robinson RG, Bolduc P, Price TR. A two year longitu-

dinally study of post-stroke depression. Diagnosis and outcome at one and two year follow-up. Stroke, 18:837-843, 1987.
11. Jorge RA, Robinson RG, Arndt VA. Depression following traumatic brain injury: a 1 year longitudinal study. Journal of Affective Disorders, 27: 233-247, 1993.
12. Kinsella G, Moran C, Ford B, et al. Emotional disorder and its assesment with the severe head injured population. Psychol Med, 18:57-63, 1988.
13. Lyketsos CG, Tune LE, Pearlson G, Steele C. Major Depression in Alzheimer disease: an interaccion of gender and family history. Psychosomatics (in press), 1995.
14. Migliorelli R, Teson A, Sabe S, et al. Prevalence and correlates of disthymia and major depression among patients with Alzheimer's Disease. Am J Psychiatry, 152:37-44, 1995.
15. Brown RG, MacCarthy B. Psychiatry morbidity in patients with Parkinson's disease. Psychol Med, 20:77-87, 1990.
16. Cummings JL, Miller B, Hill MA et al. Neuropsychiatry aspects of multi-infarct dementia and dementia of the Alzheimer type. Arch Neurol, 44:389-393, 1987.
17. Folstein SE, Folstein MF. Psychiatric features of Huntington's disease: recent approaches and findings. Psychiatr Dev, 2:193-206, 1983.
18. George LK. Social Factors and depression in late life. En: Schneider LS, Reynolds CF, Lebowitz BD, and Friedhoff A, (eds.) Diagnosis and Treatment of Depression in Late Life: Results of the NIH Consensus Development Conference, Washington, DC: American Psychiatric Press Inc., 1994.
19. Fogel BS, Stone AB. Practical Pathophysiology in Neuropsychiatry: A clinical Approach to Depression and Impulsive Behavior in Neurological Patients. En: Text book of Neuropsychiatry, Yudofsky SC, Hales RE. American Psychiatric Press Inc, Washington DC, segunda edicion 1994.
20. Baldessarini RJ. Treatment of depression by altering monoamine metabolism: precursors and metabolic inhibitors. Psychopharmacol, Bull, 20:224-239, 1984.
21. Meltzer HY and Lowy MT. The serotonin hypothesis of depression. En: Psychofarmacology: The third generation of progress, (Meltzer, H Y ed.). Raven Press, Nueva York, págs. 513-526, 1987.
22. Siever LJ. Role of noradrenergic mechanism in the etiology of the affective disorders. En: Psychofarmacology: The Third Generation of Progress. (Meltzer HY ed.). Raven Press, Nueva York, págs. 493-504, 1987.
23. Wolf M, Roth R. Dopamine autoreceptors. En: Structure and Function of Dopamine Receptors: Receptor Biochemistry and Methodology. Vol. 8 (Creese & Fraser eds.). Alan R. Liss Inc. Nueva York, págs. 45-96, 1987.
24. Zweig RM, Ross CA, Hedreen JC, et al. The neuropathology of aminergic nuclei in Alzheimer's disease. Ann Neurol, 24:233-242, 1988.
25. Zubenko GS, Moosy J, Kopp U. Neurochemical correlates of mayor depression in primary dementia. Arch Neurol, 47:209-214, 1990.
26. Davis KL, Hollander E, Davidson M, et al. Introduction of depression in oxotremorine in patients with Alzheimer disease. Am J Psychiat, 144:1484-1487, 1987.
27. Ey H, Bernard P, Brisset Ch. Estados depresivos. En: Tratado de Psiquiatría. Toray-Masson, Barcelona, 1969.
28. Kiloh LG. Pseudodementia. Acta Psychiatr Scand, 37:336-351, 1961.
29. Lidberg L, Tuck JR, Asberg M, et al. Homicide, suicide and CSF 5-HIAA. Acta Psychiatry Scand, 71:230-236, 1985.
30. APA, American Psychiatrc Association Committee on Nomenclature and Statistics. Diagnostic and Statistical Manual of Mental Disorders (DSM-IV), 4ª edition, Washington, DC, 1994.
31. WHO. The ICD-10 Classification of Mental and Behavioral Disorders: Diagnostic criteria for research, Ginebra, 1992.
32. Ferreri M, Bottéro A, Alby JM. Sémiologie des états dépressifs de l'adulte. Editions Technique. Encycl. Méd. Chir. (París-Francia), Psychiatre, 37-110-A- 10, 20 pág., 1993.
33. Murphy E. Depression in the elderly. En: Herbst K, Paykel E (eds.). Depression: an integrative approach; págs. 140-159, 1989.
34. Post F. Affective disorders in old age. En: Paykel ES ed. Handbook of affective disorders. Churchill Livingstone. Edinburg, Londres, págs. 393-402, 1982.
35. Alexopoulos G. Biological markers in geriatric depression. En: Schneider LS, Reynolds CF, Lebowitz BD, and Friedhoff A, (eds.). Diagnosis and Treatment of Depression in Late Life: Results of the NIH Consensus Development Conference, Washington, DM: American Psychiatric Press, Inc, 1994.
36. Murphy E. The course and outcome of depression in late life. En: Schneider LS, Reynolds CF, Lebowitz BD, and Friedhoff A (eds.). Diagnosis and Treatment of Depression in Late Life: Results of the NIH Consensus Development Conference, Washington DC, American Psychiatric Press Inc., 1994.
37. Conwell Y. Suicide in the elderly. En: Schneider LS, Reynolds CF, Lebowitz BD, and Friedhoff A, (eds.). Diagnosis and Treatment of Depression in Late Life: Results of the NIH Consensus Development Conference, Washington, DC: American Psychiatric Press Inc., 1994.
38. Dupont RM, Jernigan TI, Butters N, et al. Subcortical abnormalities detected in bipolar affective disorder using magnetic resonance imaging. Arch Gen Psychiatry, 47:55-60, 1990.
39. Martinot JL, Hardy P, Feline A, et al. Left prefrontal glucose hypometabolism in the depressed state; a confirmation. Am J Psychiat, 147:1313-1317, 1990.
40. Schneider LS. Efficacy of Treatment for Geropsychiatric Patients with Severe Mental Illness. Psychopharmacology Bulletin, 29:501-524, 1993.
41. Caine E, Lyness JM, King DA, and Connors L. Clinical and diagnostic heterogeneity in depression in late life. En: Schneider LS, Reynolds CF, Lebowitz BD, and Friedhoff A, (eds.). Diagnosis and Treatment of Depression in Late Life: Results of the NIH Consensus Development Conference, Washington, DC: American Psychiatric Press Inc., 1994.
42. Reynolds CF, Frank E, Perel JM, Imber Sd, Cornes C, Morycz RK, Mazumdar S, Miller MD, Pollock BG, Rifai AH, Stack JA, George CF, Houck PR, and Kupfer DJ. Combined pharmacotherapy and psychotherapy in the acute and continuation treatment of elderly patients with recurrent major depression: A preliminary report. Am J Psychiatry, 149:1687-1692, 1992.
43. Saltzman C. Clinical guidelines for the use of antidepressant drugs in geriatric patients. J Clin Psychiatry, 46:38-44, 1985.
44. Reynolds CF, Schneider LS, Lebowitz BD, and Kupfer DJ. Treatment of depression in the elderly: Guidelines for primary care. En: Schneider LS, Reynolds CF, Lebowitz BD, and Friedhoff A (eds.) Diagnosis andTreatment of Depression in Late Life: Results of the NIH Consensus Development Conference, Washington DC, American Psychiatric Press Inc., 1994.

# Trastornos del sueño en geriatría

Estela Lehkuniec

Las alteraciones del sueño y el uso de hipnóticos son muy frecuentes en los gerontes, por lo cual la medicina del sueño es un área importante dentro de la geriatría.

Aunque no hay estadísticas específicas, en los Estados Unidos se ha estimado que aproximadamente la mitad de las personas mayores de 65 años que viven en sus casas padecen trastornos del sueño; la cifra se eleva a los dos tercios de los casos en aquellos que se encuentran internados en instituciones psiquiátricas.

Las alteraciones del dormir que presentan los gerontes obedecen a múltiples factores. Algunos cambios en los parámetros de sueño forman parte del envejecimiento normal, mientras que otros corresponden a un incremento de procesos patológicos asociados con la edad. Por otra parte, los factores de riesgo se asocian con los cambios en la actividad social, el retiro laboral, la muerte del cónyuge o amigos cercanos, el incremento en el uso de fármacos, el desarreglo del ritmo circadiano y enfermedades concurrentes, que también contribuyen a alterar el sueño normal en los ancianos.

Además de afectar la calidad de vida del anciano y su familia, los problemas de sueño han implicado un aumento en la morbimortalidad de estos sujetos.

El desarrollo de los laboratorios de sueño ha permitido conocer las variaciones de los parámetros fisiológicos que ocurren cuando el individuo duerme. Mediante el registro poligráfico continuo, durante toda la noche, del electroencefalograma (EEG), tono muscular, movimientos oculares, respiración, electrocardiograma (ECG), movimientos musculares, etc., se puede determinar la presencia de etapas de sueño diferentes a lo largo de la noche.

El sueño normal comprende dos categorías principales: el sueño REM (movimientos oculares rápidos) y el sueño No REM, subdividido a su vez en 4 etapas.[1]

La etapa de transición entre la vigilia y el sueño se caracteriza por la disminución en amplitud y frecuencia del ritmo "alfa", típico del reposo vigil, y su reemplazo por frecuencias mixtas de baja amplitud en el EEG, ausencia de movimientos oculares y un tono muscular moderado, reducido respecto de la vigilia, que constituye la etapa 1 de sueño No REM. Luego aparece la etapa 2 No REM, con la presencia de los husos de sueño en el EEG, que son ondas sinusoidales de 12-14 c/s y los complejos K. En la etapa 3 No REM en el EEG predominan ondas lentas de gran amplitud que ocupan entre el 20% y 50% del registro, y en la etapa 4 No REM, estas ondas corresponden a más del 50% del trazado. Las etapas 3 y 4 No REM se denominan sueño lento o delta, y constituyen el período más profundo del sueño.

La etapa REM se caracteriza por actividad rápida de baja amplitud en el EEG, semejante a la vigilia, movimientos oculares rápidos y una marcada disminución del tono muscular. Además en esta etapa de sueño ocurren una serie de fenómenos fisiológicos: aumento de la tasa cardíaca, de la tensión arterial, del flujo sanguíneo cerebral, del consumo cerebral de oxígeno, etc. Las etapas de sueño se van alternando a lo largo de la noche para conformar los ciclos de sueño, de aproximadamente 90 minutos cada uno, que se repiten en número de 4 o 5 por noche.

## CAMBIOS EN LAS ETAPAS Y CICLOS DE SUEÑO CON LA EDAD

Ocurren varios cambios en el EEG de sueño del geronte comparado con el del adulto joven.

Las ondas lentas características de las etapas 3-4 No REM disminuyen en amplitud y cantidad, como también los husos de sueño del estadio 2.[2] Por otra parte, también hay una alteración en la proporción y distribución de las etapas de sueño.

El tiempo total de sueño, el lento (principalmente la etapa 4) y en menor medida el REM, disminuye con la edad. Asimismo, hay un aumento significativo en la cantidad y frecuencia de los despertares nocturnos.[3,4] El sueño del anciano se torna más "superficial", de tal forma que puede ser despertado por estímulos auditivos mucho menos intensos que un adulto joven. Esto explica por qué el sueño del geronte es más vulnerable a los estímulos externos o del ambiente, al ser más frágil o liviano que el de una persona joven.[5]

## Cambios del ritmo circadiano con la edad

Como se describió antes, en el anciano son frecuentes los despertares nocturnos y, por otra parte, el incremento de las siestas y la facilidad para caer dormido durante el día son también otras características de las personas mayores.[6,7] Esto sugiere una alteración del ritmo circadiano, con una transformación del ciclo sueño-vigilia bifásico, normal en el adulto joven, a un ritmo polifásico, similar al del neonato.[3] Además en el anciano hay una tendencia a dormirse más temprano en la noche y despertarse temprano en la mañana, lo que le da una característica de fase de sueño adelantada o "alondra" (a diferencia de la fase de sueño atrasada o "búho").

También se han observado cambios en el ritmo circadiano de la temperatura corporal y del sistema endocrino, lo que indica una progresiva alteración con la edad en la organización temporal de los procesos biológicos.[8]

Las necesidades de sueño también varían con la edad; así como el recién nacido necesita 16-18 horas diarias de sueño, estos períodos van disminuyendo a lo largo de la vida. El promedio normal de sueño en un adulto joven es de 7,5 horas diarias, mientras que en el anciano disminuye aun más y lo normal no es más de 5-6 horas diarias.

También el pobre cumplimiento de las medidas de higiene del sueño puede ser un factor relevante en el dormir del geronte. Es frecuente que los ancianos realicen prácticamente todo lo contrario a lo que son las pautas para un buen dormir. Por ejemplo, el excesivo tiempo de sueño diurno, los hábitos alimentarios, el uso inapropiado de café, té, alcohol y medicamentos, las condiciones ambientales (luz y temperatura del dormitorio, ruidos, etc.), pueden tener efectos negativos en el sueño nocturno. El desarreglo de estas medidas higiénicas puede llevar a un sueño alterado, más aun que el de por sí tiene el anciano, pero sin constituir una patología específica.[9]

Es por eso que el interrogatorio sobre los hábitos del paciente y el seguimiento con una agenda diaria de su ritmo sueño-vigilia pueden revelar datos importantes, que expliquen los trastornos del dormir y puedan corregirse simplemente modificando algunas pautas conductales.

## Trastornos respiratorios durante el sueño

La disfunción respiratoria durante el sueño, que lo altera y fragmenta con múltiples despertares, es una patología con una significativa prevalencia en la senectud. El síndrome de apnea del sueño se define por la presencia de pausas respiratorias de más de 10 segundos de duración, con un índice igual o mayor a 5 apneas por hora de sueño. Las apneas pueden ser de tipo obstructivo, central o mixta. En las apneas de tipo obstructivo se detiene el flujo aéreo nasobucal, mientras el esfuerzo de los músculos respiratorios toracoabdominales se mantiene (fig. 10-1). En las apneas de tipo central hay un cese simultáneo de ambos parámetros, flujo aéreo nasobucal y esfuerzo inspiratorio, y el restablecimiento de ambos al mismo tiempo (fig. 10-2). La apnea de tipo mixto se define como una combinación de la obstructiva y la central en un mismo episodio.[10]

La tasa de prevalencia de apneas durante el sueño en gerontes ha sido estimada en diferentes estudios entre 5,6% y 70%. Esta discrepancia puede deberse a diferencias metodológicas, en especial a la elección de la muestra.

Ancoli-Israel y col., en un estudio por selección al azar en una población de 427 personas mayores de 65 años, encontraron una prevalencia del 24%, con una diferencia relacionada con el sexo, 20% en la mujer, y 28% en los varones.[11]

La apnea de tipo obstructivo es la más frecuente e importante por sus implicaciones en la morbimortalidad de quienes la padecen.

Los criterios diagnósticos incluyen un patrón de sueño nocturno alterado manifestado por insomnio o, más comúnmente, por somnolencia diurna excesiva. Se asocian ronquidos nocturnos, cefaleas matinales y sequedad de boca al despertar. La polisomnografía muestra un índice de apneas mayor que 5, frecuentes despertares asociados a las apneas, braditaquicardia y desaturación arterial de oxígeno en relación con los episodios apneicos.[12]

Los pacientes con este trastorno se quejan habitualmente de fatigabilidad, lasitud, deterioro de la memoria y hasta estado confusional en especial por la mañana. La fragmentación y deprivación crónica de sueño así como los cambios hemodinámicos secundarios a la apnea pueden provocar trastornos importantes en la personalidad y la conducta, con ansiedad, irritabilidad, depresión severa, cefaleas matutinas recurrentes o náuseas. También puede presentarse dificultad en la erección o en la eyaculación.

Los familiares del paciente suelen referir que éste emite ronquidos intensos y tiene un sueño inquieto, con movimientos frecuentes de variada intensidad que hasta pueden provocarle caídas de la cama.[10]

La sintomatología de tipo psiquiátrico que comúnmente exhibe el paciente con apnea de sueño, fundamentalmente depresión y ansiedad, lleva muchas veces a que sea medicado con benzodiazepinas, lo que agrava aun más el problema respiratorio nocturno.

El tratamiento de las apneas durante el sueño incluye una serie de medidas, como pérdida de peso, farmacoterapia, cirugía en la región de las vías aéreas superiores y la administración nocturna de presión positiva continua de aire (CPAP).[13]

## Movimientos periódicos durante el sueño (mioclonías nocturnas) y síndrome de piernas inquietas

Los movimientos periódicos de los miembros durante el sueño (MPS), también conocidos como mioclonías nocturnas, se caracterizan por episodios periódicos de movimientos estereotipados y repetitivos que se presentan mientras el individuo duerme (fig. 10-3).

Los criterios diagnósticos, según la Clasificación Internacional de Trastornos del Sueño, incluyen:[12]

–Insomnio o somnolencia diurna excesiva. Ocasionalmente el sujeto puede estar asintomático y los movimientos son referidos por un observador o son hallazgos del laboratorio.

–Movimientos repetitivos y altamente estereotipados, más frecuentes en miembros inferiores, que producen extensión del hallux en combinación con flexión parcial del tobillo, rodilla y, a veces, cadera.

La polisomnografía muestra episodios repetidos de contracción muscular, de 0,5 a 5 segundos de duración, separados por intervalos de 20 a 40 segundos, frecuentemente asociados con signos de despertar. Para el diagnóstico del cuadro se determina un índice de MPS mayor a 5 por hora de sueño.

Con respecto a la etiología del MPS, el complejo patrón muscular que semeja un reflejo y la falta de alteración electroencefalográfica que precede al movimiento, aun con técnicas de promediación retrógrada, hacen improbable un origen cortical. Por otra parte, es difícil diferenciar entre un origen espinal o supraespinal. La periodicidad del movimiento y la demostración de que ocurre asociado a un fenómeno de despertar, lo que involucra a la corteza y a los sistemas respiratorio y circulatorio, sugiere que el mioclono nocturno estaría regulado por un marcapaso, probablemente localizado en el nivel reticular. Sin embargo, el fenómeno en sí mismo no surgiría a ese nivel, sino que sería un episodio subcortical, regulado en su periodicidad por descargas reticulares.[17,18]

La prevalencia de MPS ha sido estimada en 5%-6% en adultos normales[14] y en más del 18% en poblaciones adultas que consultan a un laboratorio de sueño.[15,16] Diversos estudios han demostrado que los MPS aumentan en frecuencia con la edad.[19,20] En un estudio por selección al azar en 427 personas mayores de 65 años, Ancoli-Israel y col. encontraron una prevalencia del 45% de MPS, sin diferencias significativas respecto del sexo.[21]

En los cuadros severos el sueño se encuentra francamente alterado y es posible establecer una clara relación con la sintomatología del paciente, habitualmente insomnio y, en ocasiones, somnolencia diurna. Sin embargo, en los casos leves puede ser asintomático y es difícil establecer una morbilidad específica.

El síndrome de piernas inquietas se caracteriza por una sensación desagradable en las piernas, por lo general previa al inicio del sueño, que obliga a moverlas para calmar la molestia.[24]

Los criterios diagnósticos según la Clasificación Internacional de Trastornos del Sueño determinan:[12]

–sensación desagradable en las piernas a la noche, con dificultad en iniciar el sueño

–disestesias u "hormigueo" en la profundidad de las pantorrillas, a menudo asociado con algias generalizadas en los miembros inferiores

–los síntomas calman al mover las piernas

–la polisomnografía muestra movimientos en los miembros al comienzo del sueño

La mayoría de los pacientes con síndrome de piernas inquietas ejecutan movimientos periódicos durante el sueño. Esta asociación es aun más frecuente en los gerontes. Una serie de factores pueden considerarse mecanismos fisiopatológicos de estos cuadros en la senectud.

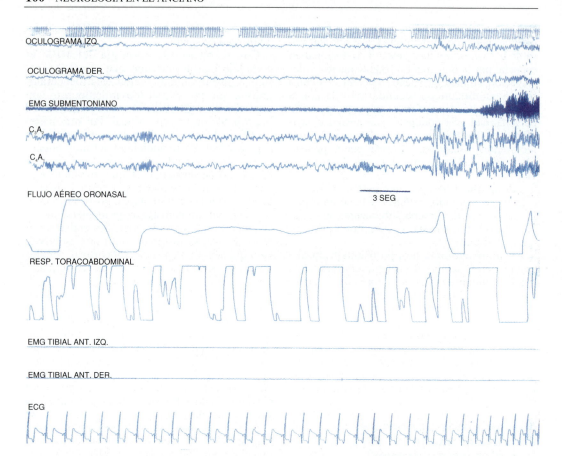

**Fig. 10-1.** Apnea obstructiva durante el sueño. Se observa la detención de flujo aéreo buconasal, con conservación del esfuerzo de los músculos inspiratorios.

Una posibilidad puede corresponder a factores supraespinales. A nivel espinal se ha encontrado canal lumbosacro estrecho en algunas personas con MPS.[22] Anormalidades de disco o alteraciones osteoartríticas, frecuentes en la población geriátrica, también podrían contribuir a la alta prevalencia de MPS en la vejez.[23]

Asimismo pueden considerarse factores sistémicos. La insuficiencia venosa en los miembros inferiores, común en los gerontes, se ha relacionado con la presencia de MPS, por lo que se especula con un mecanismo de aumento de la actividad del sistema nervioso simpático.[25] La anemia por déficit de hierro, otro trastorno frecuente en la senectud, ha sido asociada con el síndrome de piernas inquietas; el cuadro mejora con la administración de hierro.[26]

Si bien no existe un tratamiento específico para los MPS, el clonazepam, una benzodiazepina también utilizada en epilepsia, es lo más ampliamente difundido como terapéutica paliativa del cuadro. Como toda benzodiazepina, su uso crónico puede provocar el desarrollo de tolerancia y adicción, y además agravar trastornos respiratorios que pudieran existir durante el sueño. Debido a la frecuente asociación en los gerontes entre MPS y apneas durante el sueño, debe tenerse especial precaución al prescribir estas drogas en ellos, cuidando de descartar previamente problemas respiratorios nocturnos.[27,28]

## Trastornos del sueño asociados con enfermedades psiquiátricas

Los trastornos psiquiátricos, fundamentalmente la depresión, son causas comunes de alteraciones del sueño en los gerontes.

El insomnio, principalmente el despertar matinal temprano, es un síntoma cardinal en la depresión mayor.[9]

La alteración del sueño en la depresión muestra hallazgos característicos en la polisomnografía:[12]

–latencia REM acortada,

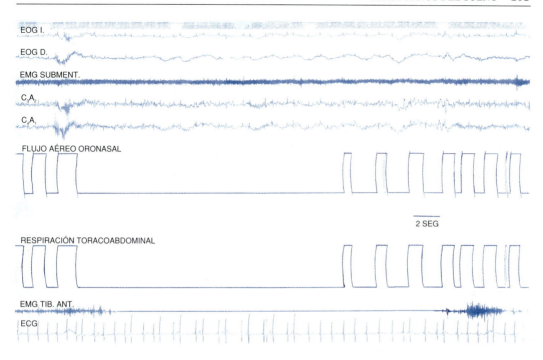

**Fig. 10-2.** Apnea central durante el sueño. Se observa la detención simultánea del flujo aéreo buconasal y los movimientos respiratorios toracoabdominales.

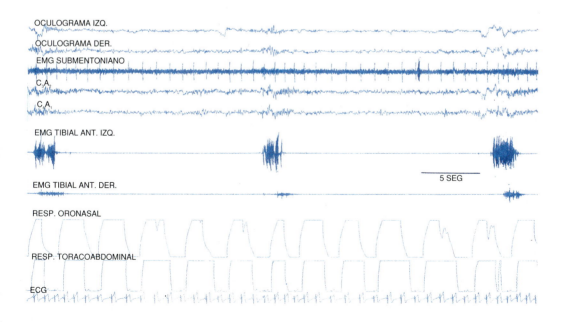

**Fig. 10-3.** Movimientos periódicos de las piernas durante el sueño. En el electromiograma de los músculos tibiales se observa actividad eléctrica muscular repetida y periódica.

—aumento de la densidad REM,
—sueño lento ("delta") disminuido,
—aumento de la latencia de sueño, eficiencia de sueño disminuida e incremento en número y frecuencia de los despertares nocturnos.

El diagnóstico de depresión en los ancianos a veces es difícil, ya que algunos síntomas son interpretados como parte del proceso normal del envejecimiento. Es por eso importante considerar este diagnóstico en gerontes con trastornos del sueño, ya que el tratamiento específico con medicación antidepresiva u otras terapias también mejora la alteración del sueño y además se normalizan los parámetros polisomnográficos.[9]

## Trastornos del sueño asociados con síndrome orgánico cerebral

### Demencias

Las demencias presentan con frecuencia trastornos del sueño, asociados con las anormalidades neuroanatómicas y funcionales subyacentes. Las alteraciones observadas en los parámetros de sueño son comunes a los distintos tipos de demencia y no permiten diferenciar una de otra.

La enfermedad de Alzheimer, la más frecuente de las demencias, es también la que ha sido más ampliamente estudiada desde el punto de vista polisomnográfico. Las alteraciones del sueño en los pacientes dementes aparecen en etapas tempranas de la enfermedad, y a veces son los primeros indicios de la patología. El sueño se fragmenta con frecuentes despertares nocturnos, dificultad en la conciliación y despertar matinal temprano. La arquitectura del sueño también está distorsionada en estadios precoces de la enfermedad, fundamentalmente con disminución de las etapas de sueño lento 3-4 y de la eficiencia de sueño. Estas alteraciones aumentan en magnitud con la severidad de la demencia.[29,30]

La etapa REM no se afecta en el proceso temprano de la enfermedad, mientras que en las etapas más avanzadas se reduce significativamente.[33] Esta anormalidad cobra particular interés en la enfermedad de Alzheimer, ya que en ambos procesos puede estar involucrado el sistema colinérgico. Aunque el sueño REM depende de varios neurotransmisores, en estudios en seres humanos y animales se ha demostrado la inducción del REM por la acetilcolina y sus precursores.[31] Por otra parte, en la enfermedad de Alzheimer se han descrito niveles reducidos de colinaacetiltransferasa.[32] Esto sugeriría una relación con la cantidad de sueño REM que va declinando con la evolución de la demencia.

También hay una distorsión del ritmo sueño-vigilia mucho mayor que en el anciano normal, con notable incremento de períodos de sueño durante el día.[29]

Uno de los trastornos más drásticos en el demente es la agitación nocturna ("sundowning syndrome"), que con frecuencia es la causa principal de institucionalización de estos pacientes, debido al impacto que este cuadro produce en la familia o en quienes conviven con el enfermo.[31]

Se caracteriza por una exacerbación nocturna de la alteración conductal, con agitación, delirio, excitación psicomotriz, desorientación y confusión.

Diversas investigaciones han relacionado este cuadro de agitación nocturna con una disfunción del ritmo circadiano. Estudios en animales han demostrado que el núcleo supraquiasmático es el reloj cronobiológico que regula el ciclo sueño-vigilia, y, por otra parte, hallazgos neuropatológicos en dementes han sugerido una degeneración selectiva de este grupo de células.[34]

La terapéutica de los trastornos del sueño en las demencias es compleja, ya que tampoco existe un tratamiento específico para la enfermedad de base. La agitación nocturna puede controlarse con neurolépticos (haloperidol, bromperidol); las benzodiazepinas hipnóticas son de poca utilidad e incluso a veces pueden agravar el cuadro.

Además del enfoque farmacológico deben tenerse en cuenta las medidas de higiene del sueño, tratar de restringir las siestas diurnas, regularizar los horarios para ir a la cama, etcétera.

También existen informes de la terapia con exposición a la luz de estos pacientes, que podría mejorarles el sueño nocturno.[35] Por último, hay que tener en cuenta la coexistencia de otras patologías del sueño, como la apnea y las mioclonías nocturnas, entidades frecuentes en la senectud que agregan más factores agravantes al sueño del geronte con demencia.

### Parkinsonismos

Los pacientes parkinsonianos, ya sea con enfermedad de Parkinson o parkinsonismo, suelen tener trastornos del sueño y habitualmente se quejan de insomnio.

Una serie de factores contribuye a las alteraciones del sueño en el Parkinson, entre ellas los cambios neuroquímicos, el efecto de la medicación, la actividad motora durante el sueño, la anormalidad en el ritmo circadiano y los trastornos respiratorios.[36]

No hay cuadros polisomnográficos patognomónicos para el diagnóstico del trastorno del sueño en el Parkinson, pero es común encontrar:[12,37]

—Fragmentación del sueño: latencia de sueño prolongada, aumento del número de despertares nocturnos, eficiencia de sueño disminuida y reducción del porcentaje de etapa REM; estos parámetros empeoran con el agravamiento de la enfermedad.

—Temblor: desaparece habitualmente al iniciarse el sueño. Sin embargo, puede reaparecer durante 5-15 segundos en los despertares nocturnos, en los cambios de etapa de sueño, en el estadio 2 y antes o después del período REM. Es excepcional observar temblor en etapas de sueño lento 3-4.

—Distonía/rigidez: poco frecuentes, pero en el sueño pueden producirse contracciones musculares que duran minutos a horas en uno o más miembros.

—Movimientos: movimientos periódicos de las piernas, contracciones musculares repetidas y descargas electromiográficas breves sin movimiento asociado que pueden recurrir tanto en el sueño REM como en el No REM.

—Sueño atípico: REM fragmentado, marcada disminución o ausencia de husos de sueño, desincronización del EEG.

—Respiración: apneas de tipo obstructivo o central (o ambas), episodios de hipoventilación y parámetros inspiratorios alterados; esto ocurre en especial en pacientes con trastornos autonómicos. Las dosis bajas de agonistas dopaminérgicos tienden a mejorar el sueño, mientras que las dosis más altas lo alteran.[38] El horario de la toma de esta medicación también influye sobre la calidad y cantidad de sueño. Las dosis nocturnas prolongan la latencia de sueño y cambian la distribución del REM. Con el mantenimiento de la medicación se van reduciendo los efectos sobre el sueño transitoriamente, ya que la levodopaterapia crónica produce incremento de las alteraciones del dormir. Además, el tratamiento dopaminérgico puede producir otros trastornos del sueño, como movimientos periódicos de las piernas o mioclonías fragmentarias nocturnas. Estas complicaciones podrían deberse a la desregulación de la actividad serotoninérgica inducida por la levodopa.[39]

El tratamiento de los trastornos del sueño en el Parkinson es complicado y tiende a ser simplemente paliativo, principalmente para controlar el insomnio. A veces son útiles las benzodiazepinas de vida media corta, que pueden regularizar el sueño y también disminuir los movimientos anormales que pudieran asociarse. Los antidepresivos tricíclicos con efecto sedante suelen ser eficaces, aunque hay que tener precaución en pacientes con trastornos cognitivos severos, ya que pueden provocarles delirio nocturno.[36,40]

Debe tenerse en cuenta, además, la posibilidad de alteraciones respiratorias nocturnas comunes también en estos pacientes, en quienes la presión positiva continua de aire (PPCA) es la mejor opción para el alivio del cuadro.

No hay que olvidar tampoco las medidas de higiene del sueño, que estos pacientes con frecuencia no cumplen, cuya aplicación puede mejorar las alteraciones del ciclo sueño-vigilia.

## *Parasomnia asociada al sueño REM*

Recientemente se describió un cuadro de conductas grotescas que se manifiestan durante el sueño REM, habitualmente en hombres entre la sexta y séptima décadas de la vida.[41] Se caracteriza por movimientos que pueden ser violentos y hasta peligrosos, que interrumpen el dormir y los sujetos parecen estar actuando los ensueños. La polisomnografía muestra una ausencia de atonía muscular durante el REM, con excesivo aumento de la actividad muscular y los movimientos (fig. 10-4).

Este cuadro se ha visto asociado con diversos trastornos neurológicos como demencia, hemorragia subaracnoidea, degeneración olivopontocerebelosa, esclerosis múltiple, tumores del tronco encefálico, isquemias cerebrales y síndrome de Shy-Drager.

Se ha postulado una lesión a nivel del área que rodea al locus coeruleus como responsable de los síntomas, si bien no hay una patología específica como tampoco un tratamiento adecuado.

## *Trastornos del sueño asociados con enfermedades médicas*

Muchos cuadros clínicos comunes en la senectud pueden interferir el sueño; los más frecuentes son las artritis y otros síndromes dolorosos, la diabetes, así como las enfermedades respiratorias y cardiovasculares.[9]

El dolor articular y musculoesquelético es causa de insomnio de conciliación y despertares nocturnos frecuentes. Es importante, por lo tanto, el manejo farmacológico adecuado, en particular con dosis nocturnas de analgésicos para paliar el cuadro álgico y permitir un buen dormir.

La diabetes puede alterar el sueño por dos mecanismos. Primero, un inadecuado control de la glucemia puede provocar glucosuria y

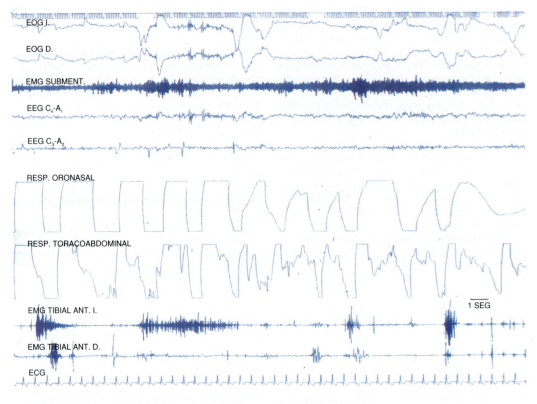

ETAPA REM: SE OBSERVA LA AUSENCIA DE ATONÍA MUSCULAR EN EL EMG SUBMENTONIANO

**Fig. 10-4.** Parasomnia asociada al sueño REM.

nocturia, que afectan el sueño por los numerosos despertares producidos por el deseo miccional. Por otra parte, los desarreglos dietéticos comunes en los ancianos pueden provocarles hipoglucemias nocturnas, con cuadros de ansiedad, irritabilidad e hiperactividad simpática, que les impiden dormir y, en casos más severos, hasta producen confusión y delirio. El control de la glucemia con dieta, insulina o hipoglucemiantes orales puede resolver el problema del sueño sin tener que recurrir a otras medidas terapéuticas.

La insuficiencia cardíaca congestiva también fragmenta el sueño por la disnea nocturna y la nocturia que ocasiona. También en estos casos, un adecuado control de la función cardíaca con la medicación correspondiente lleva a corregir las alteraciones del sueño.

## Pautas generales del tratamiento de los trastornos del sueño en geriatría

El tratamiento de los trastornos del sueño en el anciano tiene 2 objetivos fundamentales: reducir la morbimortalidad y mejorar la calidad de vida del paciente y su familia.

Aunque existe una extensa clasificación de los trastornos del sueño, algunos cuyos ítem ya se han tratado anteriormente se pueden resumir en dos grupos principales:

–Las hipersomnias, cuya causa principal, en el caso de los gerontes, es la apnea obstructiva durante el sueño.
–Los insomnios, secundarios a diversas causas médicas, psiquiátricas y patologías específicas del sueño.[42]

También deben considerarse los cambios del dormir relacionados con el proceso normal de envejecimiento y la influencia de los factores ambientales.

Es fundamental un diagnóstico correcto, al que se puede llegar con métodos simples, como el interrogatorio adecuado del paciente y su familia con principal hincapié en los hábitos de sueño, el uso de fármacos, las patologías asociadas y el seguimiento con una agenda diaria, donde se anoten horarios y quehaceres diurnos, y nocturnos.

En los casos en que sospeche, por ejemplo, una apnea durante el sueño o no se pueda arribar a una causa que determine la alteración del dormir, se debe recurrir al estudio polisomnográfico nocturno.

De esta manera, esclareciendo las probables etiologías de trastorno del sueño se pueden establecer las medidas terapéuticas adecuadas, sin recurrir al uso irracional de hipnóticos que no sólo no mejoran el cuadro sino que además traen aparejados problemas de adicción, tolerancia, depresión respiratoria y déficit cognitivo, que suelen ser mucho más graves aun cuando se trata de ancianos.

## BIBLIOGRAFÍA

1. Rechstchffen A, Kales A. A manual of standardized terminology, techniques and scoring systems for sleep stages of human subjects. USPHS Pub. Nº 204, Washington DC: US Government Printing Office, 1986.
2. Kales A, Wilson T, Kales J, Jacobson A, Paulson M, Kollar C, Walter R. Measurement of all-night sleep in normal elderly persons: effects of aging. J Am Geriatr Soc, 15:405-414, 1967.
3. Roffwarg H, Munzio J, Demet W. Ontogenic development of the human sleep-dream cycle. Science, 152: 604-619, 1966.
4. Williams R, Karacan I, Hursch C. Electroencephalography (EEG) of human sleep: clinical applications. Nueva York, Wiley, 1974.
5. Zepelin H, McDonald K, Wanzie F, Zammit GK. Age differences in auditory awakening thresholds. Sleep Res, 9:109, 1980.
6. Carskadon MA, Brown ED, Dement WC. Sleep fragmentation in the elderly, relationship to daytime sleep tendency. Neurobiol Aging, 3: 321-327, 1982.
7. Carskadon MA, Van der Hoed J, Dement WC. Sleep and daytime sleepiness in the elderly. J Geriatr Psychiatry, págs. 135-151, 1990.
8. Vitiello MV, Prinz PN. Sleep and sleep disorders in normal aging. *En:* Thorpy MJ (Ed.). Handbook of Sleep Disorders, cap. 7, págs. 139-151, 1990.
9. Vitiello MV, Prinz PN. Aging and sleep disorders. *En:* Williams RL, Karacan I, Moore CA (Eds.). Sleep disorders: Diagnosis and treatment. 2ª ed, Nueva York, Wiley, 293-314, 1988.
10. Guilleminault C. Apnea obstructiva durante el sueño: síndrome clínico y perspectiva histórica. *En:* Thawley SE (Ed.). Symposium on sleep apnea disorders. The Clinical Medical of North America, V 69; 6: 1241-1259, 1986.
11. Ancoli-Israel S, Kripke DF, Klauber MR, Mason WJ, Fell R, Kaplan O. Sleep-disordered breathing in community-dwelling elderly. Sleep, 14(6): 486-495, 1991.
12. Diagnostic Classification Steering Committee, Thorpy MJ, Chairman. International Classification of Sleep Disorders: Diagnosis and Coding Manual, Rochester MN, American Sleep Disorders Association, 1990.
13. Guilleminault C, Dement W. Sleep apnea syndromes and related sleep disorders. *En:* Williams RL, Karacan I, Moore CA (Eds.). Sleep Disorders: Diagnosis and Treatment, 2ª ed. Nueva York, Wiley, 47-73, 1988.
14. Bixler EO, Kales A, Vela-Bueno A, Jacoby JA, Scarone S, Soldatos CR. Nocturnal myoclonus and nocturnal myoclonic activity in a normal population. Res Commun Chem Pathol Pharmacol, 36: 129-140, 1982.
15. Soldatos CR, Bixler EO, Kales A, Martin EO, Kuhn WF. Prevalence of myoclonus nocturnus in chronic insomnia. Sleep Res, 5:189, 1976.
16. Coleman R, Bliwise D, Sajben N, de Bruyn LM, Boomkamp A, Menn ME, Dement WC. Epidemiology of periodic movements during sleep. *En:* Guilleminault C, Lugaresi E. (Eds.). Sleep/wake disorders: natural history, epidemiology and long-term evolution. Nueva York, Raven Press, págs. 217-229, 1983.
17. Lugaresi E, Coccagna G, Montovani M, Berti Ceroni G, Pazzaglia P, Tassinari CA. The evolution of different types of myoclonus during sleep. A polygraphic study. Eur Neurol, 4:321-331, 1970.
18. Lugaresi E, Cirignotta F, Coccagna G, Montagna P. Nocturnal myoclonus and restless legs syndrome. *En:* Fahn S, Marsden CD, Van Woert MH (Eds.). Myoclonus, Raven Press, Nueva York, págs. 295-307, 1986.
19. Roehrs T, Zorick F, Sicklesteel J, et al. Age-related sleep-wake disorders at a sleep disorders center. J Am Geriatr Soc, 31:364-370, 1983.
20. Coleman RM, Miles LE, Guileminault C, Zarcone VP, Van der Hoed J, Dement WC. Sleep-wake disorders in the elderly: a polysomnographic analysis. J Am Geriatr Soc, 29:289-296, 1981.
21. Ancoli-Israel S, Kripke DF, Klauber MR, Mason WJ, Fell R, Kaplan O. Periodic limb movements in sleep in community-dwelling elderly. Sleep, 14(6): 496-500, 1991.
22. Shafor R. Prevalence of abnormal lumbo-sacral spine imaging in patients with insomnia associated restless legs, periodic movements in sleep. Sleep Res, 20:396, 1991.
23. Bliwise DL. Normal Aging. *En:* Kryger MH, Roth T, Dement WC. Principles and practice of sleep medicine. 2ª ed, págs. 26-39, 1994.
24. Ekbom KA. Restless legs syndrome. Neurology, 10: 886-873, 1960.
25. Ware JC, Blumoff R, Pittard JT. Peripheral vasoconstriction in patients with sleep related periodic legs movements. Sleep, 11: 182-187, 1988.
26. Ekbom KA. Restless legs syndrome after partial gastrectomy. Acta Neurol Scand, 2: 79-89, 1966.
27. Mitler MM, Browman CP, Menn SJ. Nocturnal myoclonus: treatment efficacy of clonazepam and temazepam. Sleep, 9:385-392, 1986.
28. Moore G, Gurakar A. Nocturnal myoclonus and restless legs syndrome. *En:* Williams RL, Karacan I, Moore CA (Eds.). Sleep Disorders: Diagnosis and treatment. 2ª ed. Nueva York, Wiley, págs. 73-86, 1988.
29. Vitiello MV, Prinz PN. Sleep/wake paterns and sleep disorders in Alzheimer's disease. *En:* Thorpy MJ (Ed.). Handbook of Sleep Disorders, Cap. 33 pág. 703-718, 1990.
30. Vitiello M, Bokam JA, Kukull WA, Muñiz RL, Smallwood RG, Prinz PN. REM sleep measures of Alzheimer's type dementia patients and optimally healthy aged individuals. Biol Psychiatr, 19: 721-734, 1984.
31. Bliwise DL. Dementia. *En:* Kryger MH, Roth T, Dement WC. Principles and practice of sleep medicine. 2ª ed, págs. 790-800, 1994.
32. Bartus RT, Dean RL II, Beer B, Lippa AS. The cholinergic hypothesis of geriatric memory dysfunction. Science, 217:408-417, 1982.
33. Reynolds CF III, Kupfer D, Taska LS. EEG sleep in elderly depressed, demented and healthy subjects. Biol Psychiatry, 20:431-443, 1985.

34. Swaab DF, Fliers E, Partiman TS. The suprachiasmatic nucleus of the human brain in relation to sex, age and senil dementia. Brain Res, 342: 37-44, 1985.
35. Campbell S, Satlin A, Volicer L, et al. Management of behavioral and sleep disturbance in Alzheimer's patients using timed exposure to bright light. Sleep Res, 20:446, 1991.
36. Aldrich MS. Parkinsonism. *En:* Kryger MH, Roth T, Dement WC. Principles and practice of sleep medicine, 2ª ed., págs. 783-789, 1994.
37. Mouret J. Difference in sleep in patients with Parkinson's disease. Electroencephalogr Clin Neurophysiol, 38:563-567, 1975.
38. Ashenasy JJM, Yarh MD. Reversal of sleep disturbance in Parkinson's disease by antiparkinsonian therapy: a preliminary study. Neurology (NY), 35: 527-532, 1985.
39. Klawans HL, Goetz C, Bergen D. Levodopa-induced myoclonus. Arch Neurol, 32:331-334, 1975.
40. Nausieda PA. Sleep in Parkinson disease. *En:* Thorpy MJ (Ed.). Handbook of Sleep Disorders, págs. 719-733, 1990.
41. Schenck CH, Bundlie SR, Ettinger MG, Mahowald MW. Chronic behavioral disorders of human REM sleep: a new category of parasomnia. Sleep, 9:293-306, 1986.
42. Joynt RJ, Panel and conference chairman. National Institutes of Health Consensus Development Conference Statement: the treatment of sleep disorders of older people. Marzo 26-28, 1990. Sleep, 14(2): 169-177, 1991.

# CEFALEA EN EL ANCIANO

María Cristina Zurrú y Manuel Fernández Pardal

## INTRODUCCIÓN

La cefalea es el motivo de consulta más frecuente para el neurólogo general. Diversos estudios epidemiológicos han demostrado que la prevalencia para los distintos tipos de cefalea oscila entre el 20% y el 40%.[1] En la gran mayoría de los casos la causa de la cefalea no condiciona la expectativa de vida pero genera morbilidad, ya que algunos pacientes se encuentran impedidos de realizar sus tareas durante la crisis.

En relación con la distribución por edad, el pico máximo se encuentra en la etapa media de la vida, pero su frecuencia declina luego de los 60 años. En el joven la causa más frecuente de cefalea es la tensional seguida de las formas migrañosas, mientras que en los ancianos predominan las cefaleas asociadas con patología de la columna cervical, procesos expansivos intracraneanos y vasculitis temporal.[2]

En el año 1988 la International Headache Society propuso una nueva clasificación y criterios diagnósticos para las cefaleas, las neuralgias craneanas y los dolores faciales, con el fin de evitar que un mismo dolor pueda ser evaluado en forma diferente por dos observadores, lo cual facilita el diagnóstico correcto y la instalación de una terapéutica apropiada[3] (véase cuadro 11-1).

## Fisiopatología de las cefaleas

El cerebro y la mayoría de los vasos sanguíneos intracraneanos son estructuras insensibles al dolor, por lo cual los procesos patológicos del interior del cráneo sólo lo causan por compromiso de ciertas estructuras sensibles como los grandes senos venosos, las arterias durales,

**Cuadro 11-1.** *Clasificación de las cefaleas*

Migraña
Cefalea tensional
Cefalea acuminada (cluster) y hemicránea crónica paroxística
Cefaleas no asociadas a lesión estructural
Cefalea asociada con traumatismo de cráneo
Cefalea asociada con patología vascular
Cefalea asociada con patología intracraneana no vascular
Cefalea asociada con medicamentos
Cefalea asociada con infecciones no cefálicas
Cefalea asociada con trastornos metabólicos
Cefalea o dolor facial asociados con trastornos del cráneo, cuello, ojos, oídos, rinosinusal, cavidad bucal u otras estructuras craneofaciales
Neuralgias craneanas
Cefalea no clasificable

el sector proximal de las arterias que conforman el polígono de Willis, las fibras de los pares craneanos V, VII, IX y X, las tres primeras raíces cervicales y la duramadre de la base del cráneo. La cefalea puede ser originada por la tensión, el desplazamiento o la inflamación de las estructuras arriba mencionadas, por dilatación de las arterias o por obstrucción del líquido cefalorraquídeo cuando se asocia con un aumento de la presión intraventricular.[4]

En la actualidad algunas investigaciones sostienen que el dolor sería de origen central y que las vías serotoninérgica y adrenérgica tendrían un mecanismo modulador.

Existen conexiones ascendentes y descendentes para su control, en el nivel del tronco el sistema serotoninérgico ascendente, originado en el rafe medio, inerva los vasos sanguíneos y se distribuye hacia el tálamo, hipotálamo y corteza.

El sistema serotoninérgico descendente proviene de la sustancia gris periacueductal, atraviesa el rafe magno de la médula y termina en el nivel del asta posterior, su estimulación en seres humanos genera analgesia. El control noradrenérgico se origina en el locus coeruleus, la vía descendente culmina en la médula y la ascendente inerva la microcirculación y se proyecta a la corteza cerebral.

Moskowitz demostró la existencia de conexiones entre el trigémino y los vasos sanguíneos, a lo que llamó sistema trigeminovascular. La estimulación de las fibras tipo C del V par genera la liberación de sustancia P, de péptidos relacionados con el gen de la calcitonina y de péptido intestinal vasoactivo. La sustancia P interactúa con la pared vascular, lo que produce vasodilatación y extravasación de plasma, que se asocia a una activación de las plaquetas; esta inflamación neurogénica puede ser modificada por diversas drogas.

La administración de sumatriptán o de mesilato de dihidroergotamina estimula el receptor serotoninérgico tipo 1 y disminuye la inflamación de origen nervioso en forma aguda, mientras que la metisergida lo realiza en forma crónica.[5]

Existen tres hipótesis para explicar la migraña, la primera de ellas es la vascular y fue propuesta por Wolff; según ella el aura es generada por una vasoconstricción y la cefalea por una vasodilatación de la arteria carótida externa en respuesta a la liberación de los polipéptidos vasoactivos. Las críticas a esta interpretación se basan en que no explica las migrañas asociadas con déficit neurológico, tampoco el mecanismo de acción de determinadas drogas no vasoactivas y en que no pudo demostrarse en estudios recientes de flujo sanguíneo cerebral.[6] La segunda hipótesis es la de la apertura de anastomosis arteriovenosas y fue sostenida por Heyck; en ella se propone que el ataque de migraña se produce secundariamente a la apertura de anastomosis arteriovenosas (esto explicaría la palidez de los pacientes). Esta teoría es probablemente errónea por diversas razones: la palidez cutánea es secundaria a un compromiso del sistema venoso subpapilar y no a la presencia del shunt, que generaría un color rojizo. Las anastomosis fueron encontradas en la piamadre y en la duramadre, pero no en la región fronto-temporal donde se produce el dolor; por otro lado, los estudios con microesferas demostraron que la diferencia en el contenido de oxígeno arteriovenoso se debe a un aumento del tono arteriolar y no a la apertura de shunt.[7]

En época reciente Olesen y Edvinsson encontraron cambios en el flujo sanguíneo cerebral durante la migraña con aura, no así en la migraña sin aura. Estos autores proponen un mecanismo nervioso; los estudios fueron realizados con análisis del flujo sanguíneo cerebral con xenón, espectroscopia por resonancia magnética y magnetoencefalografía. Se demostró una reducción progresiva del flujo sanguíneo cerebral durante el aura, que comienza en la región occipital; esta oligohemia persiste durante la cefalea. Los cambios del flujo sanguíneo son un hecho principalmente neuronal y en forma secundaria se producirían los cambios vasculares con una vasodilatación reactiva a la migraña.[8]

## MIGRAÑA

La migraña o jaqueca es una enfermedad que se caracteriza por la aparición de crisis periódicas de dolor hemicraneano pulsátil, asociado con náuseas, vómitos, fotofobia e intolerancia a los ruidos. Se encuentra presente en un 5% a un 10% de la población general, con clara preponderancia en el sexo femenino. En la mayoría de los pacientes los síntomas comienzan antes de la segunda década de la vida; el inicio luego de los 50 años es extremadamente raro y en el 80% y 90% de los casos hay antecedentes familiares.[9]

Se describen diversas formas clínicas:[10]

a) *Clásica*: se presenta en el 15% de los casos. Comienza con signos y síntomas deficitarios que duran entre 10 y 20 minutos, a los que se denomina aura; son generalmente visuales y se caracterizan por la aparición de escotomas centellantes, déficit del campo visual o alucinaciones visuales, esto puede asociarse con compromiso sensitivo, motor o del lenguaje. Cuando los síntomas ceden, aparece una cefalea intensa pulsátil, por lo general unilateral, que alcanza su máxima intensidad en 1 a 2 horas. La presencia de náuseas, vómitos, intolerancia a la luz y a los ruidos puede llevar al paciente a recostarse a oscuras y en silencio, las arterias temporales superficiales pueden estar tensas y su palpación suele disminuir el dolor.

Diversos factores modifican su evolución; puede disminuir a partir de la menopausia o aumentar por la ingestión de determinados alimentos como chocolate, salchichas, alcohol, etc. El examen neurológico es normal al igual que los estudios complementarios.

b) *Común*: es la forma clínica más frecuente (80% de los casos); el dolor y las náuseas son los únicos elementos del síndrome y no está precedida por síntomas deficitarios.

El dolor es menos intenso que la forma clásica y no cambia respecto de los factores que modifican su evolución.

c) *Complicada*: es un término utilizado en los casos en que el déficit neurológico persiste luego de la cefalea.
d) *Hemipléjica*: es una variedad de la migraña clásica que se caracteriza por la presencia de un déficit motor unilateral por lo general reversible. Existen formas familiares y es muy rara su presentación luego de los 60 años.
e) *Basilar*: se caracteriza por síntomas provenientes de la circulación posterior; los pacientes tienen manifestaciones visuales, cerebelosas, compromiso de pares craneanos, mareos, vértigos y compromiso de la conciencia.
f) *Oftalmopléjica*: es una variedad rara y cuestionada de migraña, con dolor fundamentalmente orbitario de evolución progresiva asociado con compromiso oculomotor.
g) *Retiniana*: se presenta como un trastorno visual monoocular, transitorio o permanente, que acompaña a un ataque migrañoso.

Es esencial para el diagnóstico un interrogatorio detallado tendiente en lo fundamental a determinar la edad de comienzo de los síntomas, la presencia de antecedentes familiares o de signos y síntomas deficitarios relacionados con la cefalea. Es importante destacar que la frecuencia de la migraña disminuye luego de los 60 años y en muchos casos tiende a la desaparición de los síntomas.

En pacientes que comienzan con los episodios de cefalea luego de la quinta o sexta décadas de la vida, es obligatorio realizar estudios de diagnóstico por imágenes destinados a descartar patología vascular, tumoral o infecciosa, ya que éstas son mucho más frecuentes que la migraña en este grupo etario.

## Tratamiento

Durante la crisis se utilizan dos tipos de medicamentos: los analgésicos y los vasoconstrictores. Siempre que se inicia un tratamiento abortivo de la crisis es importante tener en cuenta las dificultades que se presentan en la absorción en el nivel del tracto digestivo; esto se produce por una alteración en el nivel del sistema nervioso autónomo en los pacientes migrañosos con una hiperestimulación simpática que genera atonía gástrica y cierre del esfínter pilórico; en estos casos puede ser beneficioso el empleo de metoclopramida.

La droga más usada es el tartrato de ergotamina, habitualmente se comercializa asociado con cafeína para aumentar la absorción intestinal. Su mecanismo de acción es la interacción con los receptores serotoninérgicos, alfaadrenérgicos y dopaminérgicos. Es un agente vasoconstrictor con cierta selectividad por el lecho vascular cerebral, sus efectos adversos incluyen náuseas, vómitos, dolor abdominal, acroparestesias, calambres, claudicación intermitente y cefalea inducida por la ergotamina. Debe emplearse con precaución en pacientes con enfermedad cardiovascular, sepsis, enfermedad hepática y renal. En los pacientes ancianos es conveniente evitar la vía parenteral o intramuscular.[11]

Otro agente vasoconstrictor es el sumatriptán, cuyo mecanismo de acción es la interacción con el receptor serotoninérgico tipo 1 localizado principalmente en el lecho vascular craneano. Diversos trabajos han demostrado una eficacia en el 70% a 80% de los pacientes con ataque agudo. Entre los efectos adversos más frecuentes se describen náuseas, vómitos, taquicardia, hipertensión arterial, mareos y enrojecimiento facial. Debe emplearse con sumo cuidado en los pacientes de edad; no se aconseja su uso en pacientes con antecedentes de enfermedad coronaria, hipertensión arterial o síntomas de enfermedad vascular periférica.

Los analgésicos que se han empleado para el manejo agudo de la migraña son el ácido acetilsalicílico, el paracetamol y la indometacina. Su efectividad es variable y los efectos colaterales gastrointestinales son los más importantes relacionados con el empleo de estos fármacos.[12] En el cuadro 11-2 se detallan las dosis y la vía de administración.

Durante la crisis en algunos enfermos la inhalación de oxígeno al 100% durante 15 a 20 minutos puede abortarla.

Como medicaciones preventivas se utilizan los siguientes fármacos: antagonistas de los receptores serotoninérgicos tipo 2, como el maleato de metisergida en dosis de 6 mg/día, con una efectividad del 60%. Se recomienda no emplear por tiempos mayores de 6 meses por el peligro de que se desarrolle fibrosis retroperitoneal o pleuropulmonar.[12]

Los bloqueantes de los receptores β, como el propranolol, también son efectivos en la prevención de los ataques en dosis de 40 a 100 mg/día. Deben emplearse luego de una evaluación cardiológica, además se encuentran contraindicados en diabéticos, en pacientes con trastornos bronquiales crónicos y en enfermos con insuficiencia cardíaca congestiva. Los antidepresivos tricíclicos como la amitriptilina, en dosis de 10 a 100 mg/día, son efectivos para prevenir las crisis; los efectos adversos descritos son somnolencia, confusión, sequedad de boca, retención urinaria, glaucoma, aumento de peso y constipación. En los ancianos es prudente evitar el empleo de estos fármacos ya que pueden generar cuadros confusionales agudos y agravar trastornos prostáticos.[13,14]

**Cuadro 11-2.** *Drogas utilizadas en la migraña*

*Tratamiento agudo*
* Dihidroergotamina: dosis oral de 2 mg rectal o 1 a 2 mg intramuscular, intravenosos o subcutáneos de 0,25 a 0,5 mg.
    Se prefiere la vía intravenosa en el momento agudo, en que se puede llegar a 1 mg.
        Efectos adversos: náuseas, vómitos, dolor abdominal, parestesias, calambres, taquicardia e hipertensión arterial.
    Se debe tener precaución en pacientes con antecedente de enfermedad cardiovascular, hepatopatía o trastornos renales.
* Sumatriptán: dosis oral de hasta 300 mg y por vía subcutánea dosis de hasta 6 mg.
    Se prefiere la vía subcutánea en el momento agudo.
        Efectos adversos: mareos, vértigos, palpitaciones, angor e hipertensión arterial.
    Se debe emplear con cuidado en pacientes con antecedentes de enfermedad cardíaca.

*Tratamiento crónico*
* Betabloqueantes: la droga más utilizada es el propranolol en dosis de hasta 160 mg en el anciano.
    Debe evitarse su empleo en pacientes diabéticos, con trastornos bronquiales crónicos o con bloqueo AV completo.
* Antiserotoninérgicos: los más usados son la metisergida en dosis de 2 a 6 mg/día y el pizotifeno en dosis de 1 a 3 mg/día.
    Con la metisergida el efecto adverso más importante es la fibrosis retroperitoneal.
* Bloqueantes cálcicos: las drogas utilizadas son el verapamilo, la cinarizina y la flunarizina.
    Estas drogas generalmente no se emplean en el anciano, por el riesgo de desarrollar cuadros extrapiramidales.

En los últimos años se han incorporado los bloqueantes del calcio del tipo de la flunarizina y la cinarizina, la nimodipina y el verapamilo; pero en el paciente de edad tienen uso limitado por su capacidad de generar cuadros extrapiramidales.[15,16]

Algunos enfermos pueden beneficiarse con cambios de hábitos, como evitar el alcohol, las salchichas, el chocolate, los quesos, etcétera.

## CEFALEA DE TIPO TENSIONAL

Se trata de un dolor de cabeza global o localizado, de características opresivas y de intensidad moderada, con una frecuencia variable, que por lo general permite al paciente desarrollar sus tareas habituales. Se presenta con más frecuencia en la edad media de la vida y tiende a desaparecer en la vejez, a medida que disminuyen las responsabilidades. Se describe una forma episódica y otra crónica, según que el trastorno ocurra en más o menos de 180 días en el año. Comienza y finaliza en forma gradual y puede abarcar toda la cabeza o localizarse en el nivel frontal, occipital o bitemporal, que el paciente refiere como un casquete. Los músculos cervicales suelen estar tensos y contraídos; en la radiografía simple se observa rectificación de la columna cervical.[17]

El tratamiento incluye medidas generales destinadas a disminuir las situaciones de estrés; fisioterapia y apoyo psicológico. Desde el punto de vista farmacológico, la utilización de benzodiazepinas, como el diazepam en dosis de 5 a 10 mg/día y el bromazepam en dosis de 3 mg/día, pueden ser útiles en el manejo de esta cefalea. El empleo de antidepresivos tricíclicos, como la amitriptilina y la imipramina, está restringido en ancianos por sus efectos anticolinérgicos. Durante la crisis por lo general se emplean antiinflamatorios.[17]

## CEFALEA ACUMINADA

Esta cefalea es más frecuente en hombres y predomina en la edad media de la vida. Es muy raro que se presente en el anciano. Clínicamente se caracteriza por la instalación brusca y sin pródromos de accesos dolorosos unilaterales centrados en la órbita, que se extienden a la región frontotemporal contigua y al paladar; el dolor en pocos minutos alcanza su máxima intensidad y puede durar entre una y dos horas.

La mayoría de los pacientes refieren el dolor como una sensación quemante que a menudo los despierta. Junto con la cefalea se produce lagrimeo, congestión nasal y puede aparecer el síndrome de Horner. Se caracteriza por la presencia de ataques –a veces varios en el mismo día–, durante un período que puede durar de 1 a 2 meses, seguido por un lapso de remisión de los síntomas.

El diagnóstico diferencial suele realizarse con la neuralgia del trigémino, la arteritis temporal, la neuralgia paratrigeminal de Raeder y la hemicránea crónica paroxística[18] (véase cuadro 11-3).

Su fisiopatología se desconoce; se propone como hipótesis que en el nivel hipotalámico se produciría una inhibición del sistema nervioso autónomo que afecta la función de los quimiorreceptores.[18]

Entre las medidas terapéuticas se recomienda evitar siestas vespertinas (ya que un número importante de los ataques se desencadenan durante el sueño REM) y la ingestión de alcohol. También es importante advertir al paciente sobre la posibilidad de que la crisis aparezca en el período de descanso luego de una actividad física intensa, durante un viaje en avión o al escalar una montaña.

En el plano farmacológico la droga de elección para la profilaxis es el verapamilo (80 mg

**Cuadro 11-3.** *Diagnóstico diferencial de cefaleas paroxísticas*

| Cuadro clínico | Frecuencia y duración del ataque | Localización | Intensidad | Carácter | Signos y síntomas |
|---|---|---|---|---|---|
| Cefalea acuminada | Se producen 1 a 2 crisis por día, de 30 a 90 min. | Unilateral Oculofrontal | Importante | No pulsátil | Horner Rinorrea Lagrimeo |
| Hemicrania crónica | Paroxismos todo el día | Ídem ant. | Ídem ant. | Ídem ant. | Idem ant. |
| Síndrome de Raeder | Persistente | Ídem ant. | Severo | Quemante | Horner. Paresia de 3,4 y 6 p. |
| Neuralgia del V | Muchas veces por día, de pocos segundos | II o II rama del V | Ídem ant. | Lancinante | Zonas gatillo |
| Arteritis temporal | Diaria sin patrón constante | Unilateral Temporal | Moderado | Quemante | Dolor a la palpación de la arteria temporal Trastorno visual |

c/6 horas). La inhalación de oxígeno al 100% durante la crisis al parecer es otro tratamiento sintomático efectivo y seguro, ya que alivia los síntomas en el 70% de los pacientes. Como alternativa se encuentran la dihidroergotamina y el sumatriptán.[18]

## CEFALEAS POR LESIÓN DE ESTRUCTURAS SENSIBLES AL DOLOR

**Tumores intracerebrales.** En las décadas del '50 y del '60 la cefalea constituía el síntoma de presentación en el 80% de los pacientes con tumores del sistema nervioso central, después esta cifra se redujo a un 30%. Los procesos expansivos de la fosa posterior, los que afectan la línea media y los que provocan edema cerebral tienden a producir precozmente un aumento de la presión intracraneana en forma generalizada.

En el nivel de la fosa posterior se pueden generar cefaleas por diversos mecanismos: a) obstrucción del flujo de salida del LCR; b) presión sobre los pares craneanos sensibles al dolor (V, VII, IX y X); c) irritación de la duramadre o estimulación de los vasos sanguíneos, y d) herniación cerebral con compresión de las primeras raíces cervicales.

La cefalea se experimenta en la región occipital y en la nuca, pero la tracción de la tienda del cerebelo puede generar un dolor referido a la zona frontoorbitaria.

Las masas ubicadas en la fosa anterior y media se asocian con cefalea homolateral frontal o frontotemporal.

Las cefaleas asociadas con procesos expansivos suelen ser progresivas hasta tornarse continuas y pueden despertar al paciente hacia las últimas horas del sueño; en algunos casos la cefalea puede modificarse con los cambios de posición de la cabeza o con maniobras de Valsalva.

El diagnóstico clínico de cefalea asociada con tumor se realiza por las manifestaciones neurológicas asociadas (hemiparesia, hemianopsia, afasia, etc.).[19]

**Abscesos intracraneanos.** Las características de la cefalea son similares a las de los tumores. Orientan el diagnóstico la presencia de un foco séptico regional o a distancia, fiebre, signos de infección en el laboratorio (aumento de glóbulos blancos y eritrosedimentación acelerada), signos meníngeos y de foco neurológico.[20]

**Hematomas subdurales y extradurales.** La cefalea en estos casos se debe a un aumento de la presión intracraneana.

Los hematomas subdurales crónicos deben tenerse en cuenta en todo paciente añoso que comienza con deterioro progresivo de la conciencia o de las funciones mentales superiores, signos focales progresivos o cefalea, aun en ausencia de un antecedente traumático claro.[21]

Los hematomas subdurales agudos o los extradurales son más frecuentes en personas jóvenes, la evolución de los síntomas suele ser aguda y, en algunos casos, los pacientes presentan deterioro de la conciencia, relacionado con el traumatismo, seguido de la aparición de signos focales neurológicos.[21]

**Hematoma intracerebral.** Se presenta por lo general en forma brusca con signos focales. En la mayoría de estos pacientes hay náuseas, vómitos y compromiso de la conciencia.

En 10% a 15% de los casos se presenta una cefalea premonitoria o centinela, sobre todo en el caso de los sangrados subaracnoideos secundarios a ruptura aneurismática.

La cefalea que se produce en el momento de la ruptura de la malformación suele ser intensa y brusca, refiriéndose como "se me rompió algo en la cabeza".

La cefalea asociada con hematomas intraparenquimatosos suele ser de una intensidad moderada, puede aumentar en el transcurso de los días y asociarse al ascenso de la presión intracraneana. En estos pacientes es importante el antecedente de hipertensión arterial, sobre todo en los sangrados de localización profunda, por lo que, en el caso de las hemorragias corticales y subcorticales, hay que descartar alteraciones de la coagulación, malformaciones arteriovenosas, angiopatía congófila, etcétera.[22]

Por lo general los hematomas cerebelosos se manifiestan con una cefalea occipital brusca y severa, asociada con vértigos, náuseas y vómitos. El examen neurológico puede revelar la presencia de ataxia, nistagmo e inestabilidad en la marcha.[21]

**Cefalea por irritación meníngea.** Se caracteriza por ser aguda y generalizada o bien focalizarse en la región occipital y en la nuca. Las manifestaciones asociadas incluyen fiebre, náuseas, vómitos, rigidez de nuca y signos de Kernig y de Brudzinski positivos.

En el caso de fiebre importante, cefalea, signos sistémicos de infección y síndrome meníngeo, el diagnóstico debe procurar descartar una meningitis bacteriana o viral; es necesaria una punción lumbar, pero antes se deben descartar signos de hipertensión endocraneana o la presencia de una masa ocupante.

Las características del líquido cefalorraquídeo, sea éste claro o purulento, la ausencia de hemorragia en la tomografía computarizada y los antecedentes del paciente (la presencia de un foco séptico a distancia, antecedentes de inmunosupresión, diabetes, tuberculosis, etc.) nos permite realizar un diagnóstico correcto e instaurar una terapéutica adecuada.

En el caso de la hemorragia subaracnoidea, la instalación brusca de la cefalea, la ausencia de signos de infección y la presencia de sangre en el líquido cefalorraquídeo o en el espacio subaracnoideo en la tomografía permiten confirmar el diagnóstico.[21]

## CEFALEAS ASOCIADAS CON CAMBIOS EN LA PRESIÓN INTRACRANEANA

**Hipertensión intracraneana.** Cualquiera que sea su causa, precipitará una cefalea generalizada que habitualmente se produce por distensión de los vasos sanguíneos en la base del cráneo. En las hernias de la amígdala cerebelosa se produce dolor en la región occipital y en la nuca.

Las características de la cefalea no son específicas y el diagnóstico clínico debe establecerse por los signos neurológicos acompañantes, como el edema de papila, los vómitos, la paresia del sexto par, etcétera.[23]

Tanto en la hidrocefalia obstructiva como en la comunicante es típica la tríada de perturbación de los procesos mentales, dificultad en la marcha (apraxia) e incontinencia urinaria. Por lo general estos signos se desarrollan rápidamente en pacientes en los cuales existe una obstrucción ventricular al flujo de LCR en el nivel del acueducto de Silvio o de los orificios de Luschka y de Magendie.[21]

La hidrocefalia comunicante se debe habitualmente a una dificultad en la absorción del líquido cefalorraquídeo en la convexidad del cerebro o a una obstrucción de las cisternas basales o por aracnoiditis, en estos casos la cefalea suele ser un síntoma de presentación tardía.[23]

El edema cerebral ocasiona a menudo hipertensión intracraneana y por ese mecanismo genera cefalea. Algunos pacientes pueden aliviar sus síntomas con el empleo de antiedematosos (diuréticos osmóticos y corticoides).

**Síndrome de seudotumor cerebral o hipertensión intracraneana benigna.** Su mecanismo es desconocido; se manifiesta por edema de papila y cefalea, su presentación en el anciano es muy poco frecuente (en general se observa en mujeres jóvenes, obesas y con trastornos hormonales). La tomografía computarizada y la resonancia magnética por lo general muestran ventrículos pequeños con edema cerebral difuso. Si se realiza una medición de presión en el líquido cefalorraquídeo de estos pacientes, se registra un aumento y aparición de ondas en meseta.[24]

La **hipotensión intracraneana** también produce cefalea, ya sea porque el líquido cefalorraquídeo se filtra hacia los tejidos blandos a través de la vía creada por una punción lumbar, también luego de una cirugía con anestesia epidural, a causa de traumatismos que generen pérdida de líquido cefalorraquídeo, por deshidratación o en forma espontánea. En estas circunstancias se desarrolla una presión intracraneana negativa cuando el paciente se coloca en posición erecta; la pérdida del soporte hidráulico del cerebro tracciona las meninges y los vasos sanguíneos de la base.[24]

La cefalea se incrementa en posición erecta y desaparece al acostarse el paciente. En general se calma con el reposo y una buena hidratación, raramente es necesaria la colocación de un parche sanguíneo epidural para el caso de pérdidas de líquido cefalorraquídeo en la región espinal.[24]

## CEFALEAS RELACIONADAS CON PROCESOS VASCULARES

**Arteritis temporal.** También llamada arteritis de células gigantes o arteritis de la polimialgia reumática. Es una afección poco común, que como característica se presenta en personas de edad avanzada. En esta enfermedad se produce en el nivel de la carótida externa, y con menor frecuencia de la interna, una inflamación granulomatosa subaguda con exudado linfocitario y células gigantes. Clínicamente se presenta con cefalea intensa, con dolor a la palpación de las arterias temporales, las cuales pueden encontrarse induradas y con ausencia de pulsos; también puede acompañarse con claudicación mandibular, dolor y rigidez de músculos proximales de los miembros, fiebre, anorexia, pérdida de peso, alteraciones visuales (tanto en el campo visual como en la motilidad ocular) y anemia. Las partes más severamente afectadas de los vasos pueden trombosarse y se han relatado casos de ceguera así como necrosis cutánea y muscular en zonas frontales.[25]

Pueden estar afectadas otras arterias además de las temporales; las que siguen en frecuencia son la oftálmica, la aorta, la carótida interna y las vertebrales. Se han informado casos de infartos cerebrales, cerebelosos y troncales en estos pacientes. En el laboratorio la eritrosedimentación suele estar muy elevada, con cifras que pueden superar los 100 mm, también puede observarse anemia y fosfatasa alcalina elevada.

El colagenograma no muestra alteraciones y el diagnóstico puede confirmarse por la biopsia de arteria temporal.[21]

En un porcentaje importante de pacientes el cuadro se asocia con signos y síntomas de polimialgia reumática. La importancia de realizar un diagnóstico temprano radica en preservar la visión y evitar la aparición de complicaciones isquémicas que puedan dejar lesiones definitivas.

El tratamiento se realiza con deltisona en dosis de 40 a 60 mg/día y el control debe efectuarse con la eritrosedimentación y la evolución clínica; en caso de descenso de la eritrosedimentación, los esteroides pueden reducirse progresivamente.[21]

**Cefalea en relación con el ACV isquémico y hemorrágico.** Cuando la hemorragia, el edema, o ambos, acompañan a un ictus, los mecanismos de producción de la cefalea se relacionan con el aumento de la presión intracraneana. Se desconoce el mecanismo de la cefalea asociada con enfermedad cerebrovascular isquémica, pero podría estar relacionado con la fisiopatología de la migraña. Las arterias intracerebrales y extracerebrales tienen una red de nervios perivasculares que no sólo contienen adrenalina, acetilcolina y serotonina, sino también otros neurotransmisores como neuropéptido Y, sustancia P, polipéptido intestinal vasoactivo y péptido relacionado con el gen de la calcitonina, entre otros. Estas sustancias son vasoactivas y favorecen la inflamación neurógena; su liberación podría ser estimulada durante la isquemia.[26,27]

Otro mecanismo que se sugiere para explicar la cefalea en los episodios isquémicos es la activación plaquetaria, con la consiguiente liberación de serotonina y prostaglandinas.[28] Según diversos estudios, la cefalea se presenta en un tercio de los pacientes con accidente cerebrovascular isquémico.[29,30] Las características clínicas de las cefaleas son variables: pueden ser unilaterales o bilaterales, pulsátiles u opresivas, y preceder al episodio isquémico en un 10% de los pacientes.[30]

## CEFALEA POSTRAUMÁTICA

El tema de la cefalea postraumática es un tópico de gran importancia no sólo para el neurólogo, sino también para la mayoría de los médicos que realizan atención primaria. En los Estados Unidos existen unos tres millones de traumatismos de cráneo por año de los cuales, según diversas series entre un 10% y un 80% pueden desarrollar este trastorno.

Las cefalalgias postraumáticas persistentes no suelen asociarse con anormalidades en el electroencefalograma, fracturas de cráneo, presencia de sangre en el sistema ventricular o en los espacios subaracnoideos, contusiones intraparenquimatosas, pérdida de la conciencia o amnesia postraumática importante.[31]

Kelly clasificó las cefaleas postraumáticas en inmediatas y no inmediatas en relación con el comienzo de los síntomas, y en intracraneanas y extracraneanas por sus bases patológicas.[30]

En el grupo de las cefaleas inmediatas de causa extracraneana, las laceraciones y abrasiones del cuero cabelludo, los hematomas subgaleales y los subperiósticos son causas evidentes de dolor. Los sectores superiores de la columna cervical también son importantes y en ellos el dolor puede originarse en las articulaciones apofisarias, los ligamentos o los cuerpos vertebrales, también por el desplazamiento de los discos o la irritación de raíces nerviosas, en particular en el nivel de C 2. El dolor por compromiso de C 2 en general afecta las regiones cervicales posteriores, se irradia hasta el occipucio y en forma ocasional hasta regiones anteriores. Es común la presencia de contracción muscular secundaria, con molestias dolorosas y envaramiento de cuello. Las cefaleas inmediatas de causa intracraneana se producen por la dilatación arterial, con la consiguiente cefalalgia vascular no migrañosa. Este dolor se describe a menudo como un algia de localización profunda, que empeora con maniobras de Valsalva y puede asociarse con náuseas y vómitos. La hemorragia subaracnoidea postraumática origina un dolor generalizado, asociado con signos meníngeos leves. Las oclusiones arteriales traumáticas, por impacto directo en la región anterior del cuello o por elongación de la columna cervical con compromiso de la arteria vertebral, pueden producir una cefalea periorbitaria u occipitotemporal.[31]

Dentro de las causas extracraneanas de aparición tardía, el mecanismo más frecuente es el dolor por contractura muscular. Un dolor persistente en la zona traumatizada, con la formación de una cicatriz o no, puede reflejar el atrapamiento de un nervio sensitivo y constituir un dolor neurálgico característico.

La disección de la carótida, de causa traumática, produce un dolor en la región del cuello, que se extiende a la región frontotemporal; puede acompañarse con síndrome de Horner y ocasionalmente por disfunción neurológica focal por isquemia.[31]

Vijayan y Dreyfus describieron un síndrome de disautonomía con cefalea. En 5 pacientes que habían sufrido un traumatismo en la región del triángulo cervical anterior se desarrollaron síntomas de dolor episódico pulsátil, homolateral, en la región frontotemporal, con dilatación pupilar, aumento de la transpiración, fotofobia, visión borrosa y náuseas. En los intervalos de los ataques se describió la presencia de hipofunción simpática. El empleo de betabloqueantes suele beneficiar a estos pacientes.[31]

Cuando la cefalea comienza días después del traumatismo, y en particular si se presentan signos focales, es fundamental descartar la presencia de colecciones intradurales o extradurales, contusión cerebral, cefalea por hipotensión de líquido cefalorraquídeo secundaria a una fístula o hidrocefalia. Los traumatismos pueden producir lesiones en los senos paranasales, las órbitas o en la articulación temporomandibular, por lo que también hay que considerar a estas estructuras como fuente de cefalea.[31]

En los pacientes con cefaleas postraumáticas en quienes no se detectan complicaciones estructurales relacionadas con el traumatismo, es de utilidad el empleo de analgésicos comunes (paracetamol, aspirina), ansiolíticos (benzodiazepinas), antidepresivos tricíclicos y fisioterapia de la columna cervical.[31]

## CEFALEA ASOCIADA CON PATOLOGÍA DE LA COLUMNA CERVICAL

El dolor asociado con patología de la columna cervical es común en el anciano en forma secundaria a la espondiloartrosis cervical. El malestar por lo general comienza en la región cervical y se irradia hacia ambos hombros y a la región occipital; suele mejorar durante la mañana, luego del descanso, y su intensidad es máxima hacia la noche. Puede intensificarse con los movimientos del cuello y la rotación de la cabeza; algunos pacientes refieren en asociación con el dolor, náuseas, vómitos, mareos, vértigos o visión borrosa.[32]

En algunos casos al examen físico pueden encontrarse signos que sugieren compromiso radicular o mielopático.

El tratamiento incluye analgésicos, miorrelajantes y masoterapia. En casos de compromiso radicular o medular puede estar indicado el tratamiento quirúrgico de la patología discal.[32]

## CEFALEA HIPNAGÓGICA (SINDROME DE SALOMON)

Es una cefalea que se presenta en pacientes mayores de 60 años, quienes se despiertan dos o tres veces durante la noche por dolor intenso de características pulsátiles, asociado con náuseas y vómitos. El dolor se prolonga durante 20 a 30 minutos y en general se presenta en la fase REM del sueño. El examen físico es normal. El tratamiento se realiza con carbonato de litio en dosis de 300 mg/día con muy buena respuesta.[2]

## CEFALEA EN LA MENOPAUSIA

Las pacientes con migraña tienden a mejorar sus síntomas con la edad; en muchos casos los ataques desaparecen, luego de la menopausia.

En algunas mujeres se emplean estrógenos para tratar los síntomas asociados con los cambios hormonales que se producen en esta etapa de la vida; es en estos casos en que la migraña puede incrementarse y por tal motivo se aconseja el empleo de bajas dosis de estrógenos.[2]

## NEURALGIAS CRANEANAS

Se producen como consecuencia de un compromiso estructural o funcional de los nervios sensitivos en el nivel craneano. Son dolores superficiales, de gran intensidad, que se distribuyen en el área de inervación del nervio afectado, suelen comenzar bruscamente y pueden ser desencadenados por diversos estímulos.

Las más frecuentes son la neuralgia del trigémino y la del glosofaríngeo.

### Neuralgia del trigémino

Se caracteriza clínicamente por paroxismos dolorosos, faciales y unilaterales, por lo general en el territorio de los nervios maxilar y mandibular. Se presenta en edades avanzadas (sexta década), es más frecuente en las mujeres y en el lado derecho de la cara.

En la mayoría de los pacientes no se relaciona con lesiones estructurales en la base del cráneo. Se han considerado como causas la isquemia, la inflamación del nervio a partir de caries dentales o por el virus de herpes simple, como también por mecanismos de descarga central (como en el dolor talámico). En estos casos la neuralgia se denomina idiopática.

Algunas investigaciones sugieren la intervención de un factor hereditario en un 2% de los casos.

El creciente empleo de la resonancia magnética y de la angiografía permitió demostrar, en un grupo importante de pacientes con manifestaciones clínicas de neuralgia idiopática, malformaciones vasculares, ectasias o tortuosidades vasculares que hacían contacto con las raíces del trigémino.[21]

Con menos frecuencia la neuralgia es síntoma de tumores intracraneanos, alteraciones tóxicas o metabólicas como la diabetes y la esclerosis múltiple. En estos casos el dolor suele acompañarse con signos de déficit neurológicos.

Desde el punto de vista clínico el dolor constituye casi la única manifestación de enfermedad, es superficial, de gran intensidad (comparable a una descarga eléctrica), suele durar segundos, pero su repetición en salvas puede prolongarse por minutos u horas. Es frecuente que sea desencadenado al hablar, masticar, lavarse la cara o los dientes, afeitarse, etc. En general se presenta de día y en ocasiones puede acompañarse por contracciones de los músculos faciales.

Algunos pacientes presentan puntos gatillo en la cara, los cuales generan el dolor con el estímulo cutáneo. Las ramas maxilar y mandibular suelen ser las más afectadas, y nunca comienza por la oftálmica.

El dolor es unilateral y cuando se presenta en forma bilateral hay que pensar en esclerosis múltiple o en formas familiares de la enfermedad. La evolución es variada; el dolor puede durar días o meses y remitir en forma espontánea durante meses o años.

En las formas idiopáticas el examen neurológico es normal y, en caso de presentar el paciente alguna alteración sensitiva, signos de compromiso de pares craneanos o de vías largas, es necesario descartar una segunda enfermedad y completar la evaluación con estudios por imágenes, como la tomografía computarizada y la resonancia magnética. El diagnóstico diferencial debe realizarse con la cefalea acuminada y la neuralgia posherpética.[10]

El tratamiento puede ser médico o quirúrgico. El fármaco de elección es la carbamazepina en dosis de 400 a 1.200 mg diarios; sus efectos adversos son somnolencia, trastornos hemáticos, rash cutáneo, ataxia y visión borrosa. Otros fármacos que pueden emplearse son la fenitoína, en dosis de 300 a 400 mg/día, y la amitriptilina (25 a 100 mg/día); no es conveniente emplear esta última en ancianos. El tratamiento quirúrgico en el caso de la neuralgia idiopática suele aplicarse si fracasa el tratamiento médico. Las técnicas empleadas en la actualidad son dos: la rizotomía percutánea retrogasseriana termocontrolada y la descompresión microvascular del trigémino.[10]

### Neuralgia del glosofaríngeo

Es menos frecuente que la del trigémino, suele afectar a ambos sexos por igual y comenzar en la segunda mitad de la vida. Existen casos idiopáticos y otros en que es síntoma de tumores de la rinofaringe, laringitis y megaapófisis estiloides. En las formas idiopáticas se acepta un mecanismo fisiopatológico central.

La neuralgia se presenta en episodios breves de dolor intenso unilateral localizado en el tercio posterior de la lengua, en la fosa amigdalina y en la garganta (puede irradiarse a la mandíbula, el oído y el cuello), con las características de una herida penetrante o una descarga eléctrica. Dura segundos y cede tan bruscamente como se presenta. Es común que las crisis sean desencadenadas por la deglución, al bostezar, hablar, toser o sonarse la nariz. Algunos pacientes pueden presentar bradicardia e hipotensión. La evolución es variable pero suele presentarse durante el día como crisis aisladas separadas por minutos u horas, en períodos de semanas o meses, que reaparecen al cabo de un período asintomático.

Cuando el dolor es continuo y sin remisiones o cuando persiste aunque atenuado entre una crisis y otra, debe pensarse en su carácter sintomático y orientar al paciente para un examen otorrinolaringológico y a estudios por imágenes. El diagnóstico diferencial debe realizarse con la neuralgia del laríngeo superior, la carotidínea y la tiroiditis subaguda.

El tratamiento de elección es farmacológico, con carbamazepina en dosis de 400 a 1.200 mg o fenitoína, 300 a 400 mg. La sección quirúrgica del nervio raramente está indicada y deja como secuela anestesia palatofaríngea y del tercio posterior de la lengua.[21]

Existen otras neuralgias menos frecuentes como las que siguen:

**Neuralgia occipital de Arnold.** Se manifiesta por un dolor paroxístico en el territorio del nervio occipital mayor (regiones occipital, suboccipital y parietal posterior). Puede ser idiopático o secundario a traumatismos, patología auricular, anormalidades atlantoaxoideas, malformación de Arnold-Chiari o tumor de la fosa posterior o región del agujero occipital. El dolor puede tener una zona que lo dispara en el punto de emergencia del cráneo. Si no hay respuesta al tratamiento médico, puede ser necesaria la infiltración con anestesia o la neurectomía.[10]

**Síndrome de Costen.** La maloclusión dentaria produce a veces disfunción dolorosa de la articulación temporomandibular. El dolor suele ser intermitente y se acentúa cuando el paciente abre la boca o moviliza lateralmente la mandíbula. La corrección de la maloclusión o los anestésicos locales alivian el dolor.[12]

**Neuralgia geniculada.** Es un síndrome punzante o quemante en el oído, el pabellón de la oreja o el conducto auditivo; puede atribuirse a neuralgia del ganglio geniculado y nervio intermediario. Es muy rara, y la carbamazepina puede controlar el dolor.[21]

**Neuralgia del laríngeo superior.** Es muy rara y predomina en mujeres jóvenes; raramente se presenta en el anciano. El dolor comienza al tragar y se localiza en la región submandibular. No responde a drogas.[21]

**Neuralgia posherpética.** Se refiere al dolor que se desarrolla a lo largo del curso de un nervio luego de producido un rash por herpes zoster. El dolor puede dividirse en: 1) persistente o neuralgia posherpética propiamente dicha, ya que comienza luego de aproximadamente un mes de haberse resuelto las vesículas; 2) agudo, que aparece en el comienzo de las lesiones cutáneas. Los corticoides pueden mejorar este dolor y disminuir la incidencia de neuralgia posherpética.

Su incidencia es de 10% a 15%, más frecuente cuanto mayor es la edad del paciente y sobre todo después del herpes zoster trigeminal. El dolor es de tipo quemante continuo o puede adquirir un carácter paroxístico lancinante o de tipo puñalada. El tratamiento se basa en el uso de antidepresivos tricíclicos, como la amitriptilina en dosis de hasta 150 mg/día; también puede emplearse la carbamazepina y la fenitoína en dosis como las descritas para las otras neuralgias.[33]

**Síndrome de Tolosa-Hunt.** Clínicamente se presenta como una oftalmoplejía dolorosa, que puede asociarse con compromiso sensitivo de la primera rama del trigémino. El cuadro se produce por un infiltrado inflamatorio de tipo granulomatoso que afecta la hendidura esfenoidal y el seno cavernoso; la eritrosedimentación se encuentra acelerada y el cuadro clínico mejora con corticoides.[21]

## BIBLIOGRAFÍA

1. Fiedman AP. Headache and Related Pain Syndromes. The Medical Clinics of North America, V 62 N 3, 1979.
2. Pearse JMS. Headache. Journal of Neurology, Neurosurgery and Psychiatry, 57: 134-143, 1994.
3. International Headache Society. Classifications. Diagnostic Criteria. Cephalalgia, 8 (Suppl. 7): 19-45, 1988.
4. Ray BS, Wolff HG. Experimental studies on Headache. Pain sensitive structures of the head and their significance in headache. Arch. Surg, V 41: 813-856, 1940.
5. Silberstein S. Advances in understanding the pathophysiology of headache. Neurology, 42 (Suppl 2): 6-10, 1992.
6. Dalessio DJ. Wolffs headache and other head pain. 5ª ed. Nueva York, Oxford University Press, 1987.
7. Spierings ELH. The role of arteriovenous shunting in migraine. *En:* Amery WH, et al. The pharmacological bases of migraine therapy. Londres Pitman, págs. 36-49, 1984.
8. Olesen J, Edvinsson L. Basic mechanism of headache. Amsterdam. Elsevier, 1988.
9. Solomon S, Lipton R. Criteria for the diagnosis of migraine in clinical practice. Headache, 31: 384-387, 1991.
10. Raskin NH. Headache. 2ª ed. Nueva York. Churchil Livingstone, 1988.
11. Wilkinson M. Treatment of migraine. Headache, 28: 659-661, 1988.
12. Rapoport AM, Sheftell FA. Cefaleas. Fisiopatología, diagnóstico y estrategias terapéuticas. Ed. El Ateneo, 1994.
13. Karl Ekbom. Migraine in general practice. Smith Gordon, 1993.
14. Raskin HH. Headache in Appel SH ed. Current Neurology. V 10, págs. 195-219. Yearbook Medical Publishers, Chicago, 1990.
15. Greenberg DA. Calcium channel antagonists and the treatment of migraine. Clin. Neuropharm, 9: 311-328, 1986.
16. Micheli F, Fernández Pardal M, Giannaula R, Gatto M, Casas Parera I, Paradiso G, Torres M, Pikielny R, Fernández Pardal J. Movement Disorders and Depression due to Flunarizine and Cinnarizine. Movement Disorders, V 4, N 2, págs. 139-146. 1989.
17. Rapoport AM. The diagnosis of migraine and tension type headache then and now. Neurology, 42 (Suppl. 2): 11-15, 1992.

18. Mathew TN. Cluster Headache. Neurology, 42 (Suppl. 2): 22-31, 1992.
19. Rushton JG, Rooke ED. Brain Tumor headache, 2: 147-152, 1962.
20. Brewer NS, Mac Carty CS, Willman WE. A review of recent experience. Ann Intern Med, 82: 571-576, 1975.
21. Adams RA, Víctor M. Principles of Neurology. 4ª ed. Nueva York. Mc Graw Hill, 1989.
22. Ropper AH, Davis KR. Lobar cerebral hemorrhages. Acute clinical syndromes in 26 cases. Ann Neurol, 8: 141-147, 1988.
23. Lance JW. Intracranial causes of headache. *En:* Mechanisms and management of headache. 4ª ed. págs. 86-99. Boston, Butterworth Scientifis, 1982.
24. Silverstein SD, Marcelis J. Headache associated with changes in intracranial pressure. Headache, 32: 84-94, 1992.
25. Heender GG, Bloch DA, Michel BA. The American College of Rheumatology. Criteria for the classifications of giant cell arteritis. Arthritis Rheum, 33: 1122-1128, 1990.
26. Edmeads J. The headache of ischemic cerebrovscular disease. Headache, 19: 345-349, 1979.
27. Fisher CM. Headache in acute cerebrovascular disease. *En:* Vinken PJ, Bruyn GW Eds. Headache and Clinical Neuralgias. Handbook of Clinical Neurology, 5: 124-156, 1968.
28. Portenoy RK, Abissi CJ, Lipton RB, et al. Headache in cerebrovascular disease. Stroke, 15: 1009-1012, 1984.
29. Gorelick PB, Hier DB, Caplan LR. Headache in acute cerebrovascular disease. Neurology, 36: 1445-1450, 1986.
30. Mohr JP, Caplan LR, Melski JW. The Harvard Cooperative Stroke Registry. A prospective registry. Neurology, 28: 754-762, 1978.
31. Kelly RE. Post traumatic headache. Handbook of Clinical Neurology, 48: 383-389, 1985.
32. Edmeads J. Headaches and head pains associated with disease of cervical spine. Med Clin North Am, 62: 533-544, 1978.
33. Watson CPN. Postherpetic Neuralgia. Neurol. Clin, 7: 231-248, 1989.

# Trastornos de la marcha en el anciano

Santiago Giménez-Roldán

*Andaba con unos pasos tan menudos que era como si resbalara despacito por el suelo.*

Antonio Gala, en *La viejecita* (A quien conmigo va, 1994)

## INTRODUCCIÓN

Entre las amenazas que la ancianidad lleva consigo, una de las más temidas es la pérdida de autonomía y, entre todas, las limitaciones para poder moverse por uno mismo de un lado para otro posiblemente resulte la peor. El anciano que camina mal, atemorizado ante las consecuencias de una posible caída, restringe inconscientemente sus salidas; a su desamparo viene ahora a añadir la soledad y el aislamiento.[1-3] Que los ancianos, sobre todo aquellos que caminan con dificultad, propenden a caer es cosa sabida. Cuáles son sus consecuencias en términos de asistencia urgente, ocupación de camas hospitalarias, intervenciones quirúrgicas, y aun la muerte, resultan mucho menos conocidas en nuestra sociedad, pero, extrapolando información procedente de otros entornos[4-6] e, intuitivamente, a juzgar por lo que se advierte en la práctica cotidiana, el problema de seguro es muy serio.

¿Es "natural", es decir, resulta fisiológico que el anciano camine con dificultades? La pregunta no deja de tener sentido en un capítulo como el que el lector tiene ahora entre manos porque, si así fuera, después de muy documentadas descripciones demográficas y avanzadas hipótesis fisiopatogénicas, habríamos de aceptar resignadamente su inevitabilidad en el devenir de la existencia. Adelantemos por ello que, si bien la ancianidad imprime ineludibles modificaciones en el complejo aparato nervioso y locomotor que regula la marcha, los graves problemas para caminar en personas de edad derivan generalmente de patologías definidas. Ha de entenderse, pues, y taxativamente, que los trastornos de la marcha en el anciano en modo alguno representan un oscuro "cajón de sastre" en el que nada práctico queda por hacer: algunos de los procesos que los causan resultan tratables y aun, en ocasiones, con resultados de cierta brillantez.

Si hemos de analizar de qué modo la edad avanzada deteriora la capacidad para caminar, fuerza es que comencemos por entender la fisiología de la marcha en el hombre sano, con prioridad a un abordaje de las patologías más comunes que en la ancianidad alteran sus mecanismos, la forma en que se presentan en la práctica clínica y, en fin, sus posibilidades de tratamiento. El lector se habrá ya percatado de que los trastornos de la marcha en la ancianidad representan un síndrome, no una entidad morbosa. Ello justifica que hayamos deseado imprimir a este tema una cierta dinámica semiológica y diferencial con la mejor intención de aumentar su utilidad.

### Fisiología de la marcha

Podría ser definida la marcha como un *acto motor aprendido y automatizado* por el que es posible desplazarse sobre el suelo mediante un movimiento cíclico de las piernas. Convengamos en que, antes de dar sus primeros pasos, un niño ha de aprender a mantenerse en pie sobre las piernas. Es natural que la fisiología de la marcha en el adulto implique analizar dos funciones diferentes, ambas imprescindibles para la locomoción: *bipedestación* (capacidad para mantenerse en pie) y *caminar*, es decir, dar pasos hacia adelante.

### a) Bipedestación (postura en pie)

Mantener la postura en pie es situar nuestra masa corporal sobre una base de apoyo suficientemente estable como para superar los efectos de la gravedad. Advirtamos que el ser humano necesita mantener la bipedestación no sólo mientras se mantiene de pie en posición de reposo, una postura relativamente menos precaria que cuando el propio centro de gravedad oscila alternativamente de una a otra pierna durante el ciclo de la marcha, momento durante el que es también crucial mantener bajo control las fuerzas de la gravedad. Adoptar la bipedestación –con el desafío que ello comporta a tales fuerzas– no fue en la evolución sino el precio a pagar por el hombre para poder usar libremente sus manos.

El ser humano mantiene la verticalidad gracias a una compleja sinergia muscular que activa los músculos de acción antigravitatoria y que conocemos como *reacción de apoyo*. Durante la postura en pie, o estación, el centro de nuestra masa corporal recae unos 2-9 cm por delante de los tobillos, de manera que en condiciones estáticas existe una cierta tendencia propulsiva en el ser humano,[7] la cual es contrarrestada por una actividad tónica de los músculos gastrocnemios que predomina sobre la actividad tónica del grupo muscular anteroexterno de la pierna. Naturalmente, en el mantenimiento de la estación participan también grupos musculares proximales y del tronco. Para mantener la bipedestación no sólo en condiciones estáticas, sino bajo las muy diversas situaciones de la vida cotidiana (inclinación de la superficie de apoyo, carrera, salto, etc.), se requiere una información muy precisa sobre las variaciones que experimenta nuestro propio cuerpo en relación con el entorno, información que es facilitada por los aparatos visual, vestibular y sistema propioceptivo, e integrada por centros locomotores supraespinales en el nivel del tronco del encéfalo –especialmente aquellas lesiones mediales que involucran a los sistemas reticuloespinal, vestibuloespinal y tectoespinal– y lóbulos frontales. Sabemos también que las respuestas motoras en la reacción de apoyo se efectúan a expensas de reflejos polisinápticos espinales[8] y que sus conexiones supraespinales suceden a expensas de *reflejos de bucle largo* en los que juegan un importante papel modulador los ganglios basales y el cerebelo. Paradójicamente, conocemos mejor las consecuencias que sobre la bipedestación conllevan distintas lesiones sobre tales centros que su fisiología precisa en condiciones de salud.

### b) Caminar (locomoción)

Es preciso subrayar nuevamente aquí lo que decíamos poco antes: caminar es, de ordinario, un acto automatizado que efectuamos al margen del control de nuestra atención. Es evidente que han de existir estructuras nerviosas capaces de generar por sí mismas, es decir, automáticamente, una actividad locomotora rítmica como es la de dar pasos. Pero caminar es al mismo tiempo un acto voluntario, que hemos de iniciar *motu proprio* y que de igual manera podemos suspender a voluntad. Dicho de otra manera, el acto de caminar requiere el *desencadenamiento* voluntario y ulterior *mantenimiento automático* de una actividad motora rítmica, como la que resulta al dar pasos hacia adelante. Se trata de un concepto clínicamente relevante porque, como después veremos, existen trastornos de la marcha en el anciano en los que, de manera diferencial, se perturban estos dos distintos aspectos funcionales de la locomoción.

1. *Iniciación de la marcha*. El hecho de caminar representa organizar una actividad motora compleja, que requiere la preparación y ensamblaje de fragmentos de actividad motora subsidiarios de tal fin. Se trata de una tarea reservada a la corteza cerebral que, de igual forma que otras actividades motoras aprendidas, depende del área motora suplementaria. Cuanto mayor es la complejidad del acto motor a ejecutar, más intensa es la activación de esta región específica del lóbulo frontal y de mayor amplitud es el potencial premotor (*Bereitschafts potential*) que se genera en el área motora suplementaria.[9]

La iniciación de la marcha en sí consiste en una secuencia estereotipada de cambios posturales cuyo fin no es otro que propulsar al cuerpo hacia adelante descargando su peso sobre la pierna de apoyo, para culminar, finalmente, con un paso hacia adelante. La actividad tónica del gastrocnemio que, según veíamos, predominaba durante la estación, es ahora inhibida para sustituirse por la activación propulsora del tibial anterior[7] (fig. 12-1). El eje corporal, como un péndulo invertido y flexible, habrá de sufrir una inclinación gradual hacia adelante, compensada finalmente una vez que la pierna que dio el paso al frente alcance su propio punto de apoyo en el suelo. Como aspecto interesante a retener, pese a su complejidad, esta secuencia motora es ejecutada exactamente igual tanto por adultos como por ancianos sanos.

2. *El ciclo de la marcha*. Si caminar no es sino la ejecución de movimientos coordinados que, con carácter alternante, se organizan en el tronco del encéfalo y tienen lugar en ambas piernas, el *ciclo de la marcha* representa la uni-

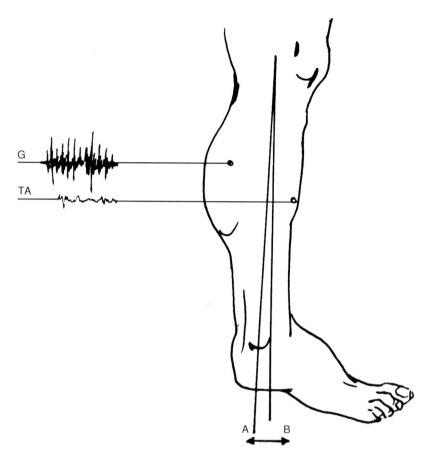

**Fig. 12-1.** Durante la estación, el eje corporal se encuentra desplazado entre 2 y 9 cm por delante de los tobillos (distancia A-B, en la figura). Esta tendencia natural a inclinarse el cuerpo hacia adelante debe ser contrarrestada por una contracción sostenida de los músculos gastrocnemios (G). La iniciación de la marcha conlleva una inhibición de la actividad tónica de este grupo muscular, una activación del tibial anterior (TA) y una mayor inclinación hacia adelante del eje corporal.

dad fundamental de esta función. Un ciclo queda constituido entre dos apoyos consecutivos con un mismo pie y comprende dos pasos, es decir, uno con cada pie. En la figura 12-2 hemos representado esquemáticamente las fases de un ciclo de la marcha, desde que el talón de la pierna derecha se apoya sobre el suelo (fase de apoyo en un solo pie), la inclinación del tronco propulsado por el dedo gordo que le sigue (fase de balanceo) y, por último, la fase de apoyo bipedal.[10]

Las bases nerviosas de estos "generadores de la locomoción" hemos de deducirlas a través de estudios en el animal. García-Rill[11] ha identificado una *región locomotora mesencefálica* que explica la marcha no sólo en su función sino en su vertiente patológica (fig. 12-3). En términos anatómicos, la región locomotora mesencefálica corresponde al *núcleo pedunculopontino*, una porción integral de los circuitos de los ganglios basales. No obstante, se trata de un concepto fisiológico más que de un hecho estrictamente anatómico, en el sentido de que la estimulación con corrientes de baja amplitud de todo un campo sobre el borde dorsal del *brachium conjunctivum* induce una actividad locomotora automática. "Corriente abajo", el núcleo pedunculopontino conecta mediante sinapsis colinérgicas con diferentes núcleos del tronco del encéfalo proyectados a su vez sobre la médula espinal (núcleo vestibuloespinal, rubroespinal, etc.).

## Examen de la marcha en el anciano: abordaje clínico y escalas de evaluación

Los objetivos que se persiguen y la metódica empleada en el examen de un anciano con dificultades para caminar no son básicamente

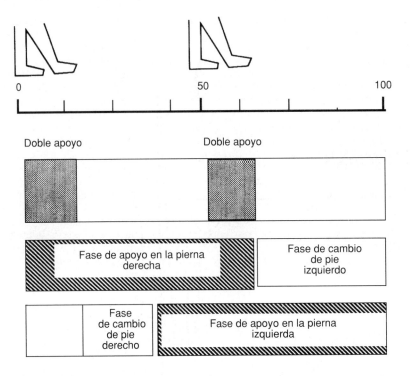

**Fig. 12-2.** El ciclo de la marcha humana, unidad fundamental de la actividad locomotora en el hombre, viene constituido por dos apoyos consecutivos con el mismo pie, es decir, dos pasos. Las fases de apoyo alternativo en las piernas derecha e izquierda, respectivamente, vienen separadas por sendas fases de doble apoyo, cada una de las cuales ocupa aproximadamente un 25% de cada paso (Inspirada en Sudarsky, modificada[10]).

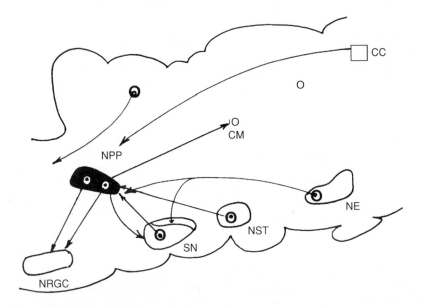

**Fig. 12-3.** Núcleo pedunculopontino (NPP) y sus conexiones en la "región locomotora mesencefálica" del gato, un área anatómica cuya estimulación eléctrica induce automatismos de marcha. El núcleo pedunculopontino se considera una porción integral del circuito de los ganglios basales, que mantiene conexiones recíprocas con la sustancia nigra (SN), núcleo subtalámico (NST), núcleo entopeduncular (NE) y centro mediano (CM) del tálamo. Recibe aferencias de la corteza cerebral (CC) y se proyecta sobre el núcleo reticular *gigantocelularis* (NRGC) (Según García-Rill,[11] adaptada).

diferentes de las adoptadas ante cualquier otro problema neurológico a evaluar. Conviene resaltar, no obstante, ciertas particularidades. Una de ellas es la mayor *imprecisión de las fronteras que separan normalidad/anormalidad* en el viejo. Otro principio a tener *in mente* es que el hecho de andar requiere disponer de un aparato locomotor adecuado para su correcta ejecución, lo cual significa que el examen de la marcha en el anciano debe de ser implementado por una *evaluación cuidadosa del sistema articular y óseo*.[12] Finalmente, y aunque nuestro propósito fundamental sea identificar un síndrome (vestibular, seudobulbar, parkinsoniano, etc.), que justifique la situación del paciente, la realidad cotidiana indica que muchos ancianos andan mal por un *cúmulo de déficit* sobreimpuestos (dificultades en la visión próxima, artropatía degenerativa de las rodillas, vestibulopatía periférica, etc.).[13]

## *Evaluación clínica*

¿Qué aspectos se deben examinar con especial atención al evaluar la función de la marcha en un anciano? Personalmente, evaluamos por separado el examen neurológico del examen del aparato locomotor y, dentro del primer apartado, lo subdividimos en dos grandes aspectos: la estación y la marcha.

1. *Estación*. El anciano sano mantiene indemne su capacidad para mantenerse en pie, o equilibrio estático, y ello aun en posición de firmes y ojos abiertos. No se advierten oscilaciones del tronco, incluso cuando se le pide mantener ambos pies juntos y en paralelo. Es también capaz de responder con una *reacción de enderezamiento* al ser traccionado de los hombros hacia atrás y su estática tampoco se ve influida adversamente al solicitarle cerrar los ojos (*maniobra de Romberg*). Si la anamnesis sugiere *disfunción vestibular*, es necesario completar el examen con otras pruebas en este sentido, como el test del índice de Barany, marcha en estrella o la inducción eventual de un nistagmo posicional con la cabeza en posición colgada.[14]

2. *Marcha*. El hecho de arrancar a andar puede verse momentáneamente perturbado por un peculiar titubeo, "como si los pies se pegaran al suelo". Se trata de un fenómeno de congelación de la marcha (*freezing*). No siempre este fenómeno va asociado a parkinsonismo y, de hecho, puede ser el problema exclusivo de ciertos pacientes.[15] Si la historia que se nos refiere apunta hacia esta posibilidad, podemos intentar provocarlo durante el examen del paciente haciéndole echar a andar a una señal convenida (una palmada, por ejemplo), colocar un pequeño obstáculo ante sus pies sobre el que ha de dar el paso, o hacerle pasar a través de una puerta entornada.

Aclarado si el paciente muestra problemas para iniciar la marcha, dos son los aspectos de ésta a los que prestar atención: los movimientos de braceo y la longitud del paso. Una reducción en la amplitud de los *movimientos asociados de los brazos* –a menudo unilateralmente– es un signo precoz y característico de los parkinsonismos, mientras que un *acortamiento del paso* (levantando insuficientemente el pie y, en consecuencia, tendiendo a arrastrar la punta) ocurre en diversos procesos neurológicos, pero especialmente en el estado lacunar cerebral. De hecho, estos dos parámetros (amplitud del braceo y sincronía brazo/pierna junto con acortamiento del paso) se correlacionan con aquellos pacientes que más propenden a sufrir caídas.[16]

Finalmente, cabe recordar cuán a menudo una artropatía degenerativa ha llegado a causar impresionantes deformidades en forma absolutamente indolora. Explorar si existe limitación para abducir en su amplitud normal uno y otro muslo con el paciente en decúbito supino y con las piernas flexionadas, mientras inmovilizamos la pelvis apoyando una de nuestras manos en la cresta ilíaca del lado contrario al de la cadera que estamos movilizando pasivamente, puede identificar una artropatía degenerativa de la cadera, quizá origen de las dificultades para caminar de aquel anciano. Igual puede decirse respecto de la rodilla, al detectar chasquidos articulares –la palma de una de nuestras manos sobre la rodilla, mientras que con la otra flexionamos y extendemos pasivamente la extremidad–, determinar el estado de movilidad lateral de la rótula o la desaparición de los surcos pararrotulianos por inspección.

## *Escalas de evaluación*

En poblaciones geriátricas internadas en centros puede tener un gran valor práctico valorar la capacidad funcional del anciano mediante determinadas escalas diseñadas a tal fin.[13] Como ya mencionábamos antes, las distintas escalas de evaluación de la marcha que se han diseñado en el anciano no tienen como finalidad identificar un proceso causal definido, sino *sopesar en términos funcionales su grado de independencia y su riesgo de sufrir caídas*. Representan un instrumento útil en residencias de ancianos, cuando es necesario prevenir riesgos y determinar el grado en el que necesitan ayuda, sea de cuidadores o de accesorios instrumentales como bastones, muletas, etc. El *índice de Actividades de la*

*Vida Diaria* (índice ADL) tiene más de 30 años de vigencia y sigue siendo un modo de cuantificar por personal auxiliar el grado de dependencia de un anciano para bañarse, vestirse, usar el servicio, moverse y comer.[17] Fue diseñado sobre la experiencia de un millar de ancianos crónicamente ingresados, muchos de ellos incapacitados por fracturas de cadera, accidentes cerebrovasculares, artropatías, etcétera.

Una escala de referencia obligatoria es la *Valoración Funcional de la Movilidad (VFM)*, descrita en 1988 por Tinetti y Ginter,[13] que representa todavía el "patrón oro" de escalas de diseño más reciente y de estudios instrumentales de la marcha. En su aplicación, se identifican cuatro maniobras particularmente sensibles en la detección de problemas de movilidad en el anciano, a saber: 1) levantarse de una silla; 2) sentarse; 3) darse vuelta mientras camina; 4) levantar los pies del suelo al andar. Los autores aseguran que algunas personas ancianas realizan muy deficientemente alguna de estas maniobras pese a la normalidad de su examen neurológico estándar. Aunque la escala VFM pormenoriza con gran cuidado los criterios de anormalidad para cada subapartado, los problemas para su aplicación no son muy distintos a los de otras escalas de medida (variabilidad interexplorador, consistencia en los resultados de un día para otro, etc.).

### Métodos instrumentales

En los últimos años se han prodigado estudios de laboratorio que emplean sofisticados procedimientos instrumentales en el examen del equilibrio en el anciano.[18,19] Quizás el más usado es la llamada *posturografía dinámica*. Consiste en una plataforma móvil sobre la que se mantiene en pie la persona y un sistema de registro computarizado que mide la magnitud de la respuesta a perturbaciones en la superficie de apoyo, esto es, la capacidad para mantener el equilibrio en determinadas condiciones controladas.[20] Al clínico responsabilizado del cuidado de una población senil, lo que le interesa respecto de tales métodos de investigación es su correlación excelente con varias escalas funcionales de evaluación sencillas, como la desarrollada en Israel para evaluar la marcha (escala ELGAM)[21] o la fracción en la escala desarrollada por Tinetti y Ginter[13] dedicada al equilibrio, cuyo correlato positivo es útil no sólo en los aspectos subjetivos del anciano con problemas de equilibrio, necesidad de usar ayudas para caminar (bastón, muletas, un cuidador)[22] y predicción de riesgo de caídas.[23]

## LA MARCHA Y SUS TRASTORNOS EN EL ANCIANO

¿Cuál es el trastorno más común de la marcha en un anciano? Sin duda ello depende de las circunstancias en las que se desarrolle la labor clínica de cada cual. Probablemente, para el médico general la situación más común es la del anciano que camina cautelosamente por miedo a caer y dice encontrarse "mareado", seguida quizá de las artropatías degenerativas de las extremidades inferiores. La figura 12-4 ha sido elaborada con los datos de una clínica neurológica norteamericana sobre 50 ancianos consecutivos con una edad en torno de los 80 años vistos a causa de dificultad para caminar.[23b] Las causas son muy variadas, pero vale la pena retener que un 24% de estos casos sufrían algún problema susceptible de ser aliviado terapéuticamente.

### Inestabilidad

Las personas ancianas suelen usar el término *mareo* para referirse a una sensación más o menos permanente de inestabilidad, curiosamente referida a la cabeza más que al propio cuerpo: *mareo* puede expresar a veces meramente temor a caerse. Pocas veces expresan genuinos episodios de vértigo, con la ilusión entonces de un desplazamiento giratorio de su propio cuerpo y del entorno. Para desesperación del médico que desea obtener una anamnesis fiable, pocos términos en lengua castellana se usan tan cotidianamente y, a su vez, expresan mayor ambigüedad que la palabra *mareo*. En la práctica médica pueden denominar así su problema desde deprimidos hasta pacientes con crisis epilépticas, por no mencionar toda la gama de episodios sincopales y vertiginosos.

Los ancianos *mareados e inestables* se sienten bien al estar sentados o echados, agravándose su sensación de inestabilidad en el momento de ponerse en pie o al darse vuelta mediante giros bruscos. Al caminar por la calle o darse vuelta, lo hacen lentamente y manteniendo inmóvil el cuello, con la convicción de que su mala estabilidad puede hacerlos caer en cualquier momento. Por lo general, y pese a sus amargas quejas, al verlos caminar sus familiares no suelen percibir trastornos ostensibles como lateropulsión, oscilaciones o franca inestabilidad. Se trata, en fin, de una *marcha cautelosa*, quizá meramente reactiva a la inseguridad que perciben.[24]

Estas quejas pueden ser causadas por afecciones definidas que alteran el equilibrio, pero en personas de edad avanzada *las más de las veces el trastorno es idiopático*.[25] Las causas

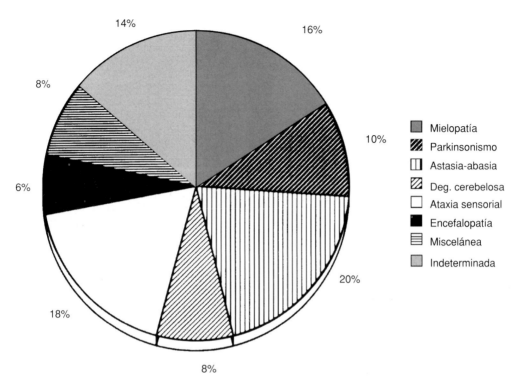

**Fig. 12-4.** Causas de trastorno de la marcha (%) en 50 ancianos consecutivos asistidos por esta razón en una clínica neurológica.[23b] Es de notar que un 20% son causados por astasia-abasia (también identificada en este capítulo como apraxia de la marcha). Sólo en un 6% de los pacientes la causa permaneció indeterminada.

conocidas son diversas, y pueden depender de enfermedades que alteran la *sensibilidad propioceptiva* (neuropatías nutricionales, mielopatía en la anemia perniciosa, entre otras), el *cerebelo* (ataxia en el mixedema, degeneración paleocerebelosa alcohólica y paraneoplásica, atrofias cerebelosas tardías) o el *aparato vestibular*. Interesa identificar por su frecuencia y por sus posibilidades terapéuticas al *vértigo posicional benigno*, una vestibulopatía periférica relacionada a menudo con degeneración senil de las máculas utriculares y ulterior cupulolitiasis. Los episodios de vértigo son típicamente desencadenados al incorporarse el paciente de la cama; la práctica totalidad de los pacientes muestran un característico nistagmo posicional de carácter torsional cuando, con un rápido cambio hacia atrás desde la posición de sentado, se les explora la presencia de nistagmo mientras mantienen la cabeza "en posición colgada", al borde de la camilla de exploración. Algunos pacientes tienen vértigo posicional de origen central, en cuyo caso el desencadenante suelen ser giros de la cabeza y el nistagmo posicional provocado de carácter vertical, en vez de rotatorio. Algunos ancianos desarrollan *trastornos psicogénicos de la estación y de la marcha*.[26] No sólo no es insólito que coincidan con una afección neurológica de base sino que, de hecho, pueden simular trastornos orgánicos definidos como astasia-abasia. En el cuadro 12-1 hemos delineado 6 rasgos "característicos" de las alteraciones psicogénicas de la estación y de la marcha, cuya presencia tiene aparentemente un índice de fiabilidad diagnóstica tan elevado como del 97%.

El *desequilibrio idiopático del anciano* es la explicación más común en la gente mayor que se queja de *mareos*. El examen convencional de estos pacientes no detecta anomalías que justifiquen sus quejas. Fife y Baloh,[25] aplicando una batería de exámenes instrumentales complejos (posturografía, pruebas vestibulares rotatorias, examen de los movimientos oculares de seguimiento mediante electrooculografía), objetivan una *alteración funcional del sistema vestibular central*, incapaz de procesar adecuadamente las señales emitidas por otros sistemas (aparato vestibular periférico, cerebelo, visión, sensibilidad propioceptiva),

**Cuadro 12-1.** *Rasgos "característicos" de los trastornos psicogénicos de la estación y de la marcha*

1. Agravaciones momentáneas, con frecuencia provocadas por sugestión
2. Lentitud o titubeos excesivos
3. Maniobra de Romberg psicogénica: tras una latencia prolongada, se van instaurando oscilaciones del tronco de amplitud progresiva, que pueden mejorar con maniobras de distracción
4. Posturas energéticamente dispendiosas.
5. "Marcha sobre hielo": pasos pequeños y cautelosos, manteniendo los tobillos rígidos.
6. Encorvamientos repentinos de las rodillas, generalmente sin llegar a causar caídas.

Según Lempert y col.[26]

a menudo también alterados. A las variaciones de la plataforma sobre la que se apoyan, durante su examen mediante posturografía dinámica, responden con latencias prolongadas pero, a su vez, las oscilaciones o balanceo del cuerpo resultan excesivos.

El vermis cerebeloso superior muestra una pérdida de células de Purkinje relacionada con la edad, aunque no linealmente; es decir, un 39% de ciertas personas de edad avanzada –no necesariamente las más viejas– muestran por morfometría una pérdida celular de suficiente magnitud como para ser catalogada como atrofia.[27] La contribución de una atrofia vermiana en el denominado *desequilibrio idiopático del anciano* ha sido confirmada cuantitativamente mediante resonancia magnética; afecta primordialmente al *declive-folium-tuber*, conectadas con el sistema colicular y corticopontocerebeloso (fig. 12-5).[28]

## Caídas

Entre el 20%-42% de los residentes en hospitales geriátricos se han caído al menos una vez al año,[6,28,29] de ellos, un 6% sufrieron una fractura por causa de la caída y uno de cada cuatro, otras lesiones graves. Se trata de un problema preocupante, para el que se han diseñado cuestionarios[30] y escalas[6] que contribuyen a identificar a aquellas personas con mayor riesgo para sufrir caídas.

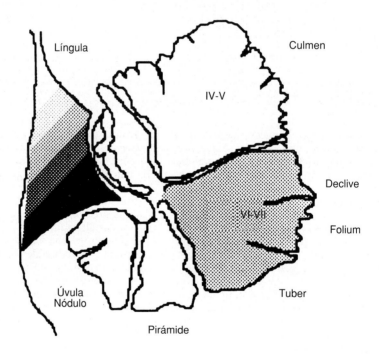

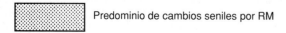

Predominio de cambios seniles por RM

**Fig. 12-5.** Visión sagital esquemática del cerebelo para mostrar la situación anatómica del declive, folium y tuber, regiones donde los cambios involutivos seniles son más acusados.

¿Por qué los ancianos propenden tanto a caerse? Raramente lo hacen porque sufran una lesión única en el sistema nervioso que afecte la fijación postural central, como el *tálamo o el núcleo lenticular*[31,32] o por una afección, como la *parálisis supranuclear progresiva*, en la que precozmente se perturban los reflejos estatocinéticos o posturales. Generalmente, los ancianos que se caen a menudo lo hacen por un cóctel, cuyos ingredientes suelen incluir elementos musculoesqueléticos (apoyo plantar deficiente, artropatías) y nerviosos (equilibración, marcha y estado cognitivo) al que algunos pacientes añaden los efectos colaterales de numerosas medicaciones y un entorno poco adaptado. Los pacientes ancianos se caen, en suma, porque se ha deteriorado su control postural, en parte por efectos del envejecimiento y en parte por muy diversas patologías. El efecto es acumulativo de manera que, a mayor número de incapacidades crónicas, tanto mayor es el riesgo de caídas.[33]

La mejor ayuda que puede hacerse a un anciano que se ha caído al menos una vez es evitar aquellos factores que le facilitan sufrir nuevas caídas. Han de ser identificados aquellos cuyas caídas son causadas por síncopes cardiogénicos o hipotensión ortostática. Como en tantos otros problemas médicos de la ancianidad, la posible implicación de determinados medicamentos –sedantes, hipotensores y fármacos antidopaminérgicos– debe ser tenida muy especialmente en cuenta.[34] Finalmente, la mayoría de las caídas ocurren en el propio domicilio o habitación del paciente, típicamente al usar el servicio o al caerse de una cama mal protegida. Prestar una atención adecuada a estos aspectos es también una medida profiláctica estimable.

## Marcha senil

Generalmente tenemos asimilado que, según la edad avanzada, las personas cambian su modo de andar; la vejez extrema la identificamos con una persona encorvada, que avanza lentamente a expensas de dar pasos cortos y cautelosos. Sin embargo, conocemos también personas que disfrutan de una espléndida ancianidad y cuya forma de andar o correr no difiere mucho de la de un joven. El problema, pues, radica en saber si los ancianos caminan mal *porque hay ciertas patologías que se acumulan en ellos*, o bien si existen trastornos específicos –"esenciales", diríamos– de la marcha ligados al proceso de envejecimiento.

De aceptarse el concepto de *trastorno senil de la marcha*, cabe preguntarse, primero, por sus características y, después, si éstas son privativas o específicas de la edad avanzada (cuadro 12-2). Dos variables, independientes entre sí, distinguen la marcha entre un joven y un anciano sanos: la *longitud del paso y la cadencia*, es decir, el número de pasos dados en un tiempo determinado. Ambos factores determinan la velocidad de la marcha. Los ancianos caminan acortando el paso al tiempo que incrementan su cadencia.[35,36] Se trata de un mecanismo compensatorio cuya finalidad es mantener la velocidad de marcha deseada en personas que, por lo demás, suelen tener articulaciones rígidas y musculatura debilitada. Ahora bien, comparadas las características del llamado *trastorno senil de la marcha* (cuadro 12-2) con otras afecciones comunes de la vejez que cursan también con dificultades al andar (p. ej., parkinsonismo, hidrocefalia a presión normal, etc.) no existen rasgos específicos que permitan distinguir uno de otro.[37]

Subsiste así el problema de decidir cuál es el sustrato patológico del denominado *trastorno senil de la marcha*. En ancianos con dificultades para caminar para los que no se demostró ninguna afección definida, Koller y col.[38] encontraron como rasgo distintivo por tomografía axial computarizada la presencia de ventriculomegalia no asociada a atrofia cortical. Por resonancia magnética en viejos excepcionalmente sanos –viejos exitosos en su ancianidad– un 8% muestra dilatación ventricular y en un 9% se advierten lesiones en la sustancia blanca.[39] Es significativo en este sentido el estudio epidemiológico realizado sobre las 153 personas mayores de 85 años que viven en la ciudad holandesa de Leiden. El 61% tenía dificultades para caminar debido a una causa demostrable; en contrapartida, un 18% caminaba sin dificultad alguna.[40] Los individuos restantes caminaban con dificultad, pero no pudo demostrarse

**Cuadro 12-2.** *Rasgos semiológicos encontrados en 16 pacientes con un trastorno senil de la marcha*

| Características | Nº de pacientes |
| --- | --- |
| Ampliación de la base de sustentación | 14 |
| Inestabilidad truncal | 12 |
| Disritmia de la marcha | 11 |
| Actitud flexora | 10 |
| Acortamiento de los pasos | 10 |
| Bradicinesia | 8 |
| Pérdida de movimientos asociados | 5 |
| Disminución de la capacidad para dar pasos | 4 |
| Apraxia de la marcha | 2 |
| Estrechamiento de la base de sustentación | 1 |

Según Koller y col.[38]

en ellos ninguna razón que lo justificara y se consideró, en consecuencia, que tenían un *trastorno senil de la marcha de carácter idiopático*.

Para resumir, debemos aceptar que la mayor parte de los problemas de la marcha en los ancianos son debidos a patologías definidas. Por otro lado también es verdad que, incluso en condiciones de ancianidad extrema, no es obligatorio que ello se vea acompañado por un deterioro en la capacidad para caminar. Probablemente lo que hoy identificamos como *trastorno senil de la marcha* de origen idiopático, y cuyos rasgos básicos resultan en sí inespecíficos, se reduzca según vayamos contando con métodos objetivos más sensibles en detectar discretos cambios patológicos comúnmente asociados a la ancianidad.

## Marcha à petit pas

Durante la primera mitad de este siglo, Pierre Marie empleó el término "marcha a pequeños pasos" como correlato clínico-patológico frecuente en pacientes que sufrían un estado lacunar cerebral. Dicho esto, deben de ser inmediatamente aclarados dos extremos. En primer lugar, el hecho de acortar la longitud del paso no es privativo de ningún tipo de trastorno de la marcha en particular; ya hemos aclarado antes que se trataba de un rasgo en sí mismo inespecífico, que era posible demostrar en otros procesos como parkinsonismo o hidrocefalia a presión normal.[37] En segundo término, las lesiones vasculares relacionadas con la patología de las pequeñas arterias perforantes del cerebro no ocasionan un único tipo de alteración de la marcha. En realidad, como iremos viendo, los distintos patrones de alteraciones de la marcha en la vejez a menudo tienen como causa subyacente este tipo de patología.[41,42]

El paciente con un estado lacunar cerebral y marcha *à petit pas* no tiene signos extrapiramidales asociados. A diferencia de lo que sucede en la enfermedad de Parkinson y en el parkinsonismo vascular, conserva los movimientos asociados de los brazos y, de asociarse un incremento del tono muscular, sus rasgos semiológicos corresponden a espasticidad, no a rigidez. A menudo –pero no obligatoriamente– estos pacientes asocian demencia de tipo vascular,[43] parálisis seudobulbar e incontinencia urinaria (cuadro 3). Como corresponde a un síndrome corticopiramidal bilateral, los reflejos profundos están exaltados y puede demostrarse un signo de Babinski.

Lagunas y cavidades cribiformes (*ètat criblé*), muy a menudo asociadas a diversos grados de leucoencefalopatía y dilatación ventricular, constituyen el sustrato anatomopatológico característico y se localizan mayoritariamente sobre el putamen (fig. 6), seguidas, muy a distancia y en orden decreciente, por el tálamo, sustancia blanca frontal y núcleo caudado. Debido al carácter básicamente difuso de estas lesiones, su correlato con las manifestaciones clínicas adolece de imprecisión. Sin embargo, tanto en estudios autópsicos[44] como en evaluaciones *in vivo* mediante resonancia magnética[45] las lesiones de la sustancia blanca se encuentran predominantemente en disposición periventricular en el nivel de los lóbulos frontales. Ello no explica solamente la frecuente asociación clínica de la marcha *à petit pas* con manifestaciones diversas frontales (labilidad emocional, incontinencia, reflejos involutivos, etc.) sino también un daño selectivo a las fibras corticomotoras destinadas a las extremidades y que, desde la cara medial de los hemisferios, bordean la cavidad ventricular en su camino hacia el brazo posterior de la cápsula interna.

**Cuadro 12-3.** *Hallazgos neurológicos adicionales en 25 pacientes con demencia vascular asociada a alteraciones de la marcha*

| Signos neurológicos | % |
|---|---|
| Signos piramidales | 100 |
| Parálisis seudobulbar | 96 |
| Reflejos primitivos | 88 |
| Incontinencia | 60 |
| Pérdida de habilidad manual | 40 |
| Parálisis de la mirada hacia arriba | 32 |
| Crisis epilépticas | 4 |

Según Thajeb.[42]

## Parkinsonismo

La marcha parkinsoniana se caracteriza también por un acortamiento de los pasos, a veces asimétrico, con cierta tendencia a arrastrar los pies. Al arrancar a andar, el paciente puede mostrar cierto titubeo hasta echar el primer paso o un fenómeno de "congelación" parkinsoniana de la marcha, y para cambiar de dirección y doblar sobre sí mismos requieren a menudo fragmentar la maniobra. Insistamos en que el braceo que normalmente acompaña a la marcha –un movimiento asociado– se pierde tempranamente en el parkinsonismo, lo que no sucede en la marcha *à petit pas* del estado lacunar cerebral con signos corticopiramidales exclusivamente. No obstante, no son las características de la marcha –en sí mismas inespecíficas– sino la presencia de los denominados "signos cardinales" (temblor, rigidez, acinesia) los criterios en los que se fundamenta el diagnóstico sindrómico de parkinsonismo.

Un 17% de los casos de enfermedad de Parkinson con cuerpos de Lewy se inician después de los 70 años.[46] Cuando la enfermedad comienza tan tardíamente conlleva ciertas particularidades: entre otras, es más frecuente que se presente con un trastorno de la marcha e inestabilidad.[47] No sólo la respuesta global a la levodopa es peor, sino que solamente responden al tratamiento determinados parámetros alterados de la marcha.[48]

Una edad avanzada es un factor de riesgo para desarrollar parkinsonismo inducido por fármacos[49] y en este caso es aun más frecuente que se presente en forma de un trastorno progresivo de la marcha. Así ocurría en el 29,1% entre 134 casos de parkinsonismo inducido por fármacos vistos a lo largo de 3 años (1991-1993) en el Hospital General Universitario Gregorio Marañón de Madrid, contra un 15,1% de 396 pacientes con enfermedad de Parkinson vistos en ese período. Muy a menudo el parkinsonismo causado por fármacos no es reconocido porque son cada vez más frecuentes los medicamentos prescriptos a personas ancianas por afecciones crónicas y, a menudo banales, que poseen propiedades antidopaminérgicas. Se trata de un problema de muy serias proporciones ante el cual todo médico al cuidado de poblaciones geriátricas debe mantenerse alerta.

El parkinsonismo de origen vascular ha recibido numerosas etiquetas en la literatura. Por ejemplo, Crichley[50] separó hasta 5 variedades de "parkinsonismo arteriosclerótico" según se asociaran demencia, síntomas seudobulbares, piramidalismo, etc. Todas ellas, sin embargo, tenían como signo obligatorio común la presencia de rigidez. Una situación peculiar, no excepcional en su frecuencia clínica, es el denominado "parkinsonismo de la mitad inferior",[51] que se refiere a pacientes con prominentes dificultades para la marcha, quienes sólo muestran manifestaciones parkinsonianas en las extremidades inferiores. La combinación con signos piramidales, frecuentemente demostrable también en el nivel supraespinal, es particularmente común y justifica su denominación por algunos de "forma estriada de parálisis seudobulbar". Como sucede en la parálisis seudobulbar con marcha *à petit pas*, las lesiones del parkinsonismo vascular (lagunas y *état criblé*) predominan también en el putamen y cápsula adyacente (fig. 12-6).[52] Se ha descrito un caso anatomoclínico en el que un paciente diagnosticado en vida de enfermedad de Parkinson "típica" –incluida la presencia de temblor y de fluctuaciones a la medicación–[53] mostraba en el examen *post mortem* un estado lacunar. Sin embargo, no puede excluirse que éstas fueran un

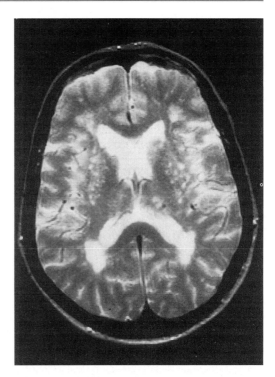

**Fig. 12-6.** *État criblé* que afecta bilateralmente el núcleo lentiforme, según un examen mediante resonancia magnética en tiempo de relajación T2.

hallazgo, ya que no son excepcionales las lagunas clínicamente silentes y existían cuerpos de Lewy y macrófagos cargados de melanina en el examen de la sustancia nigra.

## Congelación

La congelación de la marcha, bloqueos motores o *freezing,* puede ir asociada a otras manifestaciones motoras de la enfermedad de Parkinson o bien presentarse como fenómeno aislado. Los pacientes suelen tener dificultad para describir este peculiar fenómeno, casi siempre muy invalidante. Es útil sugerirles algunos de sus rasgos distintivos,[54,55] como el hecho de parecer *quedársele adheridos los pies al suelo, como si éste tuviera pegamento*, su aparición justamente en el momento de arrancar a andar o darse vuelta sobre sí, su provocación por determinadas circunstancias o estímulos visuales (una puerta estrecha, un obstáculo que de repente se interpone en su camino, etc.), o los trucos desbloqueadores, a menudo tan personales y pintorescos. A veces, es únicamente cuando el médico imita formalmente el peculiar fenómeno, cuando de inmediato es reconocido por pacientes y familiares.

Cuando aparece el fenómeno de *congelación de la marcha* en un paciente con enfermedad de Parkinson el proceso típicamente lleva ya años de tratamiento. La progresión de la enfermedad conlleva nuevos síntomas –generalmente trastornos de la marcha de intensidad creciente y caídas–, sobre los que ahora la levodopa se muestra escasamente eficaz. Cuando tal ocurre, los pacientes casi siempre muestran una pérdida de los reflejos posturales o de enderezamiento, tendiendo a caer en bloque hacia atrás al ser traccionados por los hombros,[56,57] o episodios de congelación parkinsoniana de la marcha en forma de "bloqueos" al arrancar a andar, darse vuelta sobre sí o tropezarse con un obstáculo visual.[54,55]

En otros casos, la *congelación de la marcha* es el modo de presentación y síntoma dominante de pacientes con parkinsonismo vascular, a menudo exclusivamente con manifestaciones "de la mitad inferior".[51] Fisiopatogénicamente dependen de una alteración de los mecanismos de iniciación de la marcha y activación del área motora suplementaria,[7,9] bien por extensión del proceso degenerativo a sistemas no dopaminérgicos en la enfermedad de Parkinson o como consecuencia de desaferentación de esta región de la corteza por las lesiones subcorticales del estado lacunar. Su pronóstico en ambos casos es muy malo.

## Apraxia de la marcha

Designada también astasia-abasia, ataxia frontal de Bruns y ataxia espástica, se trata de un trastorno mal comprendido fisiopatológicamente y por tanto de denominación convencional. Fenomenológicamente, cuando el trastorno se halla avanzado, se caracteriza por una imposibilidad de los pacientes para mantenerse en pie; a menudo han de ser sostenidos para evitar su caída en bloque hacia atrás, como si una fuerza oculta traccionara de ellos. Al intentar andar les resulta imposible siquiera iniciar un paso, o avanzan con mucha dificultad sobre el suelo una pierna mientras la otra sigue inmovilizada. No es con exactitud un problema de "apraxia"; es sorprendente que, de mantenerse sentados, los pacientes son capaces de imitar con sus piernas, y sin mayores dificultades, movimientos en cierta manera semejantes a los requeridos para caminar, como pedalear, ejecutar pruebas talón-rodilla, etc. El término "astasia" (del griego *stasis*, capacidad para mantener una posición estacionaria y también, *alternativamente*, de mantener una postura erecta) es poco recomendable por confuso; por ejemplo, se ha usado en pacientes con neuropatías periféricas incapaces de mantenerse quietos estando de pie[58] y en pacientes con lesiones superoposterolaterales del tálamo que no podían mantenerse sentados sin ayuda,[58] problemas distintos al que aquí tratamos.

Una cierta ampliación de la base de sustentación al mantenerse en pie ha sido interpretada por algunos como la existencia de ciertos elementos cerebelosos dentro del síndrome.[59] Es posible encontrar asociado también un fenómeno de congelación de la marcha y parkinsonismo, pero está por verse si estos elementos son intrínsecos al síndrome de *apraxia de la marcha* o una contaminación del déficit fundamental por extensión de la patología que lo ocasiona a otras áreas cerebrales.

Topográficamente, las lesiones que dan lugar al síndrome de la apraxia de la marcha ocurren sobre todo en 3 niveles: periventricular (en general debidas a hidrocefalia a presión normal y encefalopatía subcortical arteriosclerótica de Binswanger), frontal (por infartos de la arteria cerebral anterior y lesiones del cuerpo calloso)[60] y talámica.[31]

En la *hidrocefalia a presión normal* el trastorno de la marcha forma parte, junto a la demencia e incontinencia, de la denominada tríada de Hakim y Adams. Es necesario aclarar que, antes de alcanzarse la situación que descriptivamente hemos dibujado líneas antes, el trastorno de la marcha asociado a la hidrocefalia a presión normal resulta inespecífico y de difícil adscripción semiológica. El paciente camina con pasos titubeantes, arrastrando los pies, con las piernas rígidas, etc., probablemente porque la marcha conlleva elementos espásticos, cerebelosos, extrapiramidales y aun quizás apráxicos en distinta dosificación según los casos. La presencia de una alteración de la marcha en la hidrocefalia a presión normal tiene el interés añadido de predecir la respuesta a la derivación ventricular. En efecto, dos tercios de los casos que presentan dificultades para caminar, y muy en especial si es éste el modo de presentación,[61] mejoran, en contraposición al 47% de casos considerados globalmente que obtienen alguna mejoría,[62] aunque en series más recientes la perspectiva es menos optimista.[63]

La *encefalopatía subcortical arteriosclerótica de Binswanger* es una afección de viejos hipertensos, con un cuadro clínico sumamente variable. Un rasgo fundamental es la presencia, por neuroimágenes o anatomopatológicamente, de lesiones isquémicas de la substancia blanca, más o menos parcheadas y confluentes, con característica disposición periventricular que afectan en forma predominante los lóbulos frontales. Es común la asociación con infartos lacunares, pero un 43% evolucionan en forma gradual, sin déficit agudos, y en el 25% el síndrome predominante es una apraxia de la marcha.[64] Algunos autores asumen la existencia de cierta superposición entre la encefalopatía subcortical arteriosclerótica de Binswanger y la hidrocefalia a presión normal, a la que habría que atribuir casos que no responden a la derivación ventricular.[65]

La apraxia de la marcha dependería, en esencia, de un síndrome de desconexión múltiple del área motora suplementaria,[59] lo que explica su aparición tras infartos del lóbulo frontal y del cuerpo calloso.[60] En efecto, la desconexión afectaría al área motora e impediría el acceso a la programación de actos motores complejos como es la locomoción, a los ganglios basales –lo que perturbaría la ejecución automática de estos programas aprendidos–, y también al cerebelo, dificultando la precisión en su ejecución última. Generalmente esta situación ocurriría al ser comprimidas en forma bilateral las porciones mesiales del lóbulo frontal por la expansión en su seno de las astas ventriculares dilatadas por un proceso hidrocefálico, o bien si son dañadas selectivamente las proyecciones que bordean los ventrículos por razón de la leucoencefalopatía periventricular de la enfermedad de Binswanger.

Una forma de incapacidad para mantener la postura axial y, por ello, origen de dificultades para mantenerse en pie y de caídas, viene representada por los infartos talámicos ventrolaterales.[31] Los pacientes a menudo no pueden ni aun permanecer sentados sin ayuda, y caen hacia atrás o al lado contrario de la lesión. La porción posterior del núcleo ventrolateral tiene aferencias vestibulocerebelosas y espinotalámicas, mientras que se proyecta hacia el área 4 de la corteza frontal. Especulativamente, podría existir en esta forma de "astasia" una alteración funcional del área motora suplementaria, por desaferentación en este caso, creándose una situación de control en la postura del eje corporal o axial alterada, situación en la que participarían conexiones vestibulocerebelosas.

## BIBLIOGRAFÍA

1. Olano RK. Neurology of aging. En: Neurology and General Medicine. Ed. MJ Aminoff. Churchill Livingstone, Nueva York, 1989, págs. 731-745.
2. Godwin-Austen R, Bendall J. Disturbances of gait and balance, and falls. En: The Neurology of Elderly. Springer-Verlag Ltd, London, 1990, págs. 43-62.
3. Martinez Parra C. Caídas, ataxia y alteraciones de la marcha en el anciano. Causas y conducta a seguir. En: Neurogeriatría. Eds. R. Alberca y JJ Ochoa, Imprenta Rojo SL, Sevilla, 1992, págs. 333-337.
4. Gryfe CI, Amies A, Ashely MJ. A longitudinal study of falls in an elderly population. I. Incidence and morbidity. Age Ageing, 6:2010-210, 1977.
5. Perry BC. Falls among the elderly: a review of the methods and conclusions of epidemiologic studies. J Amer Geriatr Soc, 30:367-371, 1982.
6. Thal LJ, Galaska D. Gait, balance, and falls in the elderly. Ann Neurol, 26:135, 1989.
7. Elble RJ, Moody C, Leffler K, Sinha R. The initiation of normal walking. Mov Disord, 9:139-146, 1994.
8. Dietz V. Role of pheripheral afferents and spinal reflexes in normal and impaired human locomotion. Rev Neurol, 143; 241-254, 1987.
9. Vidailhet M, Stocchi F, Rothwell JC, Thompson PD, Day BL, Brooks DJ, Marsden CD. The Bereitschaftspotential preceding simple foot movement and initiation of gait in Parkinson's disease. Neurology, 43:1784-1788, 1993.
10. Sudarsky L. Geriatrics: gait disorders in the elderly. Nueva Engl J Med, 322:1441-1466, 1990.
11. García-Rill E. The basal ganglia and the locomotor region. Brain Res Rev, 198:47-63, 1963.
12. Rubino FA. Gait disorders in the elderly: distinguishing between normal and dysfunctional gaits. Postgrad Med, 93:185-190, 1993.
13. Tinetti M, Ginter SG. Identifying mobility dysfunctions in elderly patients. Standard neuromuscular examination or direct assessment. J Amer Med Ass, 259:1190-1193, 1988.
14. Baloh RW, Honrubia V, Jacobson K. Benign positional vértigo: clinical and oculographic features in 240 cases. Neurology, 37:371-378, 1987.
15. Mestre D, Blin O, Serratrice G. Contrast sensitivity is increased in a case of nonparkinsonian freezing gait. Neurology, 42:189-194, 1992.
16. Wolfson L, Whiple R, Amerman P, Tobin JN. Gait assessment in the elderly; a gait abnormality rating scale and its relation to falls. J Gerontol, 45:12-19, 1990.
17. Katz S, Ford AB, Moskowitz R, Jackson BA, Jaffe MW. Studies of ilness in the aged. The index of ADL: a standarized measure of biological and psychosocial function. J Amer Med Ass, 185:914-919, 1963.
18. Alexander NB, Shepard N, Gu MJ, Schultz A. Postural control in young and elderly adults when stance is perturbed: kinemactis. J Gerontol, 47:79-87, 1992.
19. Yack HJ, Berger RC. Dynamic stability in the elderly: identifying a possible measure. J Gerontol, 48:225-230, 1993.
20. Wolfson L, Whipple R, Derby CA, Amerman P, Murphy T, Tobin JN, Nashner L. A dynamic posturography study of balance in healthy elderly. Neurology, 42:2069-2075, 1992.
21. Fried V, Cwikel J, Ring H, Galinsky D. ELGAM, extra-laboratory gait assessment method: identification of risk factors for falls among the elderly at home. Int Disabil Stud, 12:1612-1614, 1990.
22. Berg KO, Maki BE, Williams JL, Holliday PJ, Wood-Dauphinee SL. Clinical and laboratory measures of postural balance in an elderly population. Arch Phys Med Rehabil, 73:1073-1080, 1992.
23. Lichtenstein MJ, Burger MC, Shields L, Shiavi RG. Comparison of biomechanics platform measures of balance and videotaped measures of gait with a clinical mobility scale in elderly women. J Gerontol, 45:49-54, 1990.
23b. Sudarskyt L, Ronthal M. gait disorders among elderly patients. A survey study of 50 patients. Arch Neurol, 40:740-743, 1983.
24. Nutt JG, Marsden CD, Thompson PD. Human walking and higher-level gait disorders, particularly in the elderly. Neurology, 43:268-279, 1993.
25. Fife TD, Baloh RW. Disequilibrium of unknown cause in older people. Ann Neurol, 34:694-702, 1993.
26. Lempert T, Brandt T, Dieterich M, Huppert D. How to identify psychogenic disorders of stance and gate. A video study of 37 patients. J Neurol, 238:140-146, 1991.
27. Torvik, A, Torp S, Lindboe CF. Atrophy of the cerebellar vermis in ageing. A morphometric and histologic study. J neurol Sci, 76:283-294, 1986.

28. Raz N, Torres IJ, Spencer WD, White K, Acker JD. Age-related regional differences in cerebellar vermis observed in vivo. Arch Neurol, 149:412-416, 1992.
29. Tinetti ME, Speechley M, Ginter SF. Risk factors for falls among the elderly persons living in the community. Nueva Engl J Med, 319:1701-1707, 1988.
30. Nevitt MC, Cummings SR, Kidd S, Black D. Risk factors for recurrent nonsyncopal falls. A prospective study. J Amer Med Ass, 261:2663-2668, 1989.
31. Masdeu J, Gorelick PB. Thalamic astasia: inability to stand after unilateral thalamic lesions. Ann Neurol, 23:596-603, 1988.
32. Awebuch G, Labadie E. "Ease of falling" syndrome. Ann Neurol 25:210-211, 1989.
33. Tinetti ME, Williams TF, Mayewski R. Fall risk index for elderly patients based on a number of chronic disabilities. Am J Med, 80:429-434, 1986.
34. Campbell AJ. Drug treatment as a cause of falls in old age. A review of the offending drugs. Drugs & Ageing, 1:289-302, 1991.
35. Elble RJ, Thomas SS, Higgins C, Colliver J. Stride-dependent changes in gait of older people. J Neurol, 238:1-5, 1991.
36. Wall JC, Hogan DB, Turnbull GI, Fox RA. The kinematics of idiopathic gait disorder. A comparison with healthy young females. Scand J Rehab Med, 23:159-164, 1991.
37. Elble RJ, Hughes L, Higgins C. The syndrome of senile gait. J Neurol, 239:71-75, 1992.
38. Koller Wc, Wilson RS, Glatt SL, Huckman MS, Fox JH. Senile gait: correlation with computed tomographic scans. Ann Neurol, 13:343-344, 1983.
39. Lars-Olof W, Agartz I, Almvist O, Bawsun H, Forssell L, Saaf J, Welterberg L. The brain in healthy aged individuals: MR imaging. Radiology, 174:675-679, 1990.
40. Bloem BR, Haan J, Lagaay AM, Van Beek W, Wintzen AR, Roos RA. Investigation of gait in elderly subjects over 88 years of age. J Geriartr Psychiatry Neurol, 5:78-84, 1992.
41. Román GC, Tatemichi TK, Erkinjuntti T y col. Vascular dementia: diagnostic criteria for research studies: Report of the NINDS-AIREN International Workshop. Neurology, 43:250-260, 1993.
42. Thajeb P. Gait disordes of multi-infarct dementia. CT and clinical correlation. Acta Neurol Scand, 87:239-242, 1993.
43. Loeb C, Gandolfo C, Caponnetto C, Del Setle M. Pseudobulbar paisy: a clinical computed tomography study. Eur Neurol, 30:42-46, 1990.
44. Ishii N, Nishihara Y, Imamura T. Why do frontal lobe symptoms predominante in vascular dementia with lacunes. Neurology, 36:340-345, 1986.
45. Regli L, Regli F, Maeder P. Magnetic resonance imaging with gadolinium contrast agent in small depp (lacunar) cerebral infarcts. Arch Neurol, 50:175-180, 1993.
46. Hughes AJ, Daniel SE, Blankson S, Lees AJ. A clinicopathologic study of 100 cases of Parkinson's disease. Arch Neurol, 50:140-148, 1993.
47. Rajput AH, Pahwa R, Pahwa P, Raiput A. Prognostic significance of the onset mode of parkinsonism. Neurology, 43:829-830, 1993.
48. Blin O, Ferrandez AM, Pailhous J, Serratrice G. Dopa-sensitive and Dopa-resistant gait parameters in Parkinson's disease. J neurol Sci, 103:51-54, 1991.
49. Giménez-Roldán S, Mateo D. Cinnarizine-induced Parkinsonism. Susceptibility related to aging and essential tremor. Clin Neuropharmacol, 14:156-164, 1991.
50. Critchley M. Arteriosclerotic parkinsonism. Brain, 52:23-83, 1929.
51. Fitzgerald PM, Jankovic J. Lower body parkinsonism: evidence for a vascular etiology. Mov Disord, 4:249-260, 1989.
52. Mancardi GL, Romagnoli P, Tassinari T, Gandulfo C, Primavere A, Loeb C. Lacunae and cribiform cavities of the brain. Correlations with pseudobulbar palsy and parkinsonism. Eur Neurol, 28:11-17, 1988.
53. Murrow RW, Schweiger GD, Kepes JJ, Koller WC. Parkinsonism due to a basal ganglia lacunar state: clinicopathologic correlation. Neurology, 40:897-900, 1990.
54. Giladi N, McMahon D, Prtzeborski S, Flaster E, Guillary S, Kostic V, Fahn S. Motor blocks in Parkinson's disease. Neurology, 42:333-339, 1992.
55. Giladi N, Kostic V, Przedborski S, Flaster E. Guillory S, Fahn S. Motor blocks ("freezing") in Parkinson's disease. Neurology, 41 (Suppl 1) 343, 1991.
56. Guillard A. Le "déclin" des parkinsoniens traités par la L-dopa. Nouv Presse Med, 4:2503-2506, 1975.
57. Klawans HL. Individual manifestations of Parkinson's disease after ten or more years of levodopa. Mov Disord, 1:187-192, 1986.
58. Hiraya K, Nakajima M, Kawamura M, Koguchi Y. Astasia without abasia due to peripheral neuropathy. Arch Neurol, 51: 813-816, 1994.
59. Thompson PD, Marsden CD. Gait disorder of subcortical arteriosclerotic encephalopathy: Binswanger's disease. Mov Disord, 2:1-8, 1987.
60. Messert B, Baker NH. Syndrome of progressive spastic ataxia and apraxia associated with occult hydrocephalus. Neurology, 16:440-452, 1966.
61. Graff-Radford NR, Godersky JC. Normal pressure hydrocephalus. Onset of gait abnormality before dementia predicts good surgical outcome. Arch Neurol, 43:940-942, 1986.
62. Black PML. Idiopathic normal pressure hydrocephalus. Results of shunting in 62 patients. J Neurosurg, 52:371-377, 1980.
63. Vanneste J, Augustijn P, Dirven C, Tamn WF, Goedhart ZD. Shunting normal-pressure hydrocephalus: do the benefits outweight the risks? Neurology, 42:54-59, 1992.
64. Babikian V, Ropper AH. Binswanger's disease: A review. Stroke, 18:2-13, 1987.
65. Kinkel WR, Jacobs L, Polachini I, Bates V, Heffner RR. Subcortical arteriosclerotic encephaloty (Binswanger's disease). Computed tomography, nuclear magnetic resonance, and clinical correlation. Arch. Neurol, 42:951-959, 1989.

# 13

# ENFERMEDAD CEREBROVASCULAR

MANUEL M. FERNÁNDEZ PARDAL Y FEDERICO MICHELI

Las expresiones accidente cerebrovascular (ACV), enfermedad cerebrovascular (ECV), apoplejía, y la palabra inglesa *stroke* se emplean para denominar alteraciones cerebrales de variada severidad y tipo, secundarias al compromiso de las arterias que irrigan el encéfalo. El modo de presentación habitual de estos problemas es la aparición brusca de un déficit focal con perturbación de la conciencia o sin ella; este comienzo súbito que se instala en muy corto tiempo es el que pone el sello de "vascular" al episodio.

Llevando las estadísticas mundiales crudas a nuestro país, los aproximadamente 60.000 nuevos casos por año generan más invalidez que cualquier otra enfermedad.[1]

La incidencia parece ser algo mayor en el hombre y la evolución más benigna en la mujer; todos los grupos raciales la sufren, con algunas diferencias en la frecuencia de presentación.[2]

Hay dos tipos de trastornos vasculares: los isquémicos, que dependen de la obstrucción de las arterias cerebrales y precerebrales, y las hemorragias.

## ISQUEMIA CEREBRAL

### Fisiopatología

El volumen minuto cerebral es de aproximadamente 1 litro de sangre, que llega al encéfalo por cuatro pedículos arteriales, 800 cm$^3$ por ambas carótidas y 200 por las vertebrales. Distintos circuitos anastomóticos enlazan estos vasos y sus ramas entre sí; anastomosis transversales y homolaterales en el cuello, el polígono de Willis y la red pial anastomótica determinan (si su desarrollo es suficiente) que algunas lesiones obstructivas pasen desapercibidas desde el punto de vista sintomático (fig. 13-1). Estudios experimentales demuestran que la oclusión por más de 30 minutos de la arteria cerebral media no genera lesiones o, si lo hace, son mínimas y circunscriptas a los ganglios basales. Las obstrucciones más prolongadas determinan un continuo entre infartos francos en ganglios basales, con pérdida neuronal selectiva en la corteza, a extensos infartos silvianos que incluyen la sustancia blanca.[3]

Las desobstrucciones dentro de las primeras 4 horas modifican el tamaño final del infarto.[4] Estos datos demuestran que la isquemia cerebral requiere un tiempo mayor que el que se suponía previamente para desarrollarse y, por lo tanto, las llamadas "primeras horas del episodio vascular" pueden ser críticas si se aprovechan las oportunidades terapéuticas.

Estudios in vitro y en modelos animales jerarquizan el papel del calcio en la lesión cerebral. En un principio la isquemia despolariza las membranas, lo que genera la liberación de aminoácidos excitotóxicos como el glutamato, que a su vez produce una entrada masiva de calcio al estimular receptores (cainato, AMPA, NMDA) reguladores de la actividad de los canales de este ion. Luego sigue una serie de reacciones enzimáticas, algunas mediadas por calmodulina, que producen la destrucción de filamentos y ruptura de la membrana celular. La muerte de la célula además es consecuencia de la producción de óxido nítrico seguida de la generación de radicales libres.

Simplificando, la isquemia cerebral tiene dos áreas: una es central y se lesiona por la deprivación de oxígeno que genera la interrupción del aporte sanguíneo; otra periférica, llamada

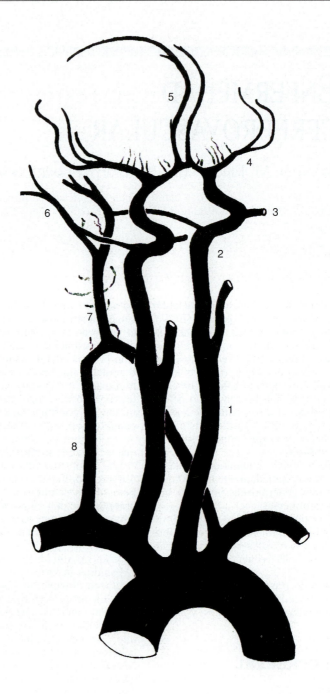

1. Carótida común
2. Carótida interna
3. Oftálmica
4. Cerebral media
5. Cerebral anterior
6. Cerebral posterior
7. Arteria basilar
8. Arteria vertebral

**Fig. 13-1.** Esquema de los pedículos arteriales cerebrales y su distribución intracraneana.

"área de penumbra", que rodea a la anterior. Esta zona sufre en menor grado por la isquemia pero puede recibir un daño secundario por la liberación de aminoácidos excitotóxicos.

## Factores de riesgo

Distintos factores, además de la edad, han sido relacionados con la patogénesis de episodios cerebrovasculares, cuya identificación tiene además un interés preventivo. Algunos, como la hipertensión arterial, pueden ser comunes a infartos y hemorragias; otros son más frecuentes en uno u otro tipo de enfermedad cerebrovascular, incluso en distintos subgrupos la trascendencia de estos factores puede variar.

### Hipertensión arterial

Es el principal factor de riesgo para la enfermedad cerebrovascular; aunque el impacto decrece con el avance de la edad, pacientes entre 75 y 85 años siguen teniendo a la hipertensión como agente de riesgo significativo tanto en hombres como en mujeres.

Tanto la presión sistólica como la diastólica están en fuerte relación con la incidencia de isquemia cerebral; sin embargo, la vinculación más directa es con la tensión arterial sistólica (probablemente por el menor rango de variación de la diastólica).

A medida que la edad avanza hay un aumento desproporcionado de la presión sistólica. En sujetos ancianos es común hallar valores mayores de 160 mm de mercurio y tensiones diastólicas menores de 95, situación que ha sido vinculada con una reducción en la elasticidad arterial por cambios arterioscleróticos y menospreciada como factor de riesgo; pero el estudio Framingham demostró que los pacientes con hipertensión arterial sistólica aislada tienen un riesgo significativamente mayor para desarrollar trastornos cerebrovasculares.[5]

### Enfermedad cardíaca

La insuficiencia cardíaca no es un riesgo independiente, pero predispone al infarto cerebral sobre todo si se asocia con hipertensión arterial y edad avanzada. La detección de hipertrofia ventricular (por electrocardiograma o ecocardiografía) aumenta en 4 veces aproximadamente el riesgo de isquemia cerebral.

El infarto de miocardio es un factor de riesgo claro en el período agudo (primeras dos semanas), predisposición que es mayor en los infartos transmurales que afectan la cara anterior, y su mecanismo está vinculado a causas cardioembólicas. También los infartos silentes y las secuelas aquinéticas extensas se asocian con una mayor incidencia de acontecimientos isquémicos cerebrales.

### Fibrilación auricular (FA)

Es conocida desde hace años la asociación de esta arritmia con enfermedad valvular mitral reumática como factor predisponente de infarto cerebral. Recientemente la FA crónica sin compromiso valvular ha dejado de considerarse un factor inocuo, para darle trascendental importancia, ya que es la arritmia de mayor prevalencia en el anciano, con una incidencia que se duplica cada década. Entre los 80 y los 90 años, aproximadamente, el 30% de los eventos isquémicos encefálicos están relacionados con FA (relación independiente de otros trastornos cardíacos).[6]

### Lípidos

Para el infarto cerebral la relación entre colesterol total elevado, HDL disminuido y LDL aumentado es menos clara y consistente que para el infarto de miocardio. A pesar de ello hay estudios anatomopatológicos que vinculan niveles de lípidos plasmáticos con la incidencia de placas ateromatosas en vasos de cuello y polígono de Willis, y otros trabajos, con métodos no invasivos (Doppler), que asocian niveles lipídicos con patología obstructiva de vasos precerebrales.[7]

Los niveles de colesterol bajos (menores de 160 mg%) en presencia de alta prevalencia de hipertensión arterial han sido relacionados con una mayor incidencia de hemorragias intracraneanas en países orientales (se ha postulado una reducción de la agregación plaquetaria por los hábitos alimentarios típicos).[8]

### Diabetes

Estudios prospectivos han demostrado que el riesgo de desarrollar episodios isquémicos cerebrales es el doble en pacientes diabéticos que en no diabéticos.[9]

La obesidad también constituye un factor de riesgo, que probablemente esté mediado por hipertensión arterial, elevación de lípidos y de glucosa plasmática.

### Tabaco

El consumo de tabaco ha sido vinculado claramente con un aumento en el riesgo de infarto cerebral y hemorragia intracraneana; en el primer caso el riesgo se duplica y en el segundo es 4 veces mayor en fumadores moderados y 9 veces más elevado en los que consumen más de 25 cigarrillos diarios.[10]

Su mecanismo de acción estaría vinculado con el efecto elevador de la tensión arterial por parte de la nicotina.

*Alcohol*

El consumo moderado de alcohol parece tener un efecto reductor sobre la mortalidad por infarto de miocardio; en cambio, su consumo abusivo aumenta el riesgo de ACV. Las dosis bajas tienden a aumentar el colesterol HDL; las altas incrementan la tensión arterial y producen trigliceridemia, además de aumentar el hematócrito y la viscosidad sanguínea, generar arritmias y aumentar la agregación plaquetaria.

La evidencia disponible indica que el consumo exagerado incrementa el riesgo tanto de isquemia como de hemorragia, y se ha demostrado una relación dosis-efecto para esta última.[11]

## Clasificación de episodios isquémicos

Con el fin de simplificar y ser prácticos, evitaremos las extensas clasificaciones y diferenciaremos, por un lado, a las enfermedades isquémicas por el tipo de territorio arterial involucrado y, por otro, de acuerdo con el tiempo que duran los síntomas.

Según el territorio arterial comprometido, los pacientes con isquemia cerebral pueden clasificarse en tres grupos (fig. 13-2):

1. Enfermedad de grandes vasos: en su mayoría afecta a vasos precerebrales. La causa más frecuente es la aterosclerosis, que interesa a las arterias carótidas (en general en la bifurcación), el sifón carotídeo, las arterias vertebrales y la arteria basilar. Es menos frecuente que las lesiones ateromatosas involucren predominantemente vasos intracraneanos.

   Otras enfermedades menos comunes que comprometen estas arterias son la displasia fibromuscular (mucho más común en la mujer que en el hombre) y las disecciones arteriales.

2. Oclusión de arterias circunferenciales de la superficie cerebral. Las arterias afectadas son la cerebral media, cerebral posterior, la cerebral anterior y sus ramas más importantes. Por lo general la obstrucción es causada por tromboembolismo a partir del corazón o del sistema arterial proximal y, en menor medida, por otros procesos como ateromas locales, disecciones, estados de hipercoagulabilidad, vasculitis, etcétera.

3. Enfermedad de vasos penetrantes: la oclusión de estas arterias produce pequeños infartos –de 3 a 15 mm de diámetro–, denominados también "lagunas", ubicados en zonas no corticales del cerebro y en estructuras profundas del tronco cerebral. Los infartos más pequeños han sido vinculados con lipohialinosis de estas arterias.[12]

Los síntomas y signos relacionados con estos territorios vasculares pueden evolucionar hacia la mejoría o empeorar.

En el primer caso hay tres variantes:

1) *Ataque isquémico transitorio.* Los síntomas suelen durar menos de una hora, aunque por definición este período se extiende hasta las 24 horas. La tomografía cerebral computarizada (TC) no suele mostrar alteraciones. El riesgo de infarto cerebral luego de un ataque isquémico transitorio es del 30% en cinco años, pero la mayor parte se concentra en los primeros doce meses.[13]

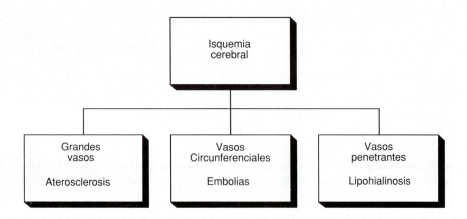

**Fig. 13-2.** Clasificación de los eventos vasculares de acuerdo con el territorio arterial

2) *Ataque isquémico reversible.* Los síntomas en este caso se extienden por más de 24 horas (en general remiten en 15 días). En estos pacientes suelen demostrarse lesiones parenquimatosas por TC.

3) *Ataque isquémico constituido.* Si bien, luego de un período de estabilidad de duración variable, los síntomas evolucionan hacia la mejoría, siempre persisten secuelas que producirán grados diferentes de invalidez.

## Enfermedades que afectan a grandes arterias

### Arteria carótida

La enfermedad puede cursar en forma asintomática (incluso en oclusiones), lo que depende del grado de circulación colateral y su capacidad para generar fenómenos tromboembólicos, o producir cuadros severos, incluso mortales. La patología que afecta con más frecuencia a estos vasos es la aterosclerosis y en segundo lugar (más frecuente en la mujer) la displasia fibromuscular.

La isquemia cerebral relacionada con esta arteria en general produce hemiparesia y alteración sensitiva en el hemicuerpo opuesto pero, si se compromete el hemisferio dominante, se asocia con afasia y apraxia. Si la lesión cerebral es extensa, puede haber hemianopsia (contralateral) y desviación de la mirada (hacia la lesión cerebral).

En algunas situaciones el infarto se produce en territorios arteriales limítrofes (cerebral anterior y media, cerebral posterior y media).

Las pérdidas fugaces unilaterales de la visión (amaurosis monooculares transitorias, amaurosis fugaz) o las oclusiones de la arteria central de la retina pueden ser de origen carotídeo y deben considerarse en primer término como ataques isquémicos de este sector arterial.

La disección de la arteria carótida es causa menos frecuente de isquemia cerebral que la aterosclerosis. Se produce cuando la sangre irrumpe en la pared arterial, se abre camino a través de ella y obstruye la luz verdadera; esto provoca dolor mandibular (en general con propagación al oído asociado a otro foco doloroso orbitario del mismo lado) y, en la mitad de los casos aproximadamente, un síndrome de Horner (miosis, ptosis parcial palpebral, enoftalmos y congestión conjuntival) por compromiso del plexo simpático pericarotídeo. Los síntomas neurológicos cerebrales pueden seguir al dolor en horas o días y varían desde manifestaciones leves a lesiones hemisféricas extensas (fig. 13-3).

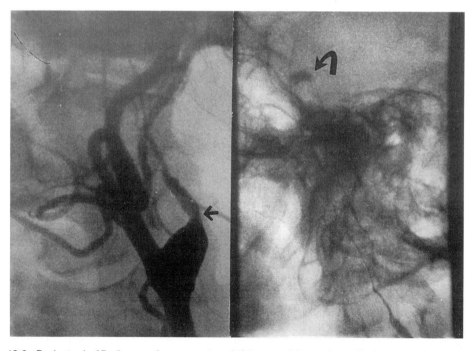

**Fig. 13-3.** Paciente de 65 años que bruscamente sufrió intenso dolor en la región lateral izquierda del cuello, acompañado con leve paresia braquial derecha, afasia y síndrome de Horner. La arteriografía por cateterismo de la arteria carótida izquierda muestra una imagen típica de disección. La flecha recta indica el comienzo de la lesión (*signo de la cuerda*), la que se extiende hasta el sifón carotídeo (*flecha curva*) donde se opacifica nuevamente la luz verdadera.

Las disecciones pueden afectar, además de la carótida, a otras arterias precerebrales y cerebrales, pueden ser traumáticas o espontáneas y tienen a la aterosclerosis y la displasia fibromuscular como patología predisponente.

### Arteria vertebral

Hay gran variación interpersonal en el diámetro arterial de este sector, como también en la expresión clínica de sus obstrucciones.

En casos de arterias hipoplásicas, la obstrucción de la arteria funcional en ausencia de suficiente circulación colateral puede ser equivalente a la obstrucción de la arteria basilar; al contrario, si ambas arterias vertebrales están bien desarrolladas, la oclusión de una de ellas puede pasar clínicamente desapercibida.

La obstrucción de la arteria subclavia antes del origen de la vertebral puede ocasionar síntomas de insuficiencia vertebrobasilar (síndrome del robo subclavio si se invierte el sentido del flujo por la arteria vertebral); estas manifestaciones suelen aparecer al aumentar la actividad muscular del miembro que irriga la arteria obstruida.

La arteria cerebelosa posteroinferior la mayoría de las veces es rama de la arteria vertebral y en algunos casos de la porción más baja de la arteria basilar. La obstrucción de la arteria vertebral en este sector o la oclusión de la cerebelosa posteroinferior origina isquemia en territorio bulbar lateral, que a su vez genera uno de los síndromes alternos más frecuentes, el síndrome de Wallemberg (cuadro 13-1).

### Arteria basilar

Esta arteria irriga por vasos penetrantes la profundidad del tronco cerebral y la región mesencefalotalámica, y por vasos circunferenciales gran parte del cerebelo y el resto del tronco cerebral. Tiene dos ramas terminales, las arterias cerebrales posteriores (figs. 13-1 y 13-4).

Las lesiones de esta arteria son generalmente de causa ateromatosa o de origen tromboembólico, a partir de cámaras cardíacas o del sistema arterial proximal. La obstrucción total de ambas arterias vertebrales (o de la única funcional) o de la arteria basilar produce síntomas bilaterales por alteración de vías largas motoras y sensitivas asociadas a pares craneanos, síntomas cerebelosos y alteraciones de la conciencia.

Si el infarto involucra sólo la porción anterior de la protuberancia, el paciente se halla consciente pero por compromiso piramidal bilateral y de la vía corticonuclear no puede realizar movimientos voluntarios con los miembros ni comunicarse (anatria), salvo por movimientos verticales de la mirada, que son los únicos que conserva (síndrome de enclaustramiento). Siempre es útil averiguar la existencia de estos movimientos voluntarios en todo paciente que impresiona estar en coma.

Los síndromes alternos por obstrucción de ramas circunferenciales de la arteria basilar se detallan en el cuadro 13-1.

## Afección de vasos circunferenciales de la superficie cerebral

### Arteria cerebral media

El territorio que irriga involucra áreas motoras, premotoras, vía óptica, centro de la mirada lateral y áreas de lenguaje en el hemisferio dominante (figs. 13-1 y 13-4).

Si la obstrucción es en el origen, se afectan también territorios irrigados por vasos perforantes (ganglios basales y cápsula interna), lo que produce una densa hemiplejía faciobra-

**Cuadro 13-1.** *Síndromes alternos más frecuentes*

| | Síntomas | |
|---|---|---|
| | Homolaterales | Contralaterales |
| Síndrome peduncular –Weber– (vasos penetrantes del tope basilar, cerebral posterior) | Parálisis del motor ocular común | Hemiplejía faciobraquiocrural |
| Síndrome pontino lateral inferior (arteria cerebelosa anteroinferior) | Parálisis facial periférica, parálisis conjugada de la mirada hacia la lesión, hipoacusia, hipoestesia facial, ataxia | Alteración termoalgésica en brazo y pierna |
| Síndrome bulbar lateral (Wallemberg) –arteria vertebral, cerebelosa posteroinferior, ramas bajas de la basilar– | Horner, nistagmo, hipoestesia facial, parálisis velopalatina y cuerda vocal, síndrome cerebeloso | Alteración termoalgésica braquiocrural |
| | vértigo   náuseas   vómitos | |

**Fig. 13-4.** Territorios arteriales cerebrales basados en estudios por tomografía computarizada (Modificado de: Savoiardo M., The vascular territories of the carotid and vertebrobasilar system. Diagrams based on CT studies. Ital J Neurol Sci, 7:405, 1986.)

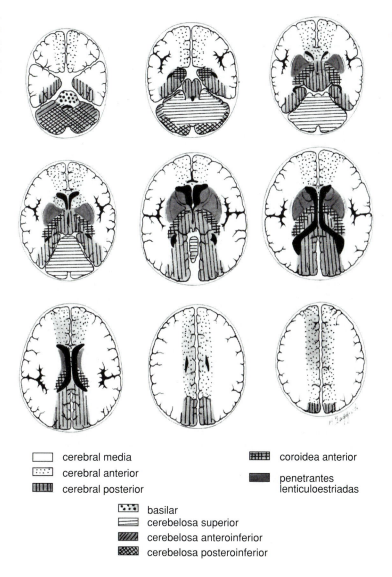

- cerebral media
- cerebral anterior
- cerebral posterior
- basilar
- cerebelosa superior
- cerebelosa anteroinferior
- cerebelosa posteroinferior
- coroidea anterior
- penetrantes lenticuloestriadas

quiocrural con hemianestesia, hemianopsia homónima contralateral, más afasia mixta si la lesión es en hemisferio dominante.

La obstrucción distal cortical puede producir hemiparesia (franco predominio braquiocrural) y afasia motora (en caso de afección del hemisferio dominante), o afasia fluente con alteraciones del campo visual cuando se involucran sólo ramas temporales de esta arteria.

El infarto en territorio de la arteria cerebral media es frecuentemente interpretado como de causa embólica, ya que la mayoría de los émbolos lanzados a la circulación desde el corazón terminan impactando en este vaso.[14] En el cuadro 13-2 se resumen las causas más frecuentes de tromboembolismo cerebral a partir del corazón.

Una proporción importante de los infartos a partir del corazón tiene transformación hemorrágica (50%), sin que en la mayoría de los casos ello genere empeoramiento de los síntomas. El mecanismo más aceptado para explicar esta situación es la recanalización del trombo, que suele producirse dentro de las 24 horas en el 20% de los casos y en el 70% de los casos dentro de la semana de evolución.

### Arteria cerebral posterior

Su porción proximal irriga los pedúnculos cerebrales y cerebelosos superiores, los pares oculomotores III y IV, sustancia nigra, núcleo rojo y formación reticular; distalmente irriga la porción basal y medial del lóbulo temporal

**Cuadro 13-2.** *Causas cardíacas de tromboembolismo cerebral*

- Aurícula izquierda
    Trombo (orejuela, asociado a fibrilación auricular)
    Comunicación interauricular (embolia paradójica)
    Mixoma

- Válvulas cardíacas
    Endocarditis infecciosa
    Endocarditis reumática
    Válvulas protésicas
    Calcificación del anillo mitral
    Prolapso con degeneración mixomatosa
    Válvula bicúspide (aórtica)
    Aortitis sifilítica
    Fibrosis y calcificación aórtica
    Endocarditis marántica

- Ventrículo izquierdo
    Infarto de miocardio
    Miocardiopatías

- Cirugía cardíaca
    Émbolos fibrinoplaquetarios
    Embolia aérea

y la cara medial del lóbulo occipital. En un 15% de los casos la arteria cerebral posterior se origina directamente de la carótida interna, entonces un infarto occipital puede relacionarse con enfermedad carotídea (figs. 13-1 y 13-4).

La isquemia en estos territorios produce alteraciones en el campo visual (hemianopsias, cuadrantopsias) y no son infrecuentes las perturbaciones bilaterales, como la ceguera cortical (sobre todo en la oclusión por émbolo del tope de la arteria basilar), que se asocian con compromiso unilateral o bilateral del III par e intensa abulia. Por lesión del hemisferio dominante puede haber alexia y distintos tipos de agnosia visual.

La obstrucción de sus ramas penetrantes origina síndromes alternos (cuadro 13-1), infartos talámicos, etcétera.

### Arteria cerebral anterior

Irriga los 3/4 anteriores de la cara medial del lóbulo frontal, el polo frontal y el lóbulo orbitario, además de gran parte del cuerpo calloso y algunas estructuras profundas (figs. de 13-1 y 13-4).

Su oclusión produce plejía y alteraciones sensitivas del miembro inferior opuesto, con leve paresia del brazo y respeto de la cara. Hay alteraciones esfinterianas muy claras, apatía, amimia y prensión palmar forzada.

## Enfermedad de vasos penetrantes

Alrededor del 20% del total de los episodios isquémicos pertenecen a este grupo. Dependen de la obstrucción de pequeñas arterias (0,1 a 0,4 milímetros de diámetro) que nacen de la primera porción de la arteria silviana, cerebral anterior, cerebral posterior y de la arteria basilar, e irrigan estructuras profundas del cerebro y tronco (fig. 13-5).

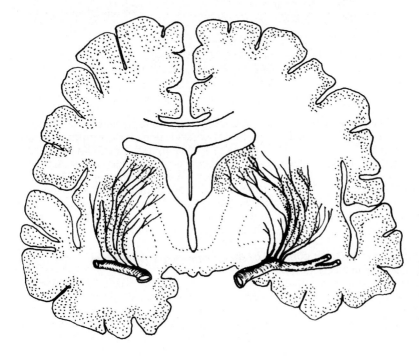

**Fig. 13-5.** Esquema de un corte coronal cerebral que muestra el origen y territorio irrigado por vasos perforantes, ramas de la arteria cerebral media.

Los infartos producidos por oclusión de estos vasos son de tamaño pequeño (2 a 15 milímetros) y su ubicación característica es la profundidad no cortical del cerebro; se los denomina "infartos lacunares".

La hipertensión arterial, que es el factor de riesgo más vinculado con estas lesiones, se presenta en alrededor del 70% de los casos (fig. 13-6).

Si bien el mecanismo de obstrucción de estas arterias es múltiple, la lipohialinosis y la necrosis fibrinoide (fisiopatológicamente vinculada con hipertensión arterial) ha sido más relacionada con infartos lacunares que otros procesos (ateromas, embolias, disecciones); de esta forma, C.M. Fisher presenta un nuevo tipo de episodio isquémico con correlación clínico/patológica/radiológica diferenciable de otros infartos cerebrales: la enfermedad de vasos penetrantes[12,15]). Este autor describió una serie de síndromes lacunares que en general se caracterizan por carecer de síntomas y signos de compromiso cortical, no presentan afasia, apraxias, agnosias, ni trastornos visuales, tampoco crisis convulsivas o alteraciones del sensorio. Haremos una rápida refe-

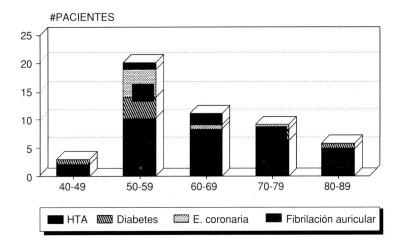

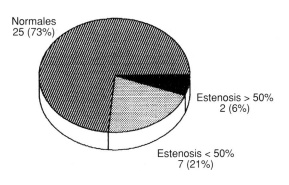

**Fig. 13-6.** Factores de riesgo en infartos lacunares. **a.** Estudio retrospectivo de factores de riesgo en 40 pacientes con infartos lacunares únicos sintomáticos detectados por TC o IRM. Obsérvese que la hipertensión arterial es el factor de riesgo más común en todas las edades. **b.** En el mismo estudio, análisis de los resultados del dúplex de vasos de cuello. Estenosis significativas (> 5%) sólo fueron vistas en 2 pacientes de los cuales en uno solo la lesión fue homolateral a la laguna. (Zurru MC. y col., datos no publicados.)

rencia a cinco de esos síndromes, los más frecuentes, que además de las características generales consignadas antes poseen rasgos clínicos que los diferencian entre sí.

*Síndrome motor puro.* Es el más común de todos; consiste en una hemiparesia que afecta con igual intensidad la cara, el brazo y la pierna; carece de manifestaciones corticales (afasia, etc.) y sensitivas, y puede asociarse con disartria. La lesión asienta en general en el brazo posterior de la cápsula interna o en el centro oval; en algunos casos, lagunas ubicadas en el tronco pueden presentarse como síndromes motores puros.

*Síndrome sensitivo puro.* Son alteraciones de la sensibilidad que afecta a la mitad del cuerpo; es característica la excelente definición de un límite preciso en la línea media, no se observa compromiso motor ni tampoco síntomas corticales. El infarto suele identificarse en el núcleo ventral posterior del tálamo óptico, en la parte superior del tronco cerebral o en el centro oval.

*Síndrome sensitivo motor.* Es una combinación de los dos antes mencionados, tampoco posee síntomas ni signos de compromiso cortical. En este caso la laguna suele ser de mayor tamaño y comprometer la cápsula interna y el tálamo.

*Hemiparesia atáxica.* Clínicamente se trata de una hemiparesia muy leve en el miembro superior y muy densa en la pierna, asociada con ataxia de intensidad inversa (mucho mayor en el brazo que en la pierna). La lesión suele encontrarse en el pie de la protuberancia, también en el centro oval o la corona radiata.

*Síndrome "disartria-mano torpe".* Este síndrome lacunar consiste en paresia facial, velopalatina y lingual de tipo central, lo que genera disartria y disfagia importantes, y se asocia con torpeza del miembro superior del mismo lado. La lesión suele ubicarse cerca de la rodilla de la cápsula interna o en el tercio superior de la protuberancia.

## Otros infartos subcorticales

El término superlaguna se emplea para ciertos infartos profundos que por su extensión superan los 20 milímetros, suelen tener localización similar al de las típicas lagunas.

Una forma especial son los infartos que se ubican en región estriatocapsular (fig. 13-7). Su fisiopatología difiere de las lagunas, sobre todo el infarto en forma de coma (estriatocapsular), que suele responder a mecanismos tromboembólicos a partir del corazón (el émbolo ocluye el origen de varios vasos penetrantes silvianos pero se salva la corteza cerebral por circulación colateral pial).

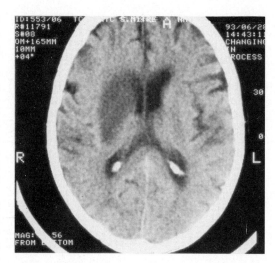

**Fig. 13-7.** Tomografía computarizada de un paciente con cardiopatía embólica, que bruscamente presentó signos motores en el hemicuerpo izquierdo. En la TC se observa una imagen hipodensa compatible con infarto profundo estriatocapsular.

## Infartos en zonas limítrofes

En un gran porcentaje de los casos el infarto es causado por un descenso global del flujo sanguíneo cerebral, como sucede después del paro cardíaco si éste no se resuelve a tiempo.

La isquemia se localiza en las zonas limítrofes entre arterias, pues a esa altura la perfusión es más crítica. Suelen ubicarse en la región parietooccipital y en la frontal anterior.

En algunos casos, las obstrucciones proximales de grandes vasos también producen infartos ubicados en territorios limítrofes.

## Vasculitis

Se denominan así los trastornos que tienen como elemento común la necrosis vascular e inflamación, y pueden afectar tanto el sistema nervioso periférico como el central en forma aislada o combinada.

La forma más común en el anciano es la vasculitis temporal (células gigantes), los pacientes suelen presentar síntomas de polimialgia reumática, fiebre y decaimiento. La cefalea es característica, así como también la induración y dolor sobre la arteria temporal superficial.

Las manifestaciones neurológicas incluyen pérdida de visión (neuropatía óptica isquémica), en ocasiones hay alteraciones cognitivas (confusión, alucinaciones) y de la audición; la aparición de trastornos isquémicos cerebrales es poco frecuente.

Suele verse anemia y eritrosedimentación elevadísima. La biopsia de la arteria temporal superficial revela arteritis segmentaria con infiltrados de células mononucleares, formación de células gigantes dentro de la pared arterial y fragmentación de la lámina elástica interna. La granulomatosis de Wegener es una vasculitis necrotizante sistémica caracterizada por vasculitis granulomatosa de las vías respiratorias asociada o no a glomerulonefritis. Una cuarta parte de los casos sufre alteraciones neurológicas (neuropatías craneanas y periféricas, y más raramente manifestaciones focales encefálicas), que suelen producirse por extensión de los granulomas de sus localizaciones respiratorias.

Menos frecuentemente hay diabetes insípida y meningismos. Los exámenes de laboratorio muestran eritrosedimentación muy elevada, hematuria, proteinuria e hipergammaglobulinemia.

## *Diagnóstico*

La presentación brusca de signos o síntomas focales sugiere el origen vascular del problema; sin embargo, otras patologías neurológicas pueden comenzar de manera similar y es necesario descartarlas.

*Crisis focales motoras.* Pueden confundirse con ataques isquémicos transitorios en especial si el paciente es portador de enfermedad obstructiva de vasos precerebrales, en los que una variante de AIT es precisamente la aparición de movimientos anormales; también manifestaciones sensitivas puras pueden ser difíciles de diferenciar de crisis sensitivas. En estos casos la progresión del movimiento anormal o de la manifestación sensitiva ayudan al diagnóstico.

Otras veces crisis focales motoras dejan paso a una paresia del sector afectado por el movimiento anormal (parálisis de Todd).

*Tumores.* En algunos casos los tumores cerebrales pueden simular ataques transitorios,[16] en otras ocasiones el sangrado intratumoral genera también signos focales de comienzo brusco.

*Hematoma subdural.* Raramente se presenta simulando isquemia cerebral, pero en el paciente de edad con caídas repetidas es una posibilidad diagnóstica.

Síntomas como vértigos posturales, mareos, incontinencia de orina y caídas bruscas precedidas por oscurecimiento visual no suelen considerarse de origen isquémico encefálico, en especial si no existen otras manifestaciones más definidas de compromiso cerebral.

## *Sistemática de estudio*

Frente a un paciente que súbitamente comienza con manifestaciones focales se procederá, en primer lugar, a recabar toda la información necesaria para luego tomar con mayor seguridad las decisiones vinculadas con el estudio del caso y su tratamiento.

### *Obtención de datos*

La forma de comienzo (reposo o en actividad), vinculación con movimientos bruscos en el cuello, la existencia de factores de riesgo vascular: hipertensión arterial, diabetes, enfermedad cardíaca, arritmias, consumo de alcohol y cigarrillo, así como la existencia de episodios cerebrovasculares previos son datos muy importantes para el diagnóstico y la identificación de subtipos de enfermedad cerebrovascular.

Es útil investigar la presencia de cefaleas y su tipo: dolores de comienzo brusco asociados con síntomas focales son característicos de las hemorragias intracerebrales; frente a la aparición de un dolor intenso en el cuello, mandíbula u órbita debe pensarse en disección arterial, aunque no exista traumatismo.

El examen físico nos puede dar pistas sobre la localización y extensión del infarto. Afasia aislada o hemianopsia, o ambas, sugieren una lesión cortical pequeña mientras que su asociación con hemiparesia y desviación ocular conjugada hacia el lado contrario y alteraciones del sensorio, indican un gran infarto. La hemiparesia proporcionada sin alteraciones en la palabra y sin neglect (ausencia de manifestaciones corticales) corresponderá probablemente a una pequeña lesión en la profundidad no cortical del cerebro.

La identificación de signos alternos con diplopía o sin ella orienta hacia un trastorno en el nivel del tronco cerebral, dependiente del circuito vertebrobasilar.

La auscultación del cuello permite revelar la existencia de soplos locales o propagados del corazón; la palpación de las arterias del cuello, en caso de hacerse, debe ser cuidadosa ya que el masaje sobre una lesión ateromatosa puede desprender émbolos hacia el cerebro.

En pacientes añosos es muy importante la palpación de las arterias temporales superficiales, las que de estar induradas o sin pulso sugieren el diagnóstico de vasculitis temporal.

En lo posible debe tomarse la presión arterial en ambos brazos, diferencias entre un brazo y otro suelen observarse en estenosis de las arterias subclavias.

El examen cardiológico y el electrocardiograma pueden revelar distintos tipos de arritmias y cardiopatías, de fundamental importancia para el manejo del paciente y el diagnóstico del subtipo de isquemia cerebral.

## Infarto versus hemorragia

El segundo paso es descartar la hemorragia cerebral, el diagnóstico diferencial más difícil desde el punto de vista clínico, para lo cual la tomografía computarizada (TC) es de trascendental valor (fig. 13-8).

La TC es similar a la resonancia magnética (IRM) en capacidad para identificar en las primeras horas la lesión isquémica, es mejor para visualizar la hemorragia, pero la IRM mejor que la TC para evidenciar lesiones lacunares sobre todo en el tronco (fig. 13-9).[17]

Una tomografía temprana puede no mostrar entonces la ubicación de la isquemia pero es esencial para descartar la hemorragia. Suele hacerse sin contraste intravenoso, aunque en algunos casos es necesario completarla con contraste para descartar otros procesos que simulan un infarto cerebral (tumores, etc.).

## Subtipo de enfermedad isquémica

El tercer paso es la identificación del subtipo de ECV (fig. 13-10). Desde el punto de vista clínico y tomográfico las lesiones pueden corresponder a infartos de localización cortical o a lesiones de ubicación profunda; en el primer grupo hay dos variantes: enfermedad de vasos en el cuello y tromboembolismo a partir del corazón (figs. 13-7, 13-11 y 13-12).

En aproximadamente el 20% de los pacientes la isquemia cerebral es causada por meca-

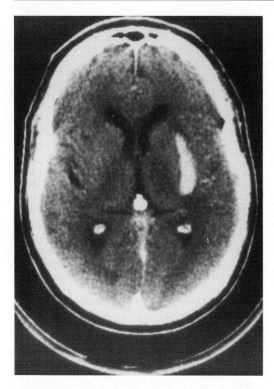

**Fig. 13-8.** Tomografía computarizada de un paciente con antecedentes de hipertensión arterial, que bruscamente, sin cefaleas, presentó leve hemiparesia derecha. En la región paracapsular externa izquierda puede observarse una imagen de alta densidad que corresponde a una hemorragia putaminal.

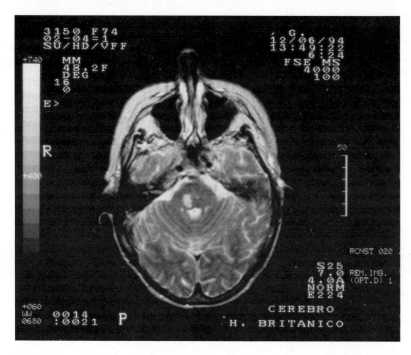

**Fig. 13-9.** Resonancia magnética (T2) de una paciente hipertensa que en forma súbita presentó un síndrome sensitivo puro. Las imágenes muestran una lesión hiperintensa, ubicada profundamente en el tegmento pontomesencefálico derecho, de tipo lacunar. (Atención del Dr. Manuel Martínez, Departamento de Imágenes, Hospital Británico de Buenos Aires.)

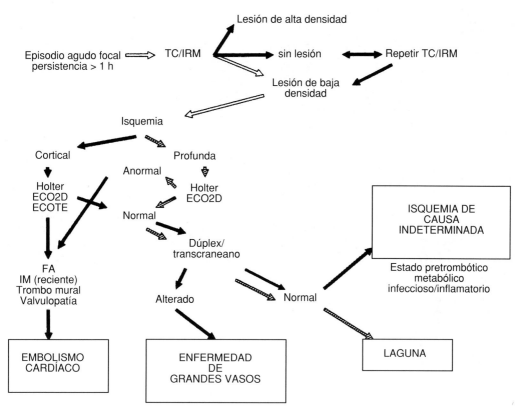

**Fig. 13-10.** La tomografía computarizada, realizada de urgencia, permite descartar hemorragia cerebral y puede evidenciar lesiones de baja densidad corticales o profundas (isquemias); la resonancia magnética puede precisar mejor las lesiones troncales. Mediante ecocardiografía bidimensional transtorácica (y en casos justificados, transesofágica), el monitoreo electrocardiográfico más el dúplex de vasos de cuello y transcraneano puede llegarse al diagnóstico de tromboembolismo a partir del corazón, de enfermedad de grandes vasos, de infarto lacunar o definirse como de causa no determinada.

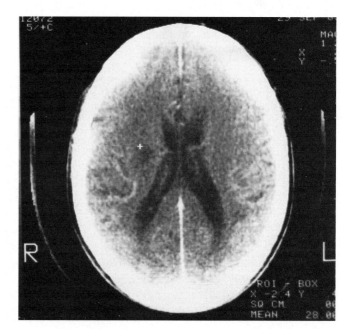

**Fig. 13-11.** Paciente de 69 años que bruscamente presentó disartria y disfagia, con paresia facial central y de los pares IX, X, XII izquierdos y torpeza de la mano izquierda. La imagen tomográfica muestra un infarto lacunar en la proyección hacia el centro oval de la rodilla de la cápsula interna derecha.

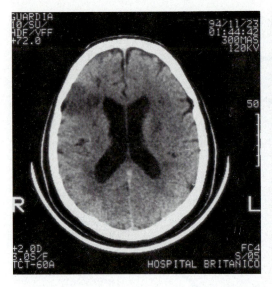
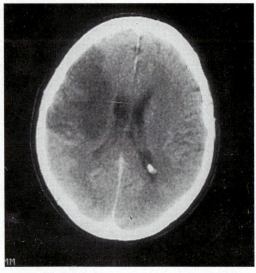

**Fig. 13-12.** A la izquierda: imagen correspondiente a un infarto en territorio limítrofe en un paciente con estenosis carotídea homolateral severa. A la derecha: infarto silviano que compromete la corteza cerebral con leve transformación hemorrágica. (Atención del Dr. Manuel Martínez, Departamento de imágenes del Hospital Británico de Buenos Aires.)

nismos hemodinámicos o tromboembolismo a partir de patología de vasos proximales.

Si bien la angiografía convencional es la que mejor evidencia estas lesiones, aun con la actual tecnología digital es un estudio invasivo con posibilidades de complicaciones que van del 0,1 (riesgo de muerte) al 1% (riesgo de daño permanente).[18]

El Doppler, aunque es operador-dependiente, suele ser muy confiable para el estudio de lesiones en el cuello; da datos sobre la velocidad y la turbulencia, además de permitir la visualización de la propia lesión y de la pared arterial por combinación de métodos dúplex-Doppler (fig. 13-13). Por estos motivos, para estos pacientes el dúplex suele ser el primer estudio, luego de la tomografía computarizada.

La IRM es una nueva modalidad de estudio angiográfico: la angiografía por resonancia magnética (ARN), es un procedimiento con el que se puede identificar con bastante precisión lesiones en vasos del cuello, aunque aun las imágenes de las arterias intracraneanas no son suficientemente nítidas y en las lesiones hemodinámicamente críticas la señal suele perderse (fig. 13-14).

Aproximadamente el 30% de los infartos son originados por tromboembolismo a partir del

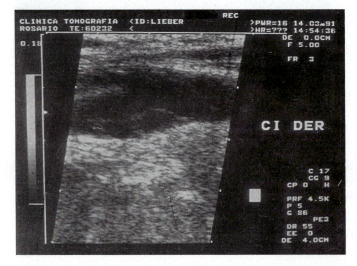

**Fig. 13-13.** Dúplex scan: placa lipídica en origen de la carótida interna derecha. (Atención Dr. Carlos D'Alotto.)

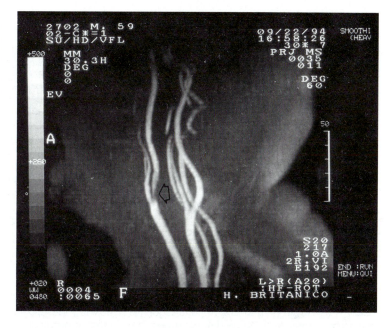

**Fig. 13-14.** Angiografía por resonancia magnética. En este caso, puede verse una lesión hemodinámicamente significativa en el origen de la carótida interna derecha. (Atención del Dr. Manuel Martínez, Departamento de imágenes, Hospital Británico de Buenos Aires.)

corazón (fibrilación auricular, valvulopatías, etc.) y la mayoría se presenta con síntomas corticales bruscos: afasia de comprensión o hemianopsia aisladas (territorios arteriales donde las lesiones ateromatosas son menos comunes).[19]

La combinación de ecocardiograma transtorácico o transesofágico (el que puede completarse con inyección de 10 cm³ de solución salina agitada para la demostración de comunicaciones de derecha a izquierda) y Holter suele ser suficiente para la demostración de tromboembolismo a partir del corazón (fig. 13-10).

Alrededor del 20% de los casos corresponden a isquemias lacunares; con la ayuda de la clínica, tomografía computarizada (a veces es necesaria la IRM) y la normalidad de los vasos en el cuello por dúplex se llega al diagnóstico la mayoría de las veces.

A pesar de los esfuerzos para arribar al diagnóstico, un porcentaje importante queda sin aclarar. En muchos casos la imposibilidad para realizar estudios o el haberlo hecho a destiempo (recanalización del vaso) confluyen para que se lo considere como de causa indeterminada; en estos casos son recomendables exámenes para descartar estados de hipercoagulabilidad, vasculitis, etc. (fig. 13-10).

## Tratamiento

### Manejo de la isquemia cerebral en las primeras horas

En la última década, estimulados por los resultados beneficiosos de los fibrinolíticos en pacientes con infarto de miocardio, ha habido un resurgimiento de la valoración de estas drogas en el infarto cerebral.

En la actualidad se está revisando la seguridad y potencial eficacia de la reperfusión farmacológica, esperando que los defectos neurológicos puedan revertirse y la evolución de estos pacientes mejore.[20]

El obstáculo es el tiempo transcurrido desde el inicio de los síntomas hasta el comienzo del tratamiento. Como en el infarto de miocardio, no tiene sentido reperfundir tejidos que han sido inexorablemente dañados.

Parece lógico hablar de una ventana terapéutica entre las 4 y 6 horas de comenzado el episodio. Revascularizaciones más tardías incrementarían el daño por reperfusión.[3,4]

Otra posibilidad terapéutica para las primeras horas es el empleo de fármacos con efecto neuroprotector. Como se consignó al comienzo, la isquemia produce liberación de neurotransmisores excitotóxicos, los que generan una cascada de sucesos que terminan con mayor daño neuronal.[21] El bloqueo de los receptores NMDA del ácido glutámico puede considerarse una interesante opción, para lo cual también se necesita su administración dentro de la ventana terapéutica que mencionamos antes. De mostrarse beneficios (fibrinolíticos o bloqueantes de aminoácidos excitotóxicos) se estaría en presencia del primer tratamiento probado para el infarto cerebral.

Hasta el momento estos tratamientos han sido ensayados en pocos estudios por selección al azar y controlados, pero el número de pacientes ha sido escaso para ser correctamente analizados desde el punto de vista estadístico. A pesar de ello debemos prepararnos para encarar eficazmente tratamientos hiperagudos para el enfermo con isquemia cerebral.[22,23] Los equipos médicos deberán mejorar y prepararse para la identificación de estos casos, su transporte, evaluación y estudio contra reloj.

## Manejo de la tensión arterial en el infarto agudo cerebral

Hay un error de interpretación en muchos clínicos que consideran que la causa inmediata de un ACV isquémico es la elevación de la presión arterial, cuando por el contrario es el resultado. Esto lleva a asumir que el mejor tratamiento para estos pacientes, que tienen un infarto y la tensión elevada, es el descenso de ésta, lo que casi nunca funciona y, según la experiencia de la mayoría, complica el déficit inicial.

La hipertensión es uno de los principales factores de riesgo para la enfermedad isquémica cerebral y por lo tanto no debe extrañar que se halle elevada. Wallance y col., ya en 1981, hallaron que el 84% de los pacientes con isquemia cerebral tienden a tener tensión elevada el día de admisión (incluso pacientes sin antecedentes de hipertensión) y sus causas pueden relacionarse con estrés emocional, fiebre y respuesta cerebral a daño agudo, a hipertensión endocraneana o a hipertensión arterial no diagnosticada previamente.[24]

El riesgo de reducir la presión es precipitar empeoramiento neurológico, el cual puede producirse por varios mecanismos: autorregulación defectuosa por la isquemia, reducción de la perfusión de áreas periféricas y generación de robo circulatorio (sobre todo si los fármacos tienen efecto vasodilatador cerebral).[25]

Indudablemente hay ciertos límites en los que conviene actuar reduciendo la presión y ellos son: 1) cuando la hipertensión severa afecta otros órganos; 2) cuando hay enfermedad cardíaca que se descompensa por hipertensión arterial, y 3) en casos de disección aórtica.

Se recomienda tratar la hipertensión arterial cuando se halla persistentemente elevada (en por lo menos tres determinaciones) y supera los 220/120 mm en pacientes hipertensos.

En pacientes normotensos deben respetarse presiones de hasta 200 mm de sistólica; en todos los casos debe monitorearse cuidadosamente el efecto de las drogas empleadas para evitar acciones hipotensoras excesivas.

## Manejo del medio interno

Cerca de un cuarto de los casos de episodios vasculares cerebrales tienen glucemias elevadas al ingreso, lo que puede deberse a diabetes declarada o latente, o como respuesta de estrés.[26]

La mayoría de los estudios experimentales en animales de laboratorio hallan una clara correlación entre niveles plasmáticos elevados de glucosa y mala evolución neurológica; sin embargo, los estudios clínicos, incluso los más recientes, mantienen la controversia sobre si la hiperglucemia tiene relación o no con empeoramiento en la evolución.[27,28]

Por estas razones se sugiere evitar el uso de soluciones glucosadas, efectuar el monitoreo frecuente de la glucemia en los primeros días y tratar las elevaciones de la glucosa plasmática superiores a 150 mg%.

## Complicaciones respiratorias

Nos referiremos a las dos más importantes: broncoaspiración y tromboembolismo.

Debe recordarse que la disfagia no sólo se observa en infartos troncales; la broncoaspiración se produce en un cuarto de los casos con infartos hemisféricos y en dos tercios de los pacientes con infartos troncales, además es responsable de gran parte de la mortalidad en estos pacientes por neumonías aspirativas.[29] La clave es la identificación precoz de alteraciones deglutorias, lo cual puede confirmarse por videofluroscopia. Se aconseja deglutir con la cabeza elevada y con cada bocado tragar varias veces. Para trastornos mayores es aconsejable la colocación de sonda nasogástrica o nasoduodenal y, si el defecto continúa, la realización de gastrostomía.

El 10% de los pacientes con ACV presenta embolia pulmonar y de éstos el 1% fallece por esta causa, situación que suele darse con más frecuencia dentro de la primera semana.[30] Clínicamente se sospecha por la aparición de disnea, hemoptisis y dolor torácico, los estudios de ventilación-perfusión pueden ser de gran utilidad para confirmarlo.

Cuando se diagnostica tromboembolismo de pulmón debe anticoagularse con heparina y proseguir con acenocumarol o warfarina durante tres meses. Se recomienda como profilaxis las dosis bajas de heparina subcutánea o sistemas neumáticos para prevenir estas complicaciones.

## Escaras y alteraciones esfinterianas

La prevención de las lesiones por decúbito se basa en reducir el tiempo de apoyo de zonas sensibles como las del trocánter mayor del fémur, sacrococcígeas y maleolares externas.

La rotación del paciente cada dos horas suele evitar estas complicaciones, también pueden emplearse colchones de agua o hidroneumáticos para este propósito.

La detección de disfunción vesical, esencial para evitar retenciones, infecciones urinarias y otras complicaciones renales es indicación de sondaje intermitente o sonda Foley. Para la incontinencia son útiles los dispositivos colectores (Urodrop).

## Heparina y otros anticoagulantes

El empleo de heparina se reserva actualmente para el tratamiento de infartos progresivos sobre todo del sector vertebrobasilar, como recurso para estabilizar a pacientes con múltiples ataques isquémicos transitorios o en el caso de cardiopatías embolizantes con alto riesgo de tromboembolismo y escasas o nulas secuelas encefálicas.

El objetivo es impedir la trombogénesis creada por la cascada de coagulación, detectando aquellos casos que la ecuación riesgo-beneficio sea favorable.

Si bien un estudio realizado en 1983 demuestra que en cardiopatías embolizantes el tratamiento precoz con heparina intravenosa es superior al realizado con anticoagulantes orales después del día 14, aún no hay acuerdo general sobre cuándo comenzar.[31]

La anticoagulación oral por tiempo prolongado está indicada en la fibrilación auricular asociada a valvulopatía, como también en la fibrilación auricular no valvular. Varios estudios por selección al azar han demostrado una reducción en el riesgo de episodios vasculares cerebrales de alrededor del 80% en pacientes con fibrilación auricular tratados con warfarina.[32,33]

## Antiagregantes plaquetarios. Aspirina

En prevención secundaria, los más importantes estudios por selección al azar muestran una significativa reducción del riesgo de ACV de aproximadamente el 20% y de muerte de origen vascular del 50%.[34,35] La falta de beneficio observada en mujeres puede deberse a la falta de potencia estadística producida por una menor incidencia y recurrencia del ACV en este sexo.

La dosis a emplear aún no está definida, a pesar de esto la mayoría de los autores emplean dosis bajas (entre 200 y 500 mg por día).[32,36]

## Ticlopidina

El máximo efecto antiagregante se produce con dosis de 500 mg/día y tarda 3-5 días en conseguirse, lo que se extiende por el período de vida de la plaqueta.

En el 20% de los casos se observan efectos colaterales, que suelen ceder luego de la reducción de la dosis; los más severos incluyen neutropenia (0,8%).

El estudio TASS comparó el efecto de la aspirina con la acción de la ticlopidina en más de 3.000 pacientes con episodios isquémicos previos no severos; se observó una reducción del 12% en la incidencia de nuevos episodios o muerte, 21% contra 14,5% del grupo de aspirina abandonaron el tratamiento.[37]

## Tratamiento quirúrgico

### Endarterectomía carotídea

Luego de su introducción, en la década del cincuenta, su utilización creció en forma gradual hasta hacerse tan popular que, a fines de los años setenta, detección de enfermedad carotídea accesible en el cuello era sinónimo de cirugía vascular.

En 1985 un importante estudio cooperativo demostró que el bypass carotídeo-silviano no es un recurso efectivo para el tratamiento de la oclusión carotídea o de la arteria silviana, pero además puso en evidencia la falta de estudios prospectivos que señalen la utilidad de la cirugía en el cuello.

Dos ensayos importantes (NASCET y ECST), cuyos resultados se adelantaron en 1991, demostraron que la cirugía es capaz de reducir el riesgo de nuevo episodio vascular homolateral en un 17% con respecto al tratamiento médico (aspirina) en pacientes con estenosis severas documentadas angiográficamente (superiores al 70%),[38,39] además el europeo (ECTS) confirmó que no vale la pena operar estenosis inferiores al 30%.

Las estenosis carotídeas asintomáticas pueden detectarse por auscultación de los vasos del cuello o estudios no invasivos (Doppler) rutinarios, los que representan aproximadamente un 4-6% de la población entre los 60 y 80 años. Varios estudios con diferente diseño experimental se han realizado o aún están en marcha con resultados que mantienen la controversia: operar versus tratamiento médico en la obstrucción de la carótida interna.

Nuevas modalidades terapéuticas, aún sin datos suficientes sobre el riesgo perioperatorio, incluyen la dilatación transluminal de los vasos del cuello.[41]

## HEMORRAGIA INTRACRANEANA

El sangrado intracraneano no traumático puede ocurrir en el encéfalo (hemorragia intraparenquimatosa), espacio subaracnoideo (hemorragia subaracnoidea), el sistema ventricular, los espacios subdural y extradural o en la glándula hipófisis y constituye aproximadamente el 20% de los episodios vasculares cerebrales.

## Hemorragias intraparenquimatosas

Si bien en la mitad del siglo XVIII Morgagni reconoció la hemorragia intracraneana desde el punto de vista patológico y Gowers, entre otros, describió el cuadro clínico en el siglo siguiente, recién se establece la correlación clinicopatológica entre los años 1930 y 1950.[41]

Debido a la gran capacidad de detección de hemorragias intracraneanas, la tomografía computarizada inaugura una nueva era a partir de la cual es posible establecer su localización precisa, el cuadro clínico y el pronóstico, como también una adecuada evaluación de la terapéutica (fig. 13-8).

Los hematomas cerebrales constituyen aproximadamente el 15% de las hemorragias intracraneanas, con la mayor proporción de casos entre los 60 y 85 años.

### Etiología

*Hipertensión arterial.* Es la causa más frecuente de hemorragia intracraneana, sobre todo las localizadas profundamente en los hemisferios cerebrales. La idea actual es que estas hemorragias estarían producidas por roturas de vasos penetrantes dañados fundamentalmente por lipohialinosis o necrosis fibrinoide (patología vinculada también con infartos lacunares).[42]

En otros casos, variaciones agudas en el flujo sanguíneo en arteriolas o capilares, normales o enfermos, producirían el campo propicio para el desarrollo de hemorragias.[43] Una circunstancia especial es la que sigue a la endarterectomía carotídea, en especial cuando el posoperatorio cursa con hipertensión arterial y hay previamente un infarto en el lecho distal de la arteria intervenida.

Drogas capaces de elevar la tensión arterial, como anfetaminas, cocaína y otras sustancias, pueden por este mecanismo producir sangrados cerebrales.

*Anticoagulantes.* El empleo de anticoagulantes orales puede generar como complicación sangrados cerebrales en cerca del 1% de los casos,[32] lo que también puede ocurrir en el tratamiento con heparina. Pacientes más viejos sangran con mayor frecuencia y muchos lo hacen en el rango considerado como seguro de anticoagulación (tiempo de protrombina entre el 10% y 30%); el antecedente de hipertensión arterial y de un infarto cerebral reciente (sobre todo si es embólico) incrementa también el riesgo de sangrado.

*Angiopatía congófila.* Se caracteriza por depósitos de amiloide en vasos cerebrales sin evidencia de amiloidosis sistémica. Los pacientes suelen tener edad avanzada, presentan alteraciones cognitivas previas o sufren múltiples hemorragias cerebromeníngeas.[44]

*Tumores.* Además de los adenomas de hipófisis (que son los tumores con mayor incidencia de sangrado), los gliomas, las metástasis de carcinoma de mama, renal, broncogénico, melanoma, coriocarcinomas y, más raramente, hemangioblastoma y meningioma pueden producir sangrados cerebrales y, en ocasiones, iniciarse sintomáticamente con este hecho.

*Discrasias sanguíneas.* Púrpura trombocitopénica, policitemia, drepanocitosis, leucemias, linfomas y trombocitopenia, entre otras, pueden producir hemorragias intracraneanas ya sea por alteración del mecanismo de coagulación o secundarias a lesión vascular.

*Malformaciones vasculares.* La incidencia de esta patología es de estimación complicada ya que en algunos casos el sangrado destruye la malformación. Angiomas cavernosos, malformaciones arteriovenosas y aneurismas son las más frecuentes y suelen tener localización lobular.

### Clínica

El inicio de los síntomas es brusco o rápidamente progresivo en más de la mitad de los casos (la hemorragia suele autolimitarse a pocas horas de comenzar), excepcionalmente puede verse (en hematomas pequeños) que luego de la instalación de los síntomas focales haya una clara mejoría en las horas siguientes.

El 60% de los casos cursa con alteración de la conciencia; a mayor depresión del sensorio, hematoma de mayor tamaño y peor pronóstico. Sólo en la mitad de los casos hay cefaleas, lo que se explica porque la hemorragia se produce en un tejido insensible al dolor. Las cefaleas estarán presentes sólo en el caso de generarse hipertensión endocraneana, distorsión de vasos y nervios o se derrame sangre al líquido cefalorraquídeo.

El vómito es un signo importante (sucede también en la mitad de los casos) y depende de la activación de su centro en el piso del IV ventrículo por hipertensión endocraneana o distorsión local (hematomas en fosa posterior).

### Manifestaciones clínicas de acuerdo con la localización de la hemorragia

Las hemorragias profundas asientan en el nivel de los núcleos grises y la sustancia blanca que los rodea; habitualmente se los diferencia

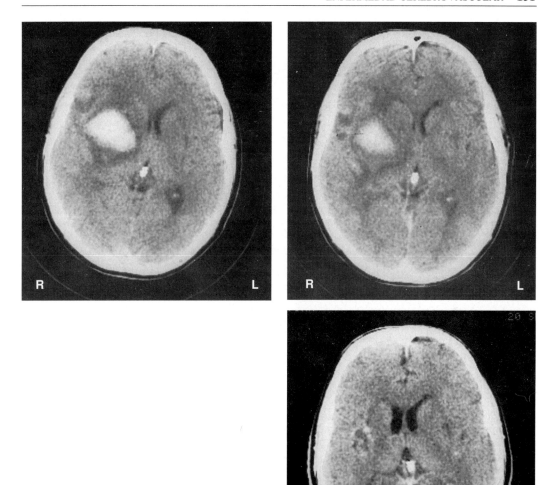

**Fig. 13-15.** Tomografía computarizada de un paciente con hematoma putaminal derecho extenso. A la izquierda: el estudio a las 48 horas del episodio; a la derecha: al mes y abajo a los 5 meses.

en putaminales o paracapsulares externos y talámicos, o paracapsulares internos. En ambas situaciones la hipertensión arterial es el factor más comúnmente vinculado, aunque también pueden ser causadas por terapias anticoagulantes, discrasias sanguíneas, malformaciones vasculares, tumores, etcétera.

### Hemorragia putaminal (fig. 13-15)

Es la localización más frecuente de hemorragia cerebral; suele producir hemiparesia (que incluye cara, brazo y pierna) asociada con trastornos sensitivos contralaterales. El defecto motor suele ser mayor que la alteración de la sensibilidad. También es común la presencia de hemianopsia homónima (por compromiso de la radiación óptica), desviación ocular conjugada hacia el sitio de la lesión y afasia, esta última si el hemisferio comprometido es el dominante. La ausencia de manifestaciones corticales y de perturbaciones de la conciencia van junto a hematomas pequeños y mejor pronóstico.

### Hemorragia talámica (fig. 13-16)

Si bien los trastornos sensitivos clásicamente se han descrito como predominantes sobre los motores, en muchos casos suele observarse lo opuesto.

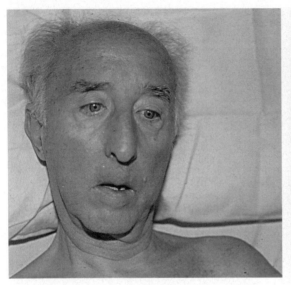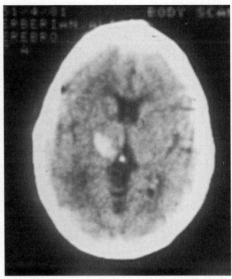

Fig. 13-16. A la izquierda: facies de un paciente con hiperconvergencia a causa de un hematoma talámico. A la derecha: imagen tomográfica de hemorragia talámica.

Cuando la lesión asienta en el hemisferio dominante suele haber afasia (con repetición y comprensión conservada, parafasias y perseveración).

Algunos casos con extensión de la hemorragia al mesencéfalo desarrollan alteraciones oculomotoras cuya identificación suele ser muy útil en el momento del diagnóstico. Puede haber desviación de los ojos hacia abajo o clara parálisis de la mirada vertical, también suelen ser características las alteraciones en la convergencia, sobre todo la hiperconvergencia (o seudo VI par bilateral), situación que cuando se combina con la perturbación en la mirada vertical produce la impresión de que el paciente está mirando a la punta de su nariz.

Por su proximidad con el tercer ventrículo puede observarse derrame de sangre en esta cavidad (30% de los casos aproximadamente), lo que explica el mayor índice de hidrocefalias en estos hematomas.

### Hemorragias lobulares

Asientan en la sustancia blanca subcortical de los lóbulos y en general se deben a hipertensión arterial, sangrados tumorales, malformaciones vasculares, angiopatía congófila, discrasias sanguíneas o como complicación de tratamientos anticoagulantes.

Los síntomas dependen del compromiso del lóbulo afectado, así la lesión anterior del lóbulo frontal suele asociarse con abulia y alteraciones de carácter; la afección del lóbulo temporal dará síntomas visuales y alteraciones en la palabra que predominan sobre las motoras, mientras que las lesiones occipitales fundamentalmente producirán perturbaciones en el campo visual. Por su accesibilidad algunos casos pueden ser tratados por vía quirúrgica.

### Hemorragias cerebelosas
(fig. 13-17)

Hemorragias menores de 3 cm pueden presentarse con inestabilidad asociada a vómitos; el examen suele revelar hemiataxia y puede haber compromiso de VI, VII y pares bulbares por presión sobre el tronco.

En algunos pacientes la instalación de un pequeño hematoma cerebeloso puede pasar desapercibido y el paciente consultar por un trastorno en la marcha similar al de la hidrocefalia normotensiva. En otros la extensión de la hemorragia complica rápidamente al paciente con síntomas de disfunción troncal y coma.

### Hemorragias del tronco cerebral
(fig. 13-18)

El lugar más frecuente es la protuberancia (unión del pie con el tegmento pontino). Una gran hemorragia en este sector rápidamente destruye el tegmento y se produce coma, cuadriplejía y pérdida de reflejos oculocefálicos laterales (inicialmente con conservación de los verticales) y oculovestibulares.

Pequeñas hemorragias, sobre todo laterales, pueden dar lugar a síndromes alternos con

**Fig. 13-17.** Imagen de tomografía computarizada en un caso de hemorragia cerebelosa.

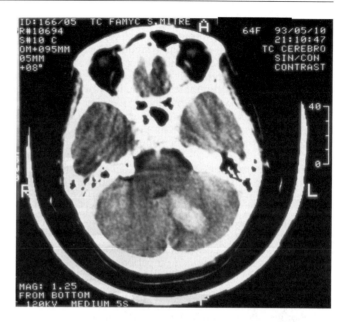

compromiso variable de pares pontobulbares, vías largas y síntomas cerebelosos.[45]

### Hemorragia ventricular

En algunos casos la hemorragia está exclusivamente localizada en estas cavidades, mientras que en otros deriva del cerebro vecino a los ventrículos (tálamo óptico, caudado, tronco).

Los síntomas suelen ser bruscos: cefalea intensa y vómitos acompañados por rápida rigidez de nuca y confusión mental. Algunos pacientes conservan la lucidez a pesar de un gran sangrado ventricular, otros evolucionan rápidamente al coma.

### Diagnóstico

La tomografía computarizada permite al médico la posibilidad de diagnosticar hemorragias, estimar su tamaño y ubicarlas con precisión en el encéfalo, sin riesgo para el paciente.

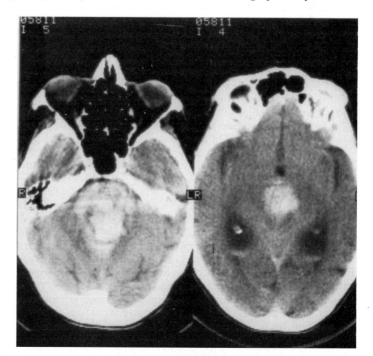

**Fig. 13-18.** Tomografía computarizada que muestra gran hemorragia pontina con extensión al mesencéfalo.

Antes del advenimiento de este procedimiento el diagnóstico de hemorragia cerebral dependía de una clínica con síntomas y signos focales intensos, la presencia de líquido cefalorraquídeo y una angiografía que demostrase distorsión de los vasos cerebrales (producida por el efecto de masa de la hemorragia). De esta forma, en ese período eran interpretados como infartos muchos hematomas con poco efecto expansivo y sin derrame hacia el líquido cefalorraquídeo.

Dentro de la primera hora de producida la hemorragia ya es definida tomográficamente como una lesión de alta densidad y límites netos; después de la primera semana (depende del tamaño de la hemorragia) el coeficiente de absorción del hematoma se reduce y sus límites comienzan a hacerse difusos; en forma progresiva esta imagen evoluciona a un período en el cual la densidad va pareciéndose al parénquima cerebral vecino (con cierto incremento en el efecto de masa) (fig. 13-15).

Con el tiempo la isodensidad da paso a la hipodensidad y al cabo de meses sólo puede verse un foco de atrofia con dilatación ventricular homolateral.

El empleo de contraste intravenoso se reserva para aquellos casos en que es necesario descartar otras causas de sangrado, como tumores o malformaciones vasculares.

El diagnóstico diferencial más común es con el infarto hemorrágico, aunque, si se dispone de una tomografía temprana, la secundaria transformación hemorrágica aclara el problema (fig. 13-12). Se sospechará angiopatía amiloide en caso de pacientes añosos con sangrados repetidos de localización lobular o cerebromeníngea.

En estos casos no resulta útil la punción lumbar, por el contrario puede facilitar el enclavamiento.

El estudio clínico debe contar además con exámenes de laboratorio para descartar alteración en la coagulación.

La angiografía por cateterismo, así como la resonancia magnética y la angiorresonancia, son estudios de gran utilidad en aquellos casos en que se sospecha malformación vascular.

### *Tratamiento*

Pequeñas hemorragias profundas o lobulares por lo general no requieren más que control clínico y estudios de factores de riesgo. Las hemorragias más grandes o de localización en fosa posterior (cerebelo, puente) necesitan control en unidades de cuidados intensivos. En época reciente se ha hecho hincapié en que el manejo de las primeras horas en el hematoma intracerebral puede ser tan crítico como en la isquemia. Necesariamente, el control y tratamiento de la hipertensión arterial es aquí imprescindible, ya que puede prolongar el sangrado por un lado y aumentar el edema vasogénico por otro.[46]

Son muy frecuentes en pacientes con hematoma intracerebral agudo los registros muy elevados de presión arterial (exceden 200 de sistólica y 110 de diastólica); ya que no hay evidencias de que este aumento pueda ser útil, más bien se lo considera peligroso, tiene sentido provocar el descenso. Los niveles de mantenimiento aconsejados en general oscilan entre 150-170 de sistólica y 80-100 de diastólica. En gran parte la elevación de la tensión arterial puede deberse a incremento en la presión intracraneana (PIC), por lo que deben emplearse fármacos que no contribuyan a elevarla (tanto el nitroprusiato de sodio como los bloqueantes cálcicos la aumentan al producir vasodilatación o aumentar el volumen de sangre cerebral). Es recomendable el empleo de captopril, labetabol y diuréticos, y reservar al nitroprusiato como último recurso.

Deben evitarse alteraciones respiratorias con hipercapnia, por el riesgo de elevar la PIC. En casos con importante depresión del sensorio, la intubación y respiración mecánica con hiperventilación puede ayudar además al control de la hipertensión endocraneana, la posición semisentada al favorecer el retorno venoso cefálico mejora también las condiciones de PIC. La utilización de sensores de presión extradurales son de utilidad para el manejo más racional de estos estados.

Si bien se han empleado en forma profusa los esteroides, los estudios prospectivos no demuestran su utilidad por lo que la mayoría de los autores no recomienda su uso.[47]

Otros recursos terapéuticos para el control de la PIC son los diuréticos osmóticos, el manitol a 0,25 g/kg de peso en bolos cada 4 horas es capaz de reducir significativamente la presión intracraneana.

En la mayoría de los hematomas que se localizan en ganglios basales la cirugía convencional no ofrece beneficios sobre el tratamiento médico, tampoco hay ventajas en las hemorragias pontinas.

Los hematomas cerebelosos pueden producir hidrocefalias no comunicantes agudas, por lo que en estas situaciones se recomienda operarlos.

En los hematomas secundarios a rupturas de aneurismas u otras malformaciones en general se considera la cirugía de urgencia si el nivel de conciencia sufre deterioro progresivo. En caso contrario el momento óptimo es la segunda semana.

En los últimos años distintos autores han publicado resultados beneficiosos con punción estereotáxica de algunas hemorragias intracerebrales; sin embargo, son necesarios estudios prospectivos controlados con mayor cantidad de casos para adecuar su indicación y poder evaluar la ecuación riesgo-beneficio.[48]

## Hemorragia subaracnoidea

La extravasación de sangre al espacio subaracnoideo la mayoría de las veces es producida por la fisura de aneurismas generados por defectos, congénitos o adquiridos, de la pared arterial. En orden de frecuencia estas malformaciones se ubican en la arteria carótida interna intracraneana, comunicante anterior, cerebral media y territorio vertebrobasilar.

Con menos frecuencia las hemorragias subaracnoideas son producidas por angiomas (arteriales o venosos), cavernomas, telangiectasias, malformaciones arteriovenosas y várices. Otros procesos capaces de generar hemorragias en el espacio subaracnoideo son los traumatismos de cráneo, las discrasias sanguíneas y las hemorragias originadas en el parénquima cerebral con volcado subaracnoideo secundario.

### Factores de riesgo

*Cigarrillo.* Es un importante factor. Longstreth y col. observaron un mayor riesgo de hemorragia subaracnoidea en fumadores dentro de las tres horas de haber consumido cigarrillos, por lo que postulan, como mecanismo de acción del tabaco, modificaciones en la presión arterial con generación de estrés en el nivel del polígono de Willis y activación de los macrófagos, con liberación secundaria de enzimas proteolíticas que, en forma secundaria, lesionarían el tejido conectivo vascular.[50]

*Alcohol.* El abuso de alcohol ha sido informado como factor asociado con mayor riesgo en hemorragia meníngea, probablemente este efecto esté mediado por inducción de hipertensión arterial.[50]

*Hipertensión arterial.* Es un claro factor en el ACV hemorrágico; sin embargo, la información disponible no demuestra una fuerte relación con la hemorragia meníngea.

*Drogas.* Sangrados meníngeos han sido informados en estrecha asociación temporal con el consumo de drogas, la mayoría de ellas con claras acciones simpaticomiméticas.[51]

### Historia natural de los aneurismas no rotos

Estudios realizados en los Estados Unidos muestran que la prevalencia de aneurismas no fisurados en la población general es del 0,5% al 1% y el riesgo anual de hemorragia no supera el 2%.[52]

Estudios prospectivos en estos aneurismas (incidentales) indican que el tamaño parece ser un factor de riesgo para la rotura; aneurismas menores de 3 mm de diámetro tienen poca probabilidad de hemorragia, mientras que pasados los 10 mm el riesgo es proporcional al incremento del tamaño.[53]

### Historia natural de los aneurismas fisurados

La mayoría de los aneurismas rotos tienen un diámetro que oscila entre 5 y 7 mm. La recurrencia de hemorragia en casos no tratados tiene un alto riesgo de muerte (alrededor del 70%); este resangrado es máximo el primer día (4%), luego sigue a un ritmo del 1% hasta el mes y después de los tres meses se estabiliza en 3% por año.[54]

Los factores más importantes vinculados con la repetición del sangrado incluyen: el grado de compromiso neurológico, ubicación y orientación del aneurisma, variaciones en la presión arterial e hidrocefalia.

## Clínica

Característicamente se inicia con cefalea intensa de aparición brusca (en relación a un esfuerzo o espontánea) y que el paciente distingue como diferente a cualquier otra sufrida previamente; en algunos casos estas molestias son precedidas por cefaleas "centinelas". A poco de comenzar el dolor suele irradiarse a la nuca, asociándose a envaramiento en este sector, náuseas, vómitos y fotofobia.

Cerca de la mitad de los pacientes suelen tener alteración del sensorio, además pueden presentarse crisis convulsivas y fiebre. El examen neurológico se caracteriza por la presencia de signos de irritación meníngea, y en forma ocasional en el fondo de ojo pueden verse hemorragias subhialoideas producidas por la filtración de sangre a través de la vaina del nervio óptico (suelen ser homolaterales a la hemorragia).

La presencia de signos focales depende de la compresión o distorsión de trayectos nerviosos vecinos a la malformación (p. ej., III par en aneurismas carotídeos y de pares bulbopontinos en aneurismas de la arteria basilar), de la producción de vasospasmo y fenómenos trombóticos, y de la existencia de hemorragias intraparenquimatosas.

### Diagnóstico

La hemorragia subaracnoidea es una emergencia médica, por lo que las medidas diagnósticas deben implementarse con rapidez. La tomografía computarizada dentro de las 24 horas de producido el sangrado en más del 90% de los casos permite detectar lesiones de alta densidad en el espacio subaracnoideo. La sensibilidad de este procedimiento declina en días ulteriores, por lo que en caso de ser negativa o de haberse hecho tardíamente deberá completarse con una punción lumbar (fig. 13-19).[55]

El consenso general es que la resonancia magnética es menos sensible que la tomografía computarizada en la detección de coágulos en el espacio subaracnoideo.

La angiografía cerebral por cateterismo es el estudio más útil para la identificación de la malformación (fig. 13-20); aproximadamente el 20% de estos procedimientos puede ser negativo y sólo se logra el reconocimiento de malformaciones en el 2% de los casos si se repite la angiografía en la semana siguiente. En hemorragias perimesencefálicas (sin derrame ventricular ni extensión de la sangre a las cisternas anteriores) no suele repetirse la angiografía dada la evolución benigna del episodio y la ausencia de asociación con malformaciones vasculares.

Es posible que para el seguimiento de casos con estudios angiográficos negativos la angiorresonancia tenga ventajas importantes (costo y ausencia de riesgo).

El Doppler transcraneano es corrientemente empleado para el diagnóstico y seguimiento del vasospasmo cerebral; sin embargo, además de ser un método operador-dependiente, la falta de una ventana acústica adecuada conspira con su empleo en muchas circunstancias.

## Tratamiento

El objetivo en el manejo del paciente con hemorragia subaracnoidea es, además de completar el diagnóstico, la prevención del resangrado.

El reposo en cama y el control adecuado de las oscilaciones bruscas de la tensión arterial siguen siendo importantes complementos terapéuticos en las primeras horas; sin embargo, la reparación quirúrgica de la malformación es el tratamiento de elección. La oportunidad terapéutica depende del estado neurológico, del tipo de aneurisma y de las posibilidades de abordaje. En la actualidad se tiende a operar en forma temprana a pacientes con escasas manifestaciones neurológicas; en los que cursan estados más graves la cirugía se posterga. La precocidad del tratamiento quirúrgico disminuye sensiblemente el resangrado y permite un agresivo tratamiento del vasospasmo.

En los últimos años se han empleado distintos elementos (coils o balones) para lograr la trombosis del aneurisma o su oclusión al aplicarlos por vía intraluminal. Recientes publicaciones muestran que estas técnicas lo consiguen en la mayoría de los casos; sin embargo, este tipo de procedimientos aún deben considerarse experimentales hasta que estudios más extensos comprueben su eficacia en el largo plazo y se pueda estimar con mayor precisión el riesgo.[56,57]

El vasospasmo, definido como estenosis de los vasos de conducción de la base del cerebro que ocurre en el curso de una hemorragia meníngea, suele comenzar a los 3 a 5 días de la hemorragia, tiene un máximo cerca de la segunda semana y disminuye después. En la mi-

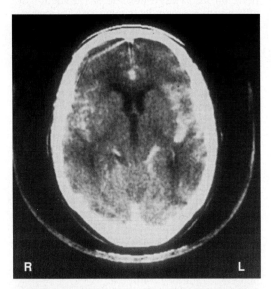

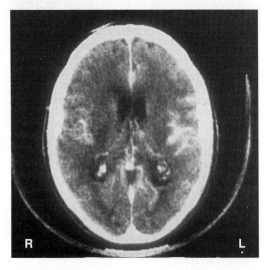

**Fig. 13-19.** Imagen hiperdensa (sin contraste intravenoso) en cisternas silvianas (con predominio derecho) en un paciente con hemorragia meníngea a partir de un aneurisma silviano.

**Fig. 13-20.** Angiografía cerebral, por cateterismo arterial y sustracción digital que muestra un aneurisma carotídeo izquierdo.

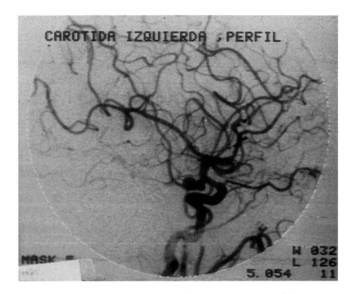

tad de los casos se asocia con empeoramiento del estado neurológico que luego puede evolucionar hacia la mejoría o el infarto.

El tratamiento con nimodipina mejora el pronóstico de esta complicación; otros recursos también importantes son la hipertensión controlada, la hipervolemia y la hemodilución. En casos refractarios la dilatación transluminal puede ser útil.[58]

En paralelo con el vasospasmo puede evolucionar la hiponatremia. Ésta suele presentarse en pacientes con trastornos neurológicos severos e hidrocefalia y, si bien puede influir negativamente en la evolución neurológica, las medidas terapéuticas agresivas para corregirla pueden generar más problemas por isquemia; se sugiere evitar la restricción de volumen y administrar líquidos isotónicos.

La hidrocefalia aguda, sobre todo si se acompaña con deterioro del sensorio, complica el curso en algunos pacientes, en estos casos la ventriculostomía es el tratamiento de elección.

## BIBLIOGRAFÍA

1. Marchall RS, Mohr JP. Current management of ischaemic stroke. J Neurol Neurosurg Psychiat, 65:6, 1993.
2. Gillum RF. Cerebrovascular disease morbility in the United States. 1970-1983 age, sex, region and vascular surgery. Stroke, 17:656, 1986.
3. DeGirolami U, Crowell RM, Marcoux FW. Selective necrosis and total necrosis in focal cerebral ischemia. Neuropathologic observations in experimental middle cerebral artery occlusion in the macaque monkey. J Neuropathol Exp Neurol 43:57, 1984.
4. Kaplan B, Brint S, Tenabe J, Jacewicz M, Wang XJ, Pulsinelli W. Temporal thresholds for neocortical infarction in rats subjected to reversible focal cerebral ischemia. Stroke, 22:1032, 1992.
5. Colandrea MA, Friedman GD, Nichaman MZ. Systolic hypertension in the elderly: an epidemiologic assessment. Circulation, 41:239, 1970.
6. Wolf PA, Abbott RD, Kannel WB. Atrial fibrillation: a mayor contributor to stroke in the elderly: the Frammingham Study. Arch Intern Med, 147:1561, 1987.
7. Salomen R, Seppanen K, Rauramaa R, Salonen JT. Prevalence of carotid atherosclerosis and serum cholesterol levels in eastern Finland. Aterosclerosis, 8:788, 1988.
8. Yano K, Reed DM, MacLean CJ. Serum cholesterol and hemorrhagic stroke in the Honolulu Heart Program. Stroke, 20:1460, 1989.
9. Barrett-Connor E, Khaw K. Diabetes mellitus: an independent risk factor for stroke. Am J Epidemiol, 128:116, 1988.
10. Golditz GA, Bonita R, Stampfer MJ, Willett WC, Rosner B, Speizer FE, Hennekens CH. Cigarette smoking and risk of stroke in middle-aged women. N Engl J Med, 318:937, 1988.
11. Donahue RP, Abbot RD, Reed DM, Yano K. Alcohol and hemorrhagic stroke. The Honolulu Heart Program. JAMA, 255; 2311, 1986.
12. Fisher CM. Lacunar strokes and infarcts. A review. Neurology, 32:871, 1882.
13. Dennis M, Bamford J, Sandercock P, Warlow C. Prognosis of transient ischaemic attacks in the Oxfordshire Community Stroke Project. Stroke, 21:848, 1990.
14. Gacs GY, Merei FT, Bodosi M. Balloon catheter as a model of cerebral embolism in humans. Stroke, 13:39, 1982.
15. Fisher CM. Lacunes: Small, deep cerebral infarcts. Neurology, 15:774, 1965.
16. Coleman RJ, Bamford JM, Warlow CP. For the UK TIA study group. Intracranial tumours that mimic transient cerebral ischaemia: Lessons for a large multicentre trial. J Neurol Neurosurg Psychiatry, 56:563, 1993.
17. Mohr JP, Biller J, Hilal SK. MR vs CT imagen in acute stroke. Stroke, 23:142, 1992.
18. Hankey GJ, Warlow CP Sellar RJ. Cerebral angiographic risk in mild cerebrovascular disease. Stroke, 21:209, 1990.
19. Bogouslavsky J, Cachin C, Regli F. Cardiac sources of embolism and cerebral infarction-clinical consecuences and vascular concommitants: The Lausanne Stroke Registry.Neurology, 41:855, 1991.

20. Wardiaw JM, Warlow CP. Thrombogenesis in acute ischemic stroke: Does it Work? Stroke, 23:1826, 1992.
21. Simon RP, Shiraishi K. N-Methyl -D-Aspartate antagonist reduces stroke size and regional glucose metabolism. Ann Neurol, 27:606, 1990.
22. Brott TG, Haley EC, Levy DE, Barsan W, Broderick J, Sheppard GL, Spilker J, Kingable GL, Massey S, Reed R, Marler JR. Urgent therapy for stroke. Part I. Pilot study of tissue plasminogen activator administered within 90 minutes. Stroke, 23:632, 1992.
23. Grotta J, Picone C, Ostrow P, Strong KR, Earls R, Yao L, Rhoades H, Dedman J. CGS 1975, a competitive NMDA receptor antagonist, reduces calcium-calmodulin binding and improves autcome after global cerebral ischemia. Ann Neurol, 27:612, 1990.
24. Wallance J, Levy L. Blood pressure after stroke, JAMA, 246:2177, 1981.
25. Lisk DR, Grotta JC, Lamki LM. Should hypertension be treated after acute stroke? Arch Neurol, 50:855, 1993.
26. Woo E, Ma JT, Robinson JD, Yu YL. Hyperglicemia is a stress response in acute stroke. Stroke, 19:1359, 1990.
27. Maarsh W, Anderson R, Sundt T. Effect of hyperglycemia in brain pH levels areas of focal incomplete cerebral ischemia in monkeys. J Neurosurg, 65:693, 1986.
28. Adams H, Olinger C, Marler JR, Biller J, Brott TG, Barsan WG, Banwart K. Comparison of admission serum glucose concentration with neurologic outcom in acute cerebral infarction. A study in patients given Naloxone. Stroke, 19:455, 1988.
29. Barer D. The natural history and functional consequences of dysphagia after hemisphere stroke. J Neurol Neurosurg Psychiatry, 52:236, 1989.
30. Bounds JV, Wiebers DO, Whisnant JP, Okazaki H. Mechanisms and timing of deaths from cerebral infarction. Stroke, 12:474, 1981.
31. The cerebral embolism study group. Immediate anticoagulation of embolic stroke: a randomized trial. Stroke, 14:668, 1983.
32. The stroke prevention in atrial fibrillation investigators. The stroke prevention in atrial fibrillation study: final results. Circulation, 84:527, 1991.
33. The Boston Area Anticoagulation Trial for Atrial Fibrillation investigators. The effect of low-dose warfarin on the risk of stroke in patients with non rheumatic atrial fibrillation. N Engl J Med, 323:1505, 1990.
34. Barnet HJM Aspirin in stroke prevention; an overview. Stroke 21 (suppl 4), 40, 1990.
35. The canadian Cooperative Study Group; a randomized trial of Aspirin and sulfinpyrazone in threatened Stroke. N Engl J Med, 299:53, 1978.
36. The Dutch TIA trial study group. A comparison of two dosis of aspirin (30 mg vs 283 mg a day) in patients after a transient ischemic attack or minor ischemic stroke. N Engl J Med, 325:1261, 1991.
37. Hass WK Easton HD, Adams HP (Jr.), Pryse Phillips W, Malone BA, Anderson S, Kamm B. For the Ticlopidine Aspirin Stroke Study Group. A randomized trial comparing ticlopidine hydrochloride with aspirin for the prevention of stroke in high risk patients. N Engl J Med, 321:501, 1989.
38. North American Symptomatic Carotid Endarterectomy, Trial Collaborators. Beneficial effect of carotid endarterectomy in symptomatic patients with High grade carotid stenosis N Engl J Med, 325:452, 1991.
39. European Carotid Surgery Trialists. Collaborative Group. MRC European. Carotid surgery Trial: interin results for symptomatic patients with severe (70-90%) or with mild (0-30%) carotid stenosis. Lancet, 377:1235, 1991.
40. NINDS Clinical Advisory. Carotid Endarterectomy for Patients with Asymptomatic internal Carotid Artery Stenosis. September 29, 1994.
41. Aring CD, Merritt HH. Differential diagnosis between cerebral hemorrhage and cerebral trombosis, clinical and patologic study of 245 cases. Arch Intern Med, 56:435, 1935.
42. Fisher CM. Pathological observations in hypertensive cerebral hemorrhage. J Neuropathol Expp Neurol, 30:536, 1971.
43. Caplan L. Intracerebral hemorrhage revisited. Neurology, 38(4):624, 1988.
44. Zenkevich GS. Role of congophilis angiopathy in the genesis of subarachnoid - parenchymatous hemorrhages in middle-aged and elderly persons. Zh Neuropatol Psikhiatr, 78:52, 1978.
45. Kase CS, Maulaby GO, Mohr JP. Partial pontine hematomas. Neurology, 30:652, 1980.
46. Broderick J, Brott T, Tomsick T, Spilker J. Ultra early evaluation of intracerebral hemorrhage J Neurosurg, 72:195, 1990.
47. Poungvarin N, Bhoopat W, Viriyevejajul A, Rodprasert P, Buranasiri P, Sukondabhant S, Hensley MJ, Strom BL. Effects of dexamethasone in primary supratentorial intracerebral hemorrhage N Engl J Med, 316:1229, 1987.
48. Kauno T, Nagata J, Nomomura K, Asait, Inove T, Nakagawa T, Mitsumaya F. New approachs in the treatment of hypertensive intracerebral hemorrhage. Stroke, 24 (supp.)I-96, 1993.
50. Longstreth WT (Jr.), Nelson LM, Koepsell TD, Van Belle G, Cigarrette smoking, alcohol use, and subarachnoid hemorrhage. Stroke, 23:1242, 1992
51. Oyesiku NM, Colohan AR, Barrow DL, Reisner A. Cocaine induced aneurysmal rupture: an emergent factor in the natural history of intracranial aneurism? Neurosurgery, 32:518, 1993.
52. Rosenorn J, Eskesen V, Schmidt K. Unruptured intracranial aneurysms: an assessment of the annual risk of rupture based on epidemiological and clinical data. Br J Neurosurg, 2:369, 1988.
53. Wiebers DO, Whisnant JP, Sundt TM (Jr.), O'Fallon WM. The significance of unruptured intracranial saccular aneurysms. J Neurosurg, 66:23, 1987.
54. Kassell NF, Torner JC. Aneurysmal rebleeding: a preliminary report from the Cooperative Aneurysm Study. Neurosurgery, 13:479, 1983.
55. Kassell NF, Torner JC, Haley EC (Jr.), Jane JA, Adams HP, Kongable GL. The International Cooperative Study on the timing of Aneurysm Surgery: I Overall management results. J Neurosurg, 73:18, 1990.
56. Casasco AE, Aymark A, Gobin YP, Houdart E, Rogopoulos A, George B, Hodes JE, Cophignon J, Merland JJ. Selective endovascular treatment of 71 intracranial aneurysms with platinum coils. J Neurosurg, 79:3, 1993.
57. Mayberg MR, Batjer HH, Dacey R, Diringer M, Haley EC, Heros RC, Sternau LL, Torner J, Adams HP, Feinberg E, Thies W. Guidelines for the management of aneurysmal subarachnoid hemorrhage. A Statement for healthcare professionals from a special writing group of the stroke council, American Heart Association. Stroke, 25:2315, 1994.
58. Barnwell SL, Higashida RT, Halbach VV, Dowd CF, Wilson CB, Hieshima GB. Transluminal angioplasty of intracerebral vessels for cerebral arterial spasm: reversal of neurological deficits after delayed treatment. Neurosurgery, 25:424, 1989.

# 14

# ENFERMEDAD DE PARKINSON

F. MICHELI Y M. FERNÁNDEZ PARDAL

## HISTORIA

Si bien es posible encontrar en el siglo XVII (1680) descripciones de temblor y otros cuadros que podrían corresponder a lo que hoy conocemos como enfermedad de Parkinson (EP), fue recién en 1817 cuando James Parkinson[1] publicó su monografía sobre *parálisis agitans* en la que al temblor asoció la rigidez y los trastornos de los reflejos posturales, capturando la esencia del cuadro, que cobra, a partir de ese momento, categoría de entidad nosológica y recibe su epónimo. A pesar de que su monografía es típica de un médico que tuvo una tremenda experiencia personal, curiosamente sólo se basó en 6 casos. Unos 50 años después Jean-Marie Charcot reconoce la bradicinecia como otro de los síntomas cardinales de la enfermedad y distingue dos formas clínicas, la rígido-acinética y la temblorosa. Charcot describe una serie de signos "menores" del cuadro y fue el primero en denominarla enfermedad de Parkinson dejando de lado la expresión "parálisis agitans".

Brissaud[2] fue el primero en vislumbrar el compromiso de la sustancia negra, y Tretriakoff[3] así como Foix y Nicolesco[4] efectuaron estudios anatomopatológicos del mesencéfalo de pacientes con EP.

Ya en 1868 Gowers,[5] un gigante de la neurología inglesa, había comentado sobre su experiencia en 80 casos. Recién en 1953 Greenfield y Bosanquet[6] efectúan un completo análisis patológico de las lesiones mesencefálicas características y, en 1969, Hoehn y Yahr[7] publican su ya clásico trabajo sobre morbimortalidad en la enfermedad de Parkinson introduciendo la escala de estadificación que se usa hasta nuestros días.

El gran paso hacia adelante en la comprensión de la enfermedad comenzó en 1961, cuando Ehringer y Hornykiewicz[8] hallaron una marcada disminución en el tenor dopaminérgico en el estriado en pacientes con EP y parkinsonismos posencefalíticos. Fue aquel último autor quien estimuló a Birkmayer[9] a ensayar la levodopa en Europa, mientras que, en forma independiente, Barbeau[10] la introducía en Canadá. Unos años más tarde Cotzias,[11] en los EE.UU. reconoce la eficacia sostenida de la preparación que todavía hoy constituye el arma terapéutica más eficaz contra la EP. El próximo gran avance terapéutico lo constituyó el hallazgo del efecto francamente favorable que tuvieron los inhibidores de la dopadecarboxilasa (carbidopa[11] y benserazida[12]) en la duración del efecto de la L-dopa y la disminución de sus efectos colaterales.

Para ese entonces, y pese a la excesiva euforia inicial, se comenzó a comprender que la terapéutica con L-dopa no curaba la enfermedad, ya que sólo mejoraba la sintomatología con la modalidad de una terapéutica sustitutiva. En 1974 Calne y col.[13] introducen el primer agonista dopaminérgico que, al actuar en forma postsináptica, mejora la sintomatología parkinsoniana: la bromocriptina. A partir de ese momento fueron introducidos una serie de agonistas dopaminérgicos con diferentes ventajas de unos sobre otros como la lisurida, la pergolida y la cabergolina, también se redefinió el papel de la apomorfina.

Desde el punto de vista farmacológico el último aporte parecen ser los inhibidores de la MAO. El deprenil testeado en un número importante de pacientes con Parkinson de novo pareció ser útil como neuroprotector, esto es, retrasa el curso de la enfermedad.[14-15] Si esta hipótesis fuera válida, estaríamos por primera vez ante la posibilidad de detener, aunque sea parcialmente, el deterioro progresivo de los sistemas neuronales comprometidos en la EP, lo que abriría una serie de perspectivas futuras en esta enfermedad del sistema nervioso central tan frecuente.

## Prevalencia

Si bien la prevalencia de la EP todavía es materia de controversia, es sin dudas un cuadro frecuente, sobre todo en el anciano. Se ubica bien arriba en el ranking de enfermedades neurológicas crónicas, sólo precedida por cefaleas, epilepsia, traumatismos, lesiones cerebrales, accidentes cerebrovasculares, complicaciones neurológicas del alcoholismo, dolores lumbares, demencia y trastornos del sueño.[16]

Las cifras de prevalencia son muy variables, como lo demuestran estudios en Sicilia con 257,2/100.000 de población,[17] Nueva Zelanda 76/100.000 de población[18] o Japón 82/100.000 de población,[19] o las variaciones máximas ejemplificadas por los estudios de comunidades en Libia, con 31/100.000 de población, y 328/100.000 de población en la comunidad Parsi en Bombay, India.[20] No hay población ni raza en el mundo que estén libres de esta enfermedad, que por otra parte no tiene un patrón de distribución geográfica característico.[21,22] La prevalencia aumenta en relación con poblaciones añosas, como lo demostró el estudio de Mayeux en los Estados Unidos[23] con una prevalencia de 2,3/100.000 en menores de 50 años y 1.144,9/100.000 en pacientes de 80 o más años.

La respuesta a la L-dopa también varía en función de la edad de comienzo de la EP; es más errática en los pacientes más ancianos, probablemente por el aumento de la prevalencia de lesiones cerebrales "no dopaminérgicas" asociadas, incluidas algunas responsables de trastornos de la marcha.[24]

Aparentemente no hay diferencias en cuanto a la prevalencia según el sexo, y la historia natural ha sido modificada en las últimas 2 décadas con la introducción de la L-dopa, los agonistas dopaminérgicos y los antioxidantes.[25] La mortalidad se calcula en 4,27 y 2,77/100.000 de población para hombres y mujeres, respectivamente.[26]

## Síntomas motores

El cuadro clínico bien establecido en general no ofrece mayores dudas diagnósticas; sin embargo, en su inicio síntomas inespecíficos tales como cansancio y la depresión asociados con dolores musculares suelen desorientar tanto al médico como al paciente, quien no alcanza a encontrar el médico generalista o especialista que solucione su problema. Finalmente la aparición de la torpeza manual, el temblor y la bradicinecia orientan al diagnóstico correcto.

### Temblor

Junto con la rigidez, la bradicinecia y la alteración de los reflejos posturales, es uno de los 4 síntomas cardinales de la EP. Comienza en forma insidiosa y esporádica, en especial asociado al estrés, en alguno de los 4 miembros, por lo general en los superiores, para luego, y en forma progresiva, comprometer al resto y en forma ocasional también el mentón, la mandíbula, la lengua y la cabeza. Tiene 3 formas clínicas: a) de reposo; b) postural y c) de acción.

**Temblor de reposo:** Es el más frecuente y característico de la EP. Tiene una frecuencia de 4-6 Hz y se produce por la contracción alternante de músculos antagonistas, como puede demostrarse en el registro electromiográfico (fig. 14-1). Se pone en evidencia pidiéndole al paciente que se relaje y haga reposar la extremidad comprometida sobre una superficie cualquiera. Al ejecutar un acto o adoptar una postura, este temblor disminuye o desaparece, pero se provoca fácilmente pidiéndole al paciente que camine y observando con cuidado su aparición en los miembros superiores.

**Temblor postural.** Este componente es menos constante que el anterior y se evidencia solicitando al paciente que extienda sus miembros superiores o, mejor aun, que con los codos flexionados y abducidos, coloque sus manos extendidas cerca del mentón. Puede estar causado por contracciones alternantes o simultáneas (cocontracciones) de pares de músculos antagonistas.

**Temblor intencional o de acción.** Se observa cuando el paciente desarrolla una acción (p. ej. servir una taza de té).

Tanto el componente postural como el cinético muestran una escasa respuesta a la medicación antiparkinsoniana.

### Bradicinecia

Este término se utiliza para denominar la lentitud de movimientos voluntarios y es el síntoma de base de la EP. La máxima expresión del cuadro se denomina acinecia.

Este fenómeno se manifiesta en la hipomimia, pérdida de balanceo de las extremidades al caminar o imposibilidad de levantarse de una silla en un solo intento, con necesidad de desdoblar la acción en por lo menos 2 componentes del acto motor.

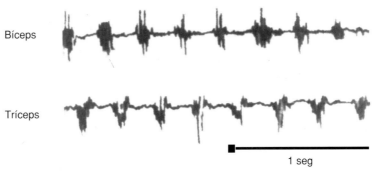

**Fig. 14-1.** Registro electromiográfico en un temblor parkinsoniano donde se observan contracciones alternantes de los pares de músculos antagonistas a una frecuencia de 4 Hz.

La acinecia se puede manifestar también en forma brusca durante la ejecución de un movimiento (p. ej. marcha) y entonces se denomina episodios de congelamiento (freezing). La bradicinecia, al igual que otros síntomas de la EP, puede desaparecer en forma brusca ante estímulos visuales y sobre todo emocionales (el paciente inmóvil puede correr ante el grito de: ¡incendio!). Este fenómeno se denomina acinesia paradójica.

Una persona normal puede ejecutar actos motores a distinta velocidad; los más rápidos son llamados "balísticos" y para realizarlos es necesario predecir con justeza la fuerza, el tamaño y la duración del movimiento,[27] y, una vez que se ha tomado la decisión sobre la característica del movimiento a efectuar, producir una señal correcta en el sistema motor. En segundo lugar, la respuesta de esto último debe ser todo lo precisa que se requiere y es la interacción entre la predicción y la ejecución la que debe ser correcta.

En la EP los movimientos se ejecutan en forma lenta a pesar de una estrategia motora correcta. Tanto el tiempo de reacción como el de ejecución están lentificados en mayor o menor medida.

Se ha demostrado[28] que la descarga electromiográfica inicial en los músculos agonistas no tiene la magnitud necesaria como para llevar a cabo el movimiento, a pesar de la correcta selección de músculos que intervienen en el movimiento y la relajación de sus respectivos antagonistas.

La activación muscular patológica se caracteriza por múltiples descargas pequeñas que reemplazan a una única de mayor magnitud. Esta falla del sistema motor se pone especialmente en evidencia en la incapacidad para realizar actos motores a grandes velocidades.

## Rigidez

Aun en reposo existe un aumento del tono muscular que se objetiva al flexionar y extender en forma secuencial cualquier segmento corporal. Este aumento del tono puede estar asociado al fenómeno de la rueda dentada, es decir secuencias de oposición al movimiento pasivo sucedidas por relajación y nueva oposición.

Al registrar por electromiografía un músculo estriado cualquiera después de un desplazamiento angular, es posible detectar una descarga prolongada. Esta respuesta tiene varios componentes y son los de larga latencia los que parecen estar alterados en la EP,[29] lo que con seguridad contribuye al aumento de tono tan característico.

## *Alteración de los reflejos posturales*

Es uno de los problemas más incapacitantes en la EP y causa de caídas frecuentes. Cuando una persona normal está de pie, no permanece estática; muy por el contrario, presenta pequeñas oscilaciones prácticamente imperceptibles que son corregidas con rapidez por contracciones musculares que producen una desviación de intensidad semejante pero en sentido opuesto, llamadas reflejos de enderezamiento o posturales (RP). Estudios neurofisiológicos[30] han demostrado que al producir un movimiento en un brazo de inmediato se producen contracciones compensatorias en músculos del muslo, aunque la pierna no se haya movido. Este experimento demuestra el carácter anticipatorio de los reflejos posturales que son mediados por el sistema nervioso central.[31] Los parkinsonianos tienen una alteración creciente de los RP que se demuestra en el examen clínico cuando, poniendo al paciente de pie y con los ojos cerrados, se lo empuja desde y hacia atrás. La persona normal resiste el pequeño empujón y cuando éste es de mayor magnitud mantiene la vertical al aumentar rápidamente la base de sustentación colocando un pie más atrás. En la EP con trastornos severos de los RP un pequeño empujón provoca una caída en bloque hacia atrás, sin que el paciente atine a reaccionar.

Es probable que la inestabilidad en la marcha y las caídas en la EP no puedan explicarse sólo por la alteración de los RP, y que la rigidez, la bradicinesia, la hipotensión ortostática y, eventualmente, los trastornos vestibulares sean corresponsables de ellas.

### Otros trastornos motores

La combinación de rigidez y bradicinesia produce otra serie de trastornos motores, como la inexpresión facial (hipomimia), la pérdida del volumen de la voz (hipofonía), la disartria y la sialorrea; también posturas anormales secundarias a distonía, escoliosis y dificultades respiratorias por falta de elasticidad de los músculos respiratorios.

Pueden presentarse trastornos de los movimientos oculares, aunque en general son manifestaciones subclínicas.

En el cuadro 14-1 se reúnen los síntomas y signos motores de la EP.

## Demencia/depresión

El vuelco crucial que se produjo en el manejo de la EP con la L-dopa y los agonistas dopaminérgicos (AD) lamentablemente trajo aparejada una serie de complicaciones que sólo el tiempo se encargó de revelar. Entre los efectos adversos de estos fármacos los trastornos cognitivos son uno de los más frecuentes y muchas veces es difícil establecer en qué medida son propios de la enfermedad y qué responsabilidad cabe a los fármacos antiparkinsonianos.

**Cuadro 14-1.** *Síntomas y signos motores en la enfermedad de Parkinson no relacionados con el tratamiento*

*Signos cardinales*
  Bradicinesia, temblor de reposo, rigidez y trastornos de los reflejos posturales.

*Otros signos motores*
  Hipomimia con disminución del parpadeo, hipofonía, disartria, sialorrea, postura en flexión, marcha a pequeños pasos, pérdida del balanceo de las extremidades al caminar, trastornos respiratorios, cifosis, escoliosis, disfagia, episodios de congelamiento, duda de inicio de la marcha, distonía, cinesia paradójica, acinesia paradójica, temblor postural y de acción.

*Trastornos oculomotores*
  Trastornos en la convergencia y mirada hacia arriba, movimientos sacádicos hipométricos, inhibición del elevador del párpado ("apraxia de la apertura palpebral"), blefarospasmo.

### Demencia

Es sin duda más frecuente en los pacientes ancianos con EP que en los jóvenes con EP; constituye un factor limitante para la farmacoterapia y hasta es probable que aumente la tasa de mortalidad de la enfermedad.[32]

La relación entre demencia en EP y enfermedad de Alzheimer no es clara y el reconocimiento de los cuerpos de Lewy (la lesión anatomopatológica característica de la EP) en la corteza cerebral caracteriza otro tipo de demencia cuya prevalencia pareciera ser mayor de lo que antes se sospechaba.[33] No se abundará en mayores detalles sobre este tema aquí, ya que es tratado en forma extensa en el capítulo sobre Demencias.

### Depresión

Es el común denominador de muchos trastornos crónicos e invalidantes; sin embargo, desde hace mucho tiempo se ha reconocido que es más frecuente en la EP que en otras enfermedades crónicas, al punto que es probable que sea la alteración mental más frecuente en esta enfermedad. Aunque por lo general es un problema menor cuando se le compara con el compromiso motor, en ocasiones la depresión de por sí puede ser igualmente devastadora.

El diagnóstico clínico no siempre es fácil, al punto que es considerada un diagnóstico diferencial de la EP en pacientes con hipomimia y bradicinesia asociadas con otros signos como fatiga, insomnio, pérdida de concentración e interés, que son comunes a ambos cuadros. Tanto los parkinsonianos como los deprimidos (sin lesión cerebral) pueden presentar apatía, postura en flexión, trastornos del sueño y despertares tempranos.

En época reciente se ha señalado que la anorexia, los trastornos del sueño, los de la libido y el dolor son característicos, y específicos, de los pacientes parkinsonianos deprimidos; raramente se presentan en los no deprimidos.[34]

La incidencia de depresión se ha calculado en el 7,9% anual.[35] En general es leve o moderada, mientras que el 40% de los casos la padece en algún momento de su evolución. Esta tasa es alta si se la compara con una prevalencia de depresión del 3% para hombres y 4% para mujeres en poblaciones añosas no parkinsonianas.[36] A veces coexisten desde mínimos trastornos intelectuales hasta demencia con depresión.[37,38]

Las formas de depresión en la EP han sido consideradas de 3 tipos:[39,40,41] a) depresión mayor, b) trastornos distímicos y c) depresión atípica con ansiedad (cuadro 14-2).

**Cuadro 14-2.** *Tipos de depresión en la enfermedad de Parkinson*

**A - Depresión mayor**
1. Disforia persistente
2. Cambios en el peso corporal, apetito y libido (variable)
3. Trastornos cognitivos
4. Pérdida de interés
5. Insomnio
6. Ideas de muerte o tendencias suicidas

**B - Trastorno distímico**
1. Disforia variable
2. Humor normal ocasionalmente
3. Cambios variables en el peso corporal, apetito, sueño, libido y funciones cognitivas
4. Insomnio
5. Pérdida de autoestima
6. Retracción social
7. Actitud pesimista con respecto al futuro
8. Llanto

**C - Depresión atípica**
1. Disforia variable y pánico o ansiedad
2. Cambios variables en el peso corporal, apetito, sueño, libido y funciones cognitivas

## Tratamiento

Todavía existen ciertas controversias sobre la naturaleza de la depresión en la EP. Mientras que algunos investigadores asocian su fisiopatología a la causa de la EP, otros piensan que es meramente reactiva.[42,43]

La alteración del humor no responde, sin embargo, a la medicación antiparkinsoniana clásica, tampoco hay una correlación estrecha entre la severidad de los trastornos motores y la depresión. Se sabe que por lo menos en algunos casos ésta puede preceder la instalación del trastorno motor. La única medicación antiparkinsoniana que tiene un efecto ostensible sobre el humor es el inhibidor de la monoaminooxidasa, deprenil, aunque este efecto en general no es suficiente para el tratamiento sintomático.

Por esa razón se debe recurrir a los antidepresivos. Cualquiera de ellos puede ser útil, aunque deben tenerse en cuenta sus efectos secundarios anticolinérgicos, que son particularmente severos en pacientes de edad avanzada. En forma ocasional los tricíclicos pueden empeorar el cuadro parkinsoniano, pero lo mismo puede ocurrir con la fluoxetina. Se sugiere iniciar el tratamiento con dosis baja y aumentarla en forma paulatina, teniendo en cuenta que los efectos beneficiosos de los tricíclicos no suelen observarse hasta los primeros 7-10 días de tratamiento, y la dosis óptima debe mantenerse durante unos 6 meses.

## Anatomía patológica

Las lesiones anatomopatológicas en la EP son multifocales; las de la sustancia nigra (SN) se correlacionan con la severidad del cuadro y las de la corteza, locus coeruleus y sustancia innominada con los signos de deterioro cognitivo.[44]

Macroscópicamente se observa una despigmentación de la SN y del locus coeruleus, mientras que en el examen microscópico se detecta una pérdida severa de la población neuronal de la pars compacta de la SN, con evidente mayor resistencia de las células que no contienen melanina. En las neuronas que permanecen indemnes se localizan inclusiones eosinófilas intracitoplasmáticas denominadas cuerpos de Lewy[45] que, si bien no son patognomónicos como se presumió inicialmente,[3] son característicos de la EP. Se localizan en la SN, locus coeruleus, núcleo dorsal del vago, sustancia innominada y corteza cerebral.[46]

Una característica común a todas las áreas comprometidas es la síntesis de tirosina hidroxilasa, que recientemente también se ha identificado en la corteza cerebral.[47]

También existen cuerpos de Lewy en los procesos dendríticos, aunque no son tan característicos, como también otros cuerpos incluidos los esferoides dendríticos y los pálidos.[48]

## Etiopatogenia

Es algo presuntuoso teorizar sobre la etiología de la EP cuando todavía se discute si es un trastorno único o un grupo de enfermedades con síntomas semejantes.

Hasta el presente sabemos que la EP presenta signos y síntomas característicos asociados con un cuadro neuropatológico de despoblación de las neuronas de la vía nigroestriada y cuerpos de Lewy. No se ha podido identificar agente alguno responsable de la muerte prematura de este grupo neuronal, pero se sabe que los primeros síntomas aparecen cuando la pérdida celular alcanza al 80%. Esta cifra debe compararse con el 35% calculado para la pérdida de neuronas catecolaminérgicas pigmentadas en una persona normal a lo largo de su vida.[49,50] Estas células parecen ser particularmente vulnerables sobre todo si se las compara con otros grupos neuronales.

Los diversos modelos experimentales, desarrollados en los últimos años en animales, han sido de utilidad para la elaboración de diversas hipótesis sobre la etiología de la EP. Entre ellos el más parecido a la EP es el inducido por MPTP.[51] Este protóxico se transforma en MPP+ por un proceso de oxidación y causa la lesión celular.

Se ha postulado alternativamente que la EP podría ser causada por fenómenos lesionales agudos, estáticos, como infecciones o intoxicaciones, o procesos progresivos como exposiciones recurrentes a tóxicos ambientales. Diversos estudios con tóxicos avalan la sugerencia de que éstos podrían actuar a través de la concentración excesiva de radicales libres[52] o alterando la cadena respiratoria mitocondrial.[53] En contra de lo que puede suponerse, una serie de daños estáticos del sistema nervioso central también pueden manifestarse por un curso progresivo, como la encefalitis de von Economo,[54] traumatismos[55] e hipoxia.[56] También se ha demostrado que el daño causado por la exposición al MPTP puede progresar durante años.[57]

De la misma forma, procesos progresivos que pueden presentar signos parkinsonianos, como la enfermedad de Wilson, la neuroacantocitosis, las degeneraciones olivopontocerebelosas, etc., presentan una evolución semejante, por lo que el tema no es de fácil resolución. Se plantea entonces la duda sobre el tipo de proceso que causa la enfermedad: aguda versus crónica. Dentro de los primeros, la exposición a un tóxico o la infección serían los más probables, pero si éstas fueran las causas debería existir un enorme tiempo de latencia entre la exposición a la noxa y el desarrollo de la enfermedad para que tal agresión quedara enmascarada. Se especula que el daño al genoma podría ser el mecanismo lesional.[58]

En el caso de que se tratara de un proceso crónico, la exposición repetida a un tóxico podría ser la causante. Se sabe que el remanente de neuronas indemnes trata de producir dopamina en exceso para compensar el déficit y esta sobrecarga en su actividad las torna más vulnerables a cualquier noxa.

## Tratamiento

### Levodopaterapia

La levodopa asociada con inhibidores de la descarboxilasa periférica todavía constituye el tratamiento más efectivo en la EP.[59] Produce una mejoría significativa y mayor que la lograda con otros fármacos, y es tan específica que la falta de respuesta es un fuerte argumento en contra del diagnóstico de EP. Sin embargo, está lejos de ser la medicación ideal ya que no detiene el curso de la enfermedad y en el largo plazo se asocia con fluctuaciones motoras y otras complicaciones (ver cuadro 14-3).

La levodopa es una prodroga que incorporada a la neurona presináptica es transformada en dopamina, neurotransmisor producido en cantidades deficitarias en la EP. Para impedir que se metabolice periféricamente se asocia a inhibidores de la dopa descarboxilasa (carbidopa y benserazida) que no atraviesan la barrera hematoencefálica.

### Cuándo comenzar

Una serie de controversias relacionadas con el efecto perjudicial que en el largo plazo puede producir esta medicación indujeron a dudar sobre el momento apropiado para comenzar el tratamiento. No hay dudas sobre la indicación en el paciente discapacitado, pero frente a un cuadro incipiente en general es aconsejable diferir en lo posible el inicio de la levodopaterapia. Esto de ninguna manera significa privar al paciente de un beneficio que le es imprescindible, sino retrasar su administración cuando el síntoma es menor, sólo cosmético, y no influye en sus actividades laborales o sociales. En este

**Cuadro 14-3.** *Parkinson avanzado*

| Trastornos autonómicos | Caídas | Trastornos motores | Trastornos psiquiátricos | Trastornos del sueño |
|---|---|---|---|---|
| Constipación Trastornos urinarios Trastornos sexuales Hipotensión ortostática Disfagia Sialorrea | Alteración de los reflejos posturales Hipotensión ortostática Acinesia Discinesias | Pérdida de eficacia Deterioro de fin de dosis Discinesias ON-OFF Acinesia | Trastornos cognitivos Psicosis Trastornos de conducta Alucinaciones Delirio | Fragmentación del sueño Sueños vívidos Pesadillas Insomnio Somnolencia diurna Piernas inquietas Movimientos periódicos de las piernas |

**Cuadro 14-4.** *Parkinson de inicio*

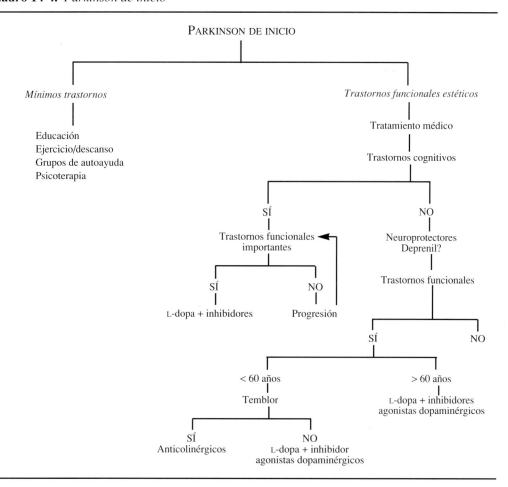

último caso la discusión con el paciente sobre la enfermedad incluyendo las posibilidades terapéuticas presentes y futuras, el pronóstico y, eventualmente, el brindarle fuentes de información puede bastar para serenarlo y ganar tiempo a la enfermedad (ver cuadro 14-4).

### Cómo comenzar

Sugerimos comenzar con la dosis mínima necesaria para lograr una mejoría suficiente. En general al inicio son necesarias dosis de entre 300 y 375 mg (en asociación con inhibidores de la descarboxilasa) fraccionados en 3 tomas diarias (p. ej. a las 8, las 12 y las 17 horas) para producir un bienestar sostenido durante todo el día. Si no es suficiente la dosis, se aumentará progresivamente, teniendo en cuenta que la mejoría no es inmediata y que se debe esperar un tiempo prudencial mayor que un mes, para observar el efecto, y varios meses para obtener la respuesta máxima.

La administración antes de las comidas produce una mejor absorción pero con menor tolerancia digestiva. En caso de intolerancia gastrointestinal bastará en general con la administración de 10 mg de domperidona unos 45 minutos antes de cada ingestión de L-dopa. Habitualmente los pacientes desarrollan tolerancia y luego de unos 30 días se puede suspender la domperidona.

La levodopa mejorará al inicio prácticamente todos los síntomas durante un período variable, denominado luna de miel de la L-dopa, luego comienzan a producirse variaciones en la respuesta motora a lo largo del día denominadas fluctuaciones motoras.[60,61]

### Fluctuaciones motoras

Con el correr de los años la respuesta inicialmente sostenida a las dosis fraccionadas de L-dopa (fig. 14-2) se convierte en una serie de respuestas variables y generalmente predeci-

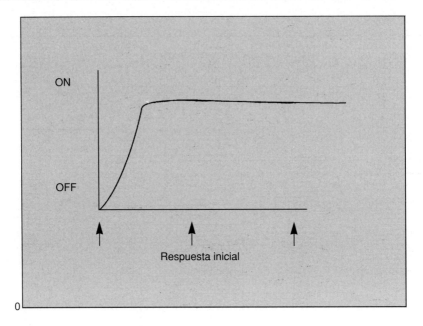

**Fig. 14-2.** Gráfico de la respuesta inicial al tratamiento con L-dopa. Las flechas señalan las tomas y la curva, la respuesta estable a pesar del fraccionamiento de aquéllas.

bles en relación con el momento de la toma del fármaco y, en consecuencia, con sus niveles plasmáticos (fig. 14-3). Seguramente ello se debe a la pérdida progresiva de las neuronas de la vía nigroestriada y a la pérdida secundaria de la capacidad de hacer de amortiguador de las oscilaciones en los niveles plasmáticos.

Los pacientes notan que unos minutos después de tomar la medicación el efecto beneficioso comienza a hacerse evidente, pero a las 2-3 horas se desvanece. Este último fenómeno se denomina deterioro de fin de dosis. Los momentos de bienestar se denominan períodos "on" y los de incapacidad motora "off". En oca-

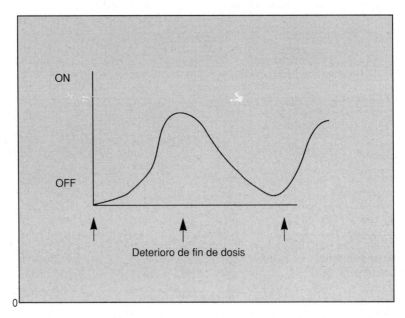

**Fig. 14-3.** Parkinson avanzado. El deterioro en la función motora se manifiesta en los períodos interdosis y cercano a la toma siguiente.

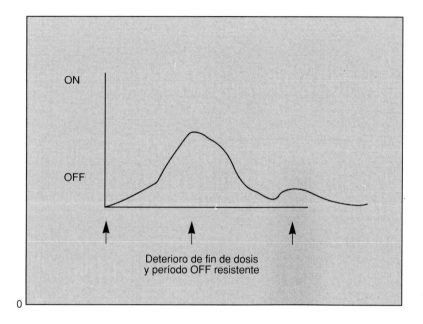

**Fig. 14-4.** Ocasionalmente alguna de las tomas es inefectiva en los estadios avanzados de la enfermedad de Parkinson.

siones alguna de las tomas no produce el beneficio esperado (períodos off resistentes) (fig. 14-4). Progresivamente los períodos on se reducen, los off aumentan y aparecen movimientos discinéticos asociados en un 50% de los casos.[61]

Estas discinesias en general se presentan en el momento en que el beneficio es máximo, en coincidencia con los picos plasmáticos más altos, y se denominan *discinesias de pico de dosis* (fig. 14-5). Habitualmente son de naturaleza coreica. Un porcentaje menor de pacientes presenta discinesias en el momento en que comienzan a experimentar la mejoría o cuando ésta comienza a desvanecerse; son de inicio y

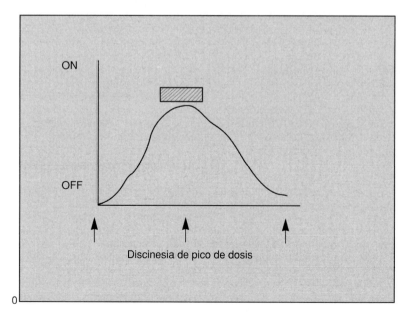

**Fig. 14-5.** Los movimientos coreicos generalmente se manifiestan en los períodos de mayor bienestar (on) en coincidencia con los picos plasmáticos más altos de L-dopa.

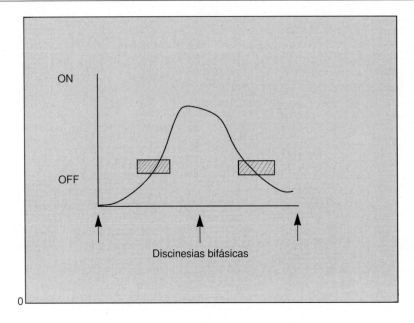

**Fig. 14-6.** Las discinesias que aparecen cuando los niveles plasmáticos de L-dopa están ascendiendo o descendiendo se denominan bifásicas y son menos frecuentes que las de pico de dosis.

fin de mejoría, y se denominan *bifásicas* (fig. 14-6). Los fenómenos distónicos, a veces dolorosos, producto de la contracción muscular sostenida, son más frecuentes en los períodos off (distonía de fin de dosis) y raramente se presentan en los períodos on. Cuando se presentan en forma bifásica tienen la característica de distonías móviles.

Se conoce como "fenómeno on-off" al cambio brusco del estado de movilidad a inmovilidad o viceversa que no depende del nivel plasmático de L-dopa y que podría ser causado por un cambio abrupto de la sensibilidad de los receptores dopaminérgicos en el estriado.

La EP tiene de por sí fluctuaciones motoras independientes de la levodopaterapia, como la cinesia y acinesia paradójicas, el beneficio por sueño, los episodios de congelamiento y el aumento de cualquier signo o síntoma con el estrés.

### Levodopa en preparados de liberación prolongada

Con el propósito de obtener niveles plasmáticos más duraderos y estables se introdujeron en el mercado 2 preparados del L-dopa de liberación prolongada: levodopa + benserazida y levodopa + carbidopa.

En el estómago se convierte en un cuerpo mucoide cuya hidratación provoca la difusión de su contenido.[62] Produce niveles plasmáticos más estables aunque el pico es menor y tarda más en ejercer su efecto. Además la biodisponibilidad se reduce por lo cual se requiere aproximadamente el doble de la dosis que con la preparación estándar. El segundo tiene aproximadamente la misma biodisponibilidad que el estándar, por lo que se debe tener en cuenta la diferencia de dosis por comprimido cuando se desea sustituir un preparado por otro. El perfil farmacocinético se ajusta perfectamente a pacientes con fluctuaciones motoras.[63]

Ambas fórmulas prolongan la acción de la levodopa y disminuyen los efectos indeseables producidos por los incrementos abruptos de sus niveles plasmáticos. Se usan por lo general asociados con los preparados convencionales en especial para tomas nocturnas y raramente para la primera toma, en la cual siempre se requiere un efecto más rápido.

### Agonistas dopaminérgicos

Son un grupo de fármacos que actúan en forma sinérgica con la L-dopa aunque difieren de ésta en múltiples aspectos; estimulan sólo ciertos receptores dopaminérgicos, son antagonistas de otros y también son activos en otras vías no dopaminérgicas (serotoninérgicas y adrenérgica).

Inicialmente fueron introducidos como una terapia complementaria a la de L-dopa para aquellos pacientes que hubieran desarrollado fluctuaciones motoras y discinesias, pero en la actualidad se piensa que es preferible administrarlos desde el inicio dado que hay evidencias que sugieren que el tratamiento combinado previene, aunque más no sea parcialmente, las complicaciones motoras características del largo plazo.[64]

El primero que se usó fue la apomorfina, que produjo un importante beneficio de los síntomas parkinsonianos en animales de experimentación[65] y en seres humanos.[66] Los efectos colaterales, en especial gastrointestinales, hicieron que rápidamente se perdiera interés en esta droga aunque en los últimos años, con el advenimiento de la domperidona –un bloqueante dopaminérgico que prácticamente no atraviesa la barrera hematoencefálica y permite eliminar las náuseas y vómitos inducidos por la apomorfina sin agravar el cuadro parkinsoniano– se renovó el interés por sus efectos beneficiosos. Se han usado diversas vías de administración, aunque la más popular ha sido la subcutánea, en aplicaciones aisladas o por medio de bombas de infusión continua.[67-69] Existe una gran variedad de agonistas dopaminérgicos (AD), pero los más usados son la bromocriptina (BRC), la lisurida y la pergolida.

## Bromocriptina

Es un derivado del ergot con potente acción agonista sobre los receptores dopaminérgicos $D_2$ y un leve efecto antagonista $D_1$. Se absorbe en el tracto gastrointestinal, se metaboliza en el hígado y tiene una vida media plasmática de más de 7 horas. Aunque su efecto beneficioso es menor que el de la L-dopa, inicialmente es posible usarla como fármaco único en dosis bajas (15-20 mg/día) pero cuando el cuadro se agrava es necesario aumentar paulatinamente la dosis y el efecto comienza a disminuir. Al cabo de 5 años de tratamiento la proporción de pacientes que pueden ser manejados sólo con BRC es mínima y se hace necesario asociar L-dopa,[70,71] con lo que se logra el máximo beneficio.[70]

Se administra sólo por vía oral y es el más usado de los AD. Su toxicidad es dosis-dependiente y llega al 36% en dosis altas, –pero se reduce a la mitad cuando se administra en dosis bajas.[72,73] Los efectos colaterales más comunes son hipotensión ortostática, náuseas y vómitos, en especial en el inicio del tratamiento. Otros efectos indeseables menos frecuentes son la exacerbación de la angina de pecho, hemorragia gástrica, hepatitis, livedo reticularis y disestesias quemantes. La exageración de la corea y las discinesias de pico de dosis pueden presentarse aunque son menos frecuentes y marcadas que con la L-dopa. Los trastornos psiquiátricos constituyen otro efecto colateral de la BRC y en ocasiones son un factor limitante para el aumento de la dosis; incluyen los terrores nocturnos, sueños vívidos, excitación, confusión, delirio y alucinaciones. Se presentan hasta en un 30% de los casos, son dosis-dependientes y más severos que los secundarios a la L-dopa.

## Lisurida

Es un derivado semisintético del ergot, agonista $D_2$ y serotoninérgico.[74] Tiene una vida media de 1,5 a 2 horas y es unas 10 veces más potente que la BRC. Como único fármaco, tiene ventajas sobre la BCR, por lo que habitualmente se la utiliza en asociación con L-dopa.[74,75] La tolerancia y los efectos colaterales no difieren de los de la BRC y la pergolida, a pesar de lo cual algún paciente en particular puede responder mejor a alguno de ellos.

## Estimulación dopaminérgica continua

Su potencia y solubilidad la hacen apta para administración intravenosa o subcutánea con bombas de infusión, para obtener niveles plasmáticos más estables y disminuir así las oscilaciones motoras características de los pacientes parkinsonianos en estadios avanzados[76-78] (figs. 14-7 y 14-8). Si bien el uso de bombas de lisurida ha mejorado a muchos pacientes, la alta tasa de complicaciones psiquiátricas ha limitado su uso.

## Pergolida

Es un derivado semisintético del ergot con propiedades agonistas $D_1$ y $D_2$, los cuales la diferencian de la BRC y la lisurida.[79] Tiene una vida media más prolongada que éstas y es unas 10 veces más potente que la BRC, pero a los efectos prácticos no tiene ventajas sobre ésta y la lisurida. Se usa asociada con la levodopa en bajas dosis con la intención de prevenir las oscilaciones motoras en el largo plazo. Los efectos tóxicos son similares a los de la BRC y además puede producir engrosamiento pleural y hepatotoxicidad.

## Anticolinérgicos

Son fármacos que poseen una acción antiparkinsoniana moderada, por lo que sólo se usan como monoterapia en estadios iniciales de la enfermedad. No está demostrado que tengan una acción selectiva sobre algún síntoma en particular,[80] pero suele insistirse en que son particularmente útiles en el tratamiento de las formas temblorosas.

Los más usados son el trihexifenidilo y el biperideno. Se postula que actuarían restituyendo el necesario equilibrio que debe existir en el es-

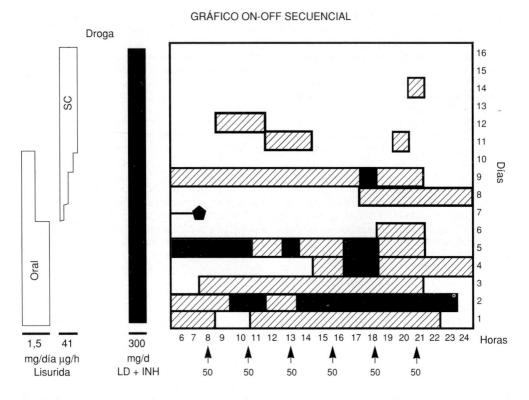

**Fig. 14-7.** En el gráfico on-off secuencial se evalúa hora a hora el estado del paciente. Los cuadrados rellenos son los períodos off, los vacíos, y los on y los rayados, y los estados intermedios. El pentágono muestra el momento en que se comienza con infusiones subcutáneas de lisurida. Se observa una franca disminución de los períodos off.

triado entre la dopamina y la acetilcolina, que está alterado en la EP a causa de la disminución del tenor dopaminérgico.[81] Es probable que éste no sea el único mecanismo de acción ya que en la EP hay muchos otros neurotransmisores alterados que probablemente desempeñan un papel en la modulación del movimiento.

Los efectos colaterales más frecuentes son sequedad de boca, constipación y retención urinaria. Los trastornos de la acomodación visual pueden presentarse cuando se usan dosis altas; están contraindicados en presencia de glaucoma y adenoma prostático.

Los trastornos cognitivos, en especial mnésicos, son frecuentes en pacientes mayores de 50 años, por lo que no es aconsejable su uso en ancianos.

Los cuadros confusionales de excitación causados por anticolinérgicos suelen revertir a las 48-72 horas de suspendido el fármaco.

### Amantadina

No ha tenido en nuestro medio la popularidad que posee en los Estados Unidos, en especial como tratamiento de inicio en la EP.

Beneficia a un 60% de los pacientes[82] en dosis de 100 mg c/8 h. Su efecto se relaciona con el aumento de la síntesis y liberación de dopamina, y con la disminución de su recaptación.[83]

Los efectos terapéuticos aparentemente no son duraderos y se requiere la asociación con levodopa. Los efectos indeseables más frecuentes son el edema en miembros inferiores y la livedo reticularis.

### Tratamiento neuroprotector

Los tratamientos anteriores pueden definirse como sintomáticos o sustitutivos, y contrastan con aquellos que tienen como objetivo preservar la viabilidad de las neuronas nigrales lentificando o deteniendo el proceso acelerado de muerte celular, por lo que se denominan genéricamente terapéutica neuroprotectora.

Lo ideal de un tratamiento de este tipo es ponerlo en práctica en poblaciones de riesgo antes que desarrollen los síntomas, ya que sabemos que cuando la EP se manifiesta clínicamente el proceso patológico está muy avanzado. Lamentablemente hasta el momento no hay marcado-

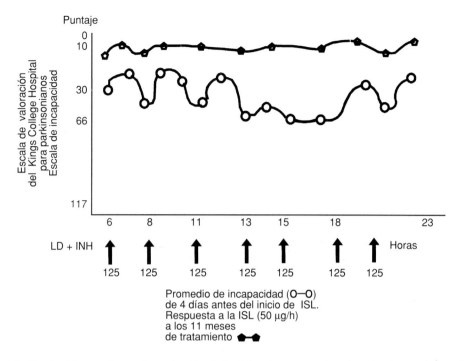

**Fig. 14-8.** En el gráfico se observa la evaluación diaria del paciente con L-dopa fraccionada, según señalan las flechas (*curva inferior*), y el cambio que se produce cuando se agregan infusiones subcutáneas de lisurida (ISL).

res biológicos que permitan detectar casos presintomáticos.

## Inhibidores de la MAO B

El MPTP necesita un proceso de oxidación para causar su efecto tóxico y producir el cuadro parkinsoniano. Dado que este paso previo y necesario puede ser bloqueado por la administración de deprenil (selegilina), se ha especulado con la posibilidad de que la EP sea causada por la exposición intermitente o continua a neurotóxicos similares al MPTP. Si esto fuera cierto, la protoxina causante de la EP también podría bloquearse con deprenil. Esto motivó un extenso estudio en Canadá y los EE. UU. denominado DATATOP[14,15] (Deprenyl and Tocopherol antioxidative therapy of Parkinsonism). Se estudiaron prospectivamente 800 pacientes con EP en estadios iniciales y fueron tratados con tocoferol, deprenil o placebo. Los tratados con deprenil tardaban significativamente más tiempo en requerir tratamiento con levodopa. Los autores concluyen que este efecto es causado por una lentificación en la progresión de la enfermedad secundaria al tratamiento de "rescate neuronal" con deprenil. Sin embargo, el efecto sintomático que también ejerce el deprenil arroja algunas dudas sobre esta hipótesis.

## Otros tratamientos médicos

Otros tipos de inhibidores de la MAO y de la COMT, inhibidores del transporte de dopamina, antioxidantes, antagonistas del glutamato y factores tróficos están siendo ensayados en la actualidad; los próximos años serán testigos de su validez o inutilidad.

## Fisioterapia

Fue ampliamente indicada antes de la era de la levodopa, pero en la actualidad sigue usándose como coadyuvante de la terapia antiparkinsoniana. Son, sin embargo, pocos los estudios efectuados que demuestran una auténtica utilidad de esta modalidad terapéutica, y en muchos casos el médico sólo recurre a ella a modo de distracción y entretenimiento del paciente abúlico o deprimido. En época reciente se ha comunicado el resultado de un estudio simple-ciego[84] que demuestra los beneficios de un curso corto de fisioterapia en pacientes con EP moderada cuyos resultados persistieron al cabo de 6 meses para luego perderse por completo.

El tratamiento físico consistió en una serie de 69 ejercicios repetidos, destinados a mejorar el rango de movimiento, balance, marcha y destreza motora fina. Los ejercicios duraban 1 hora y se efectuaban 3 veces por semana durante 4 semanas consecutivas. La bradicinesia y la rigidez parecen responder más que otros síntomas, mientras que la depresión no responde a estas medidas. Lamentablemente los pacientes no suelen tener la decisión necesaria para continuar con los ejercicios por sí solos luego de entrenados y gradualmente vuelven a su sedentarismo.

Se han intentado algunas aplicaciones para los cambios beneficiosos en el estado motor que produce la fisioterapia, incluida la redistribución sanguínea desde el aparato gastrointestinal hacia los músculos inducida por el ejercicio, pero ninguna ha sido plenamente validada.

### Tratamiento quirúrgico

Antes de la levodopa los tratamientos neuroquirúrgicos agresivos eran habituales para tratar el temblor severo y la rigidez en la EP.

En época reciente la mayor comprensión sobre el funcionamiento de los ganglios basales y el advenimiento de técnicas de microcirugía reavivaron el interés por diversas técnicas quirúrgicas.

#### Cirugía funcional

Las primeras operaciones incluían lesiones en el haz piramidal, enormes palidotomías y talamotomías para controlar el temblor.[85,86] En los últimos años se han logrado efectuar lesiones milimétricas en blancos muy precisos efectuando ablaciones estereotáxicas por radiofrecuencia, con registros electrofisiológicos precisos que incluyen procedimientos de estimulación y radiología de alta complejidad, como la tomografía computarizada y la resonancia magnética.[87]

La cirugía se reservó para pacientes con temblor especialmente unilateral, que no respondía en forma satisfactoria a la levodopaterapia. Los núcleos ventral intermedio o ventral lateral del tálamo han sido los más usados.[88,89] Con estos blancos se logra una mejoría que oscila en el 90% en el temblor y 40% en la rigidez en el hemicuerpo contralateral.[90] Lamentablemente, luego de unos años los síntomas tienden a recurrir. La estimulación del núcleo ventral intermedio del tálamo con altas frecuencias también es capaz de reducir o suprimir el temblor parkinsoniano.[91] En época reciente Laitinen[92] efectuó lesiones aisladas del pálido posteroventral demostrando que la rigidez y la hipocinesia mejoraban en el 92% de los casos, mientras que el temblor lo hacía en el 81%. Curiosamente, el 75% de los casos mostraron mejoría bilateral a pesar de que la lesión infligida fue unilateral. Lamentablemente, en el 14% de los casos

se lesionó el tracto óptico, lo que dejó como secuela una hemianopsia parcial.

#### Implantes neuronales

En los últimos años se han concentrado esfuerzos e ilusiones en la posibilidad de trasplantar células nerviosas a cerebros de pacientes parkinsonianos y revertir así el curso de la enfermedad. Los primeros intentos estuvieron dirigidos a implantes de médula suprarrenal en el núcleo caudado, pero los mínimos efectos beneficiosos, la alta morbilidad y los efectos colaterales hicieron que esta cirugía se abandonara pronto.

Basados en modelos experimentales, en especial los efectuados en monos con parkinsonismo inducido por MPTP en los cuales el implante de sustancia nigra fetal mejoraba los síntomas,[93] se iniciaron experiencias en seres humanos.[94,95]

Aparentemente la mayoría de los pacientes operados experimenta una sensible mejoría de los síntomas. Más aun, en algunos casos se ha demostrado un aumento de la transmisión dopaminérgica en relación con la mejoría clínica y en otros se observó un aumento de la captación de [$^{18}$F] fluorodopa en la tomografía por emisión de positrones (TEP) (interpretado como prueba de viabilidad del tejido implantado) que persistió hasta 12 meses.[96] En época reciente[97] se han comunicado 2 pacientes con EP progresiva implantados con tejido mesencefálico embrionario en el putamen, seguidos durante 3 años, en los cuales el beneficio clínico fue aumentando progresivamente al igual que la captación de fluorodopa en el putamen implantado; esto sugiere que el tejido trasplantado puede sobrevivir, crecer y ejercer su efecto beneficioso aun cuando la enfermedad de base siga progresando.

## Tratamiento de las fluctuaciones motoras

***Deterioro de fin de dosis.*** Se deben fraccionar las tomas en relación con el tiempo que la L-dopa tarda en actuar, la duración de su efecto en cada individuo en particular y de acuerdo con el estadio de la enfermedad. Para no aumentar demasiado la dosis se recurrirá al agregado de agonistas dopaminérgicos (bromocriptina, lisurida, pergolida, etc.). Otras formulaciones de L-dopa, como la forma dispersable, se absorben más aunque tienen vida media más corta. El agregado de deprenil puede aumentar la duración del efecto y la modificación de la dieta aumentar la absorción de algunas tomas. Por último, se puede recurrir a las infusiones continuas de agonistas dopaminérgicos como

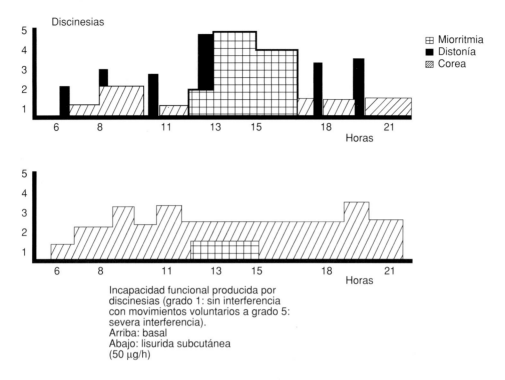

**Fig. 14-9.** En el gráfico se observan las variaciones que el cambio de esquema terapéutico produce en las discinecias antes y después del tratamiento con lisurida.

lisurida y apomorfina. La idea es mantener niveles plasmáticos más estables evitando las variaciones bruscas como las que se producen cuando el fraccionamiento es menor.

***Deterioro de fin de dosis nocturna.*** De acuerdo con la fragmentación del sueño que presente el paciente, se pueden agregar tomas nocturnas de L-dopa estándar o de liberación prolongada.

***Períodos off resistentes.*** Con frecuencia los pacientes refieren que alguna toma, en especial la del mediodía, no tiene efecto. En este caso una causa frecuente es la competencia que ejercen las dietas ricas en proteínas sobre el sistema de transporte de la L-dopa desde el tubo digestivo a la sangre y a través de la barrera hematoencefálica. Este problema puede resolverse administrando el fármaco antes de las comidas o efectuando una dieta de redistribución proteica con almuerzos con menos de 7 gramos de proteínas, administrando estas últimas en la cena.[98] En los casos de períodos off resistentes que no dependen de la dieta se aumentará la medicación y el fraccionamiento.

***Demora en la iniciación del efecto.*** La L-dopa se absorbe en el duodeno y la falta de evacuación gástrica puede demorar su efecto. Los antiácidos y la domperidona aceleran la evacuación gástrica y mejoran este problema.

***Fenómeno on-off.*** El verdadero fenómeno on-off prácticamente no tiene tratamiento. Las infusiones continuas de L-dopa IV o de agonistas dopaminérgicos mejoran el deterioro de fin de dosis que en ocasiones simula el efecto on-off.

***Congelamiento de la marcha.*** No hay tratamiento farmacológico de este síntoma, que puede llegar a ser muy embarazoso según la circunstancia de presentación, pero hay trucos muy útiles para sobrellevar el mal momento. La clave consiste en realizar una marcha que no esté automatizada, por ejemplo, levantar las rodillas bien alto y mentalmente contar uno, dos, uno, dos, etc.; o caminar hacia atrás o al costado, esto basta para desbloquear la marcha en el momento necesario.

***Discinesia de pico de dosis.*** Reemplazar parte de la dosis de L-dopa por agonistas dopaminérgicos (fig. 14-9). Usar L-dopa de liberación prolongada.

***Discinesias bifásicas.*** Se debe aumentar la dosis y fraccionarla para mantener niveles plasmáticos estables por arriba del umbral para estas discinesias. En la práctica esto muchas veces produce un estado de discinesias permanente.

***Distonías off:*** Agregar L-dopa o agonistas dopaminérgicos para provocar una mayor estimulación dopaminérgica y evitar la distonía. También se puede usar el baclofeno.

**Distonía matinal podálica.** Es una forma de distonía off que también puede responder al baclofeno.

**Mioclonías inducidas por L-dopa.** Responden a la metisergida.

**Acatisia.** Los ansiolíticos, opioides y el propranolol son útiles en su manejo.

**Hipotensión ortostática.** Es un problema difícil de solucionar. Se usan fármacos que elevan la tensión arterial y se estimula la ingestión de líquidos y sal. Se recomendará no ponerse rápidamente de pie, evitar el calor excesivo y las dietas copiosas. Dormir en posición semisentada lo que estimula la liberación de renina. El tratamiento farmacológico incluye fludrocortisona, indometacina y agonistas adrenérgicos.

## PARKINSONISMOS

Se denomina así una serie de cuadros neurológicos con síntomas similares a los de la EP pero con distinta evolución y respuesta a la L-dopa. Uno de los más frecuentes es el inducido por drogas, que se analiza en detalle en el capítulo de Movimientos anormales inducidos por drogas.

Las causas más frecuentes de parkinsonismo en el anciano se encuentran resumidas en el cuadro 14-5. A continuación se analizarán las más frecuentes.

### Atrofias multisistémicas

El término engloba a un grupo de enfermedades degenerativas del sistema nervioso, de presentación no familiar, que incluye la degeneración estrionígrica (DEN), la atrofia olivopontocerebelosa esporádica (AOPC) y el síndrome de Shy-Drager (SD).

Clínicamente estos cuadros están englobados dentro de lo que se denomina "Parkinsonismo plus".[99]

La AMS, lejos de ser infrecuente, representa el 8,4% de los casos en los bancos de cerebros de pacientes parkinsonianos, con una prevalencia entre 5 y 15/100.000.[100,101]

A pesar de que clínicamente la AOPC, la DEN y el SD son diferentes, se han encontrado casos con síntomas de superposición y anatomía patológica de AMS;[102] por otra parte, recientemente se ha descrito un marcador citológico común a los 3 cuadros: la inclusión citoplasmática oligodendroglial, que se encuentra en todos los casos de AMS.[103,104] Ésta no ha sido hallada en otros cuadros neurológicos ni en cerebros normales y se piensa

**Cuadro 14-5.** *Parkinsonismo*

*Clasificación*

**I - Idiopático (primario)**
    Enfermedad de Parkinson

**II - Sintomático (secundario)**
    a) Infeccioso/posinfeccioso
        1 - Posencefalítico (encefalitis letárgica y otras)
        2 - Encefalítico
        3 - Enfermedad de inclusión hialina neuronal intranuclear
    b) Toxinas
        Mn, CO, MPTP, cianuros, disulfuro de carbono, metanol, N-hexanos
    c) Drogas
        Ver Capítulo 16
    d) Tumoral
    e) Postraumático - hematoma subdural
    f) Metabólico

**III - Parkinsonismo plus**
    a) Parálisis supranuclear progresiva
    b) Atrofias multisistémicas
        - Degeneración estrionígrica
        - Síndrome de Shy-Drager
    c) Degeneración corticobasal
    d) Asociado a demencia
        Parkinsonismo - Demencia - Esclerosis lateral amiotrófica (GUAM)
        Enfermedad de Creutzfeld-Jakob
        Enfermedad de Alzheimer
        Hidrocefalia normotensiva
        Hidrocefalia obstructiva
    e) Trastornos genéticos
        1 - Enfermedad de Wilson*
        2 - Corea de Huntington
        3 - Neuroacantocitosis*
        4 - Enfermedad de Hallervorden-Spatz*
        5 - Parkinsonismo - demencia familiar*
        6 - Enfermedad de Joseph
        7 - Calcificación familiar de los ganglios basales
        8 - Déficit de glutamato deshidrogenasa
    f) Parkinsonismo vascular

*No se presentan en el anciano
Modificado de Fahn S. The history of Parkinsonism. Mov. Disorders 4 (Suppl 2): 10, 1989.

que son marcadores específicos y precoces de la AMS.[105]

De la misma forma que la EP responde marcadamente a la administración de L-dopa, la pobre respuesta o su ausencia es característica de la AMS, con seguridad debido a la pérdida de receptores $D_2$ postsinápticos en el putamen.[106]

### Sintomatología

El primer elemento para establecer el diagnóstico es el conocimiento acabado de los síntomas de la EP, para reconocer de esta forma los casos atípicos y evaluar los elementos a favor de una AMS.

Algunos de los elementos atípicos en la EP se señalan a continuación: caídas e inestabilidad postural temprana, rápida progresión de la sintomatología, mioclonías, respuesta aleatoria a la L-dopa, movimientos oculares alterados más que lo esperable en la EP, hipofonía o disartria severas y dolor que no cede con L-dopa o severa intolerancia a ésta. Otros rasgos infrecuentes o ausentes en la EP son el anterocollis severo, neuropatía periférica, signos cerebelosos y compromiso piramidal, aunque este último puede ser expresado sólo por el signo de Babinski, que es difícil de diferenciar del pie estriado presente en lesiones extrapiramidales.

Prácticamente todos los pacientes con AMS presentan en algún momento de su evolución hipotensión ortostática, el 89% desarrolla parkinsonismo y el 55% sintomatología cerebelosa.[107] La demencia no es una característica de la AMS, pero en ocasiones pueden sobrevenir trastornos psiquiátricos.[108]

Algunos exámenes complementarios son una ayuda valiosa para el diagnóstico; la TC y la IRM[109] ponen en evidencia la atrofia cerebelosa y la pontina (fig. 14-10). La evaluación autonómicas incluida la electromiografía de los esfínteres,[110] demuestran la falla correspondiente.

En época reciente Wenning y col.[107] revisaron una serie de 317 casos de AMS comprobada anatomopatológicamente y demostraron que la edad de comienzo promedio es de 54 años, con un rango de 31-78 años, y el promedio de supervivencia luego del comienzo de los síntomas es de 6 años. Los pacientes más jóvenes tienen una supervivencia algo mayor, al igual que aquellos con síntomas predominantemente cerebelosos.

Los síntomas más característicos forman un cuadro parkinsoniano básicamente acinético con poco temblor. Como regla general los trastornos de los reflejos posturales son precoces y se asocian con ataxia. El compromiso piramidal es en general leve y no ocasiona discapacidad. El estridor laríngeo no es frecuente pero puede ser particularmente grave además de característico de la AMS.

Los criterios diagnósticos aceptados actualmente son los de Quinn.[100,101]

Para el tipo predominantemente **parkinsoniano (DEN)**. **Posible:** cuadro parkinsoniano esporádico con pobre respuesta a la L-dopa; **probable:** igual al anterior asociado en trastornos autonómicos, cerebelosos, piramidales o trastornos del electromiograma de los esfínteres; **definitivo:** comprobación anatomopatológica.

Mientras que para el tipo **cerebeloso (AOPC)** son los siguientes. **Posible:** síndrome cerebeloso/parkinsoniano esporádico; **probable:** síndrome cerebeloso esporádico en el adulto asociado o no con parkinsonismo o signos piramidales, con falla autonómica severa y

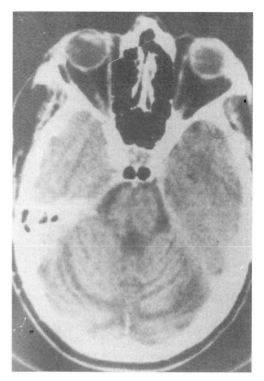

Fig. 14-10. TC cerebral que muestra una severa atrofia de tronco y cerebelo en un caso de atrofia olivopontocerebelosa.

sintomática o electromiograma patológico de los esfínteres; **definitivo:** comprobado por anatomía patológica.

### Anatomía patológica

Se caracteriza por pérdida neuronal y gliosis en el estriado, sustancia nigra, locus coeruleus, núcleos pontinos y pedúnculos cerebelosos medios, células de Purkinje, olivos inferiores y células de la columna intermedia lateral. Como se mencionara antes, las inclusiones oligodendrogliales son características.

### Tratamiento

Es sintomático. La respuesta a la L-dopa es inconsistente y por lo general potencia la hipotensión ortostática. El pronóstico es desfavorable.

## Parálisis supranuclear progresiva (PSP)

El cuadro fue reconocido inicialmente por Steele, Richardson y Olszewski;[112] en la actualidad se sabe que aproximadamente un 6% de los pacientes con parkinsonismo presentan PSP.[113]

Tiene una preponderancia masculina de 1,5/1 y los síntomas de presentación son inestabilidad postural, trastornos del habla y mnésicos, y rigidez axial.[114]

Inicialmente es difícil de diferenciar de la EP ya que comparte con ésta la rigidez, la hipomimia, la lentitud de movimientos voluntarios, la hipofonía, y la inestabilidad postural. Los elementos que ayudan al diagnóstico diferencial son ausencia de temblor de reposo y de la disfunción olfatoria característica de la EP,[115] Disartria mixta con un componente espástico, hipocinético y atáxico asociado a veces a tartamudeo y palilalia.[116] La facies, que difiere de la EP, simula cierto grado de asombro que, junto a la distonía cervical, dan al paciente un aspecto característico. Con el tiempo se desarrolla un cuadro seudobulbar y caídas frecuentes, en general hacia atrás. Los trastornos de la mirada, en especial la vertical, que da el nombre a la enfermedad, pueden ser tardíos e incluso estar presentes y desaparecer en sucesivas consultas, lo que dificulta el diagnóstico.[117,118] Los trastornos oculares más constantes son la oftalmoparesia supranuclear hacia abajo o hacia arriba, asociada con liberación de los reflejos oculocefálicos (ojos de muñeca), fijación ocular inestable con dificultad para establecer contacto ocular, movimientos sacádicos hipométricos, apraxia de la apertura palpebral y retracción palpebral.[119] Más raramente presentan los pacientes fotofobia, ojos secos, lagrimeo y oftalmoplejía internuclear.

La demencia de tipo subcortical es otro elemento importante en los estadios avanzados.

La TC[120] y las IRM muestran atrofia cerebral con compromiso mesencefálico que simula la cara del ratón Mickey (signo del ratón Mickey), mientras que los estudios con tomografía por emisión de fotones (PET) muestran un hipometabolismo[121] y reducción de los receptores $D_2$ postsinápticos en el estriado,[122] que explica, por otra parte, la respuesta inconsistente a la levodopa.

Las posibilidades terapéuticas son modestas y se basan en el tratamiento de apoyo. La metisergida,[123] que despertó expectativas importantes, no ha demostrado ser útil.

Los hallazgos neuropatológicos incluyen atrofia cerebral difusa, en especial mesencefálica, con pérdida neuronal, gliosis, degeneración granulovacuolar y neurofibrilar. Los cambios son particularmente severos en el tectum y tegmento mesencefálico, segmento interno del globo pálido, sustancia nigra, núcleos subtalámicos, vestibulares, dentado, sustancia gris periacueductal, núcleo intersticial de Cajal, pedúnculo pontino y médula espinal. Las neuronas colinérgicas del núcleo de Meynert también están comprometidas.[124,125]

## Degeneración corticobasal

Es un cuadro infrecuente, de creciente reconocimiento como una forma atípica de parkinsonismo. Fue descrita originalmente en 1968 por Rebeiz y col., quienes comunicaron 3 pacientes con sintomatología piramido-extrapiramidal asimétrica cuyo estudio necrópsico demostró una degeneración de las neuronas del área motora con grandes neuronas pálidas y compromiso de la sustancia nigra. La denominaron degeneración corticodentonígrica con acromasia neuronal.

Hace poco se han señalado las características clínicas y se ha sugerido que el cuadro no es tan infrecuente como se pensaba.

Los síntomas se instalan en forma progresiva, con compromiso de un miembro superior que adopta posturas anormales de tipo distónico, un temblor distal y, en ocasiones, mioclonías asociadas con apraxia. Ulteriormente puede haber disartria, trastornos de la marcha, demencia y trastornos oculomotores. Como característica se ha descrito la presencia de mano ajena, la cual parece tener autonomía y no depender de la voluntad del sujeto.

La TC e IRM muestran atrofia de la región frontoparietal. La respuesta a la L-dopa y a los fármacos usados en el tratamiento de las miclonías es nulo.

## Parkinsonismo vascular

El término parkinsonismo vascular o arteriosclerótico se hizo popular desde que Critchley[126] lo usó para denominar los síntomas parkinsonianos, en especial la rigidez y acinesia en pacientes que presentaban evidencia de daño vascular encefálico difuso, como secuela en general de múltiples accidentes cerebrovasculares.[127] También se usó el término "síndrome piramido-extrapiramidal vascular" para definir estos cuadros, dado que con frecuencia el compromiso excede el síntoma extrapiramidal y se observan signos piramidales, seudobulbares, cerebelosos y demencia.[128] En la actualidad el término se usa con poca frecuencia y con cautela para describir a pacientes que tienen algunos signos parkinsonianos, en especial trastornos de la marcha, amimia, bradicinesia y rigidez, pero sin temblor de reposo, y cuyos estudios por neuroimágenes muestran lesiones vasculares (por lo general compromiso de pequeños vasos) como causa probable de la sintomatología.[129]

En época reciente se comunicaron 4 pacientes con bradicinesia e hipometría secundarias a un infarto en el territorio de la arteria cerebral anterior.[130] Los síntomas simulaban claramente un cuadro parkinsoniano y la respuesta a la L-dopa fue pobre. El interés de estos casos radica en la importancia del compromiso del área motora suplementaria, que aparentemente es la más comprometida en la ruptura nigroestriada-talámica que se produce en la EP.

En un estudio anatomopatológico de 100 pacientes con EP, 17 presentaban lesiones vasculares en el encéfalo y en 6 de ellas eran de suficiente magnitud como para pensar que eran la causa de un cuadro demencial.[131]

Recientemente[132] se publicó un interesante estudio clínico sobre 250 casos de pacientes con parkinsonismos en el que luego de excluir las causas habituales de mala respuesta a la L-dopa se encontró que en el 44% de los casos tenían lesiones vasculares que justificaban el parkinsonismo. Se enfatiza aquí que en ningún caso se observó temblor de reposo, pero se debe recordar que éste también está ausente en el 23% de los pacientes con EP.[131]

El curso del parkinsonismo vascular puede ser espontáneamente regresivo y la respuesta a la L-dopa poco consistente.

La posibilidad de que los trastornos vasculares puedan ser causa predisponente para la aparición del parkinsonismo también ha sido sugerida por estudios que demostraron mayor incidencia de este cuadro en pacientes con ataques isquémicos transitorios[133] que en la población general.

## BIBLIOGRAFÍA

1. Parkinson J. An Essay on the Shaking palsy. London, Sherwood, Neely, and Jones, 1817.
2. Brissaud E. Lecons sur les maladies nerveuses. Masson, París, 1925.
3. Tretriakoff C. Contribution a l'étude de l'anatomie du locus niger. Rev Neurologique, 37:592-608, 1921.
4. Foix MC, Nicolesco J. Les noyaux gris centraux et la region mesencephalo-sous optique. Masson, París, 1925.
5. Gowers WR. A manual of diseases of the Nervous System. J and A, Churchill, Londres, 1886.
6. Greenfield JG, Bosanquet FD. The Brainstem lesions in Parkinsonism. J Neurol Neurosurg Psychiatry, 16:213-226, 1953.
7. Hoehn MM, Yahr MD. Parkinsonism: onset, progression and mortality. Neurology, 17:427-442, 1967.
8. Ehringer H, Hornykiewicz O. Verteilung von noradrenalin und dopamin im gehirm des menschen und ihr verhahen be: Erkrnkungen des extrapyramidalen systems. Klin Wschr, 38:1236-1239, 1960.
9. Birkmayer W, Hornykiewicz O. Der L-dioxyphenylalanin (= L-dopa) effekt beim Parkinson-syndrome des menschen: Zur pathogenese and behanlung der Parkinson. Akinen, Neurologic, 203:560-574, 1962.
10. Barbeau A. The pathogenesis of Parkinson's disease: a new hypothesis. Canad Med Assoc J, 87:802-807, 1962.
11. Cotzias GC, Van Woeri MH, Schiffer LM. Aromatic aminoacids and modification of parkinsonism. N Engl J Med, 276:374-379, 1967.
12. Bartholini G, Burkhard WP, Pletscher A, et al. Nature (Londres), 215:852, 1967.
13. Calve DB, Teychenne PF, Claveria LE, Eastman R, Greenacre JK, Petrie A. Bromocriptine in Parkinsonism. Brit Med J, 4:442-444, 1974.
14. Parkinson Study Group. Effect of Deprenyl on the progression of disability in early Parkinson's disease. N Engl J Med, 321:1364-1371, 1989.
15. Parkinson Study Group. Effects of Tocopherol and Deprenyl on the progression of disability in early Parkinson's disease. N Engl J Med, 328:1-21, 1993.
16. Kurtzke JE. The current neurologic burden of illness and injury in the United States. Neurology, 32:1207-1214, 1982.
17. Morgante L, Rocca WA, Di Rosa AE, et al. Prevalence of Parkinson's disease and other types of parkinsonism: A door-to-door survey in three Sicilian municipalities. Neurology, 42:1901-1907, 1992.
18. Caradoc Davies TH, Weatherall M, Dixon GS, et al. Is the prevalence of Parkinson's disease in New Zealand really changing? Acta Neurol Scand, 86:40-44, 1992.
19. Okada K, Kobayashi S, Tsunematsu T. Prevalence of Parkinson's disease in Izumo City, Japan. Gerontology, 36:340-344, 1990.
20. Tanner CM. Epidemiology of Parkinson's disease. Neurol Clin, 10:317-329, 1992.
21. Kessler I. Epidemiologic studies of Parkinson's disease. III A comunity bases survey. Am J Epidemiol, 9:242-254, 1972.
22. Reef HE. Prevalence of Parkinson's disease in a multiracial comunity. En: Hartog Jager WA, Bruyn GW, Heijstee APY (Eds.), 11th World Congress of Neurology, Amsterdam, Excerpta Medic, 1977.
23. Mayeux R, Denaro J, Hemenegildo N, et al. A population-based investigation of Parkinson's disease with and without dementia: Relationship to age and gender. Arch Neurol, 49:492-497, 1992.
24. Blin J, Dubois B, Bonnert AM, et al. Does ageing aggravate Parkinsonian disability? J Neurol Neurosurg Psychiatry, 54:780-782, 1991.
25. Hoehn MM. The natural history of Parkinson's disease in the pre-levodopa and post-levodopa eras. Neurol Clin, 10:331-339, 1992.
26. Chio A, Magnani C, Tolardo G, Schiffer D. Parkinson's disease mortality in Italy, 1951 through 1987: Analysis of an increasing trend. Arch Neurol, 50:149-153, 1993.
27. Flowers KA. Visual "closed loop" characteristics of voluntary movement in patients with parkinsonism and intention tremor. Brain, 99:269-310, 1976.
28. Day BL, Dick JPR, Marsden CD. Patients with Parkinson's disease can employ a predictive motor strategy. J Neurol Neurosurg Psiquiatry, 47:1299-1306, 1984.
29. Lee RG, Tatton WG. Motor responses to sudden limb displacements in primates with specific CNS lesions and in human patients with motor system disorders. Can J Neurol Sci, 2:285-293, 1975.
30. Marsden CD. Defects of movment in Parkinson's disease. *En*: Delwaide PJ, Agnoli A. (Eds.) Restorative neurology, V 2: Clinical Neurophysiology in Parkinsonism. Amsterdam Elsevier, págs. 107-115, 1985.
32. Marder K, Leung D, tang M, et al. Are demented patients with Parkinson's disease accurately reflected in prevalence surveys? A survival analysis. Neurology, 41:1240-1244, 1991.
33. Mansen L, Salmon D, Galasko D, et al. The Lewy body variant of Alzheimer's disease. A clinical and pathologic entity. Neurology, 40:1-7, 1990.
34. Starkstein SE, Preziosi TJ, Forrester AN, Robinson RG. Specificity of affective andautonomic symptoms of depression in idiopathic Parkinson's disease. J Neurol Neurosurg Psychiatry, 53:869-873, 1990.
35. Dooneief G, Mirabello E, Bell K, Marder K, Stern Y, Mayeux R. An estimate of the incidence of depres-

36. Starkstein SE, Preziosi TS, Bolduc PL, Robinson RG. Depression in Parkinson's disease. J Nerv Ment Dis, 178:27-34, 1990.
37. Starkstein SE, Balduc PL, Mayberg HS, Preziosi TJ, Robinson RG. Cognitive impairments and depression in Parkinson's disease: a follow-up study. J Neurol Neurosurg Psychiatry, 53:597-602, 1990.
38. Sano M, Stern Y, Williams J, Cote L, Rosenstein R, Mayeux R. Coexisting dementia and depression in Parkinson's disease. Arch Neurol, 46:1284-1287, 1989.
39. Mayeux R, Stern Y, Cote L, Williams JBW. Altered serotonin metabolism in depressed patients with Parkinson's disease. Neurology, 34:642-646, 1984.
40. Mayeux R, Stern Y, Williams JBW. Clinical and biochemical features of depression in Parkinson's disease. Am J Psychiatry, 143:756-759, 1986.
41. Schiffer RB, Kurlan R, Rubin A, Boer S. Parkinson's disease and depression: evidence for an atipical affective disorder. Am J Psychiatry, 145:1020-1022, 1988.
42. Mayeux R. A current analysis of behavioural problems in patients with idiopathic Parkinson's disease. Mov Dis, 4 (suppl 1):548-556, 1989.
43. Boyd JH, Weissman MM. Epidemiology of affective disorders. Arch Gen Psychiatry, 49:381-389, 1981.
44. Alvord E (Jr.), Forno LS. Pathology. En: Handbook of Parkinson's disease. Koller WC Editor. Marcel Dekker. Nueva York, 1987, págs. 209-236.
45. Oppenheimer DR. Diseases of the basal ganglia, cerebellum and motor neurons. En: Adams JH, Corsellis JAN, Duchen IW (Eds.). Greenfield's Neuropathology, 4ª Edición, Nueva York, Willey, 1984, págs. 699-747.
46. Hughes AJ, Daniel E, Kilford L, Lees A. Accuracy of clinical diagnosis of idiopathic Parkinson's disease: a clinico-pathological study of 100 cases. J Neurol Neurosurg Psychiatry, 55:181-184, 1992.
47. Kuljis RO, Martin-Vasallo P, Peres NS. Lewy bodies in tyrosine hydroxilase-synthesing neurons of the human cerebral cortex. Neuroscience Letters, 106:49-54, 1989.
48. Gib WRG. The neuropathology of Parkinsonian disorders. En: Parkinson's disease and Movement Disorders. Jankovic J y Tolosa E. (Eds.). 2ª Edición, Williams and Wilkins, 1993, págs. 253-270.
49. Fearnley JM, Lees AJ. Aging and IP: substantia nigra regional selectivity. Brain, 114:2283-2301, 1991.
50. Kish SJ, Shannak K, Rajput A, et al. Aging produces an specific pattern of striatal dopamine loss: implications for the etiology of idiopathic parkinsonism Neurochem 58:642-648, 1992.
51. Langston JW, Irwin I. Pyridine toxins. En: Calne DB (Ed.). Drugs for the treatment of Parkinson's disease. Heidelberg. Springer-Verlag, págs. 205-226, 1989.
52. Youdim MBH, Ben-Shachar D, Eshel G, Finberg JPM, Riederer P. The neurotoxicity of iron and nitric oxide. Relevance to the etiology of Parkinson's disease. En: Narabayashi H, Nagatsu T, Yanagisawa T, Mizuno Y (Eds.) Advances in Neurology, V 60.Parkinson's disease: from basic research to treatment. Nueva York, Raven Press, págs. 259-266, 1993.
53. Zhang Y, Marcillat O, Giulivi C, et al. The oxidative inactivation of mitochondrial electron transport chain components and ATP. J Biol Chem, 265:16330-16336, 1990.
54. Duvoisin RC, Yahr MD. Encephalitis and parkinsonism. Arch Neurol, 12:227-237, 1965.
55. Koller WC, Wong GF, Lang A. Postraumatic movement disorders: a review. Mov Dis, 4:20-36, 1989.
56. Bhatt MH, Obeso JA, Marsden CD. Time course of postanoxic akinetic, rigid and dystonic syndromes. Neurology, 43:314-317, 1993.

sion in idiopathicParkinson's disease. Arch Neurol, 49:305-307, 1992.

57. Vingerhoets FJG, Snow BJ, Langston JW, Tetrud JM, Schulzer M, Calne DB. Evolution of subclinical dopaminergic lesions in MPTP exposed humans [abstract]. Neurology, 43 (suppl 2):17389, 1993.
58. Calne DB. Is idiopathic parkinsonism the consequence of and event or a process. Neurology, 44:5-10, 1994.
59. Muenter MD. Pharmacotherapy: problems and practices. Clin Neuropharmacol, 9 (suppl 1):523-527, 1986.
60. Bergman KJ, Mendoza MR, Yahr MD. Parkinson's disease and long-term levodopa therapy. Adv Neurol, 45:463-467, 1986.
61. Marsden CD, Parkes JD, Quinn N. Fluctuations of disability in Parkinson's disease: Clinical aspects. En: Marsden CD, Fahn S (Eds.). Movement Disorders, Boston, Butterworth's, págs. 96-122, 1982.
62. Erni W, Held K. The hydrodynamically balanced system: a novel principle of controlled release drug. Eur Neurol, 27 (suppl 1):21-27, 1987.
63. Wilding IR, Hardy JG, Davis SS, et al. Characterization of the in vivo behaviour of a controlled-release formulation of levodopa (Sinemet CR). Clin Neuropharmacol, 14:305-321, 1991.
64. Goetz CG. Dopaminergic agonists in the treatment of Parkinson's disease. Neurology, 40 (suppl 3):50-54, 1990.
65. Schwab RS, Amador LU, Lettuin LY. Apomorphine in Parkinson's disease. Trans Am Neurol Assoc, 76:251-2253, 1951.
66. Anden NE, Rubenson A, Fuxe K. Evidence for dopamine receptor stimulation. J Pharm Pharmacol, 19:627-629, 1967.
67. Stibe CM, Lees AJ, Kempster PA, et al. Subcutaneous apomorphine in parkinsonian ON-OFF fluctuations. Lancet, 1:403-406, 1988.
68. Stibe CM, Lees AJ, Stern G. Subcutaneous infusion of apomorphine and lisuride in the treatment of Parkinsonian ON-OFF fluctuations. Lancet, 1:871, 1987.
69. Hughes AJ, Lees AJ, Stern GM. Apomorphine in the diagnosis and treatment of parkinsonian tremor. Clin Neuropharmacol, 13:312-317, 1990.
70. Rinne UK. Combined bromocriptine-levodopa therapy early in Parkinson's disease. Neurology, 35:1196-1198, 1985.
71. Rinne UK. Dopamine agonists as primary treatment in Parkinson's disease. En: Advances in Neurology. Yahr MD y Bermann KJ (Eds.). Nueva York, Raven Press, págs. 519-523, 1986.
72. Liberman AN, Neophytides A, Leibowitz M y col. Comparative efficacy of perg and BCR in patients with advances Parkinson's disease. Adv Neurol, 37:95-108, 1983.
73. Hoehn MM, Elton RL. Low dosages of BCR added to levodopa in Parkinson's disease. Neurology, 35:199-206, 1985.
74. Lees AJ, Stern GM. Pergolide and lisuride for levodopa-induced oscillations. Lancet, 2:577, 1981.
75. Le Witt PA, Gopinathan G, Ward CD, et al. Lisuride versus bromocriptine treatment in Parkinson's disease. A double-blind study. Neurology, 32:69-72, 1982.
76. Obeso JA, Luquin MR, Vaamonde J, et al. Subcutaneous administration of lisuride in the treatment of complex motor fluctuations in Parkinson's disease. J Neural Transm, 27 (suppl):17-25, 1988.
77. Fernández Pardal MM, Micheli F, Gatto M, Pérez y González N. Treatment of Parkinson's disease with subcutaneous lisuride infusions. J Neural Transm, 27 (suppl):85-90, 1988.
78. Micheli F, Fernández Pardal M, Gatto M, Giannaula R, Casas Parera I. The subcutaneous route in the treatment of Parkinson's disease. Functional Neurol, 41 (suppl):67-74, 1990.

79. Tanner CM, Goetz GG, Glantz RH, et al. Perg mesylated and idiopathic Parkinson's disease. Neurology, 32:1175-1179, 1982.
80. Strang RR. Kemadrin in the reatment of parkinsonism: a double blind and one year followup study. Curr Med Drugs, 5:27-32, 1965.
81. Barbeau A. The pathogenesis of Parkinson's disease. A new hypothesis. Can Med Assoc, J 87:802-807, 1962.
82. Fahn S, Isgreen W. Long-term evaluation of amantadine and levodopa combination in parkinsonism by double-blind crossover analyses. Neurology, 25:695-700, 1985.
83. Von Voigtlander PF, Moore KE. Dopamine: release from the brain "in vivo" by amantadine. Science, 174:408-410, 1971.
84. Physical therapy and Parkinson's disease. A controlled clinical trial. Comella CL, Stebbins GT, Brown-Toms N, Goetz CG. Neurology, 44:376-378, 1994.
85. Cooper IS. Surgical treatment of Parkinsonism. Annu Rev Med, 16:309-330, 1965.
86. Selby G. Stereotactic surgery for the relief of Parkinson's disease. A critical review. J Neurol Sci, 5:315-342, 1967.
87. Birk P, Struppler A. Functional neuroanatomy of the target area for the treatment of pathological tremor: an electrophysiological approach. Proceedings of the microelectrode meeting Evian-Les-Bains. September 1987. Sterotact Funct Neurosurg, 52:164-170, 1989.
88. Tasker RR, Siqueira, J, Hawrylyshyn P, Organ LW. What happened to VIM thalamotomy for Parkinson's disease. Applied Neurophysiology, 46:68-83, 1983.
89. Fox MW, Ahlskog JR, Kelly PJ. Stereotactic ventrolateralis thalamotomy for medically refractor tremor in post-levodopa era in Parkinson's disease patients. J Neurosurg, 75:723-730, 1991.
90. Tasker RR. Tremor of Parkinsonism and stereotactic thalamotomy. Mayo Clin Proc, 62:736-739, 1987.
91. Benabid AL, Pollak P, Gervason C y col. Long-term suppression of tremor by chronic stimulation of the ventral intermediate thalamic nucleus. Lancet, 337:403-406, 1991.
92. Laitinen LV, Bergenheim A, Hariz MI. Leksell's posteroventral pallidotomy in the treatment of Parkinson's disease. J Neurosurg, 76:53-61, 1992.
93. Dunnett SB, Annet LE. Nigral transplants in primate models of parkinsonism. En: Lindevall O, Bjorklung A, Widner H. (Eds.) Intracerebral transplantation in movement disorders. Experimental basis and clinical experiences. Restorative Neurology V 4. Amsterdam, Elsevier Science Publishers, 27-50, 1991.
94. Lindvall O, Widner H, Rehncrona S, et al. Transplantation of fetal dopamine neurons in Parkinson's disease: one year clinical and neurophysiological observations in two patients with putaminal implants. Ann Neurol, 31:155-165, 1992.
95. Madrazo I, Franco-Bourland R, Ostrosky-Solis F, et al. Fetal Homotransplants (ventral mesencephalon and adrenal tissue) to the striatum of parkinsonian subjects. Arch Neurol, 47:1284-1285, 1990.
96. Widner H, Tetrud J, Rehncrona S y col. Bilateral fetal mesencephalic grafting in two patients with parkinsonism induced by l-methyl-4-phenyl-1,2,3,6 tetrahydrophyridine (MTPT). N Engl J Med, 327:1556-1563, 1992.
97. Lindvall O, Sawle G, Widner H, et al. Evidence for long-term survival and function of dopaminergic grafts in progressive Parkinson's disease. Ann Neurol, 35:172-180, 1994.
98. Karstaedt PJ, Pincus JH. Protein redistribution diet remains effective in patients with fluctuation parkinsonism. Arch Neurol, 49:149-151, 1992.
99. Stacy M, Jankovic J. Differential diagnosis of Parkinson's disease and the parkinsonism plus syndromes. Neurologic Clinics, Parkinson's disease. Cedarbaum JM, Gancher ST (Eds.) 10:2;341-359, W B Saunder, Co; 1992.
100. Quinn N. Multiple system atrophy. En: Marsden CD, Fahn S (Eds.) BIMR Neurology 12. Movement Disorders, págs. 262-281, 1994.
101. Quinn N. Multiple system atrophy. The nature of the beast. J Neurol Neurosurg Psychiatry 55:78-79, 1989.
102. Graham JG, Oppenheimer DR. Orthostatic hypotension and nicotine sensitivity in a case of multiple system atrophy. J Neurol, Neurosurg Psychiatry, 32:28-34, 1969.
103. Papp MI, Kahn JE, Lantos PL. Glial cytoplasmatic inclusions in the CMS of patients with multiple system atrophy (striatonigral degeneration, olivopontocerebellar atrophy and Shy-Drager syndrome). J Neurol Sciences 94:79-100, 1989.
104. Costa C, Duyckaerts C, Cervera P, Hauw JJ. Les inclusions oligodendroliales, un marqueur des atrophies multisystematisees. Rev Neurologique, 148:274-280, 1992.
105. Costa C, Duyckaerts C. Oligodendroglial and neuronal inclusions in multiple system atrophy. Curr Opin Neurol, 6:865-871, 1993.
106. Churchyyard A, Donnan GA, Hughes A, Howells DW, Woodhouse D, et al. Dopa resistance in multiple-system atrophy: loss of postsynaptic D2 receptors. Ann Neurol, 34:219-226, 1993.
107. Wenning GK, Smith E, Daniel SE, Quinn NP. MSA: A review of 317 pathologically proven cases. Neurology, 44 (suppl 2):370, 1994.
108. Parsa MA, Simon M, Dubron C, et al. Psychiatric manifestations of olivo-ponto-cerebellar atrophy and treatment with clozapine. Int J Psychiatry Med, 23:149-156, 1993.
109. Fulham MJ, Dubinsky RM, Polinsky RJ, et al. Computed tomography, magnetic resonance imaging and positron emission tomography with [18F] fluorodeoxyglucose in multiple system atrphy and pure autonomic failure. Clin Autonom Research, 1:27-32, 1991.
110. Eardley I, Fowler CJ. Urethral sphincter electromyography. Int Urogynecol J, 4:282-286, 1993.
111. Fahn S. The history of Parkinsonism. Mov Dis, 4 (Suppl 2):10, 1989.
112. Steele JC, Richardson JC, Olszewski J. Progressive supranuclear palsy: a heterogeneous degeneration involving the brain stem, basal ganglia and cerebellum with vertical gaze and pseudobulbar palsy, nuchal dystonia and dementia. Arch Neurol, 10:333-339, 1964.
113. Jankovic J. Parkinsonism-plus syndromes. Mov Dis, 4:S95-119, 1989.
114. Jackson JA, Jankovic J, Ford J. Progressive supranuclear palsy: clinical features and response to treatment in 16 patients. Ann Neurol, 13:273-278, 1983.
115. Doty RL, Golbe L, Mc Keown DA, Stern MB, Lehrach CM, Crawford D. Olfatory testing differentiates between progressive supranuclear palsy and idiopathic Parkinson's disease. Neurology, 43:962-965, 1993.
116. Kluin KJ, Foster NLO, Berent S, Gilman S. Perceptual analysis of speech disorders in progressive supranuclear palsy. Neurology, 43:563-566, 1993.
117. Nuwer MR. Progressive supranuclear palsy despite normal eye movements. Arch Neurol, 38:784, 1981.
118. Takeuchi T, Shibayama H, Iwai K, et al. Progressive supranuclear palsy with underspread cerebral lesions. Clin Neuropathol, 11:304-312, 1992.
119. Friedman DI, Jankovic, Mc Crary JA. Neuro-ophthalmic findings in progressive supranuclear palsy. J Clin Neuro Ophthalmol, 12:104-109, 1992.
120. Schonfeld SM, Golbe LI, Sage JI, et al. Computer tomographic findings in progressive supranuclear

palsy: correlation with clinical grade. Mov Dis, 2:263-278, 1987.
121. D'Antona R, Baron JC, Samson Y, Serday M, et al. Subcortical dementia. Frontal cortex hypometabolism detected by positron emision tomography in patients with progressive supranuclear palsy. Brain, 108:785-799, 1985.
122. Baron JC, Maziere B, Loch C, et al. Loss of striatal (76Br) bromospiperone binding sites demonstrated by positron tomography in progressive supranuclear palsy. J Cereb Blood Flow Metab, 6:131-136, 1986.
123. Rafal RD, Grimm RJ. Progressive supranuclear palsy: functional analysis of the response to methysergide and antiparkinsonian agents. Neurology, 31:1507-1518, 1981.
124. Fukushima-Kudo J, Fukushima K, Tashiro K. TT Rigidity and dorsiflexion of the neck in progressive supranuclear palsy and the interstitial nucleus of Cajal. J Neurol Neurosurg Psychiatry, 50:1197-1203, 1987.
125. Zweig RM, Whitehouse PJ, Casanove MF, et al. Loss of pedunculopontine neurons in progressive supranuclear palsy. Ann Neurol, 22:18-25, 1987.
126. Critchley M. Arteriosclerotic parkinsonism. Brain, 52:23-83, 1929.
127. Eadi MJ, Sutherland JM. Arteriosclerosis in Parkinsonism. J Neurol Neurosurg Psychiatry, 27:237-240, 1964.
128. Parkes JD, Marsden CD, Rees JE, et al. Parkinson's disease, cerebral arteriosclerosis and senile dementia. Q J Med, 93:49-61, 1974.
129. Tolosa E, Santamaría J. Parkinsonism and basal ganglia infarcts. Neurology, 34:1516-1518, 1984.
130. Nagaratnam N, Nagaratnam AK. Parkinsonian syndrome following anterior cerebral artery infarction. Eur J Intern Med, 3/4:345-350, 1992.
131. Hughes AJ, Daniel SE, Blankson S, Lees AJ. A clinicopathologic study of 100 cases of Parkinson's disease. Arch Neurol, 50/2:140-148, 1993.
132. Chang CM, Yu YL, NG HK, Leung SY, Fong KY. Vascular pseudoparkinsonism. Acta Neurol Scand, 86/6:588-592, 1992.
133. Herkovits E, Micheli F, Fernández Pardal MM y col. Development of Parkinsonism after transient ischemic attacks. Medicina (Bs. As.), 49:573-576, 1989.

# OTROS MOVIMIENTOS ANORMALES

F. Micheli y M. Fernández Pardal

## TEMBLOR

Es sin duda un signo neurológico que motiva consultas frecuentes en el anciano. Las causas son muy variadas y la respuesta terapéutica en gran medida está alejada de la exactitud diagnóstica (véase cuadro 15-1).

El temblor se define como una oscilación rítmica de un segmento corporal causada por contracciones alternantes o sincrónicas (cocontracciones) de músculos antagonistas.

A pesar de que la frecuencia está dada por períodos fijos de contracción, clínicamente esto puede no resultar evidente debido a la asimetría de la amplitud entre las distintas contracciones.

La clasificación semiológica del temblor se hace en relación con el tipo de situación en la cual se desencadena.

**Temblor de reposo:** se produce con el segmento corporal en reposo y es característico del temblor parkinsoniano.

**Temblor postural:** se observa por ejemplo al mantener extendidos los miembros superiores y es típico del temblor esencial.

**Temblor intencional o cinético:** se pone en evidencia al pedirle al paciente que ejecute algún movimiento, como por ejemplo tocarse la punta de la nariz.

Más infrecuentes son los temblores que aparecen con una acción específica (similar a lo que pasa con algunas distonías) como por ejemplo al escribir o al pararse (temblor ortostático).

## Temblor esencial (TE)

También denominado benigno o familiar, constituye uno de los movimientos anormales y

**Cuadro 15-1.** *Clasificación del temblor. Modificado de Weiner y Lang, 1989[1]*

**Temblor de reposo**
 - Enfermedad de Parkinson
 - Parkinsonismos
 - Temblor mesencefálico
 - Enfermedad de Wilson
 - Temblor esencial (sólo severo y no postural)

**Temblor postural y de acción**
 - Temblor fisiológico
 - Temblor fisiológico exagerado por las siguientes causas:
   a) estrés, cansancio, ansiedad
   b) endocrinopatías: hipoglucemia, tirotóxicas, geocromocitosis, corticosteroides
   c) drogas y tóxicos
 - Temblor esencial (fig. 15-1)
 - Temblor primario de la escritura (fig. 15-2)
 - Asociado a otros trastornos del SNC:
   a) Enfermedad de Parkinson
   b) Parkinsonismos
   c) Distonía idiopática
 - Asociado a neuropatías periféricas:
   a) Charcot-Marie-Tooth
   b) Otras neuropatías, especialmente con disgammaglobulinemia
 - Temblor cerebeloso

**Temblor cinético (intencional)**
 - Lesiones cerebelosas (núcleo dentado y pedúnculo cerebeloso superior): esclerosis múltiple, traumatismos, tumores, lesiones vasculares, enfermedad de Wilson, degeneración hepatocerebral, drogas y toxinas (mercurio).

**Otros movimientos rítmicos**
 - Temblor psicógeno
 - Temblor ortostático
 - Temblor distónico (miorritmia)
 - Mioclonías velopalatinas
 - Mioclono oscilatorio
 - Asterixis
 - Epilepsia parcial continua
 - Temblor mentoniano hereditario
 - Nistagmo

motivo de consulta neurológica más frecuentes en el anciano. Cuando se presenta en edades avanzadas se denomina temblor senil.

Se hace evidente al mantener una postura pero desaparece durante el reposo y el movimiento, aunque es posible que reaparezca al fin de una acción determinada. Su prevalencia en individuos mayores de 40 años es de 0,4-5,6%[2] y asciende al 14% en los mayores de 65 años; en algunas series es el movimiento anormal más frecuente en el anciano.[3] Aun en las estimaciones más conservadoras es mucho más frecuente que la enfermedad de Parkinson, con la cual se confunde con frecuencia.

El TE comienza en forma asimétrica o unilateral para progresar lentamente a la forma bilateral. Compromete las manos en el 90% de los casos, la cabeza (temblor cefálico) en el 50%, las cuerdas vocales en el 30% y el mentón y miembros inferiores en el 15%.[4]

Su severidad es variable pero en algunos casos puede ser incapacitante, por lo que el término benigno es poco apropiado. Se han publicado casos en los cuales el error diagnóstico pudo haber tenido consecuencias trágicas como en el paciente de Izquierdo Alonso y col.,[5] en quien produjo obstrucciones de la vía aérea superior que fueron mal interpretadas como crisis de asma bronquial y, en consecuencia, se lo privó del tratamiento con propranolol. Los pacientes con TE tienen una historia familiar positiva en un 50% de los casos,[6] y heredan el cuadro en forma autosómica dominante.

## Clasificación

Dado que no hay acuerdo sobre si el TE es una entidad única o un grupo heterogéneo de enfermedades con expresión clínica semejante, todo intento de encasillamiento es provisorio. La clasificación más usada en la actualidad es la de Marsden y col.,[7] quienes subdividen al TE en cuatro grupos, todos ellos con la característica de ser posturales:

*Tipo I:* es el temblor fisiológico aumentado a causa de la exageración del reflejo de estiramiento. Tiene una frecuencia de 8-12 Hz y se manifiesta en los miembros superiores. La ansiedad, el alcohol, el hipertiroidismo y algunas drogas pueden provocarlo.

*Tipo II:* denominado TE patológico benigno, depende probablemente de un oscilador central. Tiene una frecuencia de 5-7 Hz y se manifiesta en los miembros superiores y, en menor medida, en la cabeza y miembros inferiores (fig. 15-1).

*Tipo III:* TE patológico severo, probablemente causado también por un oscilador central. Tiene una frecuencia de 4-6 Hz pero mucho mayor amplitud, aunque compromete menos la cabeza y las piernas.

*Tipo IV:* o TE sintomático. Tiene causas muy variadas y se asocia con neuropatías periféricas, distonía de torsión y enfermedad de Parkinson (componente postural del temblor). Su frecuencia oscila entre 5 y 9 Hz.

Los TE tipo II, III y IV pueden ser familiares o esporádicos, mientras que el tipo I es esporádico.

La fisiopatología del TE es poco clara y los escasos estudios anatomopatológicos[8] no han podido demostrar lesiones que pudieran ser las responsables del cuadro clínico.

## *Tratamiento*

### *Fenobarbital y primidona*

El tratamiento generalmente se inicia con 100 mg de fenobarbital administrados en una

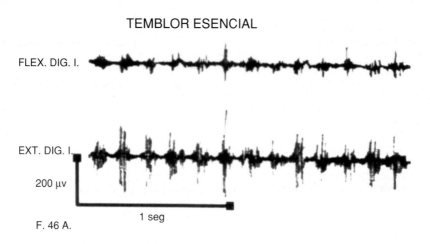

**Fig. 15-1.** Registro electromiográfico de músculos antagonistas del antebrazo, que muestra cocontracciones a 6 Hz en un caso de temblor esencial.

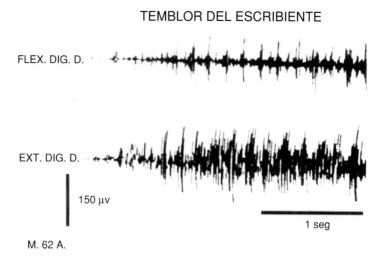

**Fig. 15-2.** Electromiografía en el momento en que un paciente intenta escribir, que muestra la aparición de descargas rítmicas.

sola toma nocturna. Luego de 10 días de tratamiento y sólo cuando la respuesta no es satisfactoria, se cambia el fenobarbital por primidona en dosis crecientes que, según la respuesta, pueden llegar a los 750 mg. El fenobarbital tiene una eficaz acción antitremorogénica en ensayos contra placebo[9] y aunque tal vez es menos eficaz que la primidona,[10] es mejor tolerada que esta última.

*Propranolol*

Fue ensayado en el TE luego de descubrirse su acción terapéutica en el control del temblor causado por la adrenalina.[11] Es factible que su efecto esté mediado por su acción bloqueante $\beta_2$ periférica, aunque la estimulación $\beta_1$ probablemente también contribuye en su utilidad. Las dosis necesarias para mejorar el temblor son en general mayores que 120 mg y el uso concomitante de fenobarbital o primidona potencia su efecto. El propranolol puede ser utilizado en una toma única para disminuir el temblor durante 1 a 3 horas.

*Alcohol*

Muchos pacientes refieren un alivio importante del temblor al ingerir dosis bajas de alcohol. Este efecto, que también se da en algunos otros movimientos anormales, no es útil desde el punto de vista terapéutico por los peligros de toxicidad y adicción al alcohol, pero ha sido considerado por algunos como una prueba diagnóstica.

*Otras drogas*

En ocasiones las benzodiazepinas como el diazepam y el clonazepam son útiles, en especial en aquellos pacientes en quienes el estrés o la ansiedad desempeñan un papel fundamental.

En época reciente se ha descrito la reducción del TE por la clozapina,[12] un neuroléptico atípico que prácticamente no produce efectos extrapiramidales pero que provoca trastornos hemáticos serios en una reducida proporción de pacientes.

## DISTONÍAS

En orden de frecuencia las distonías ocupan el tercer lugar luego del temblor esencial (muchas veces confundido con la enfermedad de Parkinson) y la enfermedad de Parkinson y cuadros afines (parkinsonismos).

Clínicamente se caracteriza por contracciones musculares, sostenidas en el tiempo, que producen movimientos lentos o posturas anormales con características grotescas.[13] Desde que se reconoció la existencia de la distonía hay una marcada controversia sobre su origen, psicológico o neurológico. Hasta no hace muchos años la gran mayoría de los pacientes eran orientados hacia psiquiatras o psicólogos para su atención y sólo recientemente se ha reconocido el origen orgánico que produce el trastorno en el control motor. En una cuarta parte de los casos se identifica la causa, mientras que en el resto la herencia juega un papel importante.

La prevalencia en los Estados Unidos ha sido estimada en 34/100.000 para las distonías generalizadas y 29,5/100.000 para las focales.[14] Se ha comunicado que algunos grupos raciales, como los judíos ashkenazis que viven en Israel, tienen una prevalencia mayor de distonía generalizada que llegaría hasta un 68/100.000.[15]

A pesar de los avances importantes que en los últimos años se han logrado en el reconocimiento y tratamiento de las distonías, su causa no es plenamente conocida y por esta razón su clasificación actual se basa en factores como la edad de comienzo, la etiología, el modo de herencia y la distribución anatómica de los movimientos anormales.

## Características clínicas

La distonía es uno de los cuadros neurológicos más frecuentemente subdiagnosticados o mal diagnosticados. Es probable que una de las razones sea la falta de reconocimiento de la variedad del espectro clínico y la enorme cantidad de manifestaciones que los pacientes pueden presentar. Por otra parte, la frecuencia con que los pacientes pueden bloquear los movimientos anormales con alguna maniobra que han encontrado útil, como tocar o comprimir algún lugar de su cuerpo que actúa como un interruptor para bloquear la distonía, o que ésta se desencadene con el estrés y mejore con la tranquilidad, sugiere al médico no advertido la posibilidad de que el cuadro sea emocional.[16]

Una de las características salientes de la distonía es que las contracciones musculares son lentas, repetitivas y tienen un patrón de contracción característico que toma grupos musculares antagonistas. Esto las diferencia de otros tipos de movimientos anormales como el temblor, los tics o las coreas.

En ocasiones los movimientos distónicos pueden asociarse con otros también anormales, lo que lleva a denominaciones como temblor distónico o tic distónico.[17]

En la enorme mayoría de pacientes distónicos los síntomas, si bien con alguna fluctuación, tienen una severidad más o menos constante durante la vigilia y desaparecen invariablemente con el sueño. Los factores que suelen influir en el grado de severidad de la distonía son el estrés, la fatiga, el estado de atención y los trucos sensoriales a los cuales ya se ha hecho referencia.

Un pequeño grupo de pacientes cuya respuesta a la levodopa (medicación usada en la enfermedad de Parkinson) es drástica, presenta una marcada y típica variación diurna, de modo tal que por la mañana prácticamente están asintomáticos y, con el correr de las horas, se manifiestan síntomas distónicos especialmente llamativos en los miembros inferiores. Este tipo de distonía no se presenta en los ancianos.

El espectro de severidad de la distonía es enormemente amplio, en algunos casos produce invalidez dramática, mientras que otros sólo tienen síntomas reconocibles para el observador experto.

Con frecuencia la distonía idiopática se asocia con un temblor postural en miembros superiores (se puede observar pidiéndole al paciente que extienda sus brazos hacia adelante) y en forma ocasional los familiares de pacientes distónicos sólo presentan temblor como única manifestación del trastorno.

Sabemos, sin embargo, que el gen que transmite la distonía es distinto del que transmite el temblor.

## Edad de comienzo

Puede comenzar a cualquier edad, pero la forma y edad de aparición suelen ser factores pronósticos importantes. La distonía generalizada y, en consecuencia, la más grave, con frecuencia se inicia en la juventud y comienza por los miembros inferiores, mientras que las formas más focalizadas y benignas hacen su aparición en la edad media de la vida o en la vejez y quedan confinadas a los grupos musculares inicialmente afectados.[18] En el 60% de los casos en que comienza antes de los 13 años, la distonía progresa hacia una forma generalizada, 35% en aquellos en quienes se inicia entre los 13 y 20 años y sólo en el 3% de los adultos.

La probabilidad de encontrar la causa de la distonía varía según la edad de comienzo: un 40% en los niños, 30% cuando se instala en la juventud y sólo un 13% en los casos del adulto y anciano. La causa a su vez es identificada en un 45% en las distonías generalizadas y sólo en el 10% en las focales, mientras que la causa es evidente en el 80% de los casos de hemidistonía.

## Herencia

Las causas de distonía son muy variadas: tumores, traumatismos, lesiones neurológicas perinatales, lesiones en nervios periféricos, infecciones, drogas, trastornos metabólicos, etc.; pero un gran grupo son idiopáticas. Se sabe que en los casos hereditarios el defecto genético se encuentra en el cromosoma 9, cerca del marcador génico q34. Aproximadamente un tercio de los pacientes que llevan este defecto desarrollan los signos de distonía.

Se calcula que en USA hasta un 40% de los cuadros distónicos son diagnosticados como psicogénicos, mientras que sólo un 5% en realidad tienen síntomas atribuibles a cuadros emocionales.[16]

En nuestra experiencia, 9/123 casos de blefarospasmo o blefarospasmo/distonía oromandibular fueron diagnosticados como psicógenos y últimamente observamos que con la difusión del conocimiento de los síntomas de la distonía cada vez es menos frecuente este tipo de error diagnóstico.[19]

**Cuadro 15-2.** *Nombres habituales usados para describir distonías que afectan segmentos corporales*

| Nombre | Músculos afectados |
|---|---|
| 1 - Blefarospasmo | Orbicular de los ojos. |
| 2 - Distonía oromandibular | Músculos de mandíbula, boca, lengua. |
| 3 - Distonía lingual | Lengua. |
| 4 - Combinación de 1 y 3 | Síndrome de Meige. |
| 5 - Disfagia distónica | Músculos faríngeos. |
| 6 - Disfonía espasmódica | Cuerdas vocales. |
| 7 - Calambre de la escritura | Músculos de la mano, antebrazo y brazo. |
| 8 - Distonía axial | Músculos del tronco. |
| 9 - Distonía de miembro inferior | Pie, pierna y muslo. |

Dado que la distonía idiopática carece de marcadores humorales o radiológicos que confirmen el diagnóstico, sólo la evaluación clínica excluirá los casos psicogénicos.

## Distribución

Las distonías se denominan focales cuando comprometen pequeños grupos musculares localizados (párpados: blefarospasmo; cuerdas vocales: disfonía espasmódica, etc.), segmentaria cuando compromete grupos musculares vecinos, hemicorporal cuando compromete la mitad derecha o izquierda del cuerpo y generalizada cuando se distribuye en la totalidad de la musculatura voluntaria (véase cuadro 15-2).

## Distonías generalizadas

Desde un punto de vista semántico se consideran generalizadas las distonías crurales que comprometen por lo menos otro segmento corporal.

A pesar de comenzar en un segmento corporal circunscripto, esta forma clínica por definición se extiende hasta generalizarse. Comienzan casi siempre en la infancia o adolescencia, pero es raro que una distonía de comienzo en un adulto llegue a generalizarse, por lo que no se desarrollará este trastorno aquí.

## Distonía hemicorporal/hemidistonía

Se denomina así al cuadro que compromete al hemicuerpo izquierdo o al derecho. Su observación lleva al médico a pensar siempre en un cuadro sintomático, con lesión de los ganglios basales contralaterales a la distonía. Las causas más frecuentes son trastornos de parto, traumatismos encefálicos, encefalitis, tumores, malformaciones vasculares y últimamente el SIDA con las infecciones oportunistas que comprometen el encéfalo.

## Distonías segmentarias y focales

### Blefarospasmo

Se caracteriza por la contracción sostenida del músculo orbicular de los párpados (fig. 15-3), con frecuencia asociada a otros movimientos anormales de los músculos faciales, masticatorios y linguales (fig. 15-4). En forma ocasional puede haber contracciones anormales de los músculos laríngeos, que producen un trastorno fonatorio característico. Los párpados pueden ocluirse involuntariamente ante situaciones de estrés, luz intensa, al ver televisión o al tratar de cruzar la calle. Si bien los movimientos faciales inferiores producen un trastorno cosmético que a veces lleva al aislamiento social, el blefarospasmo sostenido puede potencialmente producir una verdadera "ceguera funcional" que invalida al paciente para manejarse en forma autónoma.[19]

Con alguna frecuencia estos pacientes hacen maniobras diversas (presionar las cejas con fuerza, abrir la boca, tocarse diversas regiones de la cara, etc.) que bloquean los movimientos anormales.[19]

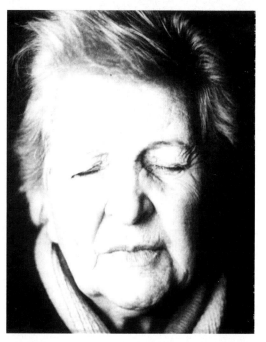

**Fig. 15-3.** Contracción de los músculos orbicularis oculi que produce ceguera funcional en el caso de una paciente con síndrome de Meige.

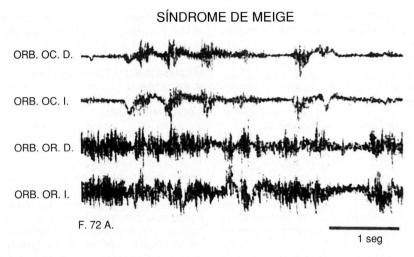

**Fig. 15-4.** Registro electromiográfico de los músculos faciales en un paciente con síndrome de Meige, que muestra contracciones anormales en los orbiculares de los párpados y de la boca.

Los movimientos mandibulares más frecuentes son de oclusión o frotamiento y apretamiento de los dientes (bruxismo), pero más raramente pueden presentarse espasmos de apertura mandibular.

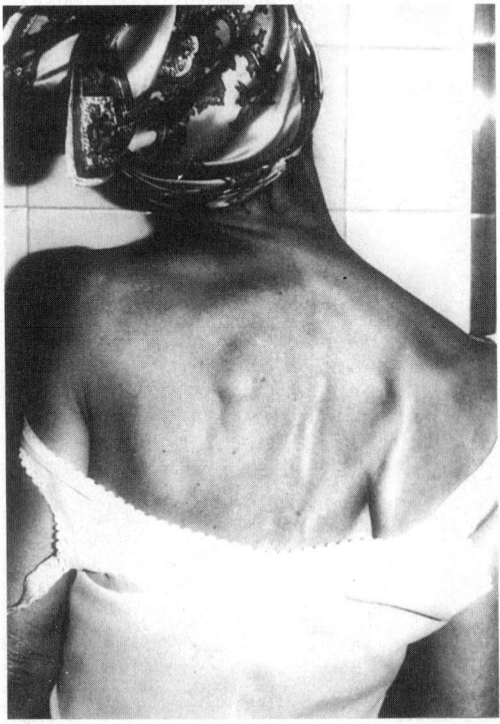

Una proporción menor de casos puede experimentar una remisión espontánea de los síntomas mientras que en el resto permanecen invariables o con algunas fluctuaciones durante toda la vida.

### Distonía cervical

Es uno de los cuadros más frecuentes; prevalece también en mujeres y comienza en la edad media de la vida (fig. 15-5). Según el tipo de desviación cefálica se denomina tortícolis, laterocolis, retrocolis y el muy infrecuente anterocolis. La desviación cefálica puede ser fija o móvil; en el último caso se asocian sacudidas más o menos severas. Algunos pacientes presentan distonía facial o laríngea asociada y una buena proporción de casos tiene dolor acompañando al tortícolis, lo que suele indicar un mal pronóstico.[20]

Las remisiones espontáneas, cuando ocurren, suelen hacerlo dentro de los primeros meses.[21] En otra pequeña proporción de casos el cuadro progresa hacia una distonía segmentaria; comprometen el miembro superior además del cuello y raramente el resto del cuerpo, por lo que constituye una distonía generalizada.

### Distonía laríngea

Se produce por la contracción anormal de las cuerdas vocales en aducción o abducción. El primero de los casos es más frecuente y se manifiesta por bruscas interrupciones del discurso que se hace entrecortado y explosivo,[22] semejante a la palabra escandida cerebelosa.

**Fig. 15-5.** Desviación lateral del cuello, y elevación del hombro y escápula derecha en una paciente con distonía cervical (tortícolis espasmódico).

La distonía laríngea en abducción se caracteriza por una palabra espirada que ha sido descrita como susurrante. Una proporción menor de pacientes puede estar afectado por ambos tipos de distonía.[23] En algunos pacientes puede coexistir la distonía laríngea con el temblor vocal y a veces éste precede a la instalación de la distonía. Con frecuencia estos trastornos son malinterpretados como cuadros psicógenos.

### Distonía de miembros

Las formas idiopáticas se hacen en un comienzo evidentes sólo al realizar alguna acción específica, para luego, en la medida que aumenta la severidad del cuadro, manifestarse en cualquier acción que comprometa los grupos musculares involucrados; después, incluso durante el reposo, y en muchos casos se asocia un temblor postural.

Por el contrario, cuando la distonía es secundaria a algún tipo de noxa, cualquiera que esta sea, desde su inicio los movimientos se manifiestan durante el reposo y no tienen temblor asociado.

El compromiso de miembros inferiores es frecuente en los niños que luego desarrollan distonías generalizadas. Sin embargo, es infrecuente en los adultos y ancianos.

### Distonía de tronco

Puede producir escoliosis, lordosis, cifosis y las más variadas curvaturas de la espalda. La torsión lateral del tronco, en ocasiones observada en pacientes con antecedentes de tratamientos prolongados con tranquilizantes mayores, se conoce como síndrome de Pisa, en alusión a la famosa torre (fig. 15-6).

Los trucos sensoriales suelen resultar útiles para bloquear la distonía. Hemos tenido oportunidad de observar a un paciente con una severa distonía que competía con éxito en certámenes de baile. Su pareja ejercía con la mano derecha cierta compresión en la región interescapular, que mejoraba espectacularmente la distonía.

### Disfunción cerebral en la distonía

A pesar de que en la mayoría de los pacientes con distonía no es posible identificar una lesión anatómica en los estudios radiológicos ni en la necropsia, hay suficiente información como para concluir que el defecto cerebral se encuentra en los ganglios basales, en especial en el putamen;[24] sin embargo, en la gran mayoría de los casos la anatomía patológica no muestra anormalidades. De todas formas los métodos de investigación neurofisiológicos han demostrado anormalidades constantes que fundamentan el sustrato orgánico de las distonías, independientemente de su origen, apuntando a un defecto en la inhibición recíproca de la actividad motora no deseada.[25] Los estudios bioquímicos han demostrado anormalidades ocasionales en ciertos neurotransmisores en especial la noradrenalina.[26]

Una serie de drogas, que incluye en especial a los neurolépticos (tranquilizantes mayores), interfieren en la actividad neuronal de los ganglios basales lo que produce cuadros distónicos, algunos de los cuales son agudos y autolimitados en el tiempo mientras que otros tienen un curso crónico.

Desde el punto de vista neurofisiológico, el movimiento distónico se caracteriza por una contracción, sostenida en el tiempo, de grupos antagonistas como fenómeno básico. Se pueden apreciar además temblores más o menos rápidos y activación de grupos musculares durante la realización de un movimiento en los cuales habitualmente no intervienen.

### Tratamiento

A pesar de que la creencia generalizada en los médicos es que no hay tratamiento efectivo para la distonía, es posible obtener cierto grado

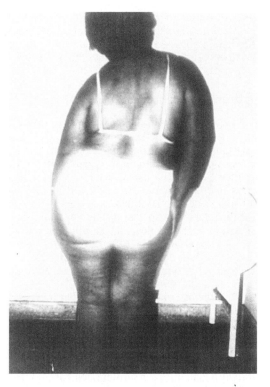

**Fig. 15-6.** Distonía del tronco secundaria al uso prolongado de neurolépticos en una paciente es el denominado síndrome de Pisa.

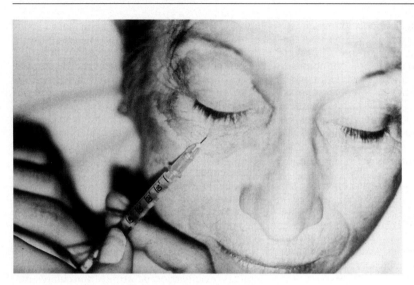

**Fig. 15-7.** Demostración de la técnica para la infiltración del orbicular de los párpados con toxina botulínica.

de beneficio en un número importante de casos. Antes de decidir iniciar un tratamiento se debe considerar la posibilidad de una remisión espontánea de los síntomas que llega a un 20% si consideramos todos los tipos de distonía lo que es más probable en los primeros años de enfermedad.

En los últimos años el tratamiento de las distonías se ha perfeccionado merced al reconocimiento de cuadros que responden en forma marcada a alguna terapéutica sistémica, pero fundamentalmente por el advenimiento de la toxina botulínica para el tratamiento de los cuadros focales.

### Tratamiento sistémico

Si bien son muchas las drogas que se utilizan en el tratamiento de las distonías, las que más constantemente han producido efectos beneficiosos son el trihexifenidilo y el baclofeno. El primero, que se ha usado desde hace muchos años en el tratamiento de la enfermedad de Parkinson, es de suma utilidad en el tratamiento de las distonías, en especial en las generalizadas, si se administra en dosis hasta 10 veces mayores que las usadas en el Parkinson. Es típico que estas dosis sean peor toleradas por los ancianos, por lo que se debe tomar el recaudo de incrementarlas muy lentamente.

Los efectos colaterales que pueden limitar el uso de los anticolinérgicos son la confusión, las alucinaciones, los trastornos de memoria, la sequedad de boca y la retención urinaria.

Otras drogas que pueden ser útiles en los ancianos son las benzodiazepinas (ansiolíticos o tranquilizantes), los neurolépticos (drogas antipsicóticas), el baclofeno y la reserpina o tetrabenazina. Todas ellas tienen pros y contras, y la regla básica consiste en saber evaluar los beneficios y contrastarlos con los probables perjuicios para decidir la terapéutica a seguir.

Una proporción menor de casos presenta cuadros invalidantes que no responden a la medicación y pueden ser pasibles de cirugía; se han ensayado con cierto éxito lesiones en los ganglios basales, sección de nervios periféricos o escisiones musculares.[27,28]

### Toxina botulínica

En los últimos 10 años y a partir de las experiencias de un oftalmólogo, el Dr. A. Scott, ha crecido el interés y experiencia en el tratamiento de cuadros distónicos que comprometen pequeños grupos musculares con el uso de una potente neurotoxina: la toxina botulínica.

El Dr. Scott comenzó tratando con éxito pacientes con estrabismo, pero rápidamente se comprobó que la toxina era útil en el tratamiento del blefarospasmo (fig. 15-7) y tortícolis espasmódico. Estos cuadros son relativamente frecuentes y constituyen las distonías más comunes en adultos. Con el tiempo, el uso de la toxina siguió extendiéndose a otros cuadros caracterizados por contracciones musculares involuntarias, como el calambre de la escritura, el bruxismo, el anismo, la espasticidad, la distonía espasmódica y el espasmo hemifacial.

### Farmacología de la toxina botulínica

La toxina botulínica es producida por el *Clostridium botulinum* y existen 7 tipos inmunológicamente distintos. Si bien en este momento se usa y está comercialmente disponible sólo el tipo A, ya se están haciendo pruebas con otros tipos como el B y el F.

El polvo cristalino seco y congelado debe diluirse en proporciones variables de solución fi-

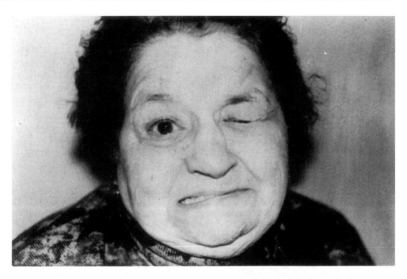

**Fig. 15-8.** Contracción clónica de la hemicara izquierda en una paciente con un espasmo hemifacial.

siológica y utilizarse prácticamente en el momento, pues pierde su potencia y no puede ser congelado otra vez.

La toxina inyectada en los músculos que se desea debilitar o paralizar interfiere la liberación de acetilcolina, el neurotransmisor que interviene en la contracción neuromuscular.

A pesar de la extensa y positiva experiencia mundial en el tratamiento de las distonías, sólo en 1989 la Food and Drug Administration de los EE. UU. autorizó su uso. Hace 3 años fue aprobada en nuestro país, aunque la experiencia local data de unos 8 años merced a la importación que se realizaba con la aprobación del Ministerio de Salud Pública.[29]

El efecto máximo luego de la administración de toxina botulínica suele observarse entre los 5 y 14 días, y su duración, si bien es variable, oscila entre 2 y 3 meses. Los pacientes deben ser reinfiltrados periódicamente pues los síntomas reaparecen siempre luego de este período.

Las dosis usadas son variables de acuerdo con los músculos que se infiltren (menores para músculos de menor volumen, como los párpados, y más importantes para los más voluminosos, como los del cuello o los miembros).

Sólo un 2% de los pacientes desarrolla anticuerpos luego de infiltraciones repetidas, pero no es raro que se necesiten dosis mayores a las que fueron efectivas en las primeras infiltraciones.

## ESPASMO HEMIFACIAL (EH)

Es un movimiento anormal frecuente en el anciano y extremadamente raro en los niños. Se caracteriza por la aparición de paroxismos de contracciones clónicas en los músculos dependientes del facial (fig. 15-8). Es más frecuente en las mujeres[30] y su efecto es cosmético. La respuesta de los pacientes a este trastorno no es variable, mientras que algunos casos leves minimizan el problema y lo sobrellevan sin tratamiento, y en ocasiones sin consultar, otros rechazan el contacto social, desarrollan trastornos psiquiátricos y ponen en peligro su actividad laboral. El curso es crónico y la posibilidad de remisiones espontáneas mínima. El comienzo suele ser brusco y el desarrollo, progresivo. Al comienzo el compromiso del orbicular de los párpados es leve, tanto en intensidad como en frecuencia, pero en el curso de semanas a meses la severidad aumenta y las contracciones comprometen el facial inferior y provocan desviación de la boca. Aunque los movimientos quedan circunscriptos a una hemicara en la gran mayoría de los casos, aproximadamente el 6% desarrolla un cuadro bilateral;[30] raramente las contracciones alternan en una y otra hemicara.

Hemos observado también un caso en el que el EH se presentaba exactamente cada 3 minutos y otros en los cuales la aparición de los movimientos era dependiente de las posturas cefálicas que adoptaban los pacientes.

Se reconoce con el nombre de "tic convulsivo"[31] la combinación de EH con neuralgia del trigémino de modo, que cuando se produce una contracción, el paciente refiere un intenso dolor. En nuestra experiencia esta asociación no es común, pero otros autores han comunicado que hasta el 11% de los pacientes con neuralgia del trigémino tiene asociado un EH.[32]

El diagnóstico de este trastorno es clínico y no ofrece mayores dificultades. El examen neurológico es en general normal, salvo por el EH y una ligera paresia facial homolateral. Es importante corroborar la indemnidad del VIII par y una sensibilidad normal en la cara, incluso la

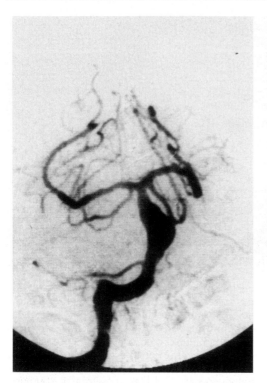

**Fig. 15-9.** Arteriografía con sustracción digital, que muestra elongación y tortuosidad de la arteria basilar en un caso de espasmo hemifacial.

presencia del reflejo córneo-palpebral para descartar patología del ángulo pontocerebeloso. De rutina debe efectuarse una resonancia magnética o una tomografía computarizada cerebrales; el hallazgo más frecuente es la ectasia (tortuosidad y elongación) de alguna arteria del territorio vertebrobasilar (fig. 15-9), las involucradas con más frecuencia son la cerebelosa anteroinferior (34%), la cerebelosa posteroinferior (18%) y la arteria acústica (7%).[33]

Por esta razón, se considera al EH, al igual que a la neuralgia del trigémino –antes conocidas como idiopáticas–, síndromes de compresión neurovascular. Otras etiologías incluyen neurinomas, meningiomas y colesteatomas del ángulo pontocerebeloso, así como malformaciones arteriovenosas.

No se sabe hasta el presente cuál es el mecanismo por el cual una lesión periférica del nervio facial produce sacudidas mioclónicas, que son muy raras de observar en patologías de otros nervios. La teoría más popular responsabiliza a la irritación de la porción sensitiva del nervio como la inductora, a través de un mecanismo denominado de transmisión efáptica, la estimulación del segmento motor del nervio que produce las mioclonías.

### Diagnóstico diferencial

El EH debe diferenciarse de una serie de movimientos involuntarios. Entre ellos los tics, la contractura hemifacial, las sincinesias posparálisis facial periférica, el blefarospasmo, que a veces se inicia en forma muy asimétrica, la mioquimias faciales, las crisis epilépticas motoras focales, y el tétanos cefálico son las más importantes a considerar.

### Tratamiento

En la actualidad y desde hace pocos años se dispone de un tratamiento altamente efectivo, como son las infiltraciones periódicas de los músculos comprometidos con toxina botulínica.[34] Lamentablemente otros tratamientos médicos no han sido satisfactorios y, cuando la respuesta a la toxina botulínica es mala, se debe considerar la posibilidad de cirugías.[33]

Debe destacarse que la toxina es especialmente útil en el tratamiento de la oclusión palpebral causada por la contracción del orbicular de los párpados. La infiltración de la musculatura facial inferior ofrece mayores dificultades, ya que es difícil determinar las dosis suficientemente altas como para evitar las contracciones paro que no causen paresias estéticamente inaceptables.

## COREA

El término corea proviene del griego *choreia* que significa baile. Se refiere a la epidemia de manía danzante en la Edad Media.[35] Inicialmente se usó este término para describir una serie de movimientos anormales hipercinéticos. Con el reconocimiento de las coreas de Sydenham y Huntington comenzó la era moderna en cuanto a la definición de corea. De todos modos es probable que aún estemos usando este término para denominar un grupo heterogéneo de enfermedades.

Los movimientos coreicos han sido definidos como un flujo continuo involuntario que se produce al azar, en regiones tanto proximales como distales y en cualquier lugar del cuerpo. De esta forma la corea puede y debe ser diferenciada de las contracciones bruscas y multifocales del mioclono, de las contracciones sostenidas de la distonía y del complejo patrón de secuencias motoras de los tics.[36] En la medida en que los movimientos aparecen, los pacientes tienden a incorporarlos a otros movimientos con propósitos determinados. Es así que una sacudida muscular se convierte en una maniobra para rascarse la oreja o acomodarse el cabello, etc. Además las contracciones musculares no pueden ser sostenidas en el tiempo. Es clásico que el paciente no puede permanecer con la boca abierta y la lengua protruida (impersistencia motora) o la típica fluctuación del grip, conocida como signo del lechero, ya que los movimientos simulan el ordeñe manual.

Las contracciones musculares en la corea no respetan la ley de inervación recíproca, por lo que se producen cocontracciones que pueden durar de 25 a 500 min.[37] Existe también una pérdida de los reflejos de larga latencia incluido el de estiramiento. El reflejo de parpadeo también está alterado, lo que sugiere una inhibición de los circuitos interneuronales.

## Corea de Huntington

Fue descrita por primera vez en 1872 por G. Huntington en familias que vivían en Nueva York, a pesar de que se reconocen algunas referencias anteriores.

Es una enfermedad degenerativa, relativamente rara, del sistema nervioso central, con una prevalencia de 4-10/100.000, que se hereda en forma autosómica dominante con penetrancia completa. Esto significa que el 100% de los pacientes que tienen el gen patológico desarrollarán la enfermedad si viven el tiempo suficiente. La edad de comienzo es muy variable, entre 2 y 80 años, aunque la mayoría desarrolla síntomas alrededor de los 40 años. Inicialmente se manifiesta con cambios en la personalidad y corea. Luego en forma progresiva se instala una demencia de tipo subcortical, disartria causada por los movimientos coreicos en la lengua, movimientos oculares anormales, coreoatetosis, distonía y rigidez (figs. 15-10 y 15-11). El pronóstico de vida es de unos 20 años desde que se manifiestan los primeros síntomas.

Los estudios epidemiológicos han demostrado que las formas juveniles y, en ocasiones, las rígidas heredan la enfermedad del padre y la progresión es más rápida, mientras que los casos de inicio más tardío tienen mejor pronóstico.

La anatomía patológica ha mostrado una atrofia progresiva y gliosis en el caudado y putamen, y algo menos en el núcleo accumbens. Hay además atrofia y gliosis del globo pálido medial, ventral y de la pars reticulata de la sustancia nigra.

La neuroquímica de la enfermedad de Huntington ha mostrado una pérdida importante de GABA y la descarboxilasa del ácido glutámico, encefalinas, sustancia P y enzima convertidora de angiotensina.[38]

### *Genética*

Hace varios años se descubrió que el defecto genético se encuentra en el brazo corto del cromosoma 4. En la actualidad se sabe que la repetición del trinucleótido CAG, que en las personas normales llega hasta 20, en los enfermos de Huntington se repite por lo menos 37 veces.[39] Con la técnica de PCR se han realizado numerosas investigaciones en Huntington; se sabe, por ejemplo, que los pacientes que desarrollan la forma juvenil tienen por lo menos 60 repeticiones, mientras que en los que tienen menos de 50 no hay relación con la edad de comienzo. Los pacientes con repeticiones entre 30 y 37 podrían desarrollar la sintomatología cuando sean muy ancianos.

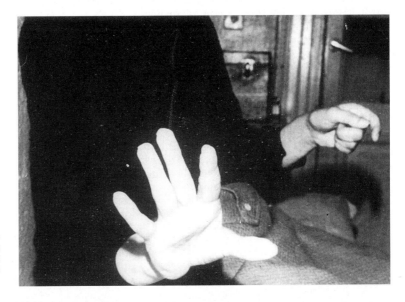

**Fig. 15-10.** Postura anormal de las manos, con evidencia de movimientos coreicos en una paciente con corea de Huntington.

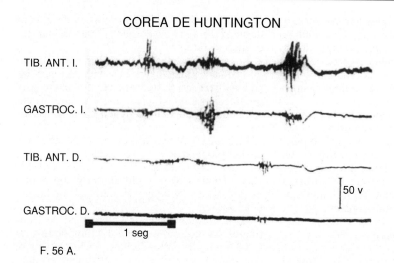

Fig. 15-11. Registro electromiográfico de contracciones breves en una paciente con corea de Huntington.

## Corea senil

Se denomina así a la corea generalizada y simétrica, de instalación gradual y curso progresivo, que se presenta en los ancianos sin deterioro cognitivo.[40] Estos casos, en los que se debe excluir la corea de Huntington, otras coreas familiares, coreas de comienzo brusco (vasculares) o comienzo más precoz, son decididamente raros y hay muy pocos con informe de anatomía patológica.[41,42] Antiguamente las descripciones de este tipo de corea eran frecuentes, al punto que se consideraba que eran más comunes que las hereditarias; pero en la actualidad el péndulo se inclinó en sentido inverso y hasta se pensó que, en realidad, la corea senil no es más que una corea de Huntington en la cual no se pudo comprobar el antecedente hereditario. En época reciente se ha reconocido que los ancianos tienen discinesias bucolinguofaciales, que podrían interpretarse como una forma de corea,[43] pero prácticamente no hay estudios clinicopatológicos.[44] En un caso reciente, con estudio patológico, se encontró una degeneración putaminal,[42] aunque los hallazgos no han sido uniformes en todos los casos[41,42] lo que implicaría que la corea senil es, en realidad, un síndrome y no una enfermedad. Debe diferenciarse de la corea secundaria a policitemia ya que esta última se presenta en general en ancianos, no tiene trastornos cognitivos asociados y puede seguir un curso progresivo de varios años.[45] La corea secundaria a la policitemia responde bien a las sangrías o al haloperidol.

## SÍNDROME DE LAS PIERNAS INQUIETAS

Es un cuadro que puede afectar hasta 2% de la población y que, a pesar de ello, es poco conocido por los médicos. Los síntomas incluyen parestesias en miembros inferiores, inquietud motora y empeoramiento con el reposo y durante la noche. Todos estos síntomas provocan trastornos del sueño, que suelen ser el motivo de consulta. Además pueden presentarse movimientos periódicos de las piernas durante el sueño y algunos movimientos periódicos y aperiódicos de los miembros durante la vigilia. El curso es crónico, progresivo y tiende a ser más severo en los ancianos. En ocasiones se hereda en forma autosómica dominante.[46] El examen neurológico es siempre normal en las formas idiopáticas, pero puede estar alterado en aquellas formas secundarias a neuropatías, como en la urémica.

El tratamiento consiste en el uso de agonistas dopaminérgicos como la L-dopa y bromocriptina, opioides y benzodiazepinas.[47,48]

## MIOCLONÍAS

Las mioclonías son movimientos involuntarios, bruscos, en general arrítmicos, causados por una breve contracción muscular; son secundarios a una descarga neuronal en el sistema nervioso central.[49] Esta característica es descriptiva de un signo positivo en contraposición a la ausencia de actividad muscular típica del asterixis, que se considera una mioclonía negativa.[50]

De acuerdo con sus manifestaciones clínicas, las mioclonías pueden presentarse en forma espontánea, desencadenarse con el movimiento (mioclonías de acción) o con algún estímulo (mioclonías reflejas). Según su distribución se clasifican en focales, multifocales, segmentarias o generalizadas.

Según Marsden y col.[49] se subdividen en:

## a) Mioclonías fisiológicas

Son las que ocasionalmente se presentan en individuos normales en las primeras fases del sueño, luego de ejercicios violentos o episodios de estrés.

## b) Mioclonías esenciales

Son patológicas y de intensidad variable. Pueden presentarse en forma esporádica o heredarse en forma autosómica dominante.[51]

Las mioclonías nocturnas fueron inicialmente interpretadas como un fenómeno relacionado con las mioclonías esenciales. Son más frecuentes en el anciano, ocurren en el período no REM del sueño y se caracterizan por sacudidas en miembros inferiores con una frecuencia de 1-2 por minutos.[52] En la actualidad se las denomina movimientos periódicos de los miembros durante el sueño.[52] Los movimientos semejan fragmentos de la triple flexión del reflejo de Babinski. Pueden causar un severo trastorno en la arquitectura del sueño y provocar insomnio. La respuesta a la L-dopa es en general drástica lo que implica un déficit de dopamina en el tronco del encéfalo o médula espinal.[53]

## c) Mioclonías epilépticas

Se denominan así a las sacudidas mioclónicas asociadas a crisis epilépticas. La mioclonía secundaria a una descarga cortical puede considerarse un fragmento de crisis epiléptica; cuando esta descarga perdura en el tiempo se produce una crisis focal y cuando se generaliza, una crisis generalizada.

## d) Mioclonías sintomáticas

Son las secundarias a noxas en el sistema nervioso central, tanto progresivas como estáticas.

En general, las mioclonías en el anciano no son invalidantes y con frecuencia no es necesario tratarlas. Su importancia radica en el reconocimiento de su presencia como un signo clínico, que ayuda en el diagnóstico diferencial en algunos cuadros neurológicos en el anciano como la enfermedad de Creutzfeldt-Jakob en cuadros demenciales o la atrofia olivopontocerebelosa en cuadros parkinsonianos o atáxicos.[54]

### BIBLIOGRAFÍA

1. Weiner WJ, Lang AE. Movement disorders: a comprehensive survey. Futura, Mount Kisco, 1989.
2. Rauta Korpi I. Essential tremor. An epidemiological clinical and genetic study. Research report Nº 12, Dept. of Neurology, University of Turkq, Finland, 1978.
3. Moghal S, Rajput AH, D'Arcy C, Rajput R. Prevalence of movement disorders in elderly community residents. Neuroepidem, 13:175-178, 1994.
4. Koller WC, Busenbark K, Miner K. The relationship of essential tremor to other movement disorders: report on 678 patients. Ann Neurol, 35:717-723, 1994.
5. Izquierdo Alonso JL, Martinez Martin P, Juretschke Moragues MA, et al. Severe upper airway obstruction in essential tremor presenting as asthma. Eur Respir J, 7:1182-1184, 1994.
6. Findley LJ. Tremors: differential diagnosis and pharmacology. En: Parkinson's disease and Movement disorders. Jankovic J y Tolosa E (Eds.). Second edition. Williams & Wilkins, págs. 293-313, 1993.
7. Marsden CD, Obeso J, Rothwell JC. Benign essential tremor is not a single entity. En: Current concepts in Parkinson's disease. Yahr MD (Ed.).. Amsterdam: Excerpta Medica, págs. 31-36, 1983.
8. Herskovits E, Blackwood W. Essential (familial heredity) tremor: a case report. J Neurol Neurosurg Psychiatry, 32:509-511, 1969.
9. Baruzzi A, Procaccianti G, Martinelli P, et al. Phenobarbital and propanolol in essential tremor: a double blind controlled clinical trial. Neurology, 33:296-300, 1983.
10. Findley LJ, Cleeves L, Calzetti S. Primidone in essential tremor of the hands and head. J Neurol Neurosurg Psychiatry, 48:911-915, 1985.
11. Marsden CD, Foley TH, Owen DAL et al. Peripheral beta-adrenoreceptors associated with tremor. Clin Science, 33:53-65, 1967.
12. Mc Carthy RH. Clozapine reduces essential tremor independent of its antipsychotic effect: a case report. J Clin Psychopharmacol, 14:212-213, 1994.
13. Jankovic J, Fahn S. Dystonic syndromes. En: Jankovic J, Tolosa E (Eds.). Parkinson's disease and Movement disorders. Williams and Williams, Baltimore, Maryland, 2ª edición, 1993.
14. Nutt JG, Muenter D, Melton J y col. Epidemiology of dystonia in Rochester, Minnesota. En: Fahn S, Marsden CD, Calne DB (Eds.). 2 Adv Neurol, V 50, Raven Press, Nueva York, págs. 361-365, 1988.
15. Zilber N, Korczyn AD, Kahana E, Fried K, Arlter M. Inheritance of idiopathic torsion dystonia among Jews. J Med Gen, 21:13-20, 1984.
16. Owens DG. Dystonia: a potential psychiatric pitfall. Brit J Psychiatry, 156:620-634, 1990.
17. Jankovic J. Stone L. Dystonic tics in patients with Tourette's syndrome. Mov Dis, 6:248-252, 1991.
18. Fahn S, Marsden CD, Calne DB. Clasification and investigation of dystonia. En: Marsden CD, Fahn S (Eds.). Movement disorders 2. London. Butterworths, págs. 332-358, 1987.
19. Micheli F, Fernández Pardal M, Pikielny R y col. Distonías craneales. Perfil Clínico y farmacológico en 123 casos. Rev Neurol Arg, 19:119-128, 1994.
20. Jankovic J, Leder S, Warner D, et al. Cervical dystonia: clinical findings and associated movement disorders. Neurol, 41:1085-1091, 1991.
21. Chan J, Brin MF, Fahn S. Idiopathic cervical dystonia: clinical characteristics. Mov Disor, 82:197-205, 1992.
22. Lundlow CL. Treatment of speech and voice disorders with botulinum toxin. JAMA, 264:2671-2675, 1990.
23. Pool KD, Freeman FJ, Finitzo T, et al. Heterogeneity in spasmodic dysphonia. Neurologic and voice findings. Arch Neurol, 48:305-309, 1991.
24. Pettigrew LC, Jankovic J. Hemidystonia: a report of 22 patients and a review of the literature. J Neurol Neurosurg Psychiatry, 48:650-657, 1985.
25. Rothwell JC, Obeso JA. The anatomical and physiological basis of torsion dystonia. En: Marsden CD, Fahn S (Eds.). Movement Disorders 2, Butterworths, Londres, págs. 313-331, 1987.
26. Hornykiewicz O, Kish SJ, Becker LE, et al. Brain neurotransmitters in dystonia musculorum deformans. N Engl J Med, 315:347-353, 1986.

27. Tasker RR, Doorly T, Yamashiro K. Thalamotomy in generalized dystonia. *En:* Fahn S, Marsden CD, Calne DB (Eds.). Dystonia: Advances in Neurology Nueva York, Raven Press, V 50, págs. 615-631, 1988.
28. Hamilton W, Grossman RG. Surgery for movement disorders. *En:* Jankovic J, Tolosa E (Eds.). Parkinson's disease and Movement disorders. Williams and Wilkins, Baltimore, Maryland, 2ª edición, 1993.
29. Pikielny R, Micheli F, Fernández Pardal M y col. Tratamiento del blefaroespasmo con toxina botulínica. Medicina (Bs. As.), 50:182-183, 1990.
30. Ehni G, Noltman HW. Hemifacial spasm. Arch Neurol Psychiatry, 53:205-211, 1945.
31. Cushing H. The major trigeminal neuralgias and teir surgical treatment based on experience with 322 gasserian operation. Am J Med Sci, 166:157-184, 1920.
32. Maurice-Williams RS. Tic convulsif: the association of trigeminal neuralgia and hemifacial spasm. Postgrad Med J, 49:742-745, 1973.
33. Digre K, Corbett J. Hemifacial spasm: Differential diagnosis mechanism and treatment. *En:* Advances in Neurology, V 49; Facial dyskinesias. J Jankovic y E Tolosa (Eds.). Raven Press, Nueva York, págs. 151-176, 1988.
34. Elston JS. Botulinum Toxin treatment of hemifacial spasm. J Neurol Neurosurg Psychiatry, 49:827-829, 1986.
35. Bruyn GW. *En:* Vinken PJ and Bruyn GW (Eds.). Handbook of Clinical Neurology, V 6, págs. 298-377, Amsterdam, North Holland Publishing Company, 1968.
36. Marsden CD, Obeso JA, Rothwell JC. *En:* Desmedt J (Ed.). Motor control mechanisms in Health and Disease. Adv Neurol, V 40, págs. 865-881, Nueva York, Raven Press, 1983.
37. Thompson PD, Berardelli A, Rothwell JC, et al. Pathophysiology of tics and chorea. *En:* Motor disturbances I. Benecke R, Conrad B y Marsden CD (Eds.). Academic Press, Harcourt Brace Jovanovich Publishers, págs. 213-230, 1987.
38. Bird ED. Huntington's chorea: etiology and pathogenesis. *En:* Vinken P, Bruyn G, Klawans H (Eds.). Handbook of Clinical Neurology: extrapyramidal disorders. Amsterdam, Elsevier Science, pág. 255, 1986.
39. Huntington's Disease Collab Res Grp. "A novel gene containing a trinucleotide repeat that is expanded and unstable in Huntington's disseasse chromosomes. Cell, 72:971-983, 1993.
40. Critchley M. The neurology of old age. Lancet, 1:1221-1239, 1931.
41. Alcock NS. A note on the pathology of senile choreas (non-hereditary). Brain, 59:376-387, 1936.
42. Friedman JH, Ambler M. A case of senile chorea. Mov Disord, 5:251-253, 1990.
43. Merrit HH. A textbook of neurology. Filadelfia: Lea & Febiger, 1955.
44. Weiner WJ, Klawans HL. Lingual-facial-buccal movements in the elderly. I. Pathophysiology and treatment. J Am Geriatr Soc, 7:314-320, 1973.
45. Bruyn GW, Padberg G. Chorea and polycythaemia. Eur Neurol, 23:26-33, 1984.
46. Walters AS, Hening WA, Chokroverty S. Review and videotape recognition of idiopathic restless legs syndrome. Mov Disord, 6:105-110, 1991.
47. Brodeur C, Montplaisir J, Marinice R, Godbout R. Treatment of RLS and PLMS with L-dopa: a double blind controlled study. Neurology, 35:1845-1848, 1988.
48. Peled R, Lavie P. Double-blind evaluation of clonazepam on periodic leg movements in sleep. J Neurol Neurosurg Psychiatry, 50:1679-1681, 1987.
49. Marsden CD, Hallet M, Fahn S. The nosology and pathophysiology of myoclonus. En Movement Disorders. Marsden CD, Fahn S. (Eds). Butterworths, págs. 196-248, 1982.
50. Young RR, Shahani BT. Asterixis: one type of negative myoclonus. *En:* Advances in Neurology, V 43: Myoclonus. Fahn S, Marsden CD, Van Woert M (Eds.). Raven Press, Nueva York, págs. 137-156, 1986.
51. Mahloudji M, Pikielny RT. Hereditary essential myoclonus. Brain, 90:669-674, 1967.
52. Coleman RM, Pollak CP, Weitzman ED. Periodic movements in sleep (nocturnal myoclonus): Relation to sleep disorders. Ann Neurol, 8:416-421, 1980.
53. Askenasy JJ, Weitzman ED, Yahr MD. Are periodic movements in sleep a basal ganglia dysfunction? J Neural Transm, 70 (suppl 3-4):337-347, 1987.
54. Rodriguez Flusha ME. Valor semiológico de las mioclonías reflejas en el diagnóstico diferencial del síndrome parkinsoniano. Tesis de Doctorado. Universidad de Navarra. Pamplona, 1991.

# 16

# MOVIMIENTOS ANORMALES INDUCIDOS POR DROGAS

F. MICHELI Y M. FERNÁNDEZ PARDAL

Las drogas potencialmente capaces de inducir movimientos anormales (MA) conforman una lista creciente y heterogénea de fármacos que ha recibido gran atención en los últimos años. Su conocimiento y el del mecanismo por el que actúan se ha traducido en avances importantes en el campo de los movimientos anormales.

Dos grupos de fármacos son responsables de la mayoría de los MAID: los antiparkinsonianos y los neurolépticos. Más adelante (cap. 17) nos referiremos a las discinecias producidas por L-dopa y agonistas dopaminérgicos, por lo que aquí nos concentraremos especialmente en los inducidos por neurolépticos y en forma somera a los que se deben a otros fármacos.

Fue a partir de la introducción de la clorpromazina, en 1952,[1] que el tratamiento de las psicosis cambió radicalmente, de manera tal que muchos pacientes pudieron ser externados y tratados en forma ambulatoria. Los medios de contención física, como habitaciones de seguridad y chalecos de fuerza, dieron paso a los de contención farmacológica (chalecos químicos) y muchos pacientes que parecían condenados a internaciones de por vida pudieron ser reinsertados en la sociedad. Lamentablemente, a partir de ese momento se suceden las observaciones de MA que antes raramente se presentaban en pacientes no tratados con neurolépticos.[1]

Shannon y col.,[2] en 1957, relacionaron la aparición de movimientos orofaciales a la administración de perfenacina y un año más tarde se describen reacciones distónicas agudas secundarias al tratamiento con proclorperazina.[3] A pesar de lo precoz de estas primeras observaciones, recién en los últimos años se definieron fenomenológicamente la mayoría de los cuadros, aunque todavía en muchos la fisiopatología y farmacología no son totalmente conocidas.

Los MAID varían desde cuadros leves y de importancia meramente cosmética hasta algunos que provocan incapacidad severa y son potencialmente mortales.[4] En muchos casos el tratamiento es básicamente preventivo, por lo que la identificación temprana es imprescindible para suspender la droga causante del MA. Con el tiempo se reconoció que otras drogas no usadas como antipsicóticos pero que, como éstas, producen una alteración en la transmisión dopaminérgica central son capaces de producir efectos colaterales semejantes.[5]

## PARKINSONISMO INDUCIDO POR DROGAS (PID)

Fue Steck[6] el primero en asociar los síntomas de los individuos tratados con clorpromazina con los presentes en los parkinsonismos posencefalíticos y desde entonces son numerosas las drogas que se han identificado como causantes del PID. La gran mayoría tienen una comprobada acción antidopaminérgica en el nivel del sistema nervioso central, ya sea bloqueando los receptores dopaminérgicos postsinápticos en el estriado, tal como lo hacen las fenotiazinas, tioxantenos y benzamidas; alterando la síntesis de dopamina, como la metilparatirosina y la metildopa, o por depleción de las vesículas dopaminérgicas, como lo hace la reserpina. Ciertas drogas, como la tetrabenazina[7] y algunos antagonistas cálcicos,[8] tienen un doble efecto presináptico y postsináptico.

El PID que desarrollan pacientes psiquiátricos no causa dificultades diagnósticas, en especial aquellos crónicamente hospitalizados; pero en el anciano que recibe una polifarmacia, en la cual el antecedente de neurolépticos, antieméticos o vasodilatadores no es fácil de obtener en el interrogatorio, el diagnóstico puede ser sumamente dificultoso.

Se ha señalado que algunos elementos clínicos permiten diferenciar el PID de la EP, pero ésta no es habitualmente una tarea fácil y la detección de la ingestión de un fármaco capaz de causar PID es casi siempre la clave para sospechar esta etiología.

La edad de comienzo del PID es similar a la de la EP y ambas son francamente más frecuentes en el anciano. El primero se manifiesta dentro de los 3 primeros meses de iniciado el tratamiento farmacológico[9] y a medida que pasa el tiempo los síntomas parkinsonianos tienden a decrecer en intensidad. Al principio la lentitud y apatía son difíciles de diferenciar de un cuadro depresivo[10] o de los síntomas catatónicos de los esquizofrénicos.[11] Es habitual leer en libros de texto que, si bien la EP comienza en forma asimétrica, el PID es llamativamente simétrico; sin embargo, estudios recientes han demostrado que el 76% de los PID tienen manifestaciones asimétricas[12] lo que sugiere que lo único que hace la droga es poner en evidencia una EP subclínica.

El temblor es menos intenso en el PID, aunque en forma ocasional puede ser severo y a veces se asocian mioclonías y temblor postural.[13] Algunos de los fenómenos motores asociados al uso de neurolépticos pueden estar presentes en el PID y ayudan a esclarecer el diagnóstico:[14]

– Las discinesias oromandibulares o pélvicas (discinecias tardías), que pueden persistir durante mucho tiempo luego de suspender el neuroléptico.

– La marcha sobre el lugar es un fenómeno característico de las distonías tardías y del PID, y en general no se presentan en forma aislada sino asociadas a otro trastorno del movimiento.

– La ausencia de fluctuaciones motoras típicas de la EP en el síndrome de largo plazo y la regresión del cuadro con la suspensión de la droga causante, o a veces a pesar de proseguir en tratamiento, sugieren el diagnóstico de PID.

– La acatisia que se presenta al inicio de la terapia con neurolépticos es sugestiva de PID, aunque ocasionalmente la pueden presentar los pacientes con EP tratados con L-dopa.

– El síndrome del conejo[15] o temblor rápido peribucal, sin compromiso lingual, es una complicación que sugiere tratamientos prolongados con neurolépticos.

Una vez realizado el diagnóstico de PID, cuya confirmación requiere la remisión completa de los síntomas al suspender la droga causante, se debe ser cauto en relación con el pronóstico ya que existe la posibilidad de que las drogas hayan puesto en evidencia una EP subclínica que podrá manifestarse más adelante.[16]

Los factores de riesgo para el PID parecen incluir una susceptibilidad genética, el antígeno HLA B44,[17] el tipo de neuroléptico, la edad[18] –es mayor el riesgo en los ancianos– y la presencia de hiperintensidades del núcleo caudado en la resonancia magnética;[19] por el contrario, el antecedente de terapia anticonvulsiva[20] y consumo de cigarrillos[21] disminuirían el riesgo de PID.

### Tratamiento

Se debe considerar cuidadosamente la necesidad de continuar con el fármaco que originó el PID. En nuestra experiencia la gran mayoría de los pacientes puede suspenderlo sin inconvenientes. Si no es posible, se intentará reemplazarlo por otro con similares características que no provoque cuadros extrapiramidales. Si esto tampoco es posible, se iniciará tratamiento con amantadina o anticolinérgicos, teniendo en cuenta la necesidad de aumentar lentamente la dosis ya que algunos fármacos, en especial los anticolinérgicos, pueden causar excitación y cuadros confusionales devastadores para el anciano y la familia.

En nuestro medio hemos tenido oportunidad de tratar a un gran número de pacientes con PID secundario al uso de flunarizina (Fz) y cinarizina (Cz)[8] y experiencias similares han sido comunicadas en Uruguay[22] y España.[23] En la gran mayoría de nuestros pacientes los síntomas desaparecían rápidamente al suspender los antagonistas cálcicos, pero ocasionalmente fueron necesarios varios meses para que remitieran por completo. Es frecuente que al PID secundario a Fz y Cz se asocie un síndrome depresivo con mala respuesta a los antidepresivos, que responde rápidamente a la supresión de estos antagonistas cálcicos.

## DISCINESIA TARDÍA

Se utiliza este término para denominar MAID potencialmente irreversibles, de naturaleza coreica, desarrollados por personas predispuestas que han sido tratadas en forma prolongada con neurolépticos. El temblor queda expresamente excluido en esta definición y los movimientos coreicos se presentan por lo general en la región orofacial, los miembros y el tronco.[24]

### Sintomatología

Es variable de un individuo a otro en relación con la edad. En los jóvenes es menos frecuente y tiende a comprometer el tronco y los miembros, mientras que en los ancianos, es más común y habitualmente compromete la región oromandibular y facial simulando movimientos masticatorios permanentes con un patrón repetitivo característico. Se pueden asociar gesticulaciones faciales, tales como aumento importante del parpadeo y muecas que se ponen en evidencia cuando el paciente habla. La palabra puede estar comprometida por los movimientos faciales y linguales. Cuando la protrusión lingual es evidente en sentido lateral, recibe el nombre de signo del Bon Bon y cuando se acompaña con apertura mandibular y protrusión en sentido anterior, signo del cazador de moscas. Los ruidos agregados pueden ser chasquidos linguales, chupeteo o sonidos guturales en los casos en que se asocia una discinesia respiratoria.

Los movimientos linguales más sutiles se observan sin dificultad solicitándole al paciente que abra la boca y deje la lengua en reposo en el piso de aquélla. Se observará entonces la imposibilidad de mantener la lengua en reposo y la aparición de movimientos de rotación de tipo vermicular.[25]

La instalación del cuadro es lentamente progresiva, aunque en algunos pacientes evoluciona rápido y, luego de un período variable en el cual la sintomatología progresa y compromete varios grupos musculares, se estabiliza y no presenta modificaciones en el tiempo. Es raro que los movimientos molesten al paciente, quien en general no suele darse mayormente cuenta de ellos y son sus familiares o allegados los que llevan el problema a la consulta. En ocasiones el inconveniente es meramente cosmético pero aun así puede provocar invalidez social. El anciano con movimientos bucolinguales severos, y sobre todo con emisión de sonidos, o aquel que presenta una discinesia respiratoria con soplidos y bufidos puede tener problemas para la convivencia familiar. Sin dudas en esta situación la concurrencia a espectáculos públicos, cines o teatros puede ser prácticamente imposible. La discinesia pelviana (discinesia de copulación) puede provocar problemas semejantes. En general los cuadros son mal interpretados por la familia y aun por algunos médicos, quienes los consideran voluntarios o que el anciano podría controlar si se esforzara.

Excepcionalmente las discinecias son tan severas como para causar trastornos en la deglución y comprometer la vida del paciente.[26]

## Incidencia. Factores de riesgo

Los factores de riesgo más consistentemente encontrados en las series publicadas hasta el presente son la edad, el sexo femenino,[26] los trastornos del humor, el tipo de enfermedad psiquiátrica, el daño cerebral orgánico, la duración del tratamiento con neurolépticos,[27,28] la diabetes mellitus[29] y la enfermedad de Alzheimer.[30]

Prácticamente todas las estimaciones de incidencia y prevalencia de DT se han hecho en poblaciones psiquiátricas, ya que son las que más constantemente reciben neurolépticos en forma prolongada, en especial si se consideran los pacientes internados crónicamente; pero de ninguna manera debe pensarse que es rara en pacientes no psicóticos.

La DT puede ser producida por una serie de drogas como vasodilatadores, digestivos, antivertiginosos, broncodilatadores, etc. En una publicación reciente[31] se comprobó que en una clínica de movimientos anormales la DT constituía el 3,4% de la población que concurría a la consulta, mientras que el 36% correspondía a la enfermedad de Parkinson. La DT en pacientes no psicóticos presenta ribetes más dramáticos ya que ellos están perfectamente al tanto de los efectos antiestéticos de los MA.

La prevalencia de DT en pacientes psiquiátricos es muy variable, pero se acepta que es de alrededor de un 20%.

La mayor parte de los pacientes presenta síntomas dentro de los primeros 5 años de tratamiento, pero algunos casos los desarrollan más tardíamente.[32] En una serie de publicación reciente[33] el riesgo de presentar una DT persistente fue del 32% luego de 5 años de tratamiento con neurolépticos, 57% luego de 15 años de exposición a estas drogas y 68% luego de un tratamiento de 25 años. Las diferencias en incidencia y prevalencia, tan disímiles en las distintas series, es probable que se deban a metodologías de evaluación diferentes y poblaciones de enfermos de características diferentes.

## *Evolución*

Varios aspectos evolutivos son desconcertantes para el observador no advertido. En primer lugar, el largo período de latencia que media entre el inicio del tratamiento con neurolépticos y el comienzo de los MA induce a pensar que no hay relación entre ambos hechos. En general se requieren varios meses (por lo menos 3) y a veces años de tratamiento, aunque a veces se presentan los síntomas característicos de la DT luego de períodos mucho más breves. Por otra parte, la suspensión del neuroléptico no sólo no mejora en forma inmediata la sintomatología sino que, muy por el contrario, puede agravarla o aun desencadenarla. Al suspender el fármaco causante, sólo el 15% de los casos tiene una remisión completa al cabo de 15 meses[34] y hasta en un 50% puede presentarse después.[35] Se denomina DT persistente a la que no remite en los primeros 3 meses de suspendido el o los antipsicóticos.[36] En un porcentaje variable de casos la DT puede persistir en forma indefinida.

Es característico que los MA empeoren con el estrés y mejoren con la tranquilidad, pero lamentablemente no hay un patrón de respuesta uniforme a los distintos estímulos. En los casos leves los pacientes pueden ejercer un control breve de los movimientos, pero esto es raro que lo logren los pacientes con síntomas severos.

### Fisiopatología

Los mecanismos íntimos que subyacen en la fisiopatología de la DT se desconocen, pero con seguridad una alteración de la neurotransmisión dopaminérgica en el estriado es, en este momento, una explicación válida para cualquiera de las hipótesis que se manejan. Entre ellas, la supersensibilidad de los receptores dopaminérgicos estriatales secundarios a la deprivación química inducida por los neurolépticos es la que goza de mayor aceptación.[37] Lamentablemente, hay muchos aspectos de la DT, como la perpetuidad del movimiento en algunos casos, que esta hipótesis no alcanza a explicar. Los fundamentos en que se apoya provienen de experiencias clínico-farmacológicas que demuestran que los agonistas dopaminérgicos[38] y los anticolinérgicos[24] exacerban los MA, mientras que los bloqueantes dopaminérgicos y los agentes colinérgicos los mejoran. Se postula entonces la preponderancia dopaminérgica estriatal, sobre la base de esta hipótesis, se han esbozado distintas estrategias terapéuticas para tratar aquellos casos en que la simple suspensión de la droga causante no basta para eliminar los movimientos.

### Tratamiento

No hay tratamiento que beneficie de modo uniforme a la mayoría de los pacientes, por lo tanto es necesario enfatizar la necesidad de prevenir la DT no administrando neurolépticos, u otras drogas que sabemos pueden inducir el cuadro, a menos que sea estrictamente necesario. Una vez instalada la DT es importante el diagnóstico temprano, pues cuanto más rápido se tomen medidas terapéuticas mayor es la posibilidad de que los movimientos mejoren o remitan por completo.

La primera medida a tomar es evaluar la necesidad de seguir con los neurolépticos. En nuestra experiencia una gran mayoría de los pacientes, aun los psicóticos no productivos, pueden suspender los antipsicóticos sin mayores dificultades, lo que prueba que la DT es en gran medida iatrogenia. Ya se mencionó que al suspender los neurolépticos puede haber una exacerbación de los síntomas, que luego van mejorando lentamente a lo largo de meses hasta remitir por completo en un porcentaje variable de casos, que llega al 50% en el primer año y hasta el 75% en el segundo año. Por lo general es posible suspender los anticolinérgicos que se asocian a los neurolépticos y que habitualmente agravan la DT. Cuando la psicosis no puede ser controlada sin neurolépticos se puede recurrir a la clozapina, neuroléptico atípico, muy incisivo, que carece de efectos extrapiramidales marcados y que aun puede mejorar algunos movimientos anormales, como el temblor, cuadros parkinsonianos y algunas discinesias.

En el caso de ser posible la supresión de los antipsicóticos y si se ha esperado el tiempo suficiente, la falta de resolución de los síntomas obliga a adoptar conductas activas. Nuestra preferencia en estos casos es la reserpina o eventualmente la tetrabenazina. En general usamos la primera, pues está disponible en nuestro país. Según nuestra experiencia la gran mayoría de los casos responde a esta droga si se llega a dosis lo suficientemente altas. Lamentablemente muchas veces esto no es posible porque aparecen síntomas de depresión, bradicinesia y franco parkinsonismo. En estos casos se recurre a la tetrabenazina y en forma ocasional a agonistas dopaminérgicos como la L-dopa[39] y la lisurida.

Cabe mencionar que en algunos casos en que los síntomas no pueden ser manejados con estos fármacos es necesario recurrir nuevamente a los mismos neurolépticos que los causaron y emplearlos en dosis más altas. Esta estrategia terapéutica puede dar resultados positivos en forma inmediata, pero lamentablemente luego de un tiempo los síntomas pueden reaparecer con mayor dificultad para controlados.

## ACATISIA

Es uno de los efectos colaterales más frecuentes de los neurolépticos. Literalmente el término significa no poder estar sentado, pero se lo usa en el sentido de no poder permanecer quieto. Existe una necesidad imperiosa de moverse, es imposible permanecer inactivo y hay una sensación de tensión interna que crece hasta límites insostenibles y que sólo se libera con el movimiento. La manifestación objetiva del cuadro se traduce en diversos grados de expresión motora, pero es necesaria la confirmación, por parte del paciente, de la necesidad de efectuar movimientos para que se pueda efectuar el diagnóstico correcto. En ocasiones se combinan cuadros extrapiramidales prácticamente opuestos, como el PID con hipocinecia e inmovilidad, asociados a la acatisia que muestra la necesidad de movimiento permanente,[40] referido en la literatura como "reacciones paradójicas de comportamiento".[41]

La acatisia se presenta en los primeros días del tratamiento con neurolépticos y en general es un trastorno autolimitado, de modo que, aunque se prosiga con el tratamiento antipsicótico, los síntomas tienden a disminuir con el tiempo. La importancia del diagnóstico estriba en que, si se prescriben neurolépticos a un paciente para algún tipo de excitación y ésta persiste o se agrava, existe la posibilidad que se deba a un episodio de acatisia que el incremento de la dosis de neurolépticos no mejorará y que, por el contrario, puede empeorar. La acatisia desaparece con la suspensión del neuroléptico.

En los últimos años se han descrito cuadros motores que remedan en todo los que se observan en pacientes con acatisia, pero que tienen algunas diferencias con éstos. En primer lugar el fenómeno no es autolimitado sino que persiste en el tiempo, no se presenta de inmediato luego del comienzo del tratamiento con neurolépticos sino que, como la DT, son necesarios períodos prolongados de exposición al fármaco causante para que se manifieste; el correlato emocional con la confirmación de la necesidad de expresar movimientos por parte del paciente no existe y, por último, en muchos casos al suspender el neuroléptico el cuadro persiste. Esta última variante se denomina acatisia tardía (AT) y para algunos autores es una variante de la DT.

Se ha postulado que la acatisia es el resultado del bloqueo dopaminérgico en áreas del cerebro que no están en relación con el estriado.[42]

En la AT, al igual que en la DT, los depletores dopaminérgicos pueden ser de utilidad.[43] En la acatisia aguda y ocasionalmente en AT son útiles el propranolol, en dosis de 60-80 mg,[44] y los opioides (propoxifeno hasta 100 mg/día o codeína hasta 60 mg/día),[45] mientras que los anticolinérgicos suelen ser útiles en la acatisia aguda.

## DISTONÍA

Los psicofármacos, en especial los neurolépticos, pueden inducir 3 tipos de cuadros distónicos: agudos, tardíos y paroxísticos.

### Distonía aguda

Se presenta en general al inicio del tratamiento con psicofármacos, al aumentar las dosis de éstos o al cambiar un neuroléptico por otro.[46] En cualquier caso los síntomas se correlacionan con el aumento o introducción de un neuroléptico. El cuadro no se presenta en forma inmediata; hay un período de latencia –que podría correlacionarse con la caída de los niveles plasmáticos del neuroléptico–, necesario para que pueda expresarse la hipersensibilidad de los receptores dopaminérgicos postsinápticos del estriado. Se han descrito cuadros distónicos agudos aun con esquemas fijos de tratamiento neuroléptico de depósito en los primeros 9 días de su administración.[47] La expresión clínica es variable ya que se producen las más variadas formas de distonías focales, segmentarias o generalizadas. Siendo más frecuente en jóvenes, la distonía aguda en ellos es habitualmente generalizada mientras que en los ancianos es de tipo focal.[46] La severidad es también variable, desde cuadros leves, que con frecuencia son subdiagnosticados, hasta dramáticos, con laringospasmo, que pueden comprometer la vida del paciente.[48] La duración de la distonía aguda es variable pero siempre autolimitada, a veces fluctúa a lo largo de las horas. Recientemente se ha advertido sobre la susceptibilidad que tienen aquellos pacientes que desarrollaron distonías agudas para presentar cuadros distónicos tardíos.[49]

La fisiopatología de la distonía aguda es poco clara, pero sobre la base de las respuestas farmacológicas se espera que podría resultar de una de las siguientes situaciones: 1) una hipofunción dopaminérgica con hiperactividad colinérgica, como lo avala la espectacular respuesta a la administración de anticolinérgicos y su supresión en monos pretratados con L-dopa o apomorfina[50] o, 2) una hiperfunción dopaminérgica, que es puesta en evidencia con la caída de los niveles plasmáticos del neuroléptico que es expuesto en ese momento a la dopamina endógena que se libera de la presinapsis.[51]

Los síntomas en general se controlan bien con la administración de anticolinérgicos por vía intramuscular o intravenosa, según lo requiera la gravedad del caso. También pueden ser útiles la administración de escopolamina o difenhidramina.

### Distonía tardía

Se denomina así al cuadro distónico secundario al uso prolongado de neurolépticos. Fueron Burke y col.[52] los que al describir sus hallazgos en 42 pacientes popularizaron este cuadro, que en la actualidad se diagnostica con cierta frecuencia. La prevalencia de distonía tardía en pacientes psiquiátricos es del orden del 0,9%,[53] aunque las cifras varían según los criterios diagnósticos que se consideren. Kang y col.[54] estudiaron la historia natural de la distonía tardía en 67 casos, 21% de los cuales había desarrollado los síntomas con menos de un año de tratamiento neuroléptico. En 45 pacientes se pudo suspender el tratamiento neuroléptico, pero los síntomas sólo remitieron en 5 de ellos. Las diferencias que validan la separación de las discinesias y distonías tardías son el carácter sostenido de los movimientos, la mayor prevalencia en hombres y la respuesta a los anticolinérgicos en estos últimos, mientras que las discinesias son más frecuentes en mujeres, los movimientos son menos sostenidos y los anticolinérgicos las empeoran. Los signos de la distonía tardía pueden ser indistinguibles de los de la distonía idiopática, pero la asociación con cuadros parkinsonianos o discinéticos sugiere su etiología medicamentosa. Los síntomas también son variables pero en general, y sobre todo en adultos y ancianos, son distonías focales o segmentarias como la torticollis (especialmente retrocollis), blefarospasmo y distonías mandibulares. El tratamiento sistémico más eficaz son los depletores dopaminérgicos, como la tetrabenazina y la reserpina, que benefician al 50% de los casos y luego los anticolinérgicos (trihexifenidilo).

Los cuadros focales pueden ser tratados exitosamente con infiltraciones de toxina botulínica.

## SÍNDROME NEUROLÉPTICO MALIGNO (SNM)

Es la más severa y potencialmente fatal complicación del uso de bloqueantes dopaminérgicos, aunque en ocasiones se lo ha descrito como secundario al uso de depletores dopaminérgicos o a la suspensión brusca de agonistas dopaminérgicos.[55,56] La prevalencia ha sido estimada en el 1,4%.[57] Se caracteriza por rigidez muscular generalizada, trastornos de conciencia que llegan al coma, trismus, corea, incontinencia y severa disfunción autonómica que incluye hipertermia, hipertensión o hipotensión, taquicardia y sudoración profusa.[58,59] Aproximadamente el 75% de los pacientes tiene aumento de la CPK y leucocitosis, mientras que la rabdomiólisis, la complicación más seria se presenta en un tercio de los casos,[60] produciendo ocasionalmente insuficiencia renal aguda. Es probable que el SNM esté causado por un bloqueo de los receptores dopaminérgicos a nivel del estriado, hipotálamo y médula espinal.

El diagnóstico diferencial incluye cuadros infecciosos como meningoencefalitis, encefalopatías tóxicas (relativamente frecuentes en los ancianos), tétanos, hipertermia maligna, catatonía letal e hipertiroidismo. El tratamiento consiste en la supresión del neuroléptico y administración de agonistas dopaminérgicos, como la bromocriptina, la L-dopa o la lisurida, asociados a relajantes musculares como el dantroleno o el diazepam. Se ha ensayado con éxito el uso de terapia electroconvulsiva en aquellos pacientes en quienes el diagnóstico diferencial entre catatonía letal y SNM es difícil.

## DOLOR ORAL Y GENITAL TARDÍO

Es un cuadro recientemente descrito y aunque no se manifiesta por movimientos anormales sino por dolor es otro cuadro tardío inducido por neurolépticos, por lo que se comenta en este apartado.

El dolor, que ha sido caracterizado como quemante en la mayoría de los casos, compromete la boca, las encías, los labios y la región genital. Se asocia con discinesias y distonías tardías así como con acatisia.[61] La edad promedio de los casos publicados fue de 67 años y prácticamente todos fueron mujeres.

Los medicamentos más útiles para tratar el dolor son la reserpina y la tetrabenazina. Debe considerarse la posibilidad de que el dolor se desarrolle al suspenderse los neurolépticos, similar a lo que ocurre con algunas discinesias y distonías tardías,[52] que sólo se ponen en evidencia al disminuir o suspender los antipsicóticos.

## MOVIMIENTOS ANORMALES INDUCIDOS POR ANTICONVULSIVOS

Como puede observarse en el cuadro 16-1, la cantidad de drogas que inducen movimientos anormales es enorme. Sin embargo, dada la relativa frecuencia con que los anticonvulsivos (AC) los producen, se los menciona aquí con mayor detalle. La difenilhidantoína es el AC que con más frecuencia ha sido relacionado con este tipo de efecto colateral y en general produce corea cuando los niveles plasmáticos llegan a cifras altas, aunque se ha sugerido que en pacientes con daño cerebral previo el efecto tóxico puede desarrollarse aun con niveles plasmáticos terapéuticos.[62] Raramente la carbamazepina,[63] el fenobarbital,[64] y la etosuccimida[65] producen corea. Se han publicado también casos de balismo por difenilhidantoína.[66]

El mecanismo por el cual las hidantoínas causan movimientos anormales es poco claro, pues la interacción de esta droga con los mecanismos dopaminérgicos es compleja y es posi-

**Cuadro 16-1.** *Drogas capaces de inducir o agravar un parkinsonismo o inducir movimientos anormales*

| NEUROLÉPTICOS | | | |
|---|---|---|---|
| Fenotiazinas | Clorpromazina | Trifluoperazina | Mesoridazina |
| | Tioridazina | Piperacetazina | Acetofenazina |
| | Flufenazina | Perfenazina | Prometazina |
| | Trimeprazina | Trieetilperazina | |
| Butirofenonas | Haloperidol | Droperidol | Triperidol |
| Fenilbutilpiperidinas | Pimocida | Fluopirideno | Molindona |
| Sustitutos de las benzamidas | Sulpirida | Alizaprida | |
| | Remoxiprida | Tiaprida | |
| | Veraliprida | Metoclopramida | |
| | Cleboprida | Domperidona | |
| Benzoquinolicinas | Tetrabenazina | | |
| Derivados de la rawolfia | Reserpina | | |
| **BLOQUEANTES CÁLCICOS** | | | |
| | Flunarizina | Cinarizina | Verapamilo |
| | Nifedipina | Diltiazem | Nimodipina |
| **ANTICONVULSIVOS** | | | |
| | Fenitoína | Valproato de sodio | Fenobarbital |
| **DROGAS USADAS EN ARRITMIAS CARDÍACAS** | | | |
| | Amiodarona | Aprindina | Mexiletina |
| **OPIÁCEOS** | | | |
| | Meperidina | | |
| **TRANQUILIZANTES Y ANTIDEPRESIVOS** | | | |
| | Amoxapina | Lorazepam | Paroxetina |
| | Pirlidona | Buspirona | Fluoxetina |
| | | | Amitriptilina |
| **HIPOTENSORES** | | | |
| | Metildopa | Captopril | |
| **ANTIDIABÉTICOS** | | | |
| | Buformina | | |
| **OTROS** | | | |
| | Cimetidina | Clembuterol | Sal de litio |
| | 5-HTP | Papaverina | |

ble que alteraciones en otros neurotransmisores tengan también un efecto causal. Las hidantoínas también causan distonía y asterixis.

En el cuadro 16-2 se resumen los distintos movimientos anormales causados por AC.

## TEMBLOR

Es un motivo de consulta frecuente en el anciano y debe tenerse en cuenta la posibilidad de que sea inducido por drogas. El cuadro 16-3 resume las que pueden producir temblor. Sin embargo, debe evaluarse la posibilidad de que cualquier fármaco con una relación temporal con la aparición del temblor sea causante del mismo y en lo posible es útil suspenderlo para evaluar la respuesta.

El largo período de latencia entre la administración del fármaco causante del temblor y la aparición de éste sólo ha sido reconocido en los últimos tiempos y para denominarlo se ha usado el término temblor tardío.[67] Es de tipo postu-

**Cuadro 16-2.** *Movimientos anormales causados por anticonvulsivos*

| | |
|---|---|
| COREA | Hidantoínas, carbamazepina, fenobarbital, etosuccimida. |
| BALISMO | Hidantoína. |
| DISTONÍA | Hidantoína, carbamazepina. |
| ASTERIXIS | Hidantoína, carbamazepina. |
| TEMBLOR | Ácido valproico. |
| PARKINSONISMO | Ácido valproico, hidantoína. |

**Cuadro 16-3.** *Drogas que causan temblor*

Con efectos colinérgicos centrales
  Agonistas muscarínicos
  Anticolinesterásicos

Con efectos monoaminérgicos centrales
  Neurolépticos
  Tricíclicos

Con efectos adrenérgicos periféricos
  Agonistas β-adrenérgicos
  Litio
  Cafeína
  Anfetaminas
  Esteroides

ral e intencional y no se asocia con otros signos de parkinsonismo. Contrariamente al temblor parkinsoniano inducido por drogas, el tardío responde bien a la tetrabenazina,[67] lo que lo relacionaría fisiopatológicamente con la discinesia tardía.

## OTROS SÍNDROMES TARDÍOS

Si bien las mioclonías han sido asociadas a una gran variedad de drogas, sólo recientemente lo han sido a neurolépticos.[68,69]

Los tics también pueden presentarse luego de tiempos prolongados de tratamiento con neurolépticos, pero son infrecuentes en los ancianos.[70]

### BIBLIOGRAFÍA

1. Hall RA, Jackson RB, Swain JM. Neurotoxic reactions resulting from chlorpromazine administration. JAMA, 161:214-218, 1956.
2. Shannon J, Kaplan M, Pierce M, et al. An interesting reaction to a tranquilizer: Tonic seizures with perphenazine (Trilofon). Am J Psychiatry, 114:556, 1957.
3. Christian CD, Paulsen G. Severe motility disturbance after small doses of prochloperazine. N Engl J Med, 259:828-830, 1958.
4. Miller LG, Jankovic J. Drug-induced dyskinesias. Current Neurology, 10:321-355, 1990.
5. Miller LG, Jankovic J. Metoclopramide-induced movement disorders. Arch Int Med 149:2386-2392, 1989.
6. Delay J, Deniker P. Drug-induced extrapyramidal syndrome. *En:* Vinken PJ, Bruyn GW (Eds.). Handbook of Clinical Neurology. Diseases of the basal ganglia. 2ª edición. Amsterdam, North Holland Publishing Company, págs. 248-266, 1975.
7. Reches A, Burke RE, Kevinc E. Tetrabenazine an amine depleting agent, meso blocks dopamine receptors in rat brain. J Pyharmacol Exp Ther, 255:515-521, 1983.
8. Micheli F, Fernández Pardal M, Gatto E, et al. Flunarizine and Cinnarizine-induced extrapyramidal reactions. Neurology, 37:881-884, 1987.
9. Ayd FJ (jr.). A survey of drug-induced extrapyramidal reactions, JAMA 175:1054-1060, 1961.
10. Micheli F, Fernández Pardal M, Giannaula R, et al. Movement disorders and Depression due to flunarizine and cinnarizine. MovDisord, 4:139-146, 1989.
11. Prosser ES, Csermansky JG, Kaplan J, Thiemann S, Becker TJ, Hollister LE. Depression, Parkinsonian sympotoms and negative symptoms in schizophrenics treated with neuroleptics. J Nerv Ment Dis, 175:100-105, 1987.
12. Caliguri MP, Brachaq HS, Lohr JB. Assymetry of neuroleptic-induced rigidity. Development of quantitative methods and clinical correlates. Psychiatry Res, 30:275-284, 1989.
13. Arblaster LA, Lakie M, Mutch WJ, Semple M. A study of the early signs of drug-induced parkinsonism. J Neurol Neurosurg Psychiatry, 56:301-303, 1993.
14. Micheli FE, Scorticati MC. Parkinsonismo medicamentoso. Rev Neurol Arg, 18:20-24, 1993.
15. Villeneuve A. The rabbit syndrome: a peculiar extrapyramidal reaction. Can Psychiat Assoc J, 17:69-72, 1972.
16. Rajput AH, Rozdilsky B, Hornykiewicz O, Shanna C, Lee T, Seeman P. Reversible drug-induced parkinsonism. Clinic pathologic study of two cases. Arch Neurol, 39:644-646, 1982.
17. Metzer WS, Newton JE, Steele RW, Clay brook M, Paige SR, Mc MIllan DE, Hays S. HLA antigens in drug-induced parkinsonism. Mov Disord, 4:1221-1228, 1989.
18. Hansen TE, Brown WL, Weigel RM, Casey DE. Risk factors for drug-induced parkinsonism and tardive dyskinesia. J Clin Psychiatry, 49:139-141, 1988.
19. Hoffman WF, Labs SM, Casey DE. Neuroleptic-induced parkinsonism in older schizophrenics. Biol Psychiatry, 22:427-439, 1987.
20. Goswani U, Dutta S, Kuruvilla K, Papp E, Pereny A. Electroconvulsive therapy in neuroleptic-induced parkinsonism. Biol Psychiatry, 26:234-238, 1989.
21. Decin A, Caracci G, Sandyk R, Berman W, Mucherjee S, Scapicchio P. Cigarette smoking and neuroleptic-induced parkinsonism. Biol Psychiatry, 28:502-508, 1990.
22. Chouza C, Scaramelli C, Caamano JL, De Medina O, Aljanati R, Romero S. Parkinsonism, tardive dyskinesia, akathisia and depression induced by flunarizine. Lancet, 1303-1304, 1986.
23. Marti Masso JF. Carrera N, De la Puente E. Posible parkinsonismo por cinarizina. Med Clin (Barc.), 50:804-805, 1987.
24. Casey DE. Tardive dyskinesia. West J Med, 153:535-541, 1990.
25. Crane GE, Naranjo ER. Motor disorders induced by neuroleptics. Arch Gen Psychiatry, 24:179-184, 1971.
26. Casey D, Rabins P. Tardive dyskinesia as a life-threatening illnes. Am J Psychiatry, 135:486-488, 1978.
27. Yassa R, Jeste DV. Gender differences in tardive dyskinesia: a critical review of the literature. Schizophr Bull, 18:701-715, 1992.
28. Jeste DV, Caligiuri MP. Tardive dyskinesia. Schizophr Bull, 19:303-315, 1993.
29. Micheli F. Diskinesias Tardías. Tesis de Doctorado. Facultad de Medicina. Universidad de Buenos Aires, 1987.
30. Ganzini L, Casey DE, Hoffman WF, Heintz RT. Tardive dyskinesia and diabetes mellitus. Psychopharmacol Bull: 28 (3):281-286, 1992.
31. McDaniel KD, Kazee AM, Eskin TA, Hamill RW. Tardive dyskinesia in Alzheimer's disease: clinical features and neuropathologic correlates. J Geriatr Psychiatry Neurol, 4:79-85, 1991.
32. Siemers E, Reddy V. Profile of patients enrolled in a new movement disorder clinic. Mov Disord, 6/4:336-341, 1991.
33. Morgenstern H, Glazer WM. Identifyng risk factors for tardive dyskinesia among long-term outpatients mainteined with neuroleptic medications: results of the YaleTardive Dyskinesia Study. Arch Gen Psychiatry, 50/9:723-733, 1993.

34. Glazer WM, Morgenstern H. Doucette JT. Predicting the long-term risk of tardive dyskinesia in outpatients mainteined on neuroleptic medications. J Clin Psychiatry, 54:133-139, 1993.
35. Heinrich K, Wegener I, Bender HJ. Spuate extrapiramidale hyperkinesien bei neuroleptischer langzeitherapie. Pharmakopsychiatr Neuropsychopharmakol, I: 169-195, 1968.
36. Yassa R, Nair U. Mild tardive dyskinesia: an 8-year follow-up study. Acta Psychiatr Scand, 81:139-140, 1989.
37. Schooler NR, Kane JR. Research diagnosis for tardive dyskinesia. Arch Gen Psychiatry, 39:486-487, 1982.
38. Klawans HL. The pharmacology of tardive dyskinesias. Am J Psychiatry, 130:82-86, 1973.
39. Klawans HL, Mc Kendall RR. Observations on the effect of levodopa on tardive lingual-facial-buccal dyskinesia. J Neurol Sci, 14:189-192, 1971.
40. Delay J, Deniker P. Drug-induced extrapiramidal syndromes. En: Vinken PJ, Bruyn GW, Eds. Diseases of the basal ganglia. Handbook of Clinical Neurology. Amsterdam, North-Holland págs. 248-266, 1968.
41. Sarwer-Foner GJ. Recognition and management of drug-induced extrapyramidal reactions and "paradoxical" behavioural reactions in psychiatry. Can Med Assoc J, 83:312-318, 1960.
42. Marsden CD, Jenner P. The pathophysiology of extrapyramidal side-effects of neuroleptic drugs. Psychol Med, 10:55-72, 1980.
43. Burke RE, Kang UJ, Jankovic J, Miller LG, Fahn S. Tardive akathisia: an analysis of clinical features and response to open therapeutic trials. Movement disorders, 4:157-175, 1989.
44. Yassa R, Iskandar H, Nastase C. Propranolol in the treatment of tardive akathisia. J Clin Psychopharmacol, 8:283-285, 1988.
45. Walters AS, Hening A. Opioids a better treatment for acute rather than tardive akathisia: a possible role for the endogenous opiate system in neuroleptic-induced akathisia. Med Hypotheses, 28:1-2, 1989.
46. Sramek JJ, Simpson GM, Morrison RL, Heiser JF. Anticholinergic agents for prophylaxis of neuroleptic-induced dystonia reactions: a prospective study. J Clin Psychiat, 47:305-309, 1986.
47. Singh H. Levinson DF, Simpson GM, Lo-Ces, Friedman E. Acute dystonia during fixed-dose neuroleptic treatment. J Clin Psychopharmacol, 10:389-396, 1990.
48. Tolosa E, Alom J, Marti MJ. Drug-induced dyskinesias. En: Parkinson's disease and movement disorders. 2ª ed. J Jankovic, E Tolosa. Williams & Wilkins Co. Baltimore, págs. 375-397, 1993.
49. Sachdev P. Clinical characteristics of 15 patients with tardive dystonia. Am J Psychiatry, 150:498-500, 1993.
50. Nealer R, Germart S, Liebman JM. Effects of dopamine agonists, catecholamina depletors, and cholinergic and GABAergic drugs on acute dyskinesia in the Squirrel monkeys. Psychopharm, 82:20-26, 1984.
51 Marsden CD, Jenner P. The pathophysiology of extrapyramidal side effects of neuroleptic drugs. Psychol Med, 10:55-72, 1980.
52. Burke RE, Fahn S, Jankovic JA. Tardive dystonia: late onset and persistant dystonia caused by antipsychotic drugs. Neurology, 32:1335-1346, 1982.
53. Micheli F, Fernández Pardal M, Gatto M, et al. Bruxism secondary to chronic antidopaminergic drug exposure. Clin Neuropharmacol, 16:315-323, 1993.
54. Kang UJ, Fahn S, Jankovic J, et al. Natural history and treatment of tardive dystonia. Mov Disord, 1:193-208, 1986.
55. Ford B, GTreene P, Fahn S. Oral and genital tardive pain syndrome. Neurology, 44:2115-2119, 1994.
56. Gibb VR, Lees AJ. The neuroleptic malignant syndrome: a review. Q J Med, 56:421-429, 1985.
57. Addonizio G, Susman VL, Roth SD. Neuroleptic malignant syndrome: a review and analysis of 115 cases. Biol Psychiatry, 22:1004-1020, 1987.
58. Popes HG, Keck PE, MC Elroy SL. Frequency and presentation of neuroleptic malignant syndrome. Am J Psychiatry, 143:1059, 1986.
59. Caelli J, Delgado R, Mercanti G, Micheli F. Síndrome neuroléptico maligno. Prensa Méd Arg, 72:457-458, 1985.
60. Levenson JL. Neuroleptic malignant syndrome. Am J Psychiatry 142:1137-1145, 1985.
61. Eiser AR, Neff MS, Slifkin RF. Acute myoglobinuric renal failure: a consequence of the neuroleptic malignant syndrome. Arch Int Med, 142:601-603, 1982.
62. Yoshida M, Yamada S, Osaki Y, Nakanishi T. Phenytoin-induced orofacial dyskinesia. A case report. J Neurol, págs. 231-234, 1985.
63. Bimpone-Buta K, Froescher W. Carbamazepine-induced choreoathetoid dyskinesias. J Neurol Neurosurg Psychiatry, 45:560, 1982.
64. Lichtman SL. Phenobarbital dyskinesias. Postgrad Med J, 54:114-115, 1978.
65. Kirschberg GJ. Dyskinesia. An unusual reaction to ethosuximide. Arch Neurol, 32:137-138, 1975.
66. Micheli F, Lehkuniec E, Gatto M, Pelli M, Asconapé J. Hemiballism in a patient with partial motor status epilepticus treated with phenytoin. Funct Neurol, 8:103-107, 1993.
67. Stacy M, Jankovic J. Tardive Tremor. Mov Dis, 7:53-57, 1992.
68. Tominaga H, Fukuzako H, Izumi K, et al. Tardive myoclonus. Lancet, 1:369, 1987.
69. Little JT, Jankovic J. Tardive myoclonus. Mov Disord, 2:307-311, 1987.
70. Klawans HL, Falk DK, Nausieda PA. Gilles de la Tourette after long-term chlorpromazine therapy. Neurology, 28:1064-1068, 1978.

# Hipotensión ortostática y otros síndromes autonómicos

Rolando J. Giannaula

La **hipotensión ortostática (HO)** es un síntoma que puede manifestarse en forma aislada o, con más frecuencia, en asociación con otros signos de insuficiencia del **sistema nervioso autónomo (SNA)**.

Las enfermedades del SNA también provocan alteraciones en el control de la frecuencia y contractilidad cardíacas; de la contracción y dilatación de los vasos, bronquios y pupilas; de la micción, la defecación y las funciones sexuales; de la secreción lagrimal y sudorípara; del peristaltismo y secreción gastrointestinal, etcétera.

La afección puede ser primaria o secundaria. Su compromiso puede cursar en forma asintomática o dar lugar a síntomas leves o poco específicos, cuyo origen no suele diagnosticarse. En otras ocasiones puede expresarse con intensidad, en particular ante el desarrollo de HO severa que llega a ser invalidante para el paciente.

## ANATOMÍA DEL SISTEMA NERVIOSO AUTÓNOMO

El SNA, también llamado visceral o vegetativo, inerva los músculos lisos de todos los órganos, la musculatura cardíaca y las glándulas exocrinas. Consta de un control central y de vías eferentes periféricas; estas últimas son disinápticas, una neurona se encuentra en el encéfalo o médula espinal y la otra en un ganglio autónomo interpuesto entre el **sistema nervioso central (SNC)** y el efector. Las fibras preganglionares son mielínicas y las posganglionares amielínicas.

El SNA tiene tres divisiones: el **sistema simpático (SS)** o toracolumbar, el **sistema parasimpático (SP)** o craneosacro y el **sistema entérico (SE)**.[1,2]

### Sistema simpático

Las neuronas preganglionares se encuentran en las columnas intermediolaterales de los segmentos medulares T1 a L2. Sus axones emergen por las raíces anteriores y se separan del nervio espinal correspondiente por los ramos comunicantes blancos, e ingresan en la cadena simpática paravertebral (fig. 17-1). Ésta consta de tres ganglios cervicales (superior, medio e inferior), once torácicos, tres o cuatro lumbares y tres o cuatro sacros. Las fibras preganglionares hacen sinapsis con la segunda neurona de la vía en el ganglio en que penetran, o se dirigen hacia arriba o abajo para hacer sinapsis en otro ganglio. Las fibras posganglionares reingresan a los nervios espinales por medio de los ramos grises, para dirigirse a los vasos sanguíneos, glándulas sudoríparas y músculos piloerectores. Otras inervan el aparato respiratorio y el corazón, mientras que las fibras posganglionares, derivadas del ganglio cervical superior, forman el plexo simpático pericarotídeo que se dirige hacia la cabeza. Un grupo de fibras preganglionares pasan a través de la cadena simpática y forman los nervios esplácnicos, luego se dirigen a ganglios prevertebrales como el celíaco y el mesentérico, superior e inferior, que emiten fibras posganglionares al aparato gastrointestinal, hígado, riñones, páncreas, vejiga y genitales externos.[1-4]

### Sistema parasimpático

A diferencia de los simpáticos, los ganglios parasimpáticos se encuentran cerca o en íntima

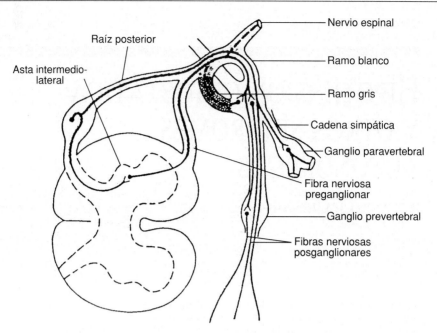

**Fig. 17-1.** Sistema nervioso simpático: organización de las fibras preganglionares y posganglionares. Modificado de Guyton, Anatomía y Fisiología del Sistema Nervioso. Capítulo 21: Sistema Nervioso Autónomo y Médula Adrenal, pág. 338, Ed. Médica Panamericana, Bs. As., 1989)

relación con las estructuras que inervan; por lo tanto, las fibras posganglionares son cortas.

Las fibras preganglionares que se originan en los diversos núcleos del tronco del encéfalo, como el de Edinger-Westphal, salival superior e inferior, transcurren, junto con los pares craneanos III, VII y IX, hacia los ganglios ciliar, esfenopalatino, submaxilar y ótico. Las fibras posganglionares inervan los músculos ciliares y constrictores de la pupila, y estimulan la secreción de las glándulas lagrimales y salivales. Las fibras provenientes del núcleo motor dorsal del X par viajan con éste y, tras su sinapsis ganglionar, inervan el corazón, los pulmones, el tubo digestivo, desde el esófago hasta el colon transverso, el hígado, la vesícula biliar, el páncreas, los riñones y parte de los uréteres.

En los cordones laterales de los segmentos medulares sacros 2, 3 y 4 nacen las fibras que constituyen los nervios pelvianos y se dirigen hacia los ganglios correspondientes, para inervar luego el colon descendente, la vejiga, el recto, los uréteres y los genitales externos.[1-4]

### Sistema entérico

Está constituido por neuronas que forman plexos como el mientérico de Auerbach y el submucoso de Meissner, situados en las paredes del tracto gastrointestinal. Responden a cambios isquémicos en la tensión de las paredes intestinales y controlan la motilidad, el tono y la secreción gastrointestinal. No obstante, es regulado por la inervación del SS y el SP.[1]

### Control central del sistema nervioso autónomo

El hipotálamo es el más alto nivel de integración de la actividad autonómica; mantiene la homeostasis a través del sistema endocrino y del SNA.[1,2,5]

Sus circuitos neuronales regulan una serie de funciones vitales como la temperatura, **frecuencia cardíaca (FC)**, presión y osmolaridad sanguínea, así como la ingestión de agua y de comida. Junto con el sistema límbico interviene en el control del comportamiento emocional y la reproducción.[5]

El hipotálamo se encuentra interrelacionado con la corteza cerebral y estructuras límbicas como el hipocampo, el complejo amigdalino, la corteza entorrinal, la corteza cingular y el área septal, como también con el cerebelo, los ganglios basales y la formación reticular. Integra esta información para adecuar la respuesta autonómica.[5]

Al estimular el hipotálamo lateral o el anterior se obtienen respuestas simpáticas o parasimpáticas, respectivamente. La información se proyecta a los núcleos del tronco del encéfalo y médula espinal, en forma mayormente no cruzada, hasta las neuronas preganglionares correspondientes. Las funciones cardíaca y respiratoria, pueden mantenerse en forma independiente del control hipotalámico.

Por otra parte, el hipotálamo interviene en la liberación de hormonas que influyen en la función autonómica. El núcleo solitario también cumple un importante papel en la regulación de esta última; por un lado se relaciona con distintos circuitos autonómicos reflejos y por otro transmite la información recibida a otras áreas del cerebro y tronco del encéfalo, que proyectan nuevamente sobre éste para la ulterior estimulación autonómica.[1,2,5]

## FISIOLOGÍA DEL SISTEMA NERVIOSO AUTÓNOMO

La mayor parte de los órganos reciben inervación autonómica simpática y parasimpática, cuyos efectos suelen ser opuestos.

Los neurotransmisores en el SNA son la **acetilcolina (ACh)** y la **noradrenalina (NA)**. Las fibras preganglionares y posganglionares del SP, así como las fibras preganglionares del SS son colinérgicas. Las fibras posganglionares de este último son noradrenérgicas, excepto las fibras colinérgicas que inervan las glándulas sudoríparas y algunas fibras vasodilatadoras musculares. La inervación simpática de la médula adrenal (que secreta NA y adrenalina) también es colinérgica, pero mediada directamente por fibras preganglionares.

### Receptores adrenérgicos

La NA y la adrenalina endógenas actúan sobre dos tipos de receptores: alfa y beta, subdivididos a su vez en alfa1, alfa2, beta1 y beta2. Éstos presentan diferentes respuestas ante los neurotransmisores, y son estimulados y antagonizados por diferentes drogas.[2,4] Los receptores alfa se encuentran preferentemente en los vasos sanguíneos, donde ejercen su acción vasoconstrictora. En otros órganos, como los riñones y el SNC, su número y el efecto de su estimulación son menos importantes. Los alfa1 y alfa2 son postsinápticos, en tanto que los alfa2 son también presinápticos y su estímulo disminuye la secreción de NA. El receptor alfa1 es estimulado por la midodrina y bloqueado por el prazosín. El alfa2 tiene como agonista a la clonidina y como antagonista a la yohimbina; la fentolamina antagoniza a ambos subtipos.

Los receptores beta1 predominan en el corazón; los beta2 en los bronquios y la mayor parte de los otros órganos. Ambos actúan en la postsinapsis, mientras que los beta2, también ubicados presinápticamente, promueven la liberación de NA. La isoprenalina y la orciprenalina estimulan ambos subtipos de receptor, que son bloqueados por el propranolol. La dobutamina estimula el beta1 y la terbutalina el beta2, que son antagonizados por el metoprolol y la butoxamina, respectivamente.[6]

La transmisión noradrenérgica puede ser afectada también por compuestos como la reserpina, que inhiben la captación de NA en la vesícula presináptica, y el bretilio, que bloquea su liberación.

### Receptores colinérgicos

Se subdividen en nicotínicos y muscarínicos. Los primeros se encuentran en los ganglios autónomos, mediando la sinapsis de neuronas preganglionares y posganglionares del SS y del SP, y en la placa neuromuscular, que no depende de la inervación autonómica.[2,4] La nicotina es agonista de estos receptores. El hexametonio es bloqueante en el nivel ganglionar, mientras que la d-tubocurarina lo hace en la unión neuromuscular.

Sobre los receptores muscarínicos ejerce su efecto la ACh, liberada en todos los órganos por las fibras posganglionares del SS y del SP. Se describen tres subtipos: el $M_1$, más abundante en el SNC, el $M_2$ en el corazón, y el $M_3$ en el músculo liso y glándulas.[6] La metacolina y el carbacol estimulan estos receptores y la atropina los bloquea en forma no selectiva.[6] La pirenzepina antagoniza al $M_1$, la metoctramina al $M_2$ y el hexahidrosiladifenidol al $M_3$.

Drogas como la neostigmina, que inhiben a la acetilcolinesterasa –enzima que degrada a la ACh– aumentan la transmisión colinérgica en ambos tipos de receptores.

### Control autonómico de la presión y la circulación

En el tercio inferior de la protuberancia y en la sustancia reticular del bulbo se encuentra el centro vasomotor, que emite señales continuas hacia las fibras vasconstrictoras simpáticas, lo que mantiene un estado de vasoconstricción parcial llamado tono vasomotor.[1]

Los barorreceptores son mecanorreceptores constituidos por terminaciones nerviosas difusas ubicados en las paredes de las grandes arterias torácicas y del cuello. Los más importantes son los de la carótida interna en el nivel del seno carotídeo y en la pared del cayado aórtico.[1,2]

*Reflejo barorreceptor.* Ante elevaciones inadecuadas de la **presión arterial (PA),** el barorreceptor carotídeo actúa en forma refleja, rápida y potente, produciendo una descarga de impulsos que transcurren por el nervio de Hering, hacia el IX par y núcleo solitario del bulbo. A través de interneuronas se inhibe el área vasoconstrictora del centro vasomotor y se estimula el núcleo motor dorsal del vago.[1] Se logra así atenuar la actividad simpática, lo que disminuye su acción beta l cardíaca y, por vasodilatación, la resistencia periférica.[3,4] Por estímulo parasimpático desciende aun más la frecuencia y contractilidad cardíaca, y todo ello da como resultado una disminución de la PA. La hipotensión arterial genera respuestas inversas; los barorreceptores aórticos envían sus aferencias por el X par y su ganancia es menor.[1-3]

La presión también es regulada por la secreción renal de renina, que responde a descensos en la PA y actuando sobre el angiotensinógeno, forma la angiotensina I que es convertida a angiotensina II. Esta última actúa como vasoconstrictora potente y el inicio de su acción demora 20 a 30 minutos. Además produce la secreción de aldosterona de la corteza suprarrenal, que reabsorbe sodio en los túbulos renales y aumenta el volumen intravascular, lo que eleva la PA.

La vasopresina u hormona antidiurética es sintetizada en el hipotálamo. Se libera por aumentos en la osmolaridad plasmática y descensos del volumen sanguíneo.[5] Produce vasodilatación en las arterias cerebrales y coronarias, y vasoconstricción sistémica que aumenta la PA.

El lecho de capacitancia venosa abdominal, en gran medida inervado por el SS, también interviene en la regulación circulatoria aumentando o disminuyendo el volumen minuto cardíaco, según se encuentre contraído o relajado.[3]

## Control autonómico de la micción

La evacuación vesical se produce por acción del detrusor, músculo liso que se contrae por estimulación colinérgica parasimpática. Las fibras preganglionares nacen en las astas intermediolaterales de los segmentos sacros 2, 3 y 4, y se dirigen por el nervio pelviano a los ganglios del plexo pélvico y a los vecinos a la pared vesical. De éstos salen las fibras posganglionares hacia los receptores $M_2$ del detrusor. Las neuronas preganglionares se activan por la distensión secundaria al llenado vesical, que también se transmite por los nervios pelvianos.[4,7]

A través de neuronas ubicadas en las columnas intermediolaterales de los segmentos medulares T11 a L2, el SS envía al ganglio mesentérico inferior fibras preganglionares por los nervios esplácnicos inferiores. Las fibras posganglionares que transcurren por el nervio hipogástrico relajan los músculos de la pared vesical por estimulación beta2 adrenérgica, inhiben la actividad parasimpática en los ganglios por estímulo alfa2 adrenérgico y, fundamentalmente por estímulo alfa1, contraen el esfínter uretral interno. De esta forma se permite el llenado vesical.[1,7]

La contracción del esfínter uretral externo, es controlada por acción del sistema motor somático, a través de los nervios pudendos. Éstos conducen información de un grupo de células ubicadas en las astas anteriores de los segmentos S2 a S4, que forman el núcleo de Onuf.

La evaluación vesical en el sujeto sano, que requiere de la sincronización entre la contracción del detrusor y la relajación de los esfínteres interno y externo, se desarrolla en forma refleja y voluntaria.[7]

Es necesaria, además, la integración con centros de control pontinos y mesencefálicos, relacionados a su vez con el lóbulo frontal, el sistema límbico, el hipotálamo, etc., que envían influencias inhibitorias o excitatorias para adecuar la micción.[1]

## Control autonómico de la defecación

La ocupación del recto estimula al plexo mientérico, que produce aumento de las ondas peristálticas colónicas y relajación del esfínter anal interno.

A partir de estímulos de origen sacro, el SP aumenta la peristalsis sigmoidea y rectal como también la relajación del esfínter interno.[4] El esfínter externo, bajo control del núcleo de Onuf, es inhibido voluntariamente para permitir la evaluación intestinal. También este acto está sujeto a controles centrales.

## Control autonómico de las funciones sexuales

La actividad sexual se inicia con el deseo sexual o libido, gobernado por influencias corticales, límbicas e hipotalámicas.

La erección, caracterizada por la acumulación de sangre en el tejido eréctil del pene y el clítoris, es refleja y mediada por estímulo parasimpático S3 y S4 o psicógena, iniciada en centros supraespinales y mediada por vía parasimpática sacra y simpática T12, L1 y L2.[7]

La secreción de las glándulas bulbouretrales, próstata y vesículas seminales en el hombre y la lubricación vaginal y la secreción de las glándulas de Bartholin en la mujer también pueden depender de una doble inervación simpática y parasimpática.

La emisión del semen hacia la uretra se produce por la contracción rítmica del conducto deferente, vesículas seminales y próstata, estimulados por el SS toracolumbar.[7]

La eyaculación se produce por la contracción rítmica de los músculos bulbocavernosos e isquiocavernosos, mediada por los nervios pudendos, que conducen información somática motora desde el núcleo de Onuf. Ésta también produce las contracciones vaginales rítmicas de la mujer durante el orgasmo.

## Control autonómico de las pupilas

*Contracción pupilar.* Del núcleo de Edinger-Westphal, ubicado en el mesencéfalo, rostral al complejo nuclear del III par craneano, se originan fibras preganglionares parasimpáticas que, sin cruzarse, viajan con el motor ocular común hasta hacer sinapsis en la órbita con el ganglio ciliar. De éste parten fibras posganglionares que, por medio de los nervios ciliares cortos, inervan el músculo ciliar que interviene en la acomodación del cristalino y el músculo constrictor de la pupila.[4]

*Dilatación pupilar.* Esta vía simpática se inicia con las neuronas de primer orden localizadas en el hipotálamo. De éstas parten fibras que, sin cruzarse, alcanzan las neuronas preganglionares del centro cilioespinal de Budge, ubicado en los segmentos medulares C8, T1 y T2. Sus prolongaciones dejan la médula por las raíces ventrales de los dos primeros segmentos torácicos y alcanzan el tronco simpático paravertebral, por el que ascienden hasta hacer sinapsis con la tercera neurona de la vía, en el ganglio cervical superior. De allí parten las fibras posganglionares que, junto con la carótida externa, se dirigen hacia las glándulas sudoríparas de la cara, y las que rodean la carótida interna viajan hacia la órbita. Éstas forman los nervios ciliares largos, que inervan a los receptores alfaadrenérgicos del músculo dilatador de la pupila, el músculo liso de Müller, que interviene en la elevación del párpado superior, y los vasos locales, lo que produce vasoconstricción.[4]

## Control autonómico de la transpiración

La secreción sudorípara se realiza mediante estímulo simpático con intervención de fibras posganglionares colinérgicas; el SP no inerva estas glándulas.

## Envejecimiento del sistema nervioso autónomo

HO,[8] constipación, urgencia miccional e intolerancia al frío suelen ser síntomas frecuentes en los ancianos y expresan una disfunción del SNA.

En la vejez disminuye la función barorreceptora, aumentan los niveles de NA circulante, se reduce el número de glándulas sudoríparas, es menor la respuesta de los receptores betaadrenérgicos, hay mayor tendencia a la hipotensión posprandial[9] y a la hipotermia. También se observa una disminución de la respuesta en los tests de evaluación del SNA que miden la variación de la frecuencia cardíaca al pararse, durante la respiración profunda o al medir el cociente de Valsalva.[10] Algunas de estas alteraciones sólo se observan en pacientes con vida sedentaria, no en quienes realizan ejercicios físicos. También se debe considerar que las funciones autonómicas se alteran en presencia de enfermedades, en particular crónicas, a las que los ancianos son más propensos. Muchas veces los medicamentos utilizados para su tratamiento se suman como factores de deterioro neurovegetativo.[11]

## FALLA AUTONÓMICA. CLASIFICACIÓN

El compromiso del SNA se clasifica como primario si se desconoce la etiología y secundario cuando hay una causa que claramente lo determina, como en el caso de la neuropatía diabética, mielitis, drogas, etc.[2] (véase cuadro 17-1).

En las enfermedades mencionadas en la clasificación, el compromiso del SNA puede ser severo, como en los casos de falla autonómica pura; leve, como el asociado con algunas neuropatías y enfermedades del tejido conectivo, o sin expresión clínica y sólo detectable por las pruebas específicas de evaluación autonómica.

El daño al SNA se manifiesta por síntomas como alteraciones miccionales, impotencia sexual, déficit de la sudoración, etc., pero la HO es el más incapacitante.

## Manifestaciones clínicas

### 1. Hipotensión ortostática

Aún no hay consenso generalizado sobre las cifras de variación de la PA que permitan definir la HO. No obstante, un descenso de la PA sistólica mayor de 25 mm Hg o de la PA diastólica mayor de 15 mm Hg al incorporarse se considera patológico.

Como etiología, la HO reconoce como causas neurogénicas las mismas que producen insuficiencia autonómica y que se detallan en el cuadro 17-1.[2] Además deben conocerse una serie de causas no neurogénicas que pueden manifestarse por los mismos síntomas y tendrán que ser descartadas ante un paciente con HO[12] (véase cuadro 17-2).

### Diagnóstico clínico

La HO puede ser asintomática aunque las cifras de PA sean muy bajas, en especial cuando la causa de la falla autonómica es crónica.

**Cuadro 17-1.** *Clasificación general de la insuficiencia autonómica. (Modificado de Bannister R y Mathias CJ.[2])*

I. Primaria
  A. Crónica
    1. Falla autonómica pura (antes llamada hipotensión ortostática idiopática)
    2. Síndrome de Shy-Drager
      Falla autonómica con atrofia multisistémica: degeneración estriatonígrica, atrofia olivopontocerebelosa
    3. Falla autonómica en la enfermedad de Parkinson
  B. Aguda y subaguda
    1. Pandisautonomía
    2. Disautonomía colinérgica

II. Secundaria
  A. Asociada con neuropatía periférica
   \* Disfunción autonómica clínicamente importante
    1. Diabetes
    2. Amiloidosis primaria y neuropatía amiloidea familiar tipo I
    3. Neuropatía inflamatoria aguda (síndrome de Guillain-Barré)
    4. Porfiria intermitente aguda
    5. Neuropatía autonómica y sensitiva hereditaria (NASH)
      NASH tipo III (síndrome de Riley-Day, disautonomía familiar)
      NASH tipo IV (Swanson)
   \* Disfunción autonómica habitualmente sin importancia clínica
    1. Neuropatías hereditarias:
      Neuropatías sensitivas y motoras hereditarias (Charcot-Marie-Tooth)
      Enfermedad de Fabry
      NASH tipo I
      NASH tipo II
      Enfermedad amiloidea (algunas polineuropatías amiloidosis familiares, amiloidosis secundaria)
    2. Polirradiculoneuropatía desmielinizante inflamatoria crónica
    3. Trastornos metabólicos:
      Insuficiencia renal crónica
      Enfermedad hepática crónica
      Deficiencia de vitamina $B_{12}$
    4. Alcoholismo y trastornos nutricionales
    5. Neoplasias
    6. Tóxicos (vincristina, acrilamida, metales pesados, solventes orgánicos, etc.)
    7. Síndrome de Adie
    8. Toxinas (botulismo)
    9. Enfermedades del tejido conectivo:
      Artritis reumatoidea
      Lupus eritematoso sistémico
      Enfermedad mixta del tejido conectivo
    10. Infecciones
      Lepra
      Virus de la inmunodeficiencia humana (HIV)
      Enfermedad de Chagas
      Tabes dorsal
  B. Envejecimiento
  C. Enfermedades metabólicas genéticamente determinadas (deficiencia de dopamina beta hidroxilasa, deficiencia de descarboxilasa de los aminoácidos aromáticos, hiperbradiquinismo familiar, etc.)
  D. Lesiones cerebrales (tumores y lesiones vasculares del tercer ventrículo, hipotálamo o tronco del encéfalo, esclerosis múltiple, siringobulbia, etc.)
  E. Lesiones de la médula espinal (siringomielia, mielitis transversa, tumores, etc.)
  F. Síncope mediado por vía nerviosa.
    Síncope vasovagal
    Síncope miccional
    Síncope por hipersensibilidad del seno carotídeo
    Síncope en la neuralgia del glosofaríngeo
  G. Drogas (fenotiazinas, barbitúricos, antidepresivos, clonidina, reserpina, hexametonio, guanetidina, fenoxibenzamina, propranolol, prazosín, etc.)

Suele haber hipertensión arterial en decúbito; por otra parte, la magnitud del descenso de la PA al incorporarse varía en cada individuo y puede llegarse a cifras de PA sistólica inferiores a 50 mm Hg o incluso irregistrables.

Los síntomas que se presentan al ponerse de pie o caminar son variables y algunos inespecíficos. Los pacientes suelen quejarse de dolor cervical y en los hombros o dolor lumbar; otros refieren astenia, claudicación de las pantorrillas y angor. El compromiso encefálico se traduce en mareos, alteraciones visuales como visión borrosa, telescópica, o alucinaciones.[12] Puede haber pérdida súbita o progresiva de la conciencia que, a diferencia de los síncopes, no se acompaña con palidez o sudoración. Al recobrar el decúbito la desaparición de todos estos síntomas es rápida y las secuelas cerebrales isquémicas son infrecuentes. Los síntomas que preceden al desarrollo de la pérdida de conciencia alertan al paciente, quien adopta la posición supina y resuelve el cuadro.

## Fisiopatología de la HO neurogénica

Ya fueron mencionados el reflejo barorreceptor y los demás mecanismos que se ponen en juego durante los cambios posturales tendientes a mantener estable la PA.

La HO neurogénica se produce por un defecto en la activación del SS.[13] La estimulación del reflejo barorreceptor ante el descenso de la PA se traduce normalmente como vasoconstricción esplácnica y muscular, con aumento del retorno venoso. El daño preganglionar o posganglionar de la vía simpática evita el aumento de la resistencia periférica. La PA depende de esta última y del volumen minuto cardíaco, que es regulado por el volumen de eyección sistólica y la FC. Una disminución del retorno venoso provoca un menor volumen sistólico. La FC, que debería elevarse por estimulación simpática cardíaca, tampoco lo hace y se origina hipotensión sin taquicardia compensadora.

Los niveles de NA, que normalmente se elevan al pasar del decúbito a la posición vertical, no se modifican y ello expresa la falla simpática. Los valores en reposo suelen ser bajos si el daño es posganglionar, como en la falla autonómica primaria, o normales, como en el daño preganglionar de la atrofia multisistémica.

La vasoconstricción defectuosa también depende de una disminución en la secreción de renina y la consecuente disminución de los niveles de angiotensina II.[14,15]

Otro elemento que coadyuva en la génesis de la HO neurogénica es el descenso de la volemia. Durante el decúbito, la PA de los pacientes suele ser alta y ello incrementa la diuresis y natriuresis nocturna.[15] Este mecanismo explica

**Cuadro 17-2.** *Causas no neurogénicas de hipotensión ortostática (de Mathias CJ)*[12]

| | |
|---|---|
| *Falla cardíaca* | |
| Miocárdica | Miocarditis, infarto |
| Falla en el llenado ventricular | Mixoma atrial, pericarditis constrictiva |
| Disminución del volumen minuto | Estenosis aórtica, miocardiopatía obstructiva |
| Arritmias cardíacas | Bradicardia o taquicardias |
| *Vasodilatación* | Drogas-nitratos |
| | Alcohol |
| | Calor, fiebre |
| | Hiperbradiquinismo |
| | Mastocitosis sistémica |
| | Venas varicosas extensas |
| *Volumen intravascular bajo* | |
| Pérdida de sangre o plasma | Hemorragias, quemaduras, hemodiálisis |
| Líquidos/electrólitos | Ingestión inadecuada-anorexia nerviosa, pérdida de líquidos, vómitos |
| | Diarrea, incluidas las pérdidas por ileostomía |
| | Nefropatía perdedora de sal, enfermedad de Addison, diabetes insípida, diuréticos |
| *Otras* | Sepsis |
| | Shock endotóxico |

la mayor intensidad de síntomas dependiente de la HO durante las primeras horas de la mañana.

Asimismo, las dietas abundantes y ricas en hidratos de carbono producen vasodilatación esplácnica, que al no ser compensada por el SS provoca síntomas posprandiales.[12,16,17]

La misma consideración vale para la HO secundaria a la vasodilatación cutánea en ambientes calurosos.[12]

### Manejo de la hipotensión ortostática

Una vez diagnosticada la HO, debe seleccionarse el tratamiento más apropiado. En los casos de HO asintomática, el tratamiento farmacológico no ofrece ningún beneficio en la evolución del cuadro.

Se deberá instruir al paciente para que ejecute algunas medidas generales que podrán ayudarlo tanto como para no requerir el uso de drogas (véase cuadro 17-3).

### Tratamiento no farmacológico

A. Dormir con la cabeza elevada a 40° disminuye la pérdida de sal y agua nocturna; ello reduce la presión sobre la arteria renal y favorece la secreción de renina como también la formación de angiotensina y aldosterona. Se incrementa el volumen sanguíneo y la PA se eleva en especial por la mañana.[18,19]

B. Por las mismas razones, deberá evitarse el reposo prolongado en cama.

C. Las dietas abundantes, sobre todo si son ricas en hidratos de carbono, favorecen la HO posprandial. El alcohol puede acentuarla. El paciente deberá ingerir las calorías adecuadas un mayor número de veces y bajar el contenido de hidratos de carbono. La cafeína contenida en una o dos tazas de café puede ser útil para controlar la HO.[18]

D. Por el efecto hipotensivo del calor el paciente deberá evitar la exposición a temperaturas altas y los baños calientes.[12,18]

E. Las maniobras como la tos, el esfuerzo defecatorio o miccional, o alzar objetos pesados producen hipotensión al reducir el retorno venoso.[18]

**Cuadro 17-3.** *Tratamiento de la hipotensión ortostática*

*Tratamiento no farmacológico*
- Elevación de la cabeza a 40° durante el decúbito
- Evitar reposo prolongado en cama
- Evitar la ingestión de comidas abundantes o ricas en hidratos de carbono. Disminuir el volumen y aumentar la frecuencia de las ingestiones
- Evitar las temperaturas altas
- Evitar esfuerzos (levantar objetos pesados, tos, constipación)
- Realizar ejercicios físicos como la natación. Evitar ejercicios violentos.
- Maniobras: flexión de tronco, posición de cuclillas, elevación de un miembro inferior, etc.
- Aumentar la ingestión de agua y sal
- Suprimir drogas hipotensoras.

*Tratamiento farmacológico*
- Fludrocortisona
- Midodrina
- Desmopresina
- Eritropoyetina recombinante
- L-DOPS, efedrina, tiramina, moclobemida, propranolol, pindolol, clonidina, yohimbina, cafeína, octreotida, indometacina, metoclopramida, etcétera.

F. El ejercicio físico, en especial si es intenso, disminuye la PA por vasodilatación muscular. Dado el beneficio que en otros aspectos puede brindar la actividad física, la natación es la más recomendable pues la presión del agua evita la caída de la PA.[18]

G. Caminar en lugar de permanecer parado sin moverse, sentarse periódicamente, la posición de cuclillas, la flexión del tronco o el apoyo de un miembro inferior en una posición elevada, son maniobras que previenen los síntomas y el desarrollo de HO.[12,18,20]

H. De no mediar contraindicaciones, la ingestión de más agua, sin restricción en el uso de sal, puede ser efectiva.

I. Deberá suspenderse cualquier droga con posible efecto hipotensor.

*Tratamiento farmacológico*

Se describirán con más detalle las drogas que han demostrado ser más efectivas, las que podrán usarse solas o combinadas. El efecto beneficioso no deberá establecerse sólo por las cifras de PA, sino por la evolución de los síntomas o la prolongación del tiempo en estación de pie que pueda alcanzarse sin que aparezcan.

A. Fludrocortisona. Droga con efecto mineralocorticoide intenso y glucocorticoide leve.[21] Incrementa la reabsorción renal de Na, con aumento del volumen intravascular y extracelular, del volumen minuto cardíaco y de la PA. En dosis bajas favorece la acción de la NA liberada por los eferentes simpáticos indemnes. Se presenta en forma de tabletas para administración oral. La dosis inicial de 0,1 mg/día puede aumentarse cada 7-10 días, hasta la máxima dosis eficaz de 1 mg. La dosificación es de 1-2 veces por día y se requieren 7 días para que se observe su efecto terapéutico.[18]

El 50% de los pacientes presenta hipopotasemia e hipomagnesemia y requieren suplementos de K y Mg. El peso del paciente se incrementará en 2 a 5 kg y no deberá excederse de 8 kg.

El incremento de volumen que produce puede complicar a pacientes con insuficiencia cardíaca. Suele producir cefalea e interfiere con la warfarina, cuya dosis debe aumentarse en pacientes en tratamiento anticoagulante.

B. Midodrina: Es un agonista alfa1 adrenérgico que, tras ser absorbido, se metaboliza a desglimidodrina, que es la droga activa. Incrementa la resistencia vascular periférica por constricción arterial y venosa.[18,22]

Se administra por vía oral y la dosis inicial es de 5 mg/día; se aumenta a razón de 2,5 mg/día hasta un máximo necesario de 30-40 mg/día. La dosis se reparte en 2-3 tomas diarias, habitualmente con el desayuno, almuerzo y a media tarde. Es conveniente monitorear su efecto controlando la PA en posición supina y de pie. Su vida media corta, de 3 horas, permite un uso acorde a las necesidades de cada paciente. Se evitará la administración nocturna pues el fenómeno incrementa la PA en decúbito.[22] Debe instarse al paciente a acostarse a 30°-40° y, si la PA aún permanece muy elevada, se administrarán vasodilatadores. Entre sus efectos colaterales se destacan la piloerección y el prurito.[18]

C. Desmopresina. Es una droga sintética; análoga a la vasopresina, que actúa sobre los receptores $V_2$ de los túbulos renales, mediadores del efecto antidiurético de la hormona; pero no actúa sobre los $V_1$, responsables del efecto vasoconstrictor.

Su administración previene la poliuria y la pérdida de peso nocturna, lo que aumenta la presión matutina al incorporarse sin elevar la PA en decúbito.[23] Se usa por vía intranasal, en una dosis nocturna de 5 a 40 μg.

Su efecto colateral más importante es la hiponatremia. Se recomienda iniciar su uso con el paciente hospitalizado, pues luego pueden ser necesarios suplementos de Na o la asociación de fludrocortisona. La natremia deberá controlarse en forma periódica.

D. Eritropoyetina recombinante. Muchos pacientes con insuficiencia autonómica presentan una anemia que no induce una adecuada respuesta secretora de eritropoyetina por el riñón. Esta droga, al estimular la médula ósea, produce un incremento del hematócrito y de la PA, tal vez debido al aumento del volumen intravascular y de la viscosidad sanguínea, esta última secundaria al incremento del número de células.[24,25]

Se administra por vía subcutánea, 25 a 75 U/kg 3 veces por semana. Entre la segunda y la sexta semana el hematócrito aumenta un 10% y la PA 10-15 mm Hg, lo que posibilita una reducción de la dosis.

Durante los primeros meses de tratamiento suele detectarse una deficiencia de hierro que requiere suplemento.

E. Otras drogas. Las siguientes tienen eficacia variable y pueden usarse como recurso en casos particulares.

La L-DOPS (dihidroxifenilserina) es eficaz para elevar la presión en pacientes con déficit de dopamina beta hidroxilasa, incapaces de sintetizar NA y adrenalina.[26] Esta droga es convertida en NA por la dopa descarboxilasa. Se administran hasta 1.500 mg/día. Su uso en otras formas de HO es controversial.[27]

La efedrina actúa como vasoconstrictora mediante una acción directa y otra indirecta, por liberación de NA. Provoca hipertensión supina.

La tiramina libera NA de las terminaciones simpáticas. Puede ser útil una dieta rica en tiramina asociada con un inhibidor de la MAO-A como la moclobemida.

Los betabloqueantes, como el propranolol, pueden usarse en la HO asociada con algunos cuadros como el síndrome de taquicardia postural. El pindolol y el xamoterol tienen además cierta actividad agonista betaadrenorreceptora que evita la bradicardia.

La clonidina, agonista alfa 2, y la yohimbina, antagonista alfa 2, han sido eficaces en forma ocasional.

La cafeína puede reducir la HO posprandial, así como la octreotida,[28] que inhibe la liberación de péptidos vasodilatadores intestinales.

La indometacina, como inhibidor de las prostaglandinas, y la metoclopramida, como antidopaminérgico, fueron útiles en estudios aislados.

### 2. Trastornos en la transpiración

La secreción sudorípara se realiza mediante estímulo simpático colinérgico. En los cuadros de insuficiencia del SNA se producen defectos en la secreción, que se manifiestan por anhidrosis focal o generalizada[3] y pueden detectarse por las pruebas de sudor que se mencionarán más adelante.

Estas glándulas intervienen en el intercambio calórico y su afección puede provocar hipertermia y shock en climas cálidos.

### 3. Trastornos vesicales

La disfunción vesical se manifiesta por síntomas variados, como aumento de la frecuencia miccional, urgencia, nocturia e incontinencia[2,29] (véase capítulo "Incontinencia urinaria y fecal").

### 4. Trastornos rectales

El compromiso del recto, que no suele ser tan severo como el vesical, varía entre constipación, diarrea e incontinencia (véase capítulo "Incontinencia urinaria y fecal").

### 5. Trastornos sexuales

En el varón, los trastornos de la erección suelen ser síntomas precoces de disfunción autonómica. Se agrega luego incapacidad para la eyaculación. La pérdida de la libido suele ser reactiva a la impotencia sexual.

### 6. Otros trastornos

Incluyen alteraciones pupilares (véase síndrome de Adie, de Horner y pupila de Ryll-Robertson) y deficiencia en la secreción lagrimal, salival, etcétera.

## PRUEBAS DE EVALUACIÓN DE LAS FUNCIONES AUTONÓMICAS

Algunas de ellas no son invasivas y pueden realizarse con equipamiento simple, como un electrocardiógrafo y un tensiómetro o equipos computarizados que facilitan el análisis de los datos. Otras son invasivas y requieren equipos de mayor complejidad, los que son utilizados en los laboratorios de estudios autonómicos.

Los valores normales para estas pruebas dependen de los controles de cada centro en particular.

### Variación de la PA

*Al pararse*. Se realiza en forma espontánea o con camilla de inclinación. Se considera patológico un descenso de la PA sistólica > 25 mm Hg y de la diastólica > 15 mm Hg. Se evalúa el reflejo barorreceptor.[30-32]

*Test en camilla de inclinación con la cabeza elevada (head-up tilt test)*. Se verticaliza al paciente en forma pasiva hasta 80°, midiendo las respuestas de la PA y de la FC. Se utiliza en la prueba anterior y para el estudio de los síncopes, en que la valoración se lleva a cabo durante 40 minutos. En este caso suele utilizarse una inyección de isoproterenol, que sensibiliza la prueba.[33,34]

*Ante el ejercicio isométrico*. Tras 5 minutos de comprimir el mango inflado de un tensiómetro, la PA diastólica debe elevarse más de 15 mm Hg.[4,30]

*Ante el frío*. Tras sumergir las manos en agua fría durante 1 minuto, la PA sistólica debe elevarse más de 15 mm Hg.

*Ante el estrés*. La PA y la FC se elevan en pacientes a quienes se solicite la realización de cálculos aritméticos complejos. Estas tres últimas pruebas miden el arco reflejo simpático efector.[30]

*Respuesta de la PA a la maniobra de Valsalva*. Se requiere un equipamiento más complejo, que mida la PA latido por latido durante las 4 fases de la maniobra. La respuesta normal mostrará la elevación, reducción y nueva elevación de la PA así como taquicardia y bradicardia asociadas.[4,30,31]

### Variación de la FC

*Al pararse*. Se observa un incremento normal de 11 a 29 latidos por minuto. Midiendo el intervalo R-R, se establece el cociente 30:15, que representan la estabilidad posterior a la maniobra (latido 30) y la taquicardia inicial (latido 15).[4,30-32]

*Ante la respiración profunda.* Se hace respirar al paciente a 6 ciclos inspiratorios-espiratorios por minuto. El incremento de la FC durante la inspiración debe ser mayor de 15 latidos con respecto a la espiración. Puede medirse también el cociente entre el R-R espiratorio más largo y el R-R inspiratorio más corto.[30,31]

*Ante la maniobra de Valsalva.* Luego que el paciente espira manteniendo una presión de 40 mm Hg, se mide el cociente entre el R-R más largo al terminar la maniobra y el R-R más corto durante ella. Estas últimas pruebas evalúan la respuesta cardiovagal.[4,10,30,31]

### Determinaciones en sangre

Puede medirse la NA en reposo y al incorporarse, para evaluar el SS. También pueden determinarse la angiotensina II y la vasopresina.[30,31]

### Pruebas de sudor

Lo más común, llamada prueba termorreguladora de sudor, consiste en provocar la transpiración mediante la exposición al calor. Cubriendo al paciente con polvos reactivos como la quinarizina, que modifican su color con la humedad, se detectan áreas de anhidrosis.

Otra prueba, el test del reflejo axonal sudomotor cuantitativo, mide el sudor tras estimularlo con ACh por iontoforesis. Una prueba que mide la resistencia cutánea se conoce como potencial periférico autonómico de superficie.[30,31]

### Otras pruebas

Se puede completar el estudio con las pruebas pupilares con colirios; el masaje unilateral del seno carotídeo con control de ECG y de PA; la infusión de isoprenalina, atropina, NA, etc. para evaluar las respuestas cardiovasculares; la respuesta de la PA ante dietas líquidas ricas en hidratos de carbono y ante la aplicación de presión negativa en la parte baja del cuerpo, etc.

## ENFERMEDADES ASOCIADAS CON FALLA AUTONÓMICA

### Falla autonómica pura (FAP)

Este cuadro fue originalmente descrito por Bradbury y Eggleston, en 1925, como "hipotensión ortostática idiopática". Si bien la HO es el síntoma cardinal, otros signos de insuficiencia autonómica suelen estar presentes, por lo que se generalizó su denominación actual.

La edad de aparición es entre los 40 y los 60 años, con una frecuencia mucho menor que el síndrome de Shy-Drager.[35]

Los niveles de NA en el paciente en posición supina son bajos y no se elevan al adoptar la posición de pie.[35,36] Esto refleja un daño posganglionar, que es también evidente en los estudios anatomopatológicos. El compromiso preganglionar es leve.[37,38]

Si en el seguimiento de los pacientes no surgen signos de afección del SNC que sugieran que la FAP fue el inicio de una atrofia multisistémica, la evolución y la supervivencia son buenas si el tratamiento de la HO es efectivo.

### Síndrome de Shy-Drager

En 1960, Shy y Drager describieron dos pacientes con insuficiencia del SNA que ulteriormente desarrollaron síntomas parkinsonianos y trastornos en la marcha.[39] Los estudios patológicos fueron coincidentes con el cuadro de **atrofia multisistémica (AMS)**, así denominada por Graham y Oppenheimer en 1969. Ésta se caracteriza por la combinación de síntomas parkinsonianos, cerebelosos, piramidales y autonómicos.

La AMS con predominio de síntomas parkinsonianos se conoce como **degeneración estriatonígrica (DEN)**. Si el compromiso es mayormente cerebeloso se la llama **atrofia olivopontocerebelosa (AOPC)**. Si en cualquiera de estas dos variantes los síntomas autonómicos son importantes, cabe la denominación de síndrome de Shy-Drager.[40]

La enfermedad es esporádica (las formas familiares de AOPC no se incluyen como AMS), comienza alrededor de los 60 años y es más frecuente en hombres; los síntomas autonómicos suelen preceder a los demás y la supervivencia no es mayor de 8 años.[40] La forma DEN es predominantemente rígido-acinética y en la AOPC se destaca la ataxia; las apneas nocturnas y el estridor laríngeo son comunes.[35]

La anatomía patológica muestra pérdida neuronal y gliosis en ciertas estructuras, como ganglios de la base, olivas inferiores, núcleos pontinos, cerebelo, columnas intermediolaterales de la médula espinal y núcleos parasimpáticos.[41]

La resonancia magnética, la tomografía por emisión de positrones, los potenciales evocados y el EMG del esfínter anal son útiles en el diagnóstico.[41,42]

Los niveles de NA basal suelen ser normales y no aumentan al incorporarse, lo que indica un defecto preganglionar de la vía.[35,36]

El tratamiento de los síntomas autonómicos es similar al expuesto en HO. Los signos parkinsonianos responden escasamente a la L-dopa, que además puede empeorar la HO.[40]

## Falla autonómica en la enfermedad de Parkinson

La insuficiencia autonómica en esta enfermedad es mucho menos frecuente que en la AMS. En pacientes parkinsonianos pueden observarse síntomas tales como constipación, urgencia miccional o incontinencia, sialorrea, trastornos en la termorregulación y anormalidades pupilares.[43,44] Medicamentos como la L-dopa, los agonistas dopaminérgicos y los anticolinérgicos en ocasiones interfieren en la regulación autonómica.

Los resultados de estudios cardiovasculares que evalúan cambios en la frecuencia cardíaca pueden ser anormales.[45,46] Sólo en casos avanzados hay una mayor incidencia de alteraciones en el control de la PA de carácter leve.[45,47] La presencia de HO en pacientes con enfermedad de Parkinson suele relacionarse con la administración de L-dopa.[48]

## Síncope

Se define así a una pérdida de la conciencia y del tono postural transitorios, como resultado de un flujo sanguíneo cerebral inadecuado, con recuperación espontánea sin necesidad de maniobras eléctricas o químicas de reanimación.[39-51]

Es una causa frecuente de consulta médica. Se calcula que un 50% de la población experimentarán algún episodio de síncope durante su vida.[50] Cuando los síncopes son recurrentes interfieren en la calidad de vida del paciente.

### Mecanismos y clasificación

El síncope se debe a hipoperfusión cerebral, que puede producirse por un aumento de la resistencia vascular cerebral, como en el caso de una caída en la $P_{CO_2}$ secundaria a hiperventilación o a una inadecuada presión de perfusión cerebral.[51] Esta última se produce por:

a) *Deficiente retorno venoso al corazón*, como en la HO, maniobra de Valsalva e hipovolemia.
b) *Vasoconstricción deficiente*, como en el síncope vasovagal o en las neuropatías periféricas.
c) *Falla cardíaca*, como en la estenosis aórtica o las arritmias.

En condiciones normales el flujo sanguíneo cerebral de 50-55 ml/min/100 g de tejido se mantiene constante a pesar de la variación en la presión de perfusión cerebral. Ello se debe a la autorregulación cerebral, de la cual la $P_{CO_2}$ es el factor más importante.[51]

Cuando por algún mecanismo el flujo cerebral disminuye a la mitad, se produce pérdida de la conciencia. Los valores de PA inferiores a 50 mm Hg son críticos y se acompañan con descenso del flujo cerebral.

Cuando el síncope sobreviene por asistolia, se requieren entre 10 y 15 segundos para que el paciente pierda la conciencia. Si ésta se prolonga pueden aparecer convulsiones.

Las distintas causas de síncope se mencionan en el cuadro 17-4.

### Estudios diagnósticos

Un interrogatorio adecuado, el examen físico con atención especial al aparato cardiovascular

**Cuadro 17-4.** *Causas de síncopes*

*Causas no cardiogénicas*

| | |
|---|---|
| Mediado por vía nerviosa: | vasovagal, miccional, hipersensibilidad del seno carotídeo, neuralgia glosofaríngea. |
| Disminución del retorno venoso de origen mecánico: | maniobra de Valsalva, tusígeno, miccional, defecatorio. |
| Inducido por drogas: | bloqueantes del calcio, vasodilatadores, antidepresivos, diuréticos, etcétera. |
| En la enfermedad cerebrovascular: | síndrome del robo de la subclavia, síndrome del arco aórtico. |
| Hipotensión ortostática | |
| Hipovolémico: | hemorragia, enfermedad de Addison |
| Psicogénico: | ansiedad, ataques de pánico. |

*Causas cardiogénicas*

Vasovagal

Con disminución del volumen minuto cardíaco
- Obstrucción al vaciamiento ventricular: estenosis aórtica, estenosis subaórtica hipertrófica, mixoma auricular, estenosis pulmonar, hipertensión pulmonar, tetralogía de Fallot, etc.
- Infarto de miocardio con falla de bomba
- Miocardiopatías
- Taponamiento cardíaco: pericarditis constrictiva
- Disección aórtica

Arritmias
- Bradiarritmias: bloqueo A-V de segundo y tercer grado, bloqueo sinoauricular, bradicardia sinusal, asistolia, falla de marcapaso, síndrome del seno enfermo, etc.
- Taquiarritmias: taquicardia supraventricular, taquicardia ventricular, etc.

y un ECG inicial pueden bastar para el diagnóstico de síncope vasovagal, por HO,[52] miccional, etcétera.

La prueba en camilla de inclinación será útil para evaluar y diagnosticar el síncope vasovagal. Los síncopes cardiogénicos requerirán estudios electrofisiológicos, monitoreo ECG ambulatorio prolongado, ecocardiograma, cateterismo cardíaco, etc.[50]

La tomografía computarizada cerebral y la angiografía se reservan para la sospecha de síncope de origen cerebrovascular; el EEG para establecer diagnósticos diferenciales con crisis epilépticas[53,54] y el masaje carotídeo ante la sospecha de hipersensibilidad del seno carotídeo.[49]

### Síncopes mediados por vía nerviosa

Se caracterizan por hipotensión arterial aguda, secundaria a una falla súbita en el control autonómico cardiovascular. Fuera de los episodios, las respuestas autonómicas son normales.

Se incluyen con esta denominación el síncope vasovagal, miccional, por hipersensibilidad del seno carotídeo y el síncope vinculado con la neuralgia del glosofaríngeo.[12,55]

**Síncope vasovagal.** Representa cerca del 50% de las causas de síncope. Se desencadena por un excesivo tono vagal que provoca bradicardia y una inhibición simpática con vasodilatación y consecuente hipotensión arterial.

*Manifestaciones clínicas.* Los pacientes por lo general se encuentran parados cuando se produce el episodio. La estación de pie prolongada, el estrés, la ansiedad, el dolor, los estímulos sorpresivos, los ambientes cálidos, mal ventilados o muy poblados pueden ser desencadenantes.[51]

Son síntomas premonitorios comunes la palidez, la sudoración fría, las náuseas, los vómitos, la visión borrosa, las palpitaciones, los bostezos y la hiperventilación, a los que sucede la pérdida de la conciencia. La PA es baja, el pulso pequeño y la respiración superficial.[55] Una vez acostado el paciente, la recuperación de la conciencia y de los demás parámetros es rápida, sin estado confusional consecutivo.

El diagnóstico se basa en el interrogatorio, y la prueba en camilla de inclinación prolongada puede ponerlo de manifiesto. La administración de isoproterenol asociada con esta prueba favorece la aparición del síncope, pues desencadena una actividad simpática equivalente a la que suele precederlo cuando se desarrolla en forma espontánea.[12,33,34,55,56]

*Mecanismos fisiopatológicos.* a) Un incremento en la estimulación de los barorreceptores arteriales, como ocurre en los síncopes de causa emocional o ante el dolor, puede provocar vasodilatación y bradicardia.[55]

b) Otras teorías sugieren que ante un retorno venoso disminuido se incrementa la actividad simpática, lo que puede llevar a una contracción miocárdica intensa con una cavidad ventricular izquierda pequeña. La activación de mecanorreceptores de la pared ventricular genera un estímulo parasimpático reflejo, que se traduce en bradicardia.[51,55,57] No obstante, el factor más importante es la hipotensión secundaria a vasodilatación. Ésta se produce por reducción en la activación simpática. Se ha encontrado que la NA no se incrementa, pero sí otros vasoconstrictores, como la vasopresina,[58] la endotelina 1 y la angiotensina II.[55] Es posible que el óxido nítrico, vasodilatador potente que se encuentra elevado en casos de síncope vasovagal, explique la hipotensión en estos pacientes. Su síntesis es estimulada por la ACh, que se encuentra elevada por la actividad parasimpática exagerada.[55]

*Tratamiento.* Los episodios frecuentes pueden tratarse con fludrocortisona o betabloqueantes como el propranolol, 40 mg/día, o metroprolol, 100 mg/día, y anticolinérgicos como los parches transdérmicos de escopolamina. Otras drogas efectivas pueden ser la teofilina, el verapamilo y la fluoxetina.

**Síncope miccional.** Suele ocurrir de noche en hombres que se levantan para orinar. La incorporación súbita y la estación de pie se suman para producir hipotensión. El vaciamiento rápido de una vejiga llena produce una estimulación vagal que se traduce en bradicardia, vasodilatación, hipotensión y síncope brusco.[4,51,59]

**Síncope por hipersensibilidad del seno carotídeo.** Ocurre por vasodilatación y bradicardia secundarias a estimulación de un seno hipersensible, al tocarlo, comprimirlo, rotar la cabeza, etc. Se conocen dos tipos, el vasodepresor, en el que predomina la disminución de la PA y el cardioinhibitorio, que produce bradicardia.[4,60] Este cuadro se asocia a veces a tumores de tiroides, adenomegalias cervicales, cicatrices quirúrgicas en el cuello, etc.

**Síncope en la neuralgia del glosofaríngeo.** Este es un cuadro de dolor paroxístico que dura segundos a minutos y se localiza en la base de la lengua, la faringe posterior, las amígdalas, el ángulo mandibular, y la oreja homolateral. Se desencadena al deglutir, masticar, toser o hablar; aparece entre los 40 y los 60 años, afecta a ambos sexos por igual y puede ser bilateral.[4] En ocasiones se asocia con síncope, presumiblemente por estímulo aferente hacia el núcleo solitario, por medio del IX par, que genera una respuesta vagal refleja, con bradicardia, y una inhibición simpática que provoca hipotensión.

Además del tratamiento del dolor, el síncope mejora con atropina o sección de las correspondientes fibras del glosofaríngeo.

## Síncope en la maniobra de Valsalva

Esta maniobra, que se provoca al espirar contra una glotis cerrada, aumenta la presión intratorácica e intraabdominal, lo cual, al disminuir el retorno venoso, puede provocar un descenso del volumen minuto cardíaco e hipotensión arterial con síncope.[51]

Este mecanismo explica también el síncope tusígeno, desencadenado por ataques de tos intensa y sostenida; el de los levantadores de pesas, algunos síncopes miccionales en pacientes con agrandamientos prostáticos y el síncope defecatorio.

## Síndrome de taquicardia postural

Este trastorno poco diagnosticado de intolerancia al ortostatismo ha recibido otros nombres, como hipotensión ortostática simpatotónica o hipovolemia idiopática.

Se lo define por la presencia de síntomas ortostáticos asociados con un incremento de la FC igual o mayor a 30 latidos por minuto, que alcanza a sobrepasar los 120 latidos por minuto en los 5 minutos siguientes a haberse parado espontáneamente o en camilla de inclinación.[61] La mitad de los pacientes tiene una neuropatía autonómica y antecedentes de una presunta enfermedad viral.[61,62]

Los síntomas son cíclicos, se han descrito entre los 15 y los 50 años, y es más frecuente en mujeres.[62] La intolerancia ortostática se caracteriza por sensación de vacío cefálico, visión borrosa, palpitaciones, temblores y debilidad. Pueden aparecer ansiedad, hiperventilación y dolor torácico.[61-62]

Puede asociarse HO, pero es más frecuente la elevación de la PA al incorporarse. La NA supina es normal y se eleva al pararse. Las pruebas autonómicas, salvo la FC con el paciente de pie, son normales.[61]

Como mecanismo más probable se sugiere una mayor sensibilidad de los betaadrenorreceptores.[61-63]

El tratamiento se realiza con propranolol, 40 a 60 mg/día, o metoprolol, 100 mg/día, que pueden inhibir la respuesta inotrópica. La clonidina, el fenobarbital, la fludrocortisona y la midodrina son útiles en ocasiones.[61]

## Deficiencia de dopamina beta hidroxilasa (DBH)

Es ésta una enfermedad rara, congénita y genéticamente determinada, en la que la deficiencia de DBH impide la conversión de dopamina en NA.

Se manifiesta por mareos, visión borrosa y otros síntomas de HO. Ocasionalmente se asocian ptosis palpebral e hipotonía muscular.

Los niveles de NA y adrenalina circulantes son bajos o nulos, con elevación de la dopamina.

El tratamiento se realiza con L-DOPS, ya mencionada en la terapéutica de la HO,[27] que tiene una estructura similar a la NA pero con un grupo carboxilo sobre el que actúa la dopa descarboxilasa para convertirla en NA, salteando el paso de la enzima defectuosa.[26] En dosis de 1.000 a 1.500 mg/día eleva la presión supina y disminuye la HO, lo cual suprime los síntomas.

## Trastornos pupilares

### Síndrome de Horner

Se caracteriza por miosis, ptosis palpebral leve, anhidrosis facial e inyección conjuntival, debidas al compromiso de la inervación simpática del músculo dilatador de la pupila, del músculo tarsal de Müller del párpado superior, de las glándulas sudoríparas y de las fibras vasoconstrictoras locales, respectivamente. Se suele describir enoftalmía como parte del síndrome, pero es más aparente que verdadera.[4]

La anisocoria se exacerba en la oscuridad, por falta de respuesta del ojo enfermo. La cocaína no dilata la pupila, mientras que la hidroxianfetamina, que libera NA de los nervios ciliares largos, lo hace en las lesiones preganglionares pero no en las posganglionares.[64] En estas últimas tampoco se observa anhidrosis, pues la inervación sudorípara transcurre con la carótida externa, desde la bifurcación carotídea cercana al ganglio cervical superior. Se cree, no obstante, que algunas fibras sudoríparas de la frente viajan con la carótida interna.

El daño de la vía (ver "Control autonómico de las pupilas") puede producirse en el tronco del encéfalo, por infartos o tumores, y en la médula, por tumores, traumatismos o siringomielia. Las fibras posganglionares se dañan por tironeo obstétrico o en el caso de tumores del vértice pulmonar que son la causa más frecuente del síndrome. El ganglio cervical superior puede comprometerse por tumores, traumatismos o cirugía, mientras que el compromiso posganglionar se presenta en el síndrome de Raeder, asociado con dolor y afección del V y VI pares craneanos, por tumores, aneurismas, herpes zoster o sin causa detectable.[4,64]

Se conocen casos congénitos del síndrome y otros casos familiares, que cursan con hipopigmentación del iris del ojo afectado.[4]

## Síndrome de Adie

Se conoce como pupila tónica o de Adie a una pupila midriática con ausencia o muy escasa respuesta a la estimulación lumínica y con contracción conservada ante la visión cercana (reflejo de acomodación). La contracción en este caso es lenta y persistente, hasta que se inicia una también lenta dilatación pupilar.[65] La frecuente asociación de esta alteración pupilar con arreflexia se conoce como síndrome de Adie. Es más común en mujeres mayores de 30 años. Suele ser unilateral, aunque con el tiempo la midriasis puede transformarse en miosis. El ojo contralateral se afecta ocasionalmente. Los pacientes presentan visión borrosa o descubren su anisocoria en forma casual.

La respuesta de las pupilas a colirios con cocaína y homatropina es normal, pero se contraen con soluciones muy diluidas de pilocarpina o metacolina, lo que demuestra una supersensibilidad denervatoria.

La lesión causante se encuentra en el ganglio ciliar. La arreflexia no tiene explicación clara.[4,65]

Se ha vinculado este cuadro a sífilis, traumatismos o infecciones de la órbita, síndrome de Shy-Drager, hipohidrosis segmentaria, etcétera.

## Pupilas de Argyll-Robertson

Son pupilas pequeñas, irregulares y desiguales que no responden a la luz, pero se contraen adecuadamente ante la visión cercana. No se dilatan en la oscuridad y la respuesta a los midriáticos es pobre.

La lesión probable se ubica en el techo mesencefálico e interrumpe las fibras pretectales que llevan la información aferente luminosa a los núcleos de Edinger-Westphal, que se desinhiben. Es posible también un compromiso de la vía simpática descendente.[4] Este trastorno se asocia casi siempre con la sífilis, en especial con el tabes dorsal. Se la ha descrito también en sarcoidosis, esclerosis múltiple, encefalitis, diabetes, tumores de tronco, etcétera.

## Insuficiencia autonómica en la diabetes

Los signos de falla autonómica en esta enfermedad dependen de la presencia de una neuropatía autonómica. Los síntomas más comunes son alteraciones en el sudor, vómitos, impotencia, trastornos miccionales, miosis y HO.[3,66]

La prevalencia de este trastorno es de 16% en pacientes insulinodependientes. Suele asociarse con neuropatía periférica que se detecta por EMG.

El compromiso autonómico cardíaco se hace evidente en las pruebas que evalúan variaciones en la FC.[32,68,69]

El daño a las fibras amielínicas y mielínicas de pequeño diámetro, en los nervios aferentes y eferentes de las vías barorreflejas, es el responsable de las alteraciones autonómicas en esta enfermedad.[3,66]

La mayor parte de los pacientes en quienes los estudios demuestran una insuficiencia autonómica permanecen asintomáticos. En los casos sintomáticos el pronóstico es malo,[66] con mayor incidencia de muerte a los 10 años por falla cardíaca o renal.

## Distrofia simpática refleja

Es un cuadro caracterizado por la asociación de dolor y cambios vasomotores, tróficos y en la sudoración del miembro comprometido, los cuales se vinculan con el compromiso del SS. Se produce después de lesiones de diverso tipo, como traumatismos, infecciones, fracturas, cirugía cardíaca, etc. Cuando el cuadro se produce por una lesión traumática que compromete a un nervio periférico mayor, como el mediano, el cubital o el ciático poplíteo, se lo denomina causalgia.[70]

Los síntomas se instalan horas o días después de la lesión. Comienzan con dolor quemante localizado, hiperpatía y disestesias, la piel está caliente, seca y enrojecida. Ulteriormente el movimiento del miembro se va limitando, se agrega edema, aumenta el dolor, las uñas se quiebran, los músculos se atrofian, los huesos se tornan osteoporóticos y pueden aparecer temblor o posturas anormales.[71] Luego de seis meses el dolor disminuye, la piel se hace pálida y brillante, sin sudor y con mayor atrofia de tejidos blandos, contracturas y articulaciones fijas. El síndrome hombro-mano, con inmovilidad del hombro y atrofia distal de la extremidad, se observa luego de infartos agudos de miocardio.

El diagnóstico es clínico; las radiografías óseas y el flujo óseo radioisotópico pueden mostrar las alteraciones del hueso.

Como mecanismo fisiopatológico se sospecha una unión anómala entre las fibras posganglionares adrenérgicas con las sensitivas somáticas. El dolor sería mediado por la NA al actuar sobre receptores alfa 1.

El tratamiento se realiza con bloqueo anestésico simpático del ganglio estrellado o ganglios lumbares, infusión regional intravenosa de guanetidina, que produce depleción de NA, o prazosín, corticoides, carbamazepina, amitriptilina, etc. por vía oral.[70]

## BIBLIOGRAFÍA

1. Dodd J, Role LW. The autonomic nervous system. En: Kandel ER, Schwartz JH, Jessell TM (Eds). Principles of neural science, 3ª ed, págs. 761-775. Nueva York, Elsevier Science Publishing Co. Inc., 1991.
2. Bannister R, Mathias CJ. Introduction and classification of autonomic disorders. En: Bannister R, Mathias CJ (Eds). Autonomic failure: a textbook of clinical disorders of the autonomic nervous system, 3ª ed, págs. 1-12. Oxford, Oxford University Press, 1992.
3. McLeod JG, Tuck RR. Disorders of the autonomic nervous system: Part 1. Pathophysiology and clinical features. Ann Neurol, 21:419-430, 1987.
4. Johnson RH, Lambie DG, Spalding JMK. The autonomic nervous system. En: Joynt RJ (Ed). Clinical Neurology, Vol. 4, cap. 57, págs. 1-94. Filadelfia, JB. Lippincott Company, 1994.
5. Kupfermann I. Hypotalhamus and Limbic System: Peptidergic neurons, homeostasis, and emotional behavior. En: Kandel ER, Schwartz JH, Jessell TM (Eds.). Principles of neural science, 3ª ed, págs. 735-749. Nueva York, Elsevier Science Publishing Co., Inc., 1991.
6. van Zwieten PA. Adrenergic and cholinergic receptors. En: Bannister R, Mathias CJ (Eds.). Autonomic failure: a textbook of clinical disorders of the autonomic nervous system, 3ª ed, págs. 94-106. Oxford, Oxford University Press, 1992.
7. de Groat WC. Neural control of the urinary bladder and sexual organs. En: Bannister R, Mathias CJ (Eds.). Autonomic failure: a textbook of clinical disorders of the autonomic nervous system, 3ª ed, págs. 129-159. Oxford, Oxford University Press, 1992.
8. Rutan GH, Hermanson B, Bild DE, et al. Orthostatic hypotension in older adults: The cardiovascular health study. Hypertension, 19:508-519, 1992.
9. Lipschitz LA, Nyquist RH, et al. Post prandial reduction in blood pressure in the elderly. N Engl J Med, 309:81-83, 1983.
10. Kalbfleisch JH, Reinke JA, Porth CJ, Ebert TJ, Smith JJ. Effect of age on circulatory response to postural and Valsalva tests. Proc Soc Ex Biol Med, 156:100-103, 1977.
11. Montamat SC, Cusack BJ, Vestal RE. Management of drug therapy in the elderly. N Engl J Med, 321:3-310, 1989.
12. Mathias CJ. Orthostatic hypotension: causes, mechanisms, and influecing factors. Neurology, 45 (suppl 5): S6-S11, 1995.
13. Robertson D, Hollister AS, et al. The diagnosis and treatment of baroreflex failure. N Engl J Med, 329:1449-1455, 1993.
14. Ziegler MG, Lake CR, Kopin IJ. The sympathetic nervous system defect in primary orthostatic hypotension. N Engl J Med, 296:293-297, 1977.
15. Kaufmann H, Oribe E, Pierotti AR, Roberts JL, Yahr MD. Atrial natriuretic factor in human autonomic failure. Neurology, 40:1115-1119, 1990.
16. Thomaides T, Bleasdale-Barr K, Chaudhuri R, Pavitt D, et al. Cardiovascular and hormonal responses to liquid food challenge in idiopathic Parkinson's disease, multiple system atrophy, and pure autonomic failure. Neurology, 43:900-994, 1993.
17. Mathias CJ, Holly E, Armstrong E, et al. The influence of food on postural hypotension in three groups with cronic autonomic failure. Clinical and therapeutic implications. J Neurol Neurosurg Psychiatry, 54:726-730, 1991.
18. Robertson D, Davis TL. Recent advances in the treatment of orthostatic hypotension. Neurology, 45 (suppl 5): S26-S32, 1995.
19. Ten Harkel ADJ, van Lishout JJ, Wieling W. Treatment of orthostatic hypotension with sleeping in the head-up tilt position, alone and in combination with fludrocortisone. J Intern Med, 232:139-145, 1992.
20. Van Lieshout JJ, Ten Harkel ADJ, Wieling W. Physical manouvres for combating orthostatic dizziness in autonomic failure. Lancet, 339:897-898, 1992.
21. Chobanian AV, Volicer L, et al. Mineralocorticoid-induced hypertension in patients with orthostatic hypotension. N Engl J Med, 301:68-73, 1979.
22. Jankovic J, Gilden J, Hiner BC, Kaufmann H, et al. Neurogenic orthostatic hypotension: a double-blind, placebo-controlled study with midodrine. Am J Med, 95:38-48, 1993.
23. Mathias CJ, Fosbraey P, Da Costa DF, et al. Desmopressin reduces nocturnal polyuria, reverses overnight weight loss and improves morning postural hypotension in autonomic failure. Br Med J, 293:353-354, 1986.
24. Biaggioni I, Robertson D, Krantz S, et al. The anemia of primary autonomic failure and its reversal with recombinant erythropoietin. Ann Intern Med, 121:181-186, 1994.
25. Hoelldtke RD, Streeten DH. Treatment of orthostatic hypotension with erythropoietin. N Engl J Med, 329:611-615, 1993.
26. Biaggioni I, Robertson D. Endogenous restoration of noradrenaline by precursor therapy in dopamine-beta-hydroxylase deficiency. Lancet, 2:1170-1172, 1987.
27. Freeman R, Landsberg L. The treatment of orthostatic hypotension with dihydroxyphenilserine. Clin Neuropharmacol, 14:296-304, 1991.
28. Bordet R, Benhadjali J, Libersa C, Destee A. Octreotide in the management of orthostatic hypotension in multiple system atrophy: Pilot trial of chronic administration. Clin Neuropharmacol, 17:380-383, 1994.
29. Freeman R, Miyawaki E. The treatment of autonomic dysfunction. J Clin Neurophysiol, 10:61-82, 1993.
30. McLeod JG, Tuck RR. Disorders of the autonomic nervous system: Part 2. Investigation and treatment. Ann Neurol, 21:519-529, 1987.
31. Mathias CJ, Bannister R. Investigation of autonomic disorders. En: Bannister R, Mathias CJ (Eds.). Autonomic failure: a textbook of clinical disorders of the autonomic nervous system, 3ª ed, págs. 255-290. Oxford, Oxford University Press, 1992.
32. Ewing DJ, Campbell IW, Murray A, Neilson JMM, Clarke BF. Immediate heart-rate response to standing: simple test for autonomic neuropathy in diabetes. Br Med J, 1:145-147, 1978.
33. Grubb BP, Temesy-Armos P, Hahn H, Elliott L. Utility of Upright tilt-table testing in the evaluation and management of syncope of unknown origin. Am J Med, 90:6-10, 1991.
34. Raviele A, Gasparini G, et al. Usefulness of head-up tilt in evaluating patients with syncope of unknown origin and negative electrophysiologic study. Am J Cardiol, 65:1322-1327, 1990.
35. Benarroch EE, Chang FLF. Central autonomic disorders. J Clin Neurophysiol, 10:39-50, 1993.
36. Cohen J, Low P, Fealey R, Sheps S, Jiang N. Somatic and autonomic function in progressive autonomic failure and multiple system atrophy. Ann Neurol, 22:692-699, 1987.
37. Terao Y, Takeda K, Sakuta M, Nemoto T, et al. Pure progressive autonomic failure: a clinicopathological study. Eur Neurol, 33:409-415, 1993.
38. Van Ingelghem E, van Zandijcke M, Lammens M. Pure autonomic failure: a new case with clinical, biochemical, and necropsy data. J Neurol Neurosurg Psychiatry, 57:745-747, 1994.
39. Shy GM, Drager GA. A neurologic syndrome associated with orthostatic hypotension. Arch neurol, 2:511-527, 1960.
40. Polinsky RJ. Shy-Drager Syndrome. En: Jankovic J, Tolosa E (Eds.). Parkinson's disease and movement

disorders, 2ª ed, págs. 191-204. Baltimore, Williams & Wilkins, 1993.
41. Quinn N. Multiple system atrophy. *En*: Marsden CD, Fahn S (Eds.). Movement Disorders 3, págs. 262-281. Oxford, Butterworth-Heinemann Ltd., 1994.
42. Albanese A, Colosimo C, Bentivoglio AR, et al. Correlation of autonomic function tests, magnetic resonance brain imaging and clinical features in suspect cases of multiple system atrophy. Funct Neurol, 6:269-273, 1991.
43. Tanner C, Goetz CG, Klawans HL. Autonomic nervous system disorders in Parkinson's disease. *En*: Koller WC (Ed.). Handbook of Parkinson's disease, 2ª ed, págs. 185-215. Nueva York, Marcel Dekker, Inc, 1992.
44. Singer C, Weiner WJ, Sánchez Ramos JR. Autonomic dysfunction in men with Parkinson's disease. Eur Neurol, 32:134-140, 1992.
45. Wang SJ, Fuh JL, Shan DE, Liao KK, et al. Sympathetic skin response and R-R interval variation in Parkinson's disease. Mov Disord, 8:151-157, 1993.
46. Takahashi A. Autonomic nervous system disorder's in Parkinson's disease. Eur Neurol, 31 (suppl 1):41-47, 1991.
47. van Dijk JG, Haan J, Zwinderman K, Kremer B, et al. Autonomic nervous system dysfunction in Parkinson's disease: relationships with age, medication, duration and severity. J Neurol Neurosurg Psychiatry, 56:1090-1095, 1993.
48. Goetz CG, Lutge W, Tanner CM. Autonomic dysfunction in Parkinson's disease. Neurology, 36:73-75, 1986.
49. Kapoor WN. Diagnostic evaluation of syncope. Am J Med, 90:91-106, 1991.
50. Vacek JL. Diagnosing Syncope: With an emphasis on cardiac causes. Postgrad Med, 90:175-184, 1991.
51. Hainsworth R. Syncope and fainting. *En*: Bannister R, Mathias CJ (Eds.). Autonomic failure: a textbook of clinical disorders of the autonomic nervous system, 3ª ed, págs. 761-781. Oxford, Oxford University Press, 1992.
52. Atkins D, Hanusa B, Sefcik T, Kapoor W. Syncope and orthostatic hypotension. Am J Med, 91:179-185, 1991.
53. Beauregard LA, Fabiszewski R, Black CH, Lightfoot B, et al. Combined ambulatory electroencephalographic recordings for evaluation of syncope. Am J Cardiol, 68:1067-1072, 1991.
54. Hoefnagels WAJ, Padberg GW, Overweg J, et al. Syncope or seizure? The diagnostic value of the EEG and hyperventilation test in transient loss of conciousness. J Neurol Neurosurg Psychiatry, 54:953-956, 1991.
55. Kaufmann H. Neurally mediated syncope: pathogenesis, diagnosis, and treatment. Neurology, 45 (suppl 5): S12-S18, 1995.
56. Grubb BP, Gerard G, Roush K, Temesy-Armos P, et al. Differentiation of convulsive syncope and epilepsy with head-up tilt testing. Ann Intern Med, 115:871-876, 1991.
57. Linzer M. Syncope:1991. Am J Med, 90:1-5, 1991.
58. Kaufmann H, Oribe E, Miller M, Knott P, et al. Hypotension-induced vasopressin release distinguishes between pure autonomic failure and multiple system atrophy with autonomic failure. Neurology 42:590-593, 1992.
59. Kapoor WN, Peterson JR, Karpf M. Micturition syncope: a reappraisal. JAMA, 253:796-798, 1985.
60. DaCosta D, McIntosh S, Kenny RA. Benefits of fludrocortisone in the treatment of symptomatic vasodepressor carotid sinus syndrome. Br Heart J, 69:308-310, 1993.
61. Low PA, Opfer-Gehrking TL, Textor SC, Benarroch EE, et al. Postural tachycardia syndrome (POTS). Neurology, 45 (suppl 5): S19-S25, 1995.
62. Schondorf R, Low PA. Idiopathic postural orthostatic tachycardia syndrome: an attenuated form of acute pandysautonomia? Neurology, 43:132-137, 1993.
63. Fouad FM, Tadena Thome L, Bravo EL, et al. Idiopathic hypovolemia. Ann Intern Med, 104:298-303, 1986.
64. Maloney WF, Younge BR, Moyer NJ. Evaluation of the causes and accuracy of pharmacologic localization in Horner's syndrome. Am J Ophthalmol, 90:394-402, 1980.
65. Ulrich J. Morphological basis of Adie's syndrome. Eur Neurol, 19:390-395, 1980.
66. McLeod JG. Invited review: Autonomic dysfunction in peripheral nerve disease. Muscle & Nerve, 15:3-13, 1992.
67. O'Brien IAD, O'Hare JP, Lewin IG, Corral RJM. The prevalence of autonomic neuropathy in insulin-dependent diabetes mellitus: a controlled study based on heart rate variability. Quart J Med, 234:957-867, 1986.
68. Lloy-Mostyn RH, Watkins PJ. Defective innervation of heart in diabetic autonomic neuropathy. Br Med J, 3:15-17, 1975.
69. Watkins PJ, Mackay JD. Cardiac denervation in diabetic neuropathy. Ann Intern Med, 92:304-307, 1980.
70. Schwartzman RJ, Mc Lellan TL. Reflex sympathetic dystrophy. Arch Neurol, 44:555-557, 1987.
71. Schwartzman RJ, Kerrigan J. The movement disorder of reflex sympathetic dystropy. Neurology, 40:57-61, 1990.

# Incontinencia urinaria y fecal en el anciano

María Clara Scorticati y Carlos Humberto Scorticati

## INCONTINENCIA URINARIA

### Introducción

La incontinencia urinaria (IU) se define como la pérdida de orina, involuntaria e inesperada, que puede ser objetivada y constituye un problema social o higiénico. Es un síntoma que sufre el paciente, es un signo ya que puede ser objetivado por el médico y es un trastorno que se presenta cuando la presión intravesical supera la resistencia uretral.

El 5%-15% de los ancianos sufre incontinencia,[1] y su prevalencia alcanza el 50% de los individuos añosos internados en geriátricos.[2] Gran parte del tiempo destinado a cuidados en un hospital geriátrico se dedica a la atención de los individuos con incontinencia; el costo anual que acarrea el manejo de este trastorno es enorme, ya que se estima que excede los ochocientos millones de dólares en los EE. UU.[3]

Entre los factores predisponentes se destacan la inmovilidad, el sexo femenino y las enfermedades neurológicas. Si bien la bacteriemia y la edad avanzada afectan el tracto urinario, no son por sí solas desencadenantes de incontinencia.[4]

Desde el punto de vista médico los ancianos con incontinencia están predispuestos a padecer lesiones perineales, úlceras de decúbito, infecciones del tracto urinario, caídas y fracturas; además se sienten incómodos, aislados, están deprimidos, con tendencia a la regresión y predispuestos a ser institucionalizados.[5]

A pesar de la prevalencia considerable, alta morbilidad y costo económico, la incontinencia en el anciano es un problema al que no siempre se le da la importancia que tiene, sólo una minoría consulta al médico y con frecuencia el problema no es bien evaluado.[6] Es un trastorno patológico en cualquier edad, aunque con frecuencia tratable y en ocasiones curable.[7]

### Anatomía y fisiología
(véase fig. 1)

La micción es considerada como una desaparición momentánea de las fuerzas mecánicas de retención; la alternancia de las fases de retención y micción está ligada a la existencia de dos sistemas antagónicos entre los que el sistema nervioso asegura la coordinación.

La vejiga puede ser dividida en dos componentes: uno contenedor, el detrusor, y otro regulador del vaciamiento: los esfínteres interno y externo. El detrusor es un músculo liso con propiedades elásticas que permite mantener en condiciones fisiológicas una presión constante durante el llenado vesical, aun, luego de la primera sensación de necesidad miccional que se hace evidente frente a volúmenes de 150-200 cm$^3$. Con volúmenes mayores la capacidad de adaptación del detrusor se sobrepasa y la presión se eleva en función de la cantidad de orina contenida. En estas circunstancias la continencia depende de la eficacia de la oclusión uretral que se halla bajo la dependencia de un doble sistema esfinteriano regulador del vaciamiento.

El esfínter interno, que es parte de la base de la vejiga, es un músculo liso inervado por el sistema nervioso autónomo que no se halla bajo el control voluntario. El esfínter externo es distal al anterior y es parte integrante de la musculatura estriada pelviana; está inervado por fibras somáticas colinérgicas y obedece al control voluntario.[8]

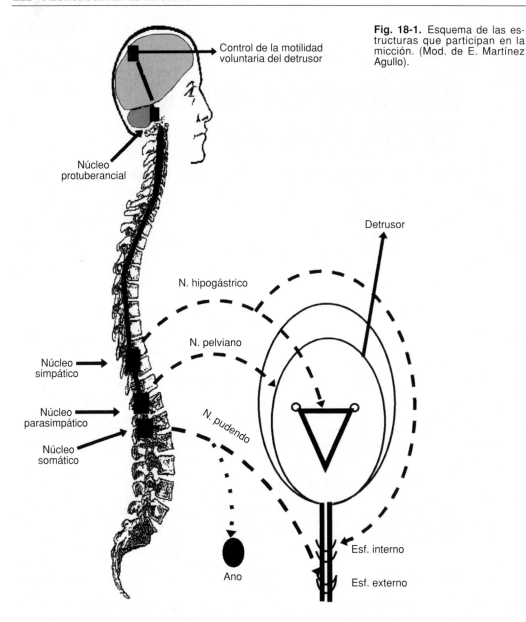

**Fig. 18-1.** Esquema de las estructuras que participan en la micción. (Mod. de E. Martínez Agulló).

El control del vaciamiento vesical se obtiene por la maduración de una serie de estructuras nerviosas de diversa complejidad. La micción sobreviene cuando se produce un incremento de la presión vesical coordinado con la permeabilidad uretral.

En el niño, un reflejo cuyo centro se encuentra en la médula sacra, en las metameras 2,3,4 (centro de la micción sacro), es el responsable del vaciamiento vesical. El estiramiento de las paredes de la vejiga, debido al incremento del volumen de orina, activa el núcleo del detrusor y el del pudendo, lo que determina el vaciamiento vesical reflejo. Con la maduración este reflejo se alarga por señales sensoriales y estimula el centro pontino de la micción, que a su vez emite eferencias a neuronas simpáticas en la región medular toracolumbar y del centro sacro de la micción. Esta vía da como resultado una retroalimentación negativa con inhibición de la contracción vesical e incremento de los volúmenes de orina. Clínicamente en el niño se evidencia una prolongación de los períodos intermiccionales. Con la integración de los centros corticales aparece la percepción consciente y el control voluntario de la micción. Las señales sensoriales hacen estación en la corteza parietal y es cuando se toma conciencia de la plenitud vesical. La última conexión es con el lóbulo frontal (porción medial), que inhibe al centro pontino de la micción. Este control voluntario permite al individuo elegir el tiempo y el lugar apropiados para la micción.

La vejiga (específicamente el detrusor) recibe inervación colinérgica de los centros parasimpáticos sacros de la micción; su inervación simpática se localiza en la médula toracolumbar y es adrenérgica. El efecto betaadrenérgico que determina la relajación vesical, y el efecto alfaadrenérgico, que produce la contracción, constituyen la base de la farmacología terapéutica.

Cuando existe una lesión suprapontina la inhibición del centro pontino de la micción se halla disminuida o abolida, por lo que el resultado es un vaciamiento vesical de bajo volumen, con falta o sin conciencia de sensación de plenitud; es la denominada vejiga hiperrefléxica o vejiga no inhibida.

Las lesiones en la región torácica o cervical determinan hiperreflexia vesical sin coordinación entre los esfínteres y el detrusor, o disinergia "vesicoesfinteriana".

Lesiones medulares por debajo de la inervación simpática determinan una pérdida total de la coordinación entre el detrusor y el esfínter externo, mientras que las lesiones que comprometen los centros sacros o las conexiones periféricas dan como resultado una vejiga desnervada sin conexión sensitivomotora, o "vejiga atónica".

## El impacto de la edad en la incontinencia urinaria

El envejecimiento afecta el tracto urinario inferior tanto desde el punto de vista estructural como funcional; sin embargo, estos cambios no justifican por sí solos la incontinencia urinaria.[2,9] La capacidad vesical, la habilidad para posponer la micción y el flujo urinario probablemente declinan con la edad en ambos sexos, mientras que la prevalencia de contracciones no inhibidas y el volumen residual posmicción se incrementan.

En la mujer la presión de cierre uretral máxima y la longitud uretral se reducen, debido al decremento del nivel de estrógenos, que desempeñarían un papel fundamental en el trofismo tisular.[9,10] La laxitud de los tejidos así como la multiparidad y las cirugías previas son factores que contribuyen al desarrollo de IU en la mujer, el agrandamiento prostático en varones se asocia a un disminución en el flujo urinario.

Otro importante cambio es la alteración en el patrón de excreción de líquidos; mientras que los individuos jóvenes eliminan los líquidos ingeridos durante el día antes de acostarse, los ancianos lo hacen durante la noche, aún en ausencia de insuficiencia venosa periférica, enfermedad renal, falla cardíaca o prostatismo.[11] Uno o dos episodios de nocturia por noche pueden considerarse normales en especial si el patrón es siempre el mismo y fueron excluidas otras causas.

Ninguno de los cambios enumerados produce incontinencia pero son predisponentes, lo cual, asociado con la alta probabilidad de que una persona añosa padezca alguna patología adicional, un daño psíquico o farmacológico son los determinantes de la alta incidencia de incontinencia en el anciano.

El inicio o exacerbación de la incontinencia por lo general se debe a factores precipitantes ajenos al tracto urinario inferior, por lo que su tratamiento puede ser suficiente para reinstaurar la continencia.

## Causas de incontinencia urinaria en el anciano

La incontinencia en el anciano se puede clasificar en: a) IU transitoria o aguda; b) IU persistente o crónica

### Incontinencia urinaria transitoria

La incontinencia urinaria transitoria (IUT) es común en el anciano; es el tipo de incontinencia en un tercio de los individuos añosos y más de la mitad de los individuos incontinentes hospitalizados.[13]

Puede ser precipitada por:

1) **Estados confusionales o delirios.** Estos son, habitualmente, secundarios al uso indebido de drogas o a enfermedades agudas intercurrentes. La incontinencia es un síntoma que se puede revertir al desaparecer la causa de la confusión.
2) **Infecciones urinarias.** Las infecciones urinarias sintomáticas son determinantes de IUT cuando la disuria y la urgencia miccional son tan importantes que no permiten al anciano llegar al sanitario antes de la micción. Por otra parte, las infecciones urinarias asintomáticas no son causa de IUT.[14]
3) **Vaginitis atrófica.** Sólo en forma ocasional produce IUT, pero con frecuencia contribuye a desencadenarla. En las pacientes dementes se manifiesta como un síndrome de agitación psicomotriz. Muchas veces se asocia con dispareunia, disuria y urgencia miccional.

4) **Drogas.** Es una de las causas más frecuentes de incontinencia en geriatría.[15] Un gran número de fármacos prescriptos a pacientes añosos, por problemas médicos de diversa índole, pueden afectar el tracto urinario inferior con efectos variables en la continencia urinaria y fecal.

El uso crónico de hipnosedantes, cuya vida media en ocasiones excede los cuatro días, incrementa el riesgo de confusión e incontinencia urinaria secundaria así como la frecuencia de caídas y fracturas.[14] Los diuréticos y los anticolinérgicos pueden precipitarla; por otra parte, muchos ancianos reciben más de una droga con efecto anticolinérgico al mismo tiempo. Un problema frecuente en los varones es la retención urinaria secundaria al uso de neurolépticos o antidepresivos. En estos casos la medicación debe suspenderse; de no ser posible, debe reemplazarse por agentes similares con menor efecto anticolinérgico, como la amitriptilina y la fluoxetina,[15] mientras que en los casos severos de depresión debe considerarse la terapia electroconvulsiva. La IU y el parkinsonismo son síntomas que se asocian con frecuencia al uso de neurolépticos en los ancianos.[15]

**Cuadro 18-1.** *Fármacos que pueden afectar la continencia urinaria y fecal.*[28]

| Tipo de medicación | Efectos potenciales en la continencia. |
|---|---|
| Diuréticos | Poliuria, urgencia. |
| Anticolinérgicos | Retención urinaria, fecalomas. Incontinencia por sobreflujo. |
| Antidepresivos Tricíclicos | Acción anticolinérgica, sedación |
| Antipsicóticos | Acción anticolinérgica, sedación, rigidez, inmovilidad. |
| Hipnosedantes | Sedación, delirio, inmovilidad. relajación muscular. |
| Hipnoanalgésicos | Retención urinaria, fecaloma, sedación, delirio. |
| Bloqueantes alfa | Relajación uretral. |
| Agonistas alfa | Retención urinaria en varones |
| Agonistas beta | Retención urinaria. |
| Bloqueantes cálcicos | Retención urinaria. |
| Alcohol | Poliuria, frecuencia, urgencia, sedación, delirio, inmovilidad. |
| Vincristina | Retención urinaria. |

La IU por agentes psicotrópicos se debe en parte a su efecto autonómico y en parte al compromiso del status mental y a los trastornos de la movilidad que desencadenan. Los agentes adrenérgicos también afectan el tracto urinario inferior. La porción proximal de la uretra contiene adrenorreceptores alfa y el tono puede disminuir con la administración de antagonistas alfa y puede incrementarse con el uso de agonistas alfa. En las ancianas con uretra corta y debilitada el uso de antagonistas alfa puede precipitar incontinencia urinaria de esfuerzo.

Los bloqueantes de los canales del calcio reducen la contractilidad del músculo liso, lo que provoca retención urinaria, y la vincristina puede producir una neuropatía parcialmente reversible asociada con retención urinaria.[17]

5) **Excreción excesiva de orina.** El incremento del flujo urinario puede deberse a ingestión excesiva de líquidos, retención de fluidos (por insuficiencia cardíaca congestiva, enfermedad venosa periférica, hipoalbuminemia), enfermedades metabólicas (hiperglucemia, hipercalcemia) y drogas (diuréticos, nifedipina, indometacina). Estos trastornos se asocian con frecuencia con nocturia.

6) **Restricción de la movilidad.** Un conjunto de patologías frecuentes en el anciano, como hipotensión postural, artritis, claudicación de la marcha, mielopatía cervical, inestabilidad postural, falla cardíaca, accidentes cerebrovasculares, etc., son capaces de reducir la movilidad y determinar IU debido a las dificultades del paciente para llegar al baño a tiempo. Muchos de estos factores pueden ser eficazmente tratados.

7) **Fecalomas.** Son la causa de IUT en más del 10% de las consultas. El mecanismo involucraría los receptores opioides[18] (y muchas veces se acompaña con incontinencia fecal).

## Incontinencia urinaria crónica o persistente

La clasificación de las formas crónicas de incontinencia urinaria en las diversas entidades patológicas es dificultosa, confusa y no está universalmente aceptada. La presentación clínica no siempre se correlaciona con la fisiopatología, como se pretendió demostrar mediante pruebas urodinámicas sofisticadas.[2]

Sin embargo, las siguientes cinco categorías de incontinencia urinaria crónica (IUC) son muy útiles en la práctica: inestabilidad del detrusor, incontinencia por rebosamiento, insuficiencia esfinteriana, iatrogénica e incontinencia funcional.

## 1. Hiperactividad del detrusor o contracciones vesicales no inhibidas

Es el tipo más frecuente de incontinencia en el anciano; en algunas series llega hasta el 70%. Cuando las contracciones se deben a lesiones en los centros inhibitorios del sistema nervioso central (SNC) (lesiones corticales, subcorticales o suprasacras medulares), la condición se denomina "hiperreflexia del detrusor". Si, en cambio, las contracciones se producen en ausencia de lesión en el SNC, se denomina "inestabilidad del detrusor" y se debe a irritación del tracto urinario (cistitis inducida por radioterapia, quimioterapia, tumores vesicales, cálculos, etc.) o a obstrucción o incompetencia del tracto de salida.

Las etiologías que condicionan la hiperreflexia del detrusor son la enfermedad de Alzheimer, los accidentes cerebrovasculares (ACV), la enfermedad de Parkinson, los tumores, los traumatismos de cráneo e hidrocefalia, etc. En el anciano un síndrome clínico que asocia demencia, incontinencia urinaria, y trastornos de la marcha debe hacer sospechar el diagnóstico de hidrocefalia normotensiva. La tomografía computarizada o la resonancia magnética ponen en evidencia una hidrocefalia comunicante sin atrofia de corteza.[19]

Tradicionalmente la hiperactividad del detrusor se ha considerado el primer mecanismo de incontinencia urinaria en dementes. Si bien esto es real, la hiperreactividad del detrusor es también la causa más común en pacientes no dementes, no demostrándose asociación entre status cognitivo e hiperactividad del detrusor.[20] Los pacientes dementes pueden desarrollar incontinencia debido a las causas de IUT previamente mencionadas.

Las etiologías que determinan la inestabilidad del detrusor por hiperexcitación de las aferencias sensitivas son las infecciones urinarias, las inflamaciones, los fecalomas, los tumores vesicales, la hipertrofia prostática, el prolapso uterino y las cirugías pelvianas.

En el anciano no siempre es fácil diferenciar los dos tipos de hiperactividad del detrusor ya que factores neurológicos y genitourinarios suelen estar presentes en forma simultánea.

La hiperactividad del detrusor se caracteriza clínicamente por una micción imperiosa y frecuente, con volumen miccional moderado o grande, los reflejos sacros y la sensibilidad perineal están conservados, el control voluntario del esfínter anal también, el volumen residual es en general bajo y existe poca conciencia de que se desencadena la micción.

## 2. Incontinencia por rebosamiento o vejiga fláccida, hipotónica, arrefléxica

Constituye el 5% al 10% de las incontinencias urinarias en el anciano y se presenta en tres situaciones: compromiso de la sensibilidad, obstrucción a la salida de orina y falla vesical por compromiso primario o secundario del detrusor.

La sensibilidad vesical puede estar comprometida en la diabetes, el tabes dorsal, el déficit de vitamina $B_{12}$ o en neuropatías sensitivas periféricas severas.

También puede deberse a la lesión mecánica de las fibras o raíces que inervan la vejiga, como las lesiones radiculares por discopatías o las compresiones tumorales de la raíz posterior.

La obstrucción a la salida de orina puede deberse a hipertrofia prostática de larga data, neoplasias, estrechez uretral o ser de tipo funcional, como en la disinergia esfinteriana vesical por lesiones en la médula espinal. En estas circunstancias, las vías se interrumpen antes del centro de la micción pontina donde la relajación esfinteriana se coordina con la contracción del detrusor. Al contraerse la vejiga, en forma simultánea lo hace el cuello vesical, de lo que resulta una obstrucción severa (vejiga en árbol de Navidad), hidronefrosis y falla renal.

Las fallas en el detrusor se producen cuando su tono es insuficiente para vencer la resistencia normal de la uretra, en lesiones de la neurona motora inferior sacra o cuando el detrusor es reemplazado por fibrosis y tejido conectivo, como ocurre en varones con obstrucción crónica del tracto de salida vesical.

Clínicamente se manifiesta por pérdida de pequeñas cantidades de orina, el paciente nota una disminución en el flujo, su interrupción y la sensación de vaciamiento vesical incompleto.

Si el problema es de índole neurológica, la sensibilidad perineal, los reflejos sacros y el control del esfínter anal estarán frecuentemente comprometidos, pero aun en presencia de estas anomalías debe excluirse siempre la existencia de una obstrucción a la salida.

## 3. Incontinencia por estrés, de esfuerzo o insuficiencia esfinteriana

Se debe a la debilidad del esfínter uretral y el resultado es una pérdida transitoria de orina, por lo general pequeños volúmenes, cuando la presión abdominal aumenta abruptamente.

Es la segunda causa de incontinencia en las ancianas, pero es poco frecuente en los varones, salvo en casos en los que existe un daño del esfínter debido a lesiones posquirúrgicas.

En la mujer con la edad se produce pérdida de músculo estriado y disminución del efecto estrogénico, que condicionan laxitud de la musculatura pelviana lo que afecta al esfínter interno. Diversos cambios anatómicos se producen en la mujer como consecuencia de partos múltiples; en la "incompetencia esfinteriana" el esfínter está débil por traumas quirúrgicos o diabetes,[21] una tercera causa de incontinencia es la inestabilidad uretral, en la que el esfínter se relaja en forma abrupta en ausencia de contracción del detrusor.[22]

*4. Incontinencia funcional*

Es la que se produce en individuos normalmente continentes, debido a la imposibilidad de llegar al sanitario a tiempo.

Es frecuente en ancianos con trastornos motores, como enfermedad de Parkinson, anomalías articulares, trastornos de la marcha y debilidad muscular.

Factores psíquicos, como depresión, hostilidad y pérdida de atención, pueden producir incontinencia funcional.

*5. IUC iatrogénica*

Si los factores determinantes de la IUT persisten en el tiempo el cuadro puede resultar irreversible lo que determina IUC.

Una entidad descrita hace poco, en la que se asocia una hiperactividad del detrusor con su función contráctil comprometida, correspondería a un tercio de las IU en el anciano.[25] Existiría una hiperactividad del detrusor con vaciamiento vesical inefectivo, esto puede resultar en una falla del detrusor y retención aguda de orina.

## Diagnóstico

Las medidas diagnósticas deben estar orientadas a determinar la causa de la IU, las patologías asociadas del tracto urinario, y a evaluar al paciente y su entorno.

Una vez descartadas las causas de IUT todos los pacientes con IU deben ser evaluados. Las únicas excepciones posibles son los pacientes con enfermedad terminal severa, dementes o postrados en cama, o los individuos comatosos en los que las medidas de apoyo deben ser las apropiadas.

### *Historia*

En primera instancia, es necesario obtener del paciente o su familiar una descripción detallada de las características de la incontinencia, con especial hincapié en la fecha de inicio de los síntomas, la frecuencia de los episodios, su severidad, así como los factores precipitantes, los síntomas y las condiciones con las que se asocia.

La urgencia miccional es la característica de la hiperactividad del detrusor, aunque en un 20% de los casos está ausente, sobre todo en los pacientes que padecen cuadros demenciales. Es común también en los pacientes con incontinencia de esfuerzo, obstrucción de la salida e incontinencia por rebosamiento.

El mejor término para caracterizar el síntoma de hiperactividad del detrusor es "precipitación,"[24] que puede definirse de dos maneras: la pérdida de orina brusca en ausencia de maniobras de esfuerzo y sin noción de la necesidad inminente de orinar, que resulta invariablemente asociada a una hiperactividad del detrusor; mientras que la pérdida de orina con sensación de micción es más difícil de orientar ya que la presencia y el volumen urinario en esta situación depende de numerosos factores, entre ellos, del volumen vesical, la accesibilidad al sanitario, la movilidad del paciente, etcétera.

Otros síntomas asociados a hiperactividad del detrusor deben ser cuidadosamente investigados en el anciano.

Una frecuencia urinaria de 7 micciones diurnas o más es común[10] y puede deberse a un hábito del individuo de orinar antes de producido el llenado vesical, a incontinencia por rebosamiento, sensación de urgencia, a una vejiga estable pero poco complaciente, a la excesiva producción de orina, a prostatismo, depresión, ansiedad o razones sociales. Los individuos incontinentes en muchas ocasiones suelen reducir la ingestión de líquidos, por lo que una frecuencia urinaria baja no descarta las patologías previamente mencionadas.

La nocturia es otro síntoma común en geriatría. En este punto es necesario investigar las horas de sueño del paciente y su relación con el número de micciones, ya que, por ejemplo, 2 episodios de nocturia en 10 horas son normales mientras que 2 episodios en 4 horas de sueño son patológicos.

Las causas capaces de producir nocturia son la formación excesiva de orina, debida a los factores previamente mencionados, la disfunción vesical y los trastornos del sueño, estos últimos muy frecuentes en los individuos añosos.

Para determinar la capacidad funcional vesical debe realizarse un registro del volumen urinario (el mayor y el menor volumen de orina emitidos durante el día) y comparárselo con los volúmenes de cada micción nocturna. Cuando la capacidad funcional vesical es de 400 ml y las micciones nocturnas son de un volumen similar, es probable que la nocturia probablemente se deba a una excesiva producción nocturna de orina; si, en cambio, el volumen de las micciones nocturnas es mucho menor que la capacidad funcional vesical, la nocturia es probablemente secundaria a un trastorno relacionado con el sueño o a un problema vesical.

***Registro miccional***: uno de los componentes más útiles en la historia de la incontinencia urinaria es el registro miccional, realizado por el paciente o quien lo cuida. Debe realizarse durante 48 o 72 horas anotando el día, la hora, y el volumen de la micción o incontinencia. Es útil para conocer la capacidad funcional vesical, la distribución horaria de los episodios y su relación con los factores precipitantes.

***Examen físico:*** el examen debe estar orientado a chequear los signos de afección neurológica, como delirio, demencia, hidrocefalia normotensiva, ACV, Parkinson, compresiones medulares, esclerosis múltiple, neuropatías autonómicas o periféricas, así como un compromiso funcional y otras enfermedades como la insuficiencia cardíaca y edemas periféricos. También debe chequearse la existencia de deformidades de la columna vertebral, distensión vesical o incontinencia de esfuerzo y efectuar un examen abdominal para descartar impactación fecal u otras tumoraciones. El tamaño prostático determinado por la palpación es poco útil, ya que no se correlaciona estrictamente con la presencia o ausencia de obstrucción a la salida.[25]

El tono del esfínter anal externo así como su control voluntario debe ser investigado junto con el reflejo bulbocavernoso, a fin de evaluar los segmentos y raíces sacras S2 y S5 que inervan también el esfínter uretral externo.

También se requiere un examen ginecológico orientado a descartar prolapsos o vaginitis atrófica.

***Observación de la micción:*** En la actualidad es un componente del examen físico que ayuda en el conocimiento de la función vesical y uretral.

Cuando el paciente siente plenitud vesical debe contener su necesidad de orinar durante varios minutos, hasta que la sensación pase o se precipite la micción. Durante ésta el médico debe observar o escuchar la intensidad del flujo, y proveer al paciente de un recipiente que le permita medir el volumen urinario.

Si se sospecha una hiperreflexia del detrusor (HD) el médico debe ofrecer líquido al paciente a fin de precipitar la incontinencia; o indicarle un cambio de postura. Si la HD es precipitada, debe determinarse de qué forma y con qué rapidez el paciente es capaz de interrumpir la micción; una interrupción rápida y completa augura un mejor pronóstico. Por último, si se sospecha una disinergia del detrusor, una obstrucción al tracto de salida o una debilidad del detrusor debe investigarse el efecto del esfuerzo miccional sobre la intensidad del flujo. En la mayoría de los pacientes con disinergia del detrusor el chorro miccional decrece en forma abrupta o cesa si realiza un esfuerzo durante el flujo pico. La mayoría de los pacientes con obstrucción en el tracto de salida suelen experimentar pequeños incrementos de la intensidad del flujo con el esfuerzo. Por otra parte, en pacientes sin obstrucción con debilidad del detrusor que pueden iniciar la micción, el esfuerzo miccional suele incrementar el flujo en forma considerable.

Luego de la observación de la micción, el paciente debe ser caracterizado con la finalidad de conocer el volumen residual posmicción (VRP). Éste, junto con el volumen miccional, permiten estimar la capacidad vesical.

Un volumen residual de 50-100 ml sugiere debilidad del detrusor u obstrucción del tracto de salida, aunque los volúmenes menores no descartan estos diagnósticos. La cateterización para establecer la presencia de obstrucción no siempre es útil, ya que el pasaje del catéter puede estar dificultado por la tortuosidad uretral, una falsa vía o el espasmo que induce, mientras que aun en obstrucciones severas la cateterización puede ser rápida y fácil.

## *Laboratorio*

Un conjunto de factores reversibles pueden desencadenar incontinencia urinaria en el anciano o contribuir a su producción, por lo que deben investigarse electrólitos, BUN, creatinina, como también realizar un análisis de orina y cultivo en todos los pacientes.

El ionograma tiene por finalidad testear las anomalías del sodio que pueden determinar trastornos de conciencia.

Si los registros miccionales sugieren poliuria, las concentraciones séricas de glucosa y calcio deben ser medidas.

La función renal debe ser evaluada en todos los pacientes, fundamentalmente en aquellos individuos con grandes volúmenes residuales, para descartar una posible hidronefrosis.

## *Pruebas urodinámicas*

Si la causa de la incontinencia no se ha podido determinar con las investigaciones mencionadas, se debe realizar una evaluación urodinámica. No obstante, el papel de las pruebas urodinámicas formales en la evaluación de los ancianos incontinentes es controvertido. El consenso general es que no todos los ancianos incontinentes requieren una completa evaluación ginecológica, urológica o una evaluación urodinámica compleja.[28] Ésta, junto con la cistos-

**Cuadro 18-2.** *Criterios para realizar una evaluación ginecológica, urológica o urodinámica en el paciente añoso incontinente.*[26]

1 – Historia:
  - Historia reciente de cirugía o irradiación pelviana o del tracto urinario inferior.
  - Recaída o recurrencia de una infección sintomática del tracto urinario.
2 – Examen físico:
  - Prolapso pelviano marcado.
  - Incontinencia de esfuerzo.
  - Hipertrofia prostática severa o sospecha de carcinoma.
  - Interrupción del chorro miccional durante el esfuerzo.
3 – Residuo posmicción:
  - Dificultad en el pasaje del catéter.
  - Residuo posmicción > 100 ml
4 – Análisis de orina:
  - Hematuria.
5 – Cuando existen dudas diagnósticas

copia y los estudios radiológicos debe reservarse para aquellos casos con indicación específica, en los que una terapia irreversible, como una intervención quirúrgica, ha sido contemplada, o en los que el tratamiento empírico ha fallado.

## Tratamiento

Así como el abordaje diagnóstico, el tratamiento debe individualizarse debido a que factores extraurinarios tienen a menudo impacto en él. Por ejemplo, el manejo de la hiperactividad del detrusor será distinto en un paciente demente y postrado en cama que en otro con sus facultades cognitivas intactas y deambulación independiente.

Una vez descartadas las condiciones subyacentes serias y las causas de incontinencia urinaria transitoria, el tratamiento muchas veces es multifactorial.

**I) *Hiperactividad del detrusor*.** El tratamiento por lo general es sintomático.

Otra alternativa útil es la terapia de reeducación. Si el paciente coopera, el entrenamiento vesical estándar aumentará el intervalo intermiccional.[27] Si el paciente tiene su incontinencia urinaria cada tres horas, se le solicita que orine cada dos durante unos días. Una vez obtenida la continencia, se le pide que extienda el intervalo intermiccional; el proceso se repite hasta obtener un resultado satisfactorio o hasta que se logre la continencia. Habitualmente una vez obtenida la continencia durante el día los pacientes no necesitan orinar de noche.

Otra opción es la técnica de la micción condicionada, útil en pacientes dementes. Consiste en preguntar a los pacientes a intervalos regulares si desean orinar; si contestan afirmativamente, se los acompaña al baño estimulándolos positivamente para que lo logren. La micción condicionada puede reducir la frecuencia de incontinencia en un 25%-45%.[28]

La utilización del patrón miccional puede resultar útil para el manejo del paciente incontinente. Si la incontinencia es mayor durante la noche y se comprueba una diuresis nocturna lo suficientemente importante como para desencadenar contracciones no inhibidas, la incontinencia nocturna puede mejorarse invirtiendo el patrón de la ingestión líquida o mediante la administración de un diurético de acción rápida a media tarde.[29]

El cateterismo intermitente puede ser útil en aquellos pacientes con hiperactividad del detrusor y cuyos registros miccionales y residuo posmiccional revelan que las contracciones vesicales son provocadas por grandes volúmenes.

**Cuadro 18-3.** *Características urodinámicas*

| Diagnóstico | Características de las pruebas |
|---|---|
| Inestabilidad del detrusor (véase fig. 18-2) | Contracciones involuntarias del detrusor con bajos volúmenes que no pueden ser suprimidas. |
| Incontinencia por rebosamiento (véanse figs. 18-3 y 18-4) | Ausencia de contracciones vesicales a pesar de los altos volúmenes de orina. Pequeños incrementos de la presión con el incremento del volumen. Volumen residual alto. |
| Insuficiencia esfinteriana | Puede verse una insuficiente actividad electromiográfica con el incremento del volumen vesical o con las maniobras de Valsalva. |
| Insuficiencia funcional | Estudio urodinámico normal. |
| Hiperactividad del detrusor | Hiperreflexia vesical con enlentecimiento y con compromiso de contractilidad. Llenado vesical incompleto. |

Aproximadamente el 50% de los ancianos incontinentes requieren estudios urodinámicos para el diagnóstico.

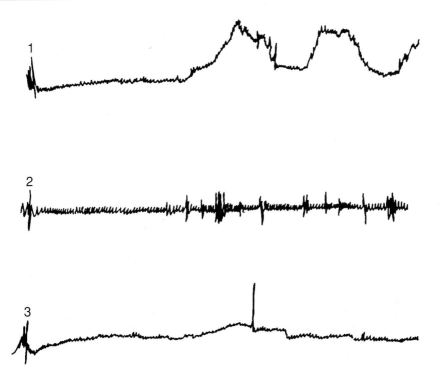

**Fig. 18-2.** Cistomanometría: Hiperreflexia del detrusor. 1. Presión intravesical. 2. Electromiografía. 3. Presión abdominal.

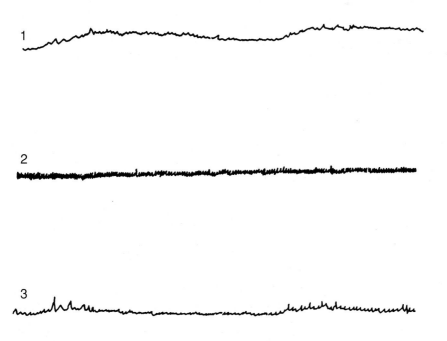

**Fig. 18-3.** Cistomanometría: Detrusor hipoactivo. 1. Presión intravesical. 2. Electromiografía. 3. Presión abdominal.

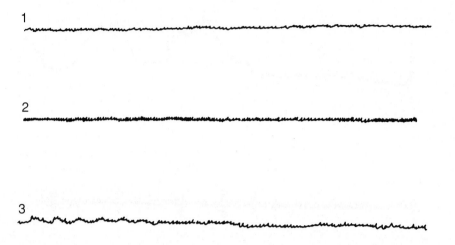

**Fig. 18-4.** Cistomanometría: Arreflexia. 1. Presión intravesical. 2. Electromiografía. 3. Presión intraabdominal.

La remoción de la orina residual aumentará la capacidad vesical y restablecerá la continencia urinaria y el sueño.

**Empleo de agentes farmacológicos**: existen datos muy variados con respecto a la eficacia y toxicidad de los agentes empleados en la incontinencia urinaria del anciano.

1. **Drogas anticolinérgicas**: Para muchos autores son de elección en el tratamiento de la hiperreflexia del detrusor. El agente más utilizado ha sido la oxibutinina en dosis de 5 mg cada 8 horas. Debe controlarse siempre el residuo posmicción, ya que estas drogas pueden provocar retención aguda de orina; por otra parte el paciente añoso es frecuente que padezca alucinaciones secundarias al uso de anticolinérgicos.

2. **Antidepresivos tricíclicos**. Dentro de este grupo el más utilizado es la imipramina, en aquellos pacientes con incontinencia por hiperreflexia del detrusor y depresión endógena.

En el paciente hipertenso, con angor, u otras anormalidades de la relajación cardíaca en diástole se preferirá el uso de bloqueantes cálcicos. En forma ocasional el uso simultáneo de dos agentes con acciones complementarias en dosis bajas maximiza el beneficio y minimiza los efectos secundarios (oxibutinina, imipramina).

Independientemente de la medicación utilizada se puede producir una retención aguda de orina y el residuo posmiccional y los índices de función renal (BUN, creatinina y volumen urinario) deberán ser monitoreados, especialmente en la HD con compromiso de la contractilidad, donde el detrusor ya es débil. Si se desarrollara retención urinaria subclínica, la capacidad vesical funcional estará disminuida y esto puede atenuar y hasta revertir los efectos de la droga; es por esto que, si la incontinencia empeora con el aumento progresivo de la medicación, deberá medirse el residuo posmiccional. Por otro lado, en pacientes refractarios a otras modalidades terapéuticas y en los que el cateterismo intermitente es factible se puede buscar como alternativa terapéutica la inducción de retención de orina.

Si la incontinencia de orina es refractaria a estas medidas, el uso de apósitos y ropa interior especial deben ser tenidos en cuenta.[30] Los pañales deben ser adecuados al sexo del paciente y al volumen urinario del episodio de incontinencia (se obtiene mayor absorción con los pañales que contienen pulpa de madera). Por último, debe tenerse en cuenta si el paciente además padece incontinencia fecal, para elegir el producto más apropiado.

En algunos pacientes pueden ser útiles recolectores apropiados, como por ejemplo los catéteres con condón en los varones y los colectores externos para las mujeres. En los varones los colectores se han asociado con maceración de la piel y pérdida de la motivación para mantenerse seco.[31]

En pacientes con hiperactividad del detrusor los catéteres uretrales permanentes no son recomendables, porque en general la exacerban; su uso crónico puede resultar en una erosión uretral progresiva e incompetencia esfinteriana, con disminución de la capacidad y contractilidad vesical.

**Alternativas quirúrgicas**. La esfinterotomía endoscópica puede ser la elección en pacientes con HD y disinergia esfinteriana que condiciona compromiso de la función renal, siempre y cuando no se pueda manejar la incontinencia con otras medidas terapéuticas.

Éste es sólo un tratamiento paliativo, para evitar el sufrimiento renal.

**La enterocistoplastia de ampliación.** Cuando la capacidad vesical y la distensibilidad están sumamente alteradas y las terapéuticas antes mencionadas han fallado, se puede considerar la ampliación vesical con un segmento de intestino delgado. En caso de que el detrusor no sea utilizable, la resección del mismo con conservación del trígono, reemplazándolo con intestino es otra alternativa.

Este tipo de cirugía es muy riesgosa y no siempre es posible en el geronte.

II) ***Incontinencia de esfuerzo o de estrés.*** La pérdida de peso, la reducción de la ingestión de líquidos, la corrección de las condiciones precipitantes, como la tos o la vaginitis atrófica, así como los ejercicios de la musculatura pelviana con frecuencia son efectivos.

**Agentes farmacológicos.** De no existir contraindicación, el tratamiento con un agonista alfaadrenérgico como la fenilpropanolamina (50-100 mg/día) en dosis fraccionadas es especialmente beneficioso en mujeres cuando se combina con estrógenos.[32]

La imipramina, que posee efectos beneficiosos sobre la vejiga y el tracto de salida, es una alternativa razonable en pacientes con evidencia de incontinencia de estrés y de esfuerzo, siempre y cuando no presenten hipotensión ortostática.

**Tratamiento quirúrgico.** Debe ofrecerse sólo en aquellos pacientes sin riesgo operatorio y en los que otras medidas terapéuticas han fallado.

Las opciones quirúrgicas son la colposuspensión, SLIM pubouretral, inyecciones periuretrales, y colocación de esfínteres uretrales artificiales.

Si se confirma la hipermovilidad uretral, la corrección quirúrgica es una alternativa con resultados satisfactorios en la mayoría de los pacientes añosos.[35]

En este tipo de incontinencia también pueden ser útiles los recolectores externos.

**Electroestimulación perineal.** La estimulación eléctrica, ya sea rectal o vaginal, es una alternativa promisoria y aún está en investigación.

III) ***Obstrucción en la salida.*** En la mayoría de los casos la solución es quirúrgica, y depende de la etiología. La estenosis uretral distal en mujeres puede ser dilatada y tratada con estrógenos.

En numerosos ensayos controlados doble ciego se ha visto que la administración de antagonistas alfaadrenérgicos, como el prazosín (1-2 mg 2 a 4 veces al día) o el terazosín (5 mg/día), produce una mejoría sintomática y en algunos de ellos se observó una mejoría del residuo posmiccional, de la resistencia al flujo de salida y del flujo urinario.

Para disminuir el tamaño prostático y mejorar la sintomatología obstructiva el uso de agonistas LH-RH, antiandrógenos, inhibidores de la 5-alfa-reductasa se está investigando.

IV) ***Hipoactividad del detrusor.*** Su manejo se dirige a reducir el volumen residual, eliminar la hidronefrosis si existiera y prevenir la urosepsis.

**Colocación de un catéter permanente o intermitente.** Debe ser el primer paso para disminuir el riesgo renal y se utiliza durante un mes, aproximadamente, para descomprimir la vejiga. Otra alternativa es la punción suprapúbica.

Deben revertirse los factores que tienden a contribuir a la hipoactividad, como el bolo fecal o algunas drogas.

**Agentes farmacológicos.** Un bloqueo alfaadrenérgico (prazozín; terazozín) puede contribuir al vaciado y reducir la resistencia. Hay que tener en cuenta que estas drogas pueden producir hipotensión ortostática en especial en el anciano.

Reiteradamente ha sido propuesto el uso de drogas que incrementan la contractilidad del detrusor, como el agente colinérgico betanecol; sin embargo, su baja eficacia asociada al elevado índice de efectos adversos limitan su uso.

**Cateterismo intermitente.** Se indica en los pacientes en quienes, luego de la desobstrucción, el detrusor permanece acontráctil y el residuo posmicción continúa siendo alto.

En pacientes ambulatorios el cateterismo intermitente es de elección. Se emplea un catéter limpio; no necesariamente estéril, de muy bajo costo, que debe ser esterilizado en forma periódica y puede usarse repetidamente. Debe realizarse cada 3 o 4 horas dependiendo de la diuresis del paciente. Sólo cuando éste presenta dos o más infecciones urinarias, debe realizarse la profilaxis con mandelamina.[34]

Para pacientes debilitados o que requieren enfermería, el cateterismo intermitente es en general menos factible aunque no imposible.[35] En las instituciones de cuidado del anciano, el cateterismo intermitente debe realizarse con elementos estériles, lo que dificulta el manejo.

**Cateterismo permanente.** La mayoría de los ancianos prefieren el uso de una sonda vesical, colocada en forma estéril por una persona entrenada, conectada a un sistema cerrado para prevenir las infecciones urinarias. Entre las complicaciones de su uso crónico se destacan las erosiones vesicales, los cálculos, el cáncer de vejiga y la urosepsis.[36]

## INCONTINENCIA FECAL

La pérdida del control voluntario de la defecación es una de las condiciones más molestas para el individuo. Es un síntoma que lo afecta física y psíquicamente, llevándolo a un aislamiento progresivo y a una pérdida de su potencialidad individual. Por otra parte, la incontinencia fecal (IF) es la segunda causa de institucionalización en los ancianos.[1]

Su prevalencia varía entre el 10% y el 17% en individuos institucionalizados, y entre el 13% y el 47% en pacientes añosos (PA) hospitalizados.[2-4]

### Fisiopatología

La continencia fecal depende de diversos factores; entre ellos se citan las funciones mentales, el volumen y consistencia de las heces, el tránsito colónico, la distensibilidad rectal, la función esfinteriana, la sensibilidad y los reflejos anorrectales.

Las anomalías que pudieran afectar a cualquiera de estos factores, solos o combinados, pueden precipitar la incontinencia. Un ejemplo lo constituyen los grandes volúmenes de heces líquidas, que pueden precipitar la incontinencia aun en individuos con funcionamiento esfinteriano normal.[5]

Anatómicamente, el mecanismo esfinteriano anal está constituido por 3 componentes: el esfínter interno, el esfínter externo y los músculos puborrectales.

El esfínter interno se halla bajo control autonómico, mientras que el externo y los músculos puborrectales son controlados en forma voluntaria. Estos últimos constituyen una unidad funcional, con inervación independiente, ya que el esfínter externo es inervado por fibras provenientes de los nervios pudendos y los músculos puborrectales por fibras pelvianas provenientes de los segmentos medulares S3-S4.[6-7]

Los reflejos espinales determinan la contracción del esfínter estriado durante los incrementos súbitos de la presión intraabdominal, como ocurre durante la tos.

La sensibilidad anorrectal juega un papel importante en la continencia; los receptores en el piso pelviano así como en la pared rectal son importantes para la detección de la presencia de materia fecal.

### Efectos de la edad sobre el intestino

Los cambios ateromatosos de la pared vascular se producen en los pacientes añosos (PA) pueden determinar cambios anóxicos en la mucosa intestinal y en los órganos abdominales.

La degeneración del tejido conectivo, con reducción de su flexibilidad, y de la elasticidad de las fibras colágenas que resulta del incremento de las uniones cruzadas, puede derivar en diverticulosis intestinal.

Algunos cambios bioquímicos, como la reducción en el RNA y una alteración del contenido dopaminérgico, han sido descritos en el sistema nervioso central (SNC) y periférico. Sin embargo, poco se sabe de este tipo de alteraciones en el sistema nervioso entérico.

El recambio y producción de enterocitos está alterado en los PA y ello puede contribuir a la transformación neoplásica del intestino así como a una atrofia gástrica.[8,9]

### Etiologías

Las causas más frecuentes de incontinencia fecal en el anciano están relacionadas con la constipación, el uso de laxantes, las enfermedades neurológicas y los trastornos rectocolónicos (cuadro 18-4).

**Cuadro 18-4.** *Modificado de "Etiology and management of fecal incontinence". Jorge JMN, Wexner SD. Dis Colon and Rectum, 36/1:77-97, 1993.*

A - Alteración en la consistencia de las heces
  - Diarreas:
    Enfermedades infecciosas
    Abuso de laxantes
    Síndromes de malabsorción
    Enfermedades inflamatorias intestinales
B - Inadecuada distensibilidad
    Amiloidosis
    Cirugías colónicas
    Neoplasias rectales
    Compresiones rectales extrínsecas
C - Sensación rectal inadecuada
    Enfermedades neurológicas:
      Demencias
      Accidentes cerebrovasculares
      Neuropatías sensitivas
      Neuropatías autonómicas
      Traumatismos medulares, cerebrales, radiculares
      Neoplasias cerebrales, medulares, de la cola de caballo
    Incontinencia por sobreflujo
      Impactación fecal
      Drogas psicotrópicas
      Drogas reductoras de la motilidad
D - Anormalidades del piso pelviano o del mecanismo esfinteriano
    Defectos anatómicos esfinterianos:
      Traumático
      Neoplásico
      Inflamatorio
    Defectos de la inervación:
      Primaria o idiopática
      Secundaria

La constipación se define técnicamente como menos de tres deposiciones por semana. Algunos pacientes hacen referencia a ella para describir la dificultad de la defecación o la sensación de evacuación incompleta. Es extremadamente común en el PA y, si es crónica, puede determinar impactación fecal (fecalomas) e incontinencia. Este trastorno irrita el recto y hay producción excesiva de moco y líquido, que se distribuyen alrededor de las heces impactadas y precipitan la incontinencia.

Los factores determinantes de la constipación en el PA son las dietas pobres en fibras, la inmovilidad resultante en gran medida de las enfermedades neurológicas y el uso crónico de laxantes.

La reducción de la capacidad rectal secundaria a las modificaciones producidas por la edad, una disminución de la presión del canal, así como la esclerosis del esfínter anal interno, han sido demostradas por endosonografía anal y estudios histopatológicos.[20,11] En estos pacientes la incontinencia fecal se presenta sólo cuando coexiste un factor adicional como depresión, trastornos de las funciones mentales, etcétera.

Los PA con impactación fecal e incontinencia por sobreflujo tienen disminución de la sensación rectal,[12] como los pacientes con IF debida a diabetes o enfermedades espinales.[13]

En los PA con trastornos motores, debilidad muscular, anomalías articulares, síndromes parkinsonianos y trastornos de la marcha, la dificultad para movilizarse puede ser el desencadenante de IF.

## Evaluación clínica

Debe realizarse una historia clínica minuciosa en todos aquellos pacientes añosos con IF.

Acorde con la severidad de los síntomas, la IF se clasifica en incontinencia menor, mientras sólo existe pérdida de gases o heces líquidas e incontinencia mayor cuando la pérdida es de materia fecal sólida.

El interrogatorio debe hacer hincapié en los cambios en la frecuencia o consistencia de las heces, las enfermedades médicas asociadas, los síntomas neurológicos, el uso de medicación y las cirugías previas.

El examen físico debe incluir un examen anorrectal completo, la palpación del esfínter anal y el examen digital del recto; el tono del esfínter externo debe ser evaluado con el paciente en reposo y durante la contracción esfinteriana voluntaria. Los músculos puborrectales pueden palparse fácilmente en la unión del recto y el canal anal en sentido posterior.

El reflejo anal puede ser desencadenado al estimular la piel perianal con un instrumento punzante. Este reflejo puede resultar difícil de obtener en los pacientes con neuropatías pélvicas.

Una técnica útil para evaluar la consistencia es administrar al paciente un enema de pequeño volumen y evaluar su habilidad para retenerlo.

Otros estudios deben efectuarse de acuerdo con las anormalidades que se sospechen.

El electromiograma tiene dos grandes usos en la evaluación de la IF. Por un lado sirve para estudiar la integridad del esfínter anal externo, la presencia de signos de reinervación apoyan el diagnóstico de neuropatías pelvianas.[14]

Por otra parte, la función del nervio pudendo puede evaluarse midiendo la latencia motora de las terminales nerviosas con un electrodo colocado dentro del canal anal.

## Tratamiento

El tratamiento de la IF incluye terapia médica, la técnica de retroalimentación y la cirugía.

Cuando la IF está asociada a un desorden gastrointestinal subyacente, éste debe ser tratado en forma específica.[15]

Los fecalomas deben ser removidos. Muchas veces es necesaria la remoción manual y en algunos casos con anestesia. Pueden ser prevenidos con la administración de una dieta rica en fibras y agua así como con el uso juicioso de laxantes y enemas.

En los casos de incontinencia menor, una dieta con mucha fibra y un suplemento que incremente el volumen de las heces en forma regular puede mejorar la consistencia de éstas y evitar los episodios de incontinencia fecal.

Deben indicarse agentes antidiarreicos, como la loperamida y el difenoxilato con atropina, si las medidas anteriores no han sido efectivas.

La técnica de retroalimentación es útil en el tratamiento de la IF. La distensión del recto con un balón provee un estímulo similar al de la materia fecal, el paciente se entrena para percibir volúmenes decrecientes de aire en el balón y para controlar éstos con las contracciones del esfínter anal externo. El grado de contracción se mide con un balón anal o un electrodo. La respuesta adecuada es el estímulo para el paciente.

El entrenamiento de retroalimentación reduce los episodios de IF en un 90% en más de 2/3 de los pacientes tratados con este método,[16,17] que es trabajoso y requiere mucha dedicación.

El tratamiento quirúrgico de reparación esfinteriana debe considerarse en aquellos pacientes con defecto muscular traumático, iatrogénico u obstétrico. Si bien ha sido indicado en la incontinencia idiopática y neurogénica, los resultados han sido poco alentadores.[18] Las técnicas utilizadas en la reparación del esfínter lesionado son la de aposición, aplicación y la esfinteroplastia por superposición.[19-21]

Si estas técnicas no resultaran útiles, una alternativa es el implante de un esfínter anal artificial.[22] En el paciente añoso todos estos tratamientos deben estar sujetos al estado clínico neurológico del anciano.

## BIBLIOGRAFÍA

1. Yarnell JWG and St Leger AS. The prevalence, severity and factors associated with urinary incontinence in a random sample of the elderly. Age Ageing, 8:242-253, 1979.
2. Resnick NM. Voiding disfunction in the elderly. En: Yalla SV, Mc Guire EJ, Elbadawi A, Blaivas JG (Eds.). Neurology and urodynamics: principles and practice. Macmillan, Nueva York, págs. 303-330, 1988.
3. Hu T-W. Impact of urinary incontinence on health care costs. J Am Geriat Soc., 38:292-295, 1990.
4. Brocklehurst JC, Dillane JB, Griffiths L and Fry J. The prevalence and symptomatology of urinary infection in an aged population. Geront Clin, 10:242-253, 1968.
5. Herzog AR, Diokno AC, Fultz NH. Urinary incontinence medical and psychological aspects. Annual review of Gerontology and geriatrics, 9:74-119, 1989.
6. Mitteness L. Knowledge and beliefs about urinary incontinence in adulthood and old age. J Am Geriat Soc, 38:374-378, 1990.
7. Resnick NM, Yalla SV, Laurino E. Urinary incontinence among elderly persons. N Eng J Med, 320:1421-1422, 1989.
8. Wein AJ and Raezer DM. Physiology of micturition in Clinical Neurourology. Krane RJ and Siroky (Eds.). Boston, Little Brown and Company, págs 1-33, 1979.
9. Herzog and Fultz NH. Prevalence and incidence of urinary incontinence in community-dwelling populations. J Am Geriat Soc, 38:273-281, 1990.
10. Diokno AC, Brown MB, Brock BM. Clinical and Cystometric characteristics of continent and incontinent noninstitutionalized elderly. J Urol 1988, 140:567-571, 1988.
11. Kirkland JL, Lye M, Levy DW, Banergee AK. Pattern of urine flow and electrolyte excretion in healthy elderly people. Br Med J, 287:1665-1667, 1983.
12. Boscia JA, Kobasa WD, Abrutyn E. Lack of association between bacteriuria and symptoms in the elderly. Am J Med, 89:979-982, 1986.
13. Gormley EA, Griffiths DJ, Mc Cracken PN, Harrison GM. Polypharmacy and its effect on urinary incontinence in a geriatric population. Br J Urol, 71/3:265-269, 1993.
14. Ray WA, Griffin MR, Schaffner W. Psychotropic drug use and the risk of hip fracture. N Engl J Med, 316:363-369, 1987.
15. Salzman C. Clinical geriatric psychopharmacology, 2ª ed. Mc Graw-Hill, Nueva York, 1992.
16. Ganzini L, Heintz R, Hoffman WF, Keepers GA, Casey DE. Acute extrapiramidal syndrome in neuroleptic treated elderly. J Geriat Psychiat Neurol, 4/4:222-225, 1991.
17. Wheeler JS, Siroky MB, Bell R, Babayan RK. Vincristina induced bladder neuropathy. J Urol, 130:342-343, 1983.
18. Hellstrom PM, Sjoqvist A. Involvement of opioid and nicotinic receptors in rectal and anal reflex inhibition of urinary bladder motility in cats. Act Psysiol Scand, 133:559-562, 1988.
19. Blomerth PR. Normal pressure hydrocephalus. J Manip Physol Ther, 16/2:104-106, 1993.
20. Resnick NM, Yalla SV, Laurino E. The pathophysiology and clinical correlates of established urinary incontinence in frail elderly. N Engl J Med, 320:1-7, 1989.
21. Blaivas JG, Olsson CA. Stress incontinence; Classification and Surgical approach. J Urol, 139(4)727, 1988.
22. Mc Guire EJ. Reflex urethral instability. Br J Urol, 50:200-204m 1978.
23. Resnick NM and Yalla SV. Detrusor hyperactivity with impaired contractile function. JAMA, 257:3076-3081, 1987.
24. Resnick NM. Noninvasive diagnosis of the patient with complex incontinence. Geront, 36 (suppl 2):8-18, 1990.
25. Dubeau CE, Resnick NM. Controversies in the diagnosis and management of benign prostatic hyperthrophy. Adv Int Med, 37:55-83, 1992.
26. Kane RL, Ouslander JG, and Abrass IB. Essentials of clinical geriatrics. 2ª ed, Nueva York, Mc Graw-Hill Book Co., págs. 139-189, 1989.
27. Burgio KL, Burgio CD. Behavior therapies for urinary incontinence in the elderly. Clin Geriatr Med, 2:80-827, 1986.
28. Engel BT, Burgio CD, Mc Cormick KA. Behavioral treatment of incontinence in the long term care setting. J Am Geriatr Soc, 36:361-363, 1990.
29. Pedersen PA, Johansen PB. Prophylactic treatment of adult nocturia with bumetadine Br J Urol, 62:145-147, 1988.
30. Brink CA. Absorbent pads, garments, and management strategies. J Am Geriatr Soc, 38:368-373, 1990.
31. Jayachandran S, Moopan UMM, Kim H. Complication from external urinary drainage devias. Urol, 25:31-34, 1985.
32. Kinn AC, Lindskog M. Estrogens and phenyl-propanolamine in combination for stress urinary incontinence in postmenopausal women. Urol, 32:273-280, 1988.
33. Ashken MH, Abrams PH, Lawrence WT. Stamey endoscopic bladder neck suspension for stress incontinence. Br J Urol, 56:629-634, 1984.
34. Chawla JC, Clayton CL, Stickler DJ. Antiseptics in the long term urological management of patients by intermittent catheterization. Br J Urol, 62:289-294, 1988.
35. Hunt GM, Whitaker RH. A new device for self-catheterization in wheelchair-bound women. Br J Urol, 66:162-163, 1990.
36. Warren JW. Urine collection devices for use in adults with urinary incontinence. J Am Geriatr Soc, 38:364-367, 1990.

# Trastornos Neurooftalmológicos en el Anciano

Roberto Ebner

## INTRODUCCIÓN

El paciente adulto es objeto de múltiples procesos oculares propios de la edad, como las cataratas, fase final de enfermedades arrastradas por años (glaucoma), afecciones retinianas (degeneración macular senil, por ejemplo) o manifestaciones oculares de enfermedades sistémicas (diabetes, hipertensión arterial, etc.). Los tumores, en este grupo etario, pueden presentarse en el globo ocular de por sí o como manifestación a distancia de alguno (metástasis, síndromes paraneoplásicos en la retina –cancer-associated-retinopathy– o en el nervio óptico –cancer-associated– neurophaty). El accidente vascular es frecuente en este grupo de pacientes y en particular afecta el aparato de la visión. En estos casos se observan característicos cuadros de obstrucción arterial o venosa que son reconocidos en el examen del fondo de ojo.

El objeto de este capítulo es analizar los cuadros neurooftalmológicos que pueden presentarse en el geronte. La consulta neurooftalmológica en el paciente de la tercera edad puede ser por disminución de la agudeza visual, pérdida de campo visual, diplopía, ptosis (otras oftalmoplejías) o la presencia de exoftalmos (raramente enoftalmía).

**Disminución de la agudeza visual.** Generalmente de aparición aguda o subaguda, constituye una merma de la calidad visual. Este cuadro puede instalarse en forma permanente o transitoria (en ocasiones fugaz) y afecta casi siempre a un solo ojo.

**Amaurosis fugaz.** Con este término se suele designar a los oscurecimientos transitorios de la visión, que pueden durar desde unos segundos a varios minutos y que presentan características estereotipadas en su aparición y desaparición. Los blank-outs o gray-outs son oscurecimientos totales o parciales, en general afectan a un solo ojo y comienzan desarrollando patrones estereotipados con compromiso, por ejemplo, de la periferia al centro (de la visión), de arriba hacia abajo, etc., y se recuperan con el patrón inverso. El paciente refiere, cuando el episodio es incompleto, "ver como a través del humo/agua/niebla (gray-out). Desaparecido el fenómeno, la visión retorna al estado previo al fenómeno. El diagnóstico diferencial se plantea con el fenómeno de Uhthoff, relacionado con la pérdida visual transitoria luego de la realización de ejercicios físicos, o situaciones en que se eleva la temperatura corporal (ducha caliente, etc.); este signo se observa en la enfermedad desmielinizante y es más probable en individuos jóvenes.[1] Cuando el paciente refiere el cuadro de amaurosis fugaz[2] el episodio ya ha pasado y el fondo de ojo puede ser normal. En ocasiones pueden estar presentes (en el examen fundoscópico) las placas de Hollenhorst, que son émbolos de colesterol. Una vez que ingresan en el torrente arterial, se mantienen durante algún tiempo en el nivel de la bifurcación de la arteria central de la retina o de alguna de sus ramas y, según su plasticidad, irán avanzando por vasos de menor calibre, disgregándose, para desaparecer tiempo después. Hollenhorst llamó a estas placas "la advertencia del peligro que amenaza...".[3] Observada la amaurosis fugaz, debemos concentrarnos en la búsqueda de su etiología. En el corazón, la presencia de trombos intracavitarios o patología valvular (prolapso mitral) han sido vinculados con ella,[4] el ecocardiograma es el estudio de elección para detectar estas alteraciones. La forma transtorácica de obtener las imágenes se puede completar con un eco transesofágico, que permite una más precisa observación de las cavidades izquierdas.

En el cuello, la bifurcación carotídea es el otro sitio de elección para el estudio de estos pacientes; el hallazgo de estenosis en ese nivel (placas ateromatosas) constituye un importante factor en la decisión terapéutica según las características que presente (grado de obstrucción generada, necrosis dentro de la placa o alteraciones, así como la presencia de ulceraciones). En este caso la ecografía Doppler color es un elemento diagnóstico no invasor ideal para la detección de estas obstrucciones y el análisis de flujo preestenótico y posestenótico. Mediante el equipamiento adecuado, la ecografía Doppler color permite el análisis de flujo e índices de resistencia y pulsatilidad en el nivel de las arterias oftálmica, central de la retina y ciliares posteriores.[5] Debe investigarse el hemograma completo en búsqueda de factores de riesgo (tasa de colesterol sérico, triglicéridos, recuento de células en ambas series –roja y blanca– recuento plaquetario, anticuerpos antifosfolipídicos, etc.).

Tumores orbitarios y malformaciones arteriovenosas (en órbita o SNC) han sido vinculados con la producción de amaurosis fugaz y deben tenerse en cuenta en la investigación de este fenómeno. Cuando el episodio de pérdida transitoria de la visión es simultáneo en ambos ojos (la tradición reserva el nombre de amaurosis fugaz al trastorno monocular, pero su etimología y aplicación práctica no exceptúan el episodio binocular), nos obliga a pensar en una afección circulatoria en el nivel del circuito posterior (arteria basilar-cerebrales posteriores). En la búsqueda del factor causante, se recurre a las neuroimágenes (tomografía computarizada, resonancia magnética, angio-resonancia) para identificar la presencia de patología en ese segmento circulatorio. No se puede hablar de tratamiento específico para la amaurosis fugaz, éste se indicará según la patología identificada.

**Embolia de arteria central de la retina (y de rama).** Este cuadro consiste en la pérdida brusca e indolora de la visión, que generalmente cae a "visión de bultos o luz" en el ojo afectado. Se caracteriza por afectar preferentemente a varones de más de 60 años. En ocasiones estos pacientes presentaron episodios previos de amaurosis fugaz. El examen del fondo de ojo muestra una retina de color gris, debido a la pérdida de su transparencia, y la mácula aparece de color rojo (mancha rojo cereza). Las arterias se muestran afinadas y en ocasiones puede verse el émbolo responsable del accidente vascular. En general es una placa de colesterol de color blanco amarillento.[6-7] De existir una arteria ciliorretiniana (variante anatómica, 25% de los casos) los pacientes pueden mantener una mejor agudeza visual, ya que la mácula conserva un flujo circulatorio independiente de la arteria central (ocluida). La pupila del ojo afectado presenta un defecto aferente. Antes del mes se restablece la circulación y la retina retoma una coloración normal, pero la función visual ya ha quedado afectada. Este accidente se vincula con la esclerosis arterial, la hipertensión arterial y las enfermedades cardiovasculares trombogénicas. La diabetes también constituye un factor de riesgo. En caso de producirse embolia de una rama de la arteria central, la agudeza visual del paciente es mejor, dada la indemnidad circulatoria de los segmentos no afectados de la retina; el área macular tiene mayor posibilidad de ser abastecida desde sectores de circulación intacta. El fondo de ojo muestra el sector isquémico (pálido) de retina mal perfundida en relación con el resto de retina no comprometida. Una vez producida la obstrucción y el daño, no hay tratamiento efectivo. Se ha sugerido la utilización de vasodilatadores en el momento agudo, así como la descompresión brusca de la cámara anterior mediante una paracentesis (punción en el nivel del limbo esclerocorneano), pero todos estos procedimientos son de resultado discutible.

**Neuropatía óptica anterior isquémica (NOAI).** Es una falla de la circulación de las arterias ciliares posteriores, responsables de irrigar la cabeza del nervio óptico.[8] Se produce así un infarto papilar con el característico cuadro fundoscópico de "edema pálido" de la papila. Este edema puede ser sectorial (afecta un segmento del disco óptico) o generalizado, y casi siempre en los bordes del edema se observa una o varias hemorragias "en astilla" (fig. 19-1). El paciente refiere en forma característica la pérdida altitudinal de la visión (superior o inferior), lo que se comprueba al efectuar el campo visual. Tanto el fondo de ojo como el estudio por retinofluoresceinografía (RFG) muestran el área de infarto papilar. Si bien este cuadro puede afectar en forma sectorial, no siempre corresponde, anatómicamente, con el área de campo afectada (no siempre un infarto inferior corresponde a una hemianopsia altitudinal superior). El riesgo de ataque del segundo ojo es alto durante el primer año y la posibilidad de un segundo ataque sobre el mismo ojo es rara pero no nula.[9] La NOAI puede ser de causa no arterítica (factores de riesgo ligados a ella, tal como en las entidades mencionadas anteriormente) y su tratamiento conservador es inespecífico. Por el contrario, la NOAI puede ser de origen arterítico (arteritis de Horton) en cuyo caso se impone efectuar el diagnóstico por biopsia de la arteria temporal

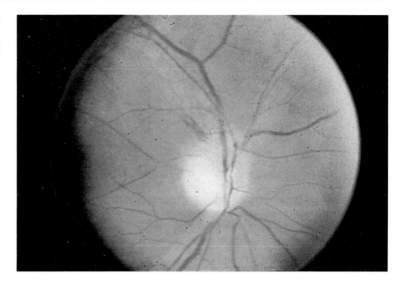

**Fig. 19-1.** Aspecto de la neuropatía anterior isquémica. Se observa el edema sectorial del disco y la presencia de una hemorragia en astilla (hora 05:00).

superficial. En esta última forma la eritrosedimentación es, como rasgo clásico, muy elevada, pero también puede ser engañosamente baja y la palpación de la arteria temporal no mostrar la típica induración o dolor palpatorio, de manera que la biopsia es fundamental en el diagnóstico de la forma arterítica. Ésta es más grave que la forma no arterítica, ya que suele provocar una ceguera completa durante el ataque con un edema pálido masivo de la papila. El riesgo de ataque del ojo contralateral es alto durante las primeras semanas. Es muy importante determinar si se trata de una arteritis, ya que en este caso se debe iniciar rápidamente el tratamiento con altas dosis de corticoides (60 mg/día de prednisona oral), que se mantiene durante 4-6 meses para prevenir el ataque sobre el segundo ojo. El tratamiento se debe iniciar lo más temprano posible, esto es crucial. En caso de arteritis puede observarse el síndrome de isquemia orbitaria/ocular, que se caracteriza por la presencia de dolor en esas regiones, junto a la pérdida visual. El fondo de ojo (isquémico) no muestra la clásica mancha rojo cereza, ya que la circulación coroidea también se encuentra afectada y todo el fondo está mal perfundido. La formación de neovasos (por isquemia) produce un glaucoma neovascular secundario.

**Trombosis de vena central de la retina (o de rama).** Hasta aquí hemos descrito las afecciones vasculares de origen arterial. La vena central de la retina también es causa de obstrucción (trombosis), con disminución brusca de agudeza visual y fondo de ojo que muestra, en la forma isquémica, múltiples hemorragias, marcada ectasia venosa, exudación (exudados blandos-algodonosos) y edema retiniano por isquemia. La RFG muestra edema retiniano y papilar con retardo circulatorio importante (fig. 19-2a y b). La agudeza visual no se recupera pero el tratamiento (láser) está destinado a evitar la complicación más temible de esta entidad, que es el glaucoma neovascular.

**Edema mecánico de papila.** La aparición de edema de papila no es más frecuente en ningún grupo etario y se descubre, por lo general, en el paciente que concurre a una consulta oftalmológica o neurológica de rutina. Otras veces la presencia de cefaleas es el síntoma inicial que lleva a la consulta. En el edema papilar inicial no suele haber síntomas visuales. La agudeza visual no se altera y en ocasiones el paciente puede referir la aparición de amaurosis fugaz.[10] El campo visual puede evidenciar un aumento de la mancha ciega. La visión de los colores raramente se afecta. En el papiledema de larga data los síntomas visuales pueden afectar la agudeza visual en alto grado. Se debe identificar la causa productora del edema de la cabeza del nervio óptico y el primer objetivo debe ser la búsqueda de una masa ocupante. Si las neuroimágenes no ponen en evidencia una masa tumoral, los diagnósticos diferenciales que se imponen son seudoedema de papila, edema papilar medicamentoso, seudotumor cerebral. Es en esta última situación en que se debe ser sumamente cuidadoso en el seguimiento visual de los pacientes, pues en la hipertensión craneana no controlada puede producirse un severo handicap visual. En caso de una hipertensión intracraneana idiopática (seudotumor cerebral) la medicación oral (diuréticos osmóticos o esteroides) constituye el primer gesto terapéutico pero, si la visión continúa deteriorándose, la descompresión de la vaina del nervio óptico debe ser la indicación, en ocasiones de urgencia.[11] Procedimientos como el shunt lum-

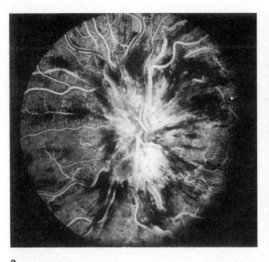 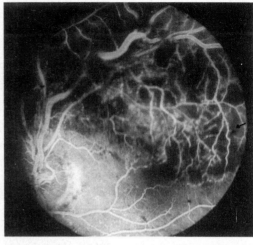

**Fig. 19-2. a)** Trombosis de la vena central de la retina, imagen de angiografía fluoresceínica. Se observa papila edematosa con gran cantidad de hemorragias en llama y tortuosidad vascular. **b)** Trombosis de rama. La rama temporal superior (ojo izquierdo) aparece dilatada, las zonas oscuras corresponden a hemorragias y las zonas grises están provocadas por el cierre capilar.

boperitoneal también han sido indicados, pero cuando el sufrimiento visual se ha manifestado, la descompresión por vía anterior de la vaina del nervio óptico es la indicación electiva.[12]

**Pérdida de campo visual.** Las afecciones mencionadas hasta ahora alteran la visión central y, por lo tanto, provocan caída de la agudeza visual (AV). Los campos visuales encuentran afectados los sectores centrales, lo que altera así la calidad visual. Los campos visuales pueden ser objeto de lesión sin caída de la AV. Éstas son afecciones de la cantidad visual como las hemianopsias, que pueden ser homónimas, heterónimas o altitudinales, con desaparición completa o parcial de un hemicampo (hemianopsia, cuadrantopsia).

**Hemianopsia homónima.** Es la desaparición de los hemicampos derechos o izquierdos en ambos ojos, en forma simultánea, producto de alteración en cualquiera de las estructuras siguientes: bandeleta óptica, cuerpo geniculado lateral, radiación óptica, corteza occipital. En general la agudeza visual está preservada, con conservación del fascículo macular (respeto macular del campo visual). Cuando ocurre en forma de ictus, el paciente suele referir que no ve con un ojo (derecho o izquierdo) según sea el lado de la hemianopsia, sin conciencia de la bilateralidad del fenómeno. El fondo de ojo no muestra alteraciones cuando la causa es circulatoria, mientras que si la hemianopsia es de origen tumoral puede observarse edema o atrofia de papila, según el tiempo de evolución del tumor. Si la hemianopsia es completa, no tiene valor localizador de lesión, pero si es cuadrantópsica puede ser indicativa del sitio de la afección. Así, la presencia de defecto superior (pie on the sky) sugiere patología del lóbulo temporal que compromete la vía óptica desde abajo, con lesión de las fibras que traen información de los campos visuales superiores. La cuadrantopsia inferior (pie on the floor) indica afección parietal con lesión de las fibras superiores de las radiaciones ópticas, que aportan información de los hemicampos inferiores. El infarto occipital es la causa más frecuente de hemianopsia homónima en el paciente adulto. La tomografía computarizada (TC) es el método ideal para su estudio, aunque para observar las lesiones responsables en el episodio isquémico es conveniente repetirla a las 24/48 horas, ya que antes de ese período puede no manifestarse anatómicamente. Las imágenes de TC mostrarán hipodensidad en el área de infarto (en ocasiones un aumento de la densidad tomográfica demuestra el carácter hemorrágico del accidente en sus primeros estadios) y la ausencia de efecto de masa. Por el contrario, si la causa es tumoral la TC mostrará la presencia de una masa localizada en el hemisferio contralateral a la hemianopsia. El efecto de masa (hernia de las estructuras de la línea media, colapso ventricular) puede ser evidente. Los tumores que con frecuencia producen hemianopsia homónima (por su localización) son los meningiomas, los gliomas y las metástasis. La resonancia magnética es también útil en la detección de estos procesos (formas isquémicas, hemorrágicas o tumorales) en el nivel occipital. Los pacientes con hemianopsia homónima derecha (indicadora de daño occipital izquierdo) pueden, en ocasiones, manifestar déficit visual muy marcado en la lectura; en estos casos se debe tener en cuenta que el handicap puede ser producto de una dislexia (con agrafia o sin ella) y no de alteración refractiva. Con el compromiso del esplenio del cuerpo calloso, la información visual se desconecta de áreas de interpretación (lóbulo parietal izquierdo) y el paciente no "entiende" lo que lee, aunque sus cristales de visión cercana le permiten una correcta focalización del texto observado. La tomografía por emisión simple de fotones (SPECT) es el método ideal para identificar este defecto de función. La estimulación visual (luz estroboscópica) y la administración de tecnecio 99 antes de la realización de la SPECT muestra, en esta afección, ausencia de flujo (indicativo de merma en la función) en el nivel del área visual correspondiente y también del esplenio.

**Hemianopsias heterónimas.** La presencia de un cuadro hemianóptico heterónimo (hemianopsia bitemporal o binasal) es infrecuente en este grupo etario. Cuando se presenta la hemianopsia bitemporal, clásico indicador de afección quiasmática, se debe sospechar la presencia de una compresión crónica y esto suele acompañarse con disminución de la agudeza visual por compromiso de los haces maculares en el quiasma. El clásico adenoma hipofisario es raro en esta edad, pero cuando se presenta es más frecuente en el varón. Los aneurismas gigantes carotidooftálmicos pueden crecer muy lentamente dentro de la silla turca, sin complicarse, y provocar lentamente daño quiasmático. Suele verse en mujeres y el cuadro oftálmico se caracteriza por mala o nula visión de un ojo (con campo visual casi extinguido) y una hemianopsia temporal en el ojo aún útil. Como se mencionó anteriormente, el lento crecimiento (compresión) con alteración de haces maculares o del nervio óptico (porción intracraneana) muestra, en procesos de larga evolución, una disminución visual (AV) muy importante y en ocasiones ceguera, que recae sobre el sector del cual proviene el aneurisma. El ojo contralateral manifiesta el cuadro campimétrico de defecto temporal. En el fondo de un ojo es frecuente observar una atrofia papilar que en ocasiones es notoria en el sector temporal de la papila (sector de ingreso de fibras maculares). La presencia de hemianopsia binasal (descartado el glaucoma y otras afecciones retinianas), debe conducir al estudio de procesos como la aracnoiditis optoquiasmática y los aneurismas carotídeos bilaterales (en espejo). Sin embargo, la causa más frecuente es la presencia de ateromatosis carotídea.[13,14] La calcificación de las carótidas que rodean al quiasma, junto con sus ramas (arteria cerebral anterior, comunicante anterior) forman una cincha (corbata de Balado-Malbrán), lo que provoca un lento sufrimiento quiasmático que se manifiesta, por lo general, por sufrimiento de sus fibras laterales (por lo tanto la hemianopsia será binasal) en forma más o menos simétrica. Este cuadro es observable en radiología simple de silla turca, cuyo perfil muestra, según el grado, la silueta calcificada del sector carotídeo correspondiente. La tomografía computarizada (realizada con ventanas óseas) pone en evidencia las calcificaciones de las paredes arteriales. No existe un tratamiento efectivo para este cuadro.

**Diplopía.** Ante la aparición de una oftalmoplejía, el paciente acusa visión doble. Esta diplopía es binocular y la oclusión de cada ojo, alternativamente, la hace desaparecer. Raramente este fenómeno es de causa monocular y la visión doble persiste en el ojo descubierto (no obstante la oclusión del ojo contralateral). Esto puede deberse a la presencia de alteraciones en los medios transparentes (córnea-cristalino) o por la existencia de fenómenos edematosos en el área macular. En el paciente que ve doble en forma monocular, tanto con un ojo como con el otro, debe sospecharse la presencia de una alteración del sistema nervioso central o una alteración funcional (poliopsia y palinopsia o histeria y simulación, respectivamente). Cuando la visión doble binocular se manifiesta, el paciente puede presentar una desviación ocular, ptosis palpebral, etc. En ocasiones se constata un tortícolis compensador de cabeza y cuello. La presencia de diplopía de causa oftalmopléjica es siempre brusca; el paciente nota su presencia a partir de un momento determinado, no obstante la brusquedad o cronicidad del fenómeno causal. Esta visión doble puede, por otra parte, ser transitoria, permanente o recidivante.

**Ptosis.** La caída de uno o ambos párpados en forma completa o incompleta puede estar asociada con la aparición de oftalmoplejía (parálisis del III par) o, muy frecuentemente, con enfermedad de la placa neuromuscular (miastenia, síndromes miasteniformes) en cuyo caso presenta características variaciones, incremento con la fatiga y respuesta específica a los test farmacológicos.

**Miastenia ocular.** La miastenia puede iniciarse con una manifestación oftálmica (ptosis o diplopía) y permanecer como tal (forma I de Osserman) o generalizarse con el tiempo. En caso de mujeres suele afectar en edades tempranas de la vida, pero en los varones se manifiesta con preferencia en sujetos adultos añosos. Los pacientes refieren la caída de uno o ambos párpados con variaciones en el día; se va en horas de la tarde y se modifica según los días. En el examen la ptosis puede ser evidente o no. En cualquier caso, podemos provocarla o exagerarla mediante ejercicios de fatiga (repetidos y rápidos movimientos de apertura y cierre palpebral) y luego mediante la elevación manual de un párpado por vez, podremos observar la caída del contralateral (maniobra conocida como "lid ptosis enhancement")[15]. También se ha descrito un sobresalto en la excursión del párpado superior cuando se pide al sujeto que mire lentamente de abajo hacia arriba. En el punto medio del trayecto, el párpado, que debe acompañar al ojo durante la elevación, produce una sacudida denominada "lid twitch" (Cogan); esto último es más difícil de observar.[16] En cuanto a las formas oftalmopléjicas, se han descrito desde las alteraciones aisladas de un músculo (simulando una paresia de IV par, VI par, etc.) hasta formas complejas que remedan la parálisis del III par, la oftalmoplejía internuclear, oftalmoplejías bilaterales, nistagmos, etc. Aquí, como en la semiología de la ptosis, las maniobras tendientes a exigir agotamiento por medio de ejercicios permitirán poner de manifiesto el empeoramiento de la oftalmoplejía (y la aparición de ptosis si ésta no estuviera presente desde el inicio de la exploración). Pedir al paciente que excursione con sus ojos repetidamente en el sentido del/los músculo/s a explorar bastará para lograr este cometido. El estudio del electromiograma (EMG) con estimulación repetitiva será de utilidad para detectar formas generalizadas. La normalidad de los resultados no descarta el diagnóstico de la forma ocular. El estudio de fibra muscular aislada es mucho más selectivo (en el músculo elevador del párpado) y es el aconsejado en esta enfermedad. La presencia de anticuerpos contra los receptores de acetilcolina (ACRA) es de gran especificidad dado el carácter autoinmune de la enfermedad. En nuestro medio debemos reconocer que, aun en casos comprobados de miastenia, los valores detectados en la determinación de estos anticuerpos suelen ser dudosos (e incluso normales). Las pruebas farmacológicas son de gran relevancia. La administración intravenosa de Tensilon (clorhidrato de edrofonio) suele provocar una rápida (y transitoria) mejoría o desaparición de los fenómenos miasténidos. El paciente puede manifestar malestar abdominal durante la prueba, producto de espasmos en el tracto intestinal. En esta prueba debemos advertir que no siempre se obtienen respuestas favorables, sobre todo al estudiar manifestaciones oftálmicas. Una miastenia verdadera puede no responder al test intravenoso o, por el contrario, provocar un empeoramiento de los síntomas.[17,18] La más práctica de las pruebas farmacológicas consiste en la administración oral de piridostigmina en dosis de 90-120 mg/día, en forma fraccionada durante 10-12 días, y evaluar los efectos. Algunos pacientes requieren tratamiento con esteroides (estos tratamientos, así como la exploración o cirugía del timo y el manejo de las formas graves de la enfermedad exceden el objeto de este capítulo). La miastenia ocular, por la multiplicidad de manifestaciones oftalmopléjicas, ha sido llamada "la gran imitadora". Asimismo, existen enfermedades que la remedan a aquellas con las que se debe establecer el diagnóstico diferencial. Ante todo se debe interrogar al paciente respecto de la ingestión de medicaciones antes de la aparición de los síntomas; la penicilamina es un agente causal de cuadros miasteniformes. Algunos tumores (carcinoma de pulmón, linfomas, etc.) pueden dar manifestaciones paraneoplásicas de tipo miasteniforme que configuran el síndrome de Eaton-Lambert. Es poco frecuente que éste dé manifestaciones oculares y, cuando lo hace, simulan las de la miastenia. En este síndrome se ha descrito que el ejercicio (o las maniobras de provocación antes mencionadas) mejora los signos motores. La oftalmoplejía externa crónica progresiva o síndrome de Kearns-Sayreh-Shy-Daroff es una enfermedad que afecta la musculatura ocular que presenta no sólo ptosis sino también una oftalmoplejía más o menos simétrica y completa para ambos ojos (sin afección de la pupila). Es una enfermedad de origen mitocondrial. La biopsia de músculo esquelético (microscopia electrónica) muestra acumulación subsarcólemica de mitocondrias patológicas y la presencia de formaciones conocidas como "ragged red fibers", que son características. Muchas veces existen otros miembros afectados en la familia; la aparición del cuadro ocular ocurre en la juventud. Alteraciones retinianas, electroencefalográficas, bloqueos auriculoventriculares (por afección del haz de His), etc. suelen acompañar a esta enfermedad, por lo que que ha sido denominada "oftalmoplejía plus".[19-21] La distrofia oculofaríngea también constituye un diagnóstico diferencial. Aquí, como su nombre lo indica, la afección de la musculatura faríngea, con los consiguientes trastornos deglutorios, se asocia a la presencia de una ptosis. La biopsia en esta enfermedad muscular presenta características formaciones vacuolares ("rimmed vacuolas") observadas con el microscopio electrónico. En el grupo de las miopatías, la distrofia miotónica (miotonía, cataratas policromas, trastornos pigmentarios retinianos, atrofia testicular, anomalías cardiovasculares, etc.) debe ser sospechada. Existe una ptosis que se presenta en forma bilateral y que es propia de este grupo etario. La atrofia senil de la grasa orbitaria da lugar a un enoftalmos bilateral más o menos simétrico.[22] Se observa aquí la profundización del surco palpebral superior. El músculo elevador del párpado se desinserta (parcialmente) del fondo orbitario. Este cuadro, una vez reconocido, evita al paciente estudios innecesarios. La desinserción unilateral del tendón del músculo elevador se observa en casos de trauma directo (ojo/órbita). En el posoperatorio de cataratas también suele observarse una discreta ptosis del párpado superior. Otras causas distintas de la ptosis pueden presentarse como trastorno de la motilidad del párpado superior. La imposibilidad de efectuar la apertura palpebral (bilateral) puede observarse en el cuadro conocido como "apraxia de la apertura". El paciente es incapaz de iniciar el movimiento de apertura y suele ayudarse con sus manos (elevando manualmente los párpados) o con exagerados gestos faciales, apertura bucal por ejemplo. Una vez abiertos los ojos, la apertura puede mantenerse durante muy pocos parpadeos, luego de los cuales el paciente nuevamente encuentra imposible abrir sus ojos. Por el contrario, puede observarse dificultad en la apertura palpebral por espasmo del músculo orbicular. El blefarospasmo presenta la contracción incoercible del orbicular, que se desencadena en forma espasmódica. Esto genera un importante handicap visual y social para el paciente. Otros músculos faciales, del cuello, laríngeos, etc. pueden participar de esta distonía. Otra forma de presentación es la hemifacial (un solo lado de la cara está afectado con descargas del orbicular de los párpados y del músculo cigomático que provocan contractura de la comisura labial). La causa en el blefarospasmo es desconocida, así como muchos casos de hemiespasmo facial. Este último puede sobrevenir después de una parálisis facial. El tratamiento de elección tanto en el blefarospasmo como en el hemiespasmo facial es la infiltración de toxina botulínica sobre los músculos a tratar, procedimiento reservado para el especialista.[23] Dos circunstancias completan el diagnóstico diferencial frente a un párpado que trabaja mal. La presencia de una caída palpebral moderada y la miosis en la pupila del mismo lado deben hacer pensar en la parálisis simpática (síndrome de Horner), que presenta tres niveles diagnósticos (según el sitio de afección simpática): central, preganglionar y posganglionar, que será sospechado por la clínica del paciente (diabetes insípida, patología del vértice pulmonar, trauma cervical, etc.) y requerirá pruebas farmacológicas específicas (test de los colirios) para su confirmación.[24] La caída moderada del párpado en forma unilateral, no acompañada por miosis pero sí por "enoftalmía", debe hacer sospechar, en la mujer, la presencia de una metástasis mamaria (en ocasiones este cuadro precede al diagnóstico del cáncer original).

**Oftalmoplejías.** Nos referiremos primeramente a las llamadas "infranucleares", que corresponden a las que presentan las parálisis o paresias de los pares craneanos III (motor ocular común), IV (patético) y VI (motor ocular externo).

*Parálisis del III par.* En su forma completa, el ojo presenta ptosis palpebral imposibilidad de elevar, deprimir y abducir la mirada. La posición del globo ocular puede ser la de ortotropía (posición al frente) o, bajo el accionar del recto lateral, estar en abducción (exotropía). La pupila muestra una midriasis intermedia no reactiva. Existen formas incompletas, tal es la llamada parálisis extrínseca (sin compromiso pupilar), o aquellas en las que está más comprometido uno de los grupos musculares que el resto (afección de la rama superior o inferior del III par). La presencia de esta parálisis es alarmante, no sólo por la ansiedad generada en el paciente al observar el cuadro, sino por las causas que la provocan. Cuando se presenta acompañada por cefaleas, lleva a la sospecha clásica de la existencia de un aneurisma de la arteria comunicante posterior que empieza a dar signos de ruptura. Esto es cierto en el joven y el adulto joven. En el grupo etario de 20 a 50 años, con la clásica presencia de compromiso pupilar o sin ella, la parálisis del III par obliga a descartar el aneurisma, pero como estamos tratando las afecciones de un grupo etario mayor (por sobre los 55-60 años) éste no es el primer diagnóstico a tener en cuenta. La parálisis del motor ocular común en este grupo de pacientes suele ser de origen vascular y presentarse en hipertensos arteriales y diabéticos.[25] Cuando la afección circulatoria se produce en el nivel troncal (mesencéfalo) la alteración combinada del haz piramidal nos presenta el síndrome alterno de III par (homolateral a la lesión) y hemiplejía (contralateral a la lesión), asociación que constituye un elemento de gran valor localizador (síndrome de Weber). En el estudio de esta parálisis se deben solicitar neuroimágenes que permitan descartar la presencia de un proceso ocupante (entre el origen aparente y la pared del seno cavernoso) como responsable. En la diabetes, la parálisis del III par suele respetar la pupila (no se observa midriasis), pero es característica la presencia de dolor retrobulbar al instalarse el cuadro. En pacientes cuya glucemia no puede ser bien controlada, las parálisis oculomotoras pueden ser reiteradas (y distintas cada vez, en cuanto a lateralidad y par craneano afectado). La parálisis del motor ocular común suele evolucionar favorablemente, pero hay que tener en cuenta las molestias que se presentan al comenzar la recuperación de la ptosis, ya que el paciente percibe la diplopía (que antes escondía el párpado caído) y la posibilidad de un lagoftalmos nocturno (mal cierre palpebral), por incremento del tono del músculo elevador, que lleva a la aparición de úlceras corneanas por desecación; el fenómeno de Bell está ausente y el ojo no puede protegerse bajo el párpado ya que el músculo recto superior no tiene la necesaria actividad. Todo esto trae un nuevo síntoma, el dolor, por ello se debe proteger al ojo afectado con lubricantes (lágrimas artificiales y ungüentos) diurnos y nocturnos. Eventualmente es necesaria la oclusión del ojo por la noche. La existencia de una diplopía residual puede corregirse con prismas o cirugía, y es resorte del especialista su evaluación e indicación.

*Parálisis del IV par.* En esta parálisis el paciente refiere que la diplopía es de tipo vertical u oblicua. La separación de los objetos (percepción de la diplopía) se produce verticalmente (o de preferencia en forma vertical). Según el monto de la parálisis, el componente rotador de este músculo inactivo, librado a la acción de su oponente, presenta también una diplopía torsional (inclinación del horizonte visual). La semiología muestra un ojo (el afectado) discretamente elevado y una torsión de la cabeza (tortícolis) como compensación de la disociación vertical y en ocasiones torsional de las imágenes. Las ducciones muestran defecto del accionar del músculo oblicuo mayor y un incremento de la diplopía (mayor separación de imágenes) en el campo de acción de ese músculo. La maniobra de Bielchowsky (inclinación de la cabeza sobre uno y otro hombro) permite poner en evidencia una disparada hacia arriba del ojo afectado (over shut) por efecto coinervativo del recto superior (como ya mencionamos, es su antagonista torsional). Por lo general la presencia de una parálisis del IV par puede tener un origen congénito, y descompensarse tardíamente en la vida a cualquier edad, o vascular, diabético y más raramente tumoral o traumático (en el geronte). La posibilidad de una manifestación miasténica (ver apartado dedicado al tema en este capítulo) se debe tener en cuenta. La administración de ejercicios ortópticos, la prismación o la cirugía son, en este orden, las alternativas terapéuticas.

*Parálisis del VI par.* El paciente refiere aquí una diplopía de tipo horizontal. La disociación de imágenes ocurre una al lado de la otra y esta separación se incrementa en el campo de acción del recto lateral comprometido. El ojo puede encontrarse en ortotropía (posicionado hacia adelante) o en aducción (mesotropía) durante la mirada al frente. Al solicitar las ducciones laterales, se observará la falta de abducción (o la insuficiente excursión) en el lado afectado. A veces el defecto en la abducción debe buscarse en posiciones muy extremas de la mirada. Es frecuente observar esta parálisis en pacientes hipertensos o diabéticos. La presencia de una parálisis aislada del motor ocular externo carece de valor localizador. Cuando se asocia a una parálisis alterna piramidal (hemiplejía contralateral a la lesión) es altamente indicadora de afección en el nivel pontino. Allí las fibras del nervio facial también participan (en forma homolateral) dada su proximidad al núcleo y fibras del VI par en su trayecto intraprotuberancial (síndrome de Millard-Gubler). Afecciones inflamatorias del peñasco, hipertensión intracraneana, tumores y traumatismos de la base del cráneo, dilataciones o calcificaciones de la carótida intracavernosa, fístulas AV, etc., pueden ser causa frecuente de parálisis del VI par. Dentro del seno cavernoso el motor ocular externo viaja junto con el plexo simpático que rodea a la carótida. La asociación de parálisis del VI par y síndrome de Horner (pupila más pequeña y leve ptosis, indicativas de parálisis simpática) debe hacer sospechar el nivel de lesión (intracavernoso).[26] La causa más frecuente en este caso son los tumores infiltrantes de la base del cráneo. Si la parálisis del motor ocular externo se presenta con exoftalmía (de tipo pulsátil) y una característica congestión ocular en "cabeza de medusa", se sospechará la presencia de una fístula carótido-cavernosa. La tomografía computarizada puede mostrar el incremento de la densidad del seno cavernoso afectado e indirectamente manifestarse por un gran aumento en la silueta de la vena oftálmica; sin embargo, es la arteriografía la que hará el diagnóstico. La ecografía Doppler color de la órbita puede demostrar no sólo la arterialización de la vena oftálmica sino también signos tempranos que indiquen la bilateralización del síndrome. Desde que la mayor frecuencia en las parálisis del recto lateral es de origen vascular o diabético, el uso de imágenes (TC/RM) no es indicación inicial en el geronte. El curso de esta oftalmoplejía suele ser benigno y, al igual que en las anteriores, los ejercicios ortópticos, los prismas o la cirugía son las alternativas terapéuticas. Se debe observar la evolución de esta parálisis en forma expectante durante un período de seis meses. En este período la mayor parte de ellas se ha resuelto. De no observarse cambios favorables ya desde el tercer mes de ocurrida la parálisis, se deberá reestudiar el caso y entonces sí el uso de neuroimágenes será indispensable. En caso de parálisis bilateral del VI par de origen no traumático, las neuroimágenes serán solicitadas desde un principio en búsqueda de procesos ocupantes o infiltrativos en la base del cráneo. De observarse oftalmoplejías completas unilaterales de presentación aguda, debe sospecharse un síndrome de seno cavernoso. El síndrome de la pared del seno asocia las parálisis del III y IV pares, en ocasiones con participación del trigémino (sensibilidad disminuida en el territorio de su primera rama). El síndrome completo del seno cavernoso asocia una parálisis del VI par; la tromboflebitis del seno suele ser la causa más frecuente y en este caso aparece dolor. El diagnóstico diferencial se plantea con la "oftalmoplejía dolorosa" o síndrome de Tolosa-Hunt.[27,28] Se adjudica la presencia de este último cuadro a un episodio inflamatorio del seno, acompañado por un valor muy alto de la eritrosedimentación. Es característica la rápida respuesta al tratamiento con esteroides. La trombosis de la vena "oftálmica" presenta un cuadro parecido, con el dolor referido al ángulo superointerno de la órbita (exacerbado a la palpación); hay edema y congestión en ese sector y un aumento de la tensión ocular en el ojo del lado afectado. El uso de neuroimágenes (TC/IRM) es de gran importancia en el diagnóstico. Cuando el síndrome del seno cavernoso es indoloro, debe sospecharse la presencia de una masa tumoral. Si la oftalmoplejía no es característica de un nervio en particular o, por el contrario, se afectan muchos músculos oculares y se acompaña con exoftalmía, hay que considerar un síndrome de masa ocupante en el vértice orbitario (hendidura esfenoidal). El nervio óptico puede estar comprometido (disminución visual o signos oftalmoscópicos; edema o atrofia del disco óptico o la presencia de pliegues retinocoroideos). En la detección de las enfermedades orbitarias la tomografía computarizada sigue siendo la indicación electiva para el diagnóstico. En la órbita, las causas productoras de oftalmoplejía son de preferencia los tumores, que actúan mecánicamente impidiendo el accionar de un músculo determinado. También los procesos inflamatorios propios de la zona (enfermedad de Graves, seudotumor orbitario, hiperplasia linfoide reactiva, celulitis) pueden provocar paresia. La enfermedad de la placa neuromuscular, como ya se ha visto (miastenia), o del músculo (miopatías del tipo mitocondrial, inflamaciones-miositis, hipertiroidismo, etc.) incluso las infiltraciones tumorales (metástasis) pueden ser causa de oftalmoplejía. El traumatismo orbitario puede ser causa de oftalmoplejía. En los primeros momentos del trauma, la contusión, el hematoma y el edema generado pueden provocar visión doble. En caso de producirse fractura del piso orbitario, se constata la presencia de incancerción del músculo recto inferior y la consiguiente diplopía vertical en la elevación de la mirada (el recto superior no puede actuar debido a la restricción ofrecida por el músculo atrapado). El enoftalmos completa este cuadro y se debe a la caída de grasa orbitaria hacia el seno maxilar. La tomografía computarizada mostrará las características y profundidad de la fractura; queda para el oftalmólogo la decisión y resolución terapéutica (cirugía para reconstrucción del piso de la órbita). Los traumatismos en el nivel del reborde superoexterno o inferoexterno (pómulo) pueden provocar oftalmoplejía característica de hendidura esfenoidal (parálisis del III par, por ejemplo) debida a la proyección del impacto por los arbotantes de fuerza de la órbita. En ocasiones, la onda expansiva del impacto viaja hacia el canal óptico y provoca ceguera (por fractura del canal óptico, por hematoma de su vaina o por sección fisiológica del nervio óptico). El tratamiento de estos traumatismos es controvertido. Existen oftalmoplejías bilaterales en el contexto de enfermedades como la polirradiculoneuritis (Guillain-Barré), donde la variante bulbar (Fisher) asocia pares oculomotores, nervios faciales, ataxia y arreflexia.

### *Oftalmoplejía internuclear (OIN)*.

En el paciente que presenta diplopía horizontal, que se incrementa, por ejemplo, en la mirada a la izquierda, podemos observar, con sorpresa, que no es el recto lateral izquierdo el responsable del fracaso motor y, por el contrario, detectar que el recto medio del ojo derecho es el que no puede contraerse en aducción. Al solicitar al paciente que mire hacia la izquierda, el ojo derecho no llega a aducir y el ojo izquierdo, en abducción, presenta un nistagmos (disociado, ya que el OD no bate) en resorte, que sacude hacia afuera. A continuación pedimos al paciente que observe con atención un objeto cercano y detectamos que, ante el esfuerzo de convergencia, el recto medio del OD, que antes no trabajaba, ahora sí lo hace en forma sincrónica con el OI para alcanzar el objeto próximo. Cuando el movimiento lateral combinado de ambos ojos no logra conjugar la acción de un recto lateral en un ojo (VI par) y un recto medial (III par) en el otro, estamos en presencia de una oftalmoplejía internuclear. La información que llega desde la corteza a la formación reticular paramediana pontina (FRPP) informa al VI par de ese lado la intención de iniciar el movimiento de lateralidad (en el ojo de ese lado el músculo recto lateral va a contraerse); esta información debe cruzar la línea media y llegar al subnúcleo del recto medio del III par contralateral. Esto se efectúa a través del fascículo longitudinal medial (FLM). Si éste no conduce el impulso, el ojo congénere no podrá acompañar la mirada por falta de contracción del recto medial, que no ha recibido información de moverse. Por el contrario, el esfuerzo de convergencia atañe sólo al III par, que no necesita hacer uso del FLM (dañado) y logra poner a ese recto medial en funcionamiento. La OIN puede ser bilateral cuando ambos FLM están afectados. En el paciente joven la causa más frecuente de OIN es la enfermedad desmielinizante, pero en el grupo etario mayor lo es el accidente vascular. Curiosamente, pese al alto nivel localizador de la OIN, no siempre es posible detectar por neuroimágenes (IRM) las lesiones productoras de OIN en el nivel pontino cuando la causa es vascular. En general, la OIN de origen vascular tiene una evolución favorable en días o semanas. Por último, el compromiso pontino de la FRPP hace imposible mirar hacia el lado de la lesión (parálisis pontina). Ningún ojo puede mirar hacia ese lado ya que no se informa al VI par homolateral ni el estímulo va hacia el FLM. La patología causal puede comprometer la decusación del FLM del lado opuesto y así provocar la imposibilidad, además, del movimiento del ojo aductor en la mirada conjugada hacia el otro lado. Sólo el VI par contralateral provoca contracción del correspondiente recto externo; el ojo del lado de la lesión no puede efectuar aducción ni abducción (conjugadas) y el contralateral sólo está imposibilitado de aducir. Esto se conoce como síndrome del "uno y medio".

Ascendiendo en el tronco encefálico, la patología que afecta la unión mesodiencefálica provoca una afección característica de los movimientos verticales de la mirada. El síndrome dorsal del tronco o síndrome pretectal, también llamado síndrome periacueductal (síndrome de Parinaud), se caracteriza por la parálisis vertical de la mirada. Los movimientos oculares verticales (sacádicos o de seguimiento) están afectados en forma parcial o completa. Los párpados pueden presentar retracción (signo de Collier). La pupila muestra disociación luz-acercamiento y existe un defecto en la convergencia. En ocasiones, el esfuerzo en la mirada próxima revela un nistagmo conocido como "retractorio". Las causas más frecuentes de este síndrome son los tumores (pinealoma, metástasis), la hidrocefalia, la hemorragia peduncular, la parálisis supranuclerar progresiva, la corea y la degeneración olivopontocerebelosa. En la unión mesodiencefálica se encuentra la porción terminal del fascículo longitudinal medial. Allí se ubican dos formaciones fundamentales en la generación de impulsos verticales, el núcleo rostral intersticial del fascículo longitudinal medial (nri-FLM) y el núcleo de Cajal. La afección bilateral del nri-FLM produce una alteración de los movimientos sacádicos verticales, pero están preservados los movimientos de seguimiento vertical de la mirada. Este curioso cuadro se observa en accidentes vasculares de la región subtalámica y es de gran valor localizador. La hemorragia talámica puede producir dos cuadros indicativos, como la "desviación conjugada hacia el lado equivocado" (los ojos miran hacia el lado sano) o la desviación hacia abajo y en convergencia con miosis, donde los ojos parecen "espiar a la nariz".[29,30]

## BIBLIOGRAFÍA

1. Goldstein JE, Cogan DG. Exercise and the optic neuropathy of multiple sclerosis. Arch Ophthalmol, 72:168-170, 1964.
2. Muci-Mendoza R. Occlusive vascular disease of the retina and optic nerve. Curr Opinion Ophthalmol, 1:435-439, 1990.
3. Pfaffenbach DD. and Hollenhorst RW. Morbility and survivorship af patients with embolic cholesterol crystals in the ocular fundus. Am J Ophtalmol, 75(1):66-72, 1973.
4. Ebner R. Visual field examination during transient migrainous visula loss. J Clin Neuro-ophthalmol, 11(2):114-117, 1991.
5. Aburn NS and Sergott RC. Color doppler imaging of the ocular and orbital blood vessels. Curr Opinion Ophthalmol, 4(VI):3-6, 1993.
6. Apen A, Wray SH and Cogan DG. Central retinal artery occlusion. Am J Ophthalmol, 79:374-381, 1975.
7. Brown GC. and Margal LE. Central retinal artery obstruction and visual acuty. Ophthalmology, 89:14-19, 1982.
8. Hayreh SS. Anterior ischaemic optic neuropthy. I Br J Ophthalmol, 58:955-963, 1974.
9. Boghen DR. and Glaser JS. Ischaemic optic neuropathy; the clinical profile and history. Brain, 58:689-708, 1975.
10. Cogan DG. Blackouts not obviously due to carotid occlusion. Arch Ophthalmol, 66:180-187, 1961.
11. Sergott RC, Savino PJ and Bosley TH. Modified optic nerve sheat decompression provides long term visual improvement for pseudo tumor cerebri. Arch Ophthalmol, 106:1384-1390, 1988.
12. Kelman Sh E, et al. Modified optic nerve decompression in patients with functioning lumbo-peritoneal shunts and progressive visual loss. Ophthalmology, 98:1449-1453, 1991.
13. Hilton GF and Hoyt WF. An arteriosclerotis chiasmal syndrome. JAMA, 1081:196, 1966.
14. Lee KF, Schatz NJ. and Savino PJ. Ischemic chiasmal syndrome. En: Glaser JS, Smith JL. (Ed.). Neuroopthalmology, vol. 8, St. Louis, Mosby, 1975.
15. Gorelick Ph B, Rosemberg M and Pagano RJ. Enhanced ptosis in myasthenia gravis. Arch Neurol, 18:531, 1981.
16. Cogan DG. Myasthenia gravis; A review of the disease and a description of the lid twitch as a characteristic sign. Arch. Ophthalmol, 74:217-221, 1965.
17. Oh SJ and Cho HK. Edrophonium responsiveness not necessarily diagnostic of myasthenia gravis. Muscle Nerve, 13:187-191, 1990.

18. Burde RB, Savino PJ and Trobe JD. Eyelid disturbances. *En*: Clinical Decisions in Neuro-Ophthalmology. Mosby (Ed). Nueva York, págs. 347-361, 1992.
19. Kearns TP. External ophthalmoplegia, pigmentary degeneration of the retina and cardiomyopathy: a newly recognized syndrome. Trans Am Ophthalmol Soc, 63:559-625, 1965.
20. Kearns TP and Sayre GP. Retinitis pigmentosa, external ophthalmoplegia and complete heart bloc: unusual syndrome with hystologic study in one of the tow cases. Arch Ophthalmol, 60:280-289, 1958.
21. Daroff RB. Chronic progressive external ophthalmoplegia: a critical review. Arch Ophthalmol, 82:845-850, 1969.
22. Dortzbach RK and Sutula FC. Involutional blepharoptosis: a histopathological study. Arch Ophthalmol, 98:2045-2059, 1980.
23. Ebner R. y Manzitti J. Toxina botulínica en el tratamiento de blefaroespasmo y del hemiespasmo facial. Arch Oftal de Bs. As., 66:1-7, 1991.
24. Grimson BS and Thompson HS. Drug testing in Horner's Syndrome. *En*: Glaser JS, Smith JL. (Eds.), Neuro-ophthalmology: symposium of the Univ. of Miami and the Bascom Palmer Eye Inst., Vol. 8. St. Louis: Mosby-Year Book, págs. 265-270, 1975.
25. Goldstein JE and Cogan DG. Diabetic ophthalmoplegia with spetial reference to the pupil. Arch Ophthalmol, 64:592-600, 1960.
26. Gutman I, et al. Sixth nerve palsy and unilateral Horner's Syndrome. Ophthalmology, 93:913-916, 1983.
27. Tolosa EJ. Periarteritic lesions of the carotid siphon with clinical features of carotid infraclinoid aneurysms. J Neurol Neurosurg Psychiatry, 17:300, 1954.
28. Hunt WE, et al. Painful ophthalmoplegia: its relation to indolent inflammation of the cavernous sinus. Neurology, 11:56, 1961.
29. Fisher CM. The pathologic and clinical aspects of the thalamic hemorrage. Trans Am Neurol Soc, 1959; 8456.
30. Gomes CR, Gomez SM and Selhorst JB. Acute thalamic esotropia. Neurology, 38:1759-1762, 1988.

# 20

# Disfagia

Manuel M. Fernández Pardal
y Federico Micheli

A pesar de que el patrón de movimientos del tracto aerodigestivo para la producción de la palabra difiere del de la deglución, ambos procesos se sincronizan de alguna forma con la respiración. Esa similitud se contrapone con grandes diferencias desde el punto de vista fisiopatológico; la palabra es en general considerada una función cortical superior, mientras que la deglución se interpreta mayoritariamente como un proceso reflejo troncal. Este último mecanismo consta de una actividad semiautomática de músculos del tracto digestivo y respiratorio, que propulsan el alimento de la cavidad oral al estómago.

Las vías nerviosas relacionadas con la deglución tradicionalmente son referidas como bilaterales y no vinculadas con la palabra; sin embargo, la asociación disfagia-disartria es frecuente en pacientes neurológicos.

La corteza cerebral controla los aspectos voluntarios de la alimentación (como el inicio de la deglución); las áreas involucradas son la porción basal del girus precentral y la región posterior de la circunvolución frontal inferior. La información de estas estructuras se transmite a los centros bulbares (núcleo ambiguo y otros) por los haces corticobulbares, de tal forma que cada hemisferio tiene control bilateral de los núcleos troncales[1] (fig. 20-1).

Este sistema descendente se regula por vías sensitivas que desde el tronco suben hasta centros superiores, informan sobre la característica del bolo, actividad muscular y posición cefálica, como también otros elementos imprescindibles para la deglución normal (fig. 20-1).

Desde el punto de vista neurofisiológico el control de la deglución tiene tres fases: la primera es la preparatoria oral o tiempo *prefaríngeo* (depende fundamentalmente de la corteza frontal), durante la cual el alimento es fraccionado en pequeños trozos capaces de ser transportados a través de la faringe al esófago. En la segunda o *faríngea* (tiempo faríngeo) el bolo se impulsa al esófago con la adecuada protección del tracto respiratorio mediante el cierre del istmo palatofaríngeo, inhibición de la respiración y constricción de la laringe; el centro que integraría esta función estaría ubicado en la formación reticular bulbar. Estructuras troncales más altas (mesencéfalo) tendrían una función reguladora del umbral de reflexibilidad del reflejo deglutorio a través de terminaciones dopaminérgicas.[2,3] La última fase es la *esofágica*; en ese momento el bolo es proyectado al estómago, lo que depende de la musculatura estriada y lisa esofágica controlada por el tronco cerebral y el sistema intrínseco nervioso del esófago.

## Procesos patológicos de orden neurológico que pueden producir disfagia

### *Parálisis bulbar*

Así se menciona a un síndrome caracterizado por debilidad de los músculos inervados por estructuras pontobulbares (básicamente paladar, faringe, laringe y lengua).

Los síntomas relevantes son disfagia más disartria y la causa radica en la neurona motora inferior (núcleo o nervio) o en el músculo inervado por ella. En estos casos la fase faríngea involuntaria es la más comprometida.

### *Parálisis seudobulbar*

Aquí también los síntomas característicos son disfagia y diartria, pero al estar afectadas

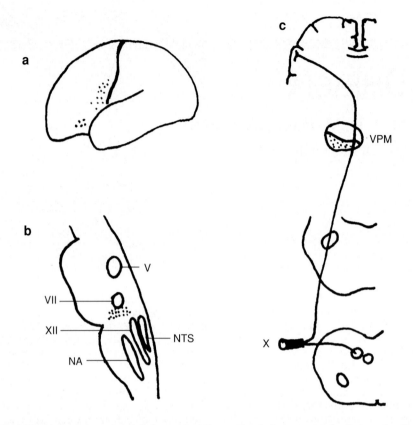

**Fig. 20-1.** a) Cara lateral de un hemisferio cerebral, los puntos indican zonas donde la estimulación eléctrica evoca movimientos deglutorios en animales. b) Núcleos motores del tronco cerebral relacionados con la deglución (V, VII, núcleo del tracto solitario –NTS–, núcleo ambiguo –NA– y núcleo del XII par). En puntos se detalla la zona sugerida para el control de la fase faríngea. c) Vía sensitiva que ingresa por el X par y hace estación en el núcleo del tracto solitario por un lado y por vías ascendentes, tras la escala talámica, termina en la corteza frontal. Modificado de Miller AJ.[1]

estructuras supranucleares (vía corticonuclear) hay conservación de la fase faríngea y alteración de la etapa voluntaria oral. Suele asociarse con hiperemotividad (risa y llanto inmotivado) y compromiso piramidal.

## Enfermedad cerebrovascular

Es la causa más común de disfagia, el 28% de los pacientes de una serie de 255 casos estudiados por Young presentaron evidencias documentables de ella.[4] En la actualidad se considera que no es necesaria la lesión bilateral de la corteza para que exista alteración de la deglución. Compromisos de áreas corticales frontobasales, tanto izquierdas como derechas, producen con frecuencia trastornos deglutorios. Las lesiones izquierdas a menudo producen falta de coordinación labial, lingual y mandibular durante la etapa oral (apraxia), cuyo resultado es el aumento del tiempo prefaríngeo sobre todo para los alimentos sólidos. Las lesiones derechas producen alteraciones deglutorias en la etapa faríngea, que tienen más expresividad sintomática que las izquierdas y claro riesgo de broncoaspiración.[5]

También hay que considerar que un episodio vascular unilateral puede causar debilidad contralateral facial y de la lengua, lo que genera una reducción en la capacidad de control del bolo en la cavidad oral.

Si el infarto unilateral es extenso o si hay compromiso previo del hemisferio contralateral, entonces puede existir un defecto mayor, situaciones que hay que tener en cuenta cuando se inicia la alimentación de estos enfermos para evitar accidentes respiratorios.

Los infartos lacunares han sido definidos en el capítulo 13 como lesiones isquémicas menores de 15 a 20 mm, que se localizan en la profundidad no cortical del cerebro y con fisiopatología dependiente de la obstrucción de pequeños vasos penetrantes por procesos vinculados con frecuencia con hipertensión arterial. Estas lesiones pueden afectar la vía corticonuclear, y cuando son múltiples pueden producir disfagia y disartria.

En raras ocasiones lagunas de ubicación estratégica pueden interesar con severidad haces corticobulbares, generar afagia y anartria de tipo supranuclear (fig. 20-2).

### *Parkinsonismos*

El temblor de reposo, la rigidez, la bradicinesia y la alteración de los reflejos posturales son síntomas cardinales de la enfermedad de Parkinson. Las alteraciones en la deglución sobrevienen en estadios avanzados y el tratamiento con L-dopa mejora esta función no sólo reduciendo las dificultades en la fase oral y faríngea sino también al mejorar la bradicinesia, lo que facilita la función de los miembros superiores.

La presencia precoz de síntomas asociados como disfagia, hipotensión ortostática, alteraciones esfinterianas y bloqueos de la marcha hacen pensar en otras entidades neurodegenerativas, como parálisis supranuclear progresiva, atrofia olivopontocerebelosa o Shy-Drager entre otras.[6]

### *Distonías y discinesias*

Tanto las idiopáticas como las secundarias al uso de drogas antidopaminérgicas son causa frecuente de alteraciones en la deglución, si los músculos implicados son los faciales, linguales o palatofaríngeos.

### *Infecciones*

La difteria (al producir neuropatía) en el presente es causa excepcional de disfagia, también es infrecuente la sífilis y el herpes zoster como productores de estas dificultades. Tanto la toxoplasmosis como la tuberculosis pueden generar dificultades deglutorias, lo que depende de la localización de las lesiones. Las meningitis crónicas, al afectar los nervios de la base de cráneo, dan ocasionalmente disfagia.

### *Enfermedades inflamatorias e inmunomediadas*

La sarcoidosis es una granulomatosis multisistémica capaz de infiltrar nervios craneanos y producir trastornos deglutorios.

La polirradiculoneuritis desmielinizante aguda (Guillein-Barré) puede incluir pares craneanos y alterar, además de otros músculos, los deglutorios.

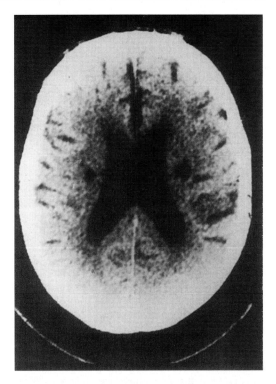

**Fig. 20-2.** Tomografía computarizada de un paciente con historia de hemiparesia derecha sin afasia (síndrome motor puro) 5 años antes, que comienza en forma brusca con anartria y disfagia. Pueden observarse dos lesiones compatibles con infartos lacunares que involucran vías corticonucleares bilaterales.

### *Enfermedades que afectan la unión neuromuscular. Miastenia gravis*

Una afección autoinmune producida por anticuerpos antirreceptor colinérgico periférico puede iniciarse por disfagia que mejora con el reposo y empeora a lo largo del día. Suelen involucrarse al mismo tiempo músculos extraoculares, lo que produce diplopía y ptosis.

También en formas generalizadas de la enfermedad la deglución está alterada. El síndrome de Eaton-Lambert produce manifestaciones miasténicas que suelen asociarse con tumores malignos.

### *Botulismo*

Esta afección es producida por una toxina generada por el *Clostridium botulinum* (que crece en condiciones anaeróbicas) y puede ingerirse con alimentos contaminados por esa bacteria o, más raramente, ser producida por el germen en el nivel intestinal. La toxina impide la liberación de acetilcolina por la terminación neuromuscular, lo que produce parálisis inicialmente de los músculos craneanos para luego dar un cuadro sistémico.

### Enfermedades musculares

La polimiositis y la dermatomiositis pueden aparecer en forma aislada o asociadas con colagenopatías o neoplasias; suele haber dolor pero en ocasiones sólo hay debilidad muscular y puede involucrar músculos deglutorios.

## Manejo del paciente con disfagia

### Diagnóstico

Las dificultades deglutorias referidas por el paciente pueden ser detectadas por el médico explorando el reflejo deglutorio (cuyas alteraciones se observan en las tres cuartas partes de los pacientes con disfagia y en sólo el 5% de los que no tienen este síntoma) y haciendo tragar sorbos de agua para observar la dificultad o la aparición de tos (que indica aspiración).

La disartria se presenta en alrededor del 50% de los pacientes con disfagia y con la misma incidencia aparece también asociada a sofocos o atragantamientos. La complicación más común es la neumonía, que puede documentarse en alrededor del 80% de los casos con disfagia y que con seguridad es una de las complicaciones responsables de la prolongación de la internación (el doble de tiempo que los no disfágicos) y la elevada tasa de mortalidad que tienen los pacientes con dificultad deglutoria.[4]

Los pacientes con disfagia tienen una serie de problemas que no pueden evaluarse ni tratarse con un enfoque unilateral. Sólo el manejo integral y precoz del problema, con un equipo multidisciplinario (clínicos, neurólogos, radiólogos, nutricionistas y fisiatras), puede ayudar a reducir la morbimortalidad.[7]

Los estudios cinefluoroscópicos o videofluoroscópicos permiten, empleando agua o sustancias de contraste con distinta consistencia (líquida o papilla, con volúmenes pequeños −2 ml− para evitar accidentes respiratorios) confirmar la dificultad. Por este medio pueden evaluarse las distintas fases de la deglución, además de sus tiempos y confirmarse la aspiración.[5-8]

Diagnosticada la dificultad deglutoria y su severidad, habrá de ponerse en marcha un plan que en forma adecuada brinde medios alimentarios que reduzcan el riesgo de complicaciones y no resientan la nutrición del paciente. La modificación de la consistencia de los alimentos, dietas blandas o líquidas de acuerdo con el caso, pueden ser útiles si los problemas son leves. El control de la posición de la cabeza, la mandíbula y otras medidas también suelen tener un valor considerable.

En las disfagias severas es imprescindible la colocación de sondas nasogástricas o nasoduodenales y, si el problema tiende a mantenerse por largos períodos o a empeorar, está indicada la gastrostomía, procedimiento que aumenta el bienestar de estos pacientes y puede hacerse incluso en forma percutánea con escaso riesgo.[9]

### BIBLIOGRAFÍA

1. Miller AJ. Neurophysiological basis of swallowing. Disphagia, 1:91-100, 1986.
2. Miller AJ. Deglution. Physiol Rev, 62:129-184, 1982.
3. Doty RW, Richmond WH, Storey AT. Effect of medullary tension on coordination of deglution. Exp Neurol, 17:91-106, 1967.
4. Young EC, Durant-Jones E. Developing a dysphagia program in an acute care hospital: a needs assessment. Dysphagia, 5:159-165, 1990.
5. Robbins JA, Levine RL. Swallowing after unilateral stroke of the cerebral cortex: Preliminary Experience. Dyspagia, 3:11-17, 1988.
6. Bushmann M, et al. Swallowing abnormalities and their response to treatment in Parkinson's disease. Neurol, 39:1309-1314, 1989.
7. Erlibman M. Public Health service assessment. The role of speech pathologist in the management of dysphagia. Rockville MD. National Center for Health Servicers, 1989.
8. DePippo KL, et al. Validation of the 3-oz water swallow test for aspiration following stroke. Arch Neurol, 49:1259-1261, 1992.
9. Andrews K. Managing the persistent vegetatyve state, early, skilled treatment offers the best hope for optimal recovery. BMJ, 305:486-487, 1992.

# 21

# Trastornos del equilibrio, vértigo y acufenos

José Luis Cárdenas Núñez

## INTRODUCCIÓN

El equilibrio del ser humano es la resultante funcional de la interacción entre las aferencias periféricas vestibular, visual y propioceptiva, armónicamente integradas en el nivel de los núcleos vestibulares del tronco cerebral y moduladas por la actividad del cerebelo y los ganglios basales.

Un hecho de observación frecuente en la práctica clínica está constituido por el significativo aumento de la sensación de desequilibrio corporal, mareos, vértigos y acufenos (tinnitus) en personas de la tercera edad. Muchas veces, para explicar estas alteraciones sólo se requiere de la complementación de estudios electrofisiológicos, hemodinámicos, humorales e imagenológicos.

Analizaremos, primeramente, las relaciones anatomofisiológicas de los mecanismos que participan en el equilibrio, con especial énfasis en las interacciones del sistema vestibular y oculomotor, para adentrarnos luego en los cuadros clínicos más relevantes y remarcar los hallazgos experimentales que generan las explicaciones más cercanas a la etiopatogenia de las alteraciones del equilibrio en ancianos.

### Conceptos estructurales y funcionales de la interacción visual-vestibular y su importancia en los mecanismos del equilibrio

Los receptores neurosensoriales ciliados del laberinto membranoso vestibular se encuentran ubicados en el oído interno, en los canales semicirculares, el utrículo y el sáculo. Las aferencias provenientes de los primeros informan al tronco cerebral de las aceleraciones angulares de la cabeza en el espacio; las del utrículo, y probablemente las del sáculo, transmiten las aceleraciones lineales del cuerpo en el espacio y la percepción de la fuerza de gravedad.[1,2]

En los núcleos vestibulares del tronco cerebral la información vestibular proveniente de los laberintos es modificada por la información visual, referida desde los colículos superiores, la cual ejerce su efecto modulador inhibitorio sobre los núcleos vestibulares.[4]

Las aferencias desde las máculas utriculares son capaces de modular las respuestas oculomotoras inducidas por rotación cefálica,[5] estimulación optoquinética de seguimiento visual a grandes móviles o escenas en el espacio,[6] y seguimiento visual atraído por estimulación acústica.[7]

Berthoz y col.[8] han demostrado que la información macular otolítica puede ser guardada en forma de una memoria reververante en los núcleos vestibulares, capacidad que pierden los sujetos sometidos a bilaberintectomía. Scherer y Clarke[9] sugieren claros indicios del control funcional que la información utricular ejerce –inhibitoriamente– sobre la información proveniente de los canales semicirculares, en el tronco cerebral.

Una función muy importante en la relación cerebelo-vestibular es ejercida por el lóbulo floculonodular del cerebelo y los núcleos fastigiales, los cuales ejercen influencias de inhibición y de excitación, respectivamente, sobre los núcleos vestibulares en el tronco cerebral y las relaciones que éstos establecen (véase fig. 21-1) con:

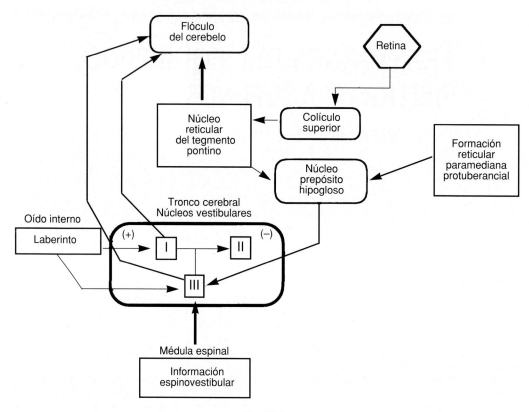

**Fig. 21-1.**

a) los núcleos oculomotores III (motor ocular común), IV (troclear) y VI (abducens) y los centros reticulares de control supranuclear de la mirada, de ubicación mesencefálica y pontina;
b) las astas anteriores de la médula, desde el nivel cervical al nivel sacro, con sinapsis en las motoneuronas gamma;
c) la formación reticular del tronco cerebral con especial énfasis en la formación reticular pontina paramediana, que corresponde a la porción medial del núcleo reticular magnocelular ubicado a un milímetro a cada lado del fascículo longitudinal medial o bandeleta longitudinal posterior;[10]
d) los núcleos ventroposterolateral, ventroposteroinferior y ventroposterior del tálamo y
e) la interacción de la corteza encefálica temporoparietal con la corteza frontal prerrolándica.

El floculonódulo del cerebelo y los núcleos vestibulares procesan la información visual y vestibular de manera complementaria. Las células de Purkinje del flóculo son moduladas cuando la actividad de los núcleos vestibulares es insuficiente para apoyar tónicamente el desarrollo de los movimientos oculares con la adecuada velocidad que requiere el estímulo que se presenta en el campo visual.[11]

El flóculo, paraflóculo, nódulo y úvula constituyen el denominado "cerebelo vestibular", el cual recibe su activación visual y vestibular mediante las fibras musgosas y las fibras trepadoras; la aferencia del cerebelo vestibular la realizan las células de Purkinje, que envían sus axones largos hacia los núcleos profundos del cerebelo o directamente al tronco cerebral (véase fig. 21-2).

El sistema oculomotor es un modelo biológico multifactorial de aferencias que se regulan y coordinan en los niveles de integración y análisis:

- Corteza frontal y sus relaciones parietotemporales y parietooccipitales.
- Cerebelo, con especial énfasis en la actividad de las células de Purkinje del flóculo del cerebelo.[12]

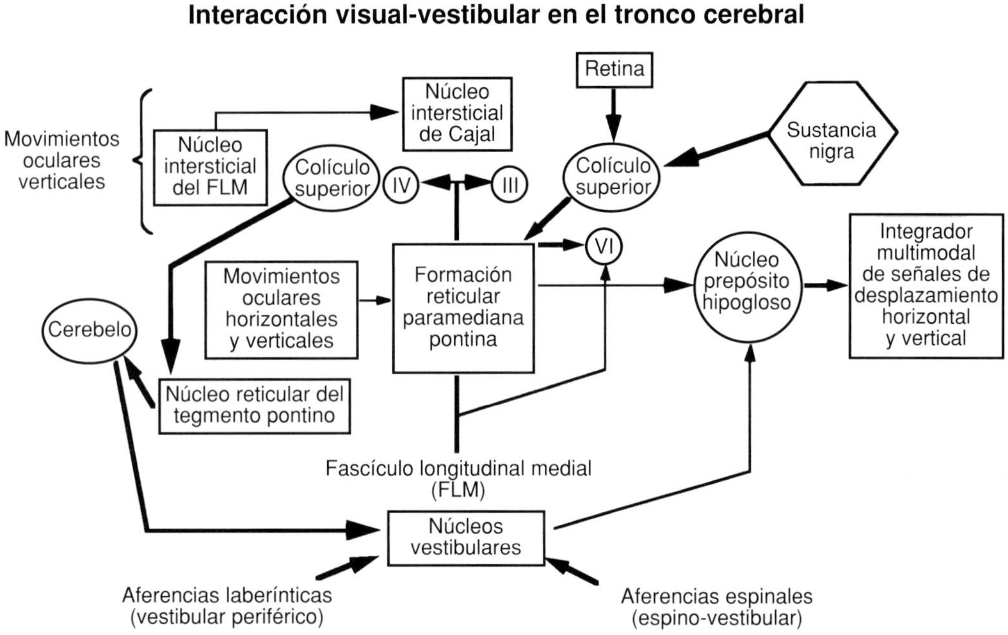

## Interacción visual-vestibular en el tronco cerebral

**Fig. 21-2.**

Los movimientos oculares cumplen tres funciones específicas:

A. Fijación y traslado de las imágenes retinianas periféricas y del campo visual periférico hacia la fóvea, con el objeto de obtener agudeza visual óptima en el nivel macular.
B. Estabilización del campo visual al realizar movimientos cefálicos activos y pasivos.
C. Signos de comunicación social, estructurados en el contexto de un lenguaje mímico, complementario de la expresión verbal y escrita.

Los movimientos oculares se originan, como consecuencia, ya sea en una decisión voluntaria (movimientos sacádicos), como respuesta a un estímulo visual (movimiento optoquinético o de seguimiento pendular) y a un estímulo vestibular o propioceptivo (reflejo vestibuloocular). Pueden clasificarse, según su velocidad, en movimientos rápidos con una velocidad angular promedio de 400 a 600 grados por segundo (las sácadas) y en movimientos lentos con una velocidad angular de 150 a 300 grados por segundo (todos los restantes movimientos oculares descritos).

Las sácadas son los movimientos rápidos de origen voluntario, tanto en el nivel horizontal como en el vertical, se originan en el área 8 frontal, con apoyo en su génesis en las áreas 5 y 7 parietal. Desde allí los impulsos bajan a los centros mesencefálicos y pontinos para luego finalizar en los núcleos oculomotores y en los músculos oculares extrínsecos (véase fig. 21-3).

Los movimientos oculares lentos son controlados desde la corteza occipital en las áreas 17, 18, 19 y en sus centros troncales supranucleares, que se encuentran en los núcleos reticulares laterales del tegmento pontino (véase fig. 21-4).

En el nistagmo optoquinético se distingue un componente directo de origen cortical, occipitofrontal, y un componente indirecto ubicado en los núcleos vestibulares en relación con las estructuras reticulares del tronco. El componente directo se caracteriza por un rápido aumento de la velocidad en el seguimiento de un móvil en el espacio; el componente indirecto desarrolla un aumento lento de la velocidad y tiene la capacidad de acumular la información de desplazamiento oculomotor, la cual adquiere importancia en la medida en que el móvil a observar aumenta su velocidad y también al estar en condiciones de oscuridad, lo cual permite realizar movimientos oculares reflejos sin que exista el estímulo visual en ese instante, como una forma de memoria "visual-vestibular" (véase fig. 21-5).[13]

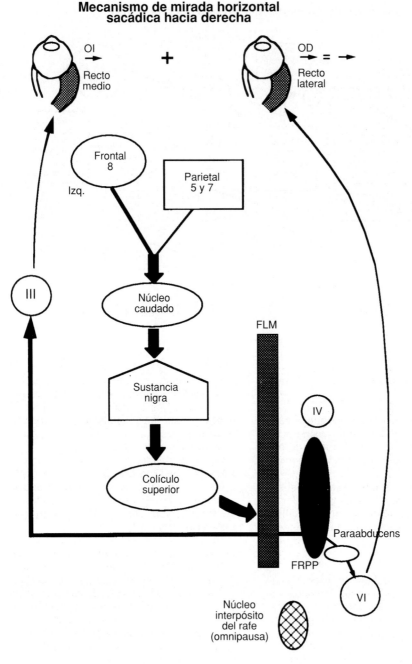

Fig. 21-3.

La estimulación del sistema vestibular inducida por irrigación calórica, giro en silla rotatoria o estimulación galvánica induce una respuesta caracterizada como nistagmo vestibular, constituido por una fase lenta originada en los núcleos vestibulares y una rápida de compensación, originada en la formación reticular paramediana pontina.

La estimulación producida por un móvil que se desplaza en el campo visual induce el reflejo óptico oculomotor denominado nistagmo optoquinético.

El nistagmo vestibular y el optoquinético interactúan en el tronco cerebral de la misma forma en que lo hacen las estimulaciones vestibulares y optoquinéticas en la vida diaria bajo el control inhibitorio del cerebelo, los ganglios basales y la corteza frontooccipital.

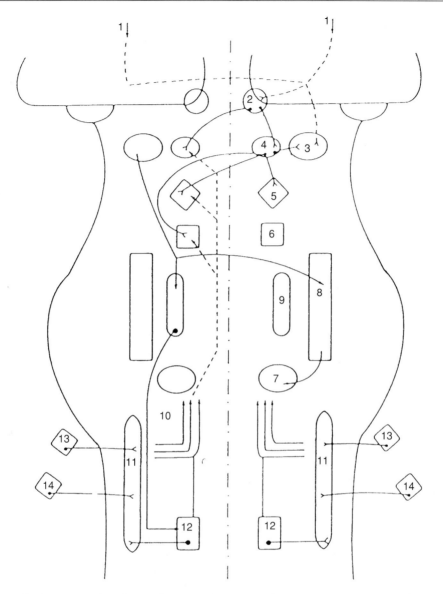

**Fig. 21-4.** Movimientos oculares lentos. Esquema de la interacción coliculorreticular y sus efectos en la modulación del núcleo prepósito hipogloso sobre la actividad de los núcleos vestibulares. Integradores nerviosos de la interacción visual vestibular: núcleo intersticial del Cajal-formación reticular pontina paramediana-núcleo reticular del tegmento pontino-núcleo prepósito hipogloso.
1, Retina; 2, zona pretectal; 3, colículo superior; 4, Núcleo intersticial de Cajal; 5, III par craneano (motor ocular común); 6, IV par craneano (troclear); 7, VI par craneano (abducens); 8, formación reticular pontina paramediana; 9, núcleo reticular del tegmento pontino; 10, fascículo longitudinal-medial; 11, núcleos vestibulares; 12, núcleo prepósito hipogloso; 13, nódulo; 14, flóculo.

## Características fisiopatológicas y clínicas de las lesiones del sistema vestibular

Las lesiones del sistema vestibular-periférico provocan, como síntomas típicos, crisis de vértigo objetivo o subjetivo, de aparición espontánea o desencadenadas por cambios posturales cervicocefálicos; pueden asociarse a sensación de mareo que se acompaña, ocasionalmente, con hipoacusia y acufenos.

El síntoma vértigo puede definirse como la percepción errónea de giro oscilatorio del cuerpo en el espacio (vértigo objetivo) o de giro de la persona en relación con su espacio circundante (vértigo subjetivo).

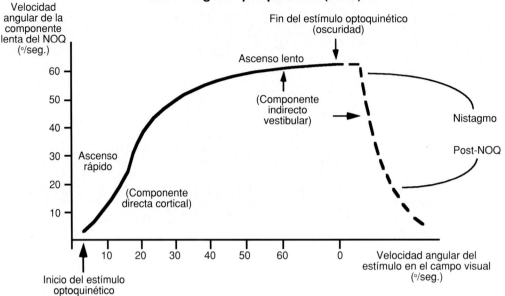

Fig. 21-5.

Mareo es la sensación de inestabilidad corporal no asociada con desplazamiento giratorio, en la cual pueden coexistir las percepciones de lateralización corporal, la sensación "de andar en altos y en bajos", y desequilibrio corporal objetivo. El mareo puede presentarse en forma aislada, en períodos intercríticos de los episodios de vértigo o ser una secuela funcional de episodios vertiginosos de gran cuantía.[14]

En importantes series clínicas[15] se ha demostrado que en el 85% de los casos el vértigo puede ser referido con alta especificidad a lesiones del sistema vestibular periférico, el cual incluye los receptores laberínticos neurosensoriales, el ganglio vestibular de Scarpa y el nervio vestibular hasta su entrada en el tronco cerebral.

La lesión vestibular periférica puede expresarse en otras ocasiones tan sólo por episodios de mareos o aun de simple sensación de desequilibrio corporal asociado con la percepción subjetiva de embotamiento cefálico.

Cuando el compromiso lesional involucra: a) los núcleos vestibulares del tronco cerebral con sus relaciones anatómicas ya descritas; b) el vermis del cerebelo y sus relaciones con el cuarto ventrículo, o c) los hemisferios cerebelosos, se constituye un síndrome vestibular central, en el que predomina el desequilibrio corporal asociado habitualmente con síndrome de hipertensión endocraneana, y en el cual el vértigo es un síntoma de menor frecuencia.

La duración de la crisis de vértigo establece tres perfiles temporales clásicos, que en ancianos se manifiestan de la siguiente forma:

1. **Crisis de segundos o pocos minutos.** Se aprecia en el vértigo postural paroxístico benigno, de etiología vascular, viral o como parte de la llamada neuronitis vestibular.

Como una forma representativa de la insuficiencia vertebrobasilar en su modalidad vertebrógena cervical, denominada de Barre-Lieou, la cual se asocia con espondilosis de agujeros transversales, espondilouncoartrosis y discopatías cervicales múltiples.

2. **Crisis de minutos a horas.** Observables en la neuronitis vestibular, el hidrops laberíntico (enfermedad de Ménière y síndromes menieriformes) y en la neurolaberintitis luética.

3. **Crisis de días o semanas.** Como se aprecian en las crisis vertiginosas únicas, asociadas con síntomas neurovegetativos marcados, determinados por estimulación vagal, que generan náuseas que preceden a vómitos abundantes.

Estas crisis tienen una duración de 48 horas a una semana y son compensadas en un período no mayor de 21 a 30 días por acción de los núcleos vestibulares centrales. Se producen como consecuencia de patología obstructiva-vascular, de tipo oclusivo-trombótica o embólica, de la arteria auditiva interna o como formas de expresión de la insuficiencia vertebrobasilar. Esta última puede provocar un síndrome vestibular periférico o un cuadro mixto periférico-central en el que, junto al compromiso homolateral del quinto, sexto, séptimo, noveno, undécimo y duodécimo pares craneanos y al compromiso asociado de la vía piramidal contralateral y de los tractos de la sensibilidad superficial y propioceptiva, se observa un síndrome vestibular central con marcada ataxia de tronco la cual determina pulsiones del cuerpo preferentemente hacia atrás, con una marcha caracterizada por aumento de la base de sustentación y disinergia entre el tronco y las extremidades.

Las causas de la insuficiencia vertebrobasilar pueden resumirse en:

*Factores hemodinámicos:*

1. Oclusión trombótica.
2. Compresión local debido a osteófitos de los agujeros transversos de la columna cervical.
3. Malformaciones craneoespinales (de ubicación preferencial atlantoaxoidea).
4. Costilla cervical.
5. Síndrome de robo en territorio subclavio o carotídeo.
6. Mecanismos de hiperextensión, hiperflexión o torción en columna cervical, afecta a espondilouncuartrosis y discopatías generalizadas.

*Factores embólicos:*

1. Embolismo cardiogénico.
2. Embolismo arterioarterial.

Las topografías preferenciales de oclusión en la insuficiencia vertebrobasilar son:

1. Inicio de la arteria vertebral a partir del tronco de la subclavia;
2. Trayecto de la arteria vertebral a través de los agujeros transversales de las vértebras de la columna cervical.
3. Nivel de la relación atlas-axis

La incidencia de la insuficiencia vertebrobasilar corresponde al 5% de los pacientes con patologías neurológicas.[16] Su pico se da entre los 50 y 60 años y con frecuencia se asocia con enfermedad cerebrovascular oclusiva, hipertensión arterial crónica y diabetes mellitus.

Debe dejarse constancia de que el vértigo postural, que se caracteriza por presentarse en relación con una determinada postura cervicocefálica, es la forma más habitual de presentación del (51,5% de los casos).[17]

## Análisis semiológico clínico en pacientes con patología del equilibrio

El análisis semiológico clínico básico en pacientes con patología del equilibrio implica el estudio de:

a) equilibrio estático y cinético,
b) función cerebelosa y
c) búsqueda de nistagmo espontáneo y posicional.

### I. Equilibrio estático y cinético

*1.a. Bipedestación:*

Se estudia de pie, en posición de firme con los ojos abiertos y luego cerrados.

La existencia de desviación corporal sistematizada, con constante lateralización, sugiere lesión vestibular periférica en el lado hacia el cual se desvía el cuerpo. Primero debe descartarse la presencia de hemiparesia o hemiplejía.

Romberg describió la prueba clásica en el cual el sujeto examinado, en posición de firme y con los talones juntos, debe permanecer por algunos instantes con oclusión parpebral mantenida. En los sujetos normales no se observa lateralización (Romberg negativo).

Si el paciente tiene pulsiones corporales e incluso caída al suelo, se habla de un Romberg positivo, el cual presenta tres tipos de modalidades:

*1.aa.* Romberg positivo: sugerente de lesión vestibular periférica, caracterizado por un período de latencia entre el inicio de las pulsiones y la tendencia a la caída, la cual, constantemente es hacia el lado de la lesión periférica, pero puede variar si la cabeza gira en otro sentido, diferente al de la mirada hacia el frente.
*2.aa.* Romberg positivo: sugerente de lesión vestibular central, la latencia es breve y la dirección de la caída no se modifica al cambiar la posición de la cabeza. En los casos de compromiso de la línea media del tronco cerebral es predominante la tendencia a la retropulsión corporal.
*3.aa.* Romberg positivo: de tipo tabético, demostrativo de lesiones en los cordones posteriores de la médula. Se caracteriza por caída casi inmediata luego de la oclusión palpebral y está asociado con defectos severos de la sensibilidad pro-

pioceptiva. Esto implica déficit en las extremidades superiores e inferiores de:
- cinestesia (sentido de la percepción de la ubicación de segmentos corporales en el espacio sin ayuda de la visión);
- estereognosia (reconocimiento de formas y texturas sin necesidad de la visión);
- batistesia (percepción de presión sobre el cuerpo);
- palestesia (sensibilidad vibratoria).

Otras pruebas útiles son las descritas por Barré y por Unterberger. La prueba de Barré explora al paciente frente a una plomada o al marco de una puerta; se le solicita que realice movimientos alternativos de cierre y apertura palpebral, lo cual induce las desviaciones ya descritas en el Romberg. En la de Unterberger se solicita al paciente que con los brazos extendidos hacia adelante y los ojos cerrados realice movimientos de marcha sin desplazarse del lugar, con producción de desviaciones laterales y retropulsiones, según la lesión sea periférica o central, respectivamente.

## II. Marcha

*1.bb.* El estudio de la marcha busca determinar la existencia de aumento de la base de sustentación, pulsiones lateralizadas y su sistematización. Se realiza luego de solicitar al paciente que marche con los ojos abiertos, luego con los ojos cerrados y sobre una línea con los ojos abiertos ("marcha del equilibrista"), avanzando y retrocediendo.

Las lesiones vestibulares periféricas inducen una marcha con clara desviación hacia el lado de la lesión. Las cerebelosas se caracterizan por la existencia de marcha con aumento de la base de sustentación y disinergia (falta de coordinación entre el movimiento del tronco corporal y el de las extremidades inferiores), lo que provoca retropulsiones y anteropulsiones. Esta marcha, llamada "ebriosa", es más llamativa en las lesiones del vermis. Si la lesión está circunscripta a un hemisferio cerebeloso, predomina la lateralización de la marcha hacia el lado de la lesión.

## Hallazgos experimentales en ancianos y relaciones con alteraciones del equilibrio

Fuertes sugerencias experimentales revelan en ancianos la existencia de modificaciones de la interacción visual vestibular, en el tronco cerebral, como una de las causas de desequilibrio corporal.

Rosenhall[18] demostró una relación directamente proporcional entre la edad y la disminución de las células receptoras ciliadas de las crestas ampulares de los canales semicirculares del laberinto vestibular, hecho muy notable entre los 65 y 70 años. Diez años antes, Rossberg[19] había constatado una clara hiporreactividad calórica vestibular.

Möller y col.[20] estudiando con estimulación rotatoria un grupo de pacientes sanos, con edad promedio de 69 años, confirmaron la existencia de una disminución cuantitativa del reflejo vestibuloocular, que se evidenciaba al realizar las estimulaciones en la oscuridad. Shaper y col.[21] y Spooner[22] sugirieron el compromiso de las respuestas oculomotoras sacádicas, pendulares y optoquinéticas, con disminución de las velocidades angulares, en series de pacientes con edades promedios de 65 y 67 años. Simons y Büttner[23] concluyeron que la velocidad máxima del nistagmo optoquinético disminuye fisiológicamente en un grado por segundo a partir de los 20 años de edad y que este hecho compromete el componente directo cortical y el indirecto ubicado en los núcleos vestibulares. Pyykkö y col.[24] realizaron estudios posturográficos en plataforma vibratoria en pacientes con edades entre 80 y 85 años, los cuales alternaron el uso de información visual y la oclusión palpebral durante los períodos de vibración.

Estos estudios revelaron un claro deterioro de la información propioceptiva, siempre relacionado con polineuropatías crónicas, y acentuación de la importancia, en ancianos, de la información aferente visual para corregir el déficit. El estudio comparativo en un grupo de sujetos normales con edades entre 40 y 55 años reveló que en ancianos la información visual participa en un 30% más en la estructuración de los mecanismos reguladores del equilibrio. Como la información visual requiere de una latencia de 120 a 200 milisegundos, es demasiado tiempo como para prevenir las caídas producidas por la falla propioceptiva.

Grupos experimentales de pacientes sanos entre 60 y 74 años, han mostrado significativa disminución cuantitativa de la respuesta optoquinética al ser estimulados por móviles con velocidades en aumento hasta 80 grados por segundo. Estos hallazgos se asocian con la presencia de modificaciones cualitativas de las respuestas optoquinéticas, con predominio del componente lento del nistagmo, inhibición de la fase rápida compensatoria y disritmia.[4]

Esto sugiere un déficit progresivo en ancianos del control supranuclear vestibular, que desde los ganglios basales y los colículos superiores se ejerce sobre la interacción reticulovestibular.

Todos los antecedentes expuestos indican que en las modificaciones del equilibrio en pacientes ancianos debe considerarse la existencia del déficit tanto de las aferencias sensoriales como de las modificaciones que se producen en los núcleos vestibulares que analizan y procesan esta información, así como en los mecanismos de control supranuclear cerebelosos, reticulares y de los ganglios basales.

## Consideraciones terapéuticas en el manejo del vértigo

El tratamiento del vértigo debe considerar los siguientes aspectos fundamentales:
1. Tratamiento de los episodios agudos, con especial énfasis en los de gran intensidad, como los de las crisis vertiginosas únicas de días a semanas de duración (parálisis o paresia vestibular súbita periférica), de los episodios de insuficiencia vertebrobasilar y de las crisis de hidrops laberíntico descompensado.
2. Manejo terapéutico de las crisis de intensidad moderada, ya sea del tipo episodios de mareo o vértigo postural o en los observables en la neuronitis vestibular.
3. Posibilidades de tratamiento etiológico o de terapia de mantenimiento en pacientes con antecedentes de episodios recurrentes, habitualmente de mediana a moderada intensidad.

### Tratamiento de episodios agudos de mediana a gran intensidad

a) Reposo absoluto en las primeras 48 a 72 horas, con posterior reposo relativo, graduado según la evolución de la recuperación la cual está determinada por la capacidad de compensación que desarrollan los núcleos vestibulares rombencefálicos. Esta capacidad se vincula con el desarrollo de sinapsis neocolinérgicas entre los núcleos vestibulares relacionados excitatoriamente con la periferia vestibular dañada y los núcleos troncales relacionados con la periferia no comprometida. El proceso de compensación requiere un período aproximado de 2 a 4 semanas en seres humanos.[25]
b) Mantenimiento del equilibrio hidroelectrolítico, habitualmente modificado por los intensos vómitos que acompañan este tipo de crisis.
c) Sustancias antieméticas y antinauseosas: tietilperazina: 6,5 mg cada 8 a 12 horas, vía intramuscular o rectal (en supositorio), en las primeras 48 a 72 horas de la crisis. Domperidona, en dosis de hasta 30 mg/día por vía parenteral primero y luego oral. Difenidol: 20 a 40 mg intramuscular cada 6 u 8 horas, en el período de crisis.
d) Sustancias de efecto sedante vestibular: pueden emplearse por vía oral luego que cede la sintomatología nauseosa y los vómitos:

- Cinarizina: 25 mg; se recomienda emplearlo por períodos breves en personas que superan los 60 años de edad (dadas las sugerencias de su potencial efecto parkinsonógeno). Se sugiere 25 mg cada 8 o 12 horas, por períodos de 6 a 8 semanas y bajo estricta observación médica.
- Clorhidrato de meclizina: 25 mg cada 8 horas en períodos determinados por la respuesta clínica (2 a 4 semanas), disminuyendo luego a cada 12 horas hasta completar 2 a 3 meses, según evolución.
- Clohidrato de difenidol: 27,5 mg cada 8 horas, con un período de terapia de 2 a 3 meses.

e) Sustancias de efecto hemorreológico.

- Pentoxifilina, en las dosis y períodos ya descritos.
- Extracto de ginkgo biloba: 50 mg cada hora (2 a 3 meses).
- Combinación de lomifilina (derivado xantínico) 80 mg asociado con mesilato de dihidroergocristina 0,8 mg cada 8 o 12 horas, durante tres meses.

### Tratamiento de crisis de moderada severidad

Se sugiere el empleo de sedantes laberínticos (vestibulares) y de agentes hemorreológicos previamente descritos, asociados con evaluación y terapia kinésica, con especial énfasis en la relajación muscular cervical con el objeto de controlar la hiperactividad de los receptores propioceptivos cervicales, capaz de disparar descargas cervicovestibulares inductoras de vértigo y mareo.

En este tipo de pacientes es, además, muy importante la adecuada relación personal con el médico, con el objeto de explicar la patología, disminuir la angustia capaz de reactivar los síntomas y pesquisar depresiones reactivas simultáneas.

### Posibilidades de tratamiento etiológico

Asociado a todo lo anteriormente descrito, es necesario intentar manejar factores condicionantes etiológicos como:

- Hipertensión arterial crónica.
- Diabetes mellitus.
- Tabaquismo crónico.
- Cardiopatías productoras de émbolos en el territorio vertebrobasilar.
- Malformaciones craneoespinales, preferentemente atlantoaxoidea.
- Neurolúes y neurolaberintitis luética.
- Osteofitosis compresiva de los agujeros transversos de la columna cervical, con directo daño a nivel de la arteria vertebral.

## Acufenos

El concepto de acufenos o tinnitus implica la percepción de ruido, localizada en uno o en ambos oídos, que puede ser conjunta o aislada en el nivel craneal. Los acufenos pueden ser de tonalidad grave (sensación de "ruido de mar", "de lluvia") o de tonalidad aguda (sensación "de pito"). En ambos casos, el perfil de tiempo puede ser permanente o fluctuante. Topográficamente pueden presentarse en relación con lesiones en cualquier nivel de la vía auditiva, desde los receptores cocleares hasta el lóbulo temporal. Muy frecuentemente acompaña a la presencia de vértigo, mareo o hipoacusia; se observa en la mayoría de las hipoacusias neurosensoriales o de conducción. Su incidencia aumenta significativamente después de los 40 años.

Aunque en la mayoría de los casos su etiología no puede aclararse con certeza, puede relacionarse con:
1. Lesión de los órganos receptores del oído interno (daño coclear).
   a) Enfermedad de Ménière (de presentación habitualmente unilateral).
   b) Neurolaberintitis luética (presentación habitualmente bilateral).
2. Lesión que compromete las fibras del nervio auditivo, en su trayecto por el conducto auditivo interno en el nivel del ángulo pontocerebeloso (daño retrococlear).
   a) Neurinoma del acústico, ya sea en etapa otológica (conducto auditivo interno) o en la etapa neurológica, en la cual el tumor sale del conducto auditivo interno y penetra en la fosa posterior (región del ángulo pontocerebeloso).
      En esta etapa se puede asociar la existencia de compromiso del nervio trigémino en la hemicara correspondiente, expresado por neuralgia del trigémino, con compromiso de las tres ramas y caracteres de neuralgia sintomática (mantenida y de presentación nocturna) asociada con hipoestesia facial. En forma simultánea existe compromiso tardío del nervio facial correspondiente, con paresia facial, alteraciones de la percepción del gusto en la hemilengua del lado comprometido o presencia de espasmo facial.
      La compresión del cerebelo produce signología neocerebelosa ipsilateral, en forma de disinergia, dismetría y disdiadococinesia.
      La sintomatología vestibular asociada con la hipoacusia progresiva y el tinnitus es habitualmente insidiosa, ya que el daño vestibular es lento, lo cual permite los mecanismos de compensación vestibular central. Ésta determina que las crisis vertiginosas intensas sean raras, con predominio de mareos y de vértigo postural.[26]
      El neurinoma del acústico predomina en el sexo femenino y se presenta entre los 35 y 60 años de edad.
   b) Otros tumores del ángulo pontocerebeloso: meningiomas, colesteatomas (quistes epidermoides), neurinomas de otros nervios craneanos (trigémino, facial, glosofaríngeo), angiomas, gliomas.
   c) Cisticercosis racemosa de la base del cráneo.
   d) Compresión vascular del nervio auditivo: se ha relacionado la presencia de tinnitus con compresión del nervio coclear por ramas de la arteria auditiva interna, lo que provoca, conjuntamente, vértigo e hipoacusia neurosensorial.[27] Se han descrito casos en relación con aneurisma de la arteria cerebelosa anteroinferior[28] o por compresión de la arteria cerebelosa posteroinferior.[29]
   e) Insuficiencia circulatoria en territorio vertebrobasilar, con déficit distal de perfusión en el nervio auditivo.
   d) Paresia o parálisis coclear súbita: este cuadro clínico, que muy frecuentemente se acompaña con compromiso vestibular periférico, se caracteriza por hipoacusia o anacusia de inicio brusco, unilateral, y acufenos. Los síntomas se establecen en pocas horas y puede haber compensación parcial o total. Etiológicamente se ha relacionado con daño inducido por virus[30] o con compromiso vascular laberíntico, caracterizado por obstrucción de la arteria auditiva interna, con compromiso cocleovestibular global; obstrucción de la arteria vestibular posterior, que provoca isquemia de la cóclea, el sáculo y el conducto semicircular posterior; obstrucción de la arteria vestibular anterior, con compromiso del utrículo, conductos semicirculares superior y horizontal, y parte del sáculo.[31]

e) Lesión del conducto auditivo interno en relación con traumatismo craneoencefálico: existe una significativa relación entre éste y la presencia de tinnitus. Los factores que determinan esta relación son: fractura longitudinal o transversal del piso de la fosa media (fractura del peñasco) y contusión laberíntica.[32] El tinnitus se asocia con hipoacusia neurosensorial y su presencia es relevante cuando la zona de impacto es parietotemporal en la bóveda craneana.[33]

La evolución habitual tiende a la desaparición del tinnitus postraumático en un período de semanas a pocos meses, pero persiste la hipoacusia, en carácter de secuela.

### *Presbiacusia*

La existencia de acufenos o tinnitus en relación con presbiacusia implica consideraciones especiales.

La presbiacusia ha sido definida como una disfunción auditiva relacionada con el envejecimiento, en la cual existen factores exógenos asociados no relacionados con la senescencia. Es por lo tanto, un cuadro clínico multifactorial que compromete tanto al sistema auditivo periférico (bilateralmente) al igual que a las vías y núcleos auditivos en el tronco cerebral, y la corteza auditiva primaria y secundaria.[34]

Como factores exógenos contribuyentes al daño se han mencionado:
- Trauma acústico
- Drogas ototóxicas
- Patologías del oído medio
- Exposición prolongada a ruido ambiental
- Traumatismos craneoencefálicos con compromiso laberíntico

Los factores endógenos involucrados en el desarrollo de la presbiacusia pueden resumirse en:
- Alteraciones de la síntesis del ADN; determinados genéticamente.
- Depósitos intracelulares de lipofuscina
- Depósitos extracelulares de colesterina y de lípidos
- Destrucción del colágeno basal.
- Acumulación del neurotransmisor glutamato en el oído interno.[35] Esta acumulación podría señalarse como responsable de la provocación de episodios de isquemia local.

Las modificaciones histopatológicas descritas en Presbiacusia remarcan la existencia de atrofia del órgano de Corti, de la estría vascular y del ligamento espiral, junto con lipidosis y degeneración de la membrana basilar.[36]

En la presbiacusia se aprecia, inicialmente, compromiso de las frecuencias auditivas altas, el cual se relaciona con lesión coclear basal de etiología probablemente exógena; ulteriormente aumenta la velocidad del compromiso de las frecuencias bajas, correlacionable con compromiso coclear apical de naturaleza endógena.[37]

Jeger[38] enfatiza que en el 20% de los casos de prebiacusia es posible demostrar, audiológicamente, deterioro en el procesamiento central de las señales auditivas, tanto en el nivel de tronco cerebral como en el de la corteza auditiva.

## Consideraciones generales en el estudio de un paciente con acufenos

El estudio tendiente a una aproximación diagnóstica debe considerar:
1. Anamnesis: pesquisa de antecedentes de trauma acústico o craneano; antecedentes de exposición a ruidos, en forma mantenida. Antecedentes familiares de tinnitus y de hipoacusia progresiva.
2. Examen clínico general, con especial énfasis en el descarte de hipertensión arterial crónica, cardiopatías, diabetes mellitus, lúes, insuficiencia vertebrobasilar y patología degenerativa de la columna cervical.
3. Examen neurológico, destinado a detectar compromisos de pares craneanos, sugerencias de lesiones del ángulo pontocerebeloso, compromiso de vías largas motoras y sensitivas dañadas en episodios de insuficiencia vertebrobasilar, sugerencias de neurocisticercosis.
4. Estudio otorrinolaringológico general y audiológico. El estudio audiológico debe tender a precisar la localización de la lesión, ya sea coclear o retrococlear (nerviosa). Las lesiones cocleares se caracterizan por la presencia de reclutamiento, que es la distorsión de la sonoridad de un tono. Para este objeto se emplean varias pruebas auditivas supraliminares:
   – prueba de Fowler ("Alternate binatural loudness balance"),
   – prueba del umbral de Molestia auditiva (LDL),
   – prueba de SISI ("Short Increment Sensitivity Index").

Estas pruebas confirman la existencia del fenómeno del reclutamiento.

La presencia de lesión nerviosa se confirma con el test del deterioro del umbral tonal, el cual revela la presencia de adaptación auditiva patológica.

Otras pruebas de gran utilidad son:
- Ubicación de la presencia de los acufenos en el estudio audiológico de frecuencias.
- Logoaudiometría (audiometría de la palabra hablada); en las corticopatías se aprecia moderado compromiso de la discriminación, en relación directa con el grado de hipoacusia. Las lesiones nerviosas presentan importante compromiso de la discriminación, que puede ser mayor que el esperado para el grado de hipoacusia.
- Reflejo acústico: estudia la contracción refleja del músculo estapedial, el cual se ubica en el oído medio, se inserta sobre el estribo y es inervado por una rama del nervio facial. Es interesante la información de Jerger y col. (1974 a)[39] que revela, en pacientes portadores de neurinoma del acústico, la ausencia del reflejo en el 30% de los casos, con audición normal para tonos puros, y en el 70% de pacientes con hipoacusias leves de hasta 30 dB.
- Potenciales evocados de tronco cerebral: se distinguen potenciales de latencia corta (en los primeros 10 mseg luego del estímulo), latencia media (12 a 50 mseg posestímulo) y de latencia larga (50 a 100 mseg posestímulo).

Los potenciales de latencia corta revelan la funcionalidad de centro generadores bioeléctricos, lo que permite el análisis topográfico lesional en la vía auditiva, según las modificaciones en las latencias y amplitudes de las ondas. Dada la complejidad del tema, digno de tratarse con una agudeza que rebasa el sentido clínico de este capítulo, nos permitiremos sugerir al lector su estudio en textos dedicados específicamente a su análisis. Sin embargo, pensamos que es útil sistematizar la relación funcional-topográfica de las siete ondas descritas en los potenciales evocados auditivos de latencia corta.

I : generada en el nervio auditivo
II : núcleo coclear homolateral
III : complejo olivar superior
IV : núcleo ventral del lemnisco lateral
V : colículo inferior (es la onda más constante y de mayor amplitud)
VI : cuerpo geniculado medial
VII : corteza auditiva temporal

Los potenciales evocados auditivos de latencia corta son de gran utilidad en el diagnóstico del neurinoma del acústico y en el estudio de la vía auditiva en el tronco cerebral; también es un método apropiado en lesiones determinadas por esclerosis múltiple o granulomatosis del tronco cerebral, traumatismo craneoencefálico. Entregan importante información en el estudio de las alteraciones de la conciencia, con énfasis en el coma y la muerte cerebral.

5. Estudios radiológicos complementarios:
   - Estudio radiológico simple de peñasco en proyecciones de Stenvers y transorbitaria, con el objeto de precisar eventuales ensanchamientos del conducto auditivo interno, apreciables en el neurinoma del acústico.
   - Tomografía simple de peñasco.
   - Estudio radiológico de la columna vertebral, en posiciones anteroposterior, lateral y oblicua, para el estudio de la insuficiencia vertebrobasilar en su modalidad vertebrógena.
6. Estudio imagenológico complementario.
   - Tomografía axial computarizada de cerebro y de ambos conductos auditivos internos.
   - Resonancia magnética de cerebro.

## Consideraciones terapéuticas en el manejo de los acufenos:

La importancia de todos los estudios diagnósticos previamente descritos se basa en la gran utilidad de un eventual tratamiento farmacológico o quirúrgico de la causa del tinnitus, dado que las posibilidades de adecuadas terapias sintomáticas es aún escasa.

Podemos mencionar, resumidamente, las siguientes terapias sintomáticas de relativa utilidad.

a) Enmascaramiento del tinnitus empleando ruido ambiental.
b) Terapia de relajación muscular con énfasis en el autocontrol del tono de la musculatura cervical.
c) Psicoterapia asociada al empleo de sedantes suaves.
d) Empleo de agentes hemorreológicos, como pentoxifilina, lomifilina asociada a mesilato de dihidroergocristina, extracto de gingko biloba, en las dosis señaladas para la terapia del vértigo.
e) Bloqueadores del calcio, sobre todo la flunarizina, en dosis no mayores de 5 mg diarios.
f) Medicamentos antiepilépticos; los mejores resultados se obtienen con el empleo de carbamazepina, en dosis de 200 a 600 mg diarios.

Podemos concluir este capítulo remarcando los grandes desafíos que tanto el diagnóstico como la terapia del vértigo, alteraciones del equilibrio y de los acufenos representan aún para el médico y su eterno compañero de vida que es el paciente.

# BIBLIOGRAFÍA

1. Goldberg JM, Fernández C. Physiology of peripheral neurons innervating semicircular canals of the squirrel monkey. I. Resting discharge and responses to constant angular acceleration. Journal of Neurophysiology, 34: 635-660, 1971.
2. Fernández C, Goldberg JM. Physiology of peripheral neurons innervating otolith organs of the squirrel monkey. I. Response to static tilts and to long duration centrifugal force. Journal of Neurophysiology, 39: 970-984, 1976.
3. Cárdenas JL. Exploración clínica vestibular. En: Otoneurología clínica. C. Morales (Ed.) págs. 93-107. Editorial Universitaria, Santiago de Chile, 1992.
4. Cárdenas JL, Lay-Son L. Optokinetic consequences for balance. En: Adaptations in aging. JLC. Dall; M. Ermini; PL Herrling; W. Meier-Ruge; HB. Stähelin, M. Staufenbel (Eds.). págs. 121-130. Academic Press. Londres, 1995.
5. Gresty M, Bronstein AM, Barrat H. Eye movement responses to combined linear and angular head movements. Exp Brain Res., 65: 377-384, 1987.
6. Matsuo V, Cohen B. Vertical optokinetic nystagmus and vestibular nystagmus in the monkey. Up-down asymmetry and effects of gravity. Exp Brain Res, 53:197-216, 1984.
7. Buizza A, Schmid H, Droulez J. Influence of linear acceleration on oculomotor control. En: Progress in oculomotor research. Fuchs, Becker (Eds.), págs. 524-527. Elsevier. Nueva York, 1981.
8. Berthoz A, Israel I, Vitte E, Zee D. Linear displacement can be derived from otolithic in formation and stored on spatial maps controlling the saccadic system. Adv. Oto-Rhino-Laryng. 41: 76-81, 1988.
9. Scherer H, Clarke A. Termal stimulation of the vestibular labyrinth during orbital flight. Arch. Otorhinolaryngol, 244: 159-166, 1987.
10. Coehn B, Feldman J. Relationship of electrical activity in pontine reticular formation and lateral geniculate body to rapid eye movement. Journal of Neurophysiology, 31: 806-817, 1968.
11. Büttner U, Waespe W, Henn V. The role of the cerebellum in the control of slow conjugate eye movements. En: Functional basis of ocular motility disorders. G. Lennerstrand, D. S., Zee, E. L. Keller (Eds.). Pergamon Press, Oxford-Nueva York, 1982,
12. Waespe W, Büttner U, Henn V. Visual-vestibular interaction in the flocculus of the alert monkey. Exp Brain Res, 43: 337-348, 1981.
13. Cohen B, Matsuo V, Raphan T. Quantitative analysis of the velocity characteristics of optokinetic nystagmus and optokinetic after nystagmus. J Physiol, 270: 321-344, 1977.
14. Cárdenas JL. Mareo de vuelo: consideraciones fisiológicas y fisiopatológicas. En: II Conferencia Espacial de las Américas. Secretaria pro-tempore Conferencia Espacial de las Américas (Ed.) págs. 290-297, 1994.
15. Cawthorne T. Vestibular injuries. Proc Roy Soc Med, 39: 270-273, 1945.
16. Hofferberth B, Dessauer M. Vertebrobasilar insufficiency: a disease of old age. En: Basics of neurootology and applied neurootological diagnostics in presbyvertigo, presbyataxia and presbytinnitus. CF. Claussen; MV. Kirtane (Eds.). Dr. W. Raudat and Co. Hamburgo, págs. 59-63, 1988.
17. Morales García C. Comunicación personal, 1980.
18. Rosenhall U. Degenerative patterns in the aging human vestibular neuro-epithelia. Acta Otolaryngol, 76: 208-220, 1974.
19. Rossberg G. Die Altersabhängigkeit der vestibulären Leistungsfähigkeit. En: Beitrag zur Regulationsfunktion des Vestibularis-Systems. Arch. Klin. Exp. Ohr. Nas. Kehlkopf, pág. 181: 475, 1964.
20. Möller C, Hyden D, Ödkvist LM, Andersson H, Larsby B. Influence of age on the broad frequency rotatory test. En: Basics of Neurootology and applied neurootological diagnostics in presbyvertigo, prebyataxia and presbytinnitus. CF Claussen; MV Kirtane (Eds.), págs. 65-70, 1988. Dr. Werner Raudat and Co, Hamburg.
21. Sharpe JA, Sylvester TO. Effect of aging on horizontal smooth pursuit. Invest Ophthalmol Vis Sci, 17:465-468, 1978.
22. Spooner JW, Sakala SM, Baloh RW. Effect of aging on eye trackin. Arch. Neurol, 37: 575-576, 1980.
23. Simons B, Büttner U. The influence of age on optokinetic nystagmus. Eur Arch Psychiatr Neurol Sci, 234: 369-373, 1985.
24. Pyykkö I, Jantti P, Aalto H. Postural control in the oldest olds. Adv. Oto-Rhino-Laryng, 41: 146-151, 1988.
25. Cárdenas JL. Visual-vestibular interaction and optokinetic modifications in the post concussional syndrome. En: Vertigo, nausea, tinnitus and hypoacusia due to head and neck trauma. CF, Claussen and V. Kirtane (Eds.), Elsevier Science Publishers. BV, Amsterdam, págs. 201-204, 1991.
26. Morales García C. Síndromes vestibulares centrales. En: Otoneurología clínica. C. Morales (Ed.). Editorial Universitaria. Santiago de Chile, págs. 141-160, 1992.
27. Janetta PJ. Microvascular decompression of the cochlear nerve as a treatment of tinnitus. En: Proccedings III International tinnitus seminar. H. Feldmann (Ed.). Harsch, Karlsruhe, págs. 348-352, 1987.
28. Uede T, Matsumura S. Aneurysm of the anterior inferior cerebellar arteries at the internal auditory meatus. No Shinkei Geka. Neurological Surgery, 14 (10) 1263-1268, 1986.
29. Meyerhoff WL. Vascular decompression of the cochlear nerve in tinnitus sufferers. Presentation Southern Section-American Triological meeting in Birmingham, Alabama, págs. 14-16, 1988.
30. Schuknecht H, Kimura R, Naufal P. The pathology of sudden deafness. Acta Otolaryngol (Stockholm), 76: 75-87, 1973.
31. Wess I. Síndromes vestibulares periféricos. En: Otoneurología clínica. C. Morales (Ed.). Editorial Universitaria, Santiago de Chile, págs. 109-140, 1992.
32. Shulman A. Clinical types of tinnitus and head trauma. En: Conservative versus surgical treatment of sensorioneural hearingloss, tinnitus vertigo and nausea. CF. Claussen, M. Kirtane. D. Schneider (Eds) Dr. W. Raudat and Co., Hamburg, págs. 263-269, 1992.
33. Cárdenas JL, Morales C, Arriagada C. Modalidades evolutivas de la lesión cocleo-vestibular periférica en el traumatismo encefalocraneano. Rev otorrinolaring, 41: 13-18, 1981.
34. Pfaltz CR, Probst R, Allum JHJ. Impairment of auditory and vestibular function in the elderly. En: Adaptations in aging. J.L.C. Dall, M. Ermini; PL, Herrling, W. Meir-Ruge; HB, Stähelin. M. Staufenbel (Eds). Academic Press, Londres, págs. 131-148, 1995.
35. Pujol R, Rebillard G, Puel JL, Lenoir M, Eybalin M, Recasens M. Glutamate neurotoxicity in the cochlea: a possible consequence of ischemic or anoxic conditions ocurring in ageint. Acta Oto-Laryng, 476: 32-46, 1990.
36. Schuknecht HF. Presbycussis and desequilibrium of aging. En: Pathology of the ear. Harvard University Press, Cambridge, MA, págs. 388-409, 1974.
37. Gates GA, Cooper JC. Incidence of hearing decline in the elderly. Acta Oto-Laryng, 111: 240-248, 1991.
38. Jerger J. Can age-related decline in speech understanding be explained by peripheral hearing loss. J Am Acad Audiol, 3: 33-42, 1992.
39. Jerger J, Harford E, Clemis J, Alford B. The acoustic reflex in eight nerve disorders. Arch. Otolaryngol, 99: 409-413, 1974.

# Traumatismos encefalocraneanos y raquimedulares

Daniel Ciriano

## INTRODUCCIÓN

Los traumatismos encefalocraneanos (TEC) y sus complicaciones son un hecho común al que se enfrenta el médico, cualquiera fuere su especialidad.

Si bien los mecanismos subyacentes a los daños producidos por un TEC son los mismos, en cada etapa de la vida las características de los tejidos corporales y en particular del contenido de la caja craneana condicionan de manera especial las consecuencias finales del trauma.

Esto tiene especial importancia en los pacientes añosos, en quienes la fragilidad vascular y la atrofia cerebral facilitan el desarrollo de complicaciones que influirán en el pronóstico final de cada caso.

## Definición

En una forma operativa, podemos considerar como traumatizado craneano a todo individuo que, luego de una agresión mecánica directa o indirecta, presenta una lesión craneana (de la caja ósea y sus cubiertas) o trastornos de conciencia, o signos clinico012 que sean la expresión de un sufrimiento encefálico difuso o localizado, de aparición inmediata o tardía. Si bien en general dentro de los primeros dos o tres días se diagnostica la mayor parte de las complicaciones y, habitualmente, se toman las principales decisiones terapéuticas, no hay que olvidar que algunas manifestaciones de los TEC, en especial en los ancianos, pueden aparecer tardíamente, semanas después del golpe.

## Epidemiología

El daño cerebral causado por los TEC es un problema sanitario mayor. Su importancia no siempre es evaluada en forma adecuada, y el impacto económico y social sólo puede apreciarse en su totalidad si se tiene en cuenta que, además de una atención hospitalaria inicial, muchos de los pacientes que sobreviven una vez externados requerirán cuidados domiciliarios o institucionales durante cierto tiempo.

El número de pacientes atendidos por traumatismos de cráneo es de aproximadamente 250 cada 100.000 habitantes por año.[1] Extrapolando las cifras estadísticas de países industrializados a la población de nuestro país, alrededor de 700.000 pacientes sufrirán cada año TEC, de los cuales 150.000 requerirán atención médica.[2,3] Cada año cerca de 10.000 víctimas de TEC sufren secuelas que persistirán para el resto de sus vidas, 500 desarrollarán epilepsia postraumática y 200 permanecerán en estado vegetativo persistente.[3]

Muchos de los sobrevivientes de TEC graves sufren déficit cognitivos mayores; muchos traumatismos considerados menores se asocian con una incidencia importante de trastornos mnésicos, depresión y síntomas psíquicos que pueden durar varios meses luego del trauma.[4]

## Etiología

El análisis causal de los TEC tropieza con la falta de precisión de los datos estadísticos sanitarios. Las series internacionales[1,5,6,7,8,9] muestran, en general, que la primera causa de TEC son los accidentes en la vía pública, responsa-

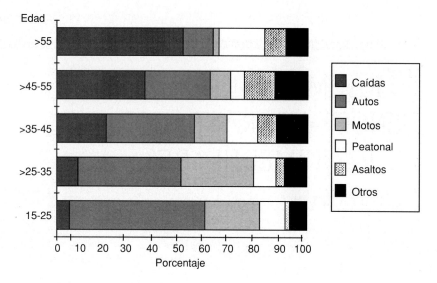

**Fig. 22-1.** Relación entre la causa del TEC y la edad (según Vollmer y col.).[10]

bles del 43% al 66% de los casos. Las caídas representan entre el 20% y el 29% de las estadísticas. Esta causa es particularmente frecuente entre los niños y los ancianos ("caídas desde la propia altura"; véase fig. 22-1).[10] Muchas veces es importante tratar de determinar si la caída fue causada por un episodio ictal previo (arritmia cardíaca, episodio comicial, accidente vascular cerebral). En tercer lugar se agrupa una serie de causantes que son de más rara ocurrencia: agresiones, accidentes laborales, deportivos, domésticos y heridas de bala.

En un estudio epidemiológico, realizado sobre 364 casos de TEC en nuestro medio, se encontraron cifras coincidentes con los datos internacionales. Los accidentes de tránsito fueron la causa de cerca del 30% de los casos; las caídas de un 25% y el resto se repartía entre las otras etiologías.[11]

Las heridas de bala, si bien constituyen en sentido estricto un TEC, involucran factores particulares relacionados con el tipo de proyectil y sus características. Consideramos que el análisis de los pacientes heridos de bala y su manejo, tratados ampliamente en la bibliografía especializada,[12,13,14,15] exceden los objetivos de este capítulo.

En los pacientes ancianos, frecuentemente al cuidado de otras personas, en un contexto familiar y social muy particular, hay que tener en cuenta la posibilidad de que la causa real del traumatismo sea ocultada y las circunstancias traumáticas distorsionadas. Así, es frecuente ver que un paciente politraumatizado, inicialmente considerado víctima de una caída, luego de un interrogatorio minucioso o del propio relato del paciente, haya resultado ser víctima de una agresión física causada por quienes tenían la responsabilidad de cuidarlo.

Ciertos estados mórbidos previos (alcoholismo, demencias) predisponen a sufrir múltiples traumatismos de todo tipo cuya causa real es difícil de determinar.

## Fisiopatología

Para comprender los fenómenos que se desencadenan luego de un TEC hay que tener en cuenta que éstos son traumatismos dinámicos, con una transferencia de energía, y que la cabeza lejos de ser una estructura homogénea está formada por un continente rígido, el cráneo óseo, y un contenido compuesto por el tejido cerebral y el LCR que lo rodea.

En el momento del impacto, si la cabeza está en movimiento se producirá, además del choque, una desaceleración. Si la cabeza es puesta en movimiento por un golpe, sufrirá una aceleración. En algunos casos (automovilista fijo a su asiento por un cinturón de seguridad) sólo entrarán en juego los mecanismos de aceleración y desaceleración. Las diferencias inerciales entre el cráneo, el LCR y el encéfalo, y la capacidad de movimiento de los hemisferios cerebrales permitirán lesiones parenquimatosas por golpe y contragolpe aun sin que un impacto externo se haya producido.

Clásicamente se reconocen dos categorías lesionales. Se denomina daño primario al conjunto de lesiones que ocurren en el momento del impacto. Luego del daño inicial, distintos procesos cerebrales y sistémicos tienen lugar; cuando aparecen lesiones agregadas determinadas por ellos y que tienden a empeorar los efectos iniciales del golpe, hablamos de daño secundario.

La comprensión de la fisiopatología del TEC requiere un análisis que respete una secuencia temporal de los acontecimientos. Esto permitirá, a posteriori, correlacionar esos sucesos con las pautas de vigilancia y manejo que requieren estos pacientes. Así distinguimos cinco grupos de acontecimientos en el curso de la evolución de un TEC (cuadro 22-1).

## A. *Efectos craneanos inmediatos*

### *Lesiones cutáneas*

No todos los TEC se acompañan con una lesión del cuero cabelludo, pero en los casos en que ocurre, su rica vascularización es el origen de hemorragias importantes que, en particular en los pacientes ancianos, pueden llevar a la hipotensión arterial.

La fragilidad de los tejidos del paciente de edad puede condicionar la aparición de hematomas subgálicos (colección de sangre entre la lámina aponeurótica de los músculos frontales y occipitales, y el periostio que rodea la bóveda craneana) o cefalohematomas (colección hemática subperióstica), a veces muy dolorosos por la distensión tisular que provocan.

Ciertos hematomas localizados, como los periorbitarios bilaterales (ojos de mapache) o los mastoideos retroauriculares (signo de Battle), pueden ser indicadores de una fractura de base de cráneo en el nivel de la fosa anterior y media, respectivamente. Su presencia debe alertar al médico y llevarlo a descartar una pérdida de LCR en el nivel nasal (rinorraquia) o del conducto auditivo (otorraquia), cuya aparición depende de una lesión de la duramadre asociada con la fractura de base de cráneo.

**Cuadro 22-1.** *Curso evolutivo posterior a un TEC*

A - Efectos craneanos inmediatos
   . Impacto en el cuero cabelludo, cráneo y cerebro
   . Onda de presión de choque y distorsión cerebral
   . Hemorragia subaracnoidea
B - Secuelas intracraneanas tempranas
   . Hematomas
   . Hipertensión endocraneana
   . Herniaciones cerebrales
C - Secuelas sistémicas inmediatas
   . Hipoxemia
   . Hipotensión arterial
   . Anemia
D - Secuelas intracraneanas tardías
   . Daño isquémico cerebral
   . Hematoma subdural crónico
   . Epilepsia
   . Infección intracraneana
E - Secuelas sistémicas tardías

Las heridas del cuero cabelludo deben ser siempre consideradas una vía potencial para infecciones meníngeas y cerebrales, por lo que el cuidado antiséptico debe ser primordial en el manejo de estas lesiones.

### *Lesiones óseas*

La función primaria del cráneo es proteger el cerebro. Su estructura rígida, su morfología y fijación móvil a la columna cervical modifican significativamente la repercusión de un impacto en su contenido. Asimismo, es conveniente destacar la gran capacidad para absorber energía que tiene el macizo facial, dada su estructura mixta, ósea y aérea, y la irregularidad de los relieves faciales. Es habitual ver graves traumas faciales con complejas fracturas del macizo óseo-facial sin repercusión neurológica de consideración.

La estructura de dos tablas de hueso compacto separada por una capa de hueso esponjoso de la bóveda craneana es un diseño óptimo para la protección contra sobrecargas mecánicas. Esta protección está debilitada en el cráneo de un paciente de edad con un grado variable de compromiso osteoporótico.

Las fracturas de cráneo sobrevienen cuando la deformación del hueso es mayor que la resistencia de la bóveda craneana,[16] y tienden a prolongarse a través de la región de menor resistencia. El tipo de fractura es determinado por la masa, el perfil y la velocidad del objeto contundente, así como por las características físicas del sitio del impacto (fig. 22-2).

Las lineales son el tipo más común de fracturas de cráneo. En sí tienen escasa o nula significación clínica, salvo por el hecho de indicar que el cráneo soportó un impacto de considerable energía. El pronóstico está determinado por el daño cerebral asociado y no por la presencia de un trazo fracturario subyacente. Sin embargo, una fractura lineal puede volverse significativa si atraviesa el trayecto de una rama importante de una arteria meníngea o un seno venoso. Éstos, al ser desgarrados por la fractura, pueden iniciar una hemorragia que, coleccionada en el espacio entre la duramadre y el hueso da origen al hematoma extradural.

Cuando el impacto fragmenta y desplaza el hueso, se suelen encontrar las llamadas fracturas-hundimiento, donde uno o más trozos de hueso pueden lacerar la duramadre e impactarse en el tejido cerebral subyacente (fig. 22-3).

Las fracturas de la base del cráneo pueden presentarse solas o en asociación con fracturas de la bóveda craneana. De acuerdo con el lugar en que se localizan pueden sobrevenir diversas complicaciones. Las que involucran a los senos paranasales pueden, si la duramadre también

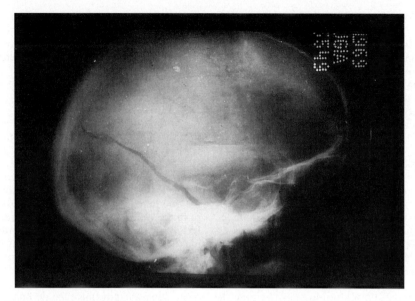

**Fig. 22-2.** Radiografía simple de cráneo que muestra una fractura de bóveda craneana producto de un TEC en un accidente automovilístico (flechas).

está lesionada, exponer a pacientes a los riesgos de la fístula de LCR y una meningitis en forma diferida en el corto o largo plazo.

Las fracturas de base de cráneo también pueden comprometer diferentes nervios craneanos. Una fractura que involucre el agujero óptico podrá afectar el nervio óptico; los nervios oculomotores se dañan en las fracturas que involucran la hendidura esfenoidal o el ápex petroso y no es infrecuente apreciar lesiones del nervio facial y del auditivo en la fractura del hueso temporal.

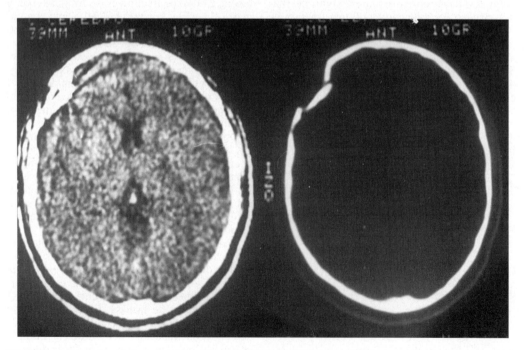

**Fig. 22-3.** Fractura-hundimiento frontal izquierda. La TC con ventana para hueso muestra claramente los fragmentos óseos. La imagen tomodensitométrica habitual permite descartar la existencia de daño intraaxial o extraaxial asociado.

Con menos frecuencia, una fractura de cráneo puede provocar una lesión en el nivel de los elementos vasculares encefálicos, lo que ocasiona aneurismas traumáticos o fístulas carotidocavernosas.

El diagnóstico neuroimagenológico de las lesiones óseas craneanas en general se efectúa por medio de las radiografías simples de cráneo y de la TAC. Indudablemente, la TAC con registro para hueso (ventana ósea) eclipsa todas las otras modalidades diagnósticas en la evaluación de las fracturas craneanas. Además de permitir valorar la presencia de complicaciones vasculares asociadas y lesiones cerebrales subyacentes, la TAC da pautas de la presencia de fragmentos hundidos y de la magnitud del hundimiento. En el nivel de los senos paranasales, la evidencia de niveles hidroaéreos permite sospechar la presencia de brechas meníngeas e instituir los tratamientos adecuados.

### Fístulas de líquido cefalorraquídeo (FLCR)

Las FLCR resultan de una combinación de lesión dural y ósea. Su incidencia global luego de un TEC es de aproximadamente 2%, pero se incrementa al 6% en los casos de traumatismos severos y más aun cuando se trata de heridas penetrantes.[17] Las complicaciones de las FLCR se producen porque la solución de continuidad sirve como vía de entrada de gérmenes, lo que facilita el desarrollo de infecciones intracraneanas.

La presencia de esta fístula craneonasal puede ponerse de manifiesto por una rinorraquia, no siempre evidente, o aire intracraneano en las placas simples de cráneo o en la TAC (fig. 22-4). Algo similar ocurre con las lesiones del piso de la fosa media que involucran el oído medio o las celdas mastoideas, las que pueden estar acompañadas o no por otorraquias clínicamente evidentes.

Fracturas del piso de la fosa media que se extienden hacia el tegmen timpanii se asocian con rinorraquia o deglución de LCR a través de la trompa de Eustaquio, y otorraquia si el tímpano está perforado. La detección de la pérdida del líquido y la determinación del sitio exacto de la fístula puede necesitar de la ayuda adicional de uno o varios de los siguientes métodos: a) cisternografía por TAC con contraste no iónico, b) determinación del nivel de glucosa en la secreción nasal (el LCR tiene mayor contenido de glucosa que la secreción nasal normal), c) cisternografía radioisotópica con captación de tapones nasales y auriculares.

Sospechada la FLCR y confirmado el diagnóstico por estos métodos, se tomarán las medidas terapéuticas que se enunciarán más adelante.

### Daño primario cerebral

En el momento del impacto en el cráneo se produce un breve pulso de presión intracraneana (PIC) elevada causado por la onda de choque. La transmisión de la fuerza de choque al tejido cerebral es amortiguada por el cráneo y el LCR. Sin embargo, si el choque es lo suficientemente fuerte, la movilidad del cerebro dentro de la cavidad craneana permitirá múltiples impactos de la masa encefálica contra las paredes óseas que la protegen.

Al estar el tronco encefálico relativamente fijo a la base del cráneo, por medio de los pares craneanos y los pedículos vasculares, y los hemisferios cerebrales en una situación más "libre", flotando en el LCR, en el momento del impacto los hemisferios son capaces de sufrir un movimiento tipo "badajo de campana". Este mecanismo es más marcado en el anciano cuyo contenido de LCR es mayor y donde el cerebro atrófico se encuentra en una situación de mayor movilidad potencial. Este movimien-

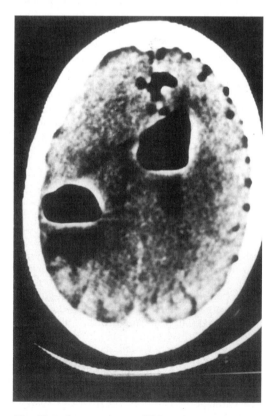

**Fig. 22-4.** Imagen de una TAC en la que se puede apreciar el neumatocele importante secundario a una fístula de LCR.

to tiene como bisagra la región diencéfalo-mesencefálica cuya distorsión provoca una disfunción de la sustancia activadora reticular ascendente (SARA), cuya disfunción explica la pérdida inicial del conocimiento llamada conmoción o concusión.[18]

Esta pérdida de conciencia inicial es indicativa de la energía del traumatismo y en general su duración varía de segundos a varios minutos. Si la energía del trauma fuera tal que en el nivel del tronco encefálico el daño fuera anatómico (lesiones vasculares con hemorragia y muerte celular), se produciría en él una contusión que se manifiesta por un coma prolongado desde el momento del traumatismo. El tamaño de la contusión determinará luego la constelación de signos neurológicos y neurovegetativos asociados así como la evolución posterior del cuadro. Una lesión masiva del tronco cerebral tendrá como consecuencia la muerte del individuo en forma instantánea.

Las manifestaciones neuroimagenológicas del daño primario del tronco cerebral son variables. En algunos casos la TC de cerebro muestra mínimos signos en el nivel de la lesión y es la combinación del cuadro clínico más la ausencia de datos reveladores en la TC lo que hace sospechar el diagnóstico. En las ocasiones en que puede realizarse, una imagen por resonancia magnética (IRM) es capaz de mostrar, sobre todo en imágenes ponderadas en tiempo T2, imágenes claras de la contusión en el nivel correspondiente.[19]

En el nivel de los hemisferios cerebrales son varios los sucesos que pueden seguir a un TEC. Ya hemos explicado la capacidad de movimiento que tienen los hemisferios dentro de la cavidad craneana. Simultáneamente con estos movimientos tisulares se producirían estiramientos diseminados de los axones neuronales y de las vainas mielínicas en la sustancia blanca hemisférica. Además habría un aumento de la permeabilidad vascular con incremento del contenido de agua tisular (edema vasogénico) y alteraciones funcionales de las membranas celulares, con crecimiento del volumen celular por ingreso de agua en ella (edema citotóxico). Este daño difuso cerebral sería el responsable de la pérdida de conocimiento prolongada que sufren algunos pacientes sin masas ocupantes postraumáticas. Este cuadro de "disfunción axonal difusa" se manifiesta clínicamente por coma y rigidez de descerebración.[20,21]

Los hallazgos en la TC se limitan a signos indirectos de edema hemisférico, como disminución del tamaño ventricular e hipodensidad del parénquima cerebral. La IRM es capaz de mostrar un mayor contenido en agua de los hemisferios cerebrales, en particular en los cortes ponderados en T2.[22]

Concomitantemente o en forma aislada, en el nivel hemisférico pueden presentarse focos contusivos, verdaderos magullones cerebrales, únicos o múltiples, de variada localización, que consisten en zonas de parénquima cerebral donde la onda de choque causó necrosis tisular y hemorragias localizadas, las que en su grado máximo pueden constituir verdaderos hematomas intracerebrales[23] (figs. 22-5 y 22-6).

Las contusiones cerebrales causan una variada gama de trastornos neurológicos, cuya duración y gravedad dependerán de su tamaño y localización. Los síntomas pueden, en algunos casos, localizar el sitio de la contusión: afasia en una contusión frontotemporal del hemisferio dominante, hemiparesia en una frontal o frontoparietal, y trastornos del campo visual en una occipital. Un principio fundamental es claro: las contusiones ya sea en el nivel del tronco cerebral o del hemisférico causan sus efectos neurológicos de inmediato.

## B. *Secuelas intracraneanas tempranas*

### *Hipertensión endocraneana*

Así como el análisis de los fenómenos involucrados en el daño primario cerebral refleja la importancia de las lesiones vasculares y tisulares, la aparición del edema cerebral como factor agravante condicionará los sucesos dinámicos que llevarán al daño secundario cerebral.

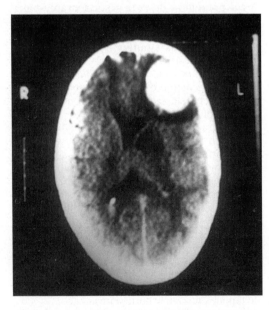

**Fig. 22-5.** Imagen tomográfica de una contusión hemorrágica frontal izquierda postraumática voluminosa.

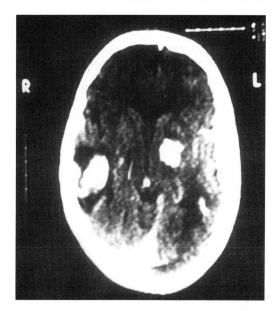

**Fig. 22-6.** Contusiones múltiples bilaterales en un paciente que sufrió un accidente de moto.

El mediador de este proceso es el incremento en la presión intracraneana (PIC). El volumen total de tejido cerebral, LCR y sangre intravascular coexisten en equilibrio, de manera tal que la PIC se mantiene constante entre 5 y 15 mm de Hg.

El cerebro constituye el 87% del contenido intracraneano, el LCR el 9% y sangre el 4%. El agua es el componente volumétrico más importante del tejido cerebral y el edema cerebral sobreagregado a una lesión puede aumentar drásticamente el contenido de agua, en especial en la sustancia blanca hemisférica.

También la tasa de formación y reabsorción de LCR está íntimamente ligada a la PIC. La reabsorción de LCR es más sensible a los aumentos de la PIC dado que se produce mediante un mecanismo valvular en el nivel de las vellosidades aracnoideas y se incrementa al aumentar la presión diferencial entre el LCR y la presión venosa.

Los pacientes ancianos con atrofia cerebral tienen un volumen desplazable de LCR mayor y entonces son capaces de tolerar lesiones ocupantes con menor repercusión clínica que pacientes más jóvenes.

El volumen de sangre constituye un porcentaje pequeño del contenido intracraneano y es responsable de los cambios más rápidos en la PIC. Los vasos que incrementan el volumen sanguíneo son los capilares, vénulas y venas (vasos de capacitancia), mientras que los encargados de regular el flujo son las arteriolas (vasos de resistencia).

Luego de un TEC hay un aumento del volumen sanguíneo cerebral por la incapacidad anterior de autorregular la resistencia vascular (parálisis vasomotora). El flujo sanguíneo cerebral (FSC) se transforma en pasivo y un aumento en la presión sanguínea se traduce en una hiperemia cerebral lo cual incrementa la PIC.

El agregado de un volumen dentro del cráneo determinará un aumento en la PIC salvo que haya una disminución simultánea del volumen encefálico, del LCR o de la sangre. Como se observa en la figura 22-7, inicialmente los cambios de volumen son bien tolerados y la PIC aumenta en forma muy lenta. A medida que sube la PIC, la distensibilidad (capacidad de adaptarse a un volumen aumentado) disminuye, hasta un punto en que pequeños cambios de volumen producen cambios marcados en la PIC.[24]

El perfil de la primera parte de la curva se debe a la puesta en juego de varios mecanismos compensatorios que en su conjunto se llaman "mecanismos de autorregulación". Básicamente éstos son: desplazamiento del LCR, regulación del FSC y, en mucho menor medida, disminución regional del volumen celular. Cuando estos mecanismos se agotan, el parénquima cerebral, a merced del aumento de la presión, se desplazará entre los distintos compartimientos durales (hernia subfalcial, hernia transtentorial) o tenderá a salir por el agujero occipital (herniación amigdalina).

Sabemos que el deterioro clínico se hace manifiesto cuando la PIC supera los 25 mm de mercurio. La manera de reconocer el valor de la PIC es someter al paciente a su medición continua o monitoreo. Esta medición, que en general se lleva a cabo en una unidad de cuidados intensivos, se realiza mediante sensores de presión que se colocan en el espacio extradural, subaracnoideo, intraparenquimatoso o intraventricular, y que permiten conocer la PIC en cada momento y su evolución y respuesta a las distintas modalidades terapéuticas (fig. 22-8).

### Hematoma extradural (HED)

Cuando la fractura compromete la duramadre y los vasos meníngeos, venas diploicas o senos durales, la sangre extravasada separa la duramadre de la tabla interna y el espacio extradural, normalmente virtual, se hace real.

Muchas veces una trombosis vascular local o la presión ejercida por el propio cerebro subyacente son suficientes para limitar el sangrado. Otras veces la fractura puede ser la vía de escape para la sangre extravasada y el espacio epidural se descomprime espontáneamente. Cuando esto no ocurre, se desarrolla un HED.

Si bien cualquier región puede ser asiento de un HED, la delgadez de la escama del temporal

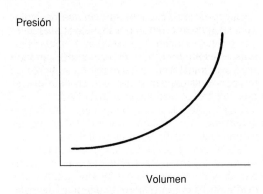

**Fig. 22-7.** Curva de relación presión/volumen intracraneano.

y la vulnerabilidad de la arteria meníngea media, que circula en su espesor, hacen que el 75% de los HED supratentoriales se produzcan en las regiones temporales.

Cuando se localizan en el nivel de la fosa posterior, es más frecuente que sean de origen venoso que arterial,[25] ya que en esa región hay una abundancia relativa de estructuras venosas (senos recto, occipital, transverso y sigmoideo). Su incidencia es de 0,2 a 12%, dependiendo de la severidad del trauma inicial.[6,26] Es una complicación frecuente en adultos jóvenes. En los ancianos la incidencia es menor ya que la duramadre está más adherida a la tabla interna de donde no es fácil de despegar.

Las manifestaciones clínicas de un hematoma extradural son bastante típicas, pero algunos pacientes pueden apartarse de la evolución habitual. La secuencia clásica de una pérdida de conocimiento inicial, seguida de un "intervalo lúcido" asintomático, con un deterioro neurológico progresivo ulterior, sólo está presente en un tercio de los casos. Otro tercio de los pacientes nunca pierde el conocimiento inicialmente y el tercio restante nunca recobra el conocimiento luego del trauma.

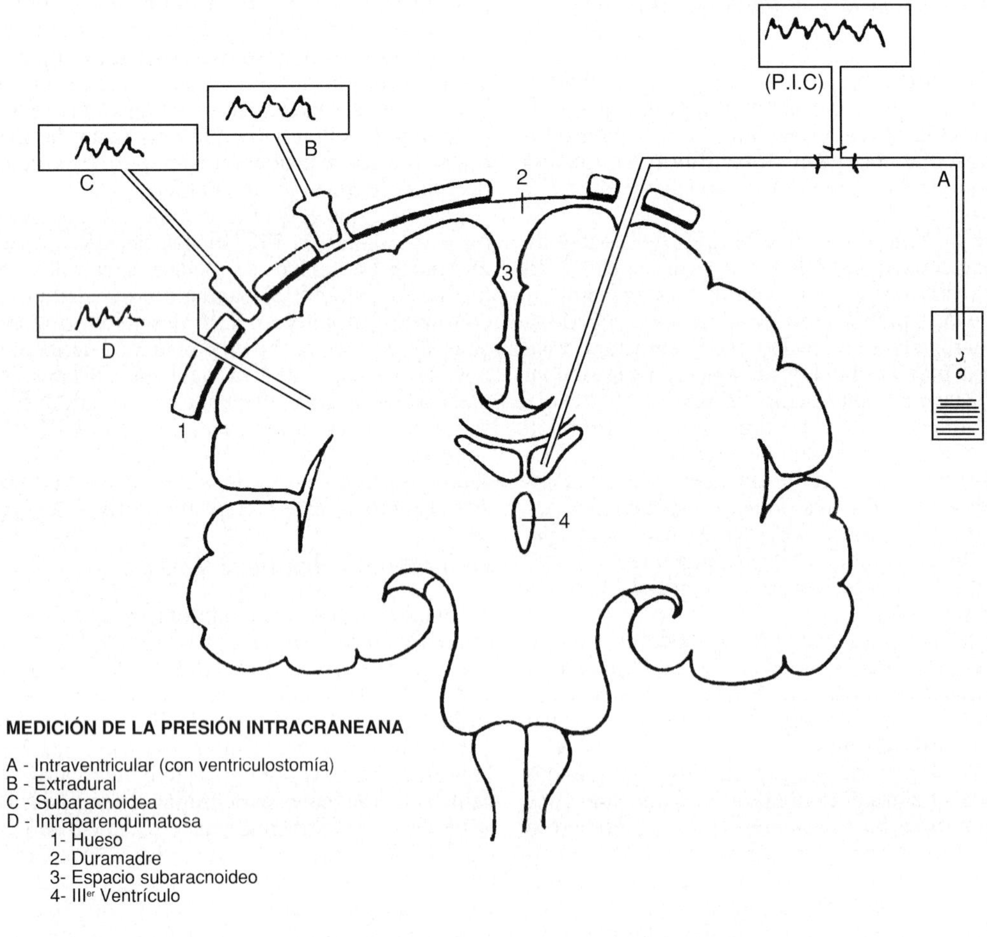

**MEDICIÓN DE LA PRESIÓN INTRACRANEANA**

A - Intraventricular (con ventriculostomía)
B - Extradural
C - Subaracnoidea
D - Intraparenquimatosa
    1- Hueso
    2- Duramadre
    3- Espacio subaracnoideo
    4- III<sup>er</sup> Ventrículo

**Fig. 22-8.** Distintos medios de monitoreo de la PIC.

Durante el tiempo en que el hematoma crece en el espacio extradural, el paciente se mantiene asintomático o sólo refiere cefalea. Progresivamente la compresión local del encéfalo provocará manifestaciones clínicas focales, como una hemiparesia contralateral, y el cono de presión posterior puede provocar una herniación del uncus del lóbulo temporal homolateral, con compresión del III par craneano y midriasis. La distorsión diencefalomesentérica producida por la PIC, que aumenta en forma proporcional al volumen del hematoma, condicionará un trastorno de conciencia que se irá agravando y cuya causa es la afección del SARA. Finalmente, si el HED se deja librado a su evolución natural, la hipertensión endocraneana afectará el tronco cerebral y luego de trastornos respiratorios y cardiovasculares sobrevendrá muerte del paciente.

La imagen clásica del HED en una TC es la de una masa extraaxial bien definida, con densidad de sangre y forma de lente biconvexa (fig. 22-9).

De acuerdo con el volumen se podrá apreciar desplazamiento de estructuras subyacentes, compresión del sistema ventricular y desviación de la línea media (figs. 22-10 y 22-11).

A veces es difícil distinguir si la sangre está localizada en el espacio extradural o en el subdural y, de hecho, en un 20% de los pacientes con HED puede hallarse sangre en el espacio subdural. Raramente los HED son bilaterales, pero pueden asociarse a un hematoma subdural agudo contralateral, determinado por la lesión producida por contragolpe.

## Hematoma subdural agudo (HSDA)

Un hematoma subdural (HSD) es una colección de líquido serosanguinolento localizado entre la aracnoides y la duramadre. Más del 50% de los HSD son causados por ruptura de las delicadas venas superficiales cerebrales y sus vainas aracnoidales en las cercanías de los senos venosos de la convexidad. En muchos casos la sangre así extravasada se acumula hasta que la PIC iguala la presión venosa.

Las venas que comunican la circulación cortical con los senos venosos, llamadas venas puente, tienen un recorrido en el que atraviesan el espacio subaracnoideo y subdural. Son particularmente vulnerables a la rotación y estiramiento excesivo durante un TEC. Esto es particularmente notable en el anciano, cuyas venas puente tienen un recorrido mayor al alejarse los hemisferios cerebrales de la cubierta dural a causa de la atrofia cerebral.[6,27]

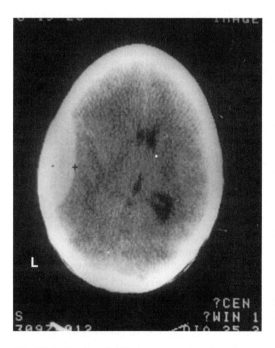

**Fig. 22-9.** Imagen de TC que muestra un hematoma extradural frontoparietal izquierdo. Puede apreciarse la típica hiperdensidad en forma de lente biconvexa y el desplazamiento de las estructuras subyacentes.

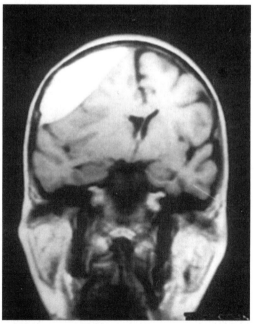

**Fig. 22-10.** IRM de un paciente con hematoma extradural frontal derecho. Se aprecia el aspecto hiperintenso en $T_1$ de la sangre extravasada y el desplazamiento de estructuras.

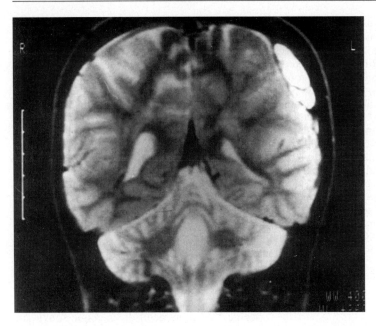

**Fig. 22-11.** Pequeño hematoma extradural parietooccipital izquierdo. Se puede ver que el grado de desplazamiento y colapso del ventrículo subyacente no guarda relación con el volumen de HED.

En especial en los HSDA el origen del sangrado puede ser la extensión al espacio subdural de una contusión cerebral superficial con laceración de la piamadre.

La frecuencia del HSDA y su mortalidad son el doble que los del HED.

Este tipo de hematomas puede ser bilateral en 8% al 30% de los casos según las distintas series. El HSDA puede estar asociado en el 25% de los casos a lesiones corticales, en 21% a hematomas cerebrales y en un 6% a HED.

Su localización clásica es en la convexidad hemisférica, tanto bajo la zona de impacto como en regiones alejadas (contragolpe).

Las manifestaciones clínicas son las de una lesión que provoca un déficit cortical e hipertensión endocraneana. Así encontramos trastornos de la conciencia que en la mayoría de los casos son precoces y evolutivos. No es raro que el paciente se encuentre en coma desde el inicio, pero en algunos casos (5%) puede incluso presentar un intervalo lúcido.

Las manifestaciones hemisféricas no son infrecuentes; hemiplejías o trastornos del lenguaje cuya presencia dependerá de la localización.

Cerca de un 10% de los pacientes pueden presentar en el curso de la evolución crisis comiciales.

A medida que el tiempo transcurre, la aparición de reflejos posturales patológicos, trastornos pupilares y neurovegetativos serán la expresión de un compromiso progresivo del tronco cerebral.

El diagnóstico se basa en la TC; se puede observar una imagen hiperdensa, con borde externo convexo e interno cóncavo. Es frecuente encontrar lesiones de tipo contusivo subyacente y un importante efecto de masa con desplazamiento grosero de estructuras, lo que provoca el sufrimiento del parénquima cerebral vecino, condicionante de la alta mortalidad de esta complicación postraumática. A pesar de una correcta evacuación quirúrgica, que necesita siempre de una cuidadosa identificación y control de los elementos vasculares dañados, la mortalidad de estos HSDA varía entre 25% y 75% según las distintas series.[6,28]

El estado neurológico preoperatorio es probable que sea el factor más importante en la determinación del pronóstico de estos pacientes.

### C. Secuelas sistémicas tempranas

Los principales disturbios sistémicos inmediatos en un paciente de edad que sufre un TEC son los cambios en la concentración de gases en sangre (hipoxemia e hipercapnia), alteraciones en el pH sanguíneo y reducción en la tensión arterial y el hematócrito. Estos trastornos comprometen el aporte de oxígeno a los tejidos.

El análisis detallado de las causas y manejo de los trastornos sistémicos no es el objeto de este capítulo, pero podemos enumerar algunas de las causas que comprometen la concentración sanguínea de oxígeno: obstrucción de la vía aérea, apnea neurógena, broncoaspiración, complicaciones pulmonares traumáticas (edema pulmonar, pulmón de shock, etc.) y el uso de drogas sedantes depresoras del centro respiratorio.

Cabe sólo resaltar que cuanto mayor el daño, sobre todo en el nivel del tronco cerebral, más severos serán los trastornos de frecuencia, ritmo y calidad de la ventilación pulmonar.

Inicialmente, en el paciente con TEC la tensión arterial tiende a aumentar. A medida que transcurre el tiempo y sin que sea necesaria una hipovolemia que agrave el caso, este mecanismo vasopresor se agota y sobreviene una hipotensión arterial que, junto con la hipertensión endocraneana, comprometen el FSC y acentúan el sufrimiento isquémico neuronal.[29]

### D. *Secuelas intracraneanas tardías*

#### *Hipertensión endocraneana y daño isquémico cerebral*

Muchos pacientes con TEC severos, aun cuando sean tratados en forma correcta desde los primeros momentos, desarrollan una hipertensión endocraneana persistente que se mantiene más allá de la primera semana de tratamiento.

La principal causa en esta alteración persistente de la PIC es un cambio funcional en el sistema vascular cerebral, que pierde la capacidad de regular el contenido de agua cerebral (edema vasogénico).

En algunos casos, fenómenos de vasospasmo regional o global comprometen la evolución del cuadro y a los daños focales iniciales se sumarán una serie de trastornos elocuentes del daño diencefalomesencefálico como hipertermia, irregularidades pupilares cambiantes, reflejos posturales, denominados "tormenta neurovegetativa", indicadores de mal pronóstico.

#### *Hematoma subdural crónico (HSDC)*

El HSDC, clásica complicación tardía de los TEC en las personas añosas, es una colección líquida serohemática entre la duramadre y la aracnoides. Su causa es la lesión de las venas puentes o de pequeños vasos corticales. Aquí, sin embargo, el TEC es muchas veces menor y puede incluso pasar inadvertido inicialmente. La atrofia cerebral, la fragilidad capilar y una tendencia a la inestabilidad o a la torpeza en los movimientos es una asociación que predispone a los ancianos para este tipo de complicaciones.

Otros factores predisponentes y que condicionan la aparición de un HSDC son el alcoholismo crónico, la desnutrición, las discrasias sanguíneas, los tratamientos con anticoagulantes y la diabetes.

El sangrado inicial, por lo general de bajo volumen, se localiza entre la duramadre y la aracnoides. Una reacción inflamatoria cicatrizal, que se origina de la capa interna de la duramadre, tiende a rodear la colección dotándola de una membrana que termina encapsulándola. Algunas veces el líquido se reabsorbe y las membranas internas y externas se fusionan en un proceso espontáneo que tarda semanas o meses.

Sin embargo, ya sea porque el sangrado venoso se mantiene, porque ocurren pequeñas extravasaciones a partir de los capilares de neoformación o por fenómenos de tipo coloidosmótico, determinados por los productos de degradación del coágulo, se produce un aumento progresivo del volumen de la colección. Esto causa compresión cerebral, con posibilidad de fenómenos irritativos o deficitarios focales y desplazamientos de estructuras. Además provoca un aumento de la PIC.

Los HSDC voluminosos son mejor tolerados en los ancianos debido a la atrofia cerebral. Ésta es una explicación adicional para el prolongado intervalo libre entre el TEC y la aparición de las manifestaciones clínicas. Los pacientes sufren cefaleas en el 60 a 80% de los casos, los cuales son irregulares y de topografía imprecisa.

Los problemas psíquicos, que se presentan en un 70% de los ancianos que sufren HSDC, muchas veces son menores o de aparición progresiva. En estos casos, la ideación lentificada, los trastornos mnésicos y una irritabilidad anormal pueden ser mal interpretados como manifestaciones de senilidad o demencia. A medida que la PIC aumenta se presentan los trastornos progresivos de la conciencia y signos focales. A veces puede haber crisis comiciales involucradas en el contexto clínico de estos pacientes. La lejanía y la poca gravedad del episodio hacen difícil recabar el antecedente traumático que originó el sangrado; que sólo es obvio en alrededor del 50% de los casos.

El correcto examen neurológico en un paciente con un cuadro principalmente psiquiátrico puede revelar edema de papila o sutiles asimetrías en los reflejos, fundamentales para orientar un estudio neuroimagenológico diagnóstico.

Sin lugar a dudas, tanto la TC como la IRM son excelentes herramientas para el diagnóstico de un HSDC. En la primera el aspecto de la colección, que en un 25% de las veces puede ser bilateral, dependerá del tiempo que haya transcurrido desde su instalación.

Entre la primera y la sexta semanas, en la etapa llamada subaguda, la presencia de un grado variable de células sanguíneas intactas en el líquido provocará el llamado "efecto hematócrito", por el cual se aprecian zonas de hiperdensidad en la porción inferior y zonas isodensas o hipodensas correspondiente al líquido hiperproteico no celular por encima.

El HSDC típico se presenta como una lente convexa-cóncava, hipodensa, con distorsión y colapso del sistema ventricular, desviación de la línea media y borramiento de los surcos corticales (fig. 22-12). En estadios intermedios, en los cuales la colección puede aparecer isodensa en la TC, la visualización directa puede ser difícil, sólo los signos indicadores de desplazamiento son evidentes; en estos casos la IRM es reveladora. En la secuencia ponderada en T1 (hiperintensa) y T2 (hipointensa) el aspecto de la metahemoglobina extracelular causa imágenes claramente diagnósticas.

Luego de varias semanas el HSDC presenta un aspecto también típico, con imágenes hiperintensas en T1 respecto del LCR e hipointensas respecto del parénquima cerebral, y claramente hiperintensas en T2.[30]

La decisión terapéutica en los pacientes con HSDC sigue siendo un tema controversial. Cuando los signos clínicos o neuroimagenológicos indican una hipertensión endocraneana, la evacuación quirúrgica se impone.

La conducta expectante sólo está justificada cuando el volumen del HSDC es pequeño, el estado clínico es óptimo y cuando el paciente puede ser controlado clínica y neurológicamente en forma periódica para poder detectar de inmediato cualquier cambio que obligue a rever la conducta terapéutica.

El pronóstico dependerá del estado neurológico y general del paciente, que a veces puede necesitar más de un procedimiento quirúrgico en los hematomas recidivantes.[31]

### Higroma subdural

Un higroma subdural es una colección subdural de LCR, resultado del pasaje a través de una laceración aracnoidea. Posiblemente esté involucrado un mecanismo de tipo valvular que condiciona un aumento progresivo de la PIC.

Un porcentaje variable entre el 1-3% de los pacientes con TEC pueden presentar esta complicación, más frecuente en niños pequeños y en ancianos. Indistinguible en la TC de un HSDC, la IRM permite el diagnóstico diferencial. El contenido del higroma se comporta igual que el resto del LCR, mientras que el líquido del HSDC aparece más intenso que el LCR en T1 y T2.

Las manifestaciones clínicas del higroma son idénticas a las del HSDC. La conducta terapéutica es básicamente similar, si bien en general hay una mayor tendencia a manejar los higromas en forma conservadora.

### Epilepsia postraumática

En los pacientes que sufrieron un TEC las crisis epilépticas pueden presentarse en cualquier momento de la evolución. Los factores del riesgo para que desencadenen una epilepsia postraumática son bien conocidos. La formación de un hematoma intracraneano son acompañados de epilepsia en 20% a 30% de los casos.[31] Asimismo, los pacientes que sufrieron crisis en las primeras horas luego del TEC presentan una tendencia mayor a desarrollar epilepsia como una secuela tardía.[6]

### E. Secuelas sistémicas tardías

La posibilidad de controlar a los pacientes traumatizados graves en unidades de cuidados intensivos han permitido reconocer y jerarquizar el papel que desempeñan los trastornos sis-

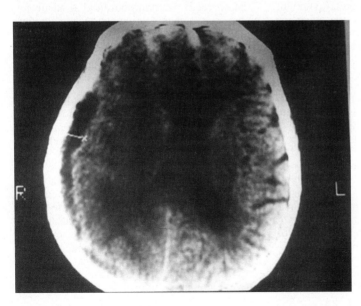

**Fig. 22-12.** Hematoma subdural crónico frontoparietal derecho, con su típica imagen hipodensa de forma cóncavo-convexa. Nótese el borramiento de los surcos corticales, que pueden apreciarse claramente en el hemisferio contralateral.

témicos en la evolución y el pronóstico durante las primeras semanas.

Los principales problemas están relacionados con alteraciones en la presión arterial, concentración de $O_2$, equilibrio hidroelectrolítico y con la ocurrencia de hemorragias gastrointestinales. Es importante enfatizar que en un paciente anciano que sufrió un TEC asociado con politraumatismo o no, todo el organismo debe ser tenido en cuenta ya que el interjuego permanente entre los disturbios intracraneanos y los sistémicos condiciona el pronóstico final.

## Manejo práctico del paciente

Los objetivos del correcto manejo del paciente que sufrió un TEC son evaluar la magnitud del trauma, diagnosticar el daño primario, controlar su evolución y, finalmente, prever la posibilidad de complicaciones tardías, tratando de detectarlas lo más precozmente posible para poder instituir la terapéutica correspondiente sin la menor demora.

Todo paciente a su ingreso será evaluado en su función hemodinámica y respiratoria, luego será examinado neurológicamente y se le efectuarán radiografías simples de cráneo y columna cervical.

### Examen neurológico

El examen clínico neurológico es aún hoy la herramienta más simple, confiable e importante para evaluar al paciente que sufrió un TEC. Debe evaluar el nivel de conciencia, pesquisar la presencia de déficit focales y evaluar las funciones del tronco encefálico y de los pares craneanos para determinar el grado del daño neurológico. Exámenes sucesivos que midan los mismos parámetros de igual forma permitirán apreciar correctamente la tendencia evolutiva, la necesidad de instituir medidas diagnósticas o terapéuticas complementarias y monitorear su efectividad.

*Evaluación del nivel de conciencia.* De los muchos métodos utilizados a lo largo del tiempo, la Escala de Coma de Glasgow (cuadro 22-2) ha sido adoptada en forma generalizada por ser confiable, estandarizada, rápida y simple.[32] La repetición periódica de esta evaluación permitirá estimar la evolución clínica del paciente en forma confiable.

*Evaluación de la función hemisférica.* Las pequeñas lesiones focales pueden provocar déficit motores, sensoriales, visuales o de lenguaje, sin alterar la relación del paciente con el medio. El correcto examen motor y sensorial de un paciente traumatizado permitirá además descartar lesiones en el nivel medular.

*Evaluación de las funciones del tronco encefálico y de los pares craneanos.* Las anormalidades de la función mesencefálica, habitualmente en relación con un daño neurológico postraumático importante, deben ser reconocidas lo antes posible para poder evitar lesiones irreversibles, frecuentemente mortales.

La herniación trastentorial se manifiesta por una serie de signos que reflejan la compresión mesencefálica en el nivel de la incisura tentorial. Un HED o un HSD, una contusión hemisférica o un edema cerebral importante pueden provocarla y sus manifestaciones son: asimetría pupilar, alteración de la conciencia y déficit motor unilateral. La asimetría pupilar es causada por la compresión ejercida por el lóbulo temporal herniado sobre el III par craneano homolateral contra el tronco encefálico. La presión progresiva de las fibras parasimpáticas pupiloconstrictoras, que están dispuestas periféricamente en el tronco del III par, lleva a una paresia gradual de la respuesta fotomotora que termina en una anisocoria franca. Esta lesión es, en el 94% de los casos, homolateral a la lesión hemisférica y, por lo tanto, un signo localizador de importancia.[33]

La segunda manifestación de compresión mesencefálica es la alteración progresiva de la conciencia con obnubilación, somnolencia, estupor y finalmente coma. Este deterioro está causado por compresión progresiva de la sustancia gris periacueductal, en la cual se encuentran células pertenecientes al sistema activador reticular ascendente (SARA).

La asimetría motora es la expresión de la compresión del pedúnculo cerebral ubicado en la porción ventrolateral del mesencéfalo, adyacente al margen de la tienda del cerebelo. Si la lesión hemisférica provocó déficit focal, esta compresión mesencefálica lo agravará hasta provocar reflejos posturales anormales. En

**Cuadro 22-2.** *Escala de coma de Glasgow*

| | |
|---|---|
| Apertura ocular | |
| Espontánea | 4 |
| En respuesta a las palabras | 3 |
| En respuesta al dolor | 2 |
| Nula | 1 |
| Mejor respuesta motora | |
| Obedece | 6 |
| Localiza | 5 |
| Retira | 4 |
| Respuesta flexora | 3 |
| Respuesta extensora | 2 |
| Nula | 1 |
| Respuesta verbal | |
| Orientada | 5 |
| Conversación confusa | 4 |
| Palabras inapropiadas | 3 |
| Sonidos incomprensibles | 2 |
| Nula | 1 |

25% de los pacientes la compresión del pedúnculo cerebral contralateral contra la tienda del cerebelo puede provocar una paresia homolateral al lóbulo temporal herniado, fenómeno conocido como "signo de Kernohan".

Otros signos que denotan una lesión del tronco cerebral son: movimientos oculares anormales, alteraciones del reflejo corneano y trastornos en el ritmo así como en la frecuencia respiratoria y cardíaca.

El fondo de ojo permitirá detectar un edema de papila indicador de un aumento de la PIC. Este examen deberá realizarse sin usar cicloplégicos, ya que se perdería un parámetro neurológico fundamental.

*Evaluación radiológica.* Las radiografías simples de cráneo tenderán a descartar fracturas simples o hundimientos, o a descartar la existencia de proyectiles u otros objetos extraños intracraneanos. Es fundamental que se obtengan placas en proyección anteroposterior y lateral, que serán completadas con posiciones especiales para evaluar peñascos y base de cráneo si se sospecharan fracturas en esas zonas.

La columna cervical debe ser invariablemente examinada con radiografías simples en un paciente que sufrió un TEC. Deben obtenerse placas de toda la columna cervical, cuidando de verla en toda su extensión, en proyección lateral y anteroposterior. La correcta evaluación de la apófisis odontoides sólo se logrará con una proyección transoral. Deben evitarse las movilizaciones exageradas hasta que no se verifique la indemnidad raquídea.

Si hay dudas sobre la integridad vertebral deberá colocarse un collar de Filadelfia y realizar las placas con él.

## Tratamiento

Si el paciente, clínicamente compensado, presenta un examen neurológico inicial normal, no se encuentran lesiones óseas en la evaluación radiológica y no presentó pérdida de conocimiento en el momento del trauma, podrá ser seguido en forma ambulatoria. Se lo controlará periódicamente durante un período de 2 o 3 meses para descartar el desarrollo de un HSDC, complicación mucho más frecuente en la población que nos ocupa que en individuos más jóvenes.

Una pérdida de conocimiento inicial, indicadora de un trauma de mayor severidad, obligará aun en el paciente indemne y sin lesión radiológica a una internación para control al menos durante 48 horas. En este intervalo el paciente deberá ser reexaminado periódicamente, para detectar cualquier cambio neurológico indicador de una complicación intracraneana postraumática. La vigilancia en estos casos no necesitará de ninguna medida terapéutica especial. El uso de sedantes que puedan interferir con una correcta evaluación del estado de conciencia debe desaconsejarse formalmente.

Cumplido el plazo establecido para el control, se continuará con una visita semanal para evaluar al paciente. La presencia de una amnesia del episodio, que se observa en algunos pacientes con TEC moderados o graves, no debe ser interpretado como factor indicador de mal pronóstico ni justifica la instauración de medidas terapéuticas específicas. Si el paciente no se encuentra en perfecto estado neurológico al ser examinado por primera vez o en las placas radiográficas se detecta alguna fractura, deberá efectuarse una TC que aclare el tipo y magnitud del daño sufrido.

Si hay masas ocupantes, fracturas o hundimientos serán evaluados de inmediato por un equipo de neurocirugía para decidir la oportunidad de la cirugía si fuera necesario.

Si un paciente cuya evaluación tomográfica inicial no mostró lesiones intracraneanas y que a posteriori presenta algún signo de deterioro neurológico, no se debe dudar en repetir la TC a la brevedad. Muchas lesiones ocupantes intracraneanas se desarrollan en forma progresiva y obligan a observar esta premisa. Las distintas conductas a seguir en un paciente con un deterioro neurológico presente en el examen inicial se esquematizan en la figura 22-13.

*Manejo de las fracturas craneanas.* La detección de una fractura lineal de cráneo en una placa simple o la sospecha clínica de una de base de cráneo imponen la realización urgente de una TC. El paciente deberá permanecer internado durante al menos 48 horas y su evolución controlada en forma horaria luego de ese período; si no se detectan complicaciones clínicas o neurorradiológicas, podrá ser controlado en forma ambulatoria. Es importante insistir en que cualquier cambio posterior en el estado neurológico debe obligar a una reevaluación tomográfica para descartar el desarrollo de una colección intracraneana.

Sólo este tipo de precauciones permitirá diagnosticar a tiempo entidades como los HSD subagudos o crónicos y los higromas subdurales.

En estos casos el paciente debe ser referido al neurocirujano para su evaluación y eventual tratamiento.

*Manejo de las fracturas-hundimiento.* Al ser detectado un hundimiento en la TAC realizada a un paciente cuyas radiografías simples mostraban una fractura de bóveda craneana, se evaluará junto con el neurocirujano su corrección quirúrgica. Si el hundimiento está asociado con una lesión cutánea, se procederá con la urgencia propia de una fractura expuesta y se iniciará una terapéutica antibiótica precoz.

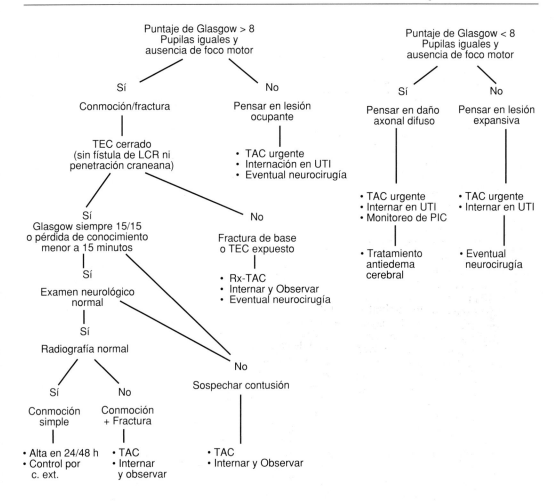

Fig. 22-13. Algorritmo de manejo de un paciente con TEC.

La corrección quirúrgica de un hundimiento cerrado en un paciente neurológica y clínicamente compensado puede diferirse hasta 24-48 horas si fuera necesario. En forma inmediata se iniciará tratamiento anticomicial profiláctico, con difenilhidantoína en dosis de 300 mg por día luego de una dosis de carga de 900 mg el primer día.

*Manejo de las fracturas de base de cráneo.* Las fracturas de base de cráneo en general son de manejo conservador, pero puede plantearse la necesidad de sellar quirúrgicamente una FLCR que no se solucionó en forma espontánea luego de 5 a 7 días de tratamiento con antibióticos y acetazolamida, en dosis de 250 a 500 mg, lo que disminuye la tasa de formación de LCR.[34] Estas medidas tienden por un lado a reducir el riesgo de meningitis y paralelamente, al reducir la presión de LCR, facilitan la reparación espontánea de la brecha dural.

*Tratamiento del edema cerebral.* Cuando el cuadro clínico o los estudios complementarios sugieren la existencia de edema cerebral aislado o en relación con una contusión cerebral o con una colección extradural o subdural, se instauran medidas terapéuticas que en forma progresiva intentan reducir la magnitud del edema y por ende la PIC.

*Posición de la cabeza.* La cabeza se debe mantener elevada a 30°-45° y en un plano neutral respecto del resto del cuerpo. Esta posición ayuda al control de la PIC elevada al facilitar el drenaje venoso cefálico. Sólo los pacientes en estado de shock o con lesiones medulares justifican su manejo en posición supina horizontal.

*Adecuada ventilación.* Una correcta oxigenación es fundamental para mantener las funciones vitales en los pacientes traumatizados, por lo que la vía aérea debe liberarse de cualquier obstrucción.

*Corticoides.* Si bien continúan siendo una de las herramientas usadas en el manejo del edema cerebral postraumático, siguen siendo motivo de controversias. Las dosis de dexametasona administradas habitualmente varían entre 24 y 32 mg diarios.[6] Sin embargo, a la luz de los datos provenientes de estudios clínicos, no sólo no serían eficaces, sino que además han sido asociados con un aumento en el riesgo de infección y con efectos nocivos en el metabolismo.

*Manitol.* Su efecto antiedema cerebral se debe a un incremento en la osmolaridad plasmática y un subsecuente drenaje del agua tisular. Este agente osmótico sólo actúa en las zonas del cerebro mínimamente dañadas o sanas. La reducción del edema en el cerebro dañado y en el tejido contuso es mínimo, de lo cual se desprende que cuanto mayor sea el daño cerebral y menor el volumen de cerebro normal, mayor cantidad del manitol y más elevada osmolaridad sanguíneas serán necesarias para remover una cantidad de agua cerebral que reduzca la PIC. Por esta razón el uso de manitol se reserva para el control de la PIC inmediatamente antes o durante el procedimiento neuroquirúrgico, o como una medida heroica de salvataje cuando todas las otras medidas antiedema cerebral han fallado.[6] En estos casos, se administran 250 ml de una solución de manitol al 20% en infusión intravenosa rápida.[35]

*Furosemida.* En dosis de 40-80 mg diarios puede utilizarse como medida antiedema en forma aislada, con menos eficacia que los diuréticos osmóticos, o como medida complementaria al manitol con el que actuaría sinérgicamente.

*Hiperventilación.* Los pacientes cuyo puntaje sea de 7 puntos o menos en la escala de coma de Glasgow deben ser intubados e hiperventilados en forma rutinaria para asegurar una $Po_2$ de más de 70 mm de Hg y una $Pco_2$ entre 25 y 30 mm Hg. La hiperventilación es el medio más efectivo para reducir la PIC en forma rápida; provoca una vasoconstricción que reduce el volumen sanguíneo y por consiguiente la PIC.[6] En estos casos se impone realizar un monitoreo continuo de la PIC, que permitirá controlar la eficacia de las medidas terapéuticas y decidir su continuación o abandono.

*Barbitúricos.* Cuando la PIC excede los 25 mm Hg a pesar de todas las medidas terapéuticas precedentes, puede iniciarse la administración de un régimen de tiopental sódico. Se requiere un equipo de personas altamente entrenadas, un laboratorio capaz de efectuar determinaciones sanguíneas de barbitúricos, monitoreo continuo de PIC, tensión arterial y catéter de Swan-Ganz para control de la presión pulmonar. Su uso se basa en la capacidad de estos agentes de reducir el metabolismo cerebral, reducir el flujo sanguíneo cerebral y actuar como bloqueantes de radicales libres y otros tóxicos metabólicos.[6]

*Anticomiciales.* Dado que la perfusión cerebral se vería reducida drásticamente si una convulsión se sobreagrega al ya comprometido cerebro, es importante tomar medidas preventivas que eviten la aparición de episodios comiciales. Se administra difenilhidantoína con una dosis de carga inicial de 900 mg en las primeras 24 horas, seguida por dosis de mantenimiento diarias de 300 mg. El tratamiento anticomicial se comenzará en forma preventiva en todo paciente que presente edema cerebral o algún tipo de lesión ocupante postraumática, incluidas las fracturas-hundimientos, como se detalló antes.

*Manejo de las contusiones cerebrales.* El manejo terapéutico de pacientes que sufren contusiones cerebrales postraumáticas se limita, en un alto porcentaje de los casos, al manejo del edema cerebral y de la PIC elevada en una unidad de cuidados intensivos y con vigilancia neuroquirúrgica. Sólo en aquellas contusiones polares, con riesgo de herniación transtentorial, puede evaluarse su evacuación quirúrgica.

*Manejo de las colecciones intracraneanas.* Como se detalló al considerar los aspectos fisiopatológicos, el pronóstico de las colecciones hemáticas intracraneanas está ligado a su rápida evacuación quirúrgica.[6,28,36]

Los hematomas o higromas de pequeño volumen, sin desplazamiento de estructuras apreciables en la TC o IRM, y con estabilidad clínica y neurológica, pueden ser tratados en forma conservadora, con terapéutica anticomicial preventiva. El monitoreo clínico y neurorradiológico, con estudios seriados que puedan detectar cambios en el volumen o en el efecto de masa durante las primeras semanas de evolución, son necesarios para garantizar una evolución favorable y sin sorpresas.

*Epilepsia postraumática.* No importa en qué momento aparezca luego del TEC, el tratamiento de una epilepsia postraumática debe ser precoz y su meta debe ser mantener al paciente libre de episodios comiciales.

Si bien la incidencia global de epilepsia postraumática en TEC cerrados es de alrededor del 5%, el uso sistemático de anticomiciales en forma profiláctica continúa siendo tema de controversia.

## Pronóstico general de los TEC en los ancianos

La edad de los pacientes se considera un importante factor de pronóstico en la morbimortalidad que sigue a un TEC. Muchos estudios han mostrado claramente que a mayor edad, peor pronóstico.[10] Los pacientes ancianos tienen mayor posibilidad de padecer un daño cerebral preexistente de causa cerebrovascular o traumática, lo que hace menos probable una completa recuperación posterior.

Otro factor que puede estar involucrado es la existencia previa de enfermedades sistémicas que, como en el caso de la diabetes o las enfermedades cardiovasculares, hacen más probable la aparición de complicaciones y entorpecen la correcta recuperación postraumática. El interesante estudio de Vollmer y col. reafirma claramente estos aspectos de pronóstico para la población mayor de 55 años.[10] Según el estudio, y al margen de otros factores relacionados, la influencia de la edad en el pronóstico está dada por la incapacidad del cerebro de recobrarse del daño patológico. Para aclarar esto habría que estudiar profundamente la influencia de los cambios neuronales y gliales, el metabolismo de los neurotransmisores y la función de la barrera hematoencefálica del cerebro añoso, y su relación con el daño traumático.

## TRAUMATISMOS RAQUIMEDULARES (TRM)

### Introducción

Las lesiones agudas de la columna vertebral y de la médula espinal son una causa traumática frecuente de incapacidad y muerte en la población general. Si bien el 80% de las lesiones traumáticas raquídeas ocurren en menores de 40 años,[37] con la edad los huesos sufren cambios morfológicos y biomecánicos, como reducción de la densidad, pérdida de grosor de las trabéculas y una drástica disminución en la resistencia,[38] y los ancianos se transforman en una población particularmente predispuesta a sufrir lesiones raquídeas en ocasión de sufrir traumatismos.[39]

### Epidemiología

Los datos epidemiológicos de diferentes países coinciden en destacar a los accidentes automovilísticos como la causa principal de los TRM, seguidas por caídas y accidentes deportivos; pero en los sujetos de más de 50 años toman especial importancia etiológica las caídas en el hogar. La incidencia de lesiones raquimedulares traumáticas varía entre 15 y 60 casos por millón de habitantes por año, según los diferentes autores.[40,41,42]

### Mecanismos de lesión raquídea

Los mecanismos que causan lesión de la columna y de la médula espinal dependen de la diferente anatomía y movilidad en cada nivel.

Una importante proporción de las lesiones en el nivel cervical se produce en ocasión de un TEC. A veces la movilidad de la columna cervical y el potencial inercial de la extremidad cefálica se suman para producir lesiones por flexoextensión (latigazo).

Sin embargo, no todas las lesiones en el nivel cervical se acompañan del mismo compromiso neurológico, ya que el diámetro del conducto vertebral es mayor en el nivel atlantoaxoideo respecto del diámetro en el nivel de C6-C7. Las lesiones más frecuentes de la región cervical son secundarias a fuerzas de flexión, extensión, rotación lateral, carga axial, golpes directos o combinaciones de ellas.

La columna dorsal, gracias a las estructuras que la rodean, tiene una estabilidad mayor; pero el diámetro del conducto vertebral dorsal es pequeño (por lo tanto existe poco espacio para que un fragmento de hueso o un disco protruido no cause una lesión medular). En esta región del raquis los mecanismos involucrados son la flexoextensión y la carga axial; las lesiones por rotación son más raras en la región dorsal. Los golpes directos y los proyectiles también pueden causar lesiones en este nivel.

La unión dorsolumbar es una zona de movimiento donde pueden actuar fuerzas rotatorias, de flexoextensión y, en especial en los ancianos, la carga axial. Las caídas "desde la propia altura" provocan, en particular en los ancianos, lesiones en este nivel. Sus cuerpos vertebrales son más frágiles por la osteoporosis, que es habitual en esta edad en especial en las mujeres.[43]

En la región dorsolumbar el problema de la estabilidad postraumática es mayor que en la región dorsal.

Las fracturas del sacro son muy raras, se hallan en general producidas por fuerzas de torsión y el compromiso neurológico es variable.

### Fisiopatología del daño medular

*Shock medular.* Se trata de un síndrome de sección medular completa, que se recupera en un tiempo variable de minutos hasta 48 horas. En general no se aprecian cambios anatómicos macroscópicos ni lesiones identificables en los estudios neuroimagenológicos.

*Contusión medular.* Se denomina así al foco de necrosis medular que se produce por una lesión mecánica. Los cambios celulares y microvasculares que siguen al impacto provocan un daño secundario que afecta tanto a la sustancia gris como a los cordones mielínicos de la sustancia blanca.[44] Originalmente la lesión es una necrosis centromedular que se puede extender en forma centrípeta.

Las medidas terapéuticas que se instauran en la etapa aguda (reducción de fracturas, estabilización, corticoides, diuréticos, etc.) buscan limitar el daño del tejido nervioso y eliminar los factores compresivos que tienden a agravar las lesiones medulares.

*Mielopatía tardía*. En algunos pacientes, cierto tiempo después de un TRM con secuelas variables (de la paraplejía a la recuperación total) se observa la aparición de una sintomatología neurológica nueva que tiende a agravarse progresivamente. Básicamente están involucrados dos mecanismos:

- La siringomielia postraumática, que en general se produce en los TRM de la región cervicodorsal. Son cavitaciones centromedulares sin conexión con el epéndimo, que pueden extenderse a varios segmentos.

- La degeneración cordonal tardía, que es un proceso degenerativo de los cordones laterales y posteriores, asociado a veces con lesiones que comprometen las astas grises medulares.

Este tipo de lesiones son particularmente frecuentes en pacientes ancianos que tienen un terreno previo caracterizado por perturbaciones circulatorias crónicas en un raquis segmentariamente estrecho.

*Lesiones radiculares*. Las raíces nerviosas se afectan en los traumatismos raquídeos por elongación, avulsión o atrición directa. En los segmentos lumbosacros la lesión radicular puede ser aislada, pero en los segmentos cervicales y dorsales acompañan a las lesiones medulares.

## Patología raquídea

Los TRM pueden comprometer uno o varios de los elementos que constituyen el segmento móvil raquídeo. Desde el punto de vista funcional, el segmento móvil, o unidad funcional del raquis, está compuesto por dos vértebras adyacentes que tienen tres puntos de contacto: el disco intervertebral y las dos articulaciones interapofisarias posteriores, mantenidos en posición por una compleja estructura ligamentaria y muscular.

Las alteraciones producidas por un traumatismo pueden acompañarse por lesión ósea o no y en muchos casos hay luxaciones o subluxaciones que son potencialmente tan peligrosas, desde el punto de vista de la función neurológica y la integridad medular, como las fracturas vertebrales más graves (figs. 22-14 y 22-15).

### Tipos de fractura

Los trazos en una fractura vertebral pueden ser horizontales, frontales o sagitales, y presentarse aislados o en combinación originando múltiples fragmentos, lo que constituye una fractura conminuta o estallido vertebral (figs. 22-16 y 22-17.)

*Trazo horizontal*. Es el más común en los ancianos; el aplastamiento con acuñamiento anterior del cuerpo vertebral representa un porcentaje importante de las lesiones raquídeas por caídas (fig. 22-18).

*Trazo frontal*. Se debe a un fenómeno de flexión. Tiene la particularidad de predisponer a seudoartrosis del cuerpo vertebral con la inestabilidad raquídea consiguiente.

*Trazo sagital*. Involucra el cuerpo y se prolonga en el arco posterior. El compromiso radicular es casi constante (fig. 22-19).

### Luxaciones

Cuando la solución de continuidad involucra sólo las partes blandas capsuloligamentarias, el aspecto radiológico de la columna puede confundir respecto de la gravedad de la inestabilidad. Sólo pruebas radiológicas dinámicas son capaces de evidenciar la lesión.

A veces un pequeño fragmento puede ser "arrancado" y es el único compromiso óseo de una luxación por otra parte severa. Hay que recordar también que ocurren TRM graves sin que se encuentren lesiones óseas, discales o ligamentarias.

### Hernias discales agudas

Algunos episodios traumáticos pueden provocar la extrusión brusca de un disco intervertebral. La subsiguiente compresión radicular o radiculomedular, provocará un cuadro clínico agudo cuya causa podrá detectarse luego de un examen neurológico completo con TC e IRM.

### Lesiones inestables

Toda lesión que compromete la funcionalidad del segmento móvil raquídeo puede condicionar una inestabilidad osteoligamentaria.

Esta inestabilidad es más severa que la ósea pura que ocurre en los casos de aplastamiento simple del cuerpo vertebral. El desplazamiento inicial en estos casos suele ser definitivo, mientras que en los de inestabilidad osteoligamentaria se modifica y agrava.

## Manejo del paciente

### Reconocimiento y transporte

En la escena de un accidente la consideración inicial es reconocer si el paciente ha sufrido un TRM. La siguiente lista incluye los signos y síntomas más significativos de lesión raquídea aguda:

**Fig. 22-14.** Radiografía simple de una lesión severa C6-C7 en un paciente joven. El mecanismo de la lesión fue una flexoextensión brusca, en ocasión de un accidente automovilístico.

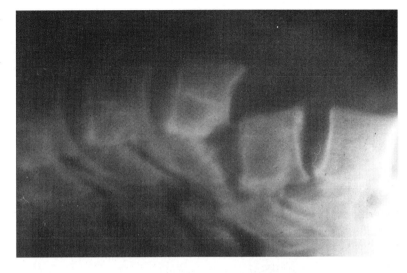

**Fig. 22-15.** IRM del mismo paciente. Además de la pérdida de alineación vertebral se puede apreciar la distorsión del cilindro dural y la médula en el nivel de la lesión. El paciente presentó un cuadro de sección completa medular.

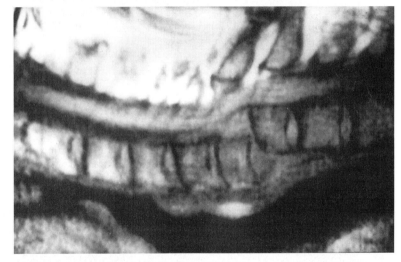

**Fig. 22-16.** Imagen tomográfica de un verdadero estallido vertebral dorsal, en ocasión de una caída desde una altura de 4 metros en un hombre joven.

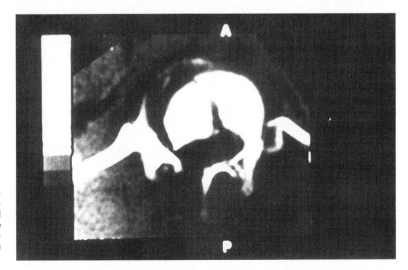

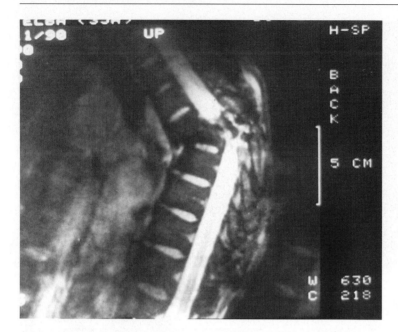

**Fig. 22-17.** IRM de una severa lesión raquídea dorsal con destrucción vertebral y fragmentos óseos en el canal vertebral. La lesión medular en estos casos suele ser completa e irreversible.

a) Signos motores: debilidad o parálisis de los músculos de las extremidades o del tronco.
b) Signos sensoriales: ausencia o alteración de la sensibilidad en el tronco o extremidades. Dolor: espontáneo o provocado a la palpación del cuello o la columna. El cuello y la espalda no deben ser movilizados para determinar si son dolorosos; sólo se deben palpar.
c) Incontinencia: pérdida del control de los esfínteres.
d) Signos superficiales: excoriaciones, laceraciones o deformidades de la columna o la región cervical.

Adicionalmente, todo paciente inconsciente debe ser considerado portador de una lesión raquídea hasta que se pruebe lo contrario.

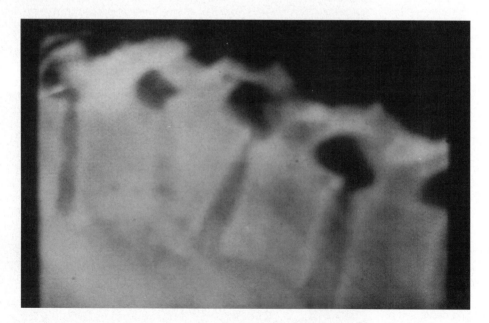

**Fig. 22-18.** Imagen radiológica simple de un aplastamiento vertebral dorsal, con acuñamiento anterior.

**Fig. 22-19.** Lesión vertebral lumbar predominantemente sagital, con pérdida de alineación del eje vertebral (derrumbe a derecha).

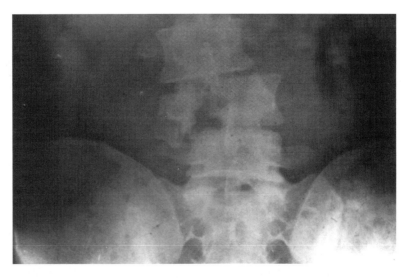

Una vez identificado como probable TRM debe tomarse una serie de medidas que tienden a estabilizar al paciente y minimizar el riesgo de agravar las lesiones.

Es necesario mantener libre la vía aérea, utilizándose preferiblemente una intubación nasotraqueal si fuera necesario.

Deben tratarse con vendajes compresivos todos los sitios sangrantes, sin remover ningún objeto penetrante hasta llegar al hospital.

El paciente debe ser colocado en posición supina neutra y toda su columna debe inmovilizarse contra una camilla rígida. La cabeza debe ser alineada suavemente con el resto del cuerpo y evitar todo intento de tracción cefálica hasta no contar con imágenes radiológicas que permitan evaluar el daño cervical. La colocación de un collar tipo Filadelfia en la escena del accidente puede ser contraproducente si para ello se moviliza en exceso el cuello o se comprime la vía aérea.

La colocación inmediata de una vía venosa y la posición de Trendelenburg durante el transporte permitirá el manejo inicial del estado de shock, casi siempre presente en pacientes con politraumatismos severos, y evitará la aspiración del contenido gástrico si se produjera un vómito.

### Evaluación inicial

Como en todo paciente traumatizado, se debe tener una visión inicial global de él, ya que en estas condiciones el TRM puede estar acompañado por lesiones abdominales y pelvianas, o por un TEC, que pueden pasar inadvertidos y condicionar complicaciones posteriores con riesgo de vida para el paciente. El caso contrario también es posible; a veces un paciente es atendido por un TEC y no se realiza una correcta evaluación del raquis, sin la cual no se apreciarán las lesiones vertebrales asociadas.

Una vez garantizada una compensación hemodinámica y respiratoria, se procederá a realizar un prolijo examen neurológico que incluye examen motor, sensitivo y rectal. El examen motor debe evaluar la fuerza de los diferentes músculos en las cuatro extremidades. La evaluación sensorial debe incluir sensibilidad superficial, dolorosa, térmica y profunda. Es recomendable utilizar un esquema en el que se pueda volcar la información de los distintos segmentos metaméricos en forma seriada, para tener un control correcto de la evolución en el tiempo. El examen del tono del esfínter anal dará idea del estado de la función sacra.

Una vez completado el examen, el conjunto de signos de nivel y de proyección presentes dará una idea del segmento en el cual asienta la lesión. Esta primera idea será básica para orientar los siguientes pasos en el estudio del paciente.

### Estudios radiológicos

Las metas del estudio radiológico inicial son: a) detección y categorización del tipo de lesión ósea, si la hubiere, b) detectar signos de compromiso orgánico medular, c) detectar compresiones extrínsecas a la médula espinal o a las raíces nerviosas que puedan tratarse con cirugía.[45]

El examen radiológico básico inicial debe incluir proyecciones laterales, anteroposteriores y oblicuas. Una placa lateral inicial detecta aproximadamente 2/3 de las lesiones significativas espinales.[46]

Para poner en evidencia la apófisis odontoides es útil la proyección transoral. Pueden ser necesarias proyecciones en posición de nadador, para evidenciar claramente las vértebras cervicales bajas. En la región cervical, si las placas radiográficas son normales y no hay déficit neurológico, deben entonces realizarse placas dinámicas en flexoextensión en proyección lateral. Los movimientos no deben ser forzados más allá de lo que puede efectuar voluntariamente el paciente. Esto será de fundamental importancia para determinar si la columna cervical conserva su estabilidad.

Si hay algún indicio de lesión medular, radicular o evidencia de inestabilidad, o lesión ósea en las placas iniciales, debe evitarse toda movilización durante el estudio radiológico. Si bien las placas simples pueden brindar excelente información cuando se analizan cuidadosamente, la sensibilidad de la TAC es dos veces mayor.[46] La utilidad de esta última es innegable para determinar si hay compromiso del canal raquídeo, ya sea por fragmentos óseos como por extrusión discal; además permite detectar lesiones abdominales o pelvianas asociadas. Las radiografías simples previas de buena calidad ayudan a orientar el nivel en que se realizará la TAC, ahorrando tiempo que es valioso en el manejo de estos pacientes.

La IRM, cuando está disponible para su uso en la emergencia, brinda datos esclarecedores sobre el parénquima medular espinal, descarta hematomas extradurales asociados y permite tomar decisiones terapéuticas (elección de la vía de abordaje). Su utilidad es complementaria de la TAC, que permite una valoración más precisa de las estructuras óseas (fig. 22-20).

Si bien hoy en día se está utilizando cada vez menos la mielografía como método diagnóstico, dada la alta calidad de imágenes obtenidas con la TAC y la IRM, su uso en pacientes con TRM se justifica frente a déficit neurológicos progresivos, para determinar el nivel exacto de la lesión si no se dispone de TAC o IRM.

## Tratamiento

Hay cinco pasos importantes en el manejo terapéutico de los pacientes con TRM:

1) Inmovilización,
2) estabilización médica,
3) alineación de la columna,
4) descompresión quirúrgica y
5) estabilización de la columna.

*Inmovilización.* Debe ser inmediata luego de producido el TRM, ya que –como se sabe– el movimiento de la médula afectada agrava la lesión.[47] Durante los estudios radiológicos deben extremarse los cuidados para que la movilización sea la mínima indispensable. Si existen dudas acerca de una probable lesión cervical, se colocará un collar de Filadelfia con el que puede realizarse la evaluación neurorradiológica.

*Estabilización médica.* Como en cualquier situación de emergencia traumática, deben asegurarse la vía aérea, la circulación y la perfusión.

En el paciente anciano con una lesión medular central (compromiso neurológico parcial con conservación caudal de la función motora) y shock, la recuperación medular puede estar comprometida. Son imprescindibles una buena presión arterial y una adecuada reposición de volumen, no siempre posibles a causa de la inestabilidad cardiovascular.

*Alineación de la columna.* Las luxaciones vertebrales provocan compresión medular. Esta razón es más que suficiente para que la alineación sea un objetivo a cumplir con el menor retraso. En las fracturas cervicales proximales el procedimiento se limita muchas veces a colocar la cabeza en una posición neutra. En los segmentos cervicales medios y bajos puede estar indicada la tracción cefálica con estribo y pesas variables. En el nivel dorsolumbar puede recurrirse a la tracción esquelética con pesas contra gravedad (paciente en posición de Trendelenburg).

*Descompresión del conducto vertebral.* Los procedimientos quirúrgicos descompresivos están indicados cuando luego de alineada la columna se verifica compresión medular o radicular.

Cuando se encuentran fragmentos óseos o discales en el interior del canal, está indicada la cirugía para recuperar el espacio necesario para la médula espinal.

Asimismo, frente a un paciente que presenta un déficit neurológico progresivo, sea por edema medular o por compresión extrínseca ejercida por un hematoma extradural, debe corroborarse rápidamente el nivel lesional y proceder a la descompresión quirúrgica.

La elección de la vía de abordaje, teniendo en cuenta la causa de la compresión y el segmento afectado, es competencia del neurocirujano.

*Estabilidad de la columna.* La estabilización de la columna debe ser óptima para evitar una inestabilidad posterior. Una columna inestable, en la cual puede repetirse la subluxación, puede sufrir una nueva lesión medular o el desgarro de raíces nerviosas adyacentes. Aun en el paciente con severo daño neurológico una columna estable le permitirá cierto grado de independencia en el momento de la rehabilitación. Es entonces fundamental mantener la estabilidad hasta que se produzca la consolidación ósea, para evitar la aparición de seudoartrosis.

**Fig. 22-20.** IRM de un aplastamiento dorsal bajo con desplazamientos de fragmentos vertebrales al canal raquídeo, y compresión del epicono medular.

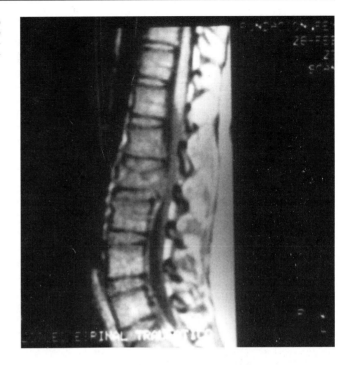

La posibilidad de usar placas y barras de distintas aleaciones metálicas, injertos óseos o implantes de material sintético (BOP) brinda recursos de los cuales puede valerse el especialista en cirugía del raquis para alcanzar la meta de la columna estable.

*Corticoides.* El uso de corticoides (dexametasona o metilprednisolona) en los pacientes con TRM continúa siendo tema de discusión. El uso de dosis altas de metilprednisolona, comenzando inmediatamente de producido el trauma (en las primeras 8 horas) y con altas dosis de mantenimiento, sería el único plan racional que ha probado ser positivo en la evolución de estas lesiones.[48]

Este efecto se debería a una inhibición de la peroxidación lipídica medular, que ha sido postulada como un hecho clave en la inducción de la lesión secundaria. El mecanismo molecular de acción de los esteroides parece depender de su interposición dentro de la membrana celular bloqueando las reacciones peroxidativas.[49]

*Rehabilitación.* Una vez tratados los aspectos mecánicos, debe encararse en forma precoz una rehabilitación que tienda al máximo de recuperación funcional y que debe extenderse por largo tiempo.

En el ínterin el paciente podrá sufrir una serie de complicaciones urinarias, digestivas, cutáneas y respiratorias. La prevención y el manejo correcto de estas complicaciones es lo que aumentará las expectativas de vida de estos pacientes.

## BIBLIOGRAFÍA

1. Kasbeek WD, Mc. Laurin RL, Harris Bsh, Miller JD. The national head and spinal cord injury survey: mayor foundings. J. Neurosurgery 53:519-531, 1980.
2. Federle MP, Brant-Zawadski M. Trauma: CT and emergency. Diagn Imag, 34-38, 1982.
3. Golstein M. Traumatic brain injury: a silent epidemie. Ann Neurol, 27:327, 1990.
4. Levin HS, Benton AL, Grossman RG, eds. Neurobehavioural consecuences of closed head injury. Nueva York. Oxford Univ Press, 1982.
5. Jameson KG. Surgical lesion in head injuries: their relation incidence, mortality rater and trends. Austr NZ J Surg, 44:241-250, 1974.
6. Jennett B, Tessdale G. Diagnóstico y tratamiento de los traumatismos craneoencefálicos. Salvat Ed, Barcelona, España, 1986.
7. Klonoff H, Thomson GB. Epidemiology of head injuries in adults. Can Med Asoss J, 100:232-241, 1969.
8. Lemsistre D, Galibert P. Étude statistique d'une serie de 655 observations de neuro traumatologie crániene traitées á la Clinique St. Joseph de Pointe-á-Pitre de 1972 a 1976. Med Afr Noire, 27:137-143, 1980.
9. Steadman JH, Graham JG. Head injuries: an analisys and folow up study. Proc Roy Sol Med, 63:23-28, 1970.
10. Vollmer DG, Torner JC, Jane JA, Sadovnic B, Charlebois D, Eisemberg HM, Foulkes MA, Marmarou A, Marshall LF. Age and outcome following traumatic coma: why do older patients fare worse? J Neurosurg, 75:537-549, 1991.
11. Criano D, Farinella E, Geijo JM, Brocanelli MA. Estudio epidemiológico y estadístico de los traumatismos encefalocraneanos en el Hospital Naval Buenos Aires. II Jornadas del Hospital Naval de Bs. As. Nov. 1992.
12. Grahm TW, Williams FC, Jr, Harrington T, Spetzler RF. Civilan gunshot wounds to the head: A prospective study. Neurosurgery, 27:696-700, 1990.

13. Kauffman HH. Civilian gunshot wounds to the head. Neurosurgery, 32:962-964, 1993.
14. Nagib MG, Rockzwold GL, Sherman RS, Lagard MW. Civilian gunshot wounds to the brain: Prognosis and management. Neurosurgery, 18: 533-537, 1986.
15. Selden BS, Goodman JM, Cordell W, Rodman GH, Jr., Schmitzer PG. Outcome of self inflicted gunshot wounds of the brain. Ann Emerg Med, 17:247-253, 1988.
16. Gurdjian ES, Webster JE, Lissner HR. The mechanisms of skull fracture. J Neurosurg, 7:106-114, 1950.
17. Lennon W. Cerebrospinal fluid rhinorrhea in non-missile head injuries. Clin Neurosurg 12:237-252, 1966.
18. Garvin JM. Skull Trauma. Emerg Med Services, July-August, 58-61, 1982.
19. Gentry LR, Godersky JC, Thomson BH. Traumatic brain stem injury: MR imaging. Radiology, 171:177-187, 1989.
20. Adams JH, Graham DI, Murray LS, Scott G. Diffuse axonal injury due to non-missile head injury in humans. An analisys of 45 casses. Ann Neurol, 12:557-563, 1982.
21. Greenberg RP, Becker DP, Miller DJ, Mayer DJ. Evaluation of brain function in severe human head trauma with multimodality evoked potentials. J Neurosurgery, 47:163-177, 1977.
22. Levi L, Guilburg JN, Lemberger A, Soustield JF, Feinsod M. Difuse axonal injury: Analisys of 100 patients with radiological signs. Neurosurgery, 27:429-432, 1990.
23. Adams JH, Graham DI, Gennarelli TA. Contemporary neuropathological considerations regarding brain damage in head injuries. En: Becker DP, Povlishock JT (Eds.). Central Nervous System, Status Report. Bethesda, MD, Natl. Inst. of Health, págs. 65-77, 1985.
24. McHenry JIC, West JW, Cooper ES. Cerebral autoregulation in man. Stroke, 5:695-705, 1974.
25. Pozzatti E, Tognetti F, Cavallo M. Acciarrin. Extradural hematomas of the posterior cranial fossa: Observations on a series of 32 consecutives cases treated after the introduction of computed tomographie scanning. Surg Neurol, 32:300-303, 1989.
26. Rivas JJ, Lobato RD, Sarabia R. Extradural hematoma: Analisys of factor influencing the courses of 161 patients. Neurosurgery, 23:44-51, 1988.
27. Doherty DL. Posttraumatic cerebral atrophy as a risk factor for delayed acute subdural hemorrhage. Arch Phys Med Rehabil, 69:542-544, 1988.
28. Jamjoom A, Nelson R, Stranjalis G, et al. Outcome following surgical evacuation of traumatic intracranial haematomas in the elderly. Brit J Neurosurgery, 6:27-32, 1992.
29. Miller D. Physiology of trauma. Clin Neurosurgery, 29:103-130, 1983.
30. Gean AD. Imaging of head trauma. Raven press (Ed.), Nueva York, 1994.
31. Gudeman SK, Ward JD, Becker DP. Operative treatment in head injury. Clinical Neurosurgery, 29:326-345, 1983.
32. Teasdale G, Jennett B. Assessment of coma and impaired conscioussness. A practical scale. Lancet 2:81-84, 1974.
33. Pitts LH. Neurological evaluation of the head injury patient. Clin. Neurosurg. 29:203-224, 1984.
34. Weiner IM. Diuretics and other agents employed in the mobilization of edema fluid. En: Goodman y Gilman's. The pharmacological basis of therapeutics. 8ª ed. Pergamon Press, Inc., Nueva York, 1990.
35. Becker DP, Vries JK. The alleviation of increased intracranial pressure by the chronic administration of osmotic agents. En: Brockm, Dietzh, (Eds.). Intracranial pressure. Springer-Berlag, Berlín, págs. 309-315, 1973.
36. Jamjoom A. Justification for evacuating acute subdural haematomas in patients above the age of 75 years. Injury, 23:518-520, 1992.
37. Maroon JC, Abla AA. Classification of acute spinal cord injury, neurological evaluation and neurosurgical evaluation. Critical Care Clins, 3:655-677, 1988.
38. Hayes WC, Piazza SJ, Zysse PK. Biomechanics of fracture risk prediction of the hip and spine by quantitative computerd tomography. Radiol Clin North Am, 29:1-18, 1991.
39. Kiwerski JE. Injuries to the spinal cord in elderly patients. Injury, 23:397-400, 1992.
40. Bosch A, Stauffer ES, Nickel VL. Incomplete traumatic quadriplegia, a tenyear review. JAMA, 216:473, 1971.
41. Bucy PC. Editorial. Acute cervical spinal injury. Surg Neurol, 20:427-429, 1983.
42. Key AG, Retief PSM. Spinal cord injuries. An analysis of 300 new lesions. Paraplegia, 7:243-249, 1970.
43. Heggeness MH. Spine fracture with neurological deficit in osteoporosis. Osteoporosis Int, 3:215-221, 1993.
44. Ducker TB. Experimental injury of the spinal cord. En: Vinken, PJ and Bruyn, GW (Eds.). Handbook of Clinical Neurology, Vol. 25, Elsevier, Holanda, 1976, págs. 9-26.
45. Djang WT. Radiology of acute spinal trauma. Critical Care Medicine, 3:495-518, 1987.
46. Gehweiler JA, Osborne RL, Becker RF. The radiology of vertebral trauma. Philadelphia, WB Saunders, 1980.
47. Ducker TB, Salcman M, Daniel HB. Experimental cord trauma. III: Therapeutic effect of inmovilization and pharmacologic agents. Surg Neurol, 10:71-76, 1978.
48. Bracken MB, Shepard MJ, Collin WF, et al. Methylprednisolone or naloxone treatment after acute spinal injury: 1 year follow-up data. Results of the second National Acute Spinal Cord Injury Study. J Neurosurg, 76:23-31, 1992.
49. Hall ED. Neuroprotective actions of glucocorticoid and non glucocorticoid steroids in acute neuronal injury. Cel Molec Neurobiol, 13:415-432, 1993.

# 23

# Epilepsia

Jorge Juan Asconapé

## INTRODUCCIÓN

Tradicionalmente la epilepsia ha sido considerada una enfermedad propia de la infancia o adolescencia y rara de la vejez. Estudios recientes, sin embargo, demuestran claramente que la incidencia de epilepsia es máxima en la séptima y octava década de la vida. Cerca de la cuarta parte de las epilepsias comienzan luego de los 60 años y en muchos casos el diagnóstico se demora debido a que el médico no incluye esta enfermedad en su diagnóstico diferencial. A su vez, las epilepsias en el geronte poseen características diferentes a las de la niñez y el adulto joven, por lo que requieren un enfoque diagnóstico y terapéutico diferente. En el anciano se observa una mayor proporción de epilepsias focales y una incidencia mucho más elevada de lesiones cerebrales asociadas. La tolerancia a la medicación antiepiléptica es menor y las posibilidades de suspenderla luego de un período de control adecuado son menores que en el joven. Demás está enfatizar la importancia de un diagnóstico precoz y un tratamiento adecuado a los fines no sólo de mejorar la calidad de vida del sujeto, sino además de prevenir complicaciones graves. Las crisis epilépticas en el anciano suelen limitar la capacidad del individuo de vivir en forma independiente y son causa frecuente de cuadros de ansiedad y depresión. Fracturas óseas u otras lesiones accidentales, neumonía aspirativa o cuadros confusionales prolongados se observan con mayor frecuencia que en el joven.

## DEFINICIÓN Y CONCEPTOS BÁSICOS

El término crisis epiléptica se refiere a cuadros transitorios de disfunción neurológica ocasionados por una descarga excesiva de un grupo de neuronas corticales. Dependiendo de la localización y el grado de propagación cortical, las manifestaciones clínicas pueden ser sumamente variadas, como trastornos de la conciencia, emociones o conducta, movimientos anormales, alteraciones de la sensibilidad o manifestaciones autonómicas. Es importante recordar que la corteza cerebral de un individuo normal es capaz de producir crisis epilépticas dadas las circunstancias adecuadas. Prácticamente cualquier persona sufrirá una convulsión generalizada si las concentraciones cerebrales de glucosa u oxígeno caen por debajo de un nivel crítico. También es sabido que distintas personas poseen umbrales convulsivos diferentes, determinados en forma hereditaria. El ser humano está expuesto a una larga lista de condiciones clínicas (por ejemplo alteraciones tóxicas o metabólicas) que pueden producir una crisis epiléptica aislada en un cerebro en todo lo demás normal. Si bien el término crisis epiléptica se utiliza en este contexto, esos individuos no son considerados epilépticos. El término epilepsia se refiere a la tendencia de ciertos sujetos a sufrir crisis epilépticas recurrentes, a lo largo del tiempo, sin una causa extracerebral aparente. El término en sí es relativamente inespecífico y abarca una gran cantidad de enfermedades y síndromes cuya única característica en común es la tendencia a presentar crisis epilépticas recurrentes. Si bien en ciertos casos el diagnóstico puede establecerse luego de una primera crisis y hallazgos electroencefalográficos característicos, en general se requieren dos o más crisis. En la definición de epilepsia el término recurrente implica una situación de cronicidad, es decir que las crisis están separadas por períodos relativamente prolongados (semanas, meses o años). Una serie de convulsiones que recurren en un período de horas, a los fines del diagnóstico de epilepsia son considerados como una crisis única. El requisito de que no debe existir una causa extracerebral indica que las crisis habrán de ser secundarias a una alteración cortical intrínseca. Por ejemplo, crisis secundarias a hipoglucemia, si bien pueden ser recurrentes debido a episodios de hipoglucemia recurrentes, no son considerados como epilepsia ya que una vez normalizada la glucemia el cerebro funciona en forma normal. A su vez, si la hipoglucemia es severa y produce un daño cortical permanente del que resulta la generación de crisis recurrentes (no ya asociadas a episodios de hipoglucemia), tal condición es considerada epilepsia.

Se estima que entre el 2% y el 5% de la población general sufre por lo menos una convulsión afebril en el curso de la vida.[1,2,3] El riesgo de desarrollar epilepsia es máximo en los dos extremos de la vida, con una incidencia relativamente baja en adultos jóvenes (fig. 23-1). Por muchos años se ha considerado a la edad pediátrica, especialmente el primer año de vida, la de mayor riesgo para el desarrollo de convulsiones epilépticas. Estudios recientes demuestran que el riesgo máximo es a partir de los 75 años, con un aumento notable en la incidencia a partir de los 60 años.[4-8] Hauser y Kurland estimaron que la incidencia de crisis epilépticas en Rochester, Minnesota, entre los 40 y 59 años de edad era 11,9/100.000, mientras que por encima de los 60 años escalaba a 82/100.000.[1] En el mismo estudio la prevalencia de crisis epilépticas también se incrementó con la edad: 7,3/1.000 entre los 40 y 59 años y 10,2 a partir de los 60 años.[1] Estudios europeos han encontrado resultados similares.[4-6,9,10] La incidencia de epilepsia en la población general se ha estimado entre 20 a 50/100.000; en el estudio danés la incidencia en la población mayor de 60 años fue de 77/100.000.[6] Aproximadamente un 24% a 35% de las epilepsias comienzan luego de los 60 años.[11,12] Estas cifras sugieren que las crisis epilépticas en el geronte son la causa más frecuente de disfunción neurológica seria luego de los accidentes cerebrovasculares y las demencias. La causa de la alta incidencia de epilepsia en la edad senil probablemente obedece a diversos factores. No sólo se observa un aumento en la incidencia de enfermedades que constituyen factores de riesgo para el desarrollo de epilepsia (enfermedad de Alzheimer, accidentes cerebrovasculares, tumores cerebrales), sino que el envejecimiento cerebral de por sí parece ser un factor de riesgo.[13]

## Manifestaciones clínicas

La epilepsia se manifiesta básicamente en la forma de crisis epilépticas, sin presentar otros síntomas en el período intercrítico en la mayoría de los casos. Las crisis suelen variar mucho entre individuos, lo que con frecuencia plantea dificultades de diagnóstico. En un mismo individuo, sin embargo, las crisis son sumamente estereotipadas y tienen la misma secuencia de acontecimientos una y otra vez.

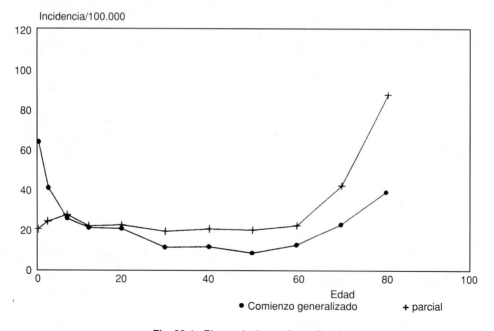

**Fig. 23-1.** Riesgo de desarrollar epilepsia.

**Cuadro 23-1.** *Clasificación internacional de crisis epilépticas (versión simplificada)*

I. Crisis parciales (focales)
  A. Crisis parciales simples (sin alteración de la conciencia)
    1. Con sintomatología motora
    2. Con sintomatología somatosensitiva o sensorial
    3. Con sintomatología autonómica
    4. Con sintomatología psíquica
  B. Crisis parciales complejas (con alteración de la conciencia)
    1. Con comienzo parcial simple
    2. Con alteración de la conciencia desde el comienzo
  C. Crisis parciales con generalización secundaria

II. Crisis generalizadas
  A. Ausencias
  B. Mioclónicas
  C. Clónicas
  D. Tónicas
  E. Tónico-clónicas
  F. Atónicas (astáticas)

III. Crisis no clasificadas
  Incluye crisis que no pueden clasificarse en los grupos anteriores.

Existen varios tipos de crisis epilépticas, por lo que su clasificación y reconocimiento adecuados son esenciales para el correcto manejo del paciente. El tipo de crisis aporta datos valiosos para la determinación de la etiología de la epilepsia y la selección de los estudios complementarios. A su vez determina la selección del tratamiento anticonvulsivo. La clasificación internacional de crisis epilépticas las divide en dos grandes grupos: parciales (focales) y generalizadas (cuadro 23-1). En esa clasificación se observan dos tipos de crisis: tónico-clónicas: primarias y secundariamente generalizadas. Las primeras son generalizadas desde el comienzo y por lo común se observan en epilepsias idiopáticas (determinadas genéticamente). Las secundariamente generalizadas son, como su nombre lo indica, focales en su inicio. Este inicio focal, sin embargo, no es clínicamente aparente en un número importante de los casos, por lo que la distinción entre ambos tipos es muy difícil en gente joven. A los fines prácticos toda convulsión generalizada tónico-clónica que comienza luego de los 60 años debe considerarse como secundariamente generalizada. La incidencia de crisis primarias generalizadas tónico-clónicas en esta edad es cercana al 1%.[15] No debe olvidarse, sin embargo, que ciertas crisis primarias generalizadas, de comienzo en la adolescencia (ausencias, mioclonías o generalizadas tónico-clónicas), pueden persistir de por vida y observarse en el anciano. En la edad geriátrica la incidencia de crisis parciales es sumamente elevada en relación con otros grupos etarios. La frecuencia de crisis parciales simples se ha estimado entre un 11% y un 40%.[7,16,17] Las crisis parciales simples se observan con mucho mayor frecuencia en la población de pacientes con lesiones estructurales (infartos, hematomas, tumores, etc.) y su presencia debe alertar al médico clínico sobre la posibilidad de una lesión (cerebral) subyacente.[18] Aproximadamente la mitad de los pacientes mayores de 60 años presentan crisis parciales complejas, que es el tipo más común.[7]

Las crisis parciales simples pueden presentar una amplia gama de manifestaciones clínicas, incluidos fenómenos de tipo motor, sensitivo, sensorial autonómico o manifestaciones de tipo psíquico. El nivel de conciencia no se altera y el paciente en general es capaz de describir el acontecimiento en detalle. Las crisis parciales simples con síntomas sensitivos puros son difíciles de distinguir de cuadros de isquemia cerebral transitoria. La parálisis posictal, también conocida como fenómeno de Todd, se observa por lo común luego de una crisis parcial motora y con frecuencia se diagnostica erróneamente como un accidente vascular cerebral, en especial si el episodio convulsivo no fue presentado o fue relativamente leve.[19,20] En la casuística de Norris, de 821 casos diagnosticados como accidentes cerebrovasculares 13% resultaron tener un diagnóstico equivocado, siendo la parálisis de Todd la causa más frecuente de error.[21] La forma de presentación típica es una paresia residual (hemiparesia o monoparesia) en la zona del cuerpo afectada por la crisis motora. Por lo general se recupera en unas horas, pero puede durar hasta un máximo de 4 días.[19]

Las crisis parciales complejas se caracterizan por una alteración en el nivel de conciencia de severidad variable. Como riesgo típico el paciente presenta una fijeza de mirada inicial y permanece inmóvil por unos segundos, sin responder a estímulos externos. La facies es característica, con retracción palpebral, midriasis y palidez. Esto es seguido por automatismos generalmente de tipo oroalimentario o gestuales. Conductas más complejas pueden observarse, como caminar sin rumbo, o estereotípicas, de tipo verbal. Son frecuentes los fenómenos motores por lo común de tipo postural, tónicos o clónicos. La recuperación de la crisis es casi siempre gradual y da lugar a un cuadro de confusión y somnolencia postictal. Las crisis parciales complejas pueden comenzar como simples que evolucionan o generan alteración de la conciencia desde el inicio. A su vez las crisis parciales, simples o complejas, pueden evolucionar a una crisis generalizada tónico-clónica. Cuadros confusionales prolongados son especialmente frecuentes en

**Cuadro 23-2.** *Clasificación internacional de epilepsias y síndromes epilépticos (versión simplificada)*

1. Epilepsias vinculadas a localización (parciales, focales)
   1.1. Idiopáticas (edad específica)
        Epilepsias benignas de la infancia
   1.2. Criptogénicas o sintomáticas
        Incluye una gran cantidad de entidades con gran variabilidad individual. La mayoría de las epilepsias de comienzo en el anciano se incluyen en este grupo
2. Epilepsias generalizadas
   2.1. Idiopáticas (edad específica)
        Ausencia típica (petit mal)
        Ausencia juvenil
        Epilepsia juvenil mioclónica (petit mal impulsivo)
        Epilepsia con crisis de gran mal del despertar
   2.2. Criptogénicas o sintomáticas
        Síndrome de West (espasmos infantiles)
        Síndrome de Lennox-Gastaut
        Ausencia mioclónica
        Epilepsia estático-mioclónica
   2.3. Sintomáticas
        Incluye una larga lista de síndromes o enfermedades en los cuales la epilepsia es una manifestación habitual
3. Epilepsias y síndromes indeterminados respecto a si son parciales o generalizados
4. Síndromes especiales
   4.1. Convulsiones febriles
   4.2. Convulsiones asociadas a factores determinados (estrés, hormonas, drogas, alcohol, trastornos metabólicos, etc.)
   4.3. Convulsiones aisladas, sin precipitante aparente
   4.4. Epilepsias reflejas

el geronte.[19,20] El mecanismo más común es una confusión postictal. En forma ocasional el cuadro confusional es de tipo ictal, en que las manifestaciones ictales tales como automatismos o fenómenos motores suelen estar ausentes. Esta entidad se conoce como estado de mal no convulsivo y es una variante del estado de mal epiléptico de tipo parcial.[20,22-25] La duración es variable, de horas a semanas, y se caracteriza por un cambio de la conducta que puede oscilar desde un ligero cambio en la personalidad hasta cuadros de estupor. El electroencefalograma es diagnóstico y la respuesta a una benzodiazepina intravenosa es casi siempre espectacular.

Otros tipos de crisis son más raros en el anciano. Crisis mioclónicas se observan con cierta frecuencia en la forma de polimioclonías multifocales en cuadros de encefalopatías metabólicas, siendo la uremia uno de los ejemplos más típicos. Mioclonías generalizadas a veces complican la encefalopatía hipóxico-isquémica luego de un paro cardíaco o un porcentaje pequeño de pacientes con enfermedad de Alzheimer.[26-30]

## Síndromes epilépticos

La clasificación internacional de las epilepsias y síndromes epilépticos tiene actualmente una aceptación universal (cuadro 23-2).[31] El reconocimiento de un síndrome epiléptico dado permite al médico seleccionar el tratamiento más efectivo, determinar su duración, establecer un pronóstico de remisión del síndrome e incluso en algunos casos brindar asesoramiento genético. La mayor variedad de síndromes epilépticos se presentan en las primeras dos décadas de la vida. En el anciano la inmensa mayoría de los casos de comienzo reciente son clasificados como epilepsias vinculadas a localización (parciales o focales) de tipo sintomático o criptogénico.

## Etiología

Con los avances tecnológicos recientes, en especial en el área de las neuroimágenes, el número de epilepsias de causa conocida ha ido en aumento.[32-34] A su vez en las epilepsias de comienzo tardío la proporción de casos sintomáticos es mayor que a cualquier otra edad.[7] La mayoría de los estudios demuestran que las enfermedades cerebrovasculares son la causa más frecuente de crisis epilépticas a partir de la séptima década de la vida.[5,7,17,18,35-41] Otras etiologías frecuentes incluyen neoplasias, trauma, demencias, trastornos tóxicos o metabólicos e infecciones del sistema nervioso central (cuadro 23-3).[17,18] Aun luego de una investigación cuidadosa, el porcentaje de pacientes que presentan una crisis epiléptica y permanecen sin una causa establecida oscila entre el 8 y el 50%.[7,9,12,16-18,37-39]

La relación entre epilepsia y enfermedad cerebrovascular es compleja. En la evaluación del paciente con una crisis epiléptica secundaria a un accidente cerebrovascular se debe distinguir entre dos situaciones básicamente distintas. Luego de un accidente vascular cerebral las cri-

**Cuadro 23-3.** *Causas más frecuentes de epilepsia en el anciano*

| Etiología | % |
|---|---|
| Accidentes cerebrovasculares | 30-45 |
| Neoplasias | 5-25 |
| Alteraciones toxo-metabólicas | 5-20 |
| Traumatismo craneano | 3-10 |
| Otras | 10-20 |
| Desconocida (criptogénica) | 20-50 |

sis que ocurren en forma temprana (primeras 2 semanas) deben ser distinguidas de las crisis que comienzan varias semanas a meses o incluso años después.[41,42]

Las crisis tempranas casi siempre son aisladas, ocurren en las primeras horas del ictus y son autolimitadas. Se considera que expresan una alteración citotóxica, metabólica cerebral aguda, inducida por el accidente vascular; y una vez que ese cuadro revierte o se estabiliza las crisis desaparecen. El desarrollo de epilepsia (crisis recurrentes) en estos casos es bajo y el tratamiento con medicación anticonvulsiva en forma crónica no es necesario.[43-46] El riesgo de desarrollar epilepsia es, sin embargo, mayor que en pacientes con cuadros cerebrovasculares que no presentan crisis epilépticas.[1,47] Las crisis de tipo tardío por lo general se deben a alteraciones de tipo estructural inducidas por el accidente vascular y presentan un riesgo alto de recurrencia. En la mayoría de estos casos el tratamiento profiláctico crónico está justificado. Estudios recientes demuestran que entre el 25% y el 50% de las crisis epilépticas que comienzan luego de los 60 años son causadas por accidentes cerebrovasculares.[5,17,18,35-37,39] La incidencia de crisis epilépticas en pacientes con accidentes cerebrovasculares ha sido estimada entre el 4% y el 15%, y la de epilepsia residual entre el 4% y el 9%.[47-52] En forma ocasional la epilepsia precede al accidente cerebrovascular por varios meses o años.[53,54] Ese fenómeno se ha intentado explicar por la presencia subclínica de enfermedad cerebrovascular. En un porcentaje de pacientes con epilepsia de comienzo tardío la tomografía computarizada ha demostrado lesiones de tipo vascular sin otra manifestación clínica que la presencia de convulsiones.[55,56] En los accidentes vasculares cerebrales el riesgo de desarrollar crisis epilépticas es máximo cuando las lesiones afectan la corteza cerebral.[34,57-59] Lesiones subcorticales o infratentoriales rara vez son causa de epilepsia.[43,51] Accidentes vasculares de tipo hemorrágico (hematomas intracerebrales y hemorragia subaracnoidea) causan crisis epilépticas con mayor frecuencia que lesiones isquémicas.[59] Hematomas subdurales crónicos rara vez se presentan con cuadros epilépticos.[60] Ocasionalmente una isquemia cerebral transitoria puede provocar una crisis epiléptica aislada.[49]

Los tumores cerebrales son otra causa relativamente frecuente de epilepsia. La mayoría de los estudios sugieren que en pacientes mayores de 60 años son responsables del 10% al 12% de los casos de epilepsia.[12,17,18,36,39] En aproximadamente la tercera parte de los pacientes las crisis constituyen la primera manifestación del tumor cerebral.[61] Metástasis y gliomas de alta malignidad son los tumores encontrados con mayor frecuencia;[12,18,39] los meningiomas se encuentran con mucho menor frecuencia.[18,62]

La enfermedad de Alzheimer es probablemente una causa frecuente de convulsiones y epilepsia, no siempre reconocida por el médico general. En un estudio de 81 pacientes con enfermedad de Alzheimer confirmada por autopsia, Hauser encontró una incidencia de crisis epilépticas del 10%.[29] Esta incidencia es 10 veces mayor que la esperada en ese grupo etario. Una incidencia muy similar (9,1%) fue encontrada por McAreavey en una población de 208 pacientes con diagnóstico clínico de demencia.[30] Las crisis son en su gran mayoría generalizadas tónico-clónicas y pueden aparecer en cualquier estadio de la enfermedad, aunque con una mayor frecuencia en estadios avanzados. La mayoría de las crisis son recurrentes pero con una frecuencia en general baja. Aproximadamente 10% de los pacientes con enfermedad de Alzheimer presentan crisis de tipo mioclónico,[29] que en general no coexisten con las crisis generalizadas tónico-clónicas.[29]

Las convulsiones aisladas secundarias a drogas son especialmente frecuentes en los extremos de la vida. La edad avanzada o la demencia se consideran factores primarios de riesgo en las convulsiones inducidas por fármacos, mientras que los accidentes cerebrovasculares previos u otras lesiones estructurales son factores de riesgo secundarios.[63] Un fármaco determinado puede producir una crisis epiléptica por varios mecanismos.[64] El más común es el neurotóxico directo cuando la droga es administrada en dosis habituales. Ciertas drogas producen convulsiones solamente en niveles tóxicos. En otros casos el mecanismo de acción es indirecto, cuando la droga induce una alteración en otros sistemas que a su vez determinan la convulsión. Ejemplos de este último proceso son los cuadros de hipoglucemia inducidos por hipoglucemiantes orales o insulina, hipocalcemia inducida por prednisona o hiponatremia secundaria a diuréticos. Las drogas asociadas con más frecuencia a cuadros convulsivos se listan en el cuadro 22-4. La mayoría de las convulsiones inducidas por drogas se observan en forma temprana, ya sea al inicio del tratamiento o luego de un aumento de la dosis. En poblaciones de riesgo, como los ancianos, estas drogas deben usarse en dosis bajas y los aumentos siguientes deben hacerse de manera muy gradual. Si bien prácticamente todos los antidepresivos han sido involucrados en la generación de convulsiones, el riesgo es mayor con los tricíclicos, maprotilina, amoxapina, bupropión y clomipramina, mientras que la trazodona y la fluoxetina parecen ser los más seguros.[63,64] De los medicamentos antipsicóticos, el riesgo es máximo con las fenotiazinas alifáticas (clorpro-

**Cuadro 23-4.** *Drogas frecuentemente asociadas con convulsiones*

Antidepresivos
    Tricíclicos (amitriptilina, imipramina, clomipramina)
    Maprotilina
    Amoxapina
    Clomipramina
    Bupropión
    Mianserina
Sales de litio
Antipsicóticos
    Fenotiazinas (clorpromazina, promazina, trifluoperazina)
    Butirofenonas (haloperidol)
Antihistamínicos
    Antagonistas $H_1$ (difenhidramina, tripelenamina)
Estimulantes del sistema nervioso central
    Teofilina
    Fenilpropanolamina
    Anfetaminas
Antiarrítmicos
    Lidocaína
    Mexiletina
Agentes antimicrobianos
    Antibióticos betalactámicos (penicilinas, imipenem)
    Quinolonas (ácido nalidíxico, ciprofloxacina)
    Agentes antituberculosos (isoniacida)

mazina, promazina, trifluopromazina), intermedio con las butirofenonas (haloperidol) y mínimo con los derivados piperazínicos o piperidínicos (flufenazina, tioridazina, mesoridazina).[64,65] En general los neurolépticos con mayores efectos extrapiramidales poseen el menor riesgo epileptogénico.[65]

Los trastornos sistémicos son otra causa frecuente de convulsiones en el anciano. Trastornos metabólicos como hipoglucemia, uremia, acidosis láctica, hipoxia, infecciones, abstinencia alcohólica y encefalopatía hipertensiva suelen causar crisis generalizadas tónico-clónicas. Sin embargo, el coma hiperosmolar no cetótico, la hipocalcemia y la uremia frecuentemente producen crisis motoras focales.[66]

## Diagnóstico diferencial

Alteraciones transitorias de la conciencia pueden obedecer a diversos mecanismos de alteración del sistema nervioso central. Fenómenos de hipoperfusión cerebral global, como el síncope o la lipotimia, la isquemia cerebral focal como en los accidentes vasculares, la amnesia global transitoria o la migraña, los trastornos metabólicos como la hipoglucemia o la hipoxia, las reacciones a drogas o las alteraciones súbitas de la presión intracraneana pueden producir cuadros de alteración neurológica transitoria que es posible confundir con cuadros epilépticos. En el anciano el síncope es probablemente una de las causas más frecuentes de pérdida de conocimiento y muchas veces plantea al médico serias dificultades en el diagnóstico diferencial con cuadros convulsivos. La distinción por lo común es posible mediante un cuidadoso interrogatorio del paciente o de personas que hayan presenciado el episodio. En el síncope el comienzo con frecuencia es gradual, con una sensación de mareo, debilidad general y oscurecimiento gradual de la visión. La pérdida de conocimiento casi siempre es breve (segundos a minutos), y el paciente permanece inmóvil, aunque algunas sacudidas clónicas son frecuentes. Puede haber incontinencia urinaria, pero es rara. El paciente presenta palidez extrema, respiración superficial y los pulsos periféricos son difíciles de palpar. La mayoría de los episodios sincopales ocurren en la posición erecta y suelen mejorar en la posición horizontal. La recuperación es por lo general rápida, sin un cuadro posictal importante. Náusea y debilidad general son frecuentes luego del síncope. En el anciano el síncope de causa cardíaca es muy frecuente, en cuyo caso las palpitaciones u otros síntomas cardíacos pueden preceder el episodio. Otras causas frecuentes de síncope en el anciano son hipotensión ortostática, síncope miccional (al vaciar la vejiga) y síncope tusivo (durante un acceso de tos intenso). Muy rara vez las crisis parciales complejas se presentan como un cuadro sincopal al inducir una bradiarritmia severa.[67,68]

Cuadros de "drop attacks" epilépticos (crisis atónicas) son sumamente raros en el anciano y casi siempre representan fenómenos de isquemia cerebral transitoria (vertebrobasilar) o tumores del III ventrículo o de la fosa posterior. Se caracterizan por una brusca caída sin causa aparente y sin pérdida de conocimiento. La recuperación es de ordinario inmediata y es común que los episodios se repitan a lo largo del tiempo. Las crisis de tipo cataplético consisten en la pérdida súbita del tono postural de ciertos grupos musculares (mandíbula, cuello o miembros inferiores). Por lo común se observan dentro del contexto de la narcolepsia y se asocian con somnolencia diurna excesiva, parálisis de sueño o alucinaciones hipnagógicas. Son de duración breve (segundos) y suelen precipitarse por emociones, sorpresa, risa o llanto.

## Tratamiento

Las convulsiones sintomáticas agudas no requieren tratamiento crónico con drogas antiepilépticas. En la etapa aguda por lo general son controladas con benzodiazepinas y corrección de los factores precipitantes (hipoglucemia, hiponatremia, drogas, etc.). Ante una crisis aislada sin un factor precipitante claro la decisión de iniciar tratamiento crónico es más difícil. No existe información suficiente en este grupo

**Cuadro 23-5.** *Selección de la droga antiepiléptica según el tipo de crisis*

| Tipo de crisis | Primera elección | Segunda elección | Tercera elección |
|---|---|---|---|
| Parciales | CBZ, PHT | VPA, VGB, GBP, OXC, LTG | PB, PRM |
| Generalizadas tónico clónicas | CBZ, PTH, VPA | VGB, GBP, OXC, LTG | PB, PRM |
| Mioclónicas | VPA | BZD, LTG? | FBM |
| Ausencias | VPA, ESM | BZD, LTG? | |
| Tónicas/atónicas | VPA | BZD, LTG? | FBM |

**Abreviaturas:** CBZ: carbamazepina; PHT: fenitoína; VPA: ácido valproico; VGB: vigabatrina; GBP: gabapentina; OXC: oxcarbazepina; LTG: lamotrigina; PB: fenobarbital; PRM: primidona; BZD: benzodiazepinas; FBM: felbamato; ESM: etosuximida

etario sobre la probabilidad de una recurrencia luego de una primera crisis sin factores causantes claros. Se sospecha, sin embargo, que el riesgo es mayor que en la edad pediátrica o la adultez. Si el paciente se encuentra, por lo demás, en excelente estado de salud, el tratamiento crónico puede diferirse. En la presencia de factores de riesgo vascular, demencia incipiente o anormalidades en el EEG, el tratamiento crónico casi siempre está justificado. En casos con daños cerebrales previos (infartos, hematomas, neoplasias o traumatismos craneoencefálicos) o crisis recurrentes, la decisión es más sencilla; el tratamiento está indicado en la inmensa mayoría de los casos.

Los lineamientos generales del tratamiento de las epilepsias en el geronte no difieren mayormente de los de otros grupos etarios. En el anciano es fundamentalmente farmacológico, teniendo la cura de la epilepsia un rol sumamente limitado. La selección del fármaco se basa fundamentalmente en el tipo de crisis epiléptica a tratar y en el perfil toxicológico del mismo (cuadro 23-5). La eficacia clínica de los diversos anticonvulsivos en las crisis parciales es similar y en la mayoría de estos casos la decisión de utilizar una cierta droga se basa en los efectos secundarios que posea, posibles interacciones con otras drogas que el paciente utilice y el grado de experiencia del médico con ella.[69,70]

El uso de fármacos en el anciano presenta problemas importantes que deben tenerse en cuenta al iniciar un tratamiento anticonvulsivo. Debe destacarse que todavía existe una gran escasez de información científica sobre los aspectos farmacocinéticos y farmacodinámicos de la mayoría de las drogas utilizadas en el anciano.[71-73] La mayoría de la información actual ha sido extrapolada de estudios realizados en jóvenes sanos (voluntarios) o proviene de informes de casos o información anecdótica (cuadro 23-6). Diversos aspectos de la fisiología del anciano modifican el comportamiento de las distintas drogas. En el anciano se observa una disminución progresiva del peso, lo que puede acarrear problemas si uno calcula las dosis habituales de un adulto sin corregir para el peso corporal. La absorción gastrointestinal, el vaciamiento gástrico y la secreción de ácido clorhídrico disminuyen progresivamente con la edad avanzada. La distribución de las drogas se modifica sustancialmente en el anciano: la concentración de albúmina disminuye y la proporción de tejido graso aumenta. En el caso de ciertas drogas, como la fenitoína o el valproato, que poseen una fracción ligada a la albúmina muy elevada (cercana al 90% en condiciones normales), la disminución de esa fracción determina que el nivel sérico de la droga (determinado por la fracción libre más la fracción ligada a la albúmina) disminuya, mientras que la fracción libre, farmacológicamente activa, se mantiene constante. En esta situación el rango terapéutico debe disminuirse en forma proporcional a las concentraciones de albúmina, a los fines de evitar cuadros de toxicidad clínica. El incremento en la proporción de tejido graso determina que el volumen aparente de distribución de drogas altamente liposolubles se eleve en forma considerable. La eliminación de drogas también se afecta en el geronte. La filtración glomerular disminuye progresivamente con la edad y afecta sobre todo la eliminación de drogas como la gabapentina, que se excretan en forma exclusiva por vía renal.[74] Si bien la capacidad metabólica hepática no se modifica mayormente con la edad, los procesos de hidroxilación suelen disminuir y afectan en forma leve el metabolismo de drogas tales como la fenitoína, el fenobarbital o la carbamazepina. Desde el punto de vista farma-

**Cuadro 23-6.** *Características farmacocinéticas de las principales drogas antiepilépticas*

| DROGA | DOSIS (Diaria) | VIDA MEDIA (Monoterapia) | RANGO TERAPÉUTICO | EFECTOS SECUNDARIOS |
|---|---|---|---|---|
| Fenitoína | 200-400 mg<br>3-6 mg/kg | 22 (7 a 42) h<br>24 | 10-20 µg/ml | Ataxia, nistagmo |
| Carbamacepina | 400-800 mg*<br>5-15 mg/kg | 20-72 h (inicial)<br>6-17 h (crónica) | 4-12 µg/ml | Mareos, visión borrosa, diplopía |
| Ácido valproico | 750-2.000 mg*<br>10-30 mg/kg | 10- (5-20) h | 50-120 µg/ml | Náusea, temblor, aumento de apetito |
| Fenobarbital | 60-120 mg<br>1-3 mg/kg | 96 (46-136) h | 15-35 µg/ml | Somnolencia |
| Primidona | 500-1.000 mg*<br>10-25 mg/kg | 6-18 h | 6-12 µg/ml | Somnolencia, mareos, ataxia |
| Gabapentina | 900-3.600 mg*<br>15-50 mg/kg | 5-7 h | Aún no definido | Somnolencia, fatiga, ataxia |
| Vigabatrina | 1.000-3.000 mg<br>20-40 mg/kg | 5-7 h<br>(irrelevante) | Sin utilidad clínica | Cefaleas, somnolencia, ataxia |
| Lamotrigina | 200-600 mg*<br>3-9 mg/kg | 24 (10-50) h | 0,5-5 µg/ml? | Diplopía, cefalea, somnolencia, mareos, ataxia |
| Oxcarbazepina | 960-3.000 mg*<br>15-45 mg/kg | 8-12 h | | Fatiga, mareos, cefalea, ataxia |
| Felbamato | 1.500-3.600 mg*<br>15-45 mg/kg | 20-23 h | 30-130 µg/ml | Anorexia, cefalea, insomnio, náusea, vómitos |

\* Comenzar el tratamiento en forma gradual, arribando a la dosis de mantenimiento en 7-15 días.

codinámico, existe evidencia de que en el anciano la sensibilidad de los receptores para ciertas drogas es mayor, resultando en una mayor respuesta farmacológica a un determinado nivel sérico con respecto del adulto. Esto ha sido demostrado con varias benzodiazepinas, como el nitrazepam o el diazepam.[71] Como puede observarse, el uso de drogas en el anciano es muy complejo y las reacciones a ellas son menos predecibles que en el adulto. Los fármacos antiepilépticos deben iniciarse con dosis bajas y en lo posible lentamente. El tratamiento comienza con una droga (monoterapia) y, si ésta fracasa, luego de un período de tiempo razonable, debe ser reemplazada por otra. Cuando varias drogas en forma individual han fracasado, la combinación puede resultar eficaz. La combinación de más de dos drogas debe evitarse en lo posible ya que las posibilidades de éxito son mínimas y la incidencia de efectos indeseables sumamente elevada. Las determinaciones de los niveles séricos deben realizarse con más frecuencia que en adultos y en general éstos pacientes deben ser controlados en forma más intensiva.

La selección de los antiepilépticos se basa en el tipo de crisis. Como se ha señalado antes, la mayoría de las crisis epilépticas de comienzo en el anciano son de tipo parcial. Drogas con eficacia comprobada en crisis parciales incluyen fenitoína y carbamazepina.[69,70] El fenobarbital y la primidona poseen un rol secundario dados sus efectos sedantes.[69,70] El valproato posee cierta eficacia en crisis parciales, en especial en crisis secundariamente generalizadas.[70] En los últimos años se ha desarrollado un número importante de drogas antiepilépticas. La mayoría se estudiaron en pacientes con crisis parciales, fundamentalmente adultos, por lo que la información en gerontes es sumamente limitada. La información sobre la toxicidad o eficacia relativa de dichas drogas comparadas con la fenitoína o carbamazepina es aún insuficiente. Dentro de las nuevas drogas antiepilépticas se incluyen la vigabatrina, la oxcarbazepina, la gabapentina, el felbamato y la lamotrigina.

### Fenitoína

La fenitoína (5,5-difenilhidantoína) es una de las drogas antiepilépticas de uso más común. Su eficacia se limita a las crisis parciales y generalizadas tónico-clónicas, ya que es ineficaz en ausencias, mioclonías u otras crisis generalizadas. Es un ácido orgánico débil, de baja solubilidad en agua, con un pKa de 8,31. La absorción intestinal es irregular pero completa (85%-95%), con un pico en los niveles séricos 4 a 8 horas luego de la ingestión. La absorción de la fenitoína es afectada por los antiácidos. Un 90% de la concentración sérica se encuentra ligada a la albúmina, fracción que disminuye en forma significativa en el anciano debido a la disminución gradual en las concentraciones de albúmina. La eliminación de la fenitoína es fundamentalmente por biotransformación hepática, y sólo un 5% de una dosis administrada es eliminada en forma directa por vía renal. La biotransformación hepática de la fenitoína es saturable en concentraciones muy cercanas al rango terapéutico. Esta cinética de tipo no lineal o de Michaelis-Menten, representa una limitación en el uso de la droga ya que por encima de una cierta dosis los niveles séricos aumentan en forma logarítmica. En esta situación un incremento pequeño en la dosis puede resultar en una concentración sérica altamente tóxica. El clearance de fenitoína disminuye ligeramente con la edad.[75] Su vida media es de aproximadamente 24 horas (20 a 40 horas) en el adulto, no habiendo sido aún establecida en el anciano. En el adulto la dosis oscila entre 4 y 6 mg/kg. La dosis habitual de 300 mg diarios produce niveles altamente impredecibles y puede ser excesiva en un porcentaje considerable de ancianos, siendo 200 a 250 mg diarios una dosis de comienzo más prudente.[75] En casos en que son necesarias dosis mayores de 300 mg, los incrementos deben realizarse de a 30 o 50 mg a los fines de evitar una acumulación excesiva de la droga dada su cinética no lineal. Las dosis de carga de fenitoína son utilizadas con frecuencia en el tratamiento agudo de crisis epilépticas o estado de mal convulsivo. Por lo general se utilizan dosis entre 10 y 20 mg/kg a un ritmo de infusión no superior a 25-50 mg/min a los fines de evitar cuadros de hipotensión arterial severa o arritmias cardíacas, ya que los ancianos son la población más sensible a esas complicaciones.[76] En pacientes mayores de 65 años la infusión intravenosa de fenitoína debe realizarse bajo monitoreo electrocardiográfico.[76] La fenitoína nunca debe administrarse por vía intramuscular ya que su absorción es sumamente lenta e incompleta, con una tendencia a cristalizar en el tejido muscular. El rango terapéutico de la fenitoína con concentraciones normales de albúmina es de 10 a 20 μg/ml. En casos de enfermedad renal o hipoalbuminemia los niveles libres (fracción no ligada a la albúmina) son más confiables, siendo su concentración óptima entre 1 y 2 μg/ml.[77] Los efectos secundarios dosis-dependientes de la fenitoína incluyen ataxia, nistagmo y trastornos de la función cognitiva. En el anciano la anemia megaloblástica por carencia de folatos y la osteoporosis, secundaria a la alteración del metabolismo de la vitamina D, deben tenerse en cuenta.

## Carbamazepina

Este fármaco es en la actualidad uno de los más frecuentemente utilizados en el tratamiento de las epilepsias parciales, con un espectro de acción similar a la fenitoína. Es una sustancia lipofílica, neutra, de baja solubilidad en agua. En parte debido a su baja solubilidad no existe una forma parenteral. La absorción intestinal es en general lenta e irregular, con un pico de absorción entre 4-8 horas y una biodisponibilidad de 70%-85%. Aproximadamente 70%-80% de la carbamacepina se encuentra ligada a las proteínas séricas. La eliminación es fundamentalmente por vía hepática según leyes de cinética lineal. La vida media de la carbamazepina oscila entre 6-12 horas en el adulto normal; es casi siempre mucho más prolongada al inicio del tratamiento (20-50 horas) y luego sigue un fenómeno de inducción de su propio metabolismo (autoinducción) en un período de 2 a 4 semanas.[78,79] Este fenómeno de cinética "tiempo-dependiente" debe tenerse en cuenta al determinar la dosis, ya que a las pocas semanas de iniciado el tratamiento las concentraciones séricas pueden disminuir a niveles subterapéuticos. En general un nivel sérico entre 6 y 8 semanas de iniciado el tratamiento es suficiente para evitar este problema. La dosis de carbamacepina en el anciano oscila entre 5-10 mg/kg, pero las dosis mayores con frecuencia son necesarias en casos de politerapia. A diferencia de la fenitoína, la carbamazepina debe iniciarse en forma muy gradual, para llegar a las dosis recomendadas en 10 a 15 días. Dada su vida media, 3 o 4 tomas diarias son necesarias, lo que a su vez disminuye la incidencia de efectos colaterales dependientes de la dosis. Las concentraciones séricas óptimas oscilan entre 4 y 12 μg/ml. Los efectos colaterales más frecuentes son mareos, visión borrosa, diplopía y nistagmo.[80] Estos por lo general mejoran con una reducción pequeña de la dosis (toxicidad dosis-dependiente). La neutropenia es un hallazgo frecuente aunque rara vez un problema serio; casi siempre, responde a una reducción de la dosis. La carbamazepina puede alterar la regulación de la hormona antidiurética induciendo una hiponatremia a veces severa, en especial cuando es combinada con tiazidas.[81] Los efectos colaterales de tipo idiosincráticos, felizmente raros, incluyen discrasias sanguíneas, hepatitis o síndrome de Stevens-Johnson.[80] En el anciano se han observado casos de insuficiencia cardíaca congestiva o arritmias asociadas al uso de la droga (Ladefoged, 1982).

## Ácido valproico

Desde el punto de vista químico el ácido valproico es un ácido graso carboxílico de cadena simple, estructuralmente diferente a otros antiepilépticos. Es especialmente efectivo en crisis generalizadas, ya sea tónico-clónicas, mioclónicas, ausencias, tónicas o atónicas. También es efectivo en crisis parciales, aunque en menor grado que la carbamazepina o la fenitoína.[70] Su biodisponibilidad es rápida y completa. Los alimentos o los antiácidos no alteran la biodisponibilidad pero lentifican la absorción. El ácido valproico posee una gran afinidad por la albúmina, siendo la fracción ligada a las proteínas cercana al 90%. Dicha unión a la albúmina es, sin embargo, saturable de manera que a niveles séricos por encima de 80 µg/ml la fracción libre es progresivamente mayor. Esa fracción también aumenta en casos de hipoalbuminemia o insuficiencia renal. El metabolismo del ácido valproico es fundamentalmente hepático y muy complejo, con una gran cantidad de metabolitos activos. El clearance de la fracción libre es mucho más rápido en pacientes que reciben medicación simultánea capaz de inducir los sistemas enzimáticos hepáticos (carbamazepina, fenitoína o fenobarbital). La vida media del ácido valproico es de unas 9 a 15 horas en el adulto y levemente más prolongada en el anciano (13-19 horas). En el anciano la fracción libre del valproato se encuentra aumentada, mientras que el clearance de esa fracción libre está disminuido.[83,84] La dosis de ácido valproico en general oscila entre 15 y 45 mg/kg, pero se requieren dosis mayores en pacientes en politerapia. Los niveles séricos óptimos de ácido valproico oscilan entre 50 y 120 µg/ml. A diferencia de otras drogas antiepilépticas, el efecto completo de la droga se obtiene entre 6 y 8 semanas. Dentro de los efectos colaterales más comunes se incluyen náuseas, vómitos, somnolencia y aumento de apetito. Un temblor de tipo postural se encuentra en un porcentaje importante de pacientes, en especial en dosis altas, por lo que se debe utilizar con cuidado en el anciano con antecedentes de temblor esencial o familiar. La alopecia es común pero casi siempre muy leve y transitoria. La trombocitopenia es común con las dosis elevadas pero revierte rápidamente al reducirse la dosis. Dentro de los efectos de tipo idiosincráticos graves se destacan la necrosis hepática y la pancreatitis aguda.[85-87] También puede observarse una hiperamonemia selectiva, sin alteración de otras funciones hepáticas.

## Fenobarbital y primidona

El fenobarbital es la droga antiepiléptica más antigua de las de uso común. Su bajísimo costo es una de las principales razones de su uso masivo en países en vías de desarrollo. La primidona es un barbitúrico que en el nivel hepático es metabolizado a fenobarbital y feniletilmalonamida, ambos metabolitos activos. El espectro de acción del fenobarbital y la primidona se limita a crisis parciales y generalizadas tónicoclónicas, pero son ineficaces en otro tipo de crisis generalizadas. El fenobarbital cumple aún un papel importante en el manejo agudo de las crisis convulsivas (estado de mal epiléptico). La biodisponibilidad del fenobarbital es completa (90%) por vía oral, pero también puede administrarse por vía intravenosa, intramuscular o rectal. La primidona se absorbe bien por vía oral y no hay forma parenteral. Ambas drogas se unen en baja proporción a las proteínas séricas (fenobarbital 50%, primidona 20%). Entre el 60% y el 80% del fenobarbital es metabolizado en el hígado, mientras que el resto se elimina en forma directa por vía renal, en un proceso dependiente de pH. Un 40% a 65% de la primidona se elimina por vía renal; el resto se elimina por biotransformación hepática. La vida media del fenobarbital es de 46 a 136 horas, con un promedio de 96 horas, mientras que la de la primidona oscila entre 6 y 18 horas. La dosis de carga de fenobarbital por vía intravenosa es de 15-20 mg/kg. Dado el riesgo de hipotensión severa, en especial en el anciano, la infusión no debe superar un ritmo de 50 a 100 mg/min. La dosis de mantenimiento diaria por vía oral en el anciano es de 1 mg/kg. Dosis de carga de primidona no deben utilizarse dada su muy pobre tolerancia. La dosis de primidona es de 10 a 25 mg/kg, a los que se llega en forma gradual en 7 a 14 días. Los niveles óptimos de fenobarbital se encuentran entre 15 y 35 µg/ml y los de primidona entre 6 y 12 µg/ml. En pacientes en tratamiento con primidona ambas drogas (fenobarbital y primidona) deben determinarse. La principal limitación de los barbitúricos es su acción sedante y la depresión de la función cognitiva. Estos efectos son claramente dependientes de la dosis, siendo en general leves en dosis bajas. Rara vez osteomalacia o deficiencia de ácido fólico complican el uso de estas drogas.

## Vigabatrina

La vigabatrina (gama-vinil-GABA) es un inhibidor irreversible de la GABA transaminasa (GABA-T), enzima que degrada el GABA. Ese bloqueo lleva a una acumulación importante de GABA a nivel cerebral.[88] La vigabatrina es efectiva en crisis parciales y generalizadas tónico-clónicas, siendo por lo común ineficaz en otras crisis generalizadas. La biodisponibilidad es de aproximadamente 80%, con un pico en el nivel sérico unas 2 horas después de la dosis oral. La absorción intestinal de la vigabatrina se encuentra disminuida en el anciano.[89] La vida media es de 5-7 horas, y un 60-70% eliminada directamente por vía renal. Con la edad avanzada el clearance renal de la vigabatrina disminuye en una proporción mayor que el de creatinina.[89] Esta relación no lineal entre el clearance de vigabatrina y el de creatinina podría explicar la mayor incidencia de efectos secundarios encontrados en el anciano.[90,91] Debido a que la droga bloquea la enzima GABA-T en forma irreversible, para revertir su efecto debe generarse nueva enzima mediante síntesis proteica, proceso que lleva varios días. De esta manera, pese a que la vida media es sumamente breve, el efecto de la droga persiste varios días más de lo esperado. A su vez los niveles séricos tienen escaso valor clínico. Las dosis de vigabatrina en el adulto oscilan entre 20 y 40 mg/kg/día. En el anciano se han recomendado dosis conservadoras debido a una mayor incidencia de efectos colaterales. La toxicidad de la vigabatrina es baja, por lo que es bien tolerada en la mayoría de los pacientes. Dentro de los efectos colaterales informados con más frecuencia se observan sedación, ataxia, cefaleas, astenia y alteraciones de la conducta. La afectación de la función cognitiva parece ser mínima. Cuadros de psicosis, reversibles al suspender el tratamiento, han sido observados con una frecuencia ligeramente superior a otras drogas antiepilépticas.

## Oxcarbazepina

La oxcarbazepina (10,11-dihidro-10-oxocarbamazepina) es un derivado de la carbamazepina. Debido a la presencia de un grupo "ceto" en la posición 10-11, el destino metabólico del compuesto es diferente al de la carbamazepina, sin la formación de un epóxido. Como resultado de ello el espectro de acción es similar a la carbamazepina pero la tolerancia clínica es ligeramente superior.[92] La oxcarbazepina es efectiva en crisis parciales y generalizadas tónico-clónicas. Su absorción es completa por vía oral. Es rápidamente transformada a un derivado monohidroxilado (MHD) activo, el 10,11-dihidro-10-hidroxicarbamazepina, que es el verdadero antiepiléptico.[93] Alrededor de 50% del MHD se encuentra ligado a las proteínas séricas. Su vida media es de 8-12 horas. A diferencia de la carbamazepina o la oxcarbazepina no depende del citocromo $P_{450}$ para su metabolismo, por eso no presenta fenómeno de autoinducción o interacciones importantes con otras drogas. La dosis de oxcarbazepina es un 50% mayor que la de carbamazepina, y oscila entre 15 y 45 mg/kg/día. Los efectos colaterales más comunes incluyen ataxia, mareos, astenia y cefaleas. La incidencia de rash cutáneo es menor que con la carbamazepina, pero la incidencia de hiponatremia parece ser ligeramente mayor.

## Gabapentina

La gabapentina, (ácido 1-aminometil-ciclohexanoacético) es un aminoácido relacionado con el GABA.[94] Fue diseñado originalmente para imitar la estructura tridimensional del GABA, con una modificación en la molécula que permitiera la penetración de la barrera hematoencefálica, en contraposición al GABA. Paradójicamente, la droga no posee efecto alguno en los receptores GABA y su mecanismo de acción es todavía un misterio. Parece tener un espectro de acción limitado a crisis parciales o generalizadas tónico-clónicas.[95] La absorción intestinal es a través del sistema, activo, de transporte de aminoácidos. Por lo tanto, dicha absorción es saturable y completa en dosis bajas, con disminución en forma progresiva con el aumento de la dosis. En adultos las dosis de 3.600 a 4.200 mg se encuentran en el límite, más allá del cual la droga no se absorbe. Luego de la administración oral se obtiene un pico sérico en 2 horas. La vida media es corta, entre 5 y 7 horas. La gabapentina no se liga a las proteínas séricas y es eliminada en forma completa por vía renal, sin ningún metabolismo hepático; por estas razones no posee interacciones importantes con otras drogas. En casos de insuficiencia renal la droga se acumula en forma masiva, por lo que y habrá que ajustar en gran medida la dosis,[74] que en adultos es de 1.200 a 3.600 mg diarios. La tolerancia clínica es generalmente excelente.[95] Los efectos colaterales más comunes son somnolencia, astenia, mareos y aumento de peso. La mayoría de estos efectos secundarios aparecen al comienzo del tratamiento, en especial en pacientes en politerapia.

## Felbamato

El felbamato (2-fenil-1,3-propanediol dicarbamato) es un dicarbamato con una estructura similar al meprobamato.[96] Es un compuesto con potente efecto antiepiléptico y un amplio espectro de acción. Es efectivo en crisis parciales, generalizadas tónico-clónicas, mioclónicas, tónicas y atónicas, y es probable que sea efectivo en ausencias. Su absorción por vía oral es completa, con una vida media de aproximadamente 20 horas. Un 40-60% de la dosis es eliminado en forma directa por vía renal.

Las dosis habituales oscilan entre 15 y 45 mg/kg. El felbamato es un poderoso inhibidor del metabolismo de la carbamazepina, fenitoína y fenobarbital, produciendo elevaciones de aproximadamente 30% en los niveles de dichas drogas. El felbamato posee frecuentes efectos colaterales, entre ellos insomnio, náusea, vómitos, cefaleas y pérdida de peso. El hallazgo reciente de una alta incidencia de anemia aplásica ha limitado enormemente el uso de la droga.

## Lamotrigina

La lamotrigina, 3,5-diamino-6-(2,3-diclorofenil)-as-triazina, es una nueva droga antiepiléptica con una estructura química diferente de otros compuestos. Parece ejercer su efecto clínico inhibiendo la liberación de aminoácidos excitatorios, en especial el glutamato. Su espectro de acción parece ser amplio y abarca crisis parciales y generalizadas tónico-clónicas.[97] Parece ser, además, efectiva en ausencias y el síndrome de Lennox-Gastaut, aunque la información en estos casos es aún insuficiente.[97] Su absorción es rápida y completa. La fracción ligada a las proteínas séricas es de alrededor de 55%. Su eliminación es fundamentalmente por biotransformación hepática y su vida media es de 24 horas (20-50 horas). La vida media es menor en pacientes en tratamiento con drogas que inducen el metabolismo hepático (fenitoína, carbamazepina, fenobarbital). El ácido valproico, por el contrario, prolonga la vida media de la lamotrigina a cerca de 60 horas. La dosis de lamotrigina es de 300 a 600 mg diarios. En pacientes en tratamiento simultáneo con valproato deben utilizarse dosis menores (100-200 mg). El inicio debe ser gradual, comenzando con 50 a 100 mg, hasta llegar a la dosis de mantenimiento en 2 a 3 semanas. Los niveles séricos óptimos, aún no bien establecidos, oscilan entre 0,5 y 3 µg/ml. Los efectos secundarios más comunes incluyen mareos, somnolencia, diplopía, cefaleas, náuseas y vómitos;[98] el rash cutáneo ocurre con una incidencia cercana al 3%.

## Drogas antiepilépticas en desarrollo

En la actualidad una serie de nuevas drogas antiepilépticas se encuentran en distintos niveles de investigación. Dentro de las más próximas merecen mencionarse el topiramato, la tiagabina, estiripentol, la remacemida, ralitolina y la zonisamida.

## Status epilepticus

El estado de mal epiléptico constituye una emergencia médica, que requiere una intervención rápida y decidida por parte del médico. El estado de mal se define como una crisis epiléptica con una duración mayor de 30 minutos o una sucesión de crisis, con una duración mayor de 30 minutos, durante la cual el paciente no recupera el nivel de conciencia. Existen varios tipos de estado de mal; el más importante es el estado de mal convulsivo o generalizado tónico-clónico. La incidencia del estado de mal

**Cuadro 23-7.** *Tratamiento del estado de mal convulsivo*

| | |
|---|---|
| 0-5 min | Evaluar la función cardiorrespiratoria mientras el diagnóstico de estado de mal es confirmado. Administrar oxígeno si es necesario. Tomar muestras de sangre para determinar glucemia, uremia, electrólitos, gases sanguíneos, screen toxicológico y niveles de anticonvulsivos. |
| 6-9 min | Comenzar un goteo de solución fisiológica con 100 mg de tiamina. Si la glucemia no se ha determinado en forma inmediata administrar 50 cm³ de glucosa al 50% i.v. |
| 10-20 min | Administrar 4 mg de clonazepan i.v., hasta un máximo de 10 mg, sin superar un ritmo de infusión de 2 mg/min. |
| 21-60 min | Si las crisis no ceden, comenzar fenitoína en una dosis de 15-20 mg/kg i.v., sin superar 25 mg/min. La infusión debe realizarse bajo monitoreo de presión arterial y ECG. Si las crisis no ceden, administrar 5 a 10 mg/kg adicionales de fenitoína hasta una dosis máxima de 30 mg/kg. |
| >60 min | Si el estado de mal persiste, proceder con intubación traqueal y una dosis de fenobarbital de 15-20 mg/kg a un ritmo inferior a 100 mg/min. |
| | De persistir las crisis proceder con anestesia general en forma inmediata o inducir un coma barbitúrico. |
| | *Protocolo de coma barbitúrico:* el paciente debe estar intubado y con respiración asistida en forma mecánica. El monitoreo EEG es aconsejable. Administrar dosis de carga de pentobarbital de 5 mg/kg i.v. en bolo, seguida de dosis de 25-50 mg i.v. cada 2-5 min hasta inducir salvas de supresión en el EEG. La dosis de mantenimiento es de 0,5-2 mg/kg/h. El paciente debe mantenerse en coma barbitúrico mientras persista el estado de mal (horas, días o semanas). |

convulsivo es máxima en la séptima década de la vida.⁹⁹ En adultos la mortalidad oscila entre el 7-10%, con un aumento progresivo del riesgo a partir de los 60 años, llegando a un máximo en la octava década.⁹⁹ El cuadro 23-7 muestra un protocolo que goza de gran aceptación para el tratamiento del estado de mal convulsivo. El pronóstico del estado de mal depende, entre otros factores, de su duración, siendo la mortalidad directamente proporcional a la duración del episodio. Es importante, por lo tanto, que los pasos delineados en el cuadro 23-7 se sigan sin pérdida de tiempo. Debe destacarse que los pasos en ese protocolo requieren un aumento progresivo en la complejidad de la infraestructura médica y deben realizarse en lo posible en una unidad de cuidados intensivos. Si no existen las facilidades para proveer asistencia mecánica ventilatoria adecuada sólo se intentarán los pasos iniciales del protocolo y el paciente será transferido a una unidad médica de mayor complejidad.

## Conclusión

Convulsiones aisladas y epilepsia son sumamente frecuentes en el anciano, su importancia ha sido subestimada por largo tiempo en la literatura médica. La epilepsia en el anciano posee ciertas características que la diferencian de las epilepsias del joven. La proporción de epilepsias sintomáticas (de causa conocida) es mayor y la gran mayoría son epilepsias focales. Las etiologías más frecuentes son accidentes cerebrovasculares, neoplasias y demencias. La causa más frecuente de convulsiones aisladas son reacciones a drogas o encefalopatías metabólicas. Si bien los principios del tratamiento son similares a los del joven, el uso de las drogas antiepilépticas en el anciano presenta problemas específicos. Cambios importantes en las características farmacocinéticas y farmacodinámicas de las drogas resultan en niveles séricos menos predecibles y un aumento en la incidencia de efectos secundarios.

## BIBLIOGRAFÍA

1. Hauser WA, Kurland LT. The epidemiology of epilepsy in Rochester, Minnesota, 1935 through 1967. Epilepsia 16:1-66, 1975.
2. Zielinski JJ. Epidemiology. En: Laidlaw J, Richens A, Oxley J, eds.: A Textbook of Epilepsy, Churchill Livingstone, Edinburgh, págs. 21-48, 1988.
3. Goodridge DMG, Shorvon SD. Epileptic seizures in a population of 6000. I: demography, diagnosis and classification, and role of the hospital services. Br Med J, 287:641-644, 1983.
4. Forsgren L, Nyström L. An incident case-referent study of epileptic seizures in adults. Epilepsy Res, 6:66-81, 1990.
5. Loiseau J, Loiseau P, Duché B, et al. A survey of epileptic disorders in southwest France: seizures in elderly patients. Ann Neurol, 27:232-37, 1990.
6. Lühdorf K, Jensen LK, Plesner AM. Epilepsy in the elderly: incidence, social function, and disability. Epilepsia, 27:135-141, 1986.
7. Hauser AW. Seizure disorders: the changes with age. Epilepsia 33 (Suppl. 4): S6-S14, 1992.
8. Hauser AW, Annegers JF, Kurland LT. Incidence of epilepsy and unprovoked seizures in Rochester, Minnesota: 1935-1984. Epilepsia, 34:453-468, 1993.
9. Forsgren L. Prevalence of epilepsy in adults in northern Sweden. Epilepsia, 33:450-458, 1992.
10. Tallis R. Epilepsy in old age. Lancet 336:295-296, 1990.
11. Tallis R, Hall G, Craig I, Dean A. How common are epileptic seizures in old age? Age Aging, 20:442-448, 1991.
12. Sander JWAS, Hart YM, Johnson AL, Sbhorvon SD. National General Practice Study of Epilepsy: newly diagnosed epileptic seizures in a general population. Lancet 336:1267-1271, 1990.
13. Ng SK, Hauser WA, Brust JCM et al. Risk factors for adult-onset firts seizures. Ann Neurol, 18:153, 1985.
14. Commission on Classification and Terminology of the International League Against Epilepsy: Proposal for revised clinical and electroencephalographic classification of epileptic seizures. Epilepsia, 22:489-501, 1981.
15. Gastaut H. Benign or dunctional (versus organic) epilepsies in different stages of life: An analysis of the corresponding age-related variations in the predisposition to epilepsy. EEG Clin Neurophys, 35:17-44, 1982.
16. Ettinger AB, Shinnar S. New-onset seizures in an elderly hospitalized population. Neurology, 43:489-492, 1993.
17. Roberts MA, Godfrey JW, Caird FI. Epileptic seizures in the elderly: I. Aetiology and type of seizure. Age Ageing, 11:24-288, 1982.
18. Lühdorf K, Jensen LK, Plesner AM. Etiology of seizures in the elderly. Epilepsia, 27:458-463, 1986.
19. Godfrey JW, Roberts MA, Caird FI. Epileptic seizures in the elderly: II. Diagnostic problems. Age Ageing, 11:29-34, 1982.
20. Godfrey JBW. Mileading presentation of epilepsy in elderly people. Age Aging, 18:17-20, 1989.
21. Norris, JW, Hachinski VC. Misdianosis of stroke. Lancet, i:328-31, 1982.
22. Ellis JM, Lee SI. Acute prolonged confusion in later life as an ictal state. Epilepsia, 19:119-128, 1978.
23. Lee SI. Nonconvulsive status epilepticus: Ictal confusion in later life. Arch Neurol, 42:778-781, 1985.
24. Thomas P, Beaumanoir A, Genton P. et al. "De novo" absence status of late onset: report of 11 cases. Neurology, 42:104-110, 1992.
25. Tomson T, Lindbom U, Nilsson BY. Nonconvulsive status epilepticus in adults: Thirty-two consecutive patients from a general hospital population. Epilepsia 33:829-835, 1992.
26. Krumholz A, Stern BJ, Weiss HD. Outcome of coma after cardiopulmonary resuscitation: relation to seizures and myoclonus. Neurology 38:401-405, 1988.
27. Jumao-as A, Brenner RP. Myoclonic status epilepticus: A clinical and electroencephalographic study. Neurology, 40:1199-1202, 1990.
28. Young GB, Gilbert JJ, Zochodne DW. The significance of myoclonic status epilepticus in postanoxic coma. Neurology, 40:1843-1848, 1990.
29. Hauser WA, Morris ML, Heston LL, Anderson VE. Seizures and myoclonus in patients with Alzheimer's disease. Neurology, 36:1226-1230, 1986.
30. McAreavey MJ, Ballinger BR, Fenton GV. Epileptic seizures in elderly patients with dementia. Epilepsia 33:657-660, 1992.
31. Commission on Classification and Terminology of the International League Against Epilepsy: Proposal for

revised classification of epilepsies and epileptic syndromes. Epilepsia, 30:389-399, 1989.
32. Laster WD, Penry JK, Moody DM y col. Chronic seizure disorders: contribution of MR imaging when CT is normal. AJNR, 6:177-180, 1985.
33. Latack JT, Abou-Khalil BW, Siegel GJ, et al. Patients with partial seizures: Evaluation by MR, CT, and PET imaging. Radiology, 159:159-63, 1986.
34. Kilpatrick JC, Tress BM, O'Donnell C, y col. Magnetic resonance imaging and late-onset epilepsy. Epilepsia, 32:358-64, 1991.
35. Grupa K. Epilepsy in the elderly. How far to investigate? Br J Clin Pract, 37:259-262, 1983.
36. Forsgren L. Prospective incidence study and clinical characterization of seizures in newly referred adults. Epilepsia, 31:292-301, 1990.
37. Schold C, Yarnell PR, Earnest MP. Origin of seizures in the elderly patients. JAMA, 238:1177-1178, 1977.
38. Sundaram MBM. Etiology and patterns of seizures in the elderly. Neuroepidemiology, 8:234-238, 1989.
39. Sung CY, Chu NS. Epileptic seizures in elderly people: Aetiology and seizure type. Age Ageing, 19:25-30, 1990.
40. Carney LR, Hudgins RL, Espinosa RE, Klass DW. Seizures beginning after the age of 60. Arch Intern Med, 124:707-709, 1969.
41. Asconapé JJ, Penry JK. Poststroke seizures in the elderly. En: Biller J.: Cerebrovascular disorders in he 1990s; Clinics in Geriatric Medicine, V 7, págs. 483-492, W.B. Saunders Company, Filadelfia, 1991.
42. Lesser RP, Lüders HO, Dinner DS, Morris HH. Epileptic seizures due to thrombotic and embolic cerebrovascular disease in older patients. Epilepsia, 26:622-630, 1985.
43. Faught E, Peters D, Bartolucci A, et al. Seizures after primary intracerebral hemorrhage. Neurology, 39:1089-1093, 1989.
44. Fish DR, Miller DH, Roberts RC, et al. The natural history of late-onset epilepsy secondary to vascular disease. Acta Neurol Scand, 80:524-526, 1989.
45. Louis S, McDowell F. Epileptic seizures in nonembolic cerebral infraction. Arch Neurol, 17:414-418, 1967.
46. Sung CY, Chu NS. Epileptic seizures in intracerebral haemorrhage. J Neurol Neurosurg Psychiatry, 52:1273-1276, 1989.
47. Hauser WA, Ramírez-Lassepas M, Rosenstein R. Risk for seizures and epilepsy following cerebrovascular insults. Epilepsia, 25:666, 1984.
48. Black SE, Norris JW, Hachinski VC, et al. Post-stroke seizures. Stroke, 14:134, 1983.
49. Kilpatrick CJ, Davis SM, Tress BM, et al. Epileptic seizures in acute stroke. Arch Neurol, 47:157-160, 1990.
50. Olsen TS, Høgenhaven H, Thate O. Epilepsy after stroke. Neurology, 37:1209-1211, 1987.
51. Shinton RA, Gill JS, Melnick SC, et al. The frequency, characteristics and prognosis of epileptyc seizures at the onset of stroke. J Neurol Neurosurg Pshychiatry, 51:273-276, 1988.
52. Hart RG, Byer JA, Slaughter JR, et al. Ocurrence and implications of seizures in subarachnoid hemorrhage due to ruptured intracranial aneurysm. Neurosurgery, 8:417-421, 1981.
53. Barolin GS. The cerebrovascular epilepsies. Electroencephalogr Clin Neurophysiol Suppl, 35:287-295, 1982.
54. Shinton RA, Gill JS, Zezulka AV, Beeves DG. The frequency of epilepsy preceding stroke: Case-control study in 230 patients. Lancet, 1:11-13, 1987.
55. Roberts RC, Shorvon SD, Cox TCS, et al. Silent infarction revealed by CT scanning in late onset epilepsy. Epilepsia, 29:190-1944, 1988.
56. Shorvon SD, Gilliatt RV, Cox TCS, Yu YL. Evidence of vascular disease from CT scanning in late onset epilepsy. J Neurol Neurosurg Psychiatry, 47:225-230, 1984.
57. Cocito L, Favale E, Reni L. Epileptic seizures in cerebral arterial occlusive disease. Stroke, 13:189-195, 1982.
58. Gupta SR, Naheedy MH, Elias D, Rubino FA. Postinfarction seizures: A clinical study. Stroke, 19:1477-1481, 1988.
59. Mohr JP, Caplan LR, Melski JW, et al. The Harvard Cooperative Stroke Registry: A prospective registry. Neurology, 28:754-762, 1978.
60. Hilt DC, Alexander GE. Jacksonian somatosensory seizures as the sole manifestation of chronic subdural hematoma. Arch Neurol, 39:786, 1982.
61. Woodcock S, Cosgrove JBR. Epilepsy after the age of 50. Neurology, 14:34-40, 1964.
62. Schoenberg BS. Epidemiology of primary nervous system neoplasms. Adv. Neurol, 19:475-93, 1978.
63. Skowron DM, Stimmel GL. Antidepressant and the risk of seizures. Pharmacotherapy 12:18-22, 1992.
64. Zaccara G, Muscas GC, Messori A. Clinical features, pathogenesis and management of drug-induced seizures. Drug Safety, 5:109-151, 1990.
65. Itil TM, Soldatos C. Epileptogenic side effects of phychotropic drugs. JAMA, 244:1460-1463, 1980.
66. Mahler ME. Seizures: Common causes and treatment in the elderly. Geariatrics, 41:73-78, 1987.
67. Delgado-Escueta AV, Bacsal FE, Treiman DM. Complex partial seizures on closed-circuit television and EEG: A study of 691 attacks in 79 patients. Ann Neurol, 11:292-300, 1981.
68. Fincham RW, Shivapour ET, Leis AA, Martis JB. Ictal bradycardia with syncope: A case report. Neurology, 42:2222-2223, 1992.
69. Mattson RH, Cramer JA, Collins JF, et al. Comparison of carbamazepine, phenobarbital, phenytoin and primidone in partial and secondary generalized tonic-clonic seizures. N Engl J Med, 313:145-151, 1985.
70. Mattson RH, Cramer JA, Collins JF, et al. Department of Veterans Affairs Epilepsy Cooperative Study Nº 264 Group. A comparison of valproate with carbamazepine for the treatment of complex partial seizures and secondarily generalized tonic-clonic seizures in adults. N Engl J Med, 327:765-771, 1992.
71. Greenblatt DJ, Sellers EM, Shader RI. Drug disposition in old age. N Engl J Med 306:1081-1088, 1981.
72. Oles KS. Epilepsy in the elderly. J Geriatr Drug Ther, 4:5-41, 1989.
73. Leppik IO. Metabolism of antiepileptic medication: Newborn to elderly. Epilepsia, 33 (Suppl. 4): S32-S40, 1992.
74. Comstock TI, Sica DA, Bockbrader HN, et al. Gabapentin pharmacokinetics in subjetcs with various degrees of renal function. J Clin Pharmacol, 30:682, 1990.
75. Bauer LA, Blouin RA. Age and phenytoin kinetics in adult epileptics. Clin Pharmacol Ther, 31:301-304, 1982.
76. Earnest MP, Marx JA, Drury LR. Complications of intravenous phenytoin for acute treatment of seizures: Recommendations for usage. JAMA, 249:762-765, 1983.
77. Asconapé JJ, Penry JK. Use of antiepileptic drugs in the presence o liver and kidney diseases: A review. Epilepsia, 23:S65-S79, 1982.
78. Levy RH, Pitlick WH, Troupin AS, et al. Pharmacokinetics of carbamazepine in normal man. Clin. Pharmacol, 17:657-668, 1975.
79. Pitlick WH, Levy RH, Troupin AS, Green JR. Pharmacokinetic model to describe self-induced decreases in steady-state concentrations of carbamazepine. J Pharm Sci, 65:462-463, 1976.
80. Pellock JM. Carbamazepine side effects in children and adults. Epilepsia, 28 (Suppl. 3): S64-S70, 1987.

81. Soelberg Sorenson P, Hammer M. Effects of long-term carbamazepine treatment on water metabolism and plasma vasopressin concentrations. Eur J Clin Pharmacol, 26:719-722, 1984.
82. Ladefoged SD, Mogelvang SD. Total atrioventricular block with syncopes complicating carbamazepine therapy. Acta Med Scand, 212:185-186, 1982.
83. Perucca E, Grimaldi R, Gatti G, et al. Pharmacokinetics of valproic acid in the elderly. Br J Clin Pharmacol, 17:665-669, 1984.
84. Bauer LA, Davis R, Wilensky A, et al. Valproic acid clearance: unbound fraction and diurnal variation in young and elderly adults. Clin Pharmacol Ther, 37:697-700, 1985.
85. Dreifuss FE, Santilli N, Langer DH, et al. Valproic acid hepatic fatalities: A retrospective review. Neurology, 37:379-385, 1987.
86. Dreifuss FE, Langer DH, Moline KA, et al. Valproic acid hepatic fatalities. II. US experience since 1984. Neurology 39:201-207, 1989.
87. Asconapé JJ, Penry JK, Dreifuss FE, et al. Valproate-associated pancreatitis. Epilepsia, 34:177-183, 1983.
88. Grove J, Schechter PJ, Tell G, et al. Increased CSF γ-aminobutyric acid after treatment with γ-vinyl-GABA. Lancet, II:647, 1980.
89. Haegele KD, Huebert ND, Ebel M. et al. Pharmacokinetics of vigabatrin: implications of creatinine clearance. Clin Phasrmacol Ther, 44:558-565, 1988.
90. Rimmer EM, Richens AR. A double-blind study of a new drug, γ-vinyl-GABA, in patients with refractory epilepsy. Lancet, I:189-190, 1984.
91. Gram L, Klosterkov P, Dam M. γ-vinyl-GABA: a double-blind placebo-controlled trial in partial epilepsy. Ann Neurol, 17:261-265, 1985.
92. Dam M, Ekberg R, Løyning Y, et al. A double-blind study comparing oxcarbazepine and carbamazepine in patients with newly diagnosed, previously untreated epilepsy. Epilepsy Res, 3:70-76, 1989.
93. Baruzzi A, Albani F, Rivas R. Oxcarbazepine: Pharmacokinetic interactions and their clinical relevance. Epilepsia, 35:514-519, 1994.
94. Goa KL, Sorkin EM. Gabapentin: A review of its pharmacological properties and clinical potential in epilepsy. Drugs, 46:409-427, 1993.
95. The US Gabapentin Study Group Nº 5. Gabapentin as add-on therapy in refractory partial epilepsy: A double-blind, placebo-controlled, parallel-group study. Neurology, 43:2292-2298, 1993.
96. Graves NM. Felbamate. Ann Pharmacother 27:1073-81, 1993.
97. Yuen AWC. Lamotrigine: A review of antiepileptic efficacy. Epilepsia, 35 (Suppl. 5): S33-S36, 1994.
98. Richens A. Safety of Lamotrigine. Epilepsia 35 (Suppl. 5): S37-S40, 1994.
99. DeLorenzo, Towne AR, Pellock JM, Ko D. Status epilepticus in children, adults and the elderly. Epilepsia, 33 (Suppl. 4): S15-S25, 1992.

# Tumores cerebrales en el anciano

Julio César Antico

## TUMORES PRIMARIOS Y SECUNDARIOS DEL SNC

### Epidemiología

Los tumores cerebrales son la segunda causa de muerte por enfermedades neurológicas luego de los accidentes vasculares cerebrales. Se considera que cada año se producen 10 casos nuevos de tumores primarios del SNC por cada 100.000 habitantes, cifra que se puede aplicar con escaso error a todas las poblaciones del planeta. También es conocido que por año fallecen 4 personas cada 100.000 a causa de un tumor primario del SNC.[1]

Varios investigadores han informado el aumento en la incidencia de tumores cerebrales en pacientes mayores de 65 años durante las dos últimas décadas. Greig[2] analizó datos obtenidos entre 1973 y 1985, y demostró un incremento del 187% para el grupo etario comprendido entre los 75 y los 79 años; del 394% para el grupo entre 80 y 84 años, y del 501% para el grupo de mayores de 85 años. El tipo histológico que se halló con más frecuencia en el anciano fue el "glioblastoma". Sin embargo, estudios realizados en Suiza y Suecia no demostraron tal cifra de incremento aun en los grupos de mayor edad.[3] En general hoy se piensa que estos datos son poco fehacientes, resultado de una mayor disponibilidad de medios sofisticados y poco cruentos de diagnóstico especialmente aplicados en este grupo de edad avanzada.

Muy poco se conoce acerca de la etiología de los tumores cerebrales. No obstante, varios informes han asociado estas neoplasias con factores genéticos, ocupacionales y ambientales. Las evidencias de los primeros estaría fundamentada en la incidencia familiar y la relacionada con el grupo sanguíneo; Selversten y Cooper han encontrado una asociación entre gliomas y grupo sanguíneo A.[4] En trabajadores del caucho, plásticos y químicos,[5] como también en los granjeros fueron descritas relaciones ocupacionales.[6] Es asimismo reconocida la oncogénesis secundaria a la exposición de radiaciones, ya sea terapéutica o accidental; en especial relacionada con sarcomas, gliomas y meningiomas.[7,8]

También se han relacionado glioblastomas en adultos con traumatismos de cráneo sufridos previamente.[9] Infecciones del sistema nervioso central, en particular virales (papovavirus y retrovirus)[10] han sido asociadas con un mayor riesgo tumoral y, menos frecuentemente, toxoplasmosis[11] y tuberculosis.[12]

### Biología y desarrollo tumoral

Todos los tejidos incrementan su población celular mediante dos tipos de reproducción: 1) por renovación y 2) por expansión. El primero es característico de la regeneración tisular, en donde el número total de células permanece estable, equilibrando la muerte celular con el crecimiento. El crecimiento por expansión comprende a su vez el controlado, que en condiciones normales está ejemplificado en el desarrollo embrionario y en la regeneración hepática posresección; y el crecimiento descontrolado que se observa en el desarrollo tumoral.

Las células normales se tornan potencialmente neoplásicas cuando su DNA es dañado. Hay evidencias que demuestran que alteraciones estructurales sucesivas del DNA, ya sea por mutación espontánea o por interacción de agentes ambientales, son los primeros acontecimientos en el proceso de transformación maligna.

Se piensa que los tumores se originan de células con su regulación de crecimiento alterada, y que proliferan exponencialmente en relación con factores genéticos o ambientales interactuantes. Una vez producida la transformación neoplásica, el desarrollo tumoral depende de un equilibrio entre la proliferación y la pérdida celular. Sin tratamiento y la correspondiente respuesta predomina la primera y en consecuencia el tumor crece.

## Incidencia tumoral

Se tendrá en cuenta la incidencia de tumores primarios y secundarios en forma separada.

**Tumores primarios.** Representan entre el 50% y el 70% de todos los tumores cerebrales, y tienen una mayor incidencia en el sexo masculino (1,7/1) con respecto al femenino. En relación con su histopatología, en este grupo etario (> 65 años), entre 40% y 70% son astrocitomas de alto grado, y entre 10% y 30% meningiomas; el resto se divide entre los diferentes tipos (cuadro 24-1).[1,2]

**Tumores secundarios.** Las metástasis cerebrales son la complicación más frecuente del cáncer sistémico y es la segunda alteración del SNC en frecuencia, en pacientes con cáncer, luego de la encefalopatía metabólica.[13] En forma paralela, su frecuencia se ha incrementado últimamente debido a la mayor supervivencia de estos pacientes. En cuanto a su localización, podemos decir que alrededor del 80% se localizan en los hemisferios cerebrales, 10%-15% en el cerebelo y 2%-3% en el tronco cerebral.[14]

## Presentación clínica

Los tumores del SNC tienen características particulares que los diferencian de las neoplasias de otros órganos o aparatos. Se encuentran confinados a un espacio limitado dentro del cerebro, infrecuentemente son múltiples (menos del 10% de los casos), metastatizan rara vez dentro del SNC y en forma excepcional fuera de él. Todo esto hace que la clínica sea en general bien definida y que, ya sea por daño nervioso directo o por desplazamiento de las estructuras, presenten un cuadro clínico que además de localizador sea por su evolución progresiva sugestivo del desarrollo neoplásico.

Además, y debido a la expansión tumoral dentro del cráneo inextensible, se pueden producir signos y síntomas inespecíficos comunes a las diferentes localizaciones, como un síndrome de hipertensión endocraneana, cefaleas, mareos y alteraciones de la conciencia.

**Cuadro 24-1.** *Localización más frecuente en relación con los siguientes tipos histológicos (pacientes > 65 años).*

| Localización | Tipo tumoral predominante |
|---|---|
| Hemisferio cerebral | Glioblastoma<br>Astrocitoma<br>Metástasis<br>Oligodendroglioma<br>Linfoma |
| Ganglios basales | Astrocitoma<br>Oligodendroglioma<br>Glioblastoma<br>Metástasis |
| Cuerpo calloso | Astrocitoma<br>Glioblastoma<br>Oligodendroglioma<br>Linfoma |
| Ventrículos laterales | Ependimoma<br>Meningioma |
| III ventrículo | Quiste coloide<br>Ependimoma |
| Nervio óptico y quiasma | Meningioma<br>Astrocitoma |
| Región pineal | Pineocitomas<br>Astrocitoma<br>Metástasis |
| Cerebelo | Astrocitoma<br>Metástasis |
| Ángulo pontocerebeloso | Schwannoma<br>Meningioma<br>Metástasis |
| Tronco cerebral | Astrocitoma<br>Glioblastoma |
| Región selar | Meningioma<br>Adenoma |

*Síndrome de hipertensión endocraneana.* Es el aumento de la presión dentro del cráneo y puede deberse a varios factores presentes en el desarrollo tumoral.

*Aumento de la masa intracraneana.* Este aumento de masa puede producirse por incremento de la población celular tumoral, como también por el edema perilesional que pudiera desencadenarse. En el parénquima cerebral, ante la presión ejercida tenderá a producir herniaciones a través de los orificios anatómicos cercanos (tentorio, foramen magno) comprimiendo de este modo áreas críticas y vitales (tronco encefálico).

Clínicamente este síndrome se presenta con la tríada característica de cefaleas, vómitos y alteraciones visuales. Las primeras son el síntoma más frecuente y varían en cuanto a localización e intensidad. Se presentan habitualmente en la mañana o en la última mitad de la noche, se exacerban con las maniobras de Valsalva (tos, defecación, etc.) y a veces con el simple movimiento de la cabeza. Los vómitos son en general menos constantes y se presentan con las cefaleas; se producen fácilmente, en especial con los cambios de posición. Los signos visuales son frecuentes, en especial en períodos avanzados, en forma de visión borrosa, diplopía (por paresia del VI nervio craneano) y edema de papila en el examen fundoscópico.

*Cefaleas.* Los tumores provocan cefaleas por varios mecanismos. Si bien el parénquima cerebral carece de fibras dolorosas, las aferencias provienen de los vasos intracraneanos y de las meninges. Estas estructuras causan el dolor por aumento de la presión local, invasión directa de las meninges o fenómenos mecánicos e irritativos, como las hemorragias. Si bien la cefalea es un síntoma frecuente asociado a patología o no, el médico debe sospechar la presencia tumoral cuando: a) se presenta en sitios y con intensidad diferentes a anteriores episodios, si los hubiera; b) se asocia con vómitos, mareos, diplopía, trastornos de la palabra u otro signo neurológico, c) es localizada, persistente y coherente con otra signosintomatología. En todos estos casos es mandatorio realizar estudios complementarios (TC, RM).

La ubicación dependerá de la localización tumoral y el tipo de dolor puede ser característico (intenso, matinal, focal, incrementado con las maniobras de Valsalva) o pulsátil simulando una cefalea vascular, suboccipital y vespertino como la cefalea tensional, hemicraneano, como una migraña, y, aun más, puede calmar con analgésicos menores (aspirina).

*Vértigos y mareos.* Se presentan como una sensación individual o ambiental de giro propio o de los objetos circundantes y, si bien es fácil de describir, en algunas oportunidades es difícil diferenciarla de la inestabilidad o el desequilibrio postural. Como una forma de clasificación, varios autores han intentado subdividir estos síntomas. Brandt[15], entre ellos, describió una forma de diferenciación dividiéndolos en cuatro tipos: rotatorio esporádico, rotatorio constante, posicional y desequilibrio postural. El vértigo rotatorio y posicional rara vez se asocia con tumores de adultos o de niños, el rotatorio constante o permanente se asocia con frecuencia con patología tumoral que compromete el ángulo pontocerebeloso y el tronco cerebral, mientras que el desequilibrio postural se ve en lesiones que afectan el mesencéfalo, el pedúnculo cerebeloso y el cerebelo. En algunas oportunidades con menor frecuencia pueden presentarse vértigos en tumores del lóbulo temporal con lo cual es importante la evaluación del resto de los signos y síntomas como hipoacusia, parálisis facial, etcétera.

*Alteraciones de la conciencia.* Comprende alteraciones de su nivel y calidad. El nivel está comprendido entre el letargo mínimo y la pérdida completa de la conciencia. Las alteraciones de la calidad son fenómenos complejos y difíciles de definir.

El cerebro provee percepción del mundo exterior y permite a las personas interrelacionarse con él. En general se podría decir que el nivel de conciencia está relacionado con el tronco encefálico (sustancia reticulada) y la calidad de conciencia con el lóbulo frontal, límbico y el cuerpo calloso; cualquier agresión a estas estructuras puede incidir en mayor o menor grado sobre la conciencia.

*Signos de focalización.* Son producidos por el crecimiento tumoral y pueden ser irritativos o deficitarios. Los primeros dan lugar a crisis convulsivas, las cuales, si son parciales, son de gran valor localizador.

Los signos deficitarios son variados y dependen directamente de la localización tumoral. Tienen la particularidad de su instalación lenta y progresiva, característica del crecimiento neoplásico, y dan lugar a síndromes más o menos bien definidos que corresponden a la distinta topografía lesional. Si bien pueden estar combinados entre sí debido a la extensión tumoral, los principales síndromes topográficos se esquematizan en el cuadro 24-2.

## Descripción y clínica de los tipos tumorales más frecuentes

### I) Tumores primarios

#### a) Serie glial

*Astrocitomas.* Es el tumor intracraneano más frecuente; la mayoría son supratentoriales y comprometen casi en su totalidad los hemisferios cerebrales. Pueden presentarse en cualquier momento de la vida, pero su incidencia es mayor en los adultos. Son tumores malignos aunque en algunas oportunidades se los denomine "astrocitoma benigno" y su evolución en términos de supervivencia depende de varios factores, entre ellos su localización, capacidad proliferativa, invasión y edad del paciente (fig. 24-1).

En pacientes mayores de 65 años en general son anaplásicos, se sitúan preferentemente en la sustancia blanca supratentorial, también en el diencéfalo y, menos frecuentemente, en el tronco cerebral y la vía óptica. Los síntomas de comienzo se presentan entre 6 y 24 meses previos al diagnóstico en forma de cefaleas o trastornos mentales (alrededor del 50% al 70% de los casos.)

**Cuadro 24-2.** *Principales síndromes topográficos*

| Síndrome | Hallazgos semiológicos | Síndrome | Hallazgos semiológicos |
|---|---|---|---|
| Frontal | 1) Trastornos psíquicos<br>  a) Intelectuales: falta de atención<br>  b) Tímicos: humor efusivo, "moria"<br>2) Trastornos del tono<br>  a) Prensión forzada (graspin reflex)<br>  b) Reflejo oral: estimulación peribucal<br>  c) Reflejo de prensión del pie<br>  d) Resistencia a la movilización pasiva<br>3) Alteraciones de los reflejos<br>  a) Reflejo de Rossolino (área 4)<br>  b) Reflejo de Hoffman (área 6)<br>4) Signos oculomotores<br>  a) Desviación conjugada de cabeza y ojos<br>  b) Parálisis de movimientos oculares voluntarios (lesión bilateral área 8)<br>5) Trastornos del equilibrio<br>  a) Ataxia de la marcha<br>6) Trastornos del lenguaje<br>  a) Afasia motora pura<br>7) Trastornos de la praxia<br>  a) Apraxia bucofacial<br>  b) Apraxia de la marcha | Parietal *(Cont.)*<br><br><br><br><br>Occipital | 3) Trastornos práxicos<br>  * Apraxia ideomotora bilateral<br>  * Apraxia ideatoria<br>  * Apraxia constructiva<br>  * Apraxia del vestido<br>1) Trastornos visuales<br>  a) Hemianopsias<br>    * Homónimas<br>    * Doble<br>    * Estomas hemianópticos<br>  b) Ceguera cortical (Lesión área 17)<br>  c) Alucinaciones visuales<br>    * Alucinaciones<br>    * Metamorfopsias<br>  d) Agnosias visuales<br>    * De los objetos<br>    * De los colores<br>    * De los símbolos<br>    * De la fisonomía |
| Temporal | 1) Trastornos sensoriales y agnosias<br>  a) Auditivos<br>    * Sordera cortical<br>    * Agnosias auditivas<br>    * Amusia<br>    * Sordera verbal<br>2) Trastornos del lenguaje<br>  a) Afasia de Wernicke<br>3) Alucinaciones<br>    * Olfatorias<br>    * Auditivas<br>    * Gustativas<br>    * Visuales<br>4) Epilepsia temporal<br>    * Crisis uncinadas | Cuerpo calloso | 1) Trastornos psíquicos<br>  a) Trastornos de la memoria<br>  b) Modificaciones del carácter<br>2) Apraxia ideomotora<br>    * Trastornos en la realización de actos sencillos, pensados e intencionales<br>3) Ataxia callosa<br>    * Trastornos del equilibrio con tendencia a la caída hacia atrás<br>4) Trastornos gnósicos<br>  Se caracterizan por una esteroagnosia unilateral izquierda y por alexia pura<br>5) Síndrome de desconexión<br>  Caracterizado por:<br>  a) Disminución de la transferencia de una mano a la otra, del aprendizaje táctil o cinestésico<br>  b) Dificultad en la ejecución de órdenes por el hemicuerpo no dominante<br>  c) Alexia en el hemicuerpo visual no dominante |
| Parietal | 1) Trastornos sensitivos<br>  a) Subjetivos<br>    * Parestesias<br>    * Epilepsia sensitiva<br>  b) Objetivos y agnosias táctiles<br>    * Agnosia táctil primaria o perceptiva<br>    * Agnosia táctil secundaria o asimbolia táctil<br>2) Trastornos del esquema corporal<br>  a) En el hemisferio dominante<br>    * Autotopoagnosia<br>    * Agnosia digital<br>    * Indistinción derecha izquierda<br>  b) En el hemisferio no dominante<br>    * Hemiasomatognosia<br>    * Anosoagnosia | Cerebelo | 1) Trastornos de la estática y de la marcha<br>    * Marcha tambaleante<br>    * Aumento de la base de sustentación<br>2) Trastornos de la coordinación de movimientos<br>    * Dismetría<br>    * Asinergia<br>    * Adiadococinesia<br>    * Discronometría<br>    * Temblor estático y cinético<br>3) Trastornos del tono muscular<br>    * Hipotonía<br>    * Reflejos pendulares |

En el examen clínico se observan signos de déficit motor en el 70% y alteraciones mentales en el 50% de los pacientes. También puede presentarse un cuadro de hipertensión endocraneana, ya sea debido a un rápido crecimiento tumoral o a una obstrucción en la circulación de LCR. El tratamiento puede disminuir su progresión pero en general la supervivencia media se sitúa entre 1 y 3 años.

*Glioblastoma*. Es el más maligno de todos los tumores de la serie glial, comprende un 50% de los tumores astrocitarios y un 25% de los tumores primarios en el adulto.[16] La edad media de presentación es 62 años.

Aunque en su desarrollo puede comprometer uno o más lóbulos, el frontal es el afectado con más frecuencia seguido por el temporal. No es infrecuente su localización bihemisférica, "en alas de mariposa", y puede ser multicéntrico en alrededor del 5% - 9% de los casos. Es también reconocida su tendencia a producir hemorragias (fig. 24-2).

Los síntomas aparecen aproximadamente 6 meses antes del diagnóstico o algo más, en el caso de una desdiferenciación de un astrocitoma previo, y en general se asemejan a los descritos para los astrocitomas pero se instalan más rápidamente.

La supervivencia media esperable en estos pacientes es de 52 semanas.

### b) De las meninges

*Meningiomas.* Representan el 30% de los tumores primarios en > de 65 años. Predominan en el sexo femenino (2/1) y crecen en frecuencia hasta la octava década de la vida, con un pico alrededor de los 60 años.

Entre los factores de riesgo podemos citar irradiaciones previas y coexistencia con tumores de mama.[17,18]

Se sitúan con frecuencia en la convexidad cerebral, pero también pueden localizarse en la hoz del cerebro, el ala esfenoidal, el tubérculo selar, el tentorio, el ángulo pontocerebeloso y cualquier sitio de la base de cráneo. Pueden crecer de las células aracnoideas y ubicarse dentro de las cavidades ventriculares (fig. 24-3).

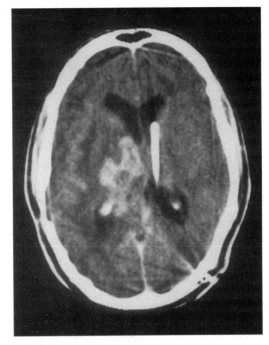

**Fig. 24-1.** Imagen de TAC. Astrocitoma: imagen característica, mal definida en sus bordes, con desplazamiento menor al volumen tumoral, que refuerza con el contraste en forma heterogénea y se rodea de una zona hipodensa.

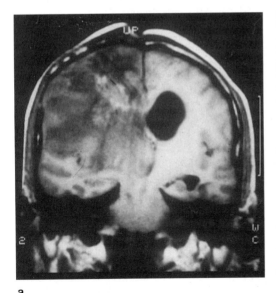

a

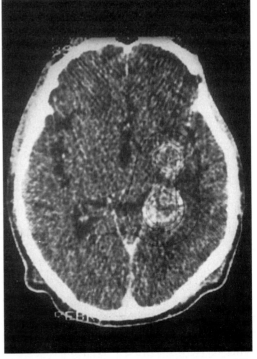

b

**Fig. 24-2. a)** Imagen de IRM. Glioblastoma: imagen de proceso expansivo, de bordes mal definidos, infiltrante con refuerzo heterogéneo poscontraste. **b)** Imagen de TAC. Glioblastoma: este tipo de imágenes bien definidas poscontraste, que se asemejan a metástasis, también pueden verse en glioblastomas.

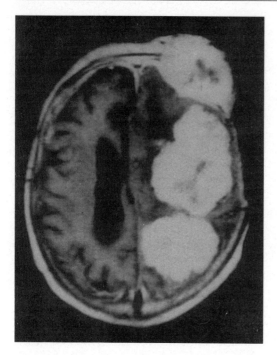

**Fig. 24-3.** IRM; meningioma: Tumor bien definido en su contorno, que refuerza homogéneamente poscontraste y que puede alcanzar gran volumen con escasos síntomas debido a su crecimiento lento.

Los meningiomas son tumores extrínsecos que producen síntomas por compresión o desplazamiento del parénquima o de los nervios craneanos, pero también producen irritación parenquimatosa que se traduce en episodios convulsivos en el 40% de los casos.

Estos síntomas pueden presentarse años antes del diagnóstico y se considera que en un 3% son hallazgos de necropsia.

El tratamiento de elección es la cirugía. La resección completa brinda la curación, pero aun así se producen recidivas alejadas hasta 15 años después de la extirpación quirúrgica.

En un 1%-2% de los casos estos tumores pueden ser múltiples, relacionados o no con la neurofibromatosis de von Recklinghausen.

### c) Schwannomas

También denominados neurilemomas y comúnmente neurinomas, constituyen alrededor del 7% de los tumores intracraneanos primarios.[19]

Son tumores benignos provenientes de las células de Schwann que se originan en la porción distal de los nervios craneanos. Crecen habitualmente en nervios sensoriales o sensitivos (VIII y V).

Describiremos a continuación las localizaciones más comunes en el anciano, los nervios acústico y trigémino.

**Neurinoma del acústico.** En general crece a partir del nervio vestibular dentro del conducto auditivo interno, y en su desarrollo se hace intracraneano a través el canal acústico y se sitúa en el ángulo pontocerebeloso comprimiendo, según su tamaño, los pares craneanos, el cerebelo y el tronco cerebral. Clínicamente se presenta con una larga historia, acorde con su lento crecimiento, de mareos primero, pérdida de la audición. En su desarrollo puede comprometer nervios craneanos y provocar un síndrome de hipertensión endocraneana, ya sea por su volumen o por obstrucción de la circulación de líquido cefalorraquídeo.

Habitualmente los nervios craneanos más comprometidos en su desarrollo son el facial y el trigémino, con menos frecuencia lo son el IX, el X y el XI. Pueden ser bilaterales, en cuyo caso se presenta casi con seguridad en el contexto de una neurofibromatosis tipo 2.[20,21]

Su imagen en TC e IRM es bastante característica, pero debe hacerse el diagnóstico diferencial con meningiomas, gliomas exofíticos del tronco cerebral y hemangioblastomas (fig. 24-4).

El tratamiento es fundamentalmente quirúrgico, pero teniendo en cuenta la edad del paciente la conducta puede también ser expectante en especial en los tumores pequeños de pacientes mayores de 70 años.

**Neurinoma del trigémino.** Es un tumor mucho menos frecuente que el anterior (1% de los tumores intracraneanos). Cuando son pequeños pueden pasar inadvertidos y ser descubiertos incidentalmente. En alrededor del 25% de los casos su localización es infratentorial, pueden producir hipoestesia facial y con menos frecuencia dolor facial que no llega a ser una neuralgia verdadera. El diagnóstico y el tratamiento son similares a los del anterior.

### d) Linfomas primarios del SNC

El linfoma primario del SNC es un linfoma no Hodking de células B que muestra una citología similar al linfoma inmunoblástico de células grandes y representa el 1% de todos los linfomas.[22] En los últimos tiempos se ha notado un incremento en su incidencia en especial en ancianos y en poblaciones con inmunodeficiencias, ya sean hereditarias o adquiridas (SIDA); se calcula un incremento mayor aun en los próximos 20 años.[23] La mayoría de los linfomas primarios del SNC se sitúan en el parénquima cerebral y la clínica depende de su localización. Pueden ser bilaterales o múltiples y las imágenes de TC son características en especial en los situados bilateralmente (fig. 24-5).

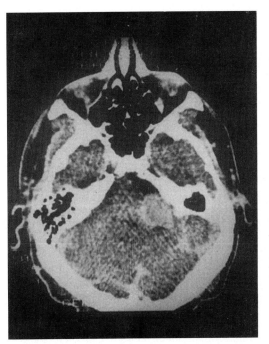

**Fig. 24-4.** Imagen de TAC; Neurinoma del acústico, imagen característica por localización, por su comportamiento poscontraste. También, y debido a su lento crecimiento, puede alcanzar gran volumen con escasos síntomas antes de ser diagnosticado.

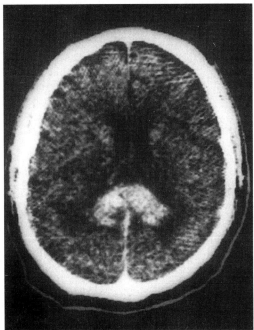

**Fig. 24-5.** Imagen de TAC; Linfoma primario del SNC, imagen bilateral que puede comprometer las cavidades ventriculares, características de este tipo tumoral.

**Tratamiento.** Una vez hecho el diagnóstico (biopsia) si son de localización bilateral o muy extensos pueden ser tratados con telerradioterapia, con lo que se obtiene una alta tasa de control a 3 o 4 años. Si son accesibles a la cirugía, pueden ser resecados y ulteriormente se indica el tratamiento radiante. En algunas series se obtuvieron resultados exitosos con la quimioterapia. Los esteroides también se utilizan con buen resultado, en especial la dexametasona.

## Tratamiento de tumores primarios de la serie glial

*Cirugía.* Como dijimos anteriormente, los tumores primarios de la serie glial más frecuentes en el anciano son el astrocitoma anaplásico y el glioblastoma, o sea, de alto grado de malignidad. Por este motivo su resección quirúrgica está limitada a aquellos casos en que el tumor es accesible (lobulares o polares) y el paciente está en condiciones de ser sometido a la intervención quirúrgica. No obstante, si puede ser macroscópicamente resecado, el paciente se verá beneficiado por este tratamiento, aunque no se prolongue de manera importante la supervivencia puede mejorar la calidad de vida remanente. También se obtiene de este modo una mayor condición frente a tratamientos coadyuvantes (quimioterapia y radioterapia).

*Radioterapia.* El papel de la radioterapia posoperatoria fue establecido por el Brain Tumor Cooperative Group; se estimó un incremento en la supervivencia de 22 semanas con respecto a los tratados solamente con cirugía. Desde ese momento se ha difundido su indicación en dosis entre 5.000 y 6.000 cGy aun en pacientes no operados previamente y luego de obtener una biopsia diagnóstica. Los efectos colaterales descritos (radionecrosis) se presentan con dosis mayores de 5.700 a 6.000 cGy y dependen fundamentalmente del volumen a irradiar (a mayor volumen mayor riesgo).[24]

*Quimioterapia.* A nivel cerebral existe una barrera que limita el intercambio entre los componentes vasculares y las células nerviosas; esta barrera, denominada hematoencefálica, es la que debe ser atravesada por los agentes que actúen ulteriormente en ese nivel. Los agentes no ionizados y los liposolubles son los más aptos para atravesar la BHE y alcanzar un nivel tóxico dentro del tumor. Se han utilizado muchas drogas, pero las nitrosoureas son las más eficaces. Utilizadas como único fármaco o en combinación su efecto está fundamentalmente relacionado con el estado de la BHE; a mayor ruptura más efecto. Los resultados obtenidos en estos casos justifican su inclusión en el tratamiento de esta patología en este grupo de pacientes.

## II) Metástasis

Se considera que entre un 25% y un 40% de los pacientes portadores de cáncer desarrollarán metástasis cerebrales en algún momento de su enfermedad y que ello generará una situación de agravamiento de su estado, que los expondrá a un riesgo de vida; en algunos casos incluso anticipará el desenlace de su enfermedad primaria.

Las metástasis constituyen algo más del 50% de los tumores intracraneanos; la mayoría son parenquimatosas, pero también pueden comprometer hueso, duramadre y leptomeninges.[25] Los órganos proveedores son, en orden de frecuencia, pulmón, mama, tractos gastrointestinal y urinario, y piel. Son únicas en el 50% de los casos y múltiples en el resto. Las metástasis múltiples son fundamentalmente de melanoma y con menos frecuencia de pulmón. Las metástasis de colon, mama y riñón por lo general son únicas o solitarias.

El mecanismo de diseminación es hemático y se sitúan en lugares de mayor caudal circulatorio; es por ello que en el 80% comprometen los hemisferios cerebrales, en el 15% el cerebelo y en un 3% el tronco encefálico.

*Diagnóstico.* En general no ofrece dificultades debido a sus imágenes evidentes, tanto en TC como en IRM, corresponde hacer el diagnóstico diferencial con tumores primarios, abscesos y granulomas, estos dos últimos en especial cuando las lesiones son múltiples (fig. 24-6). Entre un 20% y un 30% se presentan como inicio de enfermedad y, a través de ellas, se hace diagnóstico de su enfermedad primaria, mientras que un 15% cursa sin evidencia de su tumor primario.

*Cuadro clínico.* Las metástasis son tumores extracerebrales, es decir, no contienen parénquima normal en su interior, y de rápido crecimiento todo esto hace que clínicamente se presenten aún cuando son de tamaño muy reducido. La forma en que lo hacen puede ser un cuadro focal, irritativo (convulsiones) o un síndrome de hipertensión endocraneana.

*Tratamiento.* Las modalidades terapéuticas disponibles y efectivas son esteroides, telerradioterapia, cirugía, radiocirugía y braquiterapia.

*Esteroides.* El más efectivo es la dexametasona en dosis entre 8 mg y 32 mg/día; ésta actúa sobre el edema vasogénico que producen las metástasis disminuyendo la permeabilidad del endotelio capilar y restableciendo la barrera hematoencefálica. Como efectos colaterales produce –según la dosis y la duración del tratamiento– retención hidroelectrolítica (sodio), hiperglucemia, cambios mentales (excitación, confusión y aun delirio) e insuficiencia suprarrenal (Cushing). Se ha establecido que los esteroides como única terapia incrementan la supervivencia en alrededor de 2 meses.

*Telerradioterapia.* Se utilizan preferentemente fotones de megavoltaje y con esquemas de administración diferente. Se ha

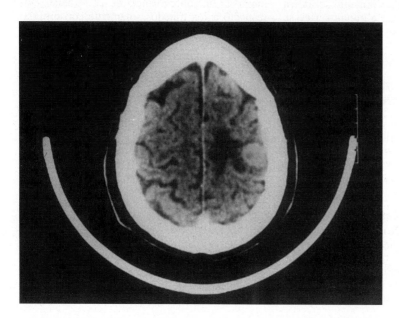

**Fig. 24-6.** Imagen de TAC, metástasis cerebral, imagen pequeña sintomática conforme a su rápido crecimiento, que refuerza homogéneamente después de la administración de contraste. Se rodea por lo general de extensa área hipodensa (edema).

comprobado que controla la enfermedad (metástasis) en la mayoría de los casos con dosis entre 3.000 y 5.000 cGy, sin que se haya informado efecto con dosis menores 2.000 cGy. Se han utilizado diferentes formas de fraccionamiento de dosis con esquemas cortos (10 a 15 días 300-400 cGy/día) y prolongados (35 sesiones de 150/180 cGy/día), pero los resultados fueron similares.

*Cirugía.* Es particularmente efectiva en metástasis solitarias y con compromiso inminente de vida. Tiene un porcentaje de recidiva local que ronda el 20%. Su indicación depende además del control de la enfermedad primaria y del estado clínico del paciente, de singular importancia en este grupo etario.

*Radiocirugía.* Desarrollada por Leksell en el año 1951, para realizar cirugía funcional, empleada ulteriormente en el tratamiento de malformaciones arteriovenosas cerebrales, se ha utilizado en los últimos tiempos con éxito en el tratamiento de las metástasis cerebrales. En dosis única de 2.500 a 3.500 cGy/dosis marginal, se han tratado aun metástasis múltiples con rápida reducción (alrededor de 30 días). En muchos lugares se la adoptó como método de elección en esta patología, debido a su fácil administración y baja incidencia de efectos adversos.

*Braquiterapia.* Especialmente utilizada en metástasis solitarias, mediante implante removible y estereotáxico de [125]I en dosis de 6.000 cGy/margen a baja tasa de dosis (10 cGy/hora), tendría un efecto similar a la radiocirugía y ha sido adoptada en algunos centros debido a su sencillez y bajo costo.

## BIBLIOGRAFÍA

1. Boyle P, Maisonneuve P, Sarasi R, Muir CS. Is the increased incidence of primary malignant brain tumors in the elderly real? JNCI, 82:1594-1596, 1990.
2. Greig NH, Ries LG, Yancik R, Rapoport SI. Increasing annual incidence of primary malignant brain tumors in the elderly. JNCI, 82:1621-1624, 1990.
3. Ahlbom A, Redvall Y. Brain tumor trends. Lancet, 2:12-72, 1989.
4. Selversten B, Cooper DR. Astrocytoma and ABO blood groups. J Neurosurg, 18:602-604, 1961.
5. Thomas TL, Waxweiler RJ. Brain tumors and occupational risk factors. Scand J Work Environ Health, 12:1-5, 1986.
6. Musicco M, Sant M, Molinari S, Filippini G, Gatta G, Berrino F. A case-control study of brain gliomas and occupational exposure to chemical carcinogens: the risk of farmers. Am J Epidemiol, 128:778-785, 1988.
7. Liwincz BH, Berger TS, Liwnicz RG, Aron BS. Radiation-associated gliomas: a report of four cases and analysis of postradiation tumors of the central nervous system. Neurosurgery, 17:436-445, 1985.
8. Rubistein AB, Shalit MN, Cohen ML, Zandbank U, Reichenthal E. Radiation-induced cerebral meningioma: a recognizable entity. J Neurosurg, 61:996-971, 1984.
9. Hochberg F, Toniolo P, Cole P. Head trauma and seizures as risk factors of glioblastoma. Neurology, 34:1511-1514, 1984.
10. Walsh JW, Zimmer SG, Perdue ML. Role of viruses in the induction of primary intracranial tumors. Neurosurgery, 10:643-662, 1982.
11. Choi CW, Schuman LM, Gulen WH. Epidemiology of primary central nervous system neoplasms. II: Case-control study. Am J Epidemiol, 1970; 19:467-485, 1970.
12. Ward DW, Mattison ML, Finn R. Association between previous tuberculous infection and cerebral glioma. Br Med J, 1:83-84, 1973.
13. Patchell RA. Brain metastases. Neurol Clin, 9:817-824, 1991.
14. Delattre Jy, Krol G, Thaler HT, Pasner JB. Distribution of brain metastases. Arch Neurol, 45:741-44, 1988.
15. Brandt T. Vertigo and dizziness in diseases of the nervous system. *En:* Asbury AK, McKahnn GM, McDonald WI, (Eds.). Clinical Neuro-biology. Filadelfia, W.B. Saunders, págs. 561-576, 1986.
16. Rissel DS, Rubinstein LJ. Pathology of tumors of the nervous system. 5ª ed. Baltimore, Williams and Wilkins, 1989.
17. Schoemberg BS, Christine BW, Whisnant JP. Nervous system neoplasms and primary malignancies of other sites. The unique association between meningiomas and breast cancer. Neurology, 25:705-712, 1975.
18. Rubistein AB, Schein M, Reichenthal E. The association of carcinoma of the breast with meningiomas. Surg Gynecol Obstet, 169:334-336, 1989.
19. Zulch KJ. Brain tumors. Their biology and pathology. Nueva York, Springer verlag, pág. 358, 1986.
20. Martuza RL, Eldridge R. Neurofibromatosis 2 (Bilateral acoustic neurofibromatosis). N Engl J Med, 318:684-688, 1988.
21. Neurofibromatosis conference statement. National Institutes of Health consensus development conference. Arch Neurol, 45:575-578, 1988.
22. Schwaighofer BW, Hesselink JR, Press GA, Wolfe RL, Healy ME, Bertholy DP. Primary intracranial CNS lymphoma: MR manifestations. AJNR, 10:725-729, 1989.
23. Atlas SW. Intraaxial brain tumors. *En:* Atlas SW, Ed. Magnetic resonance imaging of the brain and spine. Nueva York, Raven Press, 1991, págs. 223-226.
24. Leibel SA, Sheline GE, Wara WM, Boldrey EB, Nielsen SL. The role of radiation therapy in the treatment of astrocytomas. Cancer, 35:1551-1557, 1975.
25. Azar Kia B. Intracranial neoplasms. *En:* Sarwar M, Azar Kia B, Batnisky S. (Eds.). Basic Neuroradiology, San Luis, Warren H. Green, págs. 535-637, 1983.

# 25

# SÍNDROMES PARANEOPLÁSICOS

RAMÓN LEIGUARDA

El término síndrome paraneoplásico o efecto remoto de las neoplasias en el sistema nervioso incluye un grupo de trastornos causados por (o asociados con) neoplasias, pero no producidos por efecto directo del tumor primario y metástasis, o por otros mecanismos conocidos no metastásicos, como trastornos metabólicos o vasculares, infección o efectos secundarios del tratamiento.[1,2,3]

Aunque infrecuentes, ya que se presentan en menos del 1% de los pacientes con cáncer,[2] los síndromes paraneoplásicos son importantes clínicamente por varias razones: 1) los síntomas y signos del trastorno neurológico preceden al diagnóstico de neoplasia en la mitad o en 2/3 de los pacientes. Por lo tanto, la identificación de un síndrome neurológico como paraneoplásico debe inducir la búsqueda de una neoplasia oculta y potencialmente curable; 2) aunque se conozca que el paciente padece cáncer, el síndrome paraneoplásico puede simular o ser similar a enfermedad metastásica, lo que lleva a un diagnóstico incorrecto y a una terapéutica inapropiada; 3) la identificación y el tratamiento de la neoplasia subyacente en algunos pacientes con síndromes paraneoplásicos (p. ej.: síndrome miasteniforme) puede conducir a la mejoría del trastorno neurológico; 4) ciertas evidencias sugieren que cuando una neoplasia se asocia con un síndrome paraneoplásico tiene un curso más benigno que cuando no está asociada con el efecto remoto, y 5) las manifestaciones neurológicas son con frecuencia más incapacitantes que la neoplasia que las produce; aun cuando la neoplasia subyacente pueda ser controlada o eventualmente curada, los pacientes permanecen con una incapacidad neurológica severa.

## Patogénesis

Por definición, la patogénesis de los síndromes paraneoplásicos se desconoce. Las hipótesis propuestas son: 1) secreción por parte del tumor de una neurotoxina análoga a las hormonas peptídicas ya conocidas secretadas por algunos tumores; 2) competencia entre el tumor y el sistema nervioso por un metabolito esencial; 3) infección viral oportunista, y 4) mecanismo autoinmune. Estas dos últimas son en la actualidad las hipótesis preponderantes y no mutuamente excluyentes, ya que una infección viral oportunista puede desencadenar una respuesta autoinmune, como sucede por ejemplo en el síndrome de Guillain-Barré.[4]

La hipótesis que sustenta un mecanismo autoinmune es apoyada por estudios que sugieren, en el suero de pacientes con diversos síndromes paraneoplásicos, la presencia de anticuerpos circulantes contra el tejido nervioso. Éstos incluyen probables anticuerpos contra la unión neuromuscular en el síndrome miasteniforme de Eaton-Lambert (anticuerpos contra los canales del $Ca^{++}$ voltaje-dependientes), anticuerpos contra la mielina periférica en las gammapatías monoclonales (anti MAG-anti $GM^1$) y anticuerpos antineuronales en la degeneración cerebelosa subaguda (anticélulas de Purkinje, tipo I o anti-Yo), en el síndrome opsoclonos-ataxia (panneuronal, anti-Ri o tipo II b) y en la neuronopatía sensitiva subaguda (anti-Hu).[5,51]

## Diagnóstico

El neurólogo encuentra los síndromes paraneoplásicos en una de dos circunstancias: el paciente tiene un trastorno neurológico pero la neoplasia no se conoce o el cáncer ha sido previamente diagnosticado y el trastorno neurológico se desarrolla durante o después del tratamiento. En el primer caso se debe decidir si el diagnóstico de síndrome paraneoplásico es lo suficientemente probable como para justificar una búsqueda intensiva de una neoplasia subyacente y, en el segundo, si se abandona la búsqueda de posibles metástasis o de algún otro efecto no metastásico de la neoplasia y se asume que el trastorno neurológico es finalmente paraneoplásico. Al respecto, ciertas manifestaciones clínicas ayudan al diagnóstico, a saber: 1) la mayoría de los síndromes paraneoplásicos tienen una evolución subaguda. Algunos, como la degeneración cerebelosa y la neuropatía sensitiva evolucionan en días o semanas y luego se estabilizan, habitualmente en el momento en que el neurólogo ve al paciente por primera vez. 2) Los síndromes paraneoplásicos son habitualmente severos. La mayoría de los pacientes tienen discapacidad marcada en el momento que son vistos por primera vez por el especialista. Los trastornos neurológicos, leves o de curso fluctuante, obligan a investigar otras etiologías posibles. 3) Los síndromes son a menudo característicos (p. ej., la degeneración cerebelosa). Sin embargo, ninguno de ellos, aun el más típico, está invariablemente asociado con cáncer. Así, sólo ⅔ de los pacientes con síndrome miasteniforme de Eaton-Lambert tienen cáncer (la mayoría cáncer de pulmón de células pequeñas). Probablemente más de la mitad de los pacientes con neuronopatía sensitiva subaguda presentan cáncer, mientras que las cifras para el síndrome de Guillain-Barré y la dermatomiositis son sustancialmente inferiores. 4) Los síndromes paraneoplásicos que afectan al sistema nervioso central (SNC) a menudo se acompañan con pleocitosis, proteínas elevadas y aumento de IgG en el líquido cefalorraquídeo (LCR), hallazgos que sugieren una reacción inflamatoria, y 5) los síndromes paraneoplásicos a menudo afectan a estructuras particulares del sistema nervioso, aunque en la mayoría de los casos también se encuentran signos leves en el examen neurológico que sugieren disfunción de otras áreas.

Entonces, cuando se sospecha que un paciente sin cáncer conocido tiene un síndrome paraneoplásico debe iniciarse la investigación cuidadosa de una neoplasia subyacente. Además, deben buscarse autoanticuerpos séricos cuya positividad sugiere un síndrome paraneoplásico. La búsqueda inicial debe dirigirse al pulmón, y en la mujer a la mama y el ovario. Si la neoplasia no se encuentra, el paciente debe permanecer bajo sospecha de padecer cáncer, porque en muchos casos la neoplasia subyacente no se identifica hasta meses o incluso 1 o 2 años luego del comienzo del cuadro neurológico.

En un paciente que padece un cáncer conocido debe realizarse una búsqueda sistemática de enfermedad metastásica que incluya tomografía computarizada (TC), resonancia magnética (RM) o ambas, y examen del LCR en búsqueda de células malignas. Aun en aquellos pacientes en los cuales la búsqueda inicial de metástasis o de otras causas no metastásicas (infecciosas o vasculares) es negativa, el médico debe continuar considerando alternativas a los síndromes paraneoplásicos y no abandonar la evaluación repetida en la medida que el cuadro clínico progresa.

## Síndromes específicos

Los síndromes paraneoplásicos que afectan el cerebro, tronco, cerebelo, pares craneanos, médula espinal, raíces y nervios periféricos, así como unión neuromuscular y músculo se clasifican en el cuadro 25-1.

**Cuadro 25-1.** *Síndromes paraneoplásicos (efectos remotos de las neoplasias sobre el sistema nervioso)*

1. Cerebro y pares craneanos:
   Degeneración cerebelosa subaguda
   Opsoclono-mioclono
   Encefalitis límbica y otras demencias
   Encefalitis de tronco
   Neuritis óptica
   Degeneración retiniana

2. Médula espinal
   Mielopatía necrotizante subaguda
   Neuronopatía motora crónica
   Esclerosis lateral amiotrófica
   Mielitis

3. Nervios periféricos y raíces
   Neuronopatía sensitiva subaguda (gangliorradiculitis)
   Neuropatía periférica sensitiva o motora, subaguda o crónica
   Polirradiculoneuropatía aguda (síndrome de Guillain-Barré)
   Mononeuritis múltiples y microvasculitis de nervio periférico
   Neuritis braquial
   Neuropatía autonómica
   Neuropatía periférica con tumores de células de los islotes
   Neuropatía periférica asociada con paraproteinemias

4. Unión neuromuscular y músculo
   Síndrome miasteniforme de Eaton-Lambert
   Miastenia gravis
   Dermatomiositis y polimiositis
   Miopatía necrotizante aguda
   Miopatía carcinoide
   Miotonía y neuromiotonía
   Neuromiopatía carcinomatosa

## 1. Cerebro y pares craneanos

### Degeneración cerebelosa subaguda

La degeneración cerebelosa subaguda es el síndrome paraneoplásico que más frecuentemente afecta el SNC.[2]

El trastorno puede complicar cualquier tumor maligno, pero es más común hallarlo con las neoplasias de pulmón (en especial la de células pequeñas), ovario, mama y en la enfermedad de Hodgkin.[2-6-7]

Las manifestaciones neurológicas preceden a la detección del tumor en alrededor de la mitad de los pacientes; en forma alternativa, la degeneración cerebelosa puede desarrollarse hasta 2 años después de diagnosticada la neoplasia. En algunos casos la neoplasia subyacente no se encuentra hasta que se realiza el estudio post mortem.

El cuadro clínico es suficientemente característico como para inducir el diagnóstico correcto. En su forma típica el paciente desarrolla en días o semanas un síndrome pancerebeloso progresivo, caracterizado por ataxia de tronco y apendicular que puede ser asimétrica, disartria y a veces nistagmo. Este último con frecuencia es del tipo de batidas hacia abajo, y el vértigo es común. El trastorno progresa durante un período de 6 a 8 semanas y luego se estabiliza, en la mayoría de los casos cuando el paciente ya está muy discapacitado. Sin embargo, el comienzo del síndrome puede ser o muy rápido o de lenta progresión.[2,7] En raras ocasiones la enfermedad remite en forma espontánea en respuesta al tratamiento de la neoplasia subyacente, aunque una excepción es el síndrome cerebeloso asociado con el neuroblastoma, que regularmente responde al tratamiento de éste.[4,8] Muchos pacientes con degeneración cerebelosa paraneoplásica también presentan un cuadro leve de demencia y, en ocasiones, otras manifestaciones clínicas que incluyen disfagia, trastornos sensitivos y respuesta plantar extensora.[9,10]

El LCR puede ser normal, pero en general muestra linfocitosis leve y proteínas elevadas, aumento de IgG y bandas oligoclonales. La TC o la RM son normales en las etapas precoces de la enfermedad, pero luego muestran atrofia cerebelosa.[2,10]

Los cambios anatomopatológicos característicos consisten en la pérdida difusa o salpicada de las células de Purkinje en todo el cerebelo; puede haber infiltración linfocitaria perivascular en particular en los núcleos profundos y en algunos casos también en el tronco, en el cerebro y en la médula espinal, razón por la cual estos casos se encuadran dentro de las encefalomielitis paraneoplásicas.[2,4,7,9]

El tratamiento en la mayoría de los pacientes es inefectivo aunque es posible que, si lo inicia precozmente, cuando el daño de las células de Purkinje todavía es reversible, pueda lograrse un efecto beneficioso, en particular con plasmaféresis o drogas inmunosupresoras.[11]

### Opsoclono-mioclono

El opsoclono es un trastorno caracterizado por movimientos sacádicos conjugados amplios, continuos, arrítmicos, multidireccionales e involuntarios, a menudo acompañados por parpadeo sincrónico. Los movimientos habitualmente persisten con los ojos cerrados y durante el sueño, y se exacerban con la fijación voluntaria y los movimientos de seguimiento. El opsoclono puede ser un signo neurológico aislado, pero a menudo se acompaña con mioclonías del tronco, miembros, cabeza, diafragma, laringe, faringe y paladar, así como ataxia en combinaciones variables. Cuando es una manifestación paraneoplásica en los adultos, puede estar acompañado por degeneración cerebelosa subaguda.

El opsoclono aparece en alrededor del 2% de los niños con neuroblastomas; cerca del 50% de los niños con opsoclonos-mioclonos tienen un neuroblastoma. Las manifestaciones neurológicas preceden a la identificación del tumor en el 50% de los casos. En la mayoría de los casos el tratamiento del neuroblastoma conduce a la mejoría o desaparición de las manifestaciones neurológicas, pero el curso del síndrome opsoclono-mioclono es impredecible.[12]

El opsoclono-mioclono es infrecuente en los adultos, pero es más común con las neoplasias de pulmón. Las manifestaciones neurológicas habitualmente preceden al diagnóstico de la neoplasia subyacente y casi siempre progresan a lo largo de varias semanas. A menudo se asocia con ataxia de tronco, disartria, mioclono, vértigo y encefalopatía. El LCR puede mostrar una pleocitosis leve y proteínas elevadas; la TC y la RM son por lo general normales y en el electroencefalograma (EEG) puede encontrarse lentificación de la actividad de base.[13]

El pronóstico del síndrome es variable; luego del tratamiento de la neoplasia subyacente se han descrito remisiones espontáneas parciales y en algunos casos mejorías. Algunos pacientes se han beneficiado con clonazepam o con la administración de tiamina, hecho este último que sugiere una deficiencia nutricional.[12,13]

### Encefalitis límbica

La encefalitis límbica paraneoplásica es rara; se asocia en alrededor del 70% de los casos con neoplasias de pulmón, en especial de células pequeñas, y con menos frecuencia con otros tipos de cáncer, como la enfermedad de Hodgkin. Ocasionalmente manifestaciones clínicas y patológicas similares a la encefalitis paraneoplásica límbica se presentan sin neoplasia asociada.[2]

Las manifestaciones neurológicas a menudo preceden al diagnóstico del tumor en alrededor de 2 años y a veces la neoplasia no se detecta hasta que se realiza el examen post mortem. Los síntomas en general progresan a lo largo de semanas, aunque el curso puede ser más lento.[2,14] Manifestaciones como la ansiedad y la depresión son frecuentes, pero el signo característico de la enfermedad es el trastorno mnésico severo. Otras manifestaciones incluyen: confusión, alucinaciones, convulsiones parciales o generalizadas e hipersomnia. El cuadro habitualmente es el de una demencia progresiva, aunque en forma ocasional se han observado remisiones espontáneas. Las manifestaciones de encefalitis límbica pueden combinarse con otros signos neurológicos, en los casos en que existen cambios inflamatorios diseminados. El LCR a menudo muestra pleocitosis con elevación de las proteínas. El EEG puede ser normal o mostrar lentificación generalizada u ondas lentas unitemporales o bitemporales, a veces con focos de ondas agudas. La TC es normal en la mayoría de los casos.[14,15]

Los cambios patológicos se observan sobre todo en la sustancia gris del hipocampo, la circunvolución del cíngulo, la corteza piriforme, la superficie orbitaria de los lóbulos frontales, la ínsula y en los núcleos amigdalinos; consisten en pérdida neuronal extensa con gliosis reactiva, infiltrado linfocitario perivascular y proliferación microglial. En algunos pacientes se observan los mismos cambios patológicos en los núcleos caudados, putamen, globo pálido, tálamo, hipotálamo y núcleos subtalámicos; en otros hay compromiso difuso que incluye el tronco cerebral, la médula espinal y los ganglios de las raíces dorsales.[14]

Casos aislados de otros cuadros de demencia también han sido descritos en pacientes con neoplasias sistémicas, pero los hallazgos patológicos o no han sido significativos, o estuvieron limitados a la corteza cerebral, al tronco o a la sustancia blanca subcortical.[15,16]

No existe tratamiento específico de la encefalitis límbica o de los cuadros de demencia, aunque en forma ocasional se han descrito remisiones espontáneas o mejorías parciales luego del tratamiento de la neoplasia subyacente.[17]

## Encefalitis de tronco

La encefalitis bulbar o paraneoplásica de tronco a menudo se asocia con signos clínicos y patológicos más difusos de encefalomielitis e incluso también con compromiso del sistema nervioso periférico. En general se encuentra con neoplasia de pulmón de células pequeñas, pero cuadros clinicopatológicos idénticos pueden observarse en ausencia de tumor.[18]

Las manifestaciones neurológicas pueden desarrollarse antes o después del diagnóstico de la neoplasia e incluso aparecer cuando ésta está en remisión. Las manifestaciones clínicas más comunes incluyen vértigo, ataxia, nistagmo o parálisis bulbar, trastornos oculomotores y disfunción de tractos corticoespinales. Con menos frecuencia se observa sordera, mioclonías que afectan la musculatura braquial, hipoventilación y movimientos involuntarios anormales; excepcionalmente se han descrito síndromes acineto-rígidos.[2,4]

Los cambios patológicos son idénticos a otras formas de encefalomielitis paraneoplásica y son: infiltración linfocítica perivascular, proliferación microglial y pérdida neuronal. La distribución de estas lesiones en el tronco es variable, pero los cambios más severos se observan en el bulbo, en particular en el piso del cuarto ventrículo y las olivas inferiores, y en la sustancia nigra.[1,2,4]

Ningún tratamiento hasta el presente ha modificado el curso de la encefalitis bulbar.

## Neuritis óptica

La neuritis óptica unilateral o bilateral es muy rara; produce disminución aguda de la agudeza visual y en el fondo de ojo a veces se observan hallazgos compatibles con papilitis. La neuritis óptica puede encontrarse como manifestación aislada o como parte de un compromiso paraneoplásico difuso del sistema nervioso central.[19]

## Degeneración retiniana

La degeneración retiniana paraneoplásica por lo común está asociada con cáncer pulmonar de células pequeñas. Los síntomas visuales a menudo preceden a la detección del tumor subyacente y es típico que comiencen con síntomas inespecíficos y episódicos, como oscurecimiento visual o ceguera nocturna, seguidos por pérdida aguda indolora de la agudeza visual rápidamente progresiva. La sintomatología puede tener un comienzo unilateral. En los estadios iniciales de la enfermedad el examen muestra escotomas en anillo, estrechez arteriolar retiniana y preservación relativa de la agudeza visual; pero ulteriormente aparecen escotomas centrales extensos y pérdida de la visión. El LCR y los potenciales evocados visuales son normales, pero el electrorretinograma es anormal.

El tratamiento en general no es efectivo, aunque en un paciente los síntomas mejoraron con corticosteroides.[20]

## 2. Médula espinal

### Mielopatía necrotizante subaguda

La mielopatía necrotizante es rara como efecto remoto de las neoplasias. El trastorno se asocia con linfoma, leucemia y cáncer de pulmón.[4] No existe relación entre el curso del tumor y el trastorno neurológico, que puede preceder o desarrollarse luego de la detección de aquél. El cuadro clínico consiste en un déficit motor y sensitivo ascendente, a veces de comienzo asimétrico, que puede estar precedido por dolor lumbar o de tipo radicular. La disfunción medular ascendente conduce rápidamente a una paraplejía fláccida y arrefléxica con reflejo plantar extensor bilateral. Típicamente el déficit neurológico progresa durante días o algunas semanas y en general conduce a la muerte por insuficiencia respiratoria. El LCR puede mostrar una pleocitosis leve con discreta proteinorraquia y tanto la mielografía como la RM evidencian tumefacción medular. No existe tratamiento efectivo. Patológicamente hay necrosis extensa de la médula espinal, a menudo más marcada en los segmentos torácicos, que compromete todos los componentes medulares, aunque en general la sustancia blanca está más afectada que la gris y los vasos sanguíneos.[21,22]

### Neuronopatía motora

La neuronopatía motora está asociada principalmente con linfomas, en particular si el paciente ha recibido radioterapia.[23] El trastorno neurológico puede ser subagudo o adoptar un curso lentamente progresivo; se caracteriza por debilidad muscular proximal asimétrica, atrofia muscular con fasciculaciones y ausencia de reflejos osteotendinosos. No hay trastornos sensitivos ni signos de disfunción de neurona motora superior. El proceso es indoloro, compromete los miembros inferiores más que los superiores y respeta la musculatura bulbar. El LCR en general es acelular pero con elevación leve de las proteínas. La mielografía es normal. Los hallazgos electrofisiológicos indican denervación muscular, fasciculaciones, potenciales gigantes y velocidad de conducción nerviosa normal.

Los hallazgos patológicos característicos consisten en degeneración de las células del asta anterior medular, desmielinización de las raíces nerviosas anteriores asociada con células de Schwann hipercromáticas grandes y atrofia muscular neurogénica.[23,24]

No existe un tratamiento efectivo, aunque el curso del proceso neurológico es en general benigno e independiente de la actividad de la neoplasia subyacente. El déficit neurológico en general no incapacita al paciente y se estabiliza o mejora en forma espontánea después de meses o años. Es probable que la neuronopatía motora subaguda sea causada por una infección viral oportunista de las células del asta anterior, ya que en un paciente se identificaron partículas virales en las motoneuronas del asta anterior.[22,25]

### Esclerosis lateral amiotrófica (enfermedad de la neurona motora)

Cuadros indistinguibles de la esclerosis lateral amiotrófica han sido descritos en pacientes con neoplasias, en particular reticuloendoteliales y de pulmón. Sin embargo, no hay evidencias concluyentes que permitan establecer una relación causal definitiva entre ambas enfermedades.[22]

### Mielitis

La mielitis paraneoplásica habitualmente está acompañada por lesiones inflamatorias en otros sectores del SNC y en los ganglios de las raíces dorsales.[2] El cuadro clínico se caracteriza por debilidad y atrofia muscular salpicada, a veces combinada con fasciculaciones. Los miembros superiores a menudo están afectados más que los inferiores, hecho que refleja el compromiso predominante del segmento cervical de la médula espinal. Puede haber debilidad marcada en los músculos del cuello e intercostales, la que causa insuficiencia respiratoria. Las manifestaciones sensitivas, cuando están presentes, se asocian con neuronopatía sensorial, aunque algunos pacientes pueden sufrir daño de las astas posteriores y presentar un cuadro clínico que simula siringomielia. Los signos de disfunción corticoespinal reflejan lesión de la médula espinal o del tronco y puede haber disfunción autonómica secundaria al compromiso de las neuronas correspondientes. Patológicamente, hay una intensa respuesta inflamatoria con pérdida neuronal en los cuernos anteriores y posteriores de la médula espinal, más marcada en los segmentos cervicales y lumbares. Hay degeneración de las raíces nerviosas anteriores y de las fibras motoras de los nervios periféricos, así como atrofia muscular neurogénica. Otros cambios patológicos pueden incluir inflamación en las columnas de Clarke con degeneración de los tractos espinocerebelosos dorsales, degeneración secundaria de las columnas posteriores y desmielinización de las columnas laterales.[22] En pacientes con mielitis y carcinoma de pulmón de células pequeñas han sido encontradas partículas virales en las neuronas y astrocitos de las astas anteriores, aunque no se hallaron otras evidencias de etiología viral.[26] Ningún tratamiento altera el curso de la enfermedad.

### 3. Nervios periféricos y raíces

#### Neuronopatía sensitiva subaguda

La neuronopatía sensitiva subaguda es rara y se asocia en la mayoría de los casos con neoplasia de pulmón de células pequeñas, aunque un trastorno clínico similar se ha descrito en pacientes con síndrome de Sjögren y en otros sin enfermedad sistémica reconocida. Es probable que el trastorno sea paraneoplásico en menos de la mitad de los casos.[27,28]

Los hombres están afectados con una frecuencia discretamente mayor que las mujeres y los síntomas por lo general comienzan durante la edad media de la vida. La neuronopatía precede al diagnóstico de cáncer en alrededor del 70% de los pacientes, con menor frecuencia aparece dentro de los 6 meses de diagnosticada la neoplasia.

El síndrome se caracteriza por la pérdida progresiva de la sensibilidad, en general acompañada con dolor y parestesias. El trastorno por lo común compromete las 4 extremidades, y a veces el tronco y la cara. La pérdida sensitiva afecta todas las modalidades y se asocia con ausencia de los reflejos osteotendinosos y ataxia sensorial pronunciada. La fuerza muscular es normal o está levemente disminuida. La debilidad y atrofia muscular, cuando están presentes, se deben a compromiso de las células anteriores de la médula, resultante de una mielitis asociada. En ocasiones hay compromiso esfinteriano. Las manifestaciones neurológicas pueden comenzar en forma asimétrica, ya sea en los brazos o las piernas, pero al progresar el compromiso tiende a ser simétrico. En algunos pacientes se encuentran manifestaciones neurológicas adicionales que incluyen demencia, compromiso de los pares craneanos y mielopatía asociada con pérdida neuronal e inflamación en la corteza límbica, tronco cerebral y médula espinal.

El LCR suele mostrar una pleocitosis mononuclear moderada con aumento de las proteínas. La velocidad de conducción motora es normal, pero la de conducción sensitiva y en especial el potencial de acción sensitivo están muy disminuidos.

Anatomopatológicamente el proceso se caracteriza por pérdida de neuronas en la célula del ganglio de la raíz dorsal, a veces con infiltrados inflamatorios locales y en ocasiones en otras zonas del sistema nervioso; hay pérdida de mielina y daño axónico secundario en nervios sensitivos y columnas posteriores.[27,28]

La enfermedad progresa durante varias semanas y se detiene en forma espontánea, el paciente queda parcial o totalmente incapacitado. De hecho casi nunca remite en forma espontánea ni responde al tratamiento de la neoplasia subyacente.[29]

### Nervios periféricos o raíces

#### Neuropatía periférica sensitiva o motora subaguda o crónica

La neuropatía periférica sensitiva o motora, subaguda-crónica, es la neuropatía paraneoplásica periférica más común y puede asociarse con cualquier tipo de cáncer pero en especial con neoplasias de pulmón. Puede preceder a los síntomas de neoplasia hasta en 5 años o aparecer después del diagnóstico de ésta. La neuropatía es predominantemente distal, simétrica, sensitiva y motora, y afecta en particular a los miembros inferiores, aunque puede extenderse a los superiores, a los segmentos proximales y en forma excepcional comprometer los pares craneanos bulbares. El curso es lentamente progresivo, y es raro que se estabilice. El LCR en general es acelular, con un contenido de proteínas normal o ligeramente elevado. Los estudios electrofisiológicos son compatibles con una neuropatía de predominio axonal y patológicamente los cambios revelan degeneración axonal y, en forma ocasional, también desmielinización segmentaria o combinación de ambos procesos; puede observarse infiltración linfocitaria en los nervios periféricos y degeneración de las neuronas de los ganglios de las raíces dorsales o de las células del asta anterior.

Algunos pacientes con polineuropatía sensoriomotora paraneoplásica tienen un curso caracterizado por exacerbaciones y remisiones. En estos casos en el LCR se encuentra proteinorraquia y el proceso patológico predominante es de tipo desmielinizante. Hay casos en los que se han logrado remisiones con corticosteroides o luego del tratamiento del tumor primario.[30]

#### Polirradiculoneuropatía aguda y neuritis braquial aguda

Cuadros indistinguibles de una polirradiculopatía aguda (síndrome de Guillain-Barré) o de una neuritis braquial agudas (neuralgia amiotrófica) han sido descritos en particular en pacientes con enfermedad de Hodgkin. La mayoría de estos pacientes se han recuperado por completo.[2,31,32]

*Mononeuritis múltiple*

En pacientes con cáncer de pulmón, de riñón y linfoma se ha descrito en ocasiones una mononeuritis múltiple rápidamente progresiva, debida a microvasculitis de los nervios periféricos. El LCR puede revelar pleocitosis y una elevación de la concentración de proteínas. En uno de los casos descritos el trastorno mejoró con corticosteroides.[33]

*Neuropatía autonómica*

La neuropatía autonómica es un síndrome paraneoplásico raro que se asocia en particular con neoplasias de pulmón. El cuadro clínico tiene un comienzo subagudo con hipomotilidad intestinal, hipotensión postural, disfunción vesical neurogénica, anormalidades pupilares, impotencia y anhidrosis en combinaciones variables. Algunos casos se asocian con neuropatía sensitiva. El LCR muestra proteínas elevadas sin pleocitosis. Inicialmente la enfermedad progresa en forma rápida, pero luego tiende a estabilizarse. La neuropatía autonómica puede mejorar luego del tratamiento de la neoplasia subyacente.[34]

## Unión neuromuscular y músculo

*Síndrome miasténico de Eaton-Lambert*

El síndrome de Eaton-Lambert con frecuencia se encuentra asociado a neoplasias de pulmón (células pequeñas), aunque también ha sido descrito con neoplasias de estómago y ovario. Es muy probable que tenga origen autoinmune, ya que sus características electrofisiológicas pueden transferirse pasivamente al animal de experimentación y encontrarse iguales cambios morfológicos en la zona terminal. Las evidencias experimentales sugieren que el antígeno blanco es el canal del calcio presináptico dependiente de voltaje.[35]

Se caracteriza por debilidad muscular proximal, en particular en la cintura pelviana, con fatiga y debilidad en miembros inferiores, y con menor frecuencia e intensidad en miembros superiores. Hay un aumento progresivo de la fuerza muscular ante la repetición del movimiento, el cual puede ser detectado en el examen clínico. Ocasionalmente, puede haber dolor muscular. El compromiso de los músculos extraoculares y la disartria son raros; 1/3 de los pacientes experimenta disfagia. A veces se encuentra debilidad de los músculos respiratorios, mientras que los síntomas de disautonomía colinérgica incluso sequedad de boca e impotencia sexual se producen en alrededor de 50% de los casos. Los pacientes pueden manifestar parestesias, en particular en los muslos. Los reflejos osteotendinosos están reducidos o ausentes, en especial en las piernas. La respuesta a la neostigmina por lo común es mínima.[35]

Los estudios fisiológicos revelan anormalidades características en la unión neuromuscular. Los estudios de conducción nerviosa muestran potenciales de acción muscular de muy baja amplitud (a menudo menores al 10% de las respuestas controles) pero con velocidad de conducción normal. Luego de un breve ejercicio (10 segundos), la amplitud de los potenciales de acción puede aumentar a valores normales. La estimulación repetida produce un decremento de la amplitud del potencial de acción con tasas de estimulación bajas (2 a 5 Hz); con estimulaciones mayores (20 a 50 Hz) aparece un incremento marcado (200% a 1.000%).

Morfológicamente, en los axones terminales se observan cambios atróficos, con aumento de las ramificaciones nerviosas terminales e hipertrofia de la membrana postsináptica. En la membrana muscular no hay modificación del número o la sensibilidad de los receptores de la acetilcolina o en la cantidad disponible de ésta. Sin embargo, en la presinapsis hay una desorganización y disminución de las partículas en las zonas activas que representan canales del calcio dependientes de voltaje en las terminaciones nerviosas, cuya disfunción afectaría la liberación de acetilcolina.[35]

La droga de elección para el tratamiento es la 3,4-diaminopiridina, que tiene una toxicidad menor que la guanidina y la 4-aminopiridina. Las drogas inhibidoras de la colinesterasa ocasionalmente producen una leve mejoría, en particular cuando se administran con la 3,4-diaminopiridina. Los corticosteroides pueden ser beneficiosos en algunos pacientes, en especial si se usan con plasmaféresis. El tratamiento de la neoplasia subyacente puede mejorar el déficit neurológico.[36]

*Miastenia gravis*

La miastenia gravis aparece en 30% de los pacientes con timoma; a la inversa, en alrededor de 10% de los pacientes miasténicos se encuentra un timoma. No hay evidencias concluyentes de que la miastenia gravis pueda asociarse con otras neoplasias.[5]

*Dermatomiositis y polimiositis*

Las dermatomiositis y la polimiositis pueden asociarse con cáncer en cualquier edad, pero la incidencia de neoplasias subyacentes es mayor en pacientes por encima de los 40 años. Hombres y mujeres están afectados en proporción similar. La miositis precede el diagnóstico de cáncer en el 60% a 80% de los pacientes. Los tumores que con mayor frecuencia se asocian con dermatomiositis y polimiositis son los de mama, pulmón, ovario y los tumores gástricos. No existe una relación consistente entre el curso de la neoplasia y el del trastorno muscular. En algunos pacientes las manifestaciones musculares y cutáneas mejoran con el tratamiento del tumor. Por otro lado, la mejoría puede ser espontánea o asociarse con el tratamiento con corticosteroides. La respuesta a éstos puede no ser diferente de la observada en pacientes que no tienen neoplasia, aunque la mejoría inicial eventualmente es enmascarada por la progresión de la neoplasia. La mayoría de los pacientes mueren por complicaciones relacionadas en forma directa con el tumor, pero la debilidad de los músculos respiratorios y faríngeos también puede ser un factor causal.[37,38]

### Miopatía necrotizante aguda

La miopatía necrotizante aguda es un síndrome paraneoplásico raro, que ha sido descrito en asociación con neoplasias de pulmón, estómago, colon, mama y vejiga. La miopatía habitualmente precede al diagnóstico de la neoplasia y se caracteriza por debilidad muscular y dolor, que afecta simétricamente a los miembros inferiores y superiores para luego extenderse a los músculos faríngeos, respiratorios y del tronco. Los reflejos osteotendinosos están preservados; la CPK sérica está elevada y la electromiografía muestra cambios miopáticos. Patológicamente hay necrosis extensa del músculo esquelético, con inflamación leve o ausente; algunos consideran que la miopatía necrotizante es una forma severa y rápidamente progresiva de polimiositis. El curso de la enfermedad es fatal en alrededor de 12 semanas.[12]

### Miopatía carcinoide

Los tumores carcinoides pueden asociarse con miopatía proximal progresiva que se desarrolla en general varios años después del diagnóstico del síndrome. La biopsia muscular muestra predominio de las fibras musculares tipo I y atrofia de las fibras tipo II con cambios inflamatorios leves o ausentes. Los síntomas mejoran durante el tratamiento con ciproheptadina.[39]

## Miotonía y neuromiotonía

La miotonía y la neuromiotonía también constituyen un síndrome paraneoplásico raro asociado con la neoplasia de pulmón. Los pacientes desarrollan calambres y rigidez muscular, a veces precipitados por la actividad, antes de que se detecte el tumor. El EMG puede mostrar miotonía típica o fasciculaciones, mioquimia o descargas de unidades motoras espontáneas de alta frecuencia (neuromiotonía) y neuropatía periférica. Las remisiones espontáneas pueden darse y la miotonía en ocasiones mejora con fenitoína.[40]

### Neuromiopatía carcinomatosa

La neuromiopatía carcinomatosa es un síndrome clínico mal definido, caracterizado por debilidad de los músculos proximales de los miembros y axiales, a veces combinada con hiporreflexia. La biopsia muscular muestra cambios inespecíficos; el hallazgo más consistente es una axonopatía intramuscular distal que sugiere que el síndrome tiene una etiología neurogénica. La debilidad muscular habitualmente precede al diagnóstico de la neoplasia, la cual se encuentra con mayor frecuencia en mama y tracto gastrointestinal. Los síntomas tienden a remitir en forma espontánea y la mortalidad en general es atribuible a la neoplasia.[2,41]

**BIBLIOGRAFÍA**

1. Bunn PA, Minna JD. Paraneoplastic syndromes. En: De Vita VT Jr., Helman S, Rosenberg SA (Eds.). Cancer, Principles and Practice of Oncology, 2ª ed. JB. Lippincott, Filadelfia, 1982.
2. Henson RA, Urich H. Cancer and the Nervous System. Blackwell Scientific Publications, Londres, 1982.
3. Brain WR, Norris FH jr. (eds.). The Remote Effects of Cancer on the Nervous System. Grune & Stratton, Nueva York, 1965.
4. Cairncross JG, Posner JB. Neurological complications of malignant lymphoma. En: Vinken PJ, Bruyn GW (Eds.).: Handbook of Clinical Neurology, Vol. 39. Neurological Manifestations of Systemic Diseases, Part. II, North Holland, Amsterdam, 1980.
5. Anderson NE, Cunningham JM, Posner JB. Autoimmune pathogenesis of paraneoplastis neurological syndromes. CRC Crit Rev Neurobiol, 3:245, 1987.
5¹. Graus F, Elkin EB, Cordon-Cardo C, Posner JB. Sensory neuronopathy and small cell lung cancer: antineuronal antibody that also reacts with the tumor. Am J Med, 80:45, 1986.
6. Anderson NE, Rosenblum MK, Posner JB. Paraneoplastic cerebellar degeneration: clinical-immunological correlations. Ann Neurol, 24:559, 1988.
7. Brain WR, Wilkinson M. Subacute cerebellar degeneration associated with neoplasms. Brain, 88:465, 1965.
8. Kearsley JH, Johnson P, Halmaghy M. Paraneoplastic cerebellar disease: remission with excisilon of the primary tumor. Arch Neurol, 41:1208, 1985.
9. Vick N, Schulman S, Dau P. Carcinomatous cerebellar degeneration, encephalomyelitis, and sensory neuropathy (radiculitis). Neurology, 19:425, 1969.
10. Greenberg HS. Paraneoplastic cerebellar degeneration: a clinical and CT study. J Neurooncol, 2:377, 1984.

11. Cocconi G, Ceci G, Juvarra G, et al. Successful treatment of subacute cerebellar degeneration in ovarian carcinoma with plasmapheresis. Cancer, 56:2318, 1985.
12. Senelick RC, Bray PF, Lahey ME y col. Neuroblastoma and myoclonic encephalopathy: two cases and a review of the literature. J Pediatr Surg, 8:623, 1973.
13. Dropcho E, Payne R. Paraneoplastic opsoclonus-myoclonus: association with medullary thyroid carcinoma and review of the literature. Arch Neurol, 43:410, 1986.
14. Corsellis JAN, Goldberg GJ, Norton AR. "Limbic encephalitis" and its association with carcinoma. Brain, 91:481, 1968.
15. Reddy RV, Vakili ST. Midbrain encephalitis as a remote effect of a malignant neoplasm. Arch Neurol, 38:781, 1981.
16. Nelson JS, Woolsey RM. Cortical degeneration associated with myeloma and dementia. J Neuropathology Exp. Neurol. 25:489, 1966.
17. Brennan LV, Craddock PR. Limbic encephalopathy as a nonmetastatic complication of oat cell lung cancer: its reversal after treatment of the primary lung lesion. Am J Med, 75:518, 1983.
18. Horoupian DS, Kim Y. Encephalomyeloneuropathy with ganglionitis of the myenteric plexuses in the absence of cancer. Ann Neurol, 11:628, 1982.
19. Kraus AM, O'Rourke J. Lymphomatous optic neuritis. Arch Ophthalmol, 70:173, 1963.
20. Therkill CE, Roth AM, Keltner JL. Cancer-associated retinopathy. Arch Ophthalmol, 105:372, 1987.
21. Handforth A, Nag S, Sharp D, Robertson DM. Paraneoplastic subacute necrotic myelopathy. Can J Neurol Sci, 10:204, 1983.
22. Norris FH. Remote effects of cancer on the spinal cord. En: Vinken PJ, Bruyn GW (Eds.). Handbook of Clinical Neurology, Vol. 38. Neurological Manifestations of Systemic Diseases, Part I. North Holland, Amsterdam, 1979.
23. Schold SC, Cho ES, Somasundaram M, Posner JB. Subacute motor neuronopathy: a remote effect of lymphoma. Ann Neurol, 5: 271, 1979.
24. Walton JN, Tomlinson BE, Pearce GW. Subacute "poliomyelitis" and Hodgkin's disease. J Neurol Sci, 6:435, 1968.
25. Barron KD, Rodichok LD. Cancer and disorders of motor neurons. En: Rowland LP (Ed.). Human Motor Neuron Diseases. Raven Press, Nueva York, 1982.
26. Norris FH, Jr., McMenemey WH, Barnard RO. Unusual particles in a case of carcinomatous neuronal disease. Acta Neuropathol (Berl), 14:350, 1970.
27. Horwich MS, Cho L, Porro RS, Posner JB. Subacute sensory neuropathy: a remote effect of carcinoma. Ann Neurol, 2:7, 1977.
28. Sterman AB, Schaumberg HH, Asbury AK. The acute sensory neuropathy syndrome: a distinct clinical entity. Ann Neurol, 7:354, 1980.
29. Sagar HJ, Read DJ. Subacute sensory neuropathy with remission: an association with lymphoma. J Neurol Neurosurg Psychiatry, 45:83, 1982.
30. McLeod JG. Carcinomatous neuropathy. En: Dyck PJ, Thomas PK, Lambert EH, Bunge R. (Eds.). Peripheral Neuropathy, 2ª ed., W.B. Saunders, Filadelfia, 1984.
31. Lisak RP, Mitchell M, Zweiman B, et al. Guillain-Barré syndrome and Hodgkin's disease: three cases with immunological studies. Ann Neurol, 1:72, 1977.
32. Kori SH, Foley KM, Posner JB. Brachial plexus lesions in patients with cancer: 100 cases: Neurology, 31:45, 1981.
33. Johnson PC, Rolak LA, Hamilton RH, Laguna JF. Paraneoplastic vasculitis of nerve: a remote effect of cancer. Ann Neurol, 5:4376, 1979.
34. Schuffler MD, Baird HW, Fleming CR, et al. Intestinal pseudoobstruction as the presenting manifestation of small-cell carcinoma of the lung: a paraneoplastic neuropathy of the gastrointestinal tract. Ann Intern Med, 98:129, 1983.
35. O'Neill JH, Murray NMF, Newsom-Davis J. The Lambert-Eaton myasthenic syndrome. A review of 50 cases. Brain, 111:577, 1988.
36. Lundh H, Nilsson O, Rosen I. Treatment of Lambert-Eaton syndrome: 3,4-diaminopyridine and pyridostigmine. Neurology, 34:1324, 1984.
37. Mastaglia FL, Ojeda VJ. Inflammatory myopathies. Part. 2. Ann Neurol, 17:317, 1985.
38. Lakhanpal S, Bunch TW, Ilstrup DM, Melton IJ. Polymyositis-dermatomyositis and malignant lesions: does and association exist? Mayo Clin Proc, 61:645, 1986.
39. Swash M, Fox KP, Davidson AR. Carcinoid myopathy: serotonin-induced muscle weakness in man? Arch Neurol, 32:572, 1975.
40. Partanen VSJ, Soininen H, Saksa M, Riekkinen P. Electromyographyc and nerve conduction findings in a patient with neuromyotonia, normocalcemic tetany and small-cell lung cancer. Acta Neurol Scand,. 61:216, 1980.
41. Carcinomatous proximal neuromyopathy. M. Reyes, R. Leiguarda, S. Chokroversty. Vth Asian and Oceanian Congress of Neurology. Gilberto Gomez Ed. Excerpta Medica, Asia Pacific Congress Series 1:37. Manila, 1979.

# ENFERMEDADES DE LA NEURONA MOTORA, DEL MÚSCULO Y DE LA TRANSMISIÓN NEUROMUSCULAR EN LA SENESCENCIA

Roberto E. P. Sica

## INTRODUCCIÓN

En el sistema nervioso todo el proceso de envejecimiento es parte del programa biológico normal. A partir de una edad determinada, que varía en cada especie, las células nerviosas comienzan a ralear y su aspecto cambia en relación con el que presentan en los animales más jóvenes. Sin embargo, no todas las poblaciones neuronales se comportan del mismo modo; en algunas células esas manifestaciones son obvias, en tanto que otras conservan su apariencia mucho tiempo e incluso son capaces de exhibir fenómenos que señalan una mayor capacidad de trabajo. Este comportamiento, conocido desde hace varios años, no es exclusivo del sistema nervioso ya que puede verse en cualquier otro tejido.[1]

Muy posiblemente sean tres los factores primordiales que contribuyen al deterioro y ulterior muerte neuronal. Uno de ellos es el cúmulo de errores en la resíntesis del DNA, probablemente debido a alteración en las enzimas de reconstrucción, que produce cambios en la secuencia de bases y mutaciones que se suman. Otro es la desestabilización de la membrana de los lisosomas, que permite el pasaje al citoplasma de las enzimas que alberga, hecho que favorece la autofagia; simultáneamente, la disminución en la producción de parte de las enzimas lisosómicas lleva a la acumulación de productos de desecho, y un marcador de esta última circunstancia es la acumulación de lipofucsina que se observa en muchas neuronas en el período de envejecimiento.[2] El último es la disminución de los factores de crecimiento neuronal, de los cuales, en buena medida, depende la vida celular. También aquí existe selectividad para ellos, ya que son diferentes los factores responsables del mantenimiento en salud de distintas poblaciones celulares. Por ejemplo, el factor de crecimiento neuronal tiene mayor influencia sobre neuronas del hipocampo; el factor neurotrófico derivado del cerebro, sobre las células ganglionares de la retina, las medioseptales y las dopaminérgicas mesencefálicas ventrales; en tanto que el factor neurotrófico ciliar aumenta la supervivencia de neuronas hipocámpicas y evita la muerte de las motoneuronas luego de su axotomía.[3]

Esto no niega que otras causas, como el aporte nutricional, la cantidad de trabajo realizado o ciertos agentes ambientales, puedan favorecer o retrasar la aparición del envejecimiento. En relación con estas últimas circunstancias, cabe señalar que el trabajo neuronal parece ser un factor decisivo en el mantenimiento de la función en edades avanzadas; ello tiene su sustento en el aumento de las ramificaciones dendríticas, con mayor número de espinas, que incrementan el margen de seguridad para la transmisión sináptica.

Todo esto hace que no pueda concebirse el envejecimiento neuronal como un proceso homogéneo que afecta por igual a todas las células. Nuestra impresión es que el momento del programa que marca el comienzo de la involución senil varía en distintas poblaciones celulares. En lo que respecta a las neuronas del asta anterior de la médula, en experimentos hechos algún tiempo atrás, observamos que, si bien el número de neuronas motoras disminuía con la edad, esa reducción no era igual en todas. Las neuronas capaces de producir una respuesta F no variaban su número a lo largo de la vida, en tanto que sí lo hacían aquellas otras que producían la respuesta H (Sica, REP y Sanz, OP, resultados no publicados).

Simultáneamente con lo anterior debe considerarse que la pérdida neuronal no se produce sin que se pongan en marcha mecanismos compensadores, que durante un lapso –que puede ser muy largo– atenúen el deterioro de la función. Volviendo a la médula, si se estima de manera indirecta el número de neuronas motoras alfa del asta anterior, mediante la cuantificación de unidades motoras funcionantes en un músculo dado, podrá hallarse que en el hombre, en las eminencias tenar, hipotenar y en el extensor corto de los dedos, ese número comienza a reducirse después de los 60 años, pero antes en el músculo sóleo. Al mismo tiempo, en los primeros tres grupos musculares mencionados se observará que las unidades motoras remanentes aumentan su territorio mediante colateralización de sus axones y consecuente adopción de fibras musculares dejadas huérfanas de inervación por aquellas neuronas que se han hecho no funcionales. Esta conducta, que señala el intento de compensación, no se pone en evidencia en el músculo sóleo, donde el tamaño de las unidades motoras que se mantienen activas no varía.[4,5] Clínicamente esto se traduce en el progresivo empequeñecimiento del sóleo y en el mantenimiento del tamaño, durante un período mayor, de los músculos tenar, hipotenar y del extensor corto. Un estudio algo más detallado de este comportamiento puede mostrar que las neuronas que selectivamente son las primeras en perderse son las que inervan fibras musculares de tipo II, puesto que la curva de contracción mecánica del músculo se lentifica a favor del aumento del tiempo de contracción, hecho que señala el predominio de fibras musculares de tipo I.

Visto así, sería posible predecir que el envejecimiento mismo podría llevar paulatinamente a la muerte, hecho que sería aceptable en un marco de ideas de carácter darwinista que supusiera la eliminación de aquellos sujetos que ya no poseen capacidad reproductora. Sin embargo, no hay, o son anecdóticas, las descripciones de muerte por senilidad. En prácticamente todos los casos es posible reconocer una causa que ocasiona la finalización de la vida. De todas maneras, queda pendiente la respuesta al interrogante de si la vejez condiciona el éxito de la acción del factor que finalmente termina con la existencia del individuo.

## ENFERMEDADES DE LA NEURONA MOTORA

Las alteraciones de las neuronas motoras, de la corteza cerebral y de la médula, constituyen un capítulo importante, por frecuencia y gravedad, dentro de las patologías que comprometen al sistema nervioso en la senescencia. Su presentación clínica es variada y su evolución diferente atendiendo a su forma clínica.

Conforman el grupo de las llamadas "enfermedades de motoneurona". Su individualización se hace cuando se combinan, clínicamente, signos de daño de motoneurona superior e inferior, que pueden hacerlo en proporciones variables y en sitios diferentes.

Desde el punto de vista clínico estricto no es de esperar que otras estructuras del sistema nervioso participen del daño; sin embargo, el examen detallado pone al descubierto, en algunos enfermos, elementos semiológicos que señalan la participación del cordón posterior o, más raramente, de las vías espinocerebelosas.

La enfermedad se distribuye por igual en todo el mundo, su prevalencia varía entre 1,2 y 1,8/100.000 habitantes y su incidencia es de alrededor de 1/100.000, excepto en lugares como la península de Kii o las islas Marianas donde llega actualmente hasta 5/100.000.[6]

Los signos y síntomas más conspicuos de la enfermedad son: a) fasciculaciones, b) calambres, c) debilidad muscular creciente, d) labilidad emocional y e) atrofia muscular. Los primeros cuatro pueden preceder en varios meses a la aparición de las atrofias.

En la edad avanzada los subtipos más frecuentes de la enfermedad, que configuran formas clínicas diferentes, son los que mencionaremos a continuación:

a) Atrofia muscular progresiva. Compromete sólo la motoneurona espinal. Su cuadro clínico se destaca por la presencia de amiotrofias que habitualmente comienzan por los miembros superiores, en especial en el nivel de las manos, con compromiso luego de los inferiores y, muy tardíamente, de los músculos de inervación bulbar. Se acompaña con fasciculaciones y la motoneurona superior no se afecta. Su comienzo es habitualmente temprano, aunque puede ser más tardío. Su evolución es lenta y puede llevar décadas.

b) Esclerosis lateral primaria. A diferencia de la anterior, esta entidad lesiona básicamente la primera neurona motora. Su manifestación clínica inicial es una paraparesia espástica acompañada con hiperreflexia, Babinski y clonos. Durante el curso de muchos años esa alteración se va extendiendo en sentido rostral, para comprometer también los miembros superiores. Muy tarde aparecen amiotrofias que involucran principalmente las manos; muy rara vez se ven fasciculaciones. La enfermedad por lo común empieza en la edad adulta y se prolonga por décadas, de forma tal que la expectativa de vida de estos enfermos no difiere mayormente de la población sana.

c) **Esclerosis lateral amiotrófica.** Es la forma más habitual de la enfermedad. Participan en ella alteraciones de la motoneurona superior y de la inferior que pueden combinarse en distinta proporción.

Los calambres en miembros inferiores preceden a la aparición de las amiotrofias y luego se atenúan cuando éstas se establecen. Las fasciculaciones también suelen ser anteriores a las amiotrofias. Estas últimas pueden involucrar a los miembros superiores o inferiores (o ambos desde el comienzo) y el cuello; progresan inexorablemente hasta la desaparición clínica de la masa muscular, con la parálisis consecuente de miembros superiores o inferiores (o ambos) y la caída de la cabeza, que no puede ser sostenida por los músculos del cuello.

La presencia de algunos de los signos de compromiso de la motoneurona superior está supeditada a la intensidad de la lesión de la motoneurona espinal; cuando esta última es moderada, los reflejos tendinosos están exaltados pero, cuando aquélla es marcada, el paciente se vuelve arrefléxico y, en ocasiones, sólo la presencia del signo de Babinski señala la participación superior.

La edad de comienzo es variable, aunque predomina francamente después de los 50 años.

La participación de los músculos de inervación bulbar dificulta la deglución y la fonación. La alteración respiratoria ensombrece el pronóstico y, cuando aparece, la expectativa de vida se reduce a pocos meses.

d) **Parálisis bulbar progresiva.** Esta forma puede ser parte de la esclerosis lateral amiotrófica descrita en el párrafo precedente o hacerse evidente como manifestación inicial. La afectación de la inervación de esos músculos lleva a la aparición de fasciculaciones y atrofia de la lengua, pérdida de la elevación del velo del paladar, imposibilidad de deglutir y hablar.

Habitualmente todo ello se acompaña con severa dificultad respiratoria y debilidad de los músculos del cuello. En ocasiones el compromiso simultáneo de la neurona motora superior hace que se combinen signos bulbares periféricos con los de paresia seudobulbar.

Aparece después de los 50 años y es más frecuente en las mujeres. Su curso es habitualmente rápido y lleva a la muerte por falla respiratoria.

e) **Esclerosis lateral amiotrófica benigna.** Esta entidad, más rara que las anteriores, no se diferencia de una esclerosis lateral esporádica habitual excepto por dos hechos. El primero es que no se comprometen los músculos de inervación bulbar y el segundo es que, luego de un período de evolución, la enfermedad lentifica marcadamente su curso o se detiene por completo, lo que permite una larga expectativa de vida.

Otras formas no habituales en la senescencia son las amiotrofias espinales hereditarias, la amiotrofia espinal infantil, con sus formas temprana y tardía, la amiotrofia espinal de la juventud o enfermedad de Wohlfart, Kugelbert y Welander, la atrofia bulboespinal familiar ligada al cromosoma X, o enfermedad de Kennedy, las atrofias monomiélicas, la atrofia escapuloperonea, la artrogriposis múltiple congénita de origen neuronal, las acompañadas por demencia y otras, de escasa frecuencia, de las que existen descripciones aisladas.

Es de señalar que muchos pacientes afectados por este tipo de enfermedad y que aparentan ser casos esporádicos tienen, entre sus antecedentes familiares, parientes comprometidos por la misma dolencia. Esta observación sugiere la posible existencia de carga genética en muchos de ellos y hace que la presencia de enfermos dentro de un grupo familiar se transforme en un factor de riesgo para los otros.

En un estudio retrospectivo, hecho en la División Neurología del Hospital Ramos Mejía de Buenos Aires, en 104 pacientes con el diagnóstico de esclerosis lateral amiotrófica se obtuvieron los datos que se muestran en los cuadros 26-1 y 26-2.

Los valores muestran cierto predominio en los hombres y alta variación en la edad de comienzo, aunque con mayor prevalencia por encima de los 50 años, hecho que sugiere que el envejecimiento es otro de los factores de riesgo para el desarrollo de esta entidad. La mayoría de los casos fueron esporádicos, pero hubo otros en los que pudo detectarse la presencia de familiares con el mismo cuadro.

En este último subgrupo las características de herencia fueron muy difíciles de definir; en una de esas familias el modelo de herencia aparecía como claramente autosómico dominante, ya que 2 individuos dentro de la misma fratría padecían la enfermedad y uno de los padres había muerto por esa causa al igual que un tío-abuelo de los casos índice. En los otros casos, la relación de parentesco era más alejada y, en realidad, no fue posible descartar que la agregación de casos dentro de la misma familia no hubiera sido simplemente fortuita, aunque, como mencionáramos antes, su presencia tal vez constituya otro de los factores de riesgo para el resto de los integrantes del grupo.

La edad de presentación estuvo inversamente relacionada con el tiempo de supervivencia. Así, los pacientes que más temprano mostraron la alteración fueron los que más tiempo vivieron. Por el contrario, los mayores de 65 años tuvieron, como expectativa, una supervivencia no superior a los 3 años.

**Cuadro 26-1.** *Estudio de 104 pacientes con esclerosis lateral amiotrófica. División neurológica. Hospital Ramos Mejía. Buenos Aires*

*Sexo*
Hombres: 64 (61,5%)
Mujeres: 40 (38,5%) Relación hombre-mujer = 1,6:1

*Edad de comienzo de las manifestaciones clínicas*
14 a 74 años
< de 50 años: 30 (28,8%), > de 50 años: 74 (71,2%)

*Presentación*
Casos esporádicos: 94 (90,4%)
Casos familiares: 10 (9,6%)

*Sobrevida a partir del diagnóstico*
4 meses a 23 años
< 3 años: 50 pacientes (48%). > 3 años: 54 pacientes (52%)

*Prevalencia y distribución de signos y síntomas sobre 104 pacientes*
[entre paréntesis el número y porcentaje de pacientes en el que el signo o el síntoma estuvo presente]

Fasciculaciones (77-74 %)
  Músculos de inervación bulbar, del tronco y de los 4 miembros: 63,6%
  Sólo miembros superiores y lengua: 14,3%
  Sólo miembros superiores: 14,3%
  Sólo miembros inferiores: 1,3%
  Sólo lengua: 6,5%
Atrofias musculares (91-87,5%)
  Generalizadas: 33 pacientes, 36,3%
  Localizadas: 58 pacientes, 63,7%
    en ambos miembros superiores: 26 pacientes
    en musc. de la fonación-deglución: 10 pacientes
    en ambos miembros inferiores: 5 pacientes
    en un miembro inferior: 3 pacientes
    en la lengua: 3 pacientes
Reflejos osteotendinosos (104-100%)
  Hiperreflexia: 53 pacientes
  Hiporreflexia: 23 pacientes
  Hiper e hiporreflexia: 19 pacientes
  Normorreflexia: 9 pacientes
  Reflejos patológicos
    Babinski: 24 pacientes
    Hoffmann: 26 pacientes
    Clonus: 18 pacientes
Debilidad muscular (91-94,6%)
  Generalizada: 40 pacientes, 43,95%
  Localizada: 51 pacientes, 56,05%
    en ambos miembros inferiores: 20 pacientes
    en los cuatro miembros: 15 pacientes
    en ambos miembros superiores: 9 pacientes
    en un miembro inferior: 3 pacientes
    en un miembro superior: 2 pacientes
    en musc. de la fonación deglución: 2 pacientes
Calambres (46-44,2%)
  De localización preferente en pantorrillas y cuádriceps
Labilidad emocional (37-35,6%)
  Depresión y/o características pseudobulbares
Cuadros acompañantes no habituales (13-12,5%)
  Demencia: 3 pacientes
  Impotencia sexual: 4 pacientes
  Hipotensión ortostática, sialorrea, constipación: 4 pacientes
  Paresia de músculos faciales: 1 paciente
  Oftalmoparesia externa: 1 paciente

La prevalencia de los signos y síntomas se detalla en los cuadros 26-1 y 26-2. Las atrofias, la debilidad muscular y las fasciculaciones fueron los rasgos clínicos más conspicuos. Habitualmente la debilidad se expresaba por fácil fatiga muscular frente a esfuerzos moderados que el paciente antes podía realizar sin dificultad. Aún no es clara la explicación para este fenómeno que no puede atribuirse a la atrofia muscular, ya que esa fatiga aparece mucho antes que aquélla. Probablemente se deba a causas centrales, en especial a una incapacidad de la motoneurona espinal alfa para mantener un ritmo de descarga adecuado durante el esfuerzo; tal vez ello constituya una manifestación temprana del estado de enfermedad en el que ha ingresado esa célula. De todas maneras, también es cierto que existe un componente pe-

**Cuadro 26-2.** *Exámenes complementarios*

Electromiografía (85 pacientes)
Actividad voluntaria
Registro neurogénico: 96,4%
Registro pseudomiopático: 2,35 %
Registro normal: 1,17%

Actividad espontánea
Fasciculaciones, fibrilaciones, potenciales positivos: 80%
Descargas pseudomiotónicas: 2,35 %

*Velocidad de conducción nerviosa* (74 pacientes)
[nervios mediano, cubital, tibial anterior y safeno externo]

Valores (6 pacientes): sin alteración
Auditivos de tronco (9 pacientes): sin alteración
Somatosensitivos (22 pacientes): 13 sin alteraciones
9 con enlentecimiento del tiempo de conducción central
Motores (12 pacientes): todos ellos con lentificación del tiempo de conducción central

*Histología del músculo* (12 pacientes)
Atrofia agrupada de fibras musculares: 12 pacientes
Agrupamiento de fibras musculares de tipos I y II: 12 pacientes
Imágenes de tiro al blanco: 7 pacientes
Fibras anguladas atróficas: 6 pacientes

*Perfil inmunológico en sangre* (35 pacientes)
Poblaciones linfocitarias (CD3, CD4, CD8, K, NK)
  Valores normales: 33 pacientes
  < de 300 CD4: 2 pacientes
IgA
  Valores normales: 32 pacientes
  Valores aumentados: 3 pacientes
IgG
  Valores normales: 30 pacientes
  Valores aumentados: 5 pacientes
IgM
  Valores normales: 32 pacientes
  Valores aumentados: 3 pacientes
Anticuerpos anti-GM$_1$ (10 pacientes)
  Valores normales: 7 pacientes
  Valores aumentados: 3 pacientes
Anticuerpos antirreceptor colinérgico (8 pacientes)
  Valores normales: 6 pacientes
  Valores aumentados: 2 pacientes

riférico que justifica esta debilidad; en estudios electromiográficos se ha visto que la respuesta muscular frente al estímulo nervioso repetido es la disminución gradual de la amplitud del potencial muscular evocado, hecho que señala alteración en la transmisión neuromuscular que puede ser parcialmente mejorado con el empleo de anticolinesterásicos.

La labilidad emocional clínicamente recuerda, en algunos casos, la de los seudobulbares, con llanto y risa inmotivada, aunque con presentación menos frecuente que en estos últimos. Sin embargo, es necesario recordar el estado habitual de depresión de muchos de estos pacientes frente a su enfermedad, que los hace psicológicamente muy vulnerables.

En algunos pocos enfermos se observaron cuadros acompañantes no habituales. En 3 se observó deterioro cognitivo franco que se interpretó como demencia. Ambos casos presentaban neto predominio de sintomatología bulbar y la alteración cognitiva precedió en pocos meses a la muerte de estos pacientes. Es difícil poder adscribir este cuadro a la enfermedad de motoneurona. Es cierto que es un elemento más dentro del complejo Parkinson-demencia-ELA descrito en Guam años atrás, pero es muy raro observarlo en Occidente. Tal vez constituya un síndrome distinto del de la enfermedad de la motoneurona habitual, con rasgos e identidad propios. Su diagnóstico debe ser muy cuidadoso ya que puede confundirse con cuadros de depresión intensa, no raros en estos enfermos. Por otra parte, el observador debe estar prevenido frente a la dificultad en testear a estos pacientes, en especial a aquellos con signos francos de compromiso bulbar.

En algunos pocos pacientes se halló impotencia sexual. También resulta difícil atribuir este síntoma a un desorden orgánico, y es muy posible que se ligue con la depresión acompañante.

Finalmente, en casos aislados pudo verse hipotensión ortostática, sialorrea y constipación, que sugerían disautonomía.

En dos enfermos se observó el compromiso de músculos que habitualmente no participan en la enfermedad, los faciales y los oculares externos.

Dentro de los exámenes complementarios, la electromiografía fue el método más útil para el diagnóstico.

El estudio de la velocidad de conducción motora y sensitiva mostró bloqueo parcial de la conducción nerviosa en unos pocos pacientes, en quienes luego se probó la presencia de anticuerpos anti-GM$_1$.

El estudio de los potenciales evocados produjo una observación de interés: la lentificación del tiempo de conducción central en el somatosensitivo; ello coincide con descripciones de la patología[7,8] en las que se señala el daño de las neuronas del ganglio de la raíz posterior, de los cordones posteriores, de los haces espinotalámicos y espinocerebelosos, en formas familiares y esporádicas de la enfermedad. Este hecho también sugiere que ésta tal vez no esté estrictamente limitada al sistema motor, sino que es posible que otras estructuras nerviosas participen aunque su daño no alcance el umbral suficiente para su expresión clínica.

En todos los pacientes en los que se exploró el tiempo de conducción por la vía piramidal se lo encontró lentificado.

Finalmente, es de destacar la presencia de anticuerpos anti-GM$_1$ en los pacientes que electrofisiológicamente mostraban bloqueo parcial de la conducción nerviosa, hechos que hacen el diagnóstico de la neuropatía motora múltiple, cuya expresión clínica fue indistinguible de la de la ELA. Un elemento más para señalar es la presencia en algunos enfermos de inmunoglobulinas elevadas en suero; esta observación parece apoyar la presunción que supone la existencia de alteraciones inmunitarias en esta enfermedad. Un hallazgo curioso y aún sin explicación suficiente es, en unos pocos casos, la presencia de anticuerpos antirreceptor colinérgico.

A lo largo de los años pasados, en especial en la última década, se han multiplicado los esfuerzos para tratar de entender el mecanismo que conduce a esta enfermedad.[9] A raíz de ello han surgido una serie de hipótesis patogénicas que sirven de base para el empleo de terapéuticas que aparentan ser racionales. A continuación haremos una breve reseña de ellas dividiéndolas según el sitio de acción de la probable noxa.

1) *Metabolismo neuronal*. Varios son los hechos comprobados en este nivel: a) los receptores colinérgicos, de las benzodiazepinas, glicina y GABA están disminuidos en la médula, al igual que la colina-acetiltransferasa, no sólo en el asta anterior sino también en el asta posterior, hecho este último que sugiere la participación de interneuronas. Sin embargo, es posible que este hallazgo pueda ser sólo el resultado de la despoblación neuronal que caracteriza a la enfermedad. b) Los receptores androgénicos están reducidos en número en las neuronas motoras espinales de estos pacientes y también lo está el nivel de testosterona sérica. Ello se ha tomado como argumento para explicar la mayor prevalencia de la enfermedad en los hombres. c) Tanto la concentración de TRH como las de sus receptores están disminuidas en la enfermedad. No se conoce a ciencia cierta el papel del TRH en la neurona. Se presume que estabiliza su membrana y, de alguna manera,

contribuye a su sostén trófico. d) Finalmente se supone la existencia de una alteración en la función de alguno o algunos de los factores tróficos que actúan sobre la neurona. Dentro de esta familia se ha involucrado al factor de crecimiento neuronal y más recientemente al factor neurotrófico ciliar.

2) *Anormalidades sistémicas*. Algunos hechos pueden ser comentados: a) Se ha sugerido aumento del catabolismo sobre la base del incremento de la actividad de acetilcolinesterasa en plasma, de la colagenasa de los fibroblastos en la piel y de otras proteasas. b) Algunos autores consideraron al hipertiroidismo como posible causa; sin embargo, muy probablemente su presencia junto a la enfermedad de motoneurona se dé por probabilidad y no como relación de causa y efecto. c) La disfunción hepática, expresada por aumento de la bilirrubina no conjugada y por el reblandecimiento mitocondrial del hepatocito, fue hallada por Nakano y col.[10] en una proporción de pacientes con ELA, hecho que llevó a esos autores a suponer la existencia de alguna conexión entre ambas patologías. d) Hace algunos años se suponía que la incidencia de cánceres en pacientes con enfermedad de motoneurona era mayor que en el resto de la población; sin embargo, estudios epidemiológicos actuales señalan que esa asociación es fortuita. Ello no niega que es posible que la enfermedad aparezca como manifestación paraneoplásica, en especial en presencia del cáncer de pulmón. e) El déficit de hexosaminidasa A conduce a una gangliosidosis, una de cuyas manifestaciones en el adulto puede ser un cuadro de enfermedad de motoneurona que se acompaña con alteraciones cognitivas, cerebelosas y del nervio periférico.[11]

3) *Anormalidades inmunitarias*. Se han descrito varias, sobre todo recientemente. Fueron hallados depósitos de inmunocomplejos, de IgG e IgM en la corteza cerebral y en la médula espinal de algunos de estos pacientes. También se ha descrito la asociación de enfermedad de motoneurona con mielomas y linfomas, aunque no es posible descartar que la relación haya sido casual. Gurney y col.[12] fueron los primeros en dar cierta evidencia en esta entidad de la existencia de anticuerpos dirigidos contra estructuras nerviosas en esta entidad al inhibir la colateralización axonal del nervio del ratón, en el músculo tratado con toxina botulínica puesto en contacto con suero de estos pacientes y demostrar, luego, que el factor inhibidor era un anticuerpo que reaccionaba con una proteína de peso molecular de 56 kDa. En 1986 Fredo y col.[13] informaron la existencia de anticuerpos anti-$GM_1$ y anti-$GD_{1b}$ en un paciente con un cuadro de enfermedad de motoneurona (hecho ratificado ulteriormente por muchos otros autores) que se unen a la región nodal y paranodal de los axones motores y, en menor proporción, a los axones sensitivos y al cuerpo neuronal, para dar el cuadro que se dio en llamar neuropatía motora múltiple. En las primeras descripciones los cuadros correspondían más estrictamente al de la amiotrofia espinal; sin embargo, con el aumento de la experiencia se ha visto que enfermos indistinguibles clínicamente de aquellos con otras variedades de enfermedad de motoneurona pueden mostrar positividad para estos anticuerpos.

4) *Excitotoxicidad producida por el glutamato y el aspartato*. Ambos aminoácidos son intermediarios sinápticos normales en el sistema motor y se ha sugerido el incremento de su concentración en las sinapsis de la motoneurona espinal.[14] Su aumento en el medio puede deberse a dificultad en su recaptación por la neurona y la glía o por defecto en su degradación a cargo de la glutamato dehidrogenasa (GAD). Su acción se ejerce sobre 5 tipos de receptores diferentes. El efecto citotóxico se establece primordialmente a través de la activación de los receptores de N-metil-D-aspartato (NMDA), cuya puesta en funcionamiento permite la entrada masiva de $Na^+$ primero, que produce edema celular, y luego de $Ca^{++}$ mediante el mismo receptor y de los canales de $Ca^{++}$ dependientes de voltaje que se activan. La acumulación de $Ca^{++}$ en exceso dentro del citoplasma inactiva la bomba extrusora de ese ion, que es ATPasa dependiente, y pone en actividad proteasas y lipasas que llevan a la destrucción del citoplasma y la membrana neuronal.

5) *Virus*. Se han involucrado algunos virus lentos en la patogenia; de ellos el más señalado ha sido el prion que produce la enfermedad de Creutzfeld-Jakob, aunque está lejos de poder establecerse relación entre él y la enfermedad de motoneurona. Los que ocasionan la poliomielitis anterior aguda también han sido sugeridos, en especial después de la descripción, en los últimos años, del síndrome pospolio.[15] Sin embargo, este cuadro más se parece a la amiotrofia espinal y su patogenia posiblemente esté ligada al agotamiento de las neuronas para sostén de las fibras musculares que inervan mecanismos de tipo inmunitario puestos en marcha años después de la infección aguda.

6) *Tóxicos*. Tóxicos ambientales fueron sugeridos como causantes de la enfermedad. Los candidatos más nombrados han sido el plomo, el mercurio, el selenio, el aluminio y el manganeso. No existen pruebas definitivas para adjudicar la enfermedad a alguno de ellos; en cambio, en las islas Marianas, la *Cica circinalis*, que se encuentra en las semillas de un vegetal

consumido por los nativos, parece ser la causa de la alteración en esas regiones. De hecho, la disminución de su consumo ha llevado a una drástica reducción de la incidencia de la enfermedad en esas áreas.

7) Defectos en las enzimas de reparación del DNA nuclear neuronal ha sido otra causa supuesta y ya mencionada anteriormente. Es posible que ello suceda, lleve a una alteración en el RNA mensajero y, finalmente, a una síntesis proteica equivocada; pero no implica necesariamente defecto primario del DNA puesto que esa alteración puede ser inducida por factores exógenos. Sólo podría aceptarse un defecto primario del DNA en las formas familiares.

8) Otra causa argumentada ha sido la presencia de compromiso en el transporte axonal. Ello acontece con muchas entidades dentro de la patología neurológica. La alteración reside en el transporte de neurofilamentos que se lentifica y detiene en los segmentos más proximales del axón, lo que lleva a la formación de ovillos neurofibrilares con consecuente muerte neuronal.

9) Finalmente, se ha postulado el aumento de radicales libres o superóxidos como causa, al menos contribuyente, a partir del hallazgo de alteración en el gen de la superóxido-dismutasa en esta entidad.

No existe una terapéutica definitiva para este trastorno. Sobre la base de los argumentos fisiopatológicos expuestos, los tratamientos ensayados son los que a continuación se detallan sucintamente:

1) Lecitina como precursor de acetilcolina.
2) Testosterona en razón de la disminución de receptores y los bajos niveles séricos vistos en algunos enfermos.
3) TRH a raíz de su disminución en la médula.
4) Penicilamina, como quelante, debido a la posibilidad de que la enfermedad sea causada por metales pesados.
5) Amantadina, guanidina e interferón cuando se supuso que la dolencia podía ser debida a la acción de un virus.
6) Empleo de la hormona de crecimiento, dado el aumento del catabolismo.
7) Empleo de inmunosupresores. De ellos, los que han mostrado alguna actividad son la ciclofosfamida y la ciclosporina en pacientes con anticuerpos anti-$GM_1$. En nuestra experiencia la ciclofosfamida estabilizó el curso de la dolencia en 2 pacientes con aumento de las inmunoglobulinas y en 2 de los 3 de nuestra casuística con presencia de anticuerpos anti-$GM_1$. De todas formas esta referencia es anecdótica, puesto que es conocido que en algunos enfermos la enfermedad puede estabilizar en forma espontánea. Será necesario aumentar la experiencia antes de establecer con seguridad que estas drogas son útiles en el tratamiento de estos enfermos.

8) Empleo de aminoácidos ramificados (leucina, isoleucina y valina), que incrementan la actividad de la GAD. Nuestra experiencia con este compuesto sugiere que el curso de la enfermedad se hace más lento y que la calidad de vida de los enfermos es algo mejor. Sin embargo, no poseemos estudios controlados ciegos como para aseverar definitivamente esta observación.

9) Empleo de tocoferoles como antioxidantes, de uso muy reciente.

10) La utilización de treonina, un aminoácido precursor de la lisina, que actúa como mediador inhibitorio de la motoneurona espinal y que está disminuido en esta enfermedad. Su empleo permitiría aumentar la síntesis de lisina y disminuir la excitabilidad de la neurona motora alfa.

Otros fármacos que habrá que probar en el futuro próximo son los bloqueantes de los canales del $CA^{++}$ que atraviesan la barrera hematoencefálica, como la nimodipina, y los bloqueantes de los receptores de NMDA, muchos de los cuales ya están en etapa de prueba experimental aunque aún no se pueden trasladar a la clínica dada su alta toxicidad.

Finalmente, ha comenzado a ensayarse el factor neurotrófico ciliar humano recombinante, que ha mostrado capacidad para aumentar la colateralización axonal en el músculo y mantener en mejor estado de salud a las fibras musculares inervadas por esos axones.

De las terapéuticas señaladas, las que conservan vigor son el empleo de inmunosupresores, de los aminoácidos ramificados y la introducción más reciente de los tocoferoles y del factor neurotrófico ciliar.

Las enfermedades de la neurona motora constituyen en la actualidad uno de los capítulos más apasionantes dentro de la clínica neurológica, no sólo por su valor académico sino porque la resolución de esta patología podrá brindar alivio a un grupo de pacientes que padece una de las enfermedades más dramáticas dentro de la medicina, dadas sus características y evolución.

## ENFERMEDADES DEL MÚSCULO

No existen, con escasas excepciones, enfermedades musculares que sean producto exclusivo de la senescencia. La mayor parte de las que pueden aparecer luego de los 60 años fueron adquiridas durante la niñez, la adolescencia o la juventud; diagnosticadas entonces, tratadas y seguidas. Por otra parte, también es cierto que muchas entidades que afectan principalmente al músculo tienen una evolución corta a partir de su diagnóstico y no permiten que el paciente alcance edad avanzada.

En los párrafos que siguen se hará mención a las entidades que más comúnmente se ven después de los 60 años, haciendo énfasis en aquellas pocas que prevalecen a esa edad. Arbitrariamente las agruparemos para una mejor comprensión.

## A. Distrofias musculares

### 1) *Distrofia facioescapulohumeral*

Sus características más salientes son: a) puede aparecer en ambos sexos; b) su transmisión es habitualmente autosómica dominante; el gen de la enfermedad ha sido localizado en el cromosoma 4q35;[16] c) puede comenzar a cualquier edad desde la infancia hasta la edad adulta avanzada; d) con frecuencia, en una misma familia, existen casos abortivos de expresión clínica mínima; e) habitualmente los primeros músculos en comprometerse son los de la cara y los hombros, con ulterior extensión a los miembros inferiores; f) en ocasiones hay aumento del tamaño de las masas musculares en miembros inferiores o deltoides, contracturas y deformaciones esqueléticas; g) progresión insidiosa, con períodos de aparente estabilización que se prolongan, en oportunidades, durante años.

Si bien en las formas infantiles o juveniles la enfermedad puede adoptar un curso rápido, muchos pacientes, en especial aquellos en quienes las manifestaciones se inician en la edad adulta, sobreviven largo tiempo y tienen igual expectativa de vida que la población normal.

La incidencia de la enfermedad es del 0,45 por 100.000 y la prevalencia varía, en diferentes poblaciones, entre el 0,2 y el 1,5 por 100.000.[17]

Los síntomas iniciales habitualmente involucran la cara; el paciente nota dificultad progresiva para la oclusión palpebral, luego para silbar y pronunciar las vocales labiales, el aspecto de su cara cambia, se hace más fina y aparenta alargarse, la risa se hace transversal y no puede arrugar la frente. Luego de ello aparece dificultad para elevar los hombros y aducir los brazos, acompañada de atrofia de los músculos de la cintura escapular que también ocasiona escápula alada; los músculos que se afectan selectivamente son los flexores del cuello, el serrato, el pectoral, el bíceps, el tríceps y los extensores de la muñeca, con relativa preservación del deltoides. Con frecuencia también se atrofian los músculos de la cara anteroexterna de las piernas, lo que lleva a la caída del pie y a la consecuente marcha en "steppage". Aparece escoliosis y, más comúnmente, lordosis. En algunos casos todo esto se acompaña con sordera o hipoacusia marcada. Las funciones intelectuales y el corazón habitualmente no se comprometen.

La mayor parte de los individuos afectados muestra un curso benigno de la enfermedad y se mantienen activos hasta edades avanzadas. En ellos el factor limitante es la marcha, que puede llevarlos a la silla de ruedas en la edad media de la vida.

El diagnóstico diferencial, en los sujetos mayores, se hace con la distrofia miotónica, las distrofias miotubular y nemalínica y la miastenia gravis. La distinción clínica es sencilla, ya que ninguna de esas entidades conforman el patrón clínico descrito para la distrofia facioescapulohumeral. Existe una forma muy similar clínicamente pero con muy baja frecuencia de aparición, que responde a lesión de la neurona del asta anterior de la médula; la diferencia clínica mayor con la forma muscular es que la primera muestra asimetría de sus signos y síntomas.

Las enzimas musculares están normales o levemente aumentadas.

El electromiograma da un patrón miopático y la biopsia muscular también, acompañado ocasionalmente este último por infiltración inflamatoria moderada que no requiere tratamiento específico.

### 2) *Distrofia escapuloperonea*

Si bien son raros, existen casos de distrofia escapuloperonea, esporádicos o hereditarios de manera autosómica dominante, diferentes de los ligados al cromosoma X por tener un comienzo mucho más tardío –luego de la quinta década– y por el inicio sintomatológico en el que la caída del pie, por la atrofia peronea, es la manifestación más temprana. Luego aparece la atrofia de los músculos de la cintura escapular, con todas sus consecuencias clínicas, principalmente la escápula alada y la dificultad para elevar los brazos. En esta entidad, a diferencia de la descrita anteriormente, está involucrado el deltoides.

La evolución es muy lenta y los pacientes permanecen activos y ambulantes toda su vida.

El diagnóstico diferencial se plantea con la forma neurógena de la misma enfermedad y con formas frustradas de distrofia facioescapulohumeral. El electromiograma y la biopsia muscular, ambos con caracteres miopáticos, ayudan a su reconocimiento. Las enzimas musculares rara vez están elevadas en el suero.

### 3) Miopatía proximal de comienzo tardío

Casos esporádicos de la llamada "miopatía menopáusica" han sido descritos profusamente en años anteriores.[18] Constituyen un grupo heterogéneo de origen oscuro que, tal vez, sea genético; de hecho hubo descripciones de herencia de tipo autosómico dominante. Muchos otros resultaron ser polimiositis de evolución crónica y algunos pocos atribuibles a hipotiroidismo.

Su sintomatología aparece luego de los 40 años y se caracteriza por debilidad proximal, en especial en miembros inferiores, con participación primordial de los cuádriceps. Su progreso es muy lento y habitualmente los pacientes son capaces de deambular hasta después de los 70 años. Tiene cierto predominio en las mujeres.

La biopsia y el electromiograma muestran cambios miopáticos moderados y las enzimas están, en general, normales.

### 4) Miopatía distal del adulto

Esta enfermedad comienza entre los 40 y 60 años; los casos descritos en Suecia tienen carácter autosómico dominante, y es algo más frecuente en los hombres que en las mujeres.[19]

Los síntomas comienzan por las manos, que exhiben atrofia y debilidad de sus músculos; luego se extiende a los antebrazos y, más tardíamente, a los músculos de cara anteroexterna de pierna y pantorrillas. Su evolución es sumamente lenta y rara vez participan los músculos proximales.

Las enzimas musculares pueden elevarse 20 o más veces sus valores normales. El electromiograma y la biopsia dan imagen miopática.

La diferencia diagnóstica fundamental debe hacerse con las amiotrofias espinales y en especial con las hereditarias, cuyo comienzo también es distal.

### 5) Miopatía ocular

Es una entidad discutida en cuanto a su individualidad nosológica. Su clínica característica es la ptosis palpebral y la oftalmoplejía externa. La edad de comienzo es variable, pero los pacientes pueden alcanzar la expectativa normal de vida.

Muchos de los casos descritos con anterioridad probaron pertenecer al síndrome de Kearns-Sayre, que constituye una de las miopatías mitocondriales. Sin embargo, otros no encontraron esa explicación y son los que aún justifican el mantenimiento del enunciado de esta entidad.

Su herencia es autosómica dominante, y representa por igual en hombres y en mujeres.

La biopsia de los músculos oculares, obtenida en circunstancias de corrección plástica de la ptosis, no es suficiente para confirmar el diagnóstico. En oportunidades la biopsia de otros músculos no comprometidos clínicamente y no oculares puede brindar datos que apoyan el diagnóstico de miopatía. En este caso la denominación más adecuada de la enfermedad sería la de la miopatía ocular oligosintomática.

Habitualmente las enzimas son normales y el electromiograma tiene escaso valor para apoyar el diagnóstico.

La diferenciación diagnóstica deberá hacerse con todas las oftalmoplejías de origen central y periférico.

### 6) Miopatía oculofaríngea

Esta enfermedad comienza alrededor de los 40 años con ptosis palpebral y oftalmoparesia externa que progresa lentamente. Una década después, por lo común, se instala la dificultad para tragar, que también tiene un curso prolongado. Puede haber una leve debilidad de los músculos proximales de los miembros.

La biopsia muscular muestra signos miopáticos, dentro de los cuales destacan las imágenes en sacabocado, las vacuolas "rimmed" y algunas fibras en harapos. Esto último sugiere que esta entidad puede, en realidad, corresponder a una forma mitocondrial de miopatía.

Las enzimas musculares están discretamente elevadas o son normales y el electromiograma pone en evidencia signos de daño muscular primario.

El diagnóstico diferencial se plantea con la miopatía ocular y otras formas de oftalmoplejía externa, y con la miositis con cuerpos de inclusión; más raramente con la distrofia miotónica en los pocos casos en que existe atrofia gonadal y compromiso ostensible de los músculos de los miembros.

### 7) Miopatía nemalínica

Esta entidad es parte del grupo de las miopatías congénitas. Algunos pacientes consiguen sobrevivir la infancia y adolescencia, época en que son frecuentes las complicaciones respiratorias, y alcanzar la edad adulta tardía e incluso la senescencia. Para entonces los síntomas más conspicuos son la debilidad facial, que obliga a distinguirla de la facioescapulohumeral, la marcada reducción del volumen muscular y la voz nasal ocasionada por la debilidad del paladar.

La herencia probablemente es autosómica dominante, aunque se han descrito casos esporádicos.

La biopsia muscular muestra cuerpos pequeños, redondeados, agrupados formando empalizadas cercanas a los núcleos; provienen de la destrucción de la banda Z. Existe, además, predominio de fibras de tipo I.

### 8) *Miopatía del bastón central*

Esta enfermedad, de rara observación, también es parte del grupo de las miopatías congénitas, con la herencia autosómica dominante.

En el adulto mayor las características clínicas más habituales son una debilidad moderada e hipotrofia leve muscular con respeto de los músculos faciales. En algunos casos se ha descrito su asociación con la hipertermia maligna.

El diagnóstico se alcanza con la biopsia muscular, que muestra en las fibras de tipo I un bastón que transcurre una buena distancia a lo largo de la fibra y puede ser central o excéntrico, único o múltiple y está desprovisto de mitocondrias y actividad enzimática. Hay franco predominio de fibras de tipo I, a veces con ausencia de fibras de tipo II.

### 9) *Miopatía miotubular*

También integra el grupo de las miopatías congénitas. Los casos de comienzo en la edad adulta son pocos. En ellos la herencia es de tipo autosómico dominante y se inicia entre los 30 y 40 años, con una evolución lenta que permite alcanzar la senescencia a quienes la padecen.

La clínica se caracteriza por atrofia de los músculos de las cinturas, en especial la escapular, y debilidad facial. Estos hechos hacen que el diagnóstico diferencial deba hacerse con la distrofia facioescapulohumeral.

La biopsia es característica. Existe predominio de fibras de tipo I y en ellas los núcleos se ubican en el centro; esto ha hecho que se la denominara también miopatía centronuclear. La imagen de la fibra remeda la de los miotubos, circunstancia que llevó a algunos autores a sugerir que la enfermedad es, en realidad, un defecto de inervación de esas fibras que no evolucionarían hacia el estadio adulto.

## B. Miotonías

### 1) *Distrofia miotónica*

Es la más común de las alteraciones que cursan con miotonía, con una prevalencia de 5 por 100.000.[20]

La forma clínica del adulto puede comenzar en cualquier momento de la vida y su evolución es lenta, lo que hace que el paciente se mantenga activo hasta edades avanzadas.

La miotonía, caracterizada por la lentitud y dificultad en la decontracción muscular, compromete prácticamente todos los grupos musculares, en los que puede reconocerse mediante la percusión. Sin embargo, las regiones más afectadas son las manos, la mandíbula y los párpados; también las piernas, lo que hace que la marcha sea lenta y dificultosa en su inicio. La miotonía se hace menos ostensible e incluso desaparece con la repetición del movimiento. Mejora en climas cálidos y empeora en los fríos. Su causa es una alteración de los canales del $Na^+$ de la fibra muscular y responde bien al empleo de hidantoínas; también el uso de bloqueantes cálcicos ha mostrado tener cierta efectividad.

La causa habitual de consulta no es la miotonía sino la debilidad y fatiga muscular. El examen muestra que los grupos musculares más comprometidos son los distales de los cuatro miembros, los del cuello, en especial los esternocleidomastoideos, y los de la cara, donde la ptosis palpebral es evidente junto a la debilidad de los orbiculares de los párpados, labios y la de los maseteros. En ocasiones, con el avance de la enfermedad puede quedar involucrado el diafragma.

A los signos musculares se agregan disfagia, por relajación retardada de los músculos faríngeos, vesícula biliar con evacuación retardada de su contenido y presencia de cálculos, megacolon y colon "espástico", contracciones incoordinadas del útero en el trabajo de parto, presión intraocular disminuida, cataratas de tipo polar posterior, retinopatía, blefaritis, retardo mental y somnolencia, neuropatía de tipo axónico, con alteración en la arborización distal del axón motor, atrofia testicular, diabetes, calvicie temprana, bloqueo auriculoventricular, taquiarritmias e hiperostosis frontal interna. No es rara la presentación de hipertermia maligna en la anestesia o con el empleo de neurolépticos.

Un mismo paciente puede presentar todos los síntomas o sólo parte; esto último es lo que acontece con mayor frecuencia.

La herencia es de tipo autosómico dominante y el locus genético se encuentra en 19q13.3.[16] La causa de la enfermedad es la repetición del trinucleótido CTG más de 50 veces, mientras que en individuos normales esa repetición es de 5 a 36 veces. Ello da fundamento para la interpretación de la variabilidad de la herencia en cuanto a la riqueza de signos y síntomas de los descendientes, y también explica el fenómeno de anteposición que tiene esta entidad; esta circunstancia también hace teóricamente posible la desaparición de la dolencia, en forma espontánea, dentro de un grupo familiar. El mecanismo de anormalidad genética señalado también se expresa en otras enfermedades; hasta donde hoy sabemos, la enfermedad de Huntington, en la del cromosoma X frágil y en la atrofia bulbar-espinal hereditaria de Kennedy.

El diagnóstico se basa en la clínica, en el electromiograma –que fácilmente detecta las descargas miotónicas y muestra un trazado de tipo miopático, en ocasiones asociado con signos neurógenos y disminución de los valores de conducción nerviosa– y en la biopsia muscular, que exhibe núcleos centrales organizados en cadena, fibras en anillo, masas sarcoplasmáticas, predominio de fibras de tipo II, degeneración de las bandas Z e I y alteraciones mitocondriales.

Otros recursos que facilitan el reconocimiento de la entidad son el examen cardíaco, el oftalmológico, el endocrinológico, la prueba de tolerancia a la glucosa y la actividad de las enzimas musculares, que está en general elevada, aunque en grado moderado.

Es difícil confundir la enfermedad. Los diagnósticos diferenciales principales son la miastenia gravis, la distrofia facioescapulohumeral y la neuropatía sensitivo motora hereditaria de tipo I.

El tratamiento es el de la miotonía, cuando ella molesta la actividad del paciente. La distrofia en sí misma deberá ser atendida por fisiatras y el enfermo recibirá el consejo genético pertinente.

## 2) *Miotonía congénita*

Ésta fue la primera miotonía descrita en la literatura, hecho que correspondió a Julio Thomsen, en sí mismo y en sus hijos, en 1876.

Es una enfermedad benigna, de herencia autosómica dominante y poco frecuente observación. Se ha descrito también una forma recesiva cuya presentación podría ser tan frecuente o mayor que la dominante.

Sus manifestaciones iniciales se dan en la infancia o en la juventud temprana, pero no inhabilita al paciente para alcanzar la expectativa normal de vida. De allí que su clínica puede ser vista en la senescencia. La manifestación más importante es la miotonía, que es generalizada, predomina en los párpados, las manos, dificulta la palabra y, en estos casos, se debe a alteración en la conductancia de los canales de Cl- de la fibra muscular. Ello se acompaña habitualmente con hipertrofia muscular, también generalizada, que a algunos enfermos les da el aspecto de atletas.

El diagnóstico se hace por la clínica y el electromiograma. La biopsia del músculo por lo general es normal.

El tratamiento es el de las miotonías; a las hidantoínas y los bloqueantes cálcicos puede agregarse quinina y procainamida sin temor, ya que estos pacientes no muestran daño cardíaco.

## 3) *Adinamia episódica*

Esta entidad, que también permite una larga supervivencia, se caracteriza porque a la miotonía, que es generalizada, se le suman crisis episódicas de debilidad y flaccidez en ataques que se pueden prolongar varios días. Habitualmente en su transcurso no se comprometen los músculos de inervación bulbar, los respiratorios o los oculares.

Los cambios electrolíticos en el plasma no existen o son inconsistentes, a veces aparece ligera hiperpotasemia. Ello y la miotonía permiten la distinción con la parálisis periódica hipopotasémica.

El tratamiento es con acetozolamida.

## 4) *Paramiotonía congénita*

Esta enfermedad, rara en su presentación, se caracteriza porque la miotonía es producida por el frío y aumenta, con el ejercicio en lugar de disminuir.

Los pacientes tienen una expectativa de vida normal.

Lo curioso del examen electromiográfico es que en condiciones de reposo se observan descargas miotónicas, pero las ocasionadas por el frío son eléctricamente silentes, como si se tratara de una contractura como ocurre en la enfermedad de Mc Ardle.

La tocainida es la droga que bloquea las crisis producidas por frío. Para la miotonía de reposo o del ejercicio pueden emplearse los fármacos mencionados en las otras patologías.

## C. Miopatías inflamatorias

El término miositis indica la existencia de inflamación muscular y es independiente de la causa que la origina. Puede limitarse a un músculo, a un grupo de ellos o abarcar a todos los que componen el sistema esquelético.

Las características clínicas sobresalientes de este grupo de entidades son la debilidad muscular, la hipotrofia o la atrofia muscular, que adquiere una distribución particular según el tipo de enfermedad de que se trate y, finalmente, el dolor espontáneo o que aparece con la compresión de las masas musculares. Si bien éstos son los rasgos fundamentales, en ocasiones el cuadro muscular está acompañado por otras manifestaciones que involucran la participación de otros órganos; es posible observar el compromiso de la piel, los vasos sanguíneos, las articulaciones, algunas vísceras, las mucosas, así como el sistema nervioso central y el periférico.

Son enfermedades que pueden aparecer en cualquier momento de la vida, y que se ven, con frecuencia considerable, en la edad adulta y en la senescencia.

No existe una clasificación satisfactoria de estas afecciones. La Federación Mundial de Neurología ha agrupado a las entidades de más frecuente presentación de la manera que a continuación se transcribe y que servirá de guía para la redacción de este apartado.

### A. Miositis infecciosas

a) Virales
b) Bacterianas
c) Por hongos
d) Por parásitos
e) Síndrome de fatiga posviral
f) Otras

### B. Miositis de origen autoinmune

a) Dermatomiositis
b) Polimiositis
c) Polimiositis asociada con enfermedad del colágeno
d) Miositis con cuerpos de inclusión
e) Miositis eosinofílica
f) Miositis granulomatosa
g) Polimialgia reumática
h) Otras

### C. De etiología incierta

a) Miositis osificante localizada
b) Lesiones traumáticas o infarto del músculo
   1) Síndrome de compartimientos
   2) Contractura isquémica de Volkmann
   3) Otras
c) Miositis osificante progresiva

### A. Miositis infecciosas

*a) Miositis virales*

Las infecciones virales del músculo son, muy probablemente, la causa más común de miopatía adquirida y, por lo general, constituyen enfermedades de curso benigno y evolución corta. Sin embargo, en ocasiones pueden ser de curso crónico y tórpido.

De acuerdo con el curso clínico y el agente involucrado pueden agruparse en la siguiente forma:

| Cuadro clínico | Virus |
|---|---|
| Agudo | |
| a) Miositis benigna | Influenza A y B |
| | Parainfluenza |
| b) Rabdomiólisis | Influenza A y B |
| | Coxackie B5 |
| | Echo 9 |
| | Adenovirus 21 |
| | Herpes simple |
| | Epstein-Barr |
| c) Pleurodinia epidémica | Coxackie B5 |
| Crónico | |
| a) Tipo dermatomiositis en agammaglobulinemia o aislada | Echo |
| | Picornavirus |
| b) Miopatía degenerativa | Coxackie A9 |

Las entidades de presentación más frecuente en la senilidad son las que se describen a continuación.

### Rabdomiólisis aguda

Se trata de una entidad de presentación esporádica que afecta a los adultos. Por lo general es muy severa, puede llevar a la muerte y se caracteriza por debilidad marcada y mioglobinuria. Su instalación es brusca en el contexto de una infección viral. Habitualmente el cuadro muscular es precedido por sensación de malestar, ligera febrícula, diarrea ocasional o síntomas bronquiales. Esta enfermedad ha sido descrita en infecciones por echovirus, adenovirus, Coxackie y otros, aunque el aislamiento del virus es excepcional.[21]

El diagnóstico diferencial se plantea con otras causas de mioglobinuria. Entre ellas, las más frecuentes son las asociadas con miopatías mitocondriales o con las de depósito anormal de lípidos o glucógeno, las consecutivas a ejercicios violentos, a isquemia o aplastamiento muscular, a estados hiperosmolares, a acidosis tubular renal, a intoxicación por CO o por drogas como alcohol, cloroquina, emetina, colquicina, lenicilina y vincristina; a hiperpirexia maligna, infecciones, shock tóxico, polimiositis dermatomiositis agudas, a la mioglobinuria paroxística que, habitualmente es familiar y conduce al desarrollo de una distrofia muscular. La búsqueda adecuada de antecedentes y las circunstancias que rodearon al comienzo del episodio permiten obtener la posición diagnóstica correcta.

No existe tratamiento para esta entidad y la terapéutica se limita a los cuidados generales.

### Pleurodinia epidémica

Se caracteriza por ocurrir por brotes. El cuadro clínico está constituido por cefaleas, dolor en los músculos del tronco, principalmente en los del tórax, abdomen, paravertebrales y, en ocasiones, de los hombros, y fiebre.

Es autolimitada en el tiempo y habitualmente cura sin secuelas. Su presentación ha sido relacionada con infección por el virus Coxackie B5.

### b) Miositis bacterianas

La miositis bacteriana o polimiositis es relativamente frecuente en países tropicales, en especial en lugares con escaso desarrollo social y general y sanitario en particular.[22]

La fuente habitual de infección la constituye una herida cutánea infectada ubicada por encima del músculo que ha de enfermar. Otras veces la causa es un foco de osteomielitis y, más raramente, el origen es la existencia de metástasis sépticas a partir de un foco distante.

El cuadro clínico se caracteriza por intenso dolor local que es constante, con exacerbaciones temporarias, edema de la región y de sectores vecinos que puede llegar a involucrar todo un miembro.

El diagnóstico es sencillo y puede hacerse sin dificultad con los elementos clínicos exclusivamente. La punción del foco infeccioso es útil como medida terapéutica y además permite la individualización del germen para el ulterior tratamiento quimioterápico.

La anatomía patológica del músculo se caracteriza por la presencia de marcado edema interfibrilar, necrosis de fibras musculares e infiltrados compuestos por polimorfonucleares y mononucleares.

El cuadro muscular localizado se da en el contexto de un síndrome infeccioso, con desmejoramiento del estado general, fiebre, postración, leucocitosis y aumento de la eritrosedimentación.

Si la enfermedad se deja librada a su historia natural, el paciente puede sucumbir a causa de una sepsis generalizada. Tratada con drenaje quirúrgico y el antibiótico adecuado su pronóstico es, en general, bueno. Habitualmente la recuperación anatómica y funcional del músculo comprometido es total.

El germen involucrado es, en el 70% al 90% de los casos, el *Staphylococcus aureus*. Más raramente lo son el estreptococo betahemolítico, el neumococo u otros bacilos gramnegativos. Aunque muy raras, han sido descritas miositis localizadas o generalizadas causadas por bacilos ácido-alcohol resistentes, fundamentalmente por el de la lepra y el de la tuberculosis (Garreto, N., comunicación personal).

### c) Miositis por hongos

Es un trastorno sumamente raro. Puede aparecer en pacientes inmunosuprimidos por cualquier causa. Los músculos afectados son dolorosos espontáneamente o a la compresión, están edematizados a igual que la piel que los cubre, en la que también pueden aparecer pápulas. El agente que con mayor frecuencia es causa de este cuadro es la *Candida*.[23]

La biopsia muestra las características generales de la inflamación muscular, con infiltrados con predominio mononuclear, y permite reconocer el agente causal, lo que favorece la obtención de una terapéutica conveniente con el empleo del agente quimioterápico adecuado.

### d) Miositis por parásitos

Es también de rara observación. La filariasis, la triquinosis y la cisticercosis son las de más frecuente presentación. En nuestro país, la tripanosomiasis sudamericana en la etapa aguda de la infección es también causa de esta enfermedad.

Se caracteriza por dolor muscular, que puede ser generalizado o localizado en áreas restringidas dentro de un músculo. En la triquinosis, cisticercosis y tripanosomiasis el edema acompañante es moderado, en tanto que en la filariasis puede alcanzar mayor jerarquía con infección bacteriana secundaria del foco. La biopsia muscular permite llegar al diagnóstico e implementar el tratamiento.

El *Trypanosoma cruzi*, inmediatamente después de su ingreso en el hombre, puede ocasionar un cuadro de dolor muscular generalizado, debilidad y fácil fatigabilidad. El electromiograma es característico de la inflamación muscular aguda.[24] El diagnóstico puede hacerse mediante el reconocimiento del parásito en sangre.

### e) Síndrome de fatiga posviral

Es una entidad dudosa en cuanto a su individualidad y mal definida en lo referente a su presentación clínica.

Combina clínicamente signos de encefalomielitis e inflamación muscular, expresados estos últimos por fácil fatigabilidad, dolor muscular espontáneo y provocado por compresión. Sigue a distintas infecciones virales y en el laboratorio se manifiesta por signos mínimos de inflamación muscular en el electromiograma y en la biopsia. Es posible que exista un desajuste metabólico, en especial en los hidratos de carbono, que se manifiesta con la aparición temprana de acidosis durante el ejercicio.

### f) Otras

Estudios epidemiológicos recientes han podido asociar la infección por retrovirus del tipo HTLV-I, HTLV-II y HIV con la presencia de compromiso muscular primario progresivo, que en ocasiones ha adoptado la forma de polimiositis.

Todos los pacientes descritos tenían signos miopáticos en la evaluación electromiográfica y aumento de la creatinquinasa sérica. La biopsia muscular mostraba variación en el tamaño de las fibras, con atrofia predominante de las de tipo I, y respuesta inflamatoria. También se vio pérdida de filamentos gruesos de miosina y proliferación de cuerpos citoplasmáticos intracelulares en la microscopia electrónica.

De todas formas, en ningún caso se pudo aislar el virus del tejido muscular, excepto en un paciente que mostraba infección combinada por HTLV-I y HIV y en el que los ácidos nucleicos del primero pudieron ser identificados en las fibras musculares atróficas.

El cuadro clínico corresponde al de una inflamación muscular habitual, con marcada fatigabilidad y dolor con la compresión de las masas musculares. Su evolución puede ser remitente, con períodos alternantes de peoría y mejoría, o progresiva.

Otra forma poco habitual de miositis es la que acompaña o sigue a una hepatitis por virus B, cuya única característica diferencial es la simultaneidad con la enfermedad hepática.

## B. Miositis de origen autoinmune

### a) y b) Dermatomiositis. Polimiositis

Si bien ambas entidades tienen particularidades que permiten su diferenciación nosológica, también poseen muchas características comunes que justifican su tratamiento en conjunto haciendo notar las diferencias que separan una de otra.

Se trata de miopatías adquiridas en las que el músculo degenera y exhibe inflamación.

La atrofia muscular es fundamentalmente proximal y a veces se acompaña con disfagia y debilidad de los músculos del cuello. En el caso de las dermatomiositis hay también cambios cutáneos. En un tercio de los pacientes aparecen artralgias.

El cuadro clínico puede hacer su aparición en forma espontánea o ser precipitado por factores como el empleo de D-penicilamina en la artritis reumatoidea o asociarse con enfermedades autoinmunes, como algunas neuropatías o la miastenia gravis, o con infecciones como la toxoplasmosis o la rubéola.[25]

Habitualmente el síntoma inicial es la debilidad muscular. En la dermatomiositis la erupción cutánea, por lo general precede a la presentación de la debilidad. El dolor muscular también es un síntoma temprano en los casos agudos y predomina en los grupos proximales.

La enfermedad evoluciona en semanas o meses. La dermatomiositis es de comienzo más rápido; desarrolla debilidad en los músculos de los miembros y disfagia, que se instalan en los primeros quince días. La polimiositis puede evolucionar más lentamente remedando, en ocasiones, una distrofia muscular.

La debilidad muscular aparece en todos los casos. El compromiso de los músculos de la cintura pelviana dificulta subir escaleras o ponerse de pie. La participación de los músculos de la cintura escapular impide elevar los brazos por encima de los hombros, lo que hace imposible la realización de maniobras de la vida diaria como quitarse un pulóver o cepillarse los dientes. La debilidad de los músculos del cuello no permite tener la cabeza erguida y la de los músculos de la faringe produce disfagia. Los músculos distales raramente están afectados y sólo en contadas oportunidades la enfermedad se localizó en un solo músculo, como el cuádriceps.

En la dermatomiositis un rash eritematoso aparece en la cara, en el cuello, en el tórax y en los brazos. Es más notorio en las mejillas, a los lados de la nariz y alrededor de los ojos. Una coloración violácea puede teñir los párpados superiores y la cara dorsal del codo y dedos de la mano, donde también pueden aparecer induraciones. Más raramente, igual tipo de lesión puede encontrarse en las rodillas y tobillos. En la base de las uñas se ve hiperemia, con piel de aspecto rojizo y atrófico.

El dolor articular está presente al menos en la mitad de los casos.

Rara vez participa el sistema nervioso periférico. Cuando lo hace, adopta la forma de neuropatía moderada motora y sensitiva; la combinación de estos signos llevó a Senator, a fines del siglo pasado, a sugerir la existencia de una entidad diferente a la que denominó "neuromiositis". En nuestra experiencia esta asociación no es tan infrecuente cuando ocurre como manifestación paraneoplásica del cáncer de pulmón.

El compromiso cardíaco puede ser contemporáneo del daño muscular o precederlo. En forma ocasional evoluciona hacia la insuficiencia y la arritmia, y el fundamento anatómico de su daño está dado por una miocarditis.

En el 5% de los casos en el pulmón aparece una alveolitis fibrótica.

En el tracto digestivo se ha descrito una reducción de la motilidad esofágica y del intestino delgado. Puede verse ulceración del intestino secundaria a vasculitis.

La insuficiencia renal es rara y secundaria a mioglobinuria, que puede aparecer en las formas agudas de ambas entidades.

La incidencia de la enfermedad es de 3,5 casos por millón de habitantes por año en el mundo, sin que existan mayores diferencias entre países. Puede hacerse presente a cualquier edad, aunque los picos están en la infancia y en la edad adulta a partir de los 40 años. Las mujeres se afectan más que los hombres en una proporción de 2:1.

No hay evidencias suficientes que prueben algún tipo de herencia. Las descripciones de hermanos con la enfermedad son anecdóticas. En la poliomiositis existe una muy débil asociación entre su incidencia y la presencia de HLA-B8 y HLA-DR3.

La polimiositis puede asociarse con enfermedades del colágeno; de hecho es una de las integrantes del grupo. En ocasiones se combina con lupus eritematoso, esclerosis sistémica progresiva o artritis reumatoidea. Es poco común su relación con el síndrome de Sjögren.

Tanto la polimiositis como la dermatomiositis pueden constituir manifestaciones paraneoplásicas de distintos tipos de carcinomas. No lo hacen específicamente con un tipo determinado de tumor, pueden acompañar a cualquiera de ellos. Alrededor del 10% de este tipo de inflamación muscular está ligado con la presencia de tumores. Pueden preceder su aparición o ser contemporáneas con las manifestaciones clínicas de aquéllos. Esto hace conveniente la pesquisa oncológica mínima en pacientes adultos que desarrollen esta forma de compromiso muscular primario.

El diagnóstico de la enfermedad se basa en los datos clínicos ya descritos y en la investigación de laboratorio. Dentro de esto último el nivel sérico de creatinquinasa es de valor, puesto que se lo encuentra elevado en el período agudo y luego desciende a medida que se produce la remisión del cuadro. En los casos de evolución crónica los valores de la enzima pueden ser normales.

El segundo procedimiento de laboratorio de importancia es el electromiograma. En el músculo en reposo aparecen potenciales de fibrilación y positivos junto a descargas repetitivas de alta frecuencia que se despiertan por el estímulo mecánico. Durante la contracción voluntaria el trazado puede ser interferencial o intermedio y esto último se hace ostensible a medida que el proceso se cronifica. Los potenciales de unidad motora son polifásicos de baja amplitud, bifásicos de corta duración y polifásicos o fragmentados de amplitud conservada. Como se ve, el electromiograma reúne elementos miopáticos y neurógenos.

La biopsia muscular establece el diagnóstico definitivo. Casi siempre se la lleva a cabo en el deltoides o el cuádriceps. Los hallazgos más característicos de la microscopía óptica son necrosis segmentaria y degeneración de fibras musculares que se hacen más conspicuas en áreas perifasciculares. También pueden verse fibras en regeneración. Otras fibras exhiben centralización de sus núcleos. Los cambios inflamatorios se observan en el 80% de los casos, con focos compuestos básicamente por linfocitos de localización perivascular o endomisial. En la dermatomiositis de la niñez o juventud la vasculitis es notoria, con infiltración de los vasos y necrosis endotelial; también aquí la atrofia perifascicular puede ser marcada y en el músculo aparecen microinfartos dispersos. Algunos de estos cambios vasculares también pueden encontrarse en la dermatomiositis del adulto pero, no en la polimiositis. En la piel puede verse atrofia con inflamación y presencia de poiquilodermia o no.

Otras pruebas de laboratorio que contribuyen al diagnóstico son la eritrosedimentación elevada, el aumento de la aldolasa y la TGO, como también de la mioglobina en sangre y orina, sobre todo en las formas agudas. El factor antinuclear está presente en el 10% de los casos de polimiositis asociada con enfermedad del colágeno, en tanto que el llamado anti-Jo-I es más frecuente.

El diagnóstico diferencial se plantea con otras entidades capaces de ocasionar dolor, como procesos reumáticos, en especial la polimialgia reumática; también con las miopatías inflamatorias de origen infeccioso y con algunas formas de distrofias musculares, en particular con las que afectan las cinturas, sobre todo cuando el proceso muscular inflamatorio adquiere curso crónico. De más sencilla diferenciación son la miastenia gravis, la miopatía tirotóxica y las enfermedades de la motoneurona.

Existen suficientes pruebas que señalan que estas enfermedades responden a mecanismos inmunológicos, ya que ha sido reconocido el depósito de inmunocomplejos en las paredes de los vasos musculares y la presencia de linfocitos T en los infiltrados, con neto predominio de la subpoblación CD8.

El tratamiento se basa en el empleo de corticoides. Lo recomendable es iniciarlo con dosis altas de prednisona, 1,5 a 2 mg/kg de peso/día, durante 20 a 30 días, para luego disminuir progresivamente a razón de 5 mg semanales hasta llegar a los 30 mg/día; luego reducir la dosis con más lentitud hasta alcanzar el sostén que se logra aproximadamente a los 6 meses de haber iniciado el tratamiento. La dosis de mantenimiento debe ser de alrededor de los 12 mg/día, cuya administración se mantendrá al menos, durante 3 años.

En caso de intolerancia al corticoide o cuando aparecen nuevos brotes de la enfermedad, es posible emplear inmunosupresores del tipo de la azatioprina en dosis de 2 mg/kg de peso/día. Hay quienes preconizan el uso de ciclofosfamida en dosis tal que reduzca el recuento de blancos a niveles por debajo de 3.000/mm.[3]

La plasmaféresis ha dado resultados equívocos.

Cuando los otros tratamientos no han sido efectivos, puede ensayarse la irradiación de cuerpo entero. También produce linfopenia y puede llevar a la supresión de la función de la médula ósea.

Si bien en muchas oportunidades la respuesta al tratamiento es buena, en otros no lo es tanto o la enfermedad reaparece al finalizar el ciclo terapéutico. En oportunidades el paciente se hace dependiente del tratamiento. Esta diversidad de respuesta crea pronósticos distintos para cada expresión de la enfermedad en relación con su conducta frente a la quimioterapia.

### c) Polimiositis asociada con enfermedad del colágeno

Las polimiositis asociadas con enfermedades del colágeno han sido consideradas en parte en el apartado anterior. Conceptualmente sus síntomas no difieren de los descritos entonces y se combinan con los representativos de la colagenopatía correspondiente. Sin embargo, varía algo su pronóstico puesto que tal asociación presupone, en general, una respuesta más pobre al tratamiento.

Las entidades que más habitualmente se combinan con la polimiositis son la artritis reumatoidea, el lupus sistémico eritematoso, la esclerosis sistémica progresiva, la enfermedad mixta del colágeno, la poliarteritis nodosa, la panarteritis y el síndrome de Sjögren.

En la artritis reumatoidea la infiltración muscular no sólo puede tener las características descritas en las polimiositis, sino que también puede adoptar la forma de miositis nodular focal y arteritis que compromete los vasos de bajo calibre.

La incidencia de polimiositis en el lupus es de aproximadamente el 7% de los casos. Como rasgo distintivo en la histología del músculo es posible observar, en ocasiones, la presencia de vacuolas.

En la esclerosis sistémica progresiva pueden comprometerse el diafragma y los músculos de la cara anteroexterna de la pierna, hecho no habitual en las polimiositis genuinas. En la histología del músculo predomina la fibrosis, que es mucho más ostensible que la inflamación y la necrosis de las fibras musculares.

En la poliarteritis nodosa las mialgias son comunes y en la histología del músculo son manifiestos los signos de vasculitis.

En el 9% de los casos de síndrome de Sjögren aparecen manifestaciones compatibles con polimiositis. Sin embargo, el cambio más destacado en la histología del músculo es la vasculitis, con presencia de células plasmáticas en el infiltrado.

### d) Miositis con cuerpos de inclusión

Esta enfermedad compromete fundamentalmente a hombres, en edades avanzadas, aunque existen descripciones en mujeres jóvenes.

Su evolución es lenta y se caracteriza por debilidad y atrofia muscular, que se localizan en ambas cinturas inicialmente y luego se extienden a grupos musculares distales. En ocasiones también participan los músculos de la cara y la faringe, y se instala disfagia.

En el laboratorio la creatinquinasa en general es normal. El electromiograma puede mostrar signos miopáticos o inflamatorios que se combinan con elementos neurógenos. Las velocidades de conducción nerviosa motora y sensitiva pueden estar reducidas.

El cuadro histológico exhibe necrosis de fibras musculares, vacuolización y regeneración junto a infiltrados linfocitarios. La presencia de atrofia muscular agrupada señala la participación neurógena en la patogenia de la entidad. En la microscopia electrónica aparecen cuerpos citoplasmáticos de tamaño variado e inclusiones intranucleares acidófilas, que están formadas por agregados de microtúbulos cuyo diámetro es de 10 a 25 nm. Estas imágenes han sugerido el origen viral de esta enfermedad y han sido implicados como agentes los adenovirus o los mixovirus.[26]

No tiene tratamiento específico, aunque se ha sugerido la utilidad de los corticoides y la azatioprina combinados, pero sin controles adecuados. Recientemente el empleo de inmunoglobulinas parece haber alcanzado algún éxito.

### e) Miositis eosinofílica

Los síndromes eosinofílicos pueden comprometer el músculo, aunque lo hacen raramente. Cuando sucede, el cuadro más habitual es el de dolor muscular generalizado, la debilidad y la ligera atrofia proximal. También pueden afectarse músculos aislados, en especial el cuádriceps.

La enfermedad es de instalación aguda, con aumento de la creatinquinasa en el suero y cambios miopáticos en el electromiograma. En la biopsia hay necrosis de fibras musculares e infiltrados celulares en los que predominan netamente los eosinófilos. Una variante que es necesario considerar es el desarrollo de una fascitis eosinófila que también cursa con dolor y debilidad, pero que no compromete al músculo y sí lo hace con la piel.

El pronóstico está ligado a los efectos sistémicos de los síndromes eosinofílicos en los que se comprometen la sangre, el corazón y los pulmones.

Puede ensayarse el tratamiento corticoide, aunque en la mayor parte de los casos la respuesta es pobre.

### f) Miositis granulomatosa

Constituyen un grupo de entidades en que la sarcoidosis es la de más frecuente observación. Se pueden agrupar de la siguiente manera:

I - Sarcoidosis
   1) asintomática
   2) con nódulos palpables
   3) miositis aguda generalizada
   4) miopatía crónica

II - Miositis aislada, sin compromiso general

III - Miositis de células gigantes con timoma (granulomatosis)

IV - Miositis asociada con otras entidades

La sarcoidosis asintomática es rara. También lo son los nódulos sarcoidóticos palpables en el músculo, que habitualmente se asocian con nódulos subcutáneos. La miositis aguda generalizada recuerda, por sus síntomas, a la polimiositis y responde bien al tratamiento con corticoides. La forma crónica, amiotrófica-miopática, es de presentación más habitual y no responde al tratamiento corticoideo.

La miositis granulomatosa aislada afecta a mujeres en la edad media de la vida y su clínica corresponde a una miopatía proximal de evolución lenta acompañada, en ocasiones, con disfagia. Su diagnóstico se sostiene sólo cuando no es posible descubrir nódulos en otros tejidos fuera del músculo.

La miositis granulomatosa asociada con timoma también es poco frecuente. Su cuadro está constituido por una severa miopatía de tipo predominantemente proximal, que cursa con niveles elevados de creatinquinasa. Puede combinarse con miastenia gravis, con tiroiditis autoinmune y con insuficiencia cardíaca. Los granulomas están compuestos por células gigantes predominantemente y el timoma es de tipo linfocítico.

Las miositis asociadas con otras entidades comprenden la granulomatosis de Wegener y la enfermedad de Crohn. En la primera el músculo se compromete sólo ocasionalmente; la anatomía muestra granulomas, infiltrados celulares y panarteritis necrotizante. En la enfermedad de Crohn se ha descrito la presencia de una miopatía granulomatosa junto a la inflamación intestinal habitual.

### g) Polimialgia reumática

Es importante el reconocimiento de esta entidad y su diferenciación de las polimiositis.

Habitualmente afecta a personas, en especial hombres, luego de los 60 años. Los síntomas cardinales son dolor y rigidez muscular, sin que ello se acompañe con debilidad o atrofias. El dolor y la rigidez son habituales por la mañana y ceden progresivamente a medida que el paciente realiza sus tareas diarias. De todas formas, el dolor puede ser tan severo que confina al paciente al lecho.

En el examen es posible comprobar que la fuerza muscular no está alterada, en tanto que las articulaciones duelen de manera exquisita a la palpación. Cuando se asocia con arteritis de células gigantes puede aparecer cefalea intensa y dolor marcado a la palpación de los troncos carotídeos y temporales superficiales y, en ocasiones, compromiso del nervio óptico.

Todo el cuadro anterior se da en el marco de deterioro del estado general, anorexia, pérdida de peso y fiebre. Habitualmente la eritrosedimentación se encuentra muy elevada en la primera hora.

El diagnóstico se basa en la sospecha clínica, que se hace muy fuerte cuando el electromiograma y la biopsia resultan normales. El diagnóstico diferencial obligatorio es con la polimiositis.

El tratamiento con corticoides en dosis elevadas produce la remisión completa de los síntomas en pocos días.

### h) Otras

Bajo este epígrafe sólo cabe señalar algunas formas raras de inflamación muscular, como la miositis ocular oligosintomática, la polimiositis con arteritis de células gigantes y las asociadas con psoriasis y con síndrome de Reye.

## C. De etiología incierta

### a) Miositis osificante localizada

Esta afección se caracteriza por la transformación del parénquima del músculo en tejido óseo, que también sucede con los tendones, las aponeurosis, las fascias y, en ocasiones, las articulaciones. Generalmente esto acontece luego de traumas repetidos del músculo, ruptura muscular o traumatismo único severo.

La entidad es de rara observación.

Pueden verse transformaciones óseas musculares en inmovilizaciones muy prolongadas, tal como sucede en los parapléjicos. En ellos las primeras transformaciones las sufren las fascias y los tendones y, más tardíamente, el propio tejido muscular es comprometido.

### b) Lesiones traumáticas e infarto del músculo

Los síndromes compartimentales más frecuentes son el de la celda de los músculos de la cara anteroexterna de la pierna, el de la celda crural y la del compartimiento profundo de la cara posterior de la pierna (músculo flexor largo de los dedos).

Habitualmente aparece luego de ejercicios violentos y prolongados y su causa más probable es la isquemia muscular.

Clínicamente se caracteriza por intenso dolor en la región, edema y parálisis del grupo muscular afectado.

Con frecuencia el reposo solo mejora la situación, pero si ello no sucede es necesario proceder a la descompresión quirúrgica a fin de evitar la necrosis muscular.

La fibrosis posisquémica de los flexores largos de los dedos de la mano (fibrosis de Volkmann) se asocia específicamente con fractura supracondílea del húmero. El comienzo es brusco, con sensación quemante en el antebrazo y la mano; desaparece o se atenúa el pulso radial y a ello sigue la parálisis de los flexores largos sin acompañarse con alteraciones sensitivas. Luego que el edema retrocede se ve que los músculos se han hecho atróficos y que rápidamente se fibrosan. La causa también es isquémica y se han descrito cuadros similares en embolias arteriales de los miembros.

## D. Miopatías metabólicas

Consideraremos en este apartado aquellas afecciones, de las muchas que integran este capítulo, que tienen posibilidad de presentarse en la senescencia.

### 1) Parálisis periódicas

Es conveniente clasificar a estas entidades en primarias y secundarias y, de acuerdo con los valores de $K^+$ plasmático, en hipopotasémicas, normopotasémicas e hiperpotasémicas.[27]

Los diferentes tipos de parálisis periódicas comparten muchos de sus síntomas. Así, las crisis pueden prolongarse desde algunos minutos a varios días, la debilidad puede ser generalizada o localizada respetando habitualmente los músculos craneanos y de la respiración, los reflejos tendinosos disminuyen o están ausentes durante los episodios, los ataques habitualmente comienzan por los grupos musculares proximales y luego se extienden a los distales, el reposo luego del ejercicio violento tiende a desencadenar las crisis, pero los ejercicios moderados y continuos pueden hacerlas abortar, la exposición al frío puede provocar debilidad y, finalmente, la recuperación después de los primeros episodios es completa. Cuando las crisis se repiten puede aparecer debilidad proximal, que se mantiene en los períodos intercrisis con cambios patológicos irreversibles en el músculo.

La imagen histológica muscular durante la crisis es la de vacuolización de la fibra, con formación de pequeñas vacuolas que tienden a confluir.

La patogenia de estas entidades está en la existencia de una alteración en el acople electromecánico de la fibra muscular con compromiso de la membrana, que exhibe aumento de la permeabilidad al $Na^+$ y disminución de la conductancia del $Cl^-$. Ello lleva a la reducción del potencial de reposo y a la consecuente dificultad para la propagación de un potencial de acción. Es posible que a lo anterior se sume compromiso de la conducción en el sistema tubular del músculo, en particular en el tubo en T, hecho que asegura el desacople electromecánico.

### a) Parálisis periódica hipopotasémica primaria

Es transmitida en forma autosómica dominante con penetrancia baja en las mujeres; no obstante, existen casos esporádicos.

Los ataques comienzan habitualmente en la segunda década, al principio no son frecuentes pero luego su presentación es más habitual. Son desencadenados por comidas copiosas, abundantes en hidratos de carbono, y el ejercicio esforzado. Durante las crisis, el $K^+$ plasmático desciende y pueden aparecer signos electrocardiográficos de hipopotasemia.

Con fines diagnósticos, las crisis pueden provocarse administrando glucosa e insulina por vía intravenosa. Es éste un procedimiento que requiere control estricto y un observador experimentado durante su ejecución, ya que el $K^+$ puede descender a valores sumamente bajos, de riesgo para la función cardíaca. Durante la prueba se observa la aparición de la parálisis, el electromiograma se hace miopático y la biopsia muscular muestra las vacuolas intracelulares.

### b) Parálisis periódica hipopotasémica secundaria

La clínica y la movilización del K⁺ son similares a la primaria, pero la causa puede residir en la presencia de tirotoxicosis o pérdida excesiva de K⁺ por la orina o heces. Esto último se ve en afecciones como hiperaldosteronismo primario, exceso de ingestión de diuréticos y de mineralocorticoides, acidosis renal tubular primaria, síndrome de Fanconi, esprue, adenoma velloso del recto, diarrea crónica severa y otras.

### c) Parálisis periódica hiperpotasémica primaria

Es autosómica dominante con alta penetrancia en ambos sexos.
Los ataques pueden ser desencadenados por el frío. Se prolongan hasta varios días y durante ellos el K⁺ plasmático puede estar elevado.
En algunos pacientes, en los períodos intercríticos puede existir miotonía.
Las crisis pueden ser ocasionadas por la ingestión de K.

### d) Parálisis periódica hiperpotasémica secundaria

Está asociada con insuficiencia renal o adrenal y cursa con marcada elevación del K⁺ plasmático, que puede inducir cambios francos en el electrocardiograma.

### e) Parálisis periódica normopotasémica primaria

Es también autosómica dominante con alta penetrancia en ambos sexos.
Las crisis se producen luego del ejercicio, por exposición al frío o por exceso en la ingestión de alcohol.
No hay cambios electrolíticos mayores en el plasma. En el nivel del riñón se ha encontrado que se produce retención de K⁺ y pérdida de Na⁺.
La administración de altas cantidades de Na resuelve el episodio.

## 2) Miopatías por depósito de glucógeno

Aunque de rara observación, son muchas las enfermedades que componen este grupo.
Para el conjunto de pacientes que interesa a este capítulo serán consideradas unas pocas de estas entidades. Son las que tienen alguna probabilidad de ser vistas en la edad senescente.

### a) Deficiencia de maltasa ácida

La forma adulta se presenta en la tercera década. Los síntomas son de una miopatía lentamente progresiva que recuerda a una distrofia de las cinturas. La enfermedad es así de curso benigno. Sin embargo, alrededor de 1/3 de los pacientes pueden desarrollar insuficiencia respiratoria por debilidad de los músculos responsables de esa función, hecho que oscurece el pronóstico. La alteración cardíaca que compromete a los más jóvenes es rara en las formas adultas.[28]

El electromiograma muestra cambios miopáticos asociados con la presencia de fibrilaciones y ondas positivas en el reposo, y ocasionales descargas seudomiotónicas.

Las enzimas musculares están aumentadas entre 5 y 10 veces sus valores normales.

La microscopia del músculo exhibe una miopatía vacuolar con depósito de glucógeno en las vacuolas. El glucógeno también se descubre en el citoplasma muscular, disperso u ordenado en partículas. De todas maneras el diagnóstico se establece determinando la enzima en el músculo, que es cuando se accede al conocimiento de su insuficiencia.

No existe tratamiento para esta entidad, sólo el apoyo respiratorio cuando fuera necesario y las medidas kinésicas habituales.

### b) Deficiencia de miofosforilasa

Esta entidad fue descrita por Mc Ardle en 1951 y se caracteriza por la disminución de la enzima que hidroliza las uniones 1-4 alfa-glucosídicas, liberando glucosa-1-fosfato de los terminales no reducidos de las cadenas de glucógeno.

Los síntomas consisten en dolor muscular, debilidad y sensación de endurecimiento, que corresponde a una contractura, durante el ejercicio moderado. El reposo hace retroceder los síntomas rápidamente pero, si el ejercicio es intenso, esos síntomas pueden extenderse por lapsos muy prolongados. En ocasiones, en especial luego de ejercicios violentos, aparece mioglobinuria. La enfermedad no produce daño cardíaco ni respiratorio y acompaña al paciente hasta el final de su vida, cuya expectativa es normal.[29]

El diagnóstico se basa en varios datos de laboratorio. Uno de ellos es la prueba del ácido láctico, que consiste en hacer que el paciente realice un ejercicio con la mano, por ejemplo abrir y cerrar apretando una pelota de goma, con una frecuencia de 1 Hz durante 1 minuto y con el miembro isquémico por la colocación de un manguito en el brazo e inflado por encima de la presión sistólica. Luego de retirado el manguito, los sujetos normales elevan la concentración ácido láctico en sangre entre 3 y 5 veces durante los primeros 5 minutos, volviendo a cifras basales antes de los 30 minutos; los pacientes no son capaces de elevar el valor del lactato. El electromiograma muestra cambios miopáticos y durante la contractura muscular es silente; el estímulo repetido produce reducción de la amplitud del potencial muscular evocado. Las enzimas musculares están algo aumentadas en el reposo y se incrementan hasta 10 veces luego del ejercicio.

En la biopsia muscular se observa el aumento del depósito de glucógeno, que se deposita por debajo del sarcolema y la disminución o desaparición de la actividad de fosforilasa.

No tiene tratamiento, la administración de glucosa y fructosa aumentan la tolerancia al esfuerzo.

### c) Deficiencia de fosfofructoquinasa

Esta enzima cataliza la conversión de fructosa-6-fosfato a fructosa-1,6-difosfato. La ausencia de la enzima inhibe totalmente el ciclo de Embden-Meyerhof y bloquea la utilización de la glucosa.

La manifestación clínica de esta entidad es similar a la del déficit de miofosforilasa; la prueba del ejercicio isquémico para el ácido láctico es igualmente positiva. Sumada a esta sintomatología existe enfermedad hemolítica por deficiencia de la enzima en los eritrocitos. Algunos pacientes presentan también hiperuricemia.

La herencia descrita para esta entidad es autosómica recesiva o dominante, según las familias, aunque también se ha notificado la existencia de casos esporádicos.

El glucógeno en el músculo se deposita en posición subsarcolémica, al igual que en la deficiencia de miofosforilasa y la actividad de la enzima en el músculo está francamente reducida o es inexistente.[30]

### d) Síndromes por deficiencia de carnitina

La mayor parte de estos cuadros corresponde a errores congénitos del metabolismo. En la edad avanzada es difícil hallar pacientes con esta deficiencia, algunos pocos casos han sido descritos en la literatura. Estos enfermos muestran debilidad generalizada, aumento de las enzimas musculares en sangre, ocasionales crisis de mioglobinuria, miocardiopatía, insuficiencia hepática con hepatomegalia y valores tisulares bajos de carnitina.

En la histología del músculo se descubre depósito de lípidos en las fibras.

El tratamiento se basa en una dieta pobre en lípidos y en la administración de carnitina por vía oral.

### E. Miopatías mitocondriales

Este término ha sido aplicado a las enfermedades musculares que muestran alteración morfológica o funcional (o ambas) de las mitocondrias musculares. Las alteraciones más comunes son la presencia de mitocondrias gigantes y en mayor abundancia, encerrando cristales y cuerpos de inclusión. Habitualmente esto se ve en las fibras de tipo I, aunque también es posible hallarlas en las de tipo IIA. Las fibras afectadas habitualmente contienen inclusiones lipídicas y gránulos de glucógeno. Debido a ello tales fibras teñidas tricromáticamente tienen aspecto de "harapo".

La anormalidad morfológica mitocondrial no es privativa de estas enfermedades; puede verse en otras afecciones musculares primarias y en otras denervatorias. De allí que para que una enfermedad sea considerada "mitocondrial" habrá de satisfacer alguno de estos tres postulados: a) defecto en el transporte enzimático en la mitocondria, que lleva a la imposibilidad de la utilización adecuada del sustrato; b) defectuosa conservación de la energía mitocondrial y c) deficiencia específica de uno o más componentes de la cadena respiratoria. La deficiencia mitocondrial no necesariamente queda limitada al músculo ya que otros órganos pueden participar del defecto.

La mayor parte de estas alteraciones aparecen en la infancia o la juventud. En la edad senescente son escasos los pacientes con este defecto. El más habitual es el síndrome de Kearns-Sayre, que combina la existencia de retinitis pigmentaria, bloqueo cardíaco y oftalmoplejía externa. Otros signos menos frecuentes son la ataxia, la hipoacusia, la estatura pequeña, la debilidad muscular generalizada, el aumento de proteínas en el líquido cefalorraquídeo, los signos piramidales, el hipogonadismo y la diabetes. La enfermedad se instala en la segunda década, habitualmente, pero su evolución benigna permite una expectativa de vida normal. El tratamiento prolongado con coenzima Q10 alivia los síntomas.[31]

### F. Miopatías tóxicas

En la senescencia la más habitual es la alcohólica. Su posición nosológica es discutible y algunos autores sugieren que en realidad es una denervación.

Se han descrito dos formas, una aguda y otra crónica. La primera se caracteriza por dolor y rabdomiólisis acompañada con mioglobinuria, hiperpotasemia y falla renal. Se produce como consecuencia de una ingestión abundante de alcohol. Se ha descrito también una forma hipopotasémica con aumento de las enzimas musculares en sangre y cambios estructurales mitocondriales.

En la forma crónica aparece debilidad proximal, con escasa reducción del tamaño muscular y aumento de los niveles séricos enzimáticos.

## G. Mioglobinurias

Habitualmente son secundarias a otras patologías musculares, metabólicas, inflamatorias o infecciosas. Sin embargo, algunos autores reconocen formas idiopáticas como la paroxística nocturna, de observación más frecuente en la niñez y la edad media de la vida.

## H. Miopatías endocrinas

Constituyen un grupo heterogéneo de cuadros que pueden hacer su presentación en la senescencia. Los más frecuentes son los que a continuación se describen brevemente.

*a) Asociada con hipertiroidismo*

Hay autores que han descrito formas agudas y crónicas. Es muy dudoso que existan las formas agudas, posiblemente fueron confundidas con crisis miasténicas en hipertiroideos.[32]

La miopatía tirotóxica se caracteriza por debilidad proximal, más raramente proximal y distal, sin que ello se acompañe con mayor atrofia muscular. Es posible que la debilidad esté relacionada con alteraciones funcionales en el nivel mitocondrial con interferencia en la cadena respiratoria. Los reflejos profundos se mantienen y pueden estar hiperactivos. El electromiograma da un patrón miopático y la biopsia muscular puede descubrir depósitos de lípidos en la fibra. Todos estos cambios revierten al controlar la disfunción tiroidea.

*b) Asociada a hipotiroidismo*

Las características más conspicuas de este cuadro son debilidad generalizada, calambres, dolor muscular, mioedema, con aumento ocasional del tamaño muscular y lentitud en los movimientos.

El estudio electrofisiológico muestra típicamente la lentificación de la curva de contracción muscular. Probablemente la glucogenólisis en el músculo se altere con consecuente repercusión sobre la actividad contráctil.

*c) Asociada a hiperparatiroidismo y osteomalacia*

El hiperparatiroidismo primario o secundario, asociado a osteomalacia, puede producir debilidad muscular simétrica y fácil fatigabilidad, lo que compromete fundamentalmente los grupos musculares proximales que se muestran hipotróficos, dolorosos y lentos. Otros síntomas pueden ser la pérdida de peso, la marcha oscilante y el dolor óseo. Los reflejos están conservados y, en oportunidades, son hiperactivos.[33]

Las enzimas musculares y la creatinina están algo elevadas en el suero. La biopsia muscular muestra atrofia simple de fibras de tipo II.

El tratamiento es el del hiperparatiroidismo o de su causa.

*d) Asociada a acromegalia*

En el comienzo de la enfermedad puede haber aumento del tamaño y fuerza muscular; con el correr del tiempo ello se transforma en fatigabilidad fácil e hipotrofia muscular. Al daño primario del músculo se suma su denervación, ya que la acromegalia se acompaña, en muchas ocasiones, con polineuropatía motora y sensitiva.

*e) Asociada a síndrome de Cushing*

La debilidad muscular aparece en el 65% de los pacientes con síndrome de Cushing y también puede hacerlo como complicación del tratamiento prolongado con glucocorticoides o esteroides fluorados. Estos últimos aparentan ser más eficientes en la producción de la complicación.

La aparición del daño muscular se produce en forma insidiosa. Los músculos de la cintura pelviana se vuelven débiles antes que los de la escapular. Ello lleva a la marcha oscilante, dificultad en ponerse de pie y en subir escaleras. Los músculos distales finalmente también se afectan.[34]

El electromiograma da un patrón miopático y la biopsia muscular muestra atrofia de fibras de tipo II, alteraciones mitocondriales y defectos oxidativos en ellas, así como depósito de lípidos y glucógeno.

La alteración revierte en buena proporción frente a la suspensión del tratamiento esteroideo o la reducción de dosis o ante el control del Cushing.

## ALTERACIONES DE LA TRANSMISIÓN NEUROMUSCULAR

La unión neuromuscular tiene como función transferir impulsos desde la terminación nerviosa hacia las fibras musculares. Al llegar a la zona de sinapsis el nervio motor se ramifica y cada una de las ramas hace contacto con una fibra muscular. La porción más distal de cada una de aquéllas constituye la terminación nerviosa (TN), en cuyo interior se encuentran las vesículas sinápticas que contienen acetilcolina (ACH) (6.000 a 10.000 moléculas por vesícula) y otras estructuras, como las mitocondrias. En este nivel la membrana presináptica y la postsináptica están separadas por un espacio de aproximadamente 500 Å. La membrana muscular, en el área de placa, presenta invaginaciones que constituyen los pliegues sinápticos. En las crestas de esos pliegues y en la parte superior de las invaginaciones se concentran los receptores de ACH (RACH), con una densidad de aproximadamente $10^4$ sitios por $\mu m^2$.

La despolarización de la TN activa canales de $Ca^{++}$ dependientes de voltaje que permiten la entrada de iones $Ca^{++}$ a la terminación. El aumento de la concentración de $Ca^{++}$ en la terminación (100 µM en los sitios de secreción) hace mayor la probabilidad de exocitosis vesicular con la liberación sincrónica de la ACH contenida en aproximadamente 100 vesículas (quanta) que se hace en una fracción de milisegundo. Esta liberación se produce en áreas particulares de la membrana presináptica llamadas activas, estructuras que también son responsables del reciclaje de la membrana vesicular.

Se supone que los canales de $Ca^{++}$ dependientes de voltaje están asociados con partículas intramembranosas grandes dispuestas en forma regular en las zonas activas. Todavía no ha podido identificarse la partícula con la que se uniría el $Ca^{++}$ para producir la exocitosis. La sinapsina I, una fosfoproteína de las zonas activas asociada a las vesículas sinápticas, podría ser el nexo entre esta estructura y el citoesqueleto presináptico. La fosforilación de la sinapsina, dependiente del $Ca^{++}$, podría tener importancia en la liberación de ACH al modular su cantidad mediante cambios estructurales del citoesqueleto. Esta suposición se basa en observaciones en las cuales la desfoforilación de la sinapsina I produjo una inhibición del movimiento vesicular debido a la adhesión de las vesículas al citoesqueleto.

La ACH liberada en la hendidura sináptica actúa con los RACH postsinápticos a razón de 2 moléculas por receptor. Esta interacción lleva a cambios conformacionales en los últimos que provocan la apertura de sus canales iónicos y un masivo flujo de iones $Na^+$ y $K^+$ a través de ellos. Esto produce un cambio transitorio en el potencial de membrana, llamado potencial de placa (pp), cuya amplitud puede ser mayor que la mínima necesaria para desencadenar un potencial de acción muscular, el que luego se propagará hacia el resto de la superficie de la fibra muscular y llevará a su contracción. El margen de seguridad de la transmisión neuromuscular (TNM) se define como la diferencia entre la amplitud real del potencial de placa y la amplitud requerida para llegar al umbral y desencadenar el potencial de acción muscular. El pp no es propagado sino electrotónico.

En reposo una pequeña cantidad de ACH se libera espontáneamente al azar, lo que en la región postsináptica produce un potencial de baja amplitud, alrededor de 1 mV, llamado potencial de placa miniatura (ppm), que no es suficiente para generar un potencial de acción. Su origen está en la liberación cuántica de ACH y su amplitud depende del número de moléculas dentro del quantum, del número de receptores activados, de la geometría del espacio sináptico y de la despolarización promedio generada por la apertura del canal del RACH. Junto a ello existe también secreción molecular de ACH no organizada en quanta.

El pp está compuesto por ppm sincronizados temporalmente. Ello significa que la del pp depende de la amplitud de los ppm y del número de quanta liberados (m) por impulso nervioso. Este valor, m, depende de la probabilidad (p) de liberarse y del número de quanta fácilmente disponibles para su liberación (n) de acuerdo con la relación m=np.

La activación del receptor termina cuando la ACH es hidrolizada por la enzima acetilcolinesterasa (AcC) en acetato y colina, y también por la difusión del transmisor a través de la sinapsis. La AcC se encuentra en la lámina basal de la matriz de la grieta sináptica. El acetato es recapturado por la terminación nerviosa y reutilizado en la síntesis del transmisor.

## Miastenia gravis (MG)

La MG es una enfermedad autoinmune adquirida asociada con una disminución del número de RACH, hecho que implica una menor interacción de las moléculas de ACH con ellos.

El margen de seguridad de la TNM está comprometido como consecuencia de la disminución de la amplitud de los ppm y por tanto de los pp, que en muchas oportunidades no llegan al umbral de disparo del potencial de acción muscular, lo que impide la contracción. Sin embargo, el número de quanta liberado por impulso nervioso es normal o, incluso, puede estar aumentado como efecto de compensación por la disminución del número de receptores. También es cierto que el tiempo de apertura del canal iónico del receptor y la conductancia de iones en él no están alterados.

Compatible con la disminución del número de receptores, la sensibilidad de la placa miasténica a la aplicación iontoforética de ACH está disminuida y hay una reducción del número de sitios unidos a la alfa-bungarotoxina. Ésta es una toxina que se une específicamente con los RACH postsinápticos en forma irreversible.

La deficiencia de RACH se debe a la presencia de anticuerpos anti-RACH (acRACH) que están en la fracción IgG de las inmunoglobulinas. Su acción podría explicarse por varios mecanismos: 1) aumento de degradación de los receptores (modulación antigénica), 2) bloqueo del sitio activo del receptor, 3) lisis de la membrana postsináptica en colaboración con el complemento.

La capacidad de la IgG para inducir la degradación acelerada de los receptores depende de su propiedad de ligarse a ellos de manera que los dos segmentos Fab de la IgG se unan a sitios antigénicos idénticos de dos receptores diferentes. Esto lleva a un agrupamiento de receptores que son rápidamente sometidos a endocitosis y degradados. Los acRACH que emplean este mecanismo están dirigidos contra una región localizada en la región extracelular de la subunidad alfa del receptor, que se denomina región inmunogénica y es distinta del sitio de unión para la ACH.

La pérdida funcional de los RACH también puede deberse a la acción bloqueante de los anticuerpos a través de su unión directa al sitio activo del receptor o haciéndolo en su cercanía e impidiendo estérica y alostéricamente el acceso de la ACH. Estos mecanismos de bloqueo tal vez estén relacionados con la variabilidad de los síntomas, con las exacerbaciones y con la mejoría que se obtiene luego de la plasmaféresis.[35,36]

Finalmente, el último mecanismo involucrado en la pérdida de RACH es la lisis de la membrana postsináptica en la que interviene el complemento. Ha sido demostrada la presencia de C3 y C9 en las placas de miasténicos, lo que podría explicar el aspecto atrófico y simplificado, con reducción de los pliegues sinápticos, que se observa luego que han transcurrido meses desde la aparición de la enfermedad.

También es útil mencionar que se han encontrado anticuerpos antimiosina, antibanda A y antineurona en pacientes miasténicos, habitualmente portadores de tumores tímicos.

## Aspectos clínicos de la MG

La MG afecta a todas las razas. Su prevalencia varía entre 1:10.000 y 1:50.000 de la población general. En las mujeres es más común que en los hombres en una proporción de 2:1, pero alcanza a ser de 4,5:1 en la primera década de la vida. En el estudio hecho en la División Neurología del Hospital Ramos Mejía, en un total de 128 pacientes la mayor frecuencia de presentación se observó en la tercera década de la vida, con una progresiva reducción en los años siguientes. A partir de los 60 años desapareció el predominio femenino y ambos sexos se equilibraron en cuanto a la prevalencia de la enfermedad, hecho que resulta de interés puesto que señala que el desarrollo de la dolencia tiene igual expectativa en hombres y mujeres senescentes.

En ese mismo estudio la asociación de la enfermedad con tumor tímico se dio en el 12% de los casos, con franco predominio de pacientes por encima de los 50 años y prevalencia de los hombres en una proporción de 1,5:1. La hiperplasia tímica fue hallada en el 60% y la atrofia en el restante 28% de los enfermos.

El comienzo de los síntomas miasténicos habitualmente es insidioso, aunque puede ser brusco y precipitado por un desajuste emocional, una enfermedad febril o un ejercicio violento. También los síntomas pueden hacer su aparición durante el embarazo y el puerperio. Si existían antes del embarazo, pueden mejorar al final del primer trimestre y reaparecer luego del parto. El empleo de drogas relajantes durante una intervención quirúrgica puede desencadenar el cuadro.

En algunos pacientes los síntomas pueden remitir en forma espontánea luego de un período y reaparecer en diferentes oportunidades. Estas remisiones espontáneas se dan por lo general en los primeros 5 o 6 años de la enfermedad, que se caracterizan por la labilidad de la dolencia, en cuyo lapso está indicada la timectomía cuando corresponde. A partir de entonces la enfermedad se hace más estable y progresa lentamente durante los siguientes 6 a 8 años. En este período la timectomía es prácticamente inefectiva y los títulos de acRACH se mantienen elevados. La inmunosupresión puede producir algún alivio en estos enfermos. Luego de los 15 años la enfermedad ya no progresa pero se mantiene una debilidad persistente y una cierta atrofia muscular, la respuesta a los anticolinesterásicos es pobre aunque la inmunosupresión es todavía de algún valor. Presumiblemente en este estadio se han producido cambios estructurales en el músculo que son la causa de las manifestaciones clínicas apuntadas.[37]

De acuerdo con el grado de compromiso existente, en 1958 Osserman propuso la siguiente clasificación: tipo I, MG ocular; tipo IIa, MG generalizada, de baja intensidad de síntomas, con progresión lenta, sin crisis y con buena respuesta al tratamiento; tipo IIb, generalizada, síntomas de moderada intensidad, con compromiso de músculos inervados por pares bulbares, sin crisis y con respuesta menos efectiva al tratamiento farmacológico; tipo III, aguda fulminante, con rápida progresión de los síntomas y crisis respiratorias, pobre respuesta al tratamiento, elevada incidencia de timomas y alta probabilidad de muerte; tipo IV, severa tardía, similar a la del tipo III pero progresando, en aproximadamente 2 años, desde los tipos I o II y con alta mortalidad. En el estudio del Ramos Mejía se observó un predominio de la forma clínica IIa (40% de los pacientes). Al analizar la distribución en cada sexo se vio una mayor prevalencia de las formas oculares (tipo I) y generalizadas rápidamente evolutivas (tipo III) en los hombres y de las formas crónicas generalizadas (tipo IV) en las mujeres.

Esta clasificación es sólo orientadora. En realidad, frente al diagnóstico de MG su pronóstico es impredecible, aunque es cierto que una MG localizada en los músculos oculares luego de dos años posiblemente sea benigna en su evolución, en tanto que otra que se acompaña con timoma tiene pronóstico reservado.

El hecho característico de la MG es la fuerza variable de los músculos afectados, distinta día a día e incluso hora a hora, con la debilidad que se hace más ostensible a medida que se acerca la noche. Esa alteración puede ponerse en evidencia haciendo que el paciente realice un esfuerzo sostenido, en cuyo caso el músculo comprometido rápidamente perderá fuerza; en los oculares ello puede traducirse por la aparición de seudonistagmo. Los músculos que con mayor asiduidad están comprometidos son los extraoculares, el tríceps braquial, el cuádriceps y la lengua. De todas maneras, cualquier grupo muscular puede estar afectado, así las expresiones clínicas más habituales de la enfermedad son la ptosis palpebral, la oftalmoparesia, la voz débil y nasal, la dificultad para protruir los labios, mantener la cabeza erguida, deglutir, masticar, elevar los brazos y, en períodos ulteriores, para la excursión del diafragma. En el estudio del Ramos Mejía los síntomas iniciales fueron: ptosis palpebral en el 47% de los casos, diplopía en el 24%, fatiga fonodeglutoria en el 19%, fatiga en músculos de los miembros en el 9% y fatiga respiratoria en el 2% de los enfermos.

Los reflejos tendinosos son, sorpresivamente, vivos y algunos pacientes hasta pueden presentar clonos. La ausencia de reflejos o su disminución deberán hacer pensar en otra patología.

Habitualmente la sensibilidad no está perjudicada, aunque hay quienes refieren parestesias trigeminales o distales en los miembros. Otros enfermos refieren dolor en los músculos débiles, que es atribuible al esfuerzo que realizan para mantener la contracción, aunque en esos casos se impone el diagnóstico diferencial con la miositis.

Alteraciones de otros órganos pueden acompañar a la MG, como el hipertiroidismo o el hipotiroidismo, que en oportunidades son subclínicos. La asociación entre ambas entidades es probablemente inmunitario y no ligada al defecto hormonal. Otras patologías que pueden acompañar a la MG son la insuficiencia suprarrenal primaria, la artritis reumatoidea, la anemia aplásica, la anemia perniciosa, el lupus eritematoso, el vitíligo, el pénfigo vulgar, la colitis ulcerosa, la sarcoidosis, el síndrome de Sjögren, la hepatitis, la acrocianosis, la anemia hemolítica, la nefritis, la reticulosis, la diabetes, la esclerosis múltiple, el herpes, la epilepsia y algunas psicosis. Como se ve, la mayor parte de ellas tienen un origen inmunitario probado.

Existe una asociación frecuente entre MG y los antígenos de histocompatibilidad HLA-A1-B8-DW3 o con haplotipos HLA-A3, B7 DRw2. En los casos en los que se acompaña con timoma la asociación más frecuente es con HLA-A2 o A3.

En el 75% de los pacientes aparecen alteraciones en el timo.[38] La más habitual es la hiperplasia linfoide en la corteza y en la médula, con linfocitos T en ambas partes. Se asocia con la presencia de numerosos centros germinales en la médula, hecho que caracteriza a muchas enfermedades autoinmunes. En el estudio del Ramos Mejía, hecho sobre 46 piezas anatómicas, se diagnosticaron 25 hiperplasias tímicas, 12 atrofias, 5 timomas y 4 nódulos hiperplásicos, estos últimos obtenidos en reintervenciones quirúrgicas. La abundancia de linfocitos B en estas estructuras es interpretada como expresión de la formación de anticuerpos contra clones de células T o debido a la falta de actividad supresora. Si bien los linfocitos cultivados provenientes del timo pueden producir acRACH, la mayor parte de éstos se elaboran en linfocitos periféricos. De todas formas, pareciera que la hormona tímica, timosina, influye en los precursores de los linfocitos, lo que produce deficiencia de supresores que normalmente controlan la función de los B. La hipótesis más sencilla sugiere que los linfocitos B tímicos y periféricos son instruidos por los linfocitos T CD4 para la producción de acRACH.

En el músculo pueden encontrarse diversas alteraciones. Los infiltrados linfocitarios, llamados a veces linforragias, son comunes. Hay atrofia selectiva de fibras de tipo II, atrofia agrupada y fibras anguladas que sugieren denervación, cambios plásticos en la terminación nerviosa, disminución del número de vesículas sinápticas y la simplificación del lado postsináptico de la placa ya descrita en párrafos anteriores.

Las manifestaciones clínicas de la entidad son suficientemente claras como para inducir una firme sospecha diagnóstica. Ayudan a su confirmación una serie de pruebas accesorias.

Las primeras son las que se realizan en la primera entrevista haciendo que el paciente realice un esfuerzo y midiendo la fuerza, en lo posible con un dinamómetro, antes y después del ejercicio.

La electrofisiología es útil en el diagnóstico mediante el empleo de técnicas de estimulación repetida del nervio y el registro de fibra simple. Para la primera un nervio se estimula a frecuencias de 3, 10 y, ocasionalmente, 20 Hz; se registró la amplitud del potencial muscular evocado en el músculo al que está dirigido ese nervio. Las caídas de la amplitud mayores que el 10% a baja frecuencia y que el 18% a altas frecuencias son indicadoras de la alteración en la transmisión. Es conveniente efectuar al menos tres registros en el mismo paciente, dado el carácter variable del compromiso en diferentes grupos musculares, y en ocasiones conviene sensibilizar la aparición de la respuesta anormal mediante la isquemia o la fatiga del músculo en examen. Los más habitualmente explorados son los faciales, el deltoides y los de la eminencia hipotenar, aunque cualquier otro puede servir a los fines propuestos. En el estudio del Ramos Mejía, 92% de los pacientes con formas generalizadas mostraron disminución significativa de la amplitud del potencial muscular evocado por el estímulo nervioso repetido en alguno de los territorios investigados; por el contrario, sólo el 48% de los que tenían manifestaciones oculares exclusivamente tuvieron el mismo comportamiento.

En el examen de fibra única, uno de los integrantes del par de fibras en el que se hace el registro lentifica su contracción en comparación con el otro o no se contrae. Ninguno de estos métodos es de diagnóstico específico para la MG, pero contribuyen a su documentación.

La reducción del factor de seguridad en la TNM permite el empleo de pruebas farmacológicas como el test regional del curare, de escaso empleo hoy.

La prueba del edrofonio es útil. Se emplea una solución de 10 mg de cloruro de edrofonio de los que 2 mg son inyectados inicialmente por vía intravenosa para probar su tolerancia. Si en el siguiente minuto no aparecen manifestaciones indeseables, los otros 8 mg se administran por la misma vía. El resultado en el paciente miasténico es una rápida y transitoria mejoría de sus síntomas que se mantiene por un lapso de 4 a 5 minutos y luego desaparece totalmente. Una prueba similar puede hacerse inyectando 1,5 mg de neostigmina por vía intramuscular; la aparición de su efecto es más tardía pero su acción más duradera, hecho que permite una exploración detallada de los grupos musculares involucrados. En el estudio del Ramos Mejía la prueba del edrofonio fue positiva en el 97% de los casos; resultó negativa sólo en algunos de los pacientes con formas de tipo IV de la enfermedad.

Otra prueba interesante es la del frío, útil en presencia de ptosis palpebral. Un cubo de hielo envuelto en una gasa se aplica sobre el párpado afectado, en presencia de MG luego de 2 a 3 minutos se observa, que el párpado puede elevarse con relativa facilidad, efecto que es sumamente transitorio.

La determinación en suero de acRACH resulta positiva en el 78% de los sujetos con MG;[39,40] sin embargo, conviene distinguir las formas generalizadas de las oculares. En el estudio del Ramos Mejía la positividad fue del 88% en las primeras y de sólo el 33% en las segundas. Valores mayores de 0,8 nM/ml son diagnósticos, pero la negatividad no excluye la MG, ya que el método detecta anticuerpos moduladores solamente.

Por último, la transferencia pasiva de suero del enfermo al ratón y la medida de la amplitud de los ppm en el preparado frénico-diafragma aislado muestra la mayor positividad diagnóstica.[40,41] En el estudio del Ramos Mejía este procedimiento produjo reducción de la amplitud de los ppm en el 100% de las 27 muestras estudiadas.

El examen radiológico del timo debe hacerse en todos los casos. Los resultados pueden variar y mostrar timos de tamaño normal, hipertróficos o timomas. Los métodos para esa visualización son el neumomediastino y la tomografía lineal o computarizada de tórax. En nuestra experiencia la combinación de ambas técnicas es la que brinda las mejores imágenes.[42]

### Aspectos terapéuticos en la MG

En lo que sigue haremos referencia al manejo terapéutico de la MG conociendo ahora los mecanismos causantes de su aparición.

La timectomía ha pasado por diferentes etapas, desde la suposición de que su ejecución podía resolver el problema totalmente hasta el desinterés por ella. En realidad, no es posible predecir cuál será el resultado de la intervención. Algunas pautas deben ser respetadas. No hay duda de que su indicación es formal en presencia de un timoma y está indicada cuando los métodos radiológicos muestran un timo agrandado en un paciente con MG generalizada con síntomas iniciados no más de 5 años atrás. No tiene indicación estricta en otras circunstancias. No puede esperarse la cura de la enfermedad luego de la timectomía sola, aunque sí la lentificación de su desarrollo y cierta remisión de los síntomas, hechos que pueden darse inmediatamente o luego de 2 o 3 años de la intervención. Para aumentar algo más la duda, se han visto casos de desarrollo de MG tiempo después de haberse hecho la timectomía por alguna otra razón. Tampoco se ha encontrado relación entre el tipo histológico de timo y el grado de la enfermedad.[37]

El manejo con drogas de la inmunosupresión puede hacerse con azatioprina en dosis de 100 mg/día. La respuesta beneficiosa demora entre 6 y 24 meses en aparecer. La ciclofosfamida tiene mayor efecto supresor sobre los linfocitos B que la azatioprina, aunque es más tóxica para las gónadas; su efecto beneficioso se observa cuando la dosis acumulada durante 1 o 2 años ha alcanzado los 30 g.[37]

Los corticoides, en especial la prednisona, constituyen la medicación de elección. La forma de administración puede variar según la experiencia de diferentes autores. En lo que se refiere a la nuestra, hemos obtenido resultados satisfactorios iniciando el tratamiento con 2 mg/kg/día y manteniendo esa dosis entre 15 y 30 días, según la gravedad del cuadro. El empleo de esta terapéutica debe hacerse con el paciente internado en un lugar en el que se pueda prever la asistencia respiratoria, ya que en los días iniciales puede producirse una disminución de la ventilación que requiera respirador. En el estudio del Ramos Mejía 28% de los pacientes tratados experimentaron ese deterioro; en el seguimiento ulterior se observó que esos mismos enfermos tenían un curso más tórpido que el resto, de forma tal que la aparición de esa complicación parece ser un marcador pronóstico de la evolución siguiente. La dosis inicial se reduce en forma progresiva en días alternados, hasta conseguir que el enfermo reciba solamente un día sí y otro no la medicación; la reducción será de 5 a 10 mg/semana. Cuando el paciente ha alcanzado el régimen de días alternados y su estado clínico lo permite, se continuará con la reducción de dosis a razón de 5 mg/semana hasta alcanzar el sostén que habitualmente está entre los 16 y los 24 mg en días alternados. Toda la dosis deberá darse en una sola toma por la mañana y proteger el estómago con antiácidos y otras medidas adecuadas. No es posible saber por cuánto tiempo, una vez llegado al mantenimiento, el paciente deberá continuar con la medicación, pero no podrá ser inferior a los 5 años de tratamiento. Durante todo ese tiempo deberán cuidarse las complicaciones habituales que supone el tratamiento prolongado con corticoides. El monitoreo de la respuesta es clínico, pero lo más adecuado es la determinación periódica de acRACH ya que su reducción progresiva en un paciente dado habla a favor de la terapéutica establecida. Es útil recordar aquí que no existe relación entre nivel de anticuerpos tomado en general y gravedad de la lesión, pero ese nivel es un índice de mejoría o peoría en un paciente individual.

La plasmaféresis es otro de los métodos terapéuticos de uso actual. Pueden obtenerse buenos resultados cambiando 4 litros en 6 a 8 sesiones; ello seguido por terapéutica inmunosupresora produce remisiones muy prolongadas. En la actualidad se ha comenzado a ensayar la administración de inmunoglobulina humana en dosis de 0,5 a 3 g/kg/sesión; aún no existen resultados definitivos aunque las observaciones hechas hasta el presente permiten ser optimistas en cuanto al beneficio de este tratamiento.

Como terapéutica sintomática pueden emplearse las drogas anticolinesterásicas, en especial la neostigmina en dosis de 15 mg tres o cuatro veces por día y la piridostigmina, 60 mg, también 3 o 4 veces por día, ambas por vía oral. Como efectos indeseables, puede acelerarse el peristaltismo intestinal y, en ocasiones, aparecer fasciculaciones.

Antes de concluir, es necesario hacer mención a las crisis miasténica y colinérgica. Ambas constituyen una urgencia neurológica y deben distinguirse adecuadamente para brindar la terapéutica que corresponda. La crisis miasténica se caracteriza por un estado de debilidad extrema, acompañada con frecuencia por falla respiratoria; la ausencia de signos colinérgicos aleja la posibilidad de que se trate de una crisis colinérgica y la rápida respuesta a la prueba del edrofonio hace el diagnóstico. Su manejo requiere anticolinesterásicos, de preferencia la neostigmina, y, cuando sea posible, con la plasmaféresis.

La crisis colinérgica se debe a la despolarización permanente de la fibra muscular, ocasionada por niveles altos de drogas anticolinesterásicas. Ello lleva a una debilidad marcada y fatiga, presencia de fasciculaciones, vómitos, transpiración profusa, hipersalivación, lagrimeo, aumento de las secreciones bronquiales, bradicardia, diarrea, palidez y miosis. Los efectos muscarínicos pueden controlarse con atropina en dosis de 0,3 a 0,6 mg.

Tanto en una como en otra crisis el paciente deberá ser atendido en una unidad de terapia intensiva provista con respirador, puesto que la falla ventilatoria puede darse en ambas. Es necesario recordar que el cuadro puede hacerse mucho más complejo, ya que un músculo puede pasar de crisis colinérgica a crisis miasténica sin estadio de normalidad intermedio.

## Otras alteraciones de la transmisión neuromuscular

Otras alteraciones que hay que tener en cuenta en el manejo diferencial de las patologías que afectan la transmisión neuromuscular en el senescente son la intoxicación con betabloqueantes, D-penicilamina y toxina botulínica.

Algunos pacientes han desarrollado síntomas similares a la MG durante el empleo de betabloqueantes adrenérgicos, hecho atribuible al efecto depresor que ejercen estas drogas sobre la transmisión neuromuscular. De todas formas, debe recordarse que muchas de las reacciones adversas ocasionadas por estos fármacos son de naturaleza inmunitaria.

El empleo de D-penicilamina también es capaz de ocasionar cuadros con iguales rasgos que la MG. Su aparición se ha relacionado directamente con la acción del fármaco y aparenta tener una base inmunitaria. Se lo ha visto en personas con HLA A1, A8, Bw y DRI. La suspensión de la droga regulariza la situación clínica.

La intoxicación por toxina botulínica produce rápidamente la muerte por parálisis del tronco cerebral. El *Clostridium* es estrictamente anaerobio, se lo encuentra en las heces y en la tierra. En los seres humanos la intoxicación de grupos de personas se da habitualmente por la utilización de alimentos envasados mal sellados. La toxina bloquea la terminación nerviosa e interfiere la liberación de ACH. Los síntomas aparecen 2 a 36 horas luego de la ingestión; están primero confinados a los músculos inervados por el tronco cerebral y se caracteriza por diplopía, ptosis palpebral, sensación vertiginosa o de cabeza vacía e irritabilidad. Luego aparece la falla respiratoria, que es tanto periférica como central. Su patogenia, que se basa en el impedimento para la liberación de ACH, hace que los hallazgos electrofisiológicos sean similares a los del síndrome de Eaton-Lambert (véase más adelante) y que, por esa razón, se haya empleado guanidina en su tratamiento con algún éxito.

Finalmente, cabe mencionar la existencia del síndrome de Eaton - Lambert, ocurrido como manifestación paraneoplásica en distintos tipos de carcinoma pero en especial ligado al cáncer de pulmón de células pequeñas o de células de avena, aunque puede aparecer en ausencia de toda neoplasia. Es habitual que los síntomas del trastorno paraneoplásico precedan a la aparición radiológica del tumor a veces hasta por dos años. La prevalencia del síndrome es del 3% en quienes padecen cáncer de pulmón. En los casos en los que no se asocia con neoplasia pulmonar, se lo ha visto relacionado con otras inmunopatías como enfermedades del tiroides y vitíligo.

Los síntomas principales son debilidad y fatiga de los músculos de las cinturas, que es más ostensible en el comienzo del movimiento; a medida que éste progresa esa dificultad se hace menor. Habitualmente el primer síntoma que el paciente refiere es dificultad en la marcha, las piernas se sienten endurecidas y se pierde la capacidad para correr, los miembros superiores se involucran más tardíamente y rara vez hay compromiso de músculos inervados desde el tronco cerebral; cuando existe, se manifiesta por diplopía, ptosis palpebral, dificultad para tragar y masticar. Muy ocasionalmente aparece dificultad respiratoria. Las parestesias son frecuentes como también el dolor en músculos de miembros inferiores. Los síntomas autonómicos son frecuentes, en especial la boca seca, la constipación y la impotencia sexual sin pérdida de la libido.

El estímulo del nervio evoca un potencial muscular de baja amplitud que se vuelve aún más baja con estímulos repetidos a escasa frecuencia; por el contrario, a altas frecuencias de estimulación ese potencial puede crecer varias veces su tamaño original. El síndrome parece deberse a la disminución de la entrada de $Ca^{++}$ en la terminal nerviosa, como consecuencia de la acción de un anticuerpo en la fracción IgG de las inmunoglobulinas plasmáticas cruzado con el tumor que bloquea los canales de $Ca^{++}$ de tipo L y tal vez los del tipo P, de los que depende la liberación de ACH, de esa terminación. El escaso flujo de $Ca^{++}$ lleva a una disminución de la liberación de acetilcolina por la terminación. El defecto, por tanto, es exclusivamente de tipo presináptico. La administración de guanidina revierte parcialmente el cuadro cuando se la administra en dosis de 20 a 30 mg/kg/día repartidos en tres o cuatro tomas. Un fármaco alternativo es la 3-4 diaminopiridina, que bloquea los canales de $K^+$ de la terminación nerviosa y tiene potencial acción convulsiva; la dosis inicial es de 10 mg, dados en forma oral, 4 veces al día, aumentando hasta un máximo de 100 mg diarios en dosis divididas. La prednisolona es de escaso valor, pero puede intentarse con dosis de 1,5 mg/kg/día. La plasmaféresis también proporciona mejoría a estos pacientes.[43]

## BIBLIOGRAFÍA

1. Tauchi H, Sato T. Effects on environmental conditions upon age changes in the human liver. Mechan Ageing & Developm, 4:71-80, 1975.
2. Nixon RA, Cataldo AM. The lysosoma system in neuronal cell death. *En:* Markers of neuronal injury and degeneration. Ed. J. N. Johannenssen. Ann NY Acad Sci, 679:87-109, 1993.
3. Deckwerth, TL, Jonson, EM. Neurotrophic factor deprivation induced death. *En:* Markers of neuronal injury and degeneration. Ed. J.N. Johannenssen. Ann NY Acad Sci, 679:121-131, 1993.
4. Sica REP, McComas AJ, Upton ARM, Longmire D. Motor unit estimations in small muscles of the hand. J Neurol Neurosurg Psychiat, 37:55-67, 1974.

5. Sica, REP, Sans, OP, Colombi A. The effects of ageing upon de human soleus muscle. Medicina, 36:443-446, 1976.
6. Norris FH. Amyotrophic lateral sclerosis: the clinical disorder. *En:* Handbook of Amyotrophic Lateral Sclerosis. Ed. RA Smith. págs. 3-38. M. Dekker, Inc. Nueva York, 1992.
7. Kawamura Y, Dick PJ, Shimono M. Morphometric comparison of the vulnerability of peripheral motor and sensory neurons in amyotrophic lateral sclerosis. J Neuropath Exp Neurol, 40:667-675, 1981.
8. Bogaert L van, Martin L, Martin J. Sclerose laterale amyotrophique avec dégénérescence spinocerebelleuse et delire epileptique. Acta Neurol Psyquiatr Bell, 65:845-872, 1965.
9. Mitsumoto H, Hanson M, Chad D. Amyotrophic lateral sclerosis. Recent advances in pathonesis and therapeutic trials. Arch Neurol, 45:189-202, 1988.
10. Nakano Y, Hirayama K, Terao K. Hepatic ultrastructural changes and liver dysfunction in amyotrophic lateral sclerosis. Arch Neurol, 44:103-106, 1987.
11. Sica, REP, Garcia Erro M, Molina HA, Chamoles N, Arbera C. Deficiencia crónica de hexosaminidasa A asociada a neuropatia periférica sensitiva pura. Medicina, 52:55-59, 1992.
12. Gurney ME, Belton AC, Cashman N, Antel JP. Inhibition of terminal axon sprouting by serum from patients with amyotrophic lateral sclerosis. N Engl J Med, 311:933-939, 1984.
13. Freddo L, Yu RK, Latov N. Gangliosides $GM_1$ and $GD_{1b}$ are antigens for IgM M-protein in a patient with motor neuron disease. Neurology, 36:454-458, 1986.
14. Plaitakis A, Caroscio JT. Abnormal glutamate metabolism in amyotrophic lateral sclerosis. Ann Neurol, 22:575-579, 1987.
15. Cwik VA, Mitsumoto H. Postpolio syndrome. *En:* Handbook of Amyotrophic Lateral Sclerosis. Ed. RA Smith págs. 77-92. M. Dekker Inc. Nueva York, 1992.
16. Martin JB. Molecular genetics in neurology. Ann Neurol, 34:757-773, 1993.
17. Walton J, Gardmer-Medwin D. The muscular dystrophies. *En:* Disorders of Voluntary Muscle. Ed. JN Walton, págs. 519-568. Churchill Livingstone, Londres, 1989.
18. Corsi A, Gentili C, Tedesco CV. The relationship of menopausal muscular dystrophy to other diseases of muscle. J Neurol Sci, 38:397-402, 1965.
19. Welander L. Homozygous appearance of distal myopathy. Acta Genetic Med Gemell, 7:321-327, 1957.
20. Harper PS. The myotonic disorders. *En:* Disorders of Voluntary Muscle. Ed. JN Walton, págs. 569-598. Churchill Livingstone, Londres, 1989.
21. Joselson J, Pula T, Sadler JH. Acute rhabdomyolysis asso ciated with an echovirus infection. Arch Int Med, 140:1671-1672, 1980.
22. Chiedozi LC. Polyomiositis. Am J Surg, 137:255-259, 1979.
23. Kressel B, Ssewizic C, Tuason C. Early clinical recognition of diseminated candidiasis by muscle and skin biopsies. Arch Int Med, 138:429-433, 1978.
24. Benavente O, Ledesma O, Baez L, Lugones H, Kalala E, Ribas C, Genovese O, Sica REP. Motor unit involvement in human acute Chagas disease. Arq Neuro-Psiquiat, 47:283-286, 1989.
25. Swartz MO, Silver RM. D-pennicillamine induce polymyositis in juvenile chronic arthritis. J Reumatol, 11:251-253, 1984.
26. Julien J, Vital CI, Vallat JM. Inclusion body myositis. J Neurol Sci, 55:15-24, 1982.
27. Engel AG. Metabolic and endocrine myopathies. *En:* Disorder Voluntary muscle. Ed. JN Walton, págs 811-868. Churchill-Livingstone, Londres, 1989.
28. Bertagnolio S, Di Donato S, Peluchetti D. Acid maltase deficiency in adults. European Neurol, 17:193-199, 1978.
29. Hewlett RH, Gardner C. Mc Ardle disease S. Afr Med J, 53:60-66, 1978.
30. Rowland LP, Di Mauro S, Layze R. Phosphofructokinase deficiency. *En:* Myology. Ed. A. Engel, B. Banker, págs. 1603-1609. Mc Graw-Hill Nueva York, 1986.
31. Ogasahara S, Nishikawa Y, Yorifuki S. Treatment of Kearns-Sayre syndrome with coenzime Q10. Neurology, 36:45-48, 1986.
32. Ransay ID. Thyrotoxic muscle diasese. Postg Med J, 44:385-388, 1968.
33. Schott GD, Wills MR. Myopathy and hyposphataemic osteomalacia presenting in adult life. J Neurol Neuros Psychiat, 38:297-301, 1975.
34. Coomes EN. Corticosteroid myopathy. Ann Reumat Dis, 24:465-469, 1965.
35. Vincent A, Newson-Davis J. Anti-acetylcholine receptor antibodies. J Neurol Neuros Psychiat, 43:590-600, 1980.
36. Mossman S, Vincent A, Newson-Davis J.Myasthenia Gravis without acetylcholine receptor antibody, a distinct disease. Lancet, I:658-660, 1986.
37. Rey RD, Sanz O, Fernandez J, Rey R, Panizza M, Lucilli N, Astudillo MA, Diaz G, Villegas AH, Sica REP. Diagnóstico y tratamiento de la Myasthenia Gravis. Arq Neuro-Psiquiat, 48:270-278, 1990.
38. Dias Tosta E, Morato-Fernandez RN. Miastenia grave: tratamento com timectomia, corticoide e plasmaferese. Arq neuro-Psiquiat, 47:39-44, 1989.
39. Lindstrom JM, Seybold M, Lennon, VA, Whittingan S, Duane DD. Antibody to acetylcholine receptor in myasthenia gravis: prevalence, clinical correlates and diagnostic valus. Neurology, 26: 1054-1058, 1976.
40. Garcia Erro M, Sica REP, Losavio A, Muschnik S, Arroyo H. Tools to diferentiate immunologic and non-immunologic myasthenia gravis in infancy. Neuropediatrics, 19:92-95, 1988.
41. Losavio A, Muschnik SE, Panizza M, Sica REP, Jauregui WO. Effects of passive transfer of mysthenic serum on mechanical electrical and neuromuscular transmission properties of mouse skeletal muscle. Medicina, 49:7-13, 1989.
42. Diaz G, Rey RD, Bussi AE, Ramos H, Watman E, Redondo W. Neuromediastinografía por vía subxifoidea versus tomografía axial computada en myasthenia gravis. Rev Arg Radiol, 1:45-50, 1990.
43. Newson-Davis J. Diseases of the neuromuscular junction. *En:* Diseases of the Nervous System. Ed. AK Asbury, GM McKhann, WI McDonald, págs. 197-212, WB Saunders, Filadelfia, 1992.

# 27

# Neuropatías

Guillermo Paradiso

## El sistema nervioso periférico

El sistema nervioso periférico comprende pares craneanos, con excepción del óptico y el olfatorio, plexos, troncos nerviosos y ganglios autonómicos. Los cuerpos de las células nerviosas se encuentran en los núcleos del tronco encefálico, el asta anterior de la sustancia gris de la médula espinal, los ganglios sensitivos de los pares craneanos, los ganglios espinales de la raíz posterior de la médula espinal y los ganglios autonómicos.

El nervio está formado por miles de fibras mielínicas y amielínicas que transportan impulsos nerviosos hacia la periferia (eferentes, centrífugas) para actuar sobre músculos, glándulas y vasos sanguíneos; y desde la periferia (aferentes, centrípetas) que transmiten información sensitiva desde estructuras profundas y superficiales hacia el sistema nervioso central.

Exceptuando el sistema nervioso neurovegetativo, que se trata en otro capítulo, el sistema nervioso periférico funcionalmente puede sistematizarse en una vertiente motora, llamada unidad motora, y una sensitiva o unidad sensitiva. La *unidad motora* está formada por una alfa motoneurona, el axón con sus ramas terminales, las uniones neuromusculares de cada terminación y las fibras musculares, habitualmente cientos, inervadas por las terminaciones axonales de esa motoneurona. La unidad motora es el menor elemento funcional de la contracción muscular voluntaria; en la medida en que el músculo debe ejercer más fuerza la unidad motora irá descargando con mayor frecuencia (reclutamiento temporal) y se irán sumando nuevas (reclutamiento espacial). Todas las disponibles descargan a su máxima frecuencia cuando se ejerce la fuerza máxima voluntaria.

La *unidad sensitiva*, menos delineada, comprende la primera neurona sensitiva con su axón, el área dendrítica y el corpúsculo sensitivo (las fibras del dolor terminan libremente).[1]

## Cambios con el envejecimiento

En el sistema nervioso periférico, como en toda la economía, el envejecimiento se acompaña con una tendencia al deterioro, la cual se manifiesta por pérdida y atrofia celular en todos los niveles. En la *médula espinal* se han descrito alteraciones en fascículo gracilis (de Goll) que corresponde a la primera neurona sensitiva de la vía propioceptiva, y reducción en el tamaño y el número de las alfa motoneuronas.[2,3] En las *raíces espinales* anteriores y posteriores se encontró una reducción de la densidad de fibras de un 25%, 27% y 22% para la séptima, octava y novena décadas de la vida en comparación con la tercera década,[4] mientras que en el *ganglio de la raíz posterior* el número de células se reduce un tercio. Desde hace mucho tiempo se ha establecido que en el *nervio periférico* normal cierto número de fibras presentan alteraciones en cualquier momento de la vida; sin embargo, los cambios se hacen más marcados con el envejecimiento, en el que se observa: 1) en el sistema vascular proliferación endotelial, fibrosis de la media, hialinización y, ocasionalmente, oclusión; 2) engrosamiento del endoneuro y perineuro por invasión de elementos del tejido conectivo, y 3) alteraciones de las fibras nerviosas y reducción de su densidad.[5] Los estudios cuantitativos mostraron una caída del número de fibras nerviosas por mm$^2$ de un 26% en la octava década comparado con la segunda década de la vida; en las fibras mielínicas de grueso calibre la pérdida es más marcada, hasta un 54% en relación con la tercera década. También se encontraron evidencias histológicas de desmielinización segmentaria y remielinización así como regeneración axonal después de degeneración de las fibras nerviosas,[6,7] que son hallazgos raros en sujetos jóvenes. Se considera normal encontrar 2 fibras alteradas sobre un total de 24 en un adulto joven, mientras que en un individuo mayor de 60 años pueden encontrarse normalmente hasta 5 fibras patológicas.[8] En el extremo distal de las vías sensitivas los estudios histológicos han evidenciado una pérdida progresiva de *receptores cutáneos* con la edad, aunque no se ha podido establecer si es secundaria a una alteración de los axones con que se relacionan o si se trata de una degeneración primaria del receptor. En el extremo motor, el *músculo* muestra alteraciones con el curso de los años que consisten en atrofias de fibras aisladas o agrupadas, agregados nucleares, variación en el tamaño de las fibras, necrosis y vacuolización, pérdida de la estriación, focos de degeneración hialina o granular, acumulaciones de lípidos y lipofucsina, y acumulaciones lisosómicas. Con el envejecimiento, aparte de una mayor dispersión en el tamaño hay una reducción del diámetro de las fibras musculares. Mediante técnicas histoquímicas se hace evidente que la atrofia predomina en las fibras tipo II, de contracción rápida y metabolismo anaerobio.

Estos hallazgos pueden deberse a fenómenos principalmente de origen nervioso, al desuso, discutiblemente por caquexia, y a procesos involutivos propios del tejido muscular.[9]

En la *unión neuromuscular* también se encontraron alteraciones: ramificación axonal y reinervación colateral.

### Signos y síntomas

De acuerdo con el esquema funcional, las neuropatías se manifiestan con alteraciones motoras, sensitivas y neurovegetativas. Estas últimas se discuten en otro capítulo.

### Alteraciones motoras

Atrofia y debilidad muscular son las manifestaciones típicas de la patología de la neurona motora periférica, así como en las enfermedades primarias del músculo, aunque éstas no se asocian con trastornos sensitivos. Después de períodos de inmovilización, artritis dolorosas o periartritis, caquexia y anorexia nerviosa puede observarse una atrofia muscular pronunciada que, en ocasiones, debe diferenciarse de la atrofia muscular neurogénica.

La fuerza muscular se evalúa solicitando al paciente la realización de un movimiento claramente definido (por ej., flexión del codo para evaluar la fuerza del bíceps-braquial anterior) al cual se opone el examinador.[10] Una serie de factores pueden interferir en el examen, en particular en individuos de edad avanzada: inhibición refleja del movimiento para evitar el dolor (periartritis y artrosis del hombro, cadera, rodilla), adhesiones de tendones y articulaciones, tendones gatillo o seccionados, e incluso las dificultades para comprender órdenes. Cuando de la maniobra resulta una respuesta cambiante, temblorosa, con demostración exagerada de esfuerzo, puede pensarse en una personalidad histérica o simulación. Puesto que no existe un método de evaluación cuantitativo, el examen de la fuerza muscular depende en gran medida de la experiencia del examinador, quien debe tomar en cuenta no sólo la edad sino también la contexta física y el sexo, ya que en condiciones normales existen enormes variaciones interindividuales.

En las afecciones motoras puras la arreflexia osteotendinosa es tardía porque el músculo efector responde hasta que se encuentre severamente atrofiado.

El descenso del umbral de excitabilidad de la alfa motoneurona (en el soma, axón o terminación) se traduce por descargas espontáneas de unidades motoras que se denominan fasciculaciones y que se pueden observar clínicamente como contracciones más o menos esporádicas de grupos de fibras musculares que no llegan a producir desplazamientos en las grandes articulaciones. Cuando estas contracciones se hacen más continuas toman un carácter ondulante y se llaman mioquimias. Un cuadro más severo de actividad espontánea denominado neuromiotonía, se acompaña con calambres dolorosos y simula un cuadro distónico o miotónico. Las fasciculaciones se observan con frecuencia en las enfermedades de motoneurona como la esclerosis lateral amiotrófica, pero no son en absoluto patognomónicas ya que pueden presentarse con radiculopatías, mononeuropatías, plexopatías y polineuropatías, mientras que la mioquimia suele asociarse con neuropatías tronculares. Es importante tener presente que las fasciculaciones y la mioquimia pueden manifestarse como irritabilidad pasajera de la alfa motoneurona sin neuropatía demostrable (fasciculaciones benignas). La neuromiotonía sin neuropatía evidente se denomina síndrome de Isaacs (la fuerza y la sensibilidad son normales, los reflejos se obtienen si se logra la relajación) y es un cuadro que responde en forma rápida al tratamiento con carbamazepina o difenilhidantoína.

Las enfermedades de la neurona motora se tratan en otro capítulo.

## Alteraciones sensitivas

En el examen se trata de determinar si uno o varios tipos de sensibilidad se pueden reconocer con intensidad uniforme en determinadas áreas del cuerpo; de modo que la objetivación es aun más difícil que en la evaluación motora puesto que depende enteramente de la colaboración del paciente. En la rutina se explora la sensibilidad vibratoria (diapasón de 128 Hz), postural y tacto, relacionada con el sistema cordonal posterior de las fibras de calibre grueso; y la sensibilidad al pinchazo, frío y calor, relacionada con el cordón anterolateral de las fibras de calibre pequeño.[11,12]

Los estudios cuantitativos de la sensibilidad, aun cuando siguen dependiendo de la subjetividad del paciente, detectan precozmente cambios en las discriminación sensitiva; sin embargo, exigen personal altamente entrenado en estudios que llevan mucho tiempo, por lo que no se han difundido en la práctica.

Los síntomas sensitivos más precoces son habitualmente las parestesias: hormigueos, pinchazos, adormecimiento, quemazón. En la medida en que la enfermedad progresa se manifiesta el dolor, con una intensidad que puede extenderse desde una leve opresión hasta la sensación insoportable de la neuralgia, lancinante, con hiperpatía, respuesta desagradable exagerada ante estímulos mínimos como el roce de una sábana, e hiperpatía, con connotación psíquica que incluso llegan a que la sensación se produzca sólo con la percepción visual del estímulo, lo que en la causalgia se asocia con fenómenos neurovegetativos.

Los signos sensitivos, que no lo son en el sentido de lo que el observador comprueba por sí mismo, van de la hipoestesia a la anestesia, para alguna o, con más frecuencia, para todas las formas de sensibilidad. Dado que el sistema sensitivo tiene un factor de seguridad muy desarrollado, cuando existe hipoestesia clínica la pérdida funcional de neuronas sensitivas debe ser grande, mientras que en la anestesia se requiere que sea severa o completa.

La arreflexia es un signo precoz en las neuropatías periféricas con compromiso sensitivo, ya que las fibras sensitivas, que son las eferentes de los husos neuromusculares, las de mayor diámetro y las de conducción más rápida, son sumamente vulnerables.

### Particularidades del examen neurológico en individuos de edad avanzada en relación con las enfermedades del sistema nervioso periférico

Lo normal para una prueba determinada es fácil de delimitar en términos de un promedio y su desvío estándar cuando la muestra no presenta una gran dispersión, como ocurre en la juventud. En el anciano, por el contrario, las variaciones interindividuales del rendimiento tienen la característica de ser muy marcadas y la definición de lo normal es más compleja. El clínico debe reconocer que en ciertos individuos de edad avanzada la involución normal puede simular una enfermedad, mientras que esta última puede ocultarse en el proceso normal de envejecimiento.

La *fuerza muscular* estudiada mediante la tensión producida por la contracción isométrica del extensor corto del hállux ha mostrado una declinación máxima del 32% en una población de 60-96 años comparada con otra de sujetos menores de 59 años.[13]

Con frecuencia en la vejez los *reflejos osteotendinosos* distales están reducidos o ausentes, al punto de que algunos autores consideran que en estos sujetos la ausencia del reflejo aquiliano no tiene significación patológica si no se acompaña con otras manifestaciones.[14] Sin embargo, las estadísticas son controvertidas ya que expresan alteraciones de los reflejos en 4,5%-10% hasta 78%-88% de los casos,[15,16] aunque la mayoría de los autores calculan que la mitad de los sujetos de más de 65 años presentan arreflexia aquiliana.[17]

Con el paso de los años se va produciendo una reducción de la *sensibilidad* en los miembros inferiores distalmente, la cual se hace más notoria a partir de los 50 años. La sensibilidad vibratoria se altera particularmente, en el 50% de los individuos mayores de 65 años se registra apalestesia maleolar con el diapasón de 128 Hz.[18] Los cambios de la sensibilidad táctil son menos perceptibles clínicamente, aunque se observan en estudios cuantitativos. La sensibilidad dolorosa, en cambio, se ha interpretado como ligeramente alterada o sin cambios, pero es probable que la sensación afectiva del dolor se incremente con la edad.[19] Las sensibilidades térmica y postural fueron consideradas sin cambios o dudosamente reducidas.

## Clasificaciones de las neuropatías periféricas

De acuerdo con el tipo de células del sistema nervioso periférico que esté comprometido, las neuropatías periféricas pueden ser motoras, sensitivas, neurovegetativas o mixtas (sensitivomotoras). Las neuropatías motoras afectan casi exclusivamente la alfa motoneurona y se describen en otro capítulo, así como las neuropatías neurovegetativas.

Las neuropatías sensitivas puras son enfermedades de la neurona del ganglio de la raíz posterior y, salvo la ganglionitis paraneoplásica

**Cuadro 27-1.** *Neuropatías periféricas según la etiología*

| | |
|---|---|
| Metabólicas | Diabetes |
| | Uremia |
| | Insuficiencia hepática |
| | Hipoglucemia |
| Infecciosas | Lepra |
| | Difteria |
| | Herpes |
| Tóxicas | Alcohol |
| | Plomo |
| | Organofosforados |
| | Arsénico |
| Iatrogénicas | Isoniacida |
| | Vincristina |
| | Amiodarona |
| | Nitrofurantoína |
| Carenciales | Vitamina $B_1$ |
| | Vitamina $B_{12}$ |
| | Piridoxina |
| Vasculares | Arteriosclerosis-aterosclerosis |
| | Wegener (y vasculitis) |
| Traumáticas-compresivas | |
| Inmunitarias | Artritis reumatoidea |
| | Lupus eritematoso sistémico |
| | Poliarteritis nodosa |
| | Guillain-Barré |
| | Polirradiculoneuropatía inflamatoria crónica |
| | Sarcoidosis |
| Paraneoplásicas | |
| Heredofamiliares | Charcot-Marie-Tooth |
| | Neuronopatía bulboespinal |

**Cuadro 27-2.** *Neuropatías periféricas según la histopatología-neurofisiología y evolución*

| | | |
|---|---|---|
| Neuropatías desmielinizantes | Localizada | - Aguda<br>- Crónica |
| | Generalizada | - Aguda<br>- Crónica |
| Neuropatías axonales neuronales | Localizada | - Parcial<br>- Aguda Total<br>- Crónica |
| | Generalizada | - Aguda<br>- Crónica |

que se describe en el capítulo de enfermedades asociadas con el cáncer, son enfermedades hereditarias severas que rara vez se alcanzan a ver en la edad madura.

La gran mayoría de las neuropatías son mixtas y se manifiestan con deterioro de la fuerza, la sensibilidad y, en forma menos evidente, del control autonómico; son las que examinaremos con algún detalle en las formas que se presentan con más frecuencia en la edad avanzada.

Como en toda la clínica, las neuropatías pueden ser agudas si alcanzan al punto máximo de su evolución antes del mes, crónicas si a los 6 meses continúan evolucionando y subagudas si se estabilizan o mejoran entre el mes y los 6 meses.

De acuerdo con su localización se distinguen las radiculopatías, las plexopatías (que se definen por sí mismas), las mononeuropatías (por lesión de un tronco nervioso como el nervio mediano o el nervio ciático poplíteo externo), la mononeuropatía múltiple (lesión de más de un tronco nervioso por un mismo factor etiológico: nervios mediano y ciático poplíteo externo, nervios radial y motor ocular común), neuropatía multifocal (compromiso asimétrico de plexos y troncos nerviosos) y polineuropatía (afección difusa, simétrica y distal).

El cuadro 1 presenta una clasificación de tipo etiológico;[20,21] sin embargo, el mecanismo etiopatogénico de gran parte de las neuropatías se desconoce o puede depender de factores concurrentes. Así, en la diabetes es posible que tanto factores metabólicos como isquémicos sean responsables de los cambios; en las paraneoplasias un factor carencial puede añadirse en pacientes terminales así como factores inmunitarios en otros pacientes con enfermedad maligna. En las enfermedades del colágeno tanto el ataque inmunitario directo como la isquemia del nervio por vasculitis de los vasa nervorum desempeñan un papel importante; en el etilismo el factor tóxico del alcohol puede sumarse a una avitaminosis, etcétera.

La clasificación anatomopatológica-neurofisiológica desarrollada por Gilliatt[22] y aquí modificada ligeramente en el cuadro 27-2 es, tal vez, la más útil desde el punto de vista clínico y se basa en el ataque primario a la neurona o su axón, o a la célula de Schwann.

## Anatomía patológica

Los estudios anatomopatológicos del nervio son de gran importancia en la investigación clínica, pero son decisivos en el diagnóstico de casos aislados: revelan bacilos en la forma nerviosa pura de la lepra lepromatosa, que es una forma clínica muy infrecuente; muestran cuerpos amiloideos en la amiloidosis nerviosa primaria del sistema nervioso periférico; vasculitis en la discutible vasculitis primaria del sistema nervioso periférico en la cual, además, no descartan otras formas de neuropatía asociada con vasculitis; e inflamación en las neuropatías inmunitarias.[23]

Habitualmente la biopsia se realiza extrayendo 5 cm del nervio sural, entre el tendón de Aquiles y el maléolo externo que deja como secuela una pequeña área de anestesia en la cara lateral del pie. La formación de un neuroma doloroso en el cabo proximal seccionado es una complicación indeseable pero posible.

En las neuropatías axonales se observa pérdida de fibras nerviosas, degeneración axonal, regeneración axonal y desmielinización secundaria.

En las neuropatías desmielinizantes se registran cambios como desmielinización paranodular (ensanchamiento del nódulo de Ranvier), desmielinización segmentaria (pérdida de la mielina de un internódulo), remielinización (catáfilas de cebolla). La técnica requiere pericia artesanal y tiempo, ya que no sólo utiliza cortes horizontales sino también la disección de fibras aisladas (teasing).

El análisis cuantitativo permite el cálculo del número total de fibras nerviosas mielínicas, la densidad, la relación del diámetro del axón con la vaina de mielina –para evaluar la posibilidad de atrofia axonal–, el número de vasos y el área que ocupan y la densidad de las fibras amielínicas.

Como hemos expresado antes, el método cuantitativo debe tener en cuenta la edad ya que en sujetos de edad avanzada un porcentaje de alteraciones se considera normal; cuando estos parámetros se toman en cuenta la biopsia permite diagnosticar polineuropatía en pacientes con antecedentes de diabetes, cáncer, alcoholismo, etc., aun cuando los exámenes clínicos y los neurofisiológicos no muestren alteraciones.[24]

## Estudios neurofisiológicos

### Electromiografía

La inserción en el músculo de un electrodo concéntrico de aguja permite estudiar la actividad eléctrica de las unidades motoras, la cual refleja en una pantalla de rayos catódicos.[25] En condiciones normales, el músculo en reposo no presenta actividad (silencio eléctrico). En la desnervación reciente se registran potenciales de fibrilación y ondas agudas positivas, cada uno de los cuales expresa la contracción espontánea de una fibra muscular aislada que ha perdido contacto con la terminación nerviosa. La fasciculación es una descarga involuntaria del tipo de la unidad motora (es decir, hasta cientos de fibras musculares que se contraen sincrónicamente) y que se pueden observar clínicamente cuando estas fibras musculares se encuentran próximas a la piel. Se deben a una irritabilidad anormal de la alfa motoneurona o sus prolongaciones y pueden deberse o no a una neuropatía evidente. Otros estados de irritabilidad de la segunda neurona motora se manifiestan como mioquimia, neuromiotonía, dupletes y calambres.

La realización de una fuerza moderada permite el registro de los potenciales de unidad motora, de los que se analiza duración, amplitud y número de fases. En las neuropatías crónicas la reinervación colateral produce un aumento en el número de fibras inervadas por ciertas unidades motoras, lo cual se traduce en un aumento de todas las variables.

Cuando un sujeto normal desarrolla toda la fuerza en un músculo dado, todas las unidades motoras que llegan a ese músculo descargan a su máxima frecuencia, que se manifiesta en la pantalla del electromiógrafo como un trazado de reclutamiento completo. En las neuropatías periféricas la reducción del reclutamiento está en relación con la pérdida de unidades motoras y cuando la pérdida es total se registra silencio eléctrico.

La electromiografía cuantitativa muestra un aumento significativo de la duración de los potenciales de unidad motora con la edad, pero el resto de los parámetros de esta última así como el silencio en el reposo y el reclutamiento completo en el desarrollo de toda la fuerza no se modifican.[26,27]

### Conducción nerviosa motora

La estimulación eléctrica desencadena un impulso nervioso que al llegar al músculo destinatario produce una contracción muscular más o menos sincrónica, la cual en la pantalla del electromiógrafo se refleja como un potencial de acción compuesto del que se analizan amplitud, forma y duración. El tiempo que media entre la estimulación y el comienzo del potencial de acción muscular se llama latencia, e incluye el retraso sináptico. Cuando se estimula en dos puntos, distal y proximal, del trayecto de un nervio es posible calcular la velocidad de conducción nerviosa motora de ese nervio, que en condiciones normales es de alrededor de 50 m/s. La velocidad de conducción nerviosa depende de la edad; se ha calculado una caída de 1,8 m/s/década, pero la disminución es variable en distintos nervios y segmentos de un mismo nervio, por lo que es imprescindible el uso de tablas de valores normales.[28,29]

En los trastornos axonales o del asta anterior la velocidad de conducción nerviosa motora permanece normal o se reduce ligeramente debido a la pérdida de axones de mayor diámetro y conducción más veloz; cuando la pérdida axonal es total, no hay respuesta a la estimulación. La amplitud del potencial de acción muscular compuesto se reduce tardíamente ya que la reinervación colateral a partir de los axones de las motoneuronas indemnes pasa a controlar fibras musculares antiguamente inervadas por motoneuronas que se han perdido.

En las lesiones desmielinizantes, en cambio, la conducción saltatoria se ve afectada, lo que se traduce en una reducción severa de la velocidad de conducción nerviosa, prolongación de las latencias distales y bloqueo de la conducción; el potencial de acción muscular compuesto muestra dispersión, polifasia, aumento de la duración y reducción de la amplitud.[30,31]

### Conducción nerviosa sensitiva

En este caso tanto la estimulación como el registro se hacen sobre un tronco nervioso, por lo que normalmente los potenciales de acción nerviosos compuestos sensitivos son de pequeña amplitud y hacen necesarios equipos más complejos y equipados con unidad de promediación. Como no existe retraso sináptico, en los estudios de conducción sensitiva los valores se dan siempre en velocidad de conducción, que también suelen ser de orden de los 50 m/s.[32,33] La amplitud del potencial nervioso sensitivo compuesto es de suma importancia pues puede ser la única manifestación anormal de una neuropatía axonal, ya que es función directa del número de axones. En los cuadros preponderantemente motores desde el punto de vista clínico, permite diferenciar una enfermedad de motoneurona de una neuropatía sensitivomotora. Por otra parte, es el método de diagnóstico más precoz en las mononeuropatías.[34]

La velocidad de conducción sensitiva disminuye con la edad, se calcula un decremento de 0,5 a 2,2 m/s por década en distintos nervios. Es posible que la conducción nerviosa sensitiva se reduzca más notoriamente que la motora en la edad avanzada, en particular en los sitios anatómicos donde el nervio se expone a atrapamientos.

Sin embargo, la reducción de la amplitud del potencial nervioso sensitivo es mucho más drástica; a los 70 años cae a la mitad del valor obtenido a los 20 años.[32]

Estos cambios en la conducción nerviosa en el transcurso de la vida es probable que expresen el deterioro que se observa en los estudios anatomopatológicos, tanto de naturaleza axonal como desmielinizante, y en el examen clínico, arreflexia-apalestesia; pero es casi seguro que quedan incógnitas por resolver, como se discutirá más adelante.

### Neuropatías desmielinizantes

Presentan características clínicas propias, pero tienen un pronóstico favorable ya que si se logra que la causa de la desmielinización ceda, liberando un nervio comprimido o deteniendo un anticuerpo que ataca la célula de Schwann, sobreviene el proceso de remielinización que puede completarse en semana o pocos meses, con reinstalación de la conducción saltatoria y, en ocasiones, con la restitución completa de las funciones nerviosas.

### Localizadas agudas

Las neuropatías desmielinizantes localizadas agudas más frecuentes se deben a la compresión anatómica de un tronco nervioso expuesto. El tiempo que ésta dura, minutos u horas, y la superficie que la produce, roma o aguda, determinan que la desmielinización sea pura o se acompañe con mayor o menor grado de degeneración axonal, y por lo tanto que la recuperación sea rápida y completa, o lenta y parcial.[35] En los pacientes de edad avanzada los cuadros más comunes son la parálisis del nervio radial y la del nervio ciático poplíteo externo.

La *parálisis del sábado por la noche* se produce como consecuencia de una compresión del nervio radial en el canal de torsión del húmero. El paciente, en sueño profundo, habitualmente tras haber bebido alcohol en forma excesiva o luego de haber ingerido hipnóticos, se duerme con el brazo colgando en el borde de una cama, el respaldo de una silla, o con la cabeza comprimiendo el brazo. Por la mañana se despierta con imposibilidad para extender la mano y los dedos, como característica la fuerza del tríceps braquial es normal y falta la hipoestesia en el territorio radial porque las fibras sensitivas finas son resistentes a la compresión.[36]

El *síndrome de las piernas cruzadas* se desencadena en individuos que permanecen sentados un tiempo prolongado con una pierna cruzada sobre la otra en posición de sastre, lo que provoca una compresión del nervio ciático poplíteo externo en el nivel del cuello del peroné. Este cuadro es más frecuente en enfermos con caquexia, en quienes el adelgazamiento del tejido celular subcutáneo expone peligrosamente a la compresión a este nervio. El cuadro clínico es una marcha de steppage por parálisis de los dorsiflexores y rotadores externos del pie, y extensores de los dedos, con escasos signos sensitivos y reflejo aquiliano normal. El diagnóstico se hace por la demostración de bloqueo y lentificación de la conducción nerviosa en el sitio de compresión.[37]

El pronóstico de las neuropatías desmielinizantes agudas es bueno, ya que la remielinización comienza de inmediato: la mejoría clínica se evidencia en días y la recuperación suele ser completa al cabo de 2-3 meses, de modo que no es necesario instituir tratamiento alguno.

Las compresiones agudas no sólo de troncos nerviosos sino también del plexo braquial son iatrogenias frecuentes en salas de operaciones, de terapia intensiva e institutos psiquiátricos y geriátricos donde se fijan los miembros del paciente sin almohadillas; cuando la compresión se hace prolongada sobreviene la degeneración axonal y el pronóstico se vuelve sombrío.

### Generalizadas agudas

La polirradiculoneuropatía inflamatoria desmielinizante aguda o *enfermedad de Guillain-Barré* se presenta a cualquier edad y en ambos sexos por igual. En más de un 50% de los casos una a tres semanas antes se presenta un cuadro de bronquitis o enteritis viral, aunque se han descrito casos después de cirugía, vacunaciones, traumatismos, linfomas (Hodgkin), enfermedades del colágeno y, recientemente, SIDA. La incidencia es mayor en personas de 50 a 74 años. Clínicamente se manifiesta por una debilidad que evoluciona en días o, como máximo, un mes. Por lo general en el comienzo afecta los miembros inferiores, continúa con los superiores, el tronco, el cuello y los pares craneanos, en forma más o menos simétrica. La parálisis puede ser completa, incluidos los músculos respiratorios. El dolor de tipo radicular, incluido el signo de Lasegue bilateral, y las parestesias son frecuentes, pero las alteraciones sensitivas objetivas suelen reducirse a una apalestesia distal. La arreflexia generalizada en un hallazgo consistente, así como la diplejía facial asimétrica, que se presenta en la mitad de los casos.[38] Al cabo de una semana la disociación albuminocitológica del líquido cefalorraquídeo (proteinorraquia con células normales o ligeramente elevadas, nunca más de 50 por ml) completa el cuadro clásico.[38] Los estudios de la conducción nerviosa muestran latencias prolongadas y velocidades de conducción reducidas con respuestas de baja amplitud, tardíamente los potenciales de fibrilación pueden hacerse evidentes. La anatomía patológica del nervio sural revela infiltrados inflamatorios y fenómenos de desmielinización.

El diagnóstico de la enfermedad de Guillain-Barré es esencialmente clínico ya que la desmielinización se produce en focos, de modo que si es predominantemente proximal los estudios neurofisiológicos y anatomopatológicos pueden ser normales, así como el LCR en los primeros días. Aunque la patogénesis no ha sido completamente aclarada, la mayoría de las investigaciones sugiere un proceso autoinmune mediado por células aunque también se han encontrado anticuerpos circulantes.

El tratamiento fundamentalmente consiste en la asistencia respiratoria junto con medidas de fisioterapia, ya que la enfermedad remite en forma espontánea. La respiración asistida se indica ante el primer signo de disnea (capacidad vital espiratoria por debajo de los 12 a 15 ml/Kg) o con $Po_2$ arterial por debajo de 70 mm Hg; en los casos en que la insuficiencia respiratoria se complica con exceso de secreciones se indica la traqueotomía. La plasmaféresis acorta el período de permanencia con respirador y de convalecencia cuando se realiza en los primeros días, pero no cambia el índice de mortalidad y su efectividad es mayor en sujetos jóvenes. Los corticoides no tienen efecto favorable en la enfermedad de Guillain-Barré. Recientemente se han realizado ensayos con inmunoglobulina humana que parece producir una respuesta similar a la plasmaféresis, pero se han registrado recaídas al suspenderse el tratamiento.

En las mejores condiciones hospitalarias 3% de los pacientes no sobreviven; la causa de la muerte se debe a alteraciones neurovegetativas que producen trastornos cardiovasculares que se vuelven incontrolables (taquicardia, hipertensión, fibrilación ventricular). Sin embargo, la mayoría se recupera en forma espontánea y por completo en pocos meses; alrededor del 20% queda con déficit cuya severidad depende del daño axonal que acompañó la desmielinización (el 10% queda con secuela severa).[39]

A excepción de la difteria, que en la actualidad constituye una rareza, el resto de las polineuropatías agudas son axonales y plantean el problema del diagnóstico diferencial con la enfermedad de Guillain-Barré.

### Localizadas crónicas

Son fundamentalmente los síndromes de atrapamiento,[40,41,42] en los cuales los troncos nerviosos están expuestos a una compresión crónica en canales o túneles anatómicos.

El *síndrome del túnel carpiano* no sólo es el atrapamiento más frecuente sino también una de las neuropatías más comunes. Se localiza en la niñez, que es cuando el nervio mediano atraviesa un canal formado por el ligamento anular del carpo por delante y los huesos del carpo por detrás. Cualquier patología que estrecha la luz del canal lleva a la compresión del nervio mediano. La mayor incidencia se produce en mujeres posmenopáusicas; tal vez el canal sea naturalmente más estrecho en las mujeres, por hipertrofia del ligamento anular de causa desconocida; pero puede ser un epifenómeno de la artritis reumatoidea y otras enfermedades reumáticas, la amiloidosis, el hipotiroidismo, la diálisis renal, la fractura de Colles y las distonías. Se observa con mayor frecuencia en trabajos donde es de rutina la flexoextensión forzada de la muñeca: carpinteros, mecánicos, deportistas, músicos, oficinistas que utilizan teclado.

El síntoma dominante es acroparestesia nocturna, hormigueos, pinchazos, adormecimiento y dolor en los tres primeros dedos de la mano y mitad externa del anular, que despiertan al paciente durante la noche y lo obligan a sacudir la mano buscando alivio (signo de Flick). El examen clínico revela hipoestesia en el área sensitiva del nervio mediano en la mano, debilidad en el abductor corto del pulgar y (al percutir en la muñeca sobre el trayecto del nervio mediano se evocan las parestesias distalmente) signo de Tinel.[43,44] Por lo común las molestias se manifiestan en el lado dominante, pero si se interroga con minuciosidad el cuadro suele ser bilateral. El diagnóstico se hace demostrando una lentificación de la conducción nerviosa del nervio mediano a través del canal del carpo; el estudio de la conducción sensitiva suele ser más preciso.[45,46]

El tratamiento consiste en la liberación quirúrgica del nervio mediano por sección del ligamento anular del carpo. El resultado es en general muy bueno, la acroparestesia desaparece rápidamente, pero la mejoría de la hipoestesia depende de la cronicidad de la compresión ya que la evolución prolongada se acompaña con degeneración axonal.

La inmovilización de la muñeca y la infiltración con corticosteroides pueden producir alivio, pero la neuropatía continúa evolucionando y en el largo-mediano plazo se debe indicar la cirugía.

La *neurodocitis cubital* es un compromiso crónico del nervio cubital en el canal epitrócleo-olecraneano del codo o en las inmediaciones, donde se encuentra particularmente expuesto. Es un cuadro complejo que obedece a múltiples factores, la compresión ligamentaria y las parálisis llamadas tardías –que se producen por compresión por exofitosis años después de una fractura en el codo–, producen desmielinización localizada, pero en la neurodocitis siempre coexiste degeneración axonal. Se manifiesta por atrofia y parálisis de los músculos intrínsecos de la mano a excepción del abductor corto y oponente del pulgar, inervados por el nervio mediano, e hipoestesia en cara interna palmar y dorsal de la mano así como en el quinto dedo y mitad interna del anular.[47] El diagnóstico se hace por la electromiografía, que muestra desnervación en la eminencia hipotenar, primer interóseo dorsal y cubital anterior, y por los estudios de la conducción nerviosa, que evidencian lentificación de la propagación del impulso nervioso a través del codo.[48] El tratamiento quirúrgico consiste en la liberación y, generalmente, anteposición del nervio cubital en el codo. El resultado de esta cirugía es evitar la progresión de los trastornos motores, ya que el resultado no es óptimo en cuanto a la recuperación de la fuerza e hipoestesia probablemente a causa de degeneración axonal que acompaña a este trastorno. Algunos autores proponen un tratamiento conservador basado en la inmovilización y almohadillado del codo.

Otros atrapamientos, menos frecuentes, comprometen a los nervios supraescapular en el hombro, femorocutáneo en la ingle, tibial posterior en el canal tarsiano, radial en el brazo (tardío, después de fractura de húmero), plexo braquial (tardío, luego de fractura de clavícula).

### Generalizadas crónicas

Son neuropatías que se asocian con trastornos inmunitarios que se dirigen contra la célula de Schwann.

La *polirradiculoneuropatía inflamatoria desmielinizante crónica* puede comenzar como una enfermedad de Guillain-Barré, con la que está profundamente emparentada, pero continúa evolucionando al cabo de un mes. En la forma recidivante, cada episodio simula la enfermedad de Guillain-Barré, con recuperación funcional casi completa, mientras que en la forma con recaídas un nuevo episodio sobreviene en un paciente que no se ha recuperado. La variante más frecuente es de comienzo insidioso que progresa lentamente en meses o años; comienza con pérdida de fuerza distal y simétrica en miembros inferiores, arreflexia aquiliana y alteraciones leves de la sensibilidad, por lo general apalestesia distal.[49,50] En la medida en que la enfermedad progresa la debilidad se manifiesta en miembros superiores y la arreflexia es completa, por último puede llevar a la muerte cuando afecta la musculatura respiratoria. Como en la forma aguda, puede haber antecedente de infección, inmunización o inoculación de una proteína extraña, o acompañar una enfermedad maligna. El líquido cefalorraquídeo muestra un aumento marcado de las proteínas con celularidad normal. La velocidad de conducción nerviosa está severamente reducida (menos de 30 m/s) y en la electromiografía puede haber signos de desnervación que indican que coexiste el daño axonal. En la histopatología del nervio sural se observan infiltrados inflamatorios de células mononucleares, edema, desmielinización, remielinización y degeneración axonal.[51] En los cuadros muy crónicos la desmielinización-remielinización lleva a la formación de axones cubiertos por estructuras en catáfila de cebolla, típicas de las neuropatías hipertróficas. Como en la forma aguda, se cree que el origen se debe a un defecto autoinmune. El tratamiento clásico es con corticosteroides en dosis inmunológicas; prednisolona 1 a 2 mg/kg/día con búsqueda de la menor dosis efectiva posible a partir de los 2-3 meses de tratamiento. En casos aislados la mejoría es muy evidente, en ocasiones con recaídas al intentar retirar la medicación (formas corticodependientes), pero por lo común se obtiene una recuperación leve aunque significativa. Además, las complicaciones de la corticoterapia crónica pueden ser tan invalidantes como la enfermedad: hipertensión arterial, diabetes, cataratas, osteoporosis con fracturas y aplastamiento vertebral, edema, insuficiencia cardíaca, infecciones. Por lo tanto, se han ensayado otras medidas terapéuticas como los citostáticos, en especial azatioprina en dosis de 3 mg/kg/día, plasmaféresis, cuya efectividad es similar al corticoide y, recientemente, gammaglobulina humana.

Una probable variante de la polirradiculoneuropatía inflamatoria desmielinizante crónica es la *neuropatía desmielinizante multifocal con bloqueo de la conducción,* un cuadro de evolución crónica progresiva o con recaídas que afecta preponderantemente los miembros superiores en forma asimétrica y separada, el plexo braquial y los troncos nerviosos, y en miembros inferiores el plexo lumbosacro y el nervio ciático.[52,53] Otras particularidades de este cuadro son el ataque preponderante o exclusivo a las fibras motoras y la presencia habitual de fasciculaciones o mioquimia, por lo que simula una esclerosis lateral amiotrófica aunque nunca presenta signos piramidales. El líquido cefalorraquídeo suele ser normal y en sangre se encuentran, por lo general, títulos elevados de anticuerpos antigangliósido $GM_1$. El diagnóstico se hace por medio de los estudios de la conducción nerviosa, que muestran bloqueo y lentificación de la conducción en varios sitios del trayecto de cada tronco nervioso. Este cuadro en forma ocasional responde bien al tratamiento con corticosteroides, en cambio se ha registrado mejor resultado con citostáticos como la ciclofosfamida y, sobre todo, con gammaglobulina humana en dosis de 400 mg/kg/día durante 5 días seguidos cada mes.[54]

Entre las gammapatías monoclonales llamadas benignas,[55] es decir que no se acompañan con linfoma, mieloma o cáncer, la *disproteinemia IgM* se asocia con frecuencia con una polineuropatía desmielinizante, más a menudo en la sexta y séptima década de la vida. Es un cuadro de comienzo insidioso, con parestesias distales en pies y manos que evoluciona con pérdida de fuerza distal. Se acompaña con temblor postural y ataxia cordonal. En la mayoría de los casos una fracción de la IgM contiene un anticuerpo que ataca a la célula de Schwann, llamado anti-MAG (myelin associated glycoprotein) que sería responsable de la desmielinización.[56] A diferencia de la polirradiculoneuropatía inflamatoria desmielinizante crónica, de la que clínica y neurofisiológicamente puede ser indiferenciable, el líquido cefalorraquídeo suele ser normal y no se detectan infiltrados inflamatorios en la histopatología del nervio sural. El tratamiento indicado es la prednisona en dosis inmunológica.[57]

Las gammapatías monoclonales benignas por IgA e IgG, menos frecuentes, son de tipo axonal; las asociadas con mieloma múltiple u otras enfermedades malignas se estudian en otro capítulo.

### Neuropatías axonales

A diferencia de las neuropatías desmielinizantes, la atrofia muscular y los trastornos sensitivos son marcados en estas enfermedades; pero la diferencia esencial está en el pronóstico ya que el proceso de reparación de la degeneración axonal, la regeneración, es lento e incompleto, complicado por fenómenos de reinervación anómala y cambios neurovegetativos. La cirugía no consiste en la liberación del nervio comprimido sino en la sutura de los cabos de una sección con un injerto, a través del cual, si el resultado es bueno, debe producirse la reinervación por crecimiento de los axones. El pronóstico es, pues, poco favorable cuando la lesión es más o menos extendida o afecta territorios de movilidad y sensibilidad refinadas, como la mano.

#### Localizadas agudas

Son neuropatías relacionadas con traumatismos que pueden afectar cualquier tronco nervioso, incluidos los pares craneanos y los plexos.[58] En cada caso es importante evaluar si la lesión es parcial –clínicamente se observan paresia e hiperestesia– o completa, en la que se encuentra parálisis y anestesia. En el segundo caso puede ocurrir una degeneración total de los axones pero con el perineuro, tejido de sostén del tronco nervioso, conservado (por ejemplo en un aplastamiento severo o prolongado de un nervio); en este caso, como en las formas parciales, se puede esperar un crecimiento espontáneo de los axones (regeneración) que suele observarse a partir de los tres meses en los músculos proximales al sitio de lesión por medio de la electromiografía y estudios de conducción nerviosa.[59] Por lo tanto, la recuperación final es variable según el caso: menor cuanto más grande es la pérdida de axones, y a mayor distancia entre la lesión y el sitio a reinervar. Por ejemplo, en una lesión moderada del tronco superior del plexo braquial las posibilidades de reinervación de los músculos del hombro, que están próximos y realizan movimientos sencillos, es buena; mientras que las secuelas de una lesión similar en el tronco inferior, donde el nervio debe crecer medio metro para llegar a la mano, que tiene una movilidad compleja, son siempre graves. En el caso de una sección total del tronco nervioso, la electromiografía no muestra actividad voluntaria a los tres meses de evolución; se indica la cirugía con injerto de nervio para permitir una vía de crecimiento a la regeneración axonal: el resultado depende de las mismas variables que la recuperación espontánea en lesiones completas o severas donde el perineuro no fue afectado.

## Generalizadas agudas

Típicamente corresponden a las **neuropatías tóxicas**. Son cuadros con parálisis arrefléxica, parestesia, dolor, hiperestesia y pérdida de sensibilidad con comienzo distal y atrofia muscular temprana. La recuperación, al dejar de estar en contacto con el tóxico, es lenta –entre 1 y 2 años– e incompleta.

Los agentes industriales (acrilamida, tricloroetileno, organofosforados, carbón disulfuro) rara vez afectan a los individuos laboralmente inactivos, como contrapartida son más frecuentes las intoxicaciones caseras como el monóxido de carbono (estufas, braseros), DDT, clordecona, talio (insecticidas, raticidas).

Las intoxicaciones con *metales pesados*[60] se manifiestan como una neuropatía axonal aguda o subaguda.

El *arsénico* es la causa más frecuente de intoxicación con metal pesado en los Estados Unidos habitualmente por ingestión de alimentos contaminados en tentativas de homicidio o suicidio, pero también por uso excesivo de medicamentos con arsénico (solución de Fowler, arsfenamina, neoarsfenamina, metarsén), herbicidas con arsénico, manufacturas de cueros, pinturas, tinturas. Entre los 10 y 21 días siguientes al contacto con el tóxico se desarrolla una polineuropatía sensitivomotora severa, que comienza por los miembros inferiores. La recuperación, lenta e incompleta, toma más de 1 año. Con la intoxicación aguda se producen cólicos, vómitos, diarrea y, en ocasiones, oliguria. El tratamiento puede ser de valor en la fase aguda; se han utilizado BAL (British anti-lewisite) y EDTA (ácido etilendiaminotetracético), pero en la actualidad se prefiere la penicilamina en dosis de 250 mg cuatro veces al día, administrada hasta normalizar la excreción de arsénico en la orina.

La intoxicación por *talio*, en cambio, puede ser causada por la ingestión accidental o provocada de rodenticidas, hormiguicidas e insecticidas. La polineuropatía se manifiesta a los 1 a 5 días siguientes precedida por un cuadro gastrointestinal agudo. Los nervios craneanos pueden estar afectados así como el sistema neurovegetativo. La palpación de los troncos nerviosos causa dolor. El tratamiento se realiza con potasio por vía oral hasta que no haya vestigios de talio en la materia fecal.

Las intoxicaciones con plomo, mercurio y hexacarbonos son raras en los gerontes.

Las **neuropatías medicamentosas**[61] son, como contrapartida, más comunes en la población senil y suelen seguir un curso subagudo.

Las *drogas cardiovasculares*, como el *maleato de perhexilina*, utilizado en ataques anginosos, produce una neuropatía a partir de las tres semanas de comenzado el tratamiento y con frecuencia se asocia con miopatía. La proteína del líquido cefalorraquídeo se eleva hasta los 2 g y se acompaña con papiledema, sordera y ataxia cerebelosa; la recuperación toma varios meses después del abandono de la droga.

La *amiodarona*, que posee un efecto antiarrítmico potente y antianginoso, es un fármaco muy utilizado en nuestro medio. Las complicaciones neurológicas se observan en un 19% de los casos. Aunque pueden comenzar 1 a 5 meses de iniciado el tratamiento cuando se utilizan dosis altas, es más común la aparición de signos y síntomas 6 meses a 3 años después de haber comenzado un tratamiento con dosis bajas de 200 a 400 mg por día. La polineuropatía puede ser leve, con arreflexia y apalestesia distal como única manifestación, o severa con dolor y cuadriparesia. Las formas graves no mejoran hasta los 5 años después de suspendida la droga.

Entre los *citostáticos*, la *vincristina* se utiliza en el control de la leucemia, linfomas y algunos tumores sólidos. El síntoma más precoz son las parestesias distales en miembros inferiores, seguidas por dolor y arreflexia aquiliana. La polineuropatía, el principal factor de limitación en el uso de esta droga, es reversible cuando los cambios son leves, por lo que debe ser cuidadosamente buscada y en caso de haber signos clínicos o neurofisiológicos, debe ajustarse la dosis. El *cisplatino* produce en el 92% de los pacientes neuropatía de tipo sensitivo de intensidad moderada a severa. Es dosis dependiente, por encima de los 500-600 mg/m$^2$ se observa pérdida de reflejos y apalestesia.

Entre los *agentes antimiocrobianos*, el *etambutol* produce neuropatía ocasionalmente y en un 50% de los casos se asocia con neuropatía óptica, que es la mayor complicación tóxica de esta droga (3% de los casos). Los *aminoglucósidos* tienen su mayor acción tóxica en el octavo par craneano: la dihidroestreptomicina, la neomicina y la kanamicina en la cóclea así como la estreptomicina y la gentamicina en el vestíbulo; provocan vértigo, ataxia e hipoacusia, mientras que la polineuropatía es rara. La *nitrofurantoína* produce una polineuropatía sensitivomotora que depende de la duración del tratamiento y de los niveles plasmáticos de la droga, que se elevan peligrosamente en pacientes con insuficiencia renal.

La vitamina $B_6$, complejo piridoxina-piridoxal-piridoxamina, tiene una función específica en el requerimiento de fosfato de piridoxal en la síntesis de esfingomielina. La deficiencia de esta vitamina se debe a desnutrición y, tal vez, a alcoholismo, pero la causa más frecuente son las drogas que inactivan o deprimen el abastecimiento corporal de piridoxina. La *isoniacida* y la *hidralazina* forman complejos piridoxal-drogas que inactivan el metabolismo de la vitamina $B_6$. Esta carencia se manifiesta por una polineuropatía simétrica, preponderantemente sensitiva, acompañada de anemia microcítica y atrofia óptica. La isoniacida es acetilada en el hígado a acetil-isoniacida; la acetilación lenta se hereda en forma recesiva y está ampliamente difundida, lo que aumenta la predisposición a desarrollar neuropatía en un número significativamente elevado de pacientes que reciben este fármaco, aunque la potencia terapéutica es mayor en estos casos. La neuropatía por isoniacida está asociada con la dosis: 2% de los casos con 300 mg/día, 17% con 400 mg/día.

Si se aumenta el contenido de piridoxina en la dieta a niveles suficientes, se previene el desarrollo de la neuropatía y la anemia sin necesidad de suspender el tratamiento, pero una vez establecida la polineuropatía la administración de vitamina $B_6$ tiene poco efecto en la recuperación. Por otra parte, debe tenerse presente que las megadosis de piridoxina (0,2-5 g/día) producen una polineuropatía sensitivomotora con ataxia severa.

La *penicilamina* también forma un grupo inactivo con el piridoxal, pero los casos conocidos de neuropatía con esta droga son del tipo desmielinizante, como resultado de un defecto de la inmunorregulación desencadenado por este fármaco.

Entre los *antidepresivos*, la *imipramina* produce una neuropatía preponderantemente motora exclusivamente en pacientes de edad avanzada tratados con dosis elevadas, quienes, además, son susceptibles a desarrollar supresión de la médula ósea. La neuropatía relacionada con el *litio* pasa habitualmente desapercibida debido a las graves alteraciones que produce en el sistema nervioso central: temblor, disquinesia, hiperexcitabilidad motora, diabetes insípida y coma.

La *talidomida,* un hipnótico que actualmente tiene el uso restringido a la dermatología por su acción inmunosupresora y antiinflamatoria, provoca la aparición de una polineuropatía asociada con hiperreflexia y Babinski, que indican que el sistema nervioso central también está involucrado.

Finalmente, las *sales de oro*, utilizadas como *agentes antirreumáticos* en la artritis reumatoidea, son responsables de reacciones tóxicas severas independientes de la dosis (dermatitis, ulceraciones de las mucosas, nefropatía, discrasias sanguíneas y shock anafiláctico). Los trastornos neurológicos son más raros: alucinaciones, convulsiones, depresión y polineuropatía, en 0,5% a 1% de los casos. En la artritis reumatoidea severa puede ser imposible diferenciar entre la neuropatía tóxica y la que cursa con la enfermedad.

### Localizadas crónicas

Antes hemos señalado que los troncos nerviosos se encuentran particularmente expuestos a la compresión en determinados sitios anatómicos; sin embargo, cuando son superficiales, como el nervio cubital en el codo, no sólo están expuestos a una compresión pasajera sino también a microtraumatismos continuos.

Por esta razón en la *neuropatía cubital* la degeneración axonal es muchas veces más importante que la desmielinización[62] y los resultados de la cirugía son menos satisfactorios que, por ejemplo, en el síndrome del túnel carpiano. De hecho, el estudio del nervio cubital en el codo en cadáveres muestra siempre anormalidades que aumentan con la edad.[63]

En la *plexopatía braquial carcinomatosa* el vértice del tórax es invadido por metástasis ganglionares (cáncer de mama, linfomas) o por el crecimiento de un tumor del vértice del tórax (síndrome de Pancoast).[64] La infiltración tumoral desde abajo hacia arriba afecta primero las ramas inferiores del plexo (tronco inferior, cuerda interna) y provoca dolor, a veces extremadamente severo, parestesias e hipoestesia en la cara interna del antebrazo y la mano, así como debilidad y atrofia de los músculos intrínsecos de la mano, habitualmente con síndrome de Horner. Al progresar involucra las ramas superiores (tronco superior, cuerda lateral) con extensión del dolor, las parestesias y las alteraciones motoras a todo el miembro superior.

Un problema serio se presenta en pacientes que han sido irradiados en el hombro, la axila o el tórax por padecer una enfermedad maligna (cáncer de pulmón, de mama, linfoma, sarcoma) ya que en un período que va de menos de diez años o más, después de finalizada la radioterapia, puede desarrollarse una *plexopatía actínica* progresiva, a veces indiferenciable de la invasión por recidiva del tumor.[65,66] El cuadro más generalizado desde el comienzo, con presencia de actividad espontánea del tipo de la mioquimia en el estudio electromiográfico, sugiere neuropatía actínica, pero no descarta infiltración carcinomatosa. En ocasiones sólo la evolución o la exploración quirúrgica, únicamente si demuestra células neoplásicas, pueden resolver el problema. El diagnóstico es importante ya que el tratamiento de la infiltración maligna es otra vez la radioterapia, mientras que en la plexopatía actínica el tratamiento se reduce a calmar el dolor.

## Generalizadas crónicas

Son las polineuropatías más comunes, ya que acompañan o complican una enorme cantidad de enfermedades de la medicina interna.

*Neuropatía diabética.*[67] La incidencia es difícil de establecer porque varía con los métodos diagnósticos y el tipo de población. Parece claro que depende de la duración de la enfermedad ya que se encuentra neuropatía clínica en el 10% de los pacientes con 5 años de evolución y cerca del 50% después de los 20 años, con series que indican una incidencia de hasta el 72% de los casos después de los 30 años de diagnosticada la enfermedad. Cuando se utilizan los estudios de conducción nerviosa la polineuropatía se puede evidenciar incluso al año de evolución en cerca del 70% de todos los casos. La alta prevalencia de la diabetes mellitus y el incremento de los casos de neuropatía clínica, con el tiempo de evolución, hacen de esta enfermedad una de las mayores causas de polineuropatía, sino la mayor, en los sujetos de edad avanzada. Por otra parte, la neuropatía diabética puede ser un hallazgo casual y carente de síntomas o llevar a la incapacidad por parálisis y alteraciones severas de la sensibilidad, pasando por todas las formas intermedias.

La forma clínica más común es la polineuropatía sensitiva[68] (de las fibras de diámetro reducido), que se manifiesta con alteraciones distales y simétricas en los miembros inferiores, con sensación de quemazón, constricción, estiramiento y dolor. Los dedos del pie y las plantas son el área más afectada; en ocasiones toma la apariencia de un cuadro de piernas inquietas, con necesidad imperiosa de caminar para aliviar las molestias, aunque en otras oportunidades el dolor empeora con la marcha. La pérdida severa de la sensibilidad dolorosa en la planta del pie lleva a la formación de ulceraciones indoloras que dan origen al pie diabético llamado neurogénico, en contraposición con el llamado pie diabético vascular, aunque habitualmente coexisten los problemas circulatorios con los neurogénicos en distinta proporción en la mayoría de los casos. La neuropatía sensitiva diabética se acompaña siempre de alteraciones motoras, aunque oscurecidas por los síntomas sensitivos y en ocasiones el cuadro clínico toma el aspecto de una polineuropatía sensitivomotora, donde la atrofia muscular y la debilidad distales en los miembros pueden llegar a ser tan severas como para producir steppage primero y cuadriparesia más adelante. La polineuropatía sensitiva también puede asociarse con una neuropatía autonómica y prevalecer una u otra. En estos casos se suman trastornos como hipotensión ortostática, cólicos abdominales, diarreas acuosas nocturnas, trastornos esfinterianos e impotencia en el hombre.

La neuropatía predominantemente motora es rara: se han descrito casos con atrofia y debilidad proximal y mínimos cambios sensitivos, donde las mayores dificultades se presentan para ponerse de pie, subir escaleras o peinarse. Es probable que esta variante se trate de una forma crónica y moderada de la neuropatía proximal asimétrica que se verá más adelante.[69]

Tampoco es frecuente la forma llamada seudotabética o neuropatía sensitiva diabética de las fibras de mayor diámetro que se presenta con arreflexia temprana, pérdida de la sensibilidad vibratoria, ataxia cordonal con signo de Romberg y articulaciones de Charcot.

Las formas asimétricas y focales de la neuropatía periférica diabética siguen una evolución aguda o subaguda. La amiotrofia cuadricipital diabética o síndrome de Bruns-Garland[70] se presenta en pacientes de edad avanzada con diabetes moderada como un dolor intenso, agudo, quemante, en un muslo, seguido de pérdida de fuerza principalmente en el cuádriceps que se manifiesta por claudicación de la articulación de la rodilla al caminar y finalmente atrofia del muslo. Los aductores y los músculos inervados por los nervios glúteos y ciático mayor están comprometidos con frecuencia, lo que indica que se trata de una plexopatía. Las formas intermedias o atípicas, de evolución crónica unilaterales o bilaterales, agudas bilaterales, indoloras, son comunes y crean dificultades en la clasificación.

La parálisis del tercer par craneano es la forma focal más común de neuropatía diabética: se presenta como una oftalmoplejía aguda dolorosa sin alteraciones pupilares, seguida en frecuencia por las lesiones de los pares craneanos VI, VII y VIII.

Las mononeuropatías compresivas desmielinizantes agudas (radial, peroneo, cubital), así como los atrapamientos (síndrome del túnel carpiano) son más frecuentes en los diabéticos, lo que sugiere una susceptibilidad exagerada en estos pacientes.

En relación con la fisiopatología de las neuropatías diabéticas hay consenso general para considerar que los cuadros focales agudos se deben a fenómenos vasculares que llevan a la isquemia aguda del tronco nervioso, es decir obstrucción de los vasa nervorum; aunque algunos autores consideran la posibilidad de un ataque viral en la amiotrofia cuadricipital, ya que un cuadro similar puede presentarse en no diabéticos.

Para la polineuropatía, en cambio, existen una serie de hipótesis[71] que, probablemente, deban considerarse como complementarias y no como antagónicas o exclusivas. La hipótesis vascular considera la isquemia crónica relacionada con la microangiopatía y las anormalidades de la barrera sangre-nervio como el factor desencadenante de la polineuropatía.[72,73] La hipótesis metabólica sugiere que el compromiso axonal comienza con el acúmulo de sorbitol y fructosa (ruta de los polioles para la degradación de la glucosa), por acción de las enzimas aldol-reductasa y sorbitol-deshidrogenasa en la glucosa, que penetra en exceso en el nervio puesto que no necesita de la insulina para traspasar su membrana.[74]

El tratamiento de la neuropatía diabética debe relacionarse con el papel de la insulina, la hiperglucemia y, resumiendo, el mecanismo etiopatogénico que, sin embargo, no está claramente dilucidado. La medicación hipoglucemiante adecuada y la dieta para el buen control de la enfermedad se consideran de suma importancia; sin embargo, en un número de casos no hay correlación entre la severidad de la diabetes y la de la polineuropatía.[75,76]

Se han comunicado mejorías siguiendo la administración de gangliósidos, inhibidores de la aldol-reductasa, vasodilatadores, antiagregantes plaquetarios, corticoides y dietas ricas en mioinositol, pero en ningún caso fueron de la magnitud suficiente como para incorporar estos fármacos a la terapia de rutina. Por otra parte las reacciones colaterales indeseables son serias con los inhibidores de la aldol-reductasa y ciertos fenómenos inmunológicos pueden ser tan serios en pacientes tratados con gangliósidos como para desencadenar una enfermedad de Guillain-Barré.

En el tratamiento sintomático del dolor se utilizan fármacos antidepresivos como la amitriptilina (dosis diaria, 75 mg), anticomiciales como la difenilhidantoína (dosis diaria, 400 mg), o bien agentes locales como una crema con capsaicina, con resultados variables.

En las formas severas deben tomarse las medidas generales comunes a cualquier neuropatía crónica. Un paciente de edad paralizado corre el grave riesgo de complicaciones que acompañan la permanencia en cama por tiempo prolongado como úlceras de decúbito, infección urinaria, tromboembolismo, neumonía hipostática, contractura, atrofia muscular por desuso, artropatía dolorosa. A fin de evitar estos riesgos el enfermo debe ser rotado en la cama con frecuencia, realizar ejercicios respiratorios, ser embutido en vendas moldeadas y acolchonadas cuando la parálisis es severa, los miembros deben ser pasivamente movilizados en todo el rango de movimiento que permita la articulación. El calor local y el masaje pueden ser de ayuda. Se debe intentar la ambulación tan rápido como sea posible. Cuando los trastornos sensitivos son muy pronunciados deben prevenirse las úlceras plantares con control del calzado y medidas de higiene del pie. En pacientes con hiperpatía o hiperestesia debe colocarse un arco sobre los miembros para evitar el estímulo táctil.

*Neuropatía urémica.* En la insuficiencia renal crónica se desarrolla una polineuropatía distal, simétrica, sensitivomotora, con leve compromiso neurovegetativo.[77] Los calambres musculares y el cuadro de piernas inquietas se presentan precozmente, antes de cualquier evidencia de polineuropatía, su relación directa con la neuropatía urémica aún está en discusión. Las parestesias, por otra parte, siempre se acompañan con signos clínicos neurológicos, cuando evoluciona al síndrome de los pies quemantes el deterioro nervioso es severo y se asocia con hipoestesia en calcetín y pérdida de fuerza distal. El dolor se observa en los casos graves de evolución subaguda. Los primeros signos son la arreflexia aquiliana y la apalestesia maleolar. Si el comienzo del tratamiento con diálisis se demora, la parálisis puede ser grave. La neuropatía suele manifestarse cuando la filtración glomerular cae por debajo de los 12 ml/min en el estudio de la conducción nerviosa, mientras que los signos clínicos se observan cuando cae por debajo de los 6 ml/min.

El tratamiento de la neuropatía urémica se correlaciona con el de la insuficiencia renal crónica. El monitoreo de la función nerviosa debe hacerse con estudios periódicos de conducción nerviosa, en particular la latencia de la onda F, que presenta menos variaciones intraindividuales. Para prevenir la neuropatía, la hemodiálisis intermitente debe indicarse siempre cuando la tasa de filtración glomerular llega a los 6 ml/min. Cuando existe una polineuropatía clínica, la diálisis evita la progresión y, si está adecuadamente ajustada, induce una lenta mejoría, siempre parcial, aunque no se registren cambios de la conducción nerviosa, excepto en los casos muy severos. El trasplante renal, en cambio, tiene un efecto marcado en la mejoría,[78] que puede llegar a ser completa con el tiempo —salvo en casos severos— incluso una mejoría significativa en la conducción nerviosa.

La *polineuropatía de la insuficiencia hepática* es habitualmente subclínica y en muchos casos es difícil excluir otros factores como posibles causantes. En la cirrosis biliar primaria, como excepción, la polineuropatía sensitiva, con parestesias y dolor agravados por el acto y la presión, con hipoestesia distal, es frecuente.[79] En algunos de casos la biopsia del nervio sural reveló en el perineuro grandes células con colesterol, lo que sugiere relación con la insuficiencia hepática; mientras que en otros casos la ausencia de depósitos xantomatosos sugeriría un compromiso inmunitario.

*Polineuropatía en el alcoholismo.*[80] Aunque se estima que el 10% de los alcohólicos padecen síntomas o signos de polineuropatía, su incidencia, así como la de alcoholismo, se desconoce. La neuropatía es severa en el 3% a 20% de los pacientes internados con alcoholismo crónico. La neuropatía no se desarrolla en todos los alcohólicos, por lo que se supone que en los individuos más propensos existen defectos subclínicos genéticamente determinados que se ponen de manifiesto con la ingestión de alcohol y, probablemente, con una nutrición en el límite de lo necesario normal.[81] La propensión a padecer este problema es 3 veces mayor en las mujeres. El cuadro suele comenzar a los 50 años como una polineuropatía sensitivomotora simétrica distal crónica, con períodos de agudización que siguen a períodos de desnutrición o ingestión extraordinariamente abundante. Parestesias nocturnas distales en miembros inferiores, calambres, dolor a la compresión de las pantorrillas y ligera debilidad son los síntomas y signos de comienzo, seguidos por arreflexia aquiliana. Al continuar la evolución los trastornos sensitivos se hacen más marcados: dolor, pies quemantes, hiperestesia, anestesia (anestesia dolorosa). En las formas más severas la atrofia y debilidad son evidentes; la marcha se vuelve del tipo steppage y la arreflexia osteotendinosa es total. La polineuropatía puede coexistir con otras manifestaciones neurológicas de alcoholismo como convulsiones (25% de los casos), ataxia cerebelosa, encefalopatía de Wernicke, síndrome de Korsakoff, temblor. La acropatía ulceromutilante puede formar parte del cuadro de la polineuropatía etílica con daño sensitivo pronunciado en pacientes que, curiosamente, no tienen compromiso clínico motor. La llamada miopatía alcohólica, con atrofia y debilidad predominante en las cinturas escapular y pelviana, es, en realidad, una variante rara de la polineuropatía alcohólica ya que los estudios histopatológicos han demostrado un patrón neurogénico.

El tratamiento consiste en lograr el cese de la adicción al alcohol, que produce una mejoría subjetiva en unas pocas semanas, objetivable en un lapso de 5 a 6 meses, y una mejoría estable en 3 a 5 años. Sin embargo, en la mayoría de los casos los pacientes continúan bebiendo después de un período variable de abstinencia. Además, se indica una dieta balanceada de 3.000 calorías, con proteínas y carbohidratos, y suplemento de vitaminas, tiamina 25 mg, niacina 100 mg, riboflavina 100 mg, ácido pantoténico 10 mg, piridoxina 5 mg. Las megadosis deben evitarse, particularmente de piridoxina que, como se ha dicho, produce neuropatía tóxica. Cuando el dolor es un signo dominante se puede indicar ácido acetilsalicílico, 0,5 g cada 4 horas, codeína, 30 mg cada 4 horas, carbamazepina, 600 a 1.000 mg por día, o fenitoína 300 mg diarios. Los fármacos que supuestamente favorecen la regeneración axonal no producen variaciones sustanciales y, como los gangliósidos, pueden tener efectos indeseables de importancia.

Se sabe que las neuropatías periféricas se asocian con *deficiencia nutricional* y *avitaminosis*;[82] sin embargo, la especificidad de los síndromes neuropáticos y su relación con determinada carencia es imperfecta. Acompañan estos cuadros no sólo la desnutrición sino también situaciones con demanda aumentada de vitaminas como la malabsorción, drogas (isoniacida), infecciones, cirugías, dietas grotescas. La neuropatía asociada con el cáncer también puede tener una base carencial. El beri-beri llamado neuropático o seco es una polineuropatía crónica sensitivomotora distal, en ocasiones con pérdida subaguda de la visión e insuficiencia cardíaca. Se cree que la deficiencia de tiamina es responsable del cuadro. El síndrome de Strachan, neuropatía generalizada dolorosa, dermatitis orogenital y ambliopía es, probablemente, causado por deficiencia de riboflavina.

El único síndrome establecido corresponde a la *anemia perniciosa*, que se desarrolla con avitaminosis $B_{12}$, habitualmente desencadenada por un ataque autoinmune sobre la producción del factor intrínseco, pero también en las resecciones extensas del estómago o el íleon. A menudo la neuropatía periférica está enmascarada por la mielopatía. Habitualmente se presenta en la edad adulta avanzada o en la vejez con parestesias en los pies seguidas de inestabilidad en la marcha que empeora por la noche, debilidad y atrofia distal en miembros inferiores. La pérdida de sensibilidad postural y vibratoria son características y tempranas. Los reflejos reducidos, normales o exagerados dependen del grado de compromiso medular, aunque el signo de Babinski suele estar presente. Aparte de la neuropatía, completan el cuadro la anemia megaloblástica, la dispepsia y la glositis. El diagnóstico definitivo se hace con la determinación sérica de vitamina $B_{12}$ y el tratamiento reponiendo la vitamina con inyecciones intramusculares, 50 microgramos diarios durante dos semanas, y semanalmente en los dos meses siguientes, para continuar con una dosis mensual.

Las causas de neuropatía axonal generalizada crónica son numerosas, pero en muchos casos son padecidas principalmente por sujetos jóvenes, por ejemplo las neuropatías hereditarias, o bien permanecen en un segundo plano, como en la obstrucción aórtica o femoral.

## El problema de la neuropatía de la vejez

En algunas publicaciones se describe un cuadro llamado *neuropatía geriátrica*,[83] *neuropatía del envejecimiento*[84] o *neuropatía crónica benigna de la vejez*.[85] Sin embargo, esta entidad no está claramente definida y podría corresponder tanto a los casos de sujetos mayores de 65 años con cambios en el examen clínico (arreflexia aquiliana, apalestesia maleolar o ambas) como a los que padecen una polineuropatía evidente cuya causa se desconoce.

En nuestra serie de 35 sujetos mayores de 65 años sin antecedentes de enfermedades correlacionables con neuropatía y asintomáticos, aproximadamente la mitad presentaron las alteraciones clínicas que se mencionaron; pero el estudio de la conducción nerviosa realizado en forma detallada no mostró diferencias entre ambos grupos ni se encontraron valores anormales en ninguno de los sujetos con signos clínicos, comparados con la población normal.[86] Si bien se ha sostenido que los cambios histológicos que se observan con la edad serían responsables de la arreflexia-apalestesia,[87] este estudio revela que no necesariamente los cambios que se registran en nervio periférico se correlacionan con los hallazgos clínicos, y el comportamiento normal del nervio en el envejecimiento, incluidos los cambios clínicos, no puede considerarse como polineuropatía.

Por otra parte, también estudiamos 16 sujetos con antecedentes correlacionables con polineuropatía[17] (diabetes, uremia, cáncer, etc.) o síntomas sugestivos y encontramos: 1) casos con síntomas y signos donde el estudio de la conducción nerviosa confirmó la neuropatía, 2) casos asintomáticos con conducción anormal, o sea, neuropatías subclínicas, 3) casos asintomáticos con arreflexia-apalestesia y antecedentes de diabetes de larga evolución en quienes la conducción nerviosa fue normal, por lo que se interpretó que los signos clínicos son consecuencia normal de la edad, y 4) pacientes con síntomas, signos y conducción nerviosa anormal sin causa aparente que justificara la polineuropatía. Estos últimos pacientes podrían encuadrarse dentro del síndrome de la polineuropatía de la vejez, pero las neuropatías idiopáticas de los sujetos de edad avanzada merecen algunas consideraciones. En primer lugar, las polineuropatías pueden permanecer sin diagnóstico etiológico en un número elevado de casos, independientemente de la edad; llegan a 50%-70% en algunas series y se reducen al 32% o menos cuando se realizan estudios intensivos.[88] Además, los estudios epidemiológicos de las neuropatías son siempre incompletos y no se han realizado en gerontes. En segundo lugar, los procesos patológicos que afectan al nervio periférico con más frecuencia, como diabetes, cáncer, reumatismo, disproteinemias, etc., son más comunes en la senectud, de modo que no es sorprendente que las neuropatías sean más comunes en la vejez y que en muchos casos no se pueda determinar la causa.

Cuando se estudian las alteraciones propias del envejecimiento, en cualquier nivel, la patología vascular, en especial la arteriosclerosis, adquiere un lugar preponderante. En este caso podría sospecharse un compromiso circulatorio como causa de neuropatía, al menos en un número de casos, pero, exceptuando las vasculitis, las polineuropatías isquémicas son raras y se asocian con enfermedades tromboembólicas, que cursan con síndrome demencial y suelen manifestarse como neuropatías motoras.[89]

Del análisis de datos clínicos y neurofisiológicos en sujetos considerados normales y con polineuropatía se hace evidente que en individuos mayores de 65 años la arreflexia y la apalestesia maleolar no pueden tomarse como indicadores de compromiso del sistema nervioso periférico, aun cuando hubiera antecedentes de procesos que pudieran afectar el nervio. En este sentido, los estudios neurofisiológicos y, en última instancia, la histopatología cuantitativa del nervio sural pueden demostrar o no la existencia de neuropatía, independientemente de los signos clínicos.[90] En nuestros casos los síntomas sensitivos, dolor y parestesias, siempre indican neuropatía, exceptuando el síndrome de Ekbom, cuya causa se desconoce.[91]

Para finalizar, en relación con los gerontes que tienen signos y síntomas de polineuropatía avalada por los estudios neurofisiológicos o neuropatológicos, Fisher ha señalado que la única diferencia entre jóvenes y ancianos con neuropatía idiopática es la edad de comienzo.[92] En ningún caso puede asumirse que la causa de la neuropatía es el envejecimiento normal.

### BIBLIOGRAFÍA

1. Eyzaguirre C, Fidone SJ. Physiology of the Nervous System. 2ª ed. Chicago, Year Book Med. Publish, 1975.
2. Johnson JE, Mehler WR, Miquel J. A fine structural study of degenerative changes in dorsal colum nuclei of aging mice. Lack of protection by vitamin E. J Gerontol, 30:395-402, 1975.

3. Rafalowska J. Some problems of the development and aging of nervous system. III - The motor cell of anterior horn of spinal cord in various periods of life. Neuropath Pol, 18:83-96, 1980.
4. Gardner E. Decrease in human neurons with age. Anat Record, 77:529-536, 1940.
5. Cottrell L. Histologic variations with age in apparently normal peripheral nerve trunks. Arch Neurol Psychiatry, 43:1138-1150, 1940.
6. Ochoa J, Mair WGP. The normal sural nerve in man. II- Changes in the axons and Schwann cells due to aging. Acta Neuropath (Berlín), 13:217-239, 1969.
7. Tohgi H, Tsukagoshi H, Toyokura Y. Quantitative changes with age in normal sural nerves. Acta Neuropath (Berlín), 38:213-220, 1977.
8. Arnold N, Harriman DGF. The incidence of abnormality in control human peripheral nerves studied by single axon dissection. J Neurol Neurosurg Psychiatry, 33:55-61, 1970.
9. Astrom KE, Adams RD. Pathological reactions of the skeletal fiber in man. En: Walton J (Ed.). Disorder of Voluntary Muscle. 4ª Ed. Edinburgh, Churchill Livingstone, págs. 151-208, 1981.
10. Medical Research Council. Aids to the examination of the peripheral nervous system. Memorandum Nº 45, London, H.M.S.O, 1976.
11. Miembros de la Clínica Mayo. Examen clínico neurológico. México DF, La Prensa Médica Mexicana, 1970.
12. DeMyer W. Técnica del examen neurológico. Texto Programado. Buenos Aires, Editorial Médica Panamericana, 1976.
13. Campbell MJ, McComas AJ, Petito F. Physiological changes in aging muscles. J Neurol Neurosurg Psychiatry, 36:174-182, 1973.
14. Critchley M. The neurology of old age. Lecture II. Lanceti: 1221-1230, 1931.
15. Howell TH. Senile deterioration of the central nervous system. Br Med J, I:56-58, 1949.
16. Impallomeni M, Flynn MD, Kenny RA, et al. The elderly and their ankle jerks. Lancet, II: 670-672, 1984.
17. Paradiso G. Nervio periférico y envejecimiento. Estudio de la conducción nerviosa máxima y mínima del nervio sural en gerontes normales y correlación con el examen clínico. Buenos Aires, Tesis, 1986.
18. Rosemberg G. Effect of age on peripheral vibratory perception. J Am Geriat Soc, 6:471-481, 1958.
19. Harkins SW, Price DD, Martelli M. Effects of age on pain perception: thermonociception. J Geront, 41:58-63, 1986.
20. Dyck PJ. The causes, classification, and treatment of peripheral neuropathy. N Engl J Med, 307:283-286, 1982.
21. World Federation of Neurology, Research Committee, Research Group on Neuromuscular Diseases. Classification of neuromuscular diseases. J Neurol Sci, 86:333-360, 1988.
22. Gilliatt RW. Recent advances in the pathophysiology of nerve conduction. En: Desmedt JF (Ed.). New Developments in Electromyography and Clinical Neurophysiology, V 2, Basel, Karg*e*g, págs. 2-18, 1973.
23. Asbury AK, Johnson PC. Pathology of Peripheral Nerve. Filadelfia, WB Saunders Co., 1978.
24. Dyck PJ, Giannini C, Lais A. Pathologic alterations of nerves. En: Dyck PJ, Thomas PK, Griffin JW, Low PA, Produslo JF (Eds.). 3ª Ed., Filadelfia, Saunders, págs. 514-595, 1993.
25. Buchthal F. An Introduction to Electromyography. Copenhagen, Gyldendalske Boghandel Nordisk Forlag, 1957.
26. Ludin HP (Ed.). Electromyography. Amsterdam, Elsevier, 1994.
27. Brown W, Bolton C. Clinical Electromyography, 2ª Ed., Newton Ma. Butterworth-Heinemann, 1993.
28. Wagman IH, Lesse H. Maximum conduction velocities of motor fibers of ulnar nerve in human subjects of various ages and sizes. J Neurophysiol, 15:235-244, 1952.
29. Rosenfalck P, Rosenfalck A. Electromyography. Sensory and Motor Conduction Findings in Normal Subjetcs. Copenhagen. Rigshospitalet Forlag, 1975.
30. Kimura J. Electrodiagnosis in Diseases of Nerve and Muscle: Principles and Practices. 2ª Ed., Filadelfia, FA Davis, 1989.
31. Caruso G. EMG and Peripheral Nerve Recordings. En: Halliday AM, Butler SR, Paul R (Eds.). A textbook of Clinical Neurophysiology, Chichester, John Wiley and Sons Ltd. págs. 41-59, 1987.
32. Buchthal F, Rosenfalck A, Behse F. Sensory potentials of normal and diseased nerves. En: Dyck PJ, Thomas PK, Lambet EH, Bunge R (Eds.), Peripheral Neuropathy, 2ª ed., Filadelfia, Saunders, págs. 981-1015, 1984.
33. Buchthal F, Rosenfalck A. Evoked action potentials and conduction velocity in human sensory nerves. Brain Res, 3:1-122, 1966.
34. Buchthal F, Behse F. Polyneuropathy. Facts and fancies. En: Cobb WA, Van Duijn H. (Eds.). Contemporary Clinical Neurophysiology (EEG Suppl. 34), Amsterdam, Elsevier, págs. 373-383, 1978.
35. Gilliatt RW. Acute compression block. En: Sumner AW (Ed.). The Physiology of Peripheral Nerve Disease. Filadelfia, Saunders, págs. 287-315, 1980.
36. Grojaborg W. Rate of recovery in motor and sensory fibres of the radical nerve: clinical and electrophysiological aspects. J Neurol Neurosurg Psychiatry, 33: 625-638, 1970.
37. Singh N, Behse F, Buchthal F. Electrophysiological study of peroneal nerve palsy. J. Neurol Neurosurg Psychiatry, 37:1202-1213, 1974.
38. Asbury AK. Diagnostic considerations in Guillain-Barré syndrome. Ann Neurol, 9 (suppl): 1-5, 1981.
39. Arnason BGW, Soliven B. Acute inflammatory demyelinating polyradiculoneuropathy. En: Dyck PJ, Thomas PK, Griffin JW, Low PA, Poduslo JF, (Eds.). Peripheral Neuropathy, 3ª ed., Filadelfia, Saunders, págs. 1437-1497, 1993.
40. Spaans F. Compression and entrapment neuropathies. En: WB Matthews (Ed.) Handbook of Clinical Neurology, V 7(51): Neuropathies. Amsterdam, Elsevier, págs. 85-118, 1987.
41. Gilliatt RW. Chronic nerve compression and entrapment. En: Sumner AJ (Ed.). The Physiology of Peripheral Nerve Disease. Filadelfia, Saunders, págs. 316-339, 1980.
42. Sunderland S. Nerves and Nerve Injuries, 2ª ed., Edinburgo, Churchill Livingstone, 1978.
43. Phalen GS. The carpal-tunnel syndrome. J Bone Joint Surg, 48A:211-228, 1966.
44. Phalen GS. Reflections on 21 years experience with the carpal tunnel syndrome. JAMA, 212:1365-1367, 1970.
45. Buchthal F, Rosenfalck A, Trojaborg W. Electrophysiological findings in entrapment of the median nerve at wrist and elbow. J Neurol Neurosurg Psychiatry, 37:340-360, 1974.
46. Stevens JC. AAEE Minimograph 26: The electrodiagnosis of carpal tunnel syndrome. Muscle Nerve 10:99-113, 1987.
47. Miller RG. The cubital tunnel syndrome: diagnosis and precise localization. Ann Neurol, 6:56-59, 1979.
48. Payan J. Electrophysiological localization of ulnar nerve lesions. J Neurol Neurosurg Psychiatry, 32:208-220, 1969.
49. American Academy of Neurology. Criteria for diagnosis of chronic inflammatory demyelinating polyneuropathy. Neurology, 41:617-618, 1991.
50. Dyck PJ, Lais AC, Ohta M, et al. Chronic inflammatory polyradiculoneuropathy, Mayo Clin Proceed, 50:621-637, 1975.

51. McCombe PA, Pollard JD, McLeod JG. Chronic inflammatory demyelinating polyradiculoneuropathy. A clinical and electrophysiological study of 92 cases. Brain, 110:1617-1630, 1987.
52. Lewis RA, Sumner AJ, Brown MJ, et al. Multifocal demyelinating neuropathy with persistent conduction block. Neurology, 32: 958-964, 1982.
53. Pestronk A, Cornblath DR, Ilyas AA, et al. A treatable multifocal motor neuropathy with antibodies to GM1 ganglioside. Ann Neurol, 24:73-78, 1988.
54. Parry G. Motor neuropathy with multifocal conduction block. En: Dyck PJ, Thomas PK, Griffin JW, Low PA, Poduslo JF (Eds.). Peripheral Neuropathy, 3ª ed., Filadelfia, Saunders, págs. 1518-1524, 1993.
55. Krol V, Straaten MJ, Ackerstaff RGA, De Maat CEM. Peripheral polyneuropathy and monoclonal gammopathy of undetermined significance. J Neurol Neurosurg Psychiatry, 48:706-708, 1985.
56. Mendel JR, Sahenk Z, Whitaker JN, et al. Polyneuropathy and IgM monoclonal gammopathy: studies on the pathogenic role of anti-myelin-associated glycoprotein antibody. Ann Neurol, 17:243-254, 1985.
57. Nobile-Orazio E, Baldini L. Barbieri S, et al. Treatment of patients with neuropathy and anti-MAG IgM M-proteins. Ann Neurol, 24:93-97, 1988.
58. Seddon HJ. Three types of nerve injury. Brain, 66:237-288, 1943.
59. Simpson JA. Nerve injuies. General aspects. En: Handbook of Clinical Neurology, Vinken PJ, Bruyn GW (Eds.). V 7, Diseases of Nerves, Part 1, Amsterdam, Elsevier, págs. 244-256, 1970.
60. Windebank AJ. Metal neuropathy. En: Dyck PJ, Thomas PK, Griffin JW, Low PA, Poduslo JF (Eds.). Peripheral Neuropathy, 3ª ed. Filadelfia, Saunders, págs. 1549-1570, 1993.
61. Critchley EMR. Neuropathies due to drugs. En: WB Matthews (Ed.). Handbook of Clinical Neurology, V 7 (51), Neuropathies, Amsterdam, Elsevier, págs. 293-314, 1987.
62. Stewart JD. The variable manifestations of ulnar neuropathies at the elbow. J Neurol Neurosurg Psychiatry 50:252-258, 1987.
63. Neary D, Eames RA. The pathology of ulnar nerve compression in man. Neuropath Appl Neurobiol, 1:69-88, 1975.
64. Trojaborg W. Root and plexus neuropathy. Bull Jaslok Hospital Res Centr 4: 27-37, 1979.
65. Thomas JE, Colby MY (Jr.). Radiation-induced or metastatic brachial neuropathy? A diagnostic dilemma. JAMA, 222: 1392-1395, 1972.
66. Lederman RJ, Wilbourn AJ. Brachial plexopathy: Recurrent cancer or radiation? Neurology, 34: 1331-1335, 1984.
67. Dyck PJ, Thomas PK, Asbury AA, Winegrad Al, Porte D (Jr.). (Eds.). Diabetic Neuropathy, Filadelfia, Saunders, 1987.
68. Colby AO. Neurologic disorders of diabetes mellitus. Diabetes, 14:424-429, 516-525, 1965.
69. Asbury AK. Proximal diabetic neuropathy. Ann Neurol, 2:179-180, 1977.
70. Chokroverty S, Reyes MG, Rubino FA, et al. The syndrome of diabetic amyotrophy. Ann Neurol, 2: 181-194, 1977.
71. Low PA. Recent advances in the pathogenesis of diabetic neuropahy. Muscle Nerve, 10:121-128, 1987.
72. Johnson PC, Doll SC, Cromey DW. Pathogenesis of diabetic neuropathy. Ann Neurol, 19:450-457, 1986.
73. Dyck PJ, Karnes JL, O'Brien P, et al. The spatial distribution of fiber loss in diabetic polyneuropathy suggests ischemia. Ann Neurol, 19:440-449, 1986.
74. Greene DA. A sodium-pump defect in diabetic peripheral nerve corrected by sorbinil administration: relationship to myo-inositol metabolism and conduction slowing. Metabolism, 35 (Suppl 1):60-65, 1986.
75. Windebank AJ. Diabetic control and peripheral neuropathy. Mayo Clin Proceed, 58:344-346, 1983.
76. Winegrad Al, Simmons DA, Martin DB. Has one diabetic complication been explained? N Engl J Med, 308:152-154, 1983.
77. Nielsen VK. The peripheral nerve function in chronic renal failure. A survey. Acta Med Scand, Suppl, 573:1-32, 1974.
78. Oh SJ, Clements RS (Jr.), Lee YW, et al. Rapid improvement in nerve conduction velocity following renal transplantation. Ann Neurol, 4:369-373, 1978.
79. Asbury AK. Neuropathies with renal failure, hepatic disorders, chronic respiratory insufficiency, and critical illness. En: Dyck PJ, Thomas PK, Griffin JW, Low PA, Poduslo JF (Eds.). Peripheral Neuropathy, 3ª ed. Filadelfia, Saunders, págs. 1251-1265, 1993.
80. Kemppainen R, Juntunen J, Hillbom. Drinking habits and peripheral alcoholic neuropathy. Acta Neurol Scand, 65:11-18, 1982.
81. Behse F, Buchthal F. Alcoholic neuropathy: clinical, electrophysiological and biopsy findings. Ann Neurol, 2:95-110, 1977.
82. Erbsloh F, Abel M. Deficiency neuropathies. En: Vinken PJ, Bruyn GW (Eds.). Handbook of Clinical Neurology, V 7, Diseases of Nerves, Part 1, Amsterdam, Elsevier, págs. 558-663, 1970.
83. WHO. Peripheral Neuropathies. Wordl Health Organization Technical Report Series 654, Ginebra, WHO, 1980.
84. Bradley WG. Neuropathy of old age. En: Bradley WG (Ed.). Disorders of Peripheral Nerves, Oxford, Blackwell Scientific Publications, págs 162-163, 1974.
85. Adams RD, Victor M. Chronic benign polyneuropathy of the elderly. En: Principles of Neurology, 4ª ed., Singapur, McGraw-Hill Book Co., págs. 1054, 1989.
86. Paradiso G, Micheli F, Casas Parera I. Examen clínico y neurofisiológico en gerontes normales. Neurología (Barcelona), 4:39-42, 1989.
87. Lascelles RG, Thomas PK. Changes due to age in internodal length in the sural nerve in man. J Neurol Neurosurg Psychiatry, 29:40-44, 1966.
88. Hughes RAC. Chronic polyneuropathy of undetermined cause. En: Matthews WB (Ed.). Handbook of Clinical Neurology, V 7 (51), Neuropathies, Amsterdam, Elsevier, págs. 529-541, 1987.
89. Kaplan JG, Katzman R, Dikran SH, et al. Progressive dementia, visual deficits, amyotrophy, and microinfacts, Neurology, 35:789-796, 1985.
90. Buchthal F, Behse F. Sensory action potentials and biopsy of the sural nerve in neuropathy. En: Canal N, Pozza G (Eds.). Peripheral Neuropathies, Amsterdam, Elsevier, págs. 1-22, 1978.
91. Ekbom KA. Restless legs syndrome. Neurology, 10:868-873, 1960.
92. Fisher CM. Late-life chronic peripheral neuropathy. Arch Neurol, 39:234-235, 1982.

# Síndromes Radiculomedulares

Ralph Pikielny

Enfrentados a un paciente añoso cuyo motivo básico de consulta es dolor vertebral, nuestra primera inquietud es discriminar entre un síndrome doloroso siempre englobado en el término un tanto impreciso de "disfunción vertebral" o, si este cuadro presenta, como patología asociada, rasgos sugestivos de compromiso neurológico ya sea medular, radicular o una combinación de ambos. Es obvio resaltar las crecientes dificultades que ofrece el interrogatorio a medida que el paciente es más anciano y se acentúan los trastornos mnésicos así como las dificultades de comunicación por hipoacusia. En este contexto, la observación del paciente y el análisis de maniobras compensatorias, limitaciones funcionales, marcha, etc. cobran su máxima dimensión. Conviene recordar que en este grupo etario, a diferencia de la población joven laboralmente activa, rara vez se observan cuadros de simulación por compensación laboral o por accidentes. En cambio, hay una incidencia alta de depresión y magnificación de síntomas originados a veces en mecanismos de ganancia secundaria.

Sin lugar a dudas, la degeneración discal y la artrosis interfacetaria son las causas más frecuentes de síndromes radiculomedulares en el anciano y los segmentos cervicales y lumbares, por sus características mecánicas (mayor movilidad e inserción de poderosos grupos musculares), son los afectados con más frecuencia.[1]

Los cuerpos vertebrales están sujetos por estructuras ligamentosas (ligamentos y cápsula articular) y separados por discos intervertebrales compuestos por un anillo fibroso y un núcleo gelatinoso y elástico llamado núcleo pulposo. A partir ya de la tercera década en estas estructuras se produce una secuencia de modificaciones.[2] Estudios realizados con autopsia y resonancia magnética sugieren que a partir de pequeñas fisuras radiales en el anillo fibroso, el núcleo pulposo tiende a perder agua a través de ellas, lo que da origen a la extrusión del núcleo y la eventual formación de hernias.[3-7] Simultáneamente, depósitos de elastina y colágeno, y cambios metabólicos en los glicosaminoglicanos contribuyen a la deshidratación del disco cuyo contenido acuoso se reduce en hasta un 40%.[4] La reducción resultante de la altura del disco y los cambios mecánicos en la articulación son responsables de la artrosis interfacetaria y la formación de osteófitos, como también de la hipertrofia de las estructuras de sostén (ligamentos y cápsula).[7-9] Se prepara de esta manera el escenario propicio para las dos grandes patologías neurológicas en este nivel: la compresión radicular y el canal medular estrecho. Conviene aquí recordar que la osteoporosis, si bien puede originar dolor, rara vez da origen a cuadros neurológicos salvo en algunos casos de aplastamiento o fractura del cuerpo vertebral.

## 1. SÍNDROMES RADICULOMEDULARES DE LA COLUMNA CERVICAL

**A. Cuadros radiculares.** Estos cuadros clínicos cursan habitualmente con dolor marcado, irradiado por el territorio de la raíz afectada. En forma ocasional pueden producirse sin este síntoma, en cuyo caso la tríada sintomática dominante es debilidad, trastornos sensitivos y disminución variable de reflejos osteotendinosos en el nivel de la raíz correspondiente.

Estadísticamente, la causa más frecuente de cervicobraquialgia es la hernia lateral de un disco intervertebral y las raíces comprometidas con más frecuencia son la 7ª (70%) y la 6ª (20%). En el anciano además desempeña un papel preponderante la estrechez del canal radicular por hipertrofia facetaria y osteofitosis reactiva.[1-10]

El dolor puede ser de comienzo agudo o insidioso y paulatino. Puede comenzar con irradiación de tipo radicular o con cervicalgia pura, que luego comienza a irradiarse o que se manifiesta sólo en maniobras de Valsalva o cambios posturales de la cabeza. La irradiación variará de acuerdo con la raíz comprometida, pero lo habitual es que se refiera a hombro y espacio interescapulovertebral. Cuando la raíz afectada es la 6ª el paciente refiere a menudo que el dolor irradia además a la punta de la escápula, la parte anterosuperior de brazo y frecuentemente al dedo pulgar. En el caso de la raíz 7ª lo hará sobre todo a la escápula, la parte posteromedial de la axila y del brazo y antebrazo, hasta la eminencia tenar. La compresión de la 8ª raíz produce dolor irradiado por el nervio cutáneo medial del antebrazo y territorio cubital de la mano.

En el nivel cervical el dolor puede dar origen a actitudes antálgicas, con marcada contractura muscular. En la población añosa no es infrecuente observar síndromes radiculares de gran magnitud con escasa repercusión local y poca limitación funcional del eje cervical, si bien esto es más común en extrusiones mediales que en las laterales puras. El dolor tiende a exacerbarse o aparecer con la maniobra de Valsalva o la compresión brusca de la cabeza hacia abajo.

Los trastornos sensitivos pueden variar entre parestesias sin evidencia significativa de pérdida de sensibilidad hasta marcada hipoalgesia con todos los grados intermedios de trastornos de la sensibilidad, incluso disestesia e hiperestesia. Con poca frecuencia algunos pacientes desarrollan cuadros causálgicos con grados variables de distrofia simpática refleja manifestada por cambios tróficos distales y modificaciones térmicas acompañadas con causalgia.[10]

El compromiso motor y la modificación de los reflejos osteotendinosos también reflejarán la raíz afectada. En términos generales, la sexta raíz se expresa en el nivel de los flexores de brazo y antebrazo (reflejos bicipital y braquiorradial), en tanto que la séptima raíz lo hace a expensas de los extensores y el reflejo tricipital. La octava raíz compromete sobre todo la musculatura intrínseca de la mano y el reflejo cubitopronador, mientras que el infrecuente compromiso de la quinta raíz debilita el deltoides y el músculo pectoral mayor.

Nos hemos referido hasta ahora al compromiso monorradicular. Cuando el cuadro clínico sugiere lesión plurirradicular, rara vez se trata, en el nivel de columna cervical, de una extrusión discal y por lo tanto deberán analizarse todas las causas intradurales y extradurales capaces de provocar esta patología.

A los fines prácticos, en el grupo etario que nos interesa la patología más frecuente radica en tumores metastásicos con invasión del espacio epidural y por lo tanto el diagnóstico surgirá de las imágenes en TAC, RM y del centellograma óseo.[11] El LCR puede mostrar incremento de proteínas y el examen citológico confirmar la presencia de células atípicas. Si el paciente es diabético, debe tenerse en cuenta la posibilidad de una plexopatía diabética,[12] cuyo diagnóstico se confirma con la característica distribución plexiforme en un electromiograma y la ausencia de causas compresivas en los estudios por imágenes. En forma ocasional se presentan pacientes con un cuadro descrito originalmente por Parsonage y Turner con el nombre de neuralgia braquial amiotrófica o neuritis braquial,[13] que es sobre todo proximal, muy dolorosa, que cursa con marcado déficit motor y sensitivo y rápida atrofia de los músculos involucrados. Es más frecuente en hombres que en mujeres y afecta más el lado derecho que el izquierdo. Los síndromes paraneoplásicos pueden presentarse como un cuadro multirradicular de miembro superior y conviene recordar que en pacientes irradiados por neoformaciones pulmonares pueden aparecer, años después, cuadros dolorosos y deficitarios de plexo braquial.[14] Los cuadros de atrapamiento por costilla cervical y músculo escaleno ("thoracic outlet") por lo general dan síntomas mucho antes de llegar a esta edad.[15]

**B. Mielopatía cervical.** Cuando el diámetro del canal cervical se reduce en un porcentaje significativo, puede dar origen a un cuadro que denominamos mielopatía cervical por canal estrecho. Esta denominación puede referirse tanto al canal estrecho primario,[16] que se acepta como una variante anatómica, como al canal estrecho secundario,[17] entidad a la cual se llega mediante modificaciones mecánicas en la luz del canal cuyos responsables primarios son tanto la proliferación de barras osteofíticas como la hipertrofia del ligamento amarillo y la extrusión medial de material discal. En este momento hay tendencia a admitir que existe una combinación de ambos factores (primario y secundario) para que el cuadro se desarrolle. No hay todavía consenso sobre la patogenia de la lesión medular en el síndrome del canal cervical estrecho y, de hecho, es probable que todas las teorías tengan un porcentaje de verdad. La teoría mecánica postula mecanismos de microtrauma reiterado aumentados por la permanente flexoextensión de la columna cervical (efecto bisagra) y choque de la médula, tanto contra las barras osteofíticas como contra la pared opuesta del canal. Los que sostienen la teoría vascular no han podido demostrar en el nivel medular lesiones de la arteria espinal anterior o de la arteria radicular y además las lesiones isquémicas encontradas no corresponden anatómicamente a territorios determinados. Por este motivo, se dio origen a la hipótesis de isquemia crónica por medio de un mecanismo disparado por compresión de plexos venosos con su cortejo de estasis, hiperemia y edema.

Clínicamente este cuadro tiende a aparecer en forma insidiosa con más frecuencia en hombres que en mujeres, en general a partir de la quinta década.[10] Su inicio más común es una típica tríada motora de miembros inferiores que consiste en fatiga precoz, torpeza e inestabilidad. Esto se asocia con frecuencia a trastornos en los miembros superiores como pérdida de fuerza, trastornos de sensibilidad que oscilan entre parestesias y anestesia, con cervicobraquialgia simultánea o sin ella, y con trastornos en el control de esfínteres (la urgencia miccional es el más frecuente) y la potencia sexual. Huelga decir que en este grupo etario estos datos deben evaluarse en el contexto de la frecuente patología prostática, prolapso vaginal y el habitual decremento de la actividad sexual. El examen neurológico va a revelar desde leves signos de liberación piramidal en los miembros inferiores hasta paraparesia espástica con reflejos vivos, Babinski y clonus. En los miembros superiores los hallazgos sugieren patología segmentaria medular (disminución de la fuerza, con atrofia y reflejos apagados además de trastornos sensitivos variables) que refleja la zona de lesión medular. Cuando la amiotrofia localizada del miembro superior es muy significativa y no se acompaña con déficit sensitivo, el cuadro puede ser muy similar a una enfermedad de asta anterior.

El nivel sensitivo de la lesión medular no siempre es fácil de localizar y con frecuencia vemos que el paciente lo refiere en el nivel torácico medio o inferior, lo cual probablemente resulta de la laminación de las fibras sensitivas ascendentes en el nivel de la médula cervical. No es infrecuente que el cuadro se comporte como un síndrome de Brown-Sequard o que se encuentren disociaciones sensitivas sugestivas de siringomielia. A veces el paciente refiere sensación de electricidad irradiada a la columna y los miembros superiores o inferiores originada en la flexión cervical brusca (signo de Lhermitte).

La sensibilidad propioceptiva se compromete precozmente y cuando lo está en grado significativo contribuye a los trastornos de marcha. También esta deaferentación puede ser causa de movimientos involuntarios de manos de tipo distónico.

***Diagnóstico diferencial de la mielopatía cervical.*** En los últimos 20 años dos elementos fundamentales han transformado de manera drástica el diagnóstico diferencial de la compresión medular. La tomografía axial computarizada (TAC) primero y luego las imágenes por resonancia magnética (IRM) han hecho posible un diagnóstico de alta precisión y precocidad con exclusión casi absoluta de los métodos invasores utilizados hasta el fin de la década del 70 (mielografía con contraste hidrosoluble o liposoluble, mielografía gaseosa, radiculografía) (Fig. 28-1A y B).

Como ya hemos visto, los tres elementos primarios en el diagnóstico del compromiso medular son: a) vías largas con su cortejo asociado (esfínteres), b) cuadro segmentario correspondiente al nivel de la lesión y c) la presencia variable de dolor, ya sea localizado a nivel vertebral o irradiado.

Desde el punto de vista práctico, las causas de lesión medular cervical se dividen globalmente en tres grandes grupos.

### 1. *Causa intradural*

a. Tumores benignos
b. Tumores malignos
c. Causas infrecuentes

***1.a. Tumores benignos.*** Las neoformaciones benignas en el nivel intradural son, en casi el 90% de los casos, meningiomas y neurinomas. De estas dos estirpes celulares es útil recordar que los meningiomas se desarrollan en casi el 90% de los casos en mujeres por arriba de los 45 años. Si bien son más frecuentes en la médula dorsal, una cuarta parte de ellos corresponde al nivel cervical. No producen cambios en la radiología simple pero la TAC y la IRM los detectan en el 100% de los casos. En el LCR se encuentra con frecuencia aumento inespecífico de proteínas. Los neurinomas se desarrollan en el nivel de la raíz, ya sea sensitiva o motora, por lo tanto los síntomas y signos radiculares preceden en mucho tiempo a la aparición del cuadro medular. La radiología simple es normal con la excepción de los neurinomas con expansión extradural a través del foramen de conjunción (neurinomas en reloj de arena),[18] en cuyo caso se produce un agrandamiento del foramen. La TAC y la RMI los detectan perfectamente. Conviene recordar que estos tumores pueden aparecer en el contexto de neurofibromatosis y por lo tanto ser múltiples y extenderse a lo largo de todo el canal medular, lo cual en la práctica implica estudiar con IRM toda la columna.

***1.b. Tumores malignos.*** Pertenecen a la estirpe glial y son ependimomas y gliomas; el engrosamiento cervical es uno de los sitios predilectos para los ependimomas. En estos casos también la IRM es el método de elección para el diagnóstico y es importante recordar que las posibilidades diagnósticas mejoran enormemente con el uso de sustancia de contraste paramagnética (gadolinio) (fig. 28-2)

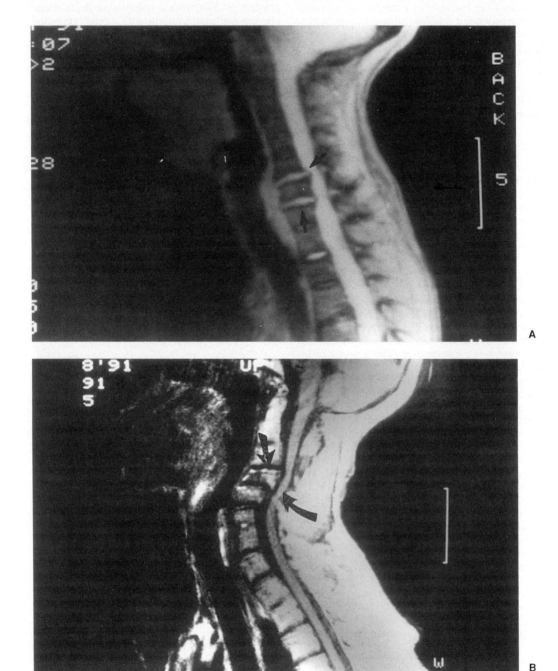

**Fig. 28-1. A.** Corte sagital de resonancia magnética de columna cervical (T2). Nótese el marcado efecto compresor medular a expensas del disco extruido (flecha superior). La flecha inferior muestra signos de degeneración discal (señal hiperintensa). **B)** Otro caso en tiempo de ponderación T1: fractura/luxación con protrusión posterior del cuerpo de C3 (flecha recta) que causa compresión medular con cuadriparesia.

***1.c. Las causas infrecuentes*** son aracnoiditis, malformaciones vasculares (malformación arteriovenosa, fístula dural, hemangiomas) y procesos inflamatorios. La IRM y la angiografía, ya sea por vía intraarterial selectiva o por RM confirman el diagnóstico en los procesos vasculares.

## 2. Causas extradurales de compresión medular

La etiología de la compresión medular por mecanismos extradurales es variada y está representada por cuatro grandes grupos causales.

***2.a. Discopatía y canal cervical estrecho adquirido.*** Los mecanismos de estas entidades ya han sido descritos. El diagnóstico es adecuadamente demostrable con TAC e IRM. En casos excepcionales la enfermedad de Paget puede producir compromiso medular, como también la subluxación atlanto-axoidea de pacientes con artritis reumatoidea y la deformidad del canal en la espondilitis anquilosante, si bien estas causas por lo general se ven en pacientes más jóvenes.

***2.b. Tumores malignos.*** La aparición de dolor vertebral localizado o irradiado, acompañado o no de signos neurológicos en el contexto de una afección neoplásica preexistente, es altamente sugestiva de metástasis epidural con invasión de la vértebra. Conviene recordar que en un porcentaje significativo de casos el cuadro comienza con el síndrome doloroso espinal, lo cual obliga a la búsqueda exhaustiva de la neoplasia subyacente. En este grupo etario los adenocarcinomas y tumores indiferenciados constituyen más del 9% de las causas etiológicas.

***2.c. Síndromes radiculares dorsales.*** La compresión radicular dorsal no es frecuente; en la práctica es la causa en menos del 4% de los pacientes que eventualmente llegan a cirugía por extrusión discal. Son muy difíciles de diagnosticar ya que no producen dificultad motora y se expresan esencialmente por dolor irradiado a la pared abdominal. Esta situación lleva habitualmente a infinidad de consultas y estudios dirigidos a la búsqueda de patología visceral, que al ser negativos desembocan en diagnóstico de tipo psiquiátrico.

En estos casos, sólo el interrogatorio minucioso y la semiología dirigida a la búsqueda de factores posicionales, actitudes antálgicas, dolor vertebral puntual a la presión o percusión y la irradiación dolorosa siempre igual orientan al diagnóstico. Es importante recordar que algunos pacientes diabéticos desarrollan neuropatías toracoabdominales muy dolorosas, acompañadas con frecuencia con deterioro sistémico marcado (neuropatías malignas) cuyo diagnóstico diferencial surge por exclusión de compresión radicular y su aparición en diabetes conocida.

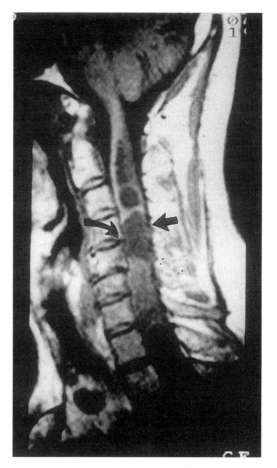

**Fig. 28-2.** Resonancia magnética (T1, corte sagital) de columna cervical. La flecha curva señala compresión por osteófitos; sin embargo, la médula cervical esta marcadamente ensanchada por un gran tumor intramedular con partes sólidas y quistes (probable ependimoma).

***2.d. Mielopatía dorsal por canal estrecho.*** También infrecuente, su causa más común es extrusión medial de un disco intervertebral. También se han comunicado casos en el contexto de hipertrofia y osificación de los ligamentos longitudinal posterior y amarillo. Clínicamente el cuadro es de paraparesia espástica con su cortejo piramidal, compromiso de esfínteres y nivel sensitivo congruente con el segmento medular afectado. En algunos casos puede constituir una emergencia neuroquirúrgica. El diagnóstico se confirma mediante TAC e IRM, y los resultados quirúrgicos son mejores en el disco extruido simple que en la hipertrofia más osificación ligamentaria.[19]

## 2. SÍNDROMES RADICULOMEDULARES LUMBARES

Al leer las estadísticas relacionadas con la incidencia de "síndrome doloroso lumbar" (SDL), algunas de las cifras son asombrosas. En los países occidentales, hasta el 80% de la población ha presentado en algún momento un SDL; es motivo de consulta del 2% de la población en cada año y uno de las causas de litigio legal por compensación más frecuentes.

El síndrome de la hernia aguda del núcleo pulposo de disco lumbar es más frecuente en la población joven y de edad media. En la población que nos interesa en este capítulo es menos frecuente, ya que típicamente el disco ha degenerado y está fibrótico. El cuadro agudo en la columna lumbar se presenta ante una hernia discal central o posterolateral. Cada uno de estos cuadros tiene características propias ya sea en el dolor o en el déficit neurológico producido. Sin embargo, es llamativa la divergencia que con frecuencia se observa entre la magnitud del cuadro clínico y las imágenes; en otras palabras, a menudo cuadros típicos de ciatalgia tienen escasa radiología y, a la inversa, se observan imágenes alarmantes en pacientes asintomáticos o de escasa expresión clínica.

En los gerontes es frecuente que los cuadros monorradiculares de plexo lumbosacro sean de comienzo solapado, exacerbados por alguna maniobra mecánica o incluso por el reposo en cama.

El análisis del dolor en términos de calidad, intensidad, localización, perfil temporal y forma de comienzo es de gran utilidad, tratando de definir si es local, referido, irradiado o radicular. Por ejemplo, dolor lumbar brusco con la flexión y peoría con la maniobra de Valsalva es altamente sospechoso de hernia discal aunque no irradie en ese momento. La lumbalgia gravativa después de caminar un tiempo acompañada con sensación de fatiga en las piernas y tendencia a la flexión de caderas y rodillas es altamente sugestiva de estenosis de canal lumbar con claudicación de la cola de caballo. En cambio una radiculopatía progresiva sin dolor obliga a pensar en un neurofibroma.

Estadísticamente las causas más comunes de radiculopatía lumbosacra corresponden a discopatía y casi el 90% de la incidencia de esta patología se hace a expensas de las raíces L4-L5 y L5-S1. La raíz L3-L4 se afecta en menos del 10% de los casos y las raíces L1-L2 y L2-L3 en menos del 1%.[20]

Como en cualquier cuadro de compresión radicular, el enfoque semiológico puede sistematizarse en cuatro puntos: a) análisis del dolor; b) examen de la zona lumbar; c) Compromiso motor y reflejos osteotendinosos, y d) compromiso sensitivo

Dolor es habitualmente el determinante de la consulta y por lo tanto hay que hacer especial hincapié en determinar sus características (CALIDAD, p. ej., urente, lancinante, opresivo, calambre; INTENSIDAD que por supuesto va a ser extremadamente variable de acuerdo con el cuadro, umbral de dolor del paciente y características personales de éste, y LOCALIZACIÓN del dolor).

En ese contexto, Adams y Viktor analizan el dolor y lo dividen en: 1) dolor local, 2) dolor referido, 3) dolor radicular y 4) dolor muscular y otros.

En el caso específico de las compresiones radiculares lumbares, el dolor radicular referido al territorio correspondiente a la raíz es el que va a prevalecer; habitualmente se lo describe como agudo e intenso, irradiado desde la región paravertebral o la escotadura ciática hacia algún lugar de la pierna y como característica exacerbado por maniobra de Valsalva, tos, estornudo y extensión del miembro. Con frecuencia se asocia con dolor lumbar que puede ser también agudo y puntual en la zona de la discopatía, y sordo y gravativo asociado con marcada contractura antálgica de la zona, con pérdida de la lordosis lumbar. En ese sentido, la inspección de la zona lumbar ya sea espontánea o ante estímulos mecánicos o posturales puede rendir información valiosa (véase Young, WB - Clinical diagnosis of lumbar radiculopathy).[20]

El examen neurológico nos dará la orientación en cuanto al nivel radicular afectado. Las raíces L3 y L4 producen pérdida de fuerza en el cuádriceps y en el aductor mayor, así como disminución de los reflejos rotuliano y aductor. La raíz L5 dará origen a disminución de la fuerza en los extensores del pie y los dedos, y reducción del reflejo isquiotibial. La raíz S1 se caracteriza por provocar la pérdida de fuerza en el nivel de grupos peroneos y tríceps sural, con compromiso del reflejo aquiliano.

El compromiso sensitivo en términos de territorios radiculares se sistematiza fácilmente con el siguiente esquema: L3 y L4 comprometen la cara anterior de muslo y anterolateral de la pierna, siguiendo el territorio del nervio safeno interno; L5 la cara lateral de la pierna y anteromedial del pie, en tanto que S1 es cara posterolateral de muslo, pierna y pie, y 2/3 laterales de la planta.

Con escasa frecuencia, una protrusión de un disco lumbar puede comenzar con un síndrome monorradicular y evolucionar a un cuadro multirradicular con eventual paraparesia fláccida y arrefléxica, y compromiso de esfínteres y pérdida sensitiva, que puede interesar el perineo en la distribución llamada "silla de montar". Éste es el cuadro típico del síndrome de la cola de caballo y su causa más frecuente es tumoral (ependimomas, lipomas) y discal. Contrastando con los tumores del cono medular, las neoformaciones de la cola de caballo son de progresión más lenta e irregular, lo cual refleja, seguramente, la mayor tolerancia de las raíces al desplazamiento.

## Estudios complementarios

No existe un algoritmo definido para el estudio de los síndromes radiculomedulares y creo que, finalmente, cada médico elige la secuencia de estudios que, según su experiencia, es la más útil y rendidora.

Es importante saber qué se puede esperar de cada estudio, para poder racionalizar los pedidos y obtener resultados interpretables en el contexto de cada paciente.

En nuestra experiencia, los sistematizamos de la siguiente manera:

1. Para hueso: radiografía simple, TAC, centellograma, excepcionalmente densitometría ósea (fig. 3).
2. Para partes blandas y tejido nervioso (médula y raíz): resonancia magnética (a veces con refuerzo paramagnético-gadolinio) y TAC-mielografías con metrizamida; la IRM es el método de elección.[20]
3. Para evaluar el estado neurofisiológico utilizamos la electromiografía, cuyo único fin es establecer la presencia de desnervación o pérdida de unidades motoras y analizar la distribución de este fenómeno (periférico, radicular o asta anterior). La velocidad de conducción motora y sensitiva analiza el nervio periférico. Los potenciales evocados somatosensitivos nos permiten establecer la conducción centrípeta a partir de un estímulo periférico, mientras que la conducción motora por estimulación cortical, ya sea eléctrica o magnética, nos faculta medir un estímulo desde el cerebro a los miembros. También en este rubro incluimos los estudios neurofisiológicos que permitan confirmar la presencia de vejiga neurogénica.

Creemos que la toma de decisiones en cuanto al tratamiento debe surgir de un equipo multidisciplinario, encabezado por el médico de cabecera, en el cual deben intervenir neurólogos, neurocirujanos, traumatólogos, urólogos y oncólogos, apoyados por especialistas de imágenes de alta solvencia y neurofisiólogos avezados. En mi experiencia personal, el alto grado de sofisticación en anestesia, el monitoreo intraquirúrgico y la excelencia en terapia intensiva que rodea a los cirujanos, hace que con frecuencia la decisión se incline por la cirugía y no por el desolador cuadro de dolor crónico, polifarmacia de analgésicos y

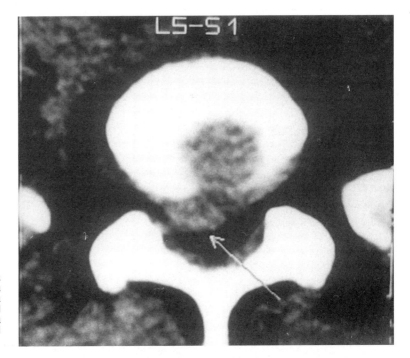

**Fig. 28-3.** Tomografía computada de columna lumbosacra. La flecha indica extrusión discal posterolateral derecha del disco intervertebral L5-S1.

psicofármacos, y su inevitable cortejo de limitación funcional, retracción social, deterioro sistémico y depresión.

Por supuesto el criterio utilizado es diferente de acuerdo con el cuadro de base. La cirugía de los cuadros compresivos de origen osteoarticular (artrosis, discopatía), si bien es altamente eficaz en el compromiso radicular, su utilidad en la mielopatía cervical por canal estrecho adquirido no está establecida en forma fehaciente.[22]

En neoplasias (habitualmente metastásicas) la prioridad debe establecerse alrededor del dolor, limitación funcional y calidad de supervivencia y, en este escenario, el equipo multidisciplinario cobra especial relevancia.

## BIBLIOGRAFÍA

1. Brooker AEW, Barter RW. Cervical spondylosis. A clinical study with comparative radiology. Brain, 88:925-936, 1965.
2. Modic MT, Maseryk TJ, Ross JS, Carter JK. Imaging of degenerative disk disease. Radiology, 168:177-186, 1988.
3. Séther LA, Yu S, Haughton VM, Sether LA, Fischer ME. Intervertebral disk: normal agerelated changes in MR signal intensity. Radiology, 177:385-388, 1990.
4. Tertti M, Paajanen H, Laato M, Alanen A, Salmi TT, Kormano M. Disk degeneration in Magnetic Resonance imaging. A comparative biochemical, hystologic and radiological study in cadaver spines. Spine, 16:629-634, 1991.
5. Yu SW, Haughton VM, Lynch KL, Ho KC, Sether LA. Fibrous structure in the intervertebral disk: correlation of MR appearance with anatomic sections. Am J Neuroradiol, 10:1105-1110, 1989.
6. Gordon SJ, Yang KH, Mayer PJ, Mace AH, Kish VL, Radin EL. Mechanism of disk rupture. A preliminary report. Spine, 16:450-456, 1991.
7. Twomey LT, Taylor JR. Age changes in lumbar vertebrae and intervertebral disks. Clin Orthop, 224:97-104, 1987 (nov.).
8. Twomey LT, Taylor JR. Age changes in the lumbar spinal and intervertebral canals. Paraplegia, 26:238-249, 1988.
9. Yu S, Haughton VM, Sether LA, Wagner M. Criteria for classifying normal and degenerated lumbar intervertebral disks. Radiology, 170: 523-526, 1989.
10. Brain WR, Northfield D, Wilkinson M. The neurological manifestations of cervical spondylosis. Brain, 75:187-225, 1952.
11. Byrne TN, Waxman SG. Neoplastic causes of spinal cord compression: epidural tumors. *En:* Byrne TN and Waxman SG (Editors). Spinal cord compression: Diagnosis and Principles of management. Davis (Filadelfia), 146-178, 1990.
12. Asbury AK. Focal and multifocal neuropathies of diabetes. *En:* Dyck PJ, Thomas PK, Asbury AK, Winegrad AL, Porte D (jr.) (Eds.). Diabetic neuropathy. Filadelfia, WB Saunders, págs. 45-55, 1987.
13. Parsonage MJ, Turner JW. Neuralgia amyotrophy: The shoulder girdle syndrome. Lancet, 254:973-978, 1948.
14. Chad D. Disorders of the brachial plexus. *En:* Bracien WG, Daroff RB, Fenichet GM, Marsden CD. (Eds.). Neurology in clinical practice. Boston. Butter-worth Heineman, 1804-1818, 1989.
15. Urschel HD, Paulson DL, Mac Namera JJ. Thoracic outlet syndrome. Ann Thorac Surg, 6:1-9, 1968.
16. Hinck VC, Sachdev NS. Developmental stenosis of the cervical spinal canal. Brain, 89:27-36, 1966.
17. Waltz, TA. Physical factors in the production of the myelopathy of cervical spondylosis. Brain, 90:394-404, 1967.
18. Gauthier-Smith PC. Clinical aspects of spinal neurofibromas. Brain, 90:359-394, 1967.
19. Gilbert RW, Kim JH, Posner JB. Epidural spinal cord compression from metastatic tumor: Diagnosis and treatment. Ann Neurol, 3:40-51, 1978.
20. Young WB. The clinical diagnosis of lumbar radiculopathy. Seminars in Ultrasound, CT and MRI, 14 (Nº 6-December) 385-388, 1993.
21. Ellemberger C (jr). MR imaging of the low back syndrome. Neurol, 594-600, 1994.
22. Rowland LP. Surgical treatment of cervical spondylotic myelopathy. Time for a controlled study. Neurology, 42-45, 1992.

# Manifestaciones neurológicas de los trastornos endocrinometabólicos

Oscar D. Bruno

Las manifestaciones neurológicas de las enfermedades endocrinas pueden ser variadas y confusas, por lo que se prestan a interpretaciones equívocas en las que, con frecuencia los signos observados se atribuyen al envejecimiento o a enfermedad cerebrovascular crónica.

En este capítulo se intentará resumir el estado actual del conocimiento sobre ciertas modificaciones hormonales que acompañan a la senescencia normal y se describirá el modo de reconocimiento de algunos trastornos endocrinometabólicos con expresión neurológica dominante en el anciano.

## Hipófisis posterior y metabolismo del agua

Es casi un axioma clínico que los estados hipoosmolares e hiperosmolares son más frecuentes en pacientes ancianos. En concordancia, existe evidencia de cambios en el control de la excreción acuosa (es decir disminución de la capacidad para diluir o concentrar orina convenientemente en circunstancias de alteración de la ingestión de líquidos) que acompañan a esta época de la vida.

Se sabe que la edad se acompaña con reducción moderada en la masa y función renal.[1] Por otra parte, en el ser humano no se ha constatado degeneración de las vías hipotálamo-neurohipofisarias relacionada con la edad sino más bien cambios citológicos indicadores de aumento en la síntesis hormonal en el nivel de las células de los núcleos supraóptico y paraventricular, que se correlacionan bien con el hallazgo de concentraciones normales o aumentadas de ADH en los citados núcleos y de ADH plasmática basal en ancianos.[2,3] La sensibilidad de los osmorreceptores parece estar aumentada en los ancianos ya que en ellos existe mayor respuesta secretora de ADH que en sujetos jóvenes frente a similares elevaciones de la osmolaridad plasmática. Esto refleja menor sensibilidad a ADH de los tubos colectores que no es completamente compensada por el incremento en la secreción de esta hormona, como lo muestra la reducción en la capacidad de concentrar orina en condiciones hidrópicas, que se observa en sujetos de edad avanzada.

El hallazgo de hiponatremia (Na sérico < 135 mEq/L) no es infrecuente en pacientes ancianos hospitalizados o ambulatorios. Puede ser asintomática o presentarse con letargia, debilidad muscular, calambres, hiporreflexia y convulsiones. Los pacientes añosos presentan con mayor frecuencia enfermedades capaces de ocasionar hiponatremia, como hipotiroidismo, insuficiencia renal crónica o insuficiencia cardíaca, y también reciben drogas que la favorecen, como sulfonilureas o diuréticos. Sin embargo, el síndrome de secreción inapropiada de hormona antidiurética idiopático también parece ser más frecuente en ellos, ya que hasta 75% de casos informados en una serie con este cuadro tenían edades mayores de 65 años.[4,5] En casos de desarrollo rápido, con natremias inferiores a 120 mEq/L puede aparecer somnolencia, convulsiones y coma, con una mortalidad de hasta 50%. Esta situación es producida por la entrada de agua en las células cerebrales, atraída por la hipertonicidad relativa del medio intracelular. El cuadro fue descrito como intoxicación acuosa por Weir y col., en 1922, y el hallazgo patológico característico es el edema cerebral.[6] Aunque una descripción más detallada rebasaría los límites de esta obra, puede decirse que el síndrome de secreción inapropiada de hormona antidiurética se caracteriza por la existencia de hiponatremia con normovolemia, persistencia de natriurias superiores a 30 mEq/L y función corticoadrenal normal. El objetivo fundamental del tratamiento es la restauración de la osmolaridad plasmática y del volumen celular a la normalidad mediante restricción hídrica y, en casos seleccionados, por el uso prudente de solución salina hipertónica acompañada con la administración de furosemida, a fin de evitar la expansión indebida del LEC. El sodio plasmático nunca debe ser llevado de manera aguda a niveles de hipernatremia o normonatremia a fin de evitar un posible daño cerebral asociado como la mielosis pontina central.[7]

## Trastornos tiroideos

El tiroides produce menor cantidad de hormonas en las personas ancianas. Esto no es un defecto primario en la glándula en sí sino una adaptación de su funcionamiento a la utilización periférica disminuida que se da en la vejez. En efecto, tanto la degradación de la tiroxina ($T_4$) como la de triyodotironina ($T_3$) decrecen gradualmente con la edad, como consecuencia de una menor actividad de las enzimas catabólicas o, simplemente, por disminución de la masa corporal.[8,9]

Es necesario que el médico actúe con un alto grado de sospecha clínica para la detección de patología tiroidea en sujetos ancianos con signos neurológicos confusos. Esta recomendación se basa en que la frecuencia de patología tiroidea se acrecienta con la edad y en que sus manifestaciones clínicas suelen ser escasas, sutiles e inespecíficas; pueden confundirse con una amplia gama de otros trastornos, la mayoría de las veces atribuidos al "envejecimiento" o a vagos "trastornos vasculares cerebrales".

### Hipotiroidismo

Éste puede existir hasta en 5% de mujeres ancianas y se puede extrapolar, de datos obtenidos en diversas partes del mundo, que su frecuencia es en general mayor en ancianos que en gente joven.[10] Su causa más frecuente es la tiroiditis crónica autoinmune, a la que se agregan los cuadros hipotiroideos secundarios al tratamiento previo del hipertiroidismo de la enfermedad de Basedow con yodo radiactivo o poscirugía por esta enfermedad o por bocio nodular.

Los síntomas clásicos del mixedema no deben esperarse en la edad senil. Más aun, muchas de sus manifestaciones de instalación lenta y progresiva son habitualmente interpretadas como debidas al paso de los años. Merecen señalarse, entre otras, cansancio, decaimiento, caída del pelo, sequedad y arrugamiento de la piel, estriaciones y fragilidad de uñas, y constipación. No es raro encontrar el antecedente de la toma crónica de amiodarona como tratamiento antiarrítmico el que, por su bien conocido efecto sobre la función tiroidea, pudo haber precipitado el desarrollo del cuadro.

El hipotiroidismo puede tener expresión neurológica variable, pero los trastornos más comunes son los de la sensibilidad, como parestesias y adormecimiento de miembros. La compresión del nervio mediano, con síndrome del túnel carpiano, se encuentra con cierta frecuencia; más raramente se ha descrito disfunción cerebelosa con ataxia y temblor intencional. La sordera parcial no es infrecuente y su patogenia es poco clara; se la ha atribuido al mixedema con derrame en el nivel de la caja del tímpano o a edema en el conducto de Eustaquio.

Los cambios mentales de los ancianos hipotiroideos son a menudo similares a los producidos por aterosclerosis cerebral. La memoria y el juicio crítico están perturbados, la ideación y la palabra lentificadas. Se desarrolla apatía y desinterés por el medio que rodea al paciente. Rara vez los síntomas son más bien de excitación y se ha descrito el desarrollo de cuadros delirantes. En casos extremos puede desarrollarse una complicación grave del hipotiroidismo que es el coma mixedematoso, que puede acaecer en hipotiroideos añosos con severa insuficiencia tiroidea no reconocida o no tratada y ser precipitado por situaciones de estrés, infecciones, anestesia o el uso de medicación depresora del sistema nervioso central. Se caracteriza por la presencia de hipotermia con temperatura rectal muy baja, a veces por debajo de 35°C, depresión respiratoria que hace necesaria la asistencia ventilatoria mecánica y cuadro de hiponatremia dilucional. Su mortalidad es superior al 50% de los casos y sólo su reconocimiento clínico y el tratamiento adecuado con hormona tiroidea, en lo posible por vía intravenosa, brinda perspectivas de éxito.[11] Los cuadros descritos suelen corresponder a insuficiencias tiroideas ya definidas y avanzadas, y para su detección, aparte del hallazgo de bocio o la cicatriz y antecedentes de tiroidectomía en algunos casos, suele bastar la determinación de tirotrofina (TSH) basal, por técnicas ultrasensibles, y de $T_4$ total o libre.

El tratamiento del hipotiroidismo debe iniciarse con prudencia en personas ancianas debido a la mayor frecuencia de trastornos cardíacos que se observa habitualmente en este momento de la vida, los cuales pueden ser agravados por la administración intempestiva de dosis elevadas de hormona tiroidea. El preparado de elección es la l-tiroxina sódica ($T_4$) ya que no es necesario ni aconsejable el uso de triyodotironina ($T_3$), debido a que con la primera se pueden obtener niveles séricos fisiológicos de ambas hormonas por desyodación periférica de la $T_4$ y consecuente conversión a $T_3$. En los casos de hipotiroidismo severo no complicado pero con mayor riesgo cardiovascular la dosis inicial puede, según sea de la situación clínica, oscilar de 0,025 mg (1/4 de comprimido) día por medio a 0,025 mg por día, administrados en ayunas. Se puede incrementar la dosis a razón de 1/4 comprimido (0,025 mg) más, día por medio, por semana, hasta alcanzar una dosis mínima de mantenimiento de 0,075-0,1 mg/día. El ajuste de la dosis puede hacerse mediante determinaciones periódicas de hormonas tiroideas y de TSH, por técnicas ultrasensibles o test de TRH. Una vez lograda una situación de eutiroidismo clínico y bioquímico, los controles pueden espaciarse a 1 vez cada 6-12 meses.

## Hipertiroidismo

Es importante recalcar que el hipertiroidismo no es para nada infrecuente en ancianos; se ha estimado que alrededor del 15% de todos los casos diagnosticados corresponden a pacientes mayores de 65 años e incluso en una serie la incidencia de nuevos casos fue 7 veces mayor después de los 60 años.[12,13] La enfermedad de Graves-Basedow, de naturaleza autoinmune, con presencia en el suero de autoanticuerpos estimuladores del receptor tiroideo para TSH (tirotropin receptor antibodies; TR-Ab) y el adenoma tóxico o nódulo tiroideo autónomo ("caliente") o enfermedad de Plummer son sus causas habituales. Este último es más común en ancianos, ya que toma largo tiempo para desarrollarse a partir de una historia previa de bocio multinodular. En algunos casos, la administración de grandes cantidades de yoduros, bajo la forma de sustancias de contraste o del antiarrítmico amiodarona, actúan como factores desencadenantes en pacientes con patología nodular preexistente.

La tirotoxicosis tiene efectos marcados sobre los sistemas nerviosos central y autónomo; causa nerviosismo, irritabilidad, insomnio, temblor, aumento de la perspiración y muchos otros signos que también pueden estar presentes en pacientes con inestabilidad emocional. El temblor es "fino" y de alta frecuencia, a veces sólo perceptible al tocar el extremo de los dedos de las manos extendidas del paciente, y por lo general es bien diferenciable del temblor parkinsoniano. Los reflejos tendinosos son vivos y la relajación rápida. En formas extremas la tirotoxicosis puede llevar al desarrollo de una encefalopatía generalizada y también se ha informado disfunción cerebelosa. Se han descrito cambios electroencefalográficos inespecíficos.[14]

La debilidad muscular es prevalente en el hipertiroidismo, pero a veces sólo es revelada por el examen clínico cuidadoso. En la miopatía tirotóxica crónica son prominentes la fatiga, la pérdida de fuerzas en ocasiones hasta paresias y atrofia muscular. Ésta es común en los músculos de la cintura escapular y pelviana y, a veces, en los pequeños músculos de la mano. En ocasiones los signos musculares del hipertiroidismo se confunden con el cuadro de la miastenia gravis (mientras que los del hipertiroidismo recuerdan los síndromes miotónicos), enfermedad que por otra parte puede asociarse significativamente con la enfermedad de Basedow.[15] Un signo típico es el llamado "signe du tabouret" de los viejos clínicos franceses: el paciente es incapaz de pararse sobre un banquito bajo sin ayuda de las manos. Igualmente, es incapaz de volver a erguirse desde la posición en cuclillas o de sentarse sin ayuda de las manos desde la posición acostado en decúbito dorsal (signo de Plummer). La evolución puede ser rápida e insidiosa, y la severidad no guarda relación con la importancia del hipertiroidismo. La base fisiopatológica no se conoce por completo y en anatomía patológica se ha observado la presencia de edema muscular, atrofia de las fibras, núcleos edematosos, inclusiones intracelulares de mucopolisacáridos, e infiltración linfocítica y por adipocitos del espacio intersticial.

La miopatía tirotóxica aguda se expresa como una parálisis bulbar con trastornos de la deglución y de la articulación de la palabra, que cursa además con agitación, confusión, coma y óbito si no es reconocida; ha sido descrita como parte de la crisis tirotóxica o tormenta tiroidea. Es ésta una complicación gravísima pero muy rara de un hipertiroidismo no tratado desencadenada por situaciones de stress (cirugía, infección, trauma). El cuadro se completa con hipertermia, sudoración profusa, diarrea, taquicardia extrema o fibrilación auricular rápida, falla cardíaca, edema de pulmón y shock.

Pese a la florida sintomatología clínica clásica del hipertiroidismo, su diagnóstico en los ancianos puede ser difícil, ya que en ellos las manifestaciones pueden ser realmente muy sutiles y escasas, con frecuente ausencia de signos oculares y de bocio en los casos debidos a enfermedad de Graves-Basedow y presencia de anorexia. Esto hace que sea una enfermedad insidiosamente progresiva cuyos pocos signos se sobreimponen a otras condiciones patológicas previas con lo que el diagnóstico es cada vez más difícil. Una forma de presentación común en pacientes añosos es el llamado "hipertiroidismo apático" ("apathetic hyperthyroidism") en el que los signos clásicos están ausentes o limitados a un órgano (taquicardia, p. ej.). Desde el punto de vista neuropsiquiátrico, los pacientes que presentan "nerviosismo", ansiedad y depresión acompañados por alguna otra manifestación sugestiva (debilidad, disnea, palpitaciones) deberían ser evaluados en forma sistemática para descartar hipertiroidismo.

El diagnóstico se confirma por el hallazgo de $T_4$ sérica total o libre elevadas aun sin aumento de $T_3$ sérica, ya que ésta puede aparecer normal probablemente por la asociación de otros trastornos, comunes en ancianos, con defectuosa conversión periférica de $T_4$ a $T_3$ ("non-thyroidal illness"). En pacientes con nódulos tóxicos puede observarse una variante llamada "toxicosis por $T_3$" donde sólo esta hormona se halla elevada. La concentración de TSH sérica medida por técnicas ultrasensibles se encuentra subnormal, al igual que su respuesta al TRH, lo que indica la supresión del eje tirotrópico por el exceso de hormonas tiroideas. La captación tiroidea de $^{131}$I está elevada, sobre todo en tiempos precoces luego de su administración; el centellograma tiroideo pondrá en evidencia un nódulo "caliente" (enfermedad de Plummer) o una imagen de captación homogénea o heterogénea pero difusa, en ambos lóbulos, a diferencia de la anterior.

El enfoque terapéutico del hipertiroidismo en el anciano varía de acuerdo con la situación clínica. La administración de una dosis terapéutica de $^{131}$I es la principal indicación en pacientes que no han recibido grandes cantidades de yoduros previamente (amiodarona, p. ej.), ya que en ellos la captación del yodo radiactivo está bloqueada. Alternativamente, se puede emplear el metilmercaptoimidazol (Danantizol) en dosis iniciales de 30-60 mg/día, con control estrecho, hasta volver al paciente eutiroideo y reducir luego la posología hasta una dosis de mantenimiento de 5-10 mg/día. Conseguir el eutiroidismo puede insumir 20-40 días, durante los cuales es necesario emplear complementos de tratamiento como sedantes y betabloqueantes (propranolol 20-40 mg cada 6-8 horas) si no existen contraindicaciones (asma, insuficiencia cardíaca). También se ha sugerido el uso previo de los antitiroideos, para reducir el riesgo de crisis tirotóxica o empeoramiento de la función cardíaca luego de liberación de grandes cantidades de hormonas tiroideas posradiación, en pacientes con cardiopatía severa. Estos riesgos son mayores en ancianos en quienes el diagnóstico se realizó luego de largo tiempo de evolución de la enfermedad (1/5 de las muertes en una serie se produjeron dentro de las 3 semanas de la administración de yodo radiactivo).[16]

El tratamiento de la crisis tirotóxica debe ser precoz y enérgico, sin esperar la confirmación diagnóstica bioquímica. Debe aclararse, sin embargo, que esta complicación es muy rara y se diferencia del hipertiroidismo severo por la presencia de deterioro del sensorio con hipertermia. Los pacientes deben ser controlados en una unidad de cuidados intensivos, estar correctamente hidratados y enfriados externamente en forma gradual. Las eventuales infecciones deben tratarse con energía y considerarse la posibilidad de anticoagulación para prevenir episodios tromboembólicos secundarios a la arritmia cardíaca. El tratamiento específico está destinado a disminuir el papel activo de hormonas tiroideas, para lo cual se bloquea la secreción tiroidea con solución fuerte de Lugol 10 gotas dos veces por día (= 30-50 mg de yodo) o, mejor aun, empleando los agentes colecistográficos de contraste ipodato u ácido yopanoico (0,5-1,0 g/día), los que al metabolizarse liberan grandes cantidades de yodo capaz de inhibir la secreción tiroidea; adicionalmente, estos agentes ostentan un efecto bloqueante potente de la conversión periférica de $T_4$ a $T_3$ ya evidente por la caída de los niveles séricos de esta última hormona en las primeras 24 h de tratamiento. Toda vez que no estén contraindicados deben usarse los betabloqueantes, para disminuir los efectos cardíacos y el hipermetabolismo; el propranolol es de elección, en dosis de 160-320 mg/día, y produce un efecto inhibitorio adicional sobre la conversión $T_4$ a $T_3$ en dosis superiores a 200 mg/día. Otras medidas, entre ellas la plasmaféresis han sido empleadas en esta grave complicación.[17]

## Trastornos paratiroideos

### Hiperparatiroidismo primario

La causa habitual de esta enfermedad es la presencia de un adenoma paratiroideo único con hipersecreción de parathormona (PTH). La existencia de un síndrome de adenomatosis endocrina múltiple o de un carcinoma paratiroideo es muy poco probable. El exceso de PTH induce un incremento de la resorción ósea de calcio, aumento de la absorción intestinal, por aumento de 1,25-dihidroxivitamina D (por inducción de la 1-hidroxilasa renal) y disminución de la reabsorción tubular de fosfato. Estos mecanismos contribuyen a la producción de hipercalcemia e hipofosfatenia, fosfatasa alcalina elevada, hipercalciuria e hiperfosfaturia y niveles de PTH sérica también elevados. La remoción de calcio del esqueleto produce el clásico cuadro de la osteítis fibroquística de von Recklinghausen o meramente un cuadro de osteoporosis difusa, que pueden manifestarse por fracturas patológicas. El incremento de la filtración glomerular del calcio secundario a la hipercalcemia crónica puede llevar a litiasis nefrouretral, nefrocalcinosis e insuficiencia renal; la hipercalcemia constituye además un importante estímulo de la secreción clorhidropéptica y de gastrina, y puede provocar el desarrollo de un síndrome ácido-sensitivo, gastritis y ulcus; una complicación digestiva grave es el desarrollo de pancreatitis aguda. Si la hipercalcemia es importante (> 13,0 mg/dl) puede acompañarse con síndrome poliuropolidípsico, gran astenia, deshidratación, trastornos graves del ritmo cardíaco, que pueden desencadenar una fibrilación ventricular y paro cardíaco. Las manifestaciones neuromusculares y neuropsiquiátricas producidas por el hiperparatiroidismo serán tratadas en detalle más adelante. Hasta aquí la descripción del cuadro clínico clásico, con las severas complicaciones de esta enfermedad.[21]

Ahora bien, en los últimos 50 años el hiperparatiroidismo primario ha pasado de ser una enfermedad rara y siempre asociada con las complicaciones importantes antes mencionadas a convertirse en un trastorno común pero a menudo sin complicaciones. Las formas de presentación renales (litiasis) u óseas (osteoporosis, fracturas) han ido cediendo el paso a las no específicas o con síntomas vagos, que hoy constituyen más de la mitad de los casos que se diagnostican. De ellos se considera que 30-40% son asintomáticos, aunque tal vez muchos síntomas vagos o inespecíficos no se consideraron significativos.[18] El principal factor de cambio en la presentación clínica del hiperparatiroidismo ha sido el uso sistemático de la determinación de calcemia en pacientes hospitalizados o ambulatorios, independientemente del tipo de síntoma que motive la consulta. En un estudio, Christensson y col.[19] investigaron 15.903 empleados en Estocolmo y hallaron 95 casos de hipercalcemia persistente en los que en 88 se demostró hiperparatiroidismo primario. De éstos, 84,2% eran mujeres, la mayor parte mayores de 50 años. Este estudio y el de Heath y col.,[20] que muestra una incidencia mayor después de los 60 años de edad, son indicativos del sesgo en la expectativa de hallar hiperparatiroidismo primario con mayor probabilidad en una población geriátrica.

El hallazgo de hipercalcemia en un paciente añoso plantea la necesidad del diagnóstico diferencial con otras causas diferentes del hiperparatiroidismo. Entre ellas, la más importante es la hipercalcemia asociada con enfermedades neoplásicas cuya incidencia es mucho más frecuente cuando es descubierta en el curso de una evaluación intrahospitalaria que cuando lo es durante un estudio de rutina en pacientes ambulatorios, en quienes la prevalencia de hiperparatiroidismo es del orden de 86%.[21]

Es fundamental señalar aquí que los vagos síntomas no específicos a los que se hace alusión en el parágrafo precedente son, principalmente, fatiga crónica, letargia y depresión, todos ellos capaces de generar consultas a clínicos, geriatras, neurólogos y psiquiatras. También se ha descrito hipersensibilidad emocional, irritabilidad, agresividad, trastornos de la memoria, desorientación y cuadros confusionales. En general, la presencia de trastornos psíquicos severos correlaciona con la magnitud de la hipercalcemia y en muchos pacientes se ha efectuado el diagnóstico incorrecto de demencia senil.[22,23] Además de los cambios mentales en el hiperparatiroidismo se pueden observar trastornos neurológicos, predominantemente cefaleas y debilidad muscular acompañada con signos de neuropatía periférica sensitivomotora. Las cefaleas son frecuentes y rebeldes a los analgésicos habituales. La debilidad muscular se manifiesta como flaccidez generalizada, astenia y fatiga rápida ante el ejercicio físico, y sólo rara vez es tan severa como para impedir la marcha. Los reflejos osteotendinosos son normales o levemente disminuidos y, a veces, se halla cierto grado de atrofia muscular difusa. Se han descrito, asimismo, casos con dolores neurálgicos, trastornos de la sensibilidad profunda así como alteraciones objetivables en la velocidad de conducción y en el electromiograma.[24,25]

El tratamiento del hiperparatiroidismo primario se basa en la remoción quirúrgica del adenoma causal luego de localización por ecografía de alta resolución, tomografía computarizada o resonancia magnética de cuello y mediastino, o centellograma paratiroideo con talio/tecnecio o MIBI. En los casos en que el adenoma no pueda localizarse por estos procedimientos se procede a la exploración quirúrgica reglada de la región, a cargo de un equipo quirúrgico especializado en este tipo de cirugía y contando con un patólogo experto en reconocimiento, por biopsia intraoperatoria, del tejido paratiroideo normal y adenomatoso. Es fundamental el control preoperatorio de la hipercalcemia, con el simple aumento en la ingestión de líquidos en los casos más simples hasta la hidratación parenteral con grandes cantidades de soluciones salinas y la perfusión de aminopropilendifosfonato o de calcitonina en las hipercalcemias severas con grave riesgo cardíaco.[26]

Los resultados de la ablación del adenoma son la normalización de las alteraciones bioquímicas, la reversión de la pérdida de masa ósea así como el control de la urolitiasis y de los signos digestivos. En lo que respecta a los signos neuromusculares en pacientes ancianos, se ha descrito una mejoría neta en los días o semanas que siguen a la cirugía, en especial sobre la fatiga, las cefaleas, la debilidad muscular y la letargia.[27] También se han relatado excelentes resultados de la paratiroidectomía en pacientes añosos con síntomas psicogeriátricos; un estudio[28] demostró un excelente resultado de la paratiroidectomía en 6 de 12 pacientes mayores de 70 años con hiperparatiroidismo primario y cuadros demenciales severos, y en otro[23] se informó mejoría neta en 8 de 13 pacientes con encefalopatía cerebral orgánica.

De cualquier forma, para una enfermedad en la que más de la mitad de los casos son oligoasintomáticos o asintomáticos y se diagnostican cada vez más después de los 70 años,[29] se está planteando en la actualidad la necesidad de enfoques más conservadores que el quirúrgico y cada caso debe ser analizado individualmente para la correcta selección terapéutica. La cirugía deberá llevarse a cabo sólo cuando existan objetivos de beneficio terapéutico bien claros y precisos; en el resto de los casos es menester recurrir al tratamiento médico.

## Hipoparatiroidismo

Mucho más raro que el anterior, el hipoparatiroidismo es, sin embargo, un trastorno con gran expresión neurológica. Son sus tipos principales la variante idiopática, asociada o no a otras enfermedades autoinmunes (tiroiditis de Hashimoto, enfermedad de Addison, diabetes mellitus, anemia perniciosa, etc.), y el hipoparatiroidismo posoperatorio. Este último es el más común de los dos y se debe a la ablación inadvertida de las paratiroides o a la ligadura de una arteria que las nutre, en el curso de una tiroidectomía sobre todo si se trata de un gran bocio. Se acepta que debe haber pérdida de más de la mitad del parénquima paratiroideo normal para que se produzcan signos de insuficiencia glandular. Cualquiera fuere el mecanismo, las consecuencias de la falta o disminución en la secreción de parathormona son principalmente la disminución de la resorción ósea, la disminución en la excreción renal de fosfatos y la disminución en la producción renal de $1,25(OH)_2D$ que se acompaña con disminución en la absorción intestinal de calcio. Los pacientes presentan hipocalcemia, hiperfosfatemia, hipocalciuria e hiperfosfaturia, y este patrón de datos, en especial los dos primeros, constituyen la piedra angular de la confirmación diagnóstica.

Las manifestaciones clínicas del hipoparatiroidismo dependen de la presencia de hipocalcemia con alcalosis discreta (por aumento en la excreción de bicarbonato) que induce incremento de la excitabilidad neuromuscular expresada fundamentalmente por tetania y, menos a menudo, por convulsiones. El clásico ataque de tetania (tetania aguda) es precedido por la aparición de parestesias peribucales y en las puntas de los dedos; éstas son seguidas por espasmos musculares de las extremidades y de la cara, bastante dolorosos pero más alarmantes que peligrosos. La aducción del pulgar, la hiperextensión de las interfalángicas con los dedos juntos y la flexión de las metacarpofalángicas configura la "mano de partero". Cuando existen convulsiones éstas pueden adoptar la forma del "gran mal", "petit mal" o ser de tipo jacksoniano y acompañarse de trastornos electroencefalográficos.

La tetania latente se pone de manifiesto por la búsqueda de los signos de Chvostek (percutiendo sobre el trayecto del nervio facial, entre el arco cigomático y la comisura bucal, se produce contracción del labio en este nivel) o el de Trousseau, que es más fidedigno y se obtiene manteniendo el manguito del esfigmomanómetro inflado unos 20 mm por encima de la presión sistólica durante al menos 2 minutos: la respuesta positiva es la aparición de la "mano de partero". La severidad de la hipocalcemia y su cronicidad condicionan la expresión clínica. Otros signos que se pueden observar en este cuadro son piel seca, uñas frágiles, desarrollo de cataratas y disminución visual, prolongación del espacio Q-T en el ECG, y rara vez bloqueos e insuficiencia cardíaca.[30]

Si bien la forma idiopática se manifiesta desde la niñez, el hipoparatiroidismo crónico poscirugía de tiroides evoluciona durante la vida adulta y en pacientes ancianos puede presentarse con manifestaciones neurológicas, atribuidas en general a otros trastornos. Entre ellos, se destacan los signos psíquicos con labilidad emocional, ansiedad, irritabilidad y depresión. A menudo los pacientes se quejan por cefaleas. Pueden desarrollarse signos de extrapiramidalismo del tipo de enfermedad de Parkinson, que se acentúan en forma marcada por el uso de fenotiazinas, capaces de inducir ataques neurodislépticos o distónicos caracterizados por rigidez dolorosa del cuello, parestesias y fasciculaciones acompañadas por sudor y taquicardia, segui-

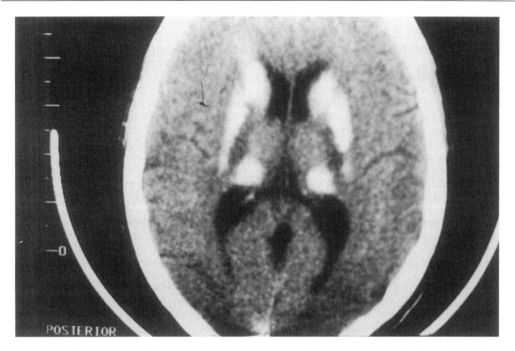

**Fig. 29-1.** Tomografía computarizada que muestra imágenes hiperdensas localizadas en ganglios basales, secundarias a depósitos de calcio.

das más tarde por contractura muscular tónica en cuello, mandíbulas, lengua y extremidades; la crisis puede acompañarse con una verdadera crisis tetánica con signos de Chvostek y de Trousseau, espasmo visual y laringospasmo. Sin embargo, a diferencia de la forma clásica de tetania ésta no suele responder al tratamiento con calcio y magnesio parenteral sino más bien a los barbitúricos. Esto se ha puesto en relación con la presencia de calcificaciones cerebrales en esta enfermedad, que producirían lesiones irreversibles en los centros extrapiramidales no influenciables por el tratamiento con calcio.

La calcificación de los ganglios de la base se observa como imágenes de focos calcificados bien visibles por tomografía computarizada (fig. 29-1) o en la radiografía simple de cráneo; son pequeños, de distribución simétrica e irregular, en particular en el nivel del putamen y del núcleo caudado. Ocasionalmente se hallan focos en el nivel del cerebelo y en la corteza cerebral. Las calcificaciones se distinguen de las de los plexos coroideos en que aquéllas se extienden frontalmente en tanto que las de los plexos están circunscriptas a la región alrededor de la rodilla anterior del ventrículo lateral.[30,31]

El tratamiento correcto de la hipocalcemia crónica mejora netamente los síntomas neurológicos y se ha podido documentar la reducción radiológica en el tamaño de las calcificaciones cerebrales. En el curso de la crisis tetánica se debe administrar gluconato de calcio al 10%, 10-20 ml por ejemplo, en 1-2 minutos hasta alivio de los síntomas o hasta que la calcemia sea superior a 7,5-8,0 mg/dl; la primera inyección puede ser seguida por un goteo lento de 500 cm³ de dextrosa al 5% que contienen 1-5 ampollas de gluconato de calcio, según la importancia de la hipocalcemia, y mientras se instituye reposición oral de calcio y vitamina D o algunos de sus análogos. Para el tratamiento crónico del hipoparatiroidismo se debe asegurar un aporte adecuado de calcio (2 g/día en pacientes añosos) en la dieta o el agregado de terapia cálcica por boca, si fuera necesario. Para garantizar la absorción de ese aporte cálcico es imprescindible el aporte de vitamina D. La única preparación natural para uso clínico disponible es la vitamina $D_2$ o ergocalciferol (derivada de fuentes vegetales), 0,2-0,5 mg/día (8.000-20.000 UI/día) inicialmente, que se incrementan hasta una dosis de mantenimiento de 1,0 a 3,0 mg (40.000-120.000 UI/día); luego el medicamento puede administrarse a razón de una única dosis semanal de 7,5-15,0 mg (300.000-600.0 UI semanales). Se deberá monitorear periódicamente la calcemia y la fosfatemia, como también evitar el desarrollo de hipercalciuria por sobredosificación.[30]

## Metabolismo de los hidratos de carbono y diabetes mellitus

Entre los diversos cambios fisiológicos relacionados con la edad también se ha descrito la declinación en la tolerancia glucídica, que se ha relacionado con la reducción en la sensibilidad tisular al efecto metabólico de la insulina.[32] Aunque esta insulinorresistencia es fisiológica, puede prestarse a confusión con la verdadera incidencia de la diabetes mellitus no insulino dependiente cuando coexisten condiciones "secundarias" que perturban el metabolismo glucídico del geronte. Entre ellas, las categorías más importantes se relacionan con el cambio en el estilo de vida y con la coexistencia de otras enfermedades. Los cambios típicos en el estilo de vida son el aumento de la masa grasa, la disminución de la actividad física, el cambio de una dieta rica en carbohidratos y fibras a otra rica en grasas y pobre en fibras, y la aparición de situaciones de estrés psíquico. La coexistencia de otras enfermedades que pueden afectar el metabolismo hidrocarbonado es más común con infecciones crónicas, estrés quirúrgico, enfermedades que requieren reposo prolongado en cama y el uso de medicamentos que impiden la secreción o la acción de la insulina, o ambas (tiazidas, glucocorticoides, fenotiazinas, antidepresivos tricíclicos, etc.). Estas alteraciones metabólicas del anciano deben diferenciarse de la verdadera diabetes mellitus en la cual a la hiperglucemia, secundaria a la insulinorresistencia, se agrega el avance de un componente vascular con desarrollo acelerado de macroangiopatía y microangiopatía. Si en esta situación se imbrican los cambios de estilo de vida señalados o una enfermedad intercurrente, la hiperglucemia empeora, hay diuresis osmótica, deshidratación y pueden sobrevenir complicaciones como coma no cetósico hiperosmolar o cetoacidosis. Así, las características clínicas del diabético anciano pueden variar desde la hiperglucemia aislada, vinculada a factores "secundarios", hasta la verdadera enfermedad diabética donde se constatan complicaciones vasculares en diferentes niveles.

En las sociedades occidentales la diabetes afecta a 1 de cada 8 individuos mayores de 60 años y a 1 de cada 4 después de los 85 años.[33] Su modo de presentación en ancianos no es el clásico. La mayor parte no tienen polidipsia, poliuria ni polifagia; puede haber una insidiosa pérdida de peso y fatiga, y en mujeres ancianas prurito vulvar, infección urinaria o incontinencia. A menudo los primeros signos dependen de las complicaciones de la diabetes: trastornos visuales por cataratas, insuficiencia renal progresiva, claudicación intermitente por vasculopatía periférica, accidente cerebrovascular transitorio o definitivo, neuropatía periférica, angor o infarto de miocardio, etc. Aunque se ha propuesto que la glucemia normal no debe superar los 115 mg/dl, se ha recomendado que para efectuar un firme diagnóstico positivo de diabetes la glucemia sea superior a 150 mg/dl, lo que confiere mayor especificidad (no hay falsos positivos), y se elimina así el riesgo de tratamientos intempestivos mucho más peligrosos en ancianos. Con este criterio, delineado por el National Diabetes Data Group americano,[34] hay una disminución en la sensibilidad (hay más falsos negativos) lo que obliga, ante casos dudosos, a extremar las precauciones para el seguimiento en especial en situaciones de estrés como cirugía, traumatismo o infección, en las que puede ponerse de manifiesto el estado diabético con desarrollo de cetoacidosis o coma hiperosmolar. En casos dudosos se puede realizar una prueba de tolerancia oral a la glucosa aceptando como criterio de normalidad valores de hasta 120 mg/dl a los 120 min, con el agregado de 10 mg/dl con cada década por encima de los 50 años de edad.

El sujeto anciano con diabetes está expuesto a un desarrollo acelerado de complicaciones vasculares del tipo macroangiopático, pues tanto esta enfermedad como el envejecimiento en sí contribuyen al desarrollo de enfermedad aterosclerótica. En los Estados Unidos se estima que el riesgo de accidente cerebrovascular (ACV) en ancianos diabéticos duplica al de los no diabéticos. Desde el punto de vista neurológico y fuera del ACV, con toda la gama en que se expresa (hemiplejía, afasia, etc.), como uno de los trastornos más comunes en el diabético anciano puede haber depresión, que suele mejorar al obtenerse buen control de la alteración metabólica. Pueden existir asimismo trastornos sensoriales, como disminución del olfato y de la audición que se han vinculado a alteración en el nivel de los nervios olfatorio y auditivo. La neuropatía periférica es tal vez la complicación más invalidante de la diabetes y su presencia se relaciona con la duración de la enfermedad. Sus formas clínicas varían desde la polineuropatía difusa y simétrica a las formas mononeuropáticas asimétricas o focales y a las radiculopatías. La polineuropatía ha sido atribuida a anomalías metabólicas en las neuronas o en la vaina de Schwann, mientras que la mononeuropatía focal o asimétrica se debería más a oclusión vascular e isquemia. De cualquier forma son trastornos muy comunes en la diabetes; se han descrito formas leves hasta en

50% de pacientes. Mientras que la incidencia de la forma difusa es similar en ambos tipos (I y II) de diabetes, la neuropatía focal es más común en los pacientes de mayor edad con diabetes tipo II, lo que sugiere mayor participación vascular en su patogenia.

El enfoque terapéutico de la diabetes en el anciano debe centrarse en la adopción de medidas higiénico-dietéticas y en el correcto control de las alteraciones metabólicas (hiperglucemia, dislipidemias asociadas), a fin de prevenir o retardar la aparición de complicaciones angiopáticas. Entre ellas, la reducción y mantenimiento de un peso normal son de máxima importancia por su efecto beneficioso, no sólo mejorando la tolerancia glucídica y la insulinorresistencia sino en el descenso de la presión arterial, del colesterol total y su fracción LDL así como el aumento de la HDL en muchos pacientes ancianos obesos. En el mismo sentido actúa el ejercicio físico, que debe adecuarse a la situación clínica y capacidades del paciente, e implementarse en forma gradual, sin exigencias competitivas. En general son preferibles los ejercicios realizados en condiciones aeróbicas, como caminar, nadar o bicicleta fija, con un monitoreo frecuente y evaluación de la capacidad funcional miocárdica por métodos no invasores si ello fuera necesario. Los detalles del control medicamentoso de la hiperglucemia con antidiabéticos orales y el de la hiperlipidemia con medicación apropiada superan el propósito de este apartado. Sin embargo, es indispensable recalcar que los riesgos habituales de un tratamiento con sulfonilureas o con insulina son mucho mayores en diabéticos ancianos, en especial en lo concerniente al desarrollo de hipoglucemias e hiponatremias. Por ello deben extremarse las medidas para tratar de controlar el trastorno metabólico con las medidas higiénico-dietéticas señaladas y emplear los medicamentos sólo en casos en que sean verdaderamente indispensables y con un control mayor que el habitual. Los pacientes añosos pueden ser muy sensibles a la insulina y un intento desmedido de normalizar la glucemia a ultranza puede, por medio de la hipoglucemia, desencadenar un accidente cerebrovascular o un infarto agudo de miocardio. Por otra parte, los diabéticos ancianos son particularmente sensibles a todo tipo de tratamiento medicamentoso a causa de las complicaciones secundarias que suelen presentarse, como alteraciones renales y hepáticas, del flujo sanguíneo parenquimatoso por la aterosclerosis y perturbaciones de la absorción gastrointestinal que afectan la farmacocinética de muchas drogas. Es por ello que se recomienda una conducta conservadora con monitoreo clínico frecuente como la mejor estrategia terapéutica para la diabetes del anciano.[35]

## BIBLIOGRAFÍA

1. Rowe JW. Alterations in renal function. En: Andres R, Bierman EL, Hazard WR (Eds.). Principles of Geriatric Medicine, Nueva York, McGraw-Hill, 1985, pág. 319.
2. Helderman JH. The impact of normal aging on the hypothalamic-neurohypophyseal-renal axis. En: Korenman SG (Ed.). Endocrine aspects of aging. Nueva York, Elsevier, 1982, pág. 9.
3. Kirkland J, Lye M, Goddard C, et al. Plasma arginine-vasopressin in dehydrated elderly patients. Clin Endocrinol, 20:451, 1984.
4. Kleinfeld M, Casimir M, Borra S. Hyponatremia as observed in a chronic disease facility. J Am Geriatr Soc, 27:156, 1979.
5. Goldstein CS, Braunstein S, Goldfarb S. Idiopathic syndrome of inappropiate antidiuretic hormone secretion possibly related to advanced age. Ann Intern Med, 99: 185, 1983.
6. Weir JF, Larson EE, Rowntree LG. Studies in diabetes insipidus, water balance and water intoxication. Arch Intern Med, 29:321, 1922.
7. Ayus JC, Arieff AI. Pathogenesis and prevention of hyponatremic encephalopathy. En: Endocrine Crisis, KP Ober (Ed.). Endocrinology and Metabolism Clinics of North America, 22:2, pág. 425, junio 1993.
8. Gregerman RI, Gafney GW, Shock NW. Thyroxine turnover in euthyroid man with special reference to changes with age. J Clin Invest, 41:2065, 1962.
9. Ordene KW, Pan C, Barzel US, et al. Variable TSH reponse to TRH after small decreases in plasma thyroid hormone concentrations in patients of advanced age. Metabolism, 32:881, 1983.
10. Robuschi G, Safran M, Braverman LE, Gnudi A, Roti E. Hypothyroidism in the elderly. Endocrine Rev, 8:142, 1987.
11. Myers L, Hays J. Myxedema coma. En: Endocrine Crises. Gary P. Zaloga (Ed.). Critical Care Clinics, W. B. Saunders Co., enero 1991, 7:1, pág. 43.
12. Davis PJ, Davis FB. Hyperthyroidism in patients over the age of 60 years: Clinical features in 85 patients. Medicine (Baltimore), 53:161, 1974.
13. Ronnov-Jensaen V, Kirkegaard C. Hyperthyroidism. A disease of old age? Br Med J, 1:41, 1973.
14. Siersbaek-Nielson K, Hansen JM, Schioler M, Kristensen M, Stoier M, Olsen PZ. Electroencephalographic changes during and after treatment of hyperthyroidism. Acta Endocrinol (Kbn), 70:308, 1972.
15. Engel AG. Neuromuscular manifestations of Graves' disease. Mayo Clin Proc, 47:919, 1972.
16. Parker JLW, Lawson DH. Death from thyrotoxicosis. Lancet, 2:894, 1973.
17. Burger AG, Philippe J. Thyroid emergencies. Clin Endocrinol Metab (Bailliere's), 6(1):77, 1992.
18. Heath DA. Primary hyperparathyroidism. Endocrinol Metab Clin North America, 18 (3): 631. 1989.
19. Christensson T, Hellstrom K, Wengle B. et al. Prevalence of hypercalcemia in a health screening in Stockholm. Acta Med Scand, 200:131, 1976.
20. Heath WW III, Hodgson SF, Kennedy MA. Primary hyperparathyrodism: incidence, morbidity and potential economic impact on the community. N Eng J Med, 302:189, 1980.
21. Fisken RA, Heath DA, Somers S, Bold AM. Hypercalcemia in hospital patients. Clinical and diagnostic aspects. Lancet, 1:202, 1981.
22. Joborn C, Hetta J, Frisk P, et al. Primary Hyperparathyroidism in patients with organic brain syndrome. Acta Med Scand, 219:91, 1986.

23. Joborn C, Hetta J, Johansson H, et al. Psychiatric morbidity in primary hyperparathyrodism. World J Surg, 12:476, 1988.
24. Patten BM, Bilezikian JP, Mallette LE, et al. Neuromuscular disease in primary hyperparathyroidism. Ann Intern Med, 80, 182, 1974.
25. Gerster JC, Gauthier G. Polyneuropathy in a case of primary hyperparathyroidism: Disappearance of the neurological picture after surgical correction of the hyperparathyroidism. Helvet Med Acta, 35:296, 1969/70.
26. Nussbaum SR. Pathophysiology and management of severe hypercalcemia. Endocrinol Metab Clin North America, 22 (22): 343, 1993.
27. Delbridge LW, Marshman D, Reeve TS, et al. Neuromuscular symptoms in elderly patients with hyperparathyroidism: Improvement with parathyroid surgery. Med J Aust, 149:74, 1988.
28. Heath DA, Wright AD, Barnes AD, et al. Surgical treatment of primary hyperparathyroidism in the elderly. Br Med J 280: 1406, 1980.
29. Mundy GR, Cove DH, Fisken R, et al. Primary hyperparathyroidism: changes in the patern of clinical presentation. Lancet, 1:317, 1980.
30. Arnaud CD. The parathyroid gland, hypercalcemia and hypocalcemia. *En*: Cecil Textbook of Medicine, Wyngaarden and Smith, W. B. Saunders and Co, pág. 1496, 1988.
31. Convoisier B. Hypoparathyroidism. *En*: Labhart A. Clinical Endocrinology, Theory and Practice, Springer-Verlag, pág. 890, 1974.
32. De fronzo RA. Glucose intolerance with aging. Evidence for tissue insensitivity to glucose. Diabetes, 28:1095-1101, 1979.
33. Bennett PH. Diabetes in the elderly: Diagnosis and epidemiology. Geriatrics, 39:37-41, 1984.
34. National Diabetes Data Group: Classification and diagnosis of diabetes mellitus and other categories of glucose intolerance. Diabetes 28: 1039-1057, 1979.
35. Goldberg AP, Coon PJ. Non-insulin dependent diabetes mellitus in the elderly. Influence of obesity and physical inactivity. *En*: Endocrinology and Aging Endocrinol. Metabol Clin North Amer, 16(4), págs. 843-865.

# ENFERMEDADES INFECCIOSAS

OSCAR H. DEL BRUTTO

Las infecciones del SNC que se presentan en los ancianos tienen características particulares que las diferencian de las de niños y adultos jóvenes. Los ancianos con procesos infecciosos del SNC cursan con cuadros clínicos bizarros que dificultan su diagnóstico temprano. Por otra parte, la diversidad de gérmenes patógenos, la frecuente coexistencia de enfermedades debilitantes y la necesidad de ajustar las dosis de antimicrobianos, a causa de problemas renales asociados, hacen que estas infecciones tengan un pronóstico más grave que aquellas que se presentan en individuos de otros grupos etarios.[1,2] A continuación se describen los principales procesos infecciosos del SNC en ancianos, con especial atención a sus aspectos diagnósticos y terapéuticos.

## Meningitis bacteriana

*Etiopatogenia.* El *S. pneumoniae* es el agente responsable de más del 50% de las meningitis bacterianas en los ancianos.[2] Le siguen en orden de frecuencia, la *N. meningitidis* (± 15%), los bacilos gramnegativos (± 8%), la *L. monocytogenes* (± 7%) y el *S. aureus* (± 6%). Estas bacterias alcanzan las leptomeninges por diseminación hemática de un foco infeccioso pulmonar o urinario, o por extensión directa de una infección de oído medio o senos paranasales. Una vez en el espacio subaracnoideo, las bacterias desencadenan una reacción inflamatoria con formación de un exudado purulento que se acumula en las cisternas de LCR y que se extiende hacia las vainas de los nervios craneanos y espacios perivasculares.[3] Esto último condiciona angeítis con oclusión de arterias y venas, de pequeño y mediano calibre. Por otra parte, el exudado inflamatorio compromete la corteza cerebral adyacente y condiciona edema cerebral citotóxico y vasogénico

*Cuadro clínico.* Al igual que en otros grupos etarios, la meningitis bacteriana en los ancianos puede cursar con fiebre, cefalea, rigidez de nuca, crisis convulsivas, signos neurológicos de focalización y deterioro de conciencia. El cuadro suele ser de inicio agudo y de curso rápidamente progresivo; las manifestaciones características de la enfermedad, fiebre y rigidez de la nuca, pueden faltar y presentarse únicamente con cambios en el comportamiento o deterioro de conciencia.[4] Por otra parte, la rigidez de nuca, cuando está presente, puede confundirse con la propia de la osteoartrosis cervical. Es conveniente recordar que en la rigidez por osteoartrosis existe resistencia tanto a la flexión pasiva del cuello como a los movimientos de lateralización, mientras que en la causada por meningitis existe resistencia a la flexión pero no a los movimientos laterales del cuello.

*Diagnóstico.* El estudio de LCR es de fundamental importancia para el diagnóstico de meningitis bacteriana y debe realizarse ante la menor sospecha diagnóstica. En la mayoría de los casos es prudente realizar antes estudios de neuroimagen para descartar la presencia de masas intracraneanas o de hidrocefalia. El aspecto del LCR es turbio y la presión de apertura habitualmente está aumentada. El estudio citoquímico revela pleocitosis polimorfonuclear (500 a 10.000 cél × mm$^3$), hiperproteinorraquia (50 a 500 mg/dl) e hipoglucorraquia (<40 mg/dl). La pleocitosis puede ser con predominio mononuclear al inicio de la infección, en especial si el recuento celular es menor de 1.000 cél × mm$^3$. Los ancianos pueden tener una pobre respuesta celular en LCR, lo cual, si se asocia con un número elevado de bacterias, es un dato de mal pronóstico.[2] La tinción de Gram permite detectar al agente causal en el 60% de los casos y el cultivo de LCR será positivo hasta en el 80% de los pacientes.

La meningitis bacteriana parcialmente tratada presenta problemas diagnósticos, ya que se negativizan los cultivos y se modifican las características citoquímicas del LCR. En estos casos, la detección de antígenos bacterianos mediante técnicas de aglutinación del látex o coaglutinación es de utilidad ya que su positividad no depende de la presencia de microorganismos viables.[2] Finalmente, la determinación de proteína C reactiva en LCR también es útil ya que su ausencia excluye el diagnóstico de meningitis bacteriana con 99% de certeza.

Los estudios por neuroimágenes pueden ser normales durante el curso de la enfermedad o revelar alteraciones que si bien son inespecíficas permiten evaluar el grado de compromiso cerebral que presenta el paciente. El hallazgo más frecuente es el reforzamiento anormal de las leptomeninges en la base del cráneo y en las cisternas silvianas, lo cual puede ser visualizado con TC o con IRM luego de la administración de gadolinio.[5] Otras alteraciones incluyen hidrocefalia, empiemas subdurales y focos de cerebritis o de infarto cerebral. En casos complicados se aprecia un reforzamiento anormal del epéndima, lo que sugiere la presencia de ventriculitis.

*Tratamiento*. El tratamiento suele iniciarse sin que se conozca el agente causal, por lo que se aconseja una combinación de antibióticos que actúen contra las bacterias que con mayor frecuencia causan meningitis bacteriana en ancianos.[3] Esto se logra asociando ceftriaxona (4 a 6 g/día) o cefotaxima (8 a 12 g/día) con ampicilina (12 g/día). Luego, dependiendo del agente causal y de la respuesta del paciente al tratamiento empírico, se podrá cambiar el esquema inicial o no. El tratamiento se prolonga por dos semanas y no es necesaria la práctica de punciones lumbares repetidas si es que la mejoría clínica es evidente. Habitualmente se requiere terapia con corticosteroides, diuréticos osmóticos y drogas antiepilépticas, para manejar el aumento de presión intracraneana y las crisis convulsivas que se presentan en el curso de la enfermedad. La cirugía desempeña un papel importante en los pacientes con hidrocefalia o con empiemas subdurales, los cuales en ocasiones deben ser drenados quirúrgicamente.

## Abscesos cerebrales piógenos

*Etiopatogenia*. Los abscesos cerebrales son procesos infecciosos localizados producidos por la invasión del parénquima encefálico por microorganismos productores de pus.[6] Las infecciones de oído medio, senos paranasales y dientes son responsables del 40% de los abscesos cerebrales; en estos casos, las bacterias alcanzan el SNC por contigüidad. El 30% de los abscesos se debe a diseminación hemática de una infección localizada en el nivel pulmonar o cardíaco, mientras que el 30% restante está relacionado con otras causas, incluidos traumas de cráneo, procedimientos neuroquirúrgicos y casos de origen desconocido. Las bacterias encontradas con más frecuencia son *Streptococci* sp., especies de Enterobacteriáceas y *Staphylococcus aureus*; estos agentes son responsables del 75% de los abscesos cerebrales. Existe un aumento reciente del porcentaje de abscesos secundarios a bacterias anaerobias y en los que se observa flora mixta. Las bacterias responsables de la mayoría de las meningitis bacterianas son causa poco frecuente de abscesos, lo que confirma que esta entidad es una rara complicación de la meningitis.[7]

Los abscesos habitualmente se forman en la sustancia blanca de los hemisferios cerebrales, en el nivel de la unión córtico-subcortical. Su evolución natural incluye una etapa temprana de cerebritis, en la que existe una zona de necrosis central rodeada de infiltrado inflamatorio, cambios vasculares y edema. Luego se forma una cápsula de tejido conectivo (fig. 30-1), la cual es menos prominente en la superficie ventricular de la lesión;[6,8] esto explica la tendencia de los abscesos a abrirse hacia el sistema ventricular.

*Cuadro clínico*. Los abscesos cursan con manifestaciones sistémicas (fiebre, malestar general) y neurológicas (cefalea, vómitos, signos de focalización, crisis convulsivas).[7] La ausencia de fiebre no descarta el diagnóstico. El 30% de los pacientes tienen hipertensión intracraneana, que puede ser secundaria a edema perilesional o a la ruptura del absceso hacia los ventrículos, en cuyo caso existen signos de irritación meníngea y deterioro de conciencia. Los déficit neurológicos focales son de evolución progresiva y dependen de la localización y del tamaño del absceso.

*Diagnóstico*. En todos los casos hay que realizar una investigación sistemática para encontrar un foco infeccioso primario. El estudio de LCR no es el valor diagnóstico ya que, a menos que el absceso se haya abierto a los ventrículos, las alteraciones son inespecíficas y los cultivos son negativos. Por otra parte, la punción lumbar puede condicionar una hernia uncal a pesar de no existir evidencia clínica de hipertensión endocraneana. La TC y la IRM son los procedimientos de elección para el diagnóstico de abscesos cerebrales y para determinar la etapa evolutiva en que se encuentra la lesión.[9] La TC simple muestra una zona hipodensa que

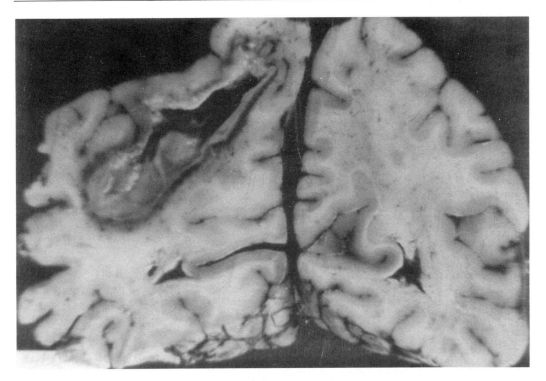

**Fig. 30-1.** Aspecto macroscópico de un absceso cerebral. Se aprecia una lesión bien encapsulada con material purulento en su interior. (Cortesía del Dr. Alfonso Escobar, Instituto Nacional de Neurología y Neurocirugía de México.)

representa el centro necrótico y el edema perilesional; luego del contraste se aprecia una captación anular homogénea que separa el centro necrótico del edema y que corresponde a la cápsula del absceso. Otros hallazgos sugestivos de absceso son la presencia de anillos confluentes o de abscesos satélites en la superficie ventricular de la lesión. Cuando las lesiones se encuentran en fase de cerebritis, el anillo de contraste suele ser más grueso y los cortes tardíos revelan captación anormal del contraste en el centro de la lesión. La IRM es superior a la TC para mostrar focos de cerebritis, los que aparecen como zonas hiperintensas en T2. Una vez que se forma la cápsula, ésta se visualiza hiperintensa en T1, mientras que el centro necrótico, que inicialmente es hiperintenso, se torna hipointenso en T1 y T2.[9] El diagnóstico diferencial incluye todas las entidades que cursan con lesiones anulares, como tuberculomas, granulomas micóticos y tumores. En ocasiones el diagnóstico diferencial es difícil y sólo se establece con biopsia de la lesión.

*Tratamiento.* El manejo de un paciente con absceso cerebral suele requerir la combinación de tratamiento médico y quirúrgico. Las medidas quirúrgicas incluyen la aspiración y drenaje de la lesión o su exéresis radical, mientras que el tratamiento médico se basa en el uso de antibióticos y de agentes antiedema. En la mayoría de los casos los antibióticos deben iniciarse sin conocer el agente causal, por lo que su cobertura debe ser amplia. Es prudente utilizar drogas que alcancen concentraciones elevadas en el interior de la lesión. Se aconseja asociar metronidazol (2 g/día) y penicilina G sódica (24 millones UI/día) o cefotaxima (6-8 g/día).[10] Cuando se sospecha la presencia de *S. aureus*, hay que utilizar nafcilina (12 g/día) o vancomicina (2 g/día). El tratamiento dura 8 semanas o más y debe monitorearse con TC cada dos semanas para decidir el momento quirúrgico. El pronóstico de esta entidad ha mejorado en los últimos años y en la actualidad se considera que la mortalidad es menor del 5% si el paciente no está en coma en el momento del diagnóstico, en cuyo caso asciende al 80%. Alrededor del 40% de los sobrevivientes presentarán secuelas neurológicas, las que también dependen del estado inicial del paciente más que del tratamiento empleado.

## Tuberculosis del SNC

*Etiopatogenia.* Prácticamente todos los casos de tuberculosis del SNC son causados por el

*Mycobacterium tuberculosis,* un bacilo ácido-alcohol resistente que ingresa en el organismo por inhalación y que se disemina por vía hemática hacia diversos órganos, incluido el SNC. Luego de la diseminación el sistema inmune del huésped controla la infección y se forman los denominados tubérculos, que son conglomerados de macrófagos, linfocitos y bacilos que rodean a un centro necrótico y caseoso. Si esta diseminación se produce en un individuo inmunosuprimido, la infección compromete varios órganos en forma simultánea (tuberculosis miliar). Por el contrario, en sujetos inmunocompetentes los tubérculos permanecen encapsulados hasta que por alguna razón comienzan a crecer y diseminar la infección, lo que condiciona los síntomas clínicos. La senectud, con la inmunosupresión propia de esta edad, es una de las causas de reactivación de las infecciones tuberculosas previamente controladas.

Las complicaciones neurológicas de la tuberculosis dependen directamente de la localización inicial de los focos primarios de infección (focos de Rich). Si éstos se localizan en la superficie del cerebro, su ruptura hacia el espacio subaracnoideo producirá meningitis. Aquellos focos localizados en la profundidad del parénquima cerebral o en la médula espinal crecen hasta formar tuberculomas o abscesos tuberculosos. En ocasiones el compromiso neurológico no se debe a un foco infeccioso primariamente localizado en el SNC, sino a la diseminación de una infección adyacente en cuerpos vertebrales o celdillas mastoideas. Las manifestaciones clínicas de neurotuberculosis pueden aparecer en forma aislada, asociarse con una reactivación simultánea de otro foco primario extracerebral, o bien presentarse en el curso de una tuberculosis miliar primaria.[11,12]

*Cuadro clínico.* La meningitis tuberculosa evoluciona en forma subaguda o crónica y suele cursar con fiebre, malestar general, cefalea, rigidez de nuca, signos neurológicos de focalización, crisis convulsivas y deterioro de conciencia.[13] Los signos de focalización se deben al atrapamiento de nervios craneanos en el exudado inflamatorio que se forma en las cisternas de LCR en la base del cráneo y a infartos cerebrales relacionados con angeítis. Ese exudado también condiciona hidrocefalia por obstrucción de los agujeros de Luschka y Magendie. Las crisis convulsivas y el deterioro de conciencia se deben al compromiso casi invariable de la corteza cerebral subyacente (meningoencefalitis tuberculosa).

Los tuberculomas pueden ser únicos o múltiples y se manifiestan como masas ocupantes que causan signos y síntomas según su tamaño, número y localización.[14] Rara vez se asocian con meningitis y las manifestaciones sistémicas, fiebre y malestar general, pueden faltar.[15] Se ha sugerido que los tuberculomas son lesiones bien toleradas y que su cuadro clínico es menos grave que el imaginable según su tamaño.[16]

La tuberculosis raquimedular puede presentarse en forma aislada o asociarse con lesiones intracraneanas. Se reconocen dos formas de compromiso espinal: lesiones ocupantes en el parénquima medular o en el espacio subaracnoideo espinal, y aracnoiditis difusa con compromiso radicular.[11] El cuadro puede presentarse como una mielitis transversa de inicio súbito, con paraplejía fláccida, nivel sensitivo y alteraciones esfinterianas, o como una mielorradiculitis subaguda, con dolor, parestesias, arreflexia y cuadriparesia.

*Diagnóstico.* La investigación rutinaria de un foco tuberculoso sistémico es importante, aunque su ausencia no excluye el diagnóstico de tuberculosis del SNC.[11,15] De igual manera, la búsqueda del *M. tuberculosis* en secreciones corporales o tejidos no nerviosos puede ser negativa en presencia de enfermedad cerebral activa. El LCR en la meningitis tuberculosa es xantocrómico debido a la gran cantidad de proteínas, que puede ser mayor de 1.000 mg/dl. Existe, además, pleocitosis linfocitaria (50 a 500 células $\times$ mm$^3$) e hipoglucorraquia. La búsqueda del agente causal en el LCR, ya sea en tinción directa o cultivo, suele ser infructuosa, por lo cual su negatividad no excluye el diagnóstico. Existen, por otra parte, una serie de pruebas inmunológicas en LCR destinadas a facilitar el diagnóstico de meningitis tuberculosa. Entre ellas se destacan la determinación de adenosina desaminasa y de ácido tuberculoesteárico, como también la búsqueda de anticuerpos específicos mediante ELISA y la detección de antígenos solubles;[11] ninguna de estas pruebas es 100% sensible y específica a la vez. Los hallazgos de neuroimagen en la meningitis tuberculosa incluyen reforzamiento anormal de las leptomeninges, hidrocefalia e infartos lacunares.[13]

El LCR en los pacientes con tuberculomas puede ser completamente normal o mostrar cambios inespecíficos. En la TC estas lesiones aparecen como zonas hipodensas o isodensas que se rodean de edema y captan el medio de contraste en forma anular o nodular. Se pueden observar calcificaciones en el centro o en la periferia de la lesión y se ha descrito como patognomónico de tuberculomas la presencia de lesiones en "tiro al blanco", con una calcificación central rodeada de una zona hipodensa, la cual a su vez se rodea de un anillo de captación anormal de contraste.[17] El aspecto de los tuberculomas en IRM es variable, el centro de la lesión es hipointenso y la cápsula isointensa o hiperintensa en T1 y en T2 (fig. 30-2); estos hallazgos no son específicos y pueden observarse en otro tipo de lesiones del SNC.[18]

*Tratamiento.* El tratamiento antituberculoso debe iniciarse ante la sospecha clínica, sin esperar el resultado de los cultivos. Esto incluye a pacientes con sospecha de meningitis tuberculosa y aquellos con probable tuberculoma intracraneano. En estos últimos, aunque se haya planeado la resección quirúrgica de la lesión, es prudente iniciar el tratamiento médico para evitar la diseminación de la infección durante la cirugía.[16] El esquema de tratamiento más común incluye tres drogas: isoniacida (300 mg/día), rifampicina (600 mg/día) y pirazinamida (2 g/día). El etambutol (1.200 mg/día) y la estreptomicina (1 g/día) pueden utilizarse en lugar de la pirazinamida o como cuarto fármaco si fuere necesario.[11] El esquema inicial se mantiene durante 2 a 3 meses y luego se sigue con dos fármacos (isoniacida y rifampicina) durante 6 a 9 meses más. En todo ese tiempo hay que administrar piridoxina para evitar la neuropatía periférica asociada con isoniacida y controlar periódicamente las enzimas hepáticas. Al poco tiempo de iniciado el tratamiento puede haber un deterioro transitorio en el citoquímico del LCR o un aumento paradójico en el tamaño de los tuberculomas. La etiopatogenia de estos cambios no se conoce, pero por lo común se producen en un contexto de mejoría clínica, por lo que no deben condicionar cambios en el tratamiento.[19]

Con los esquemas actuales de tratamiento la morbimortalidad de la tuberculosis del SNC ha disminuido considerablemente. Se considera que el pronóstico se relaciona con el nivel de conciencia del paciente al ingreso y con la coexistencia de tuberculosis miliar; en ambas circunstancias la mortalidad y las secuelas neurológicas serán mayores.

## Infecciones micóticas

*Etiopatogenia.* Los hongos unicelulares se encuentran en la naturaleza en forma de estructuras tubulares (hifas) o como colonias de células aisladas denominadas levaduras. Se reconocen dos tipos de hongos con importancia clínica: aquellos con capacidad de producir enfermedad en sujetos sanos (hongos patógenos) y los que afectan únicamente a enfermos debilitados (hongos oportunistas). Entre los primeros se destacan el *H. capsulatum*, el *B. dermatitidis*, el *C. immitis* y el *P. brasiliensis*, mientras que los principales hongos oportunistas son el *A. fumigatus*, el *C. neoformans*, la *C. albicans* y los Cigomicetos.[20]

Los ancianos, por su estado de inmunosupresión, son propensos a desarrollar infecciones por este último grupo de agentes.

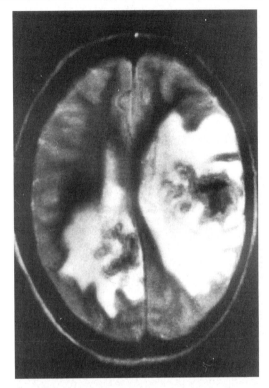

**Fig. 30-2.** IRM potenciada en T2 que muestra dos tuberculomas cerebrales. El centro caseoso es francamente hipointenso, la cápsula es isointensa y el edema perilesional es hiperintenso con respecto al parénquima cerebral.

Con excepción de la *Candida*, que es un habitante normal del tubo digestivo, las infecciones micóticas se adquieren por inhalación. Las micosis primarias suelen ser autolimitadas y se manifiestan por síntomas gripales; sin embargo, bajo determinadas circunstancias la infección se disemina y compromete el SNC. Los hongos invaden al SNC en 3 formas estructurales distintas: levaduras, hifas y seudohifas; cada una de ellas produce cambios patológicos y manifestaciones clínicas diferentes.[21] Las levaduras son pequeñas, alcanzan la microcirculación cerebral y comprometen las leptomeninges, donde producen cuadros de meningoencefalitis. Las hifas, por su mayor tamaño, obstruyen arterias de mediano calibre, lo que causa infartos cerebrales sépticos. Las seudohifas, que tienen tamaño intermedio entre las hifas y las levaduras, ocluyen arteriolas cerebrales y producen necrosis tisular y abscesos.

*Cuadro clínico.* Las micosis del SNC se manifiestan en 3 formas principales: meningoencefalitis, lesiones ocupantes y enfermedad vascular.[20,21]

Las meningitis evolucionan en forma subaguda o crónica y cursan con fiebre, cefalea, cri-

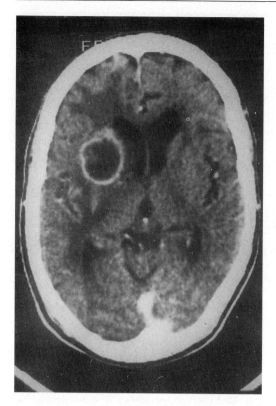

**Fig. 30-3.** TC contrastada de un paciente con criptococosis del SNC. Se observa un absceso micótico (toruloma) en el nivel de los ganglios basales.

sis convulsivas, deterioro de conciencia y signos focales. El LCR revela pleocitosis mononuclear moderada (20 a 500 células × mm$^3$), hiperproteinorraquia e hipoglucorraquia. Ocasionalmente la pleocitosis es con predominio polimorfonuclear y los niveles de glucosa son normales. La TC muestra captación anormal del medio de contraste en las cisternas basales e hidrocefalia. El cuadro clínico, las alteraciones del LCR y los hallazgos de neuroimágenes son inespecíficos, por lo que el diagnóstico se confirma luego de aislar el agente causal en LCR o mediante pruebas serológicas.

Los abscesos o granulomas micóticos (fig. 30-3) pueden ser únicos o múltiples y se localizan en cualquier parte del neuroeje, desde la corteza cerebral hasta la médula espinal. Estas lesiones simulan, desde el punto de vista clínico y tomográfico, otros procesos ocupantes del SNC. El diagnóstico se establece con la biopsia de la lesión, aunque las reacciones serológicas pueden ser útiles cuando el contexto clínico sugiere una micosis del SNC. Algunas de éstas cursan con angeítis de vasos intracraneanos la cual ocluye la luz arterial y causa infartos cerebrales; en ocasiones se forman aneurismas con debilitamiento de la pared arterial y hemorragias cerebrales.

*Tratamiento.* La anfotericina B es la droga de elección para el tratamiento de las micosis del SNC.[22] La dosis, duración del tratamiento y la necesidad de asociarla con otra droga antimicótica dependen del agente causal y del estado inmunitario del huésped. Estos factores son, además, los principales determinantes de la respuesta al tratamiento y del pronóstico final. La dosis inicial es 1 mg IV. Luego ésta se aumenta en forma gradual hasta 0,5 a 1 mg/kg/día, que se administran por infusión continua durante 4 a 6 horas sin exceder una concentración de la droga mayor a 0,1 mg/ml. El tratamiento se prolonga por 4 a 6 semanas e incluye una dosis total de 1 a 2 g. En algunos casos la anfotericina B debe administrarse por vía intratecal con el propósito de alcanzar concentraciones elevadas en LCR; la dosis inicial es de 0,1 mg (diluida en LCR) y luego se aumenta a 0,3 mg en días alternos hasta un total de 25 mg.

Recientemente se han probado otras drogas para el tratamiento de las micosis del SNC, entre las que se destacan la flucitosina (150 mg/día) y el fluconazol (400 mg/día). Estos fármacos son menos tóxicos que la anfotericina B y se utilizan como terapia adjunta, con el propósito de potenciar sus efectos y de disminuir su toxicidad.[22] La cirugía tiene un papel importante en el tratamiento de los abscesos o granulomas micóticos, ya que éstos no responden al tratamiento médico solo. La administración intracavitaria de anfotericina B mejoraría el pronóstico de los pacientes con abscesos micóticos sometidos a debridación de la lesión.[23]

*Histoplasmosis.* Es causada por el *Histoplasma capsulatum*, un hongo patógeno que invade el SNC especialmente en ancianos o en personas inmunosuprimidas. La forma más frecuente de compromiso nervioso es la meningitis crónica, la cual puede presentarse sola o como parte de una histoplasmosis generalizada, con adenopatía, lesiones mucocutáneas, hepatomegalia y endocarditis. Además, se han descrito casos de granulomas cerebrales y de infartos embólicos secundarios a endocarditis.[24] El diagnóstico se basa en la determinación de anticuerpos en sangre o LCR, los cuales están presentes en el 60% a 90% de los casos. En individuos inmunosuprimidos las reacciones serológicas suelen ser negativas y el diagnóstico se establece luego de aislar el hongo en cultivos de tejidos o de secreciones corporales. La histoplasmosis del SNC tiene mal pronóstico ya que el 20% de los pacientes mueren y el 50% de los que responden al tratamiento experimentan recidivas en poco tiempo.

***Blastomicosis.*** Es causada por el *Blastomyces dermatitidis*, una levadura patógena que compromete al SNC en forma de meningitis o de lesiones ocupantes parenquimatosas o epidurales. La meningitis y los granulomas parenquimatosos son secundarios a la diseminación hemática de un foco pulmonar primario, mientras que los abscesos epidurales (más frecuentes en el nivel espinal) son consecuencia de infecciones óseas contiguas.[25] El compromiso neurológico suele presentarse en el curso de una infección diseminada, con afección ósea, pulmonar, urinaria y cutánea. El diagnóstico de esta entidad es difícil ya que simula una tuberculosis o un cáncer pulmonar metastásico. No existen reacciones serológicas confiables y los cultivos de LCR suelen ser negativos. La búsqueda del agente causal en los abscesos cutáneos es útil, así como la biopsia de las lesiones intracraneanas o espinales. La respuesta al tratamiento es buena, ya que este hongo es sensible a la anfotericina B.

***Coccidioidomicosis.*** El agente causal de esta entidad es uno de los hongos más virulentos que existen; a diferencia de los demás hongos patógenos que se presentan como levaduras, el *Coccidioides immitis* toma la forma de esférulas en el interior del huésped. El compromiso del SNC se manifiesta habitualmente como meningitis, la cual puede ser aguda, subaguda o crónica.[26] Otras formas de compromiso neurológico incluyen granulomas miliares, infartos cerebrales y aneurismas micóticos. El diagnóstico se basa en la búsqueda de anticuerpos en LCR, ya que los cultivos son negativos en el 50% de los casos. El tratamiento con anfotericina B parenteral e intratecal tiene como principal objetivo controlar la infección pero no erradicarla, por lo que es común que se requiera tratamiento indefinido.

***Paracoccidioidomicosis (blastomicosis sudamericana).*** Es causada por el *Paracoccidioides brasiliensis,* un hongo patógeno que se diferencia del anterior por su morfología característica (en timón de barco).[27] El compromiso del SNC es tardío y se manifiesta por granulomas múltiples, abscesos únicos o meningitis. Junto con las manifestaciones neurológicas suele haber lesiones mucocutáneas. El diagnóstico se establece con biopsia de la lesión, ya que los cultivos suelen ser negativos y no hay reacciones serológicas. El pronóstico es sombrío a pesar del uso de anfotericina B parenteral e intratecal. En los pacientes que responden al tratamiento se utilizan sulfas en forma indefinida para evitar recidivas.

***Aspergiliosis.*** Es producida por el *Aspergillus fumigatus,* un hongo oportunista que afecta principalmente a individuos con neutropenia prolongada y a receptores de trasplantes de órganos.[28] El compromiso del SNC es en forma de abscesos más que de meningitis y puede ser secundario a diseminación hemática de una infección pulmonar, o por extensión directa de lesiones en senos paranasales o nasofaringe. Además, se observan infartos embólicos en pacientes con endocarditis o válvulas protésicas infectadas. El diagnóstico requiere biopsia de la lesión cerebral, ya que los cultivos de LCR rara vez son positivos y no existen pruebas serológicas. El tratamiento incluye la exéresis de la lesión y la administración de anfotericina B; sin embargo, la respuesta es escasa en un porcentaje alto de pacientes.

***Criptococosis.*** Es la micosis más frecuente del SNC, en parte por el neurotropismo del *Cryptococcus neoformans* y en parte por la predisposición que tienen los enfermos con SIDA a ser infectados por este hongo oportunista.[29] El compromiso neurológico toma la forma de meningitis subaguda o crónica, la cual suele asociarse con alteraciones mentales y disminución de la agudeza visual; ésta se debe a invasión directa de los nervios ópticos por el *C. neoformans* o a su distensión por aumento de presión intracraneana. Se pueden observar también abscesos o granulomas cerebrales (toruloma). En los pacientes con SIDA y meningitis criptocócica el citoquímico del LCR puede ser normal, por lo que el diagnóstico se basa en la visualización del hongo con la tinción de tinta china o mediante la determinación del antígeno de criptococo en LCR. La administración de anfotericina B asociada con flucitosina o fluconazol produce la remisión en el 75% de los casos. En los pacientes con SIDA este tratamiento debe ser seguido por terapia de mantenimiento con fluconazol para evitar recidivas.

***Candidiasis.*** Es causada por la *Candida albicans,* un hongo oportunista que forma parte de la flora intestinal y en sujetos inmunosuprimidos puede invadir el SNC.[30] El compromiso neurológico es tardío y suele enmascararse por signos más graves de infección sistémica, por lo que puede pasar inadvertido. En los ancianos la candidiasis del SNC se manifiesta por abscesos múltiples, que producen hipertensión intracraneana y signos de focalización. El diagnóstico requiere biopsia de la lesión, el tratamiento con anfotericina B y flucitosina suele ser eficaz.

***Mucormicosis.*** Es causada por hongos oportunistas en la clase Cigomicetos (*Rhizopus, Mucor* y *Absidia*). Es la micosis del SNC más grave que existe y se observa principalmente en diabéticos y adictos a drogas intravenosas. En los diabéticos predomina la forma rinocerebral, en la cual se observan lesiones necróticas en la nariz y las órbitas, asociadas con trombosis de seno cavernoso e infartos cerebrales secundarios a oclusión carotídea. En los drogadictos o en sujetos inmunosuprimidos predomina la forma parenquimatosa, con formación de abscesos o de infartos cerebrales sin compromiso rinoorbitario.[31] La mortalidad de esta entidad es elevada, aunque hay informes de remisiones con el uso de anfotericina B. En la forma rinocerebral hay que realizar, además, debridación extensa de las lesiones necróticas.

## Neurosífilis

*Etiopatogenia.* La sífilis es causada por el *Treponema pallidum*, una espiroqueta móvil difícil de visualizar en el microscopio. La enfermedad se adquiere por inoculación directa del agente causal en piel y mucosas. Pocos días después, junto con la diseminación hemática del *Treponema,* aparece el chancro sifilítico en el sitio de la inoculación (sífilis primaria). La invasión del SNC puede producirse en estadios tempranos, pero es asintomática y se evidencia únicamente mediante estudio de LCR. El chancro sifilítico cura en forma espontánea en 3 a 6 semanas, luego de lo cual aparece una serie de manifestaciones sistémicas tales como erupciones cutáneas, adenopatía y lesiones mucosas (sífilis secundaria). Los síntomas de la sífilis secundaria también remiten en forma espontánea en semanas o meses y la enfermedad entra en un estado latente que puede durar varios años. Luego de este tiempo, aproximadamente el 30% de los pacientes desarrollan manifestaciones tardías, que incluyen alteraciones cardiovasculares y neurológicas (sífilis terciaria). Estas últimas son producto de un compromiso vascular mediado inmunitariamente o de daño neuronal directo.[32]

*Cuadro clínico:* Se reconocen 4 síndromes clínicos de neurosífilis: meningitis, vasculitis, neurosífilis parenquimatosa y goma sifilítico.[32,33] Estos síndromes pueden presentarse solos o coexistir en un mismo individuo.

*Meningitis sifilítica.* Resulta de la inflamación de las meninges secundaria a arteritis de pequeños vasos y se presenta uno a dos años después de la infección primaria. El cuadro es el de una meningitis aséptica de inicio subagudo, con cefalea, parálisis de nervios craneanos, crisis convulsivas y deterioro de conciencia. Menos del 50% de los pacientes cursan con fiebre. El análisis de LCR revela pleocitosis mononuclear moderada e hiperproteinorraquia, y los estudios de neuroimágenes pueden mostrar hidrocefalia e infartos lacunares.

*Vasculitis sifilítica.* Este cuadro se debe a endarteritis proliferativa con compromiso de vasos de mediano calibre (arteritis de Heubner) y se presenta 4 a 10 años después de la infección primaria. Su inicio es insidioso, con cefalea, irritabilidad, apatía y crisis convulsivas. Luego aparecen déficit neurológicos focales secundarios a infartos cerebrales localizados en el territorio de la arteria cerebral media o de la arteria basilar. El estudio citoquímico del LCR siempre es anormal y la angiografía revela estrechamientos multisegmentarios de arterias cerebrales.

*Neurosífilis parenquimatosa.* Es la complicación neurológica de aparición más tardía; se presenta 10 a 20 años después de la infección primaria. Esta forma de neurosífilis se debe a daño neuronal directo asociado con desmielinización y gliosis. Se reconocen dos variantes de neurosífilis parenquimatosa, la paresia general (demencia paralítica) y la tabes dorsal, las cuales difieren de su cuadro clínico y en la distribución del daño neuronal (cortical en la paresia general y medular en la tabes dorsal). La paresia general comienza como una demencia progresiva a la que ulteriormente se le asocian pérdida de control motor y de esfínteres; el LCR siempre es anormal y los estudios por neuroimágenes muestran atrofia cortical. La tabes dorsal comienza con ataques de dolor lancinante en las extremidades y con el tiempo sobreviene pérdida de propiocepción, arreflexia y marcha con amplia base de sustentación. La tabes también puede cursar con dolor abdominal episódico (crisis viscerales), atrofia óptica y pérdida del reflejo pupilar a la luz (pupila de Argyll-Robertson).

*Goma sifilítico.* Es la forma menos frecuente de neurosífilis y consiste en la formación de un granuloma localizado en cualquier parte del SNC. Cursa con signos de focalización y desde el punto de vista clínico y de neuroimagen simula otro tipo de lesiones focales del SNC.

*Diagnóstico.* Las alteraciones citoquímicas del LCR y los hallazgos de neuroimágenes son inespecíficos de la neurosífilis y pueden observarse en otros procesos infecciosos del SNC. Por otra parte, la visualización directa del *T. pallidum* en LCR es difícil, por lo que el diagnóstico se basa en la correcta interpretación de los estudios serológicos en un contexto clínico compatible. Las pruebas más utilizadas, la VDRL y el FTA-ABS, presentan limitaciones diagnósticas cuando se las determina en LCR, ya que la VDRL tiene baja sensibilidad y alta especificidad, mientras que el FTA-ABS tiene alta sensibilidad y baja especificidad.[32]

*Tratamiento.* La penicilina es el tratamiento de elección para la neurosífilis; sin embargo, su utilidad depende del grado de compromiso neurológico del enfermo. El fármaco reduce el riesgo de desarrollar neurosífilis en pacientes con infección asintomática del SNC. De igual manera, el tratamiento de la meningitis y de la vasculitis sifilítica es eficaz para revertir las manifestaciones clínicas y evitar la progresión de la enfermedad. Los gomas sifilíticos también suelen responder bien al tratamiento. Por el contrario, en los pacientes con tabes dorsal o paresia general la respuesta al tratamiento es pobre debido al daño neuronal existente. Aunque hay controversia en torno de la dosis óptima de penicilina y de la duración del tratamiento, los dos esquemas más aceptados en la actualidad son: penicilina G sódica, 12 a 24 millones UI/día IV, durante 10 a 14 días, y penicilina procaínica, 2,4 millones UI/día IM, asociada con probenecid, 2 g/día, durante 10 a 14 días.[32] En los pacientes alérgicos a la penicilina pueden utilizarse tetraciclinas, eritromicina o ceftriaxona.

## Infecciones virales

***Encefalitis por herpesvirus.*** Es producida por el virus herpes simple tipo 1, que tiene la capacidad de permanecer latente en el huésped durante años y de reactivarse bajo diversas circunstancias. Se considera que el compromiso cerebral se debe a su diseminación desde el bulbo olfatorio y el ganglio de Gasser hacia los lóbulos frontales y temporales, mediante mecanismos de flujo axonal retrógrado.[34] Una vez en el SNC, el virus desencadena cambios inflamatorios, congestión vascular, reblandecimiento cerebral y necrosis hemorrágica. El cuadro clínico es el de una encefalitis aguda, con fiebre, cambios en el comportamiento, convulsiones, signos de focalización y deterioro de conciencia. El EEG muestra, en más del 80% de los casos, actividad paroxística en uno o en ambos lóbulos temporales, y la TC así como la IRM son muy sensibles para detectar zonas de infarto hemorrágico en el nivel frontal o temporal.[35] El estudio del LCR revela pleocitosis mononuclear (50 a 200 células × mm³) y discreto aumento de proteínas. El diagnóstico definitivo se establece aislando el agente causal en material de biopsia. El tratamiento con aciclovir (30 mg/kg/día IV durante 14 días) ha reducido considerablemente la mortalidad asociada con esta entidad, aunque las secuelas siguen elevadas en pacientes que se encuentran en coma al iniciarse el tratamiento.

***Herpes zoster.*** Es una infección que compromete principalmente al sistema nervioso periférico; se relaciona con la reactivación del virus varicela zoster, el cual, al igual que el anterior, permanece durante años en los ganglios sensitivos dorsales hasta que por diversos mecanismos se torna virulento y condiciona síntomas clínicos.[36] Se caracteriza por una erupción cutánea de tipo vesicular, asociada con dolor radicular y alteraciones sensitivas segmentarias que predominan en el nivel de los dermatomas torácicos o en el territorio de los nervios trigémino y facial. El herpes zoster cefálico puede causar, además del compromiso propio de los nervios craneanos, afección del SNC por diseminación retrógrada del virus; los dos síndromes más reconocidos son la encefalitis aguda y el herpes oftálmico con hemiplejía contralateral, el cual se relaciona con el desarrollo de angeítis intracraneana.[37] Por otra parte, el herpes zoster torácico puede complicarse con una mielitis transversa relacionada con invasión directa del virus al parénquima medular o con el desarrollo de angeítis e isquemia medular. No hay consenso respecto de si todos los pacientes con herpes zoster deben recibir tratamiento antiviral o si éste debe reservarse para aquellos con evidencia de inmunosupresión. Se considera que el tratamiento temprano con aciclovir (800 mg PO c/4 horas durante 7 días) reduce el tiempo de curación de las lesiones cutáneas y disminuiría el riesgo de afección del SNC, sin modificar el desarrollo ulterior de neuralgia posherpética.

***Leucoencefalopatía multifocal progresiva.*** Es causada por el virus JC, un papovavirus que se encuentra en más del 70% de la población en forma inactiva y que bajo circunstancias de inmunosupresión se reactiva para producir un cuadro clínico severo relacionado con desmielinización en diversas áreas del SNC.[38] El cuadro se caracteriza por un síndrome demencial de evolución subaguda, asociado con ceguera cortical, afasia, ataxia y cuadriparesia. El LCR habitualmente es normal y la TC o la IRM muestran múltiples zonas de rarefacción en la sustancia blanca subcortical o en el cerebelo. No existe tratamiento específico y los pacientes mueren 3 a 6 meses después del comienzo de los síntomas.

***Síndrome de inmunodeficiencia adquirida (SIDA).*** El SIDA es el estadio terminal de la infección por el virus de la inmunodeficiencia humana (HIV), un retrovirus no oncogénico que tiene la capacidad de replicarse en el interior de los linfocitos T inductores, con lo cual genera un estado de inmunosupresión severa responsable de la aparición de infecciones por gérmenes oportunistas y del desarrollo de neoplasias.[39] Por otra parte, el HIV ingresa en el SNC donde causa daño estructural directo,

**Cuadro 30-1.** *Complicaciones neurológicas del SIDA*

MANIFESTACIONES INDUCIDAS POR EL HIV
  Complejo SIDA-demencia
  Meningitis aséptica
  Mielopatía vacuolar
  Neuropatía periférica
  Miopatía
  Enfermedad cerebrovascular

INFECCIONES OPORTUNISTAS
  PARASITARIAS  Toxoplasma gondii
  MICÓTICAS     Candida sp.
                Aspergillus sp.
                Coccidioides immitis
                Histoplasma capsulatum
  VIRALES       Citomegalovirus
                Herpes simple
                Varicela zoster
                Papovavirus
  BACTERIANAS   Treponema pallidum
                Mycobacterium tuberculosis
                Micobacterias atípicas
                Listeria monocytogenes
                Escherichia coli
                Nocardia asteroides

NEOPLASIAS
  Linfoma primario del SNC
  Linfoma metastásico al SNC
  Sarcoma de Kaposi

manifestado principalmente por un síndrome demencial progresivo asociado con déficit neurológicos focales.[40] El SIDA es relativamente raro en los ancianos debido a que el HIV se transmite fundamentalmente por contacto sexual; sin embargo, como también puede transmitirse por transfusiones sanguíneas o agujas contaminadas, los ancianos no están exentos de desarrollar esta enfermedad. Las manifestaciones neurológicas del SIDA son diversas (cuadro 30-1) y suelen asociarse con manifestaciones sistémicas o signos cutáneos que permiten sospechar el diagnóstico. La búsqueda de anticuerpos anti-HIV en sangre y LCR es obligatoria en todos los casos sospechosos, así como una serie de exámenes de laboratorio y de neuroimágenes destinados a determinar qué tipo de infección sobreagregada tiene el paciente. El tratamiento dependerá del tipo de complicación neurológica, recordando que en la mayoría de los casos el pronóstico es sombrío.

## Neurocisticercosis

*Etiopatogenia.* La neurocisticercosis (NCC) es la enfermedad parasitaria más frecuente del SNC. Se produce cuando el hombre se convierte en el huésped intermediario de la *Taenia solium* al ingerir sus huevecillos presentes en alimentos contaminados. Una vez en el tubo digestivo, los huevecillos se transforman en oncosferas, las cuales entran a la circulación y son transportadas hasta los tejidos del huésped, donde se desarrollan las larvas (cisticercos). Los parásitos prefieren alojarse en el SNC, donde se localizan en el parénquima cerebral, espacio subaracnoideo, sistema ventricular o médula espinal.[41]

*Cuadro clínico.* No existe un cuadro clínico propio de la NCC ya que los signos y síntomas dependen del número y de la localización de las lesiones, así como de la intensidad de la respuesta inmune del huésped.[42,43] La NCC parenquimatosa se manifiesta por crisis convulsivas, déficit neurológicos focales o deterioro intelectual. La NCC subaracnoidea y la ventricular suelen cursar con hipertensión endocraneana relacionada con hidrocefalia; en ocasiones se observan infartos cerebrales secundarios a angeítis o parálisis de nervios craneanos secundaria a aracnoiditis. La NCC medular puede condicionar compromiso radicular difuso o un síndrome medular segmentario.[41]

*Diagnóstico.* Se basa en la interpretación correcta de estudios de neuroimágenes y de pruebas inmunológicas en LCR. En pacientes con NCC parenquimatosa la TC muestra zonas quísticas, lesiones anulares o calcificaciones, mientras que en la NCC subaracnoidea hay hidrocefalia y captación anormal del medio de contraste en las meninges basales. Son frecuentes las formas de presentación mixtas, con quistes, calcificaciones e hidrocefalia (fig. 30-4). La IRM es más sensible que la TC para detectar lesiones pequeñas o quistes ventriculares. El LCR suele ser normal en la NCC parenquimatosa y anormal en la subaracnoidea, con pleocitosis mononuclear e hiperproteinorraquia. La detección de anticuerpos anticisticerco en LCR tiene una sensibilidad y especificidad superior al 85% en pacientes con la variante subaracnoidea, pero estas pruebas pueden ser negativas en casos de NCC parenquimatosa o ventricular.[44] De igual manera, la búsqueda de anticuerpos en sangre no tiene valor debido al elevado número de falsos positivos o negativos.

*Tratamiento.* Por tratarse de una enfermedad pleomórfica, no existe un esquema único de tratamiento para todas las variantes de NCC. Los pacientes con calcificaciones sólo deben recibir tratamiento sintomático, por ejemplo, drogas antiepilépticas si presentan convulsiones. Por el contrario, los quistes deben ser tratados con albendazol (15 mg/kg/día durante 8 días) o praziquantel (50 mg/kg/día durante 15 días). Los pacientes con múltiples quistes o quistes gigantes deben ser comedicados con

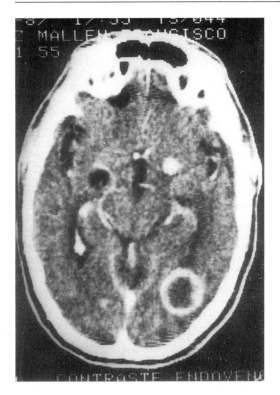

**Fig. 30-4.** TC contrastada de un paciente con NCC mixta. Se observan calcificaciones, lesiones quísticas, lesiones anulares y reforzamiento anormal de las leptomeninges.

dexametasona, para evitar la hipertensión intracraneana que sobreviene durante el tratamiento con albendazol o praziquantel.[45] Finalmente, los pacientes con hidrocefalia deben ser sometidos a derivación ventricular y los quistes ventriculares o espinales deben ser resecados quirúrgicamente.

## BIBLIOGRAFÍA

1. Behrman RE, Meyers BR, Mendelson MH, Sacks HS, Hirschman SZ. Central nervous system infections in the elderly. Arch Intern Med, 149:1596-1599, 1989.
2. Berk SL, Smith JK. Infectious diseases in the elderly. Med Clin North Am, 67: 273-294, 1983.
3. Tunkel AR, Wispelwey B, Scheld WM. Bacterial meningitis: recent advances in pathophysiology and treatment. Ann Intern Med, 112:610-623, 1990.
4. Ueunten D, Tobias J, Sochat M, Miranda C, Mulligan M, Yoshiwawa TT. An unusual cause of bacterial meningitis in the elderly. Arch Neruol, 50:388-389, 1983.
5. Harris TM, Edwards MK. Meningitis. Neuroimaging Clin North Am, 1:39-56, 1991.
6. Del Brutto OH, Escobar A. Abscesos cerebrales: estado actual y perspectivas. Rev Invest Clin (Méx.), 40:177-189, 1987.
7. Chun CH, Johnson JD, Hofstetter M, Raff MJ. Brain abscess: a study of 45 consecutive cases. Medicine, 65:415-431, 1986.
8. Bothe HW, Paschenb W. Regional morphology and biochemistry in experimental brain abscesses. Acta Neuropathol, 69:17-22, 1986.
9. Zimmerman RD, Weingarten K. Neuroimaging of brain abscesses. Neuroimaging Clin North Am, 1:1-16, 1991.
10. Decazes JM, Vodant-Modai P. Concentrations des antibiotiques dans le cerveau humain: applications au traitement des absces cerebraux. Med Malad Infect, 12:885-891, 1988.
11. Zuger A, Lowy FD. Tuberculosis of the central nervous system. En: Zcheld WM, Withley RJ, Durack DT (Eds.). Infections of the central nervous system. Nueva York: Raven Press, págs. 425-456, 1991.
12. Dastur KD, Lalitha VS. The many facets of neurotuberculosis: an epitome of neuropathology. En: Zimmerman HM, (Ed.). Progress in neuropathology, V 2. Nueva York, Grune & Stratton, págs. 351-408, 1973.
13. Ogawa SK, Smith MA, Brennessel DJ, Lowy FD. Tuberculous meningitis in a urban medical center. Medicine, 66:317-325, 1987.
14. Loizou LA, Anderson M. Intracranial tuberculomas: correlation of computarized tomography with clinicopathological findings. Quart J Med, 201:104-114, 1982.
15. Talamás O, Del Brutto OH, García-Ramos G. Brainstem tuberculoma: an analysis of 11 patients. Arch Neurol, 46:529-535, 1989.
16. Harder E, Al-Kawi MZ, Carney P. Intracranial tuberculoma: conservative management. Am J Med, 74: 570-575, 1983.
17. van Dick A. CT of intracranial tuberculomas with specific reference to the "target sign". Neuroradiology, 30: 329-336, 1988.
18. Salgado P, Del Brutto OH, Talamás O, Zenteno MA, Rodriguez-Carbajal J. Intracranial tuberculoma: MR imaging. Neuroradiology, 31:299-302, 1989.
19. Chambers ST, Hendrickse WA, Record C, Rudge P, Smith H. Paradoxical expansion of intracranial tuberculoma during chemotherapy. Lancet, 2: 181-184, 1984.
20. Salaki JS, Louria DB, Chmel H. Fungal and yeast infections of the central nervous system: a clinical review. Medicine, 64:108-132, 1984.
21. Perfect JR, Durack DT. Pathogenesis and pathophysiology of fungal infections of the central nervous system. En: Scheld WM, Whitley RJ, Durack DT (Eds.). Infections of the central nervous system. Nueva York: Raven Press, 693-702, 1991.
22. Perfect JR. Diagnosis and treatment of fungal meningitis. En: Scheld SM, Withley RJ, Durack DT (Eds.). Infections of the central nervous system. Nueva York, Raven Press, págs. 729-739, 1991.
23. Camarata PJ, Dunn DL, Farney AC, Parker RG, Seljeskog EL. Continual intracavitary administration of amphotericin B as an adjunct in the treatment of aspergillus brain abscess: case report and review of the literature. Neurosurgery, 31:575-579, 1992.
24. Wheat LJ, Batteiger BE, Sathapatayavongs B. *Histoplasma capsulatum* infections of the central nervous system: a clinical review. Medicine, 69:244-260, 1990.
25. Roos KL, Bryan JP, Maggio WW, Jane JA, Scheld WM. Intracranial blastomycoma. Medicine, 66:224-235, 1987.
26. Ampel NM, Ryan KJ, Carry PJ, Wieden MA, Schifman RB. Fungemia due to *Coccidioides immitis*: an analysis of 16 episodes in 15 patients and a review of the literature. Medicine, 65:312-321, 1986.
27. Mena I, Leone-Stay G. Blastomicosis sudamericana (paracoccidiodomicosis) simulando tumor cerebral. Rev Ecuat Neurol, 2:149-151, 1993.

28. Beal MF, O'Carroll P, Kleinman M, Grossman RI. Aspergillosis of the nervous system. Neurology, 32:473-479, 1982.
29. Kovacs JA, Kovacs AA, Polis M. et al. Cryptococosis in the acquired immunodeficiency syndrome. Ann Intern Med, 103:533-538, 1985.
30. Black JT. Cerebral candidiasis: case report of brain abscess secondary to *Candida albicans*, and review of the literature. J Neurol Neurosurg Psychiatry, 33: 864-870, 1970.
31. Escobar A, Del Brutto OH. Multiple brain abscesses from isolated cerebral mucormycosis. J Neurol Neurosurg Psychiat, 53: 431-433, 1990.
32. Hook EW III. Central nervous system syphilis. *En:* Scheld WM, Withley RJ, Durack DT (Eds.). Infections of the central nervous system. Nueva York, Raven Press, pág. 639-656, 1991.
33. Simon RP. Neurosyphilis. Arch Neurol, 42:606-613, 1985.
34. Damasio AR, Hoesen GW. The limbic system and the localization of herpes simplex encephalitis. J. Neurol Neurosurg Psychiatry, 48:297-301, 1985.
35. Schroth G, Gawehn J, Thron A, Vallbracht A, Voigt K. Early diagnosis of herpes simplex encephalitis by MRI. Neurology, 37:179-183, 1987.
36. Dolin R. Herpes zoster-varicella infections in immunosupressed patients. Ann Intern Med, 89:375-388, 1978.
37. MacKenzie RA, Forbes GS, Karnes WE. Angiographic findings in herpes zoster arteritis. Ann Neurol, 10:458-464, 1981.
38. Brook BR, Walker D. Progressive multifocal leukoencephalopathy. Neurol Clin, 2:299-313, 1984.
39. Fauci AS. The human immunodeficiency virus: infectivity and mechanism of pathogenesis. Science, 239:617-622, 1988.
40. Navia BA, Jordan BD, Price RW. The AIDS-dementia complex: I. Clinical features. Ann Neurol, 19:517-524, 1986.
41. Del Brutto OH, Sotelo J. Neurocysticercosis: an update. Rev Infect Dis, 10:1075-1087, 1988.
42. Sotelo J, Guerrero V, Rubio F. Neurocysticercosis: a new classification based on active and inactive forms. Arch Intern Med, 145:442-445, 1984.
43. Del Brutto OH, García E, Talamás O, Sotelo J. Sex-related severity of inflammation in parenchymal brain cysticercosis. Arch Intern Med, 148:544-546, 1988.
44. Rosas N, Sotelo J. Nieto D. ELISA in the diagnosis of neurocysticercosis. Arch Neurol, 43:353-356, 1986.
45. Del Brutto OH, Sotelo J, Roman GC. Therapy for neurocysticercosis: a reappraisal. Clin Infect Dis, 17:730-735, 1993.

# COMA EN GERIATRÍA

Ignacio Casas Parera
Salomón Muchnik

Aproximadamente la mitad de los pacientes admitidos en unidades de cuidados intensivos (UCI) son mayores de 65 años, a pesar de que la población de la tercera edad constituye el 12% del total.[1,2] Creemos que estos números son menores a los que corresponderían técnicamente, ya que el médico realiza una preselección para admitir sólo a aquellos que más se beneficiarán de cuidados tan especializados.

Los geriatras suelen dividir a los viejos en subgrupos de acuerdo con las edades: viejos-jóvenes (65-74 años), viejos-intermedios (75-84 años) y viejos-viejos (≥ 85 años); este último grupo con más crecimiento numérico en los últimos años.[3] La edad cronológica no se correlaciona necesariamente con la fisiológica debido a que el proceso de envejecimiento varía de individuo a individuo; la población añosa es claramente heterogénea y por ello no es apropiado hacer generalizaciones sobre estos pacientes.

La "doctrina de la ancianidad", sistema destructivo y de falsas creencias sobre este grupo de pacientes, está arraigado profundamente en el sistema médico y la sociedad;[4] este prejuicio puede ser problemático en el contexto del tratamiento intensivo si resta importancia o niega los cuidados necesarios por parte de los agentes de la salud. Desde la perspectiva de la medicina geriátrica, la evaluación debe ser amplia e incluir una cuidadosa evaluación médica, psicológica, social y funcional.

Muchos problemas de salud en medicina geriátrica no se pueden resolver. La prevalencia de enfermedades crónicas y sus síntomas fluctuantes, además de la afectación funcional durante períodos prolongados, complican el tratamiento de los gerontes. Muy pocos médicos discuten con sus pacientes el cuidado del período último de vida, a pesar de que la mayoría de los galenos creen que es un tópico importante a tratar. Está demostrado que los apoderados, los médicos y las enfermeras no son fieles voceros de las preferencias de los pacientes, ya que subestiman o exageran sus deseos.[5,6] Los médicos que cuidan y tratan a pacientes críticamente enfermos de cualquier edad deben aceptar la muerte, como también poseer la habilidad de cuidar y aliviar al moribundo. Estas habilidades requieren autocrítica y conciencia.

También debe recordarse a los familiares del paciente, quienes concientizan el proceso de muerte del paciente evocando emociones intensas. Para sujetos delirantes o ansiosos la visita de familiares puede ser de gran valor terapéutico, aunque éstas deben ajustarse a las necesidades individuales del paciente.

La terapéutica para los pacientes de edad en condiciones críticas se complica por muchos de los problemas que hacen más complejo el diagnóstico diferencial y dificultan el cuidado, incluidos trastornos metabólicos y fallas en las respuestas homeostáticas, además de respuestas impredecibles y reacciones adversas a diferentes drogas, todo lo cual es un reto para el más experimentado médico en la materia.

En pacientes añosos y más aun en condiciones críticas, son comunes las respuestas atípicas a la gama de drogas que se les administra lo que también se hace con una frecuencia que los expone a las reacciones adversas. El shock, la insuficiencia cardíaca congestiva y la sepsis impiden una perfusión hepática y la función hepatocelular se resiente especialmente en este grupo de pacientes.

Las benzodiazepinas son utilizadas con frecuencia para procedimientos de intubación y cardioversión como también para aliviar el estrés de la asistencia respiratoria. Los gerontes tienen probablemente un aumento de la sensibilidad intrínseca a estas drogas, cuyo mecanismo es desconocido. La unión a las proteínas disminuye cuando la concentración de albúmina es baja, lo que aumenta la concentración de droga libre[7], que al ser metabolizadas en el hígado debe usarse con precaución extrema.[8-9]

El diazepam, el clordiacepóxido y otras sustancias son oxidadas a metabolitos activos con vida media prolongada y eliminación reducida en los gerontes;[8] en cambio, el lorazepam, el oxazepam y el temazepam son eliminados por conjugación, paso que puede no ser tan afectado por la edad. El midazolam causa menos flebitis que el diazepam cuando se emplea por vía intravenosa,[10] pero debe utilizarse en dosis menores que este último en pacientes añosos[11] (la dosis de diazepam y midazolam se reducen en un 10% y 15% por década, respectivamente) y prestarse especial atención a los efectos sedantes 3 a 5 minutos luego de su administración IV lenta, para determinar la dosis apropiada y el eventual tratamiento de la depresión respiratoria.

La reducción de la biotransformación de los fármacos en el hígado incrementa la biodisponibilidad de los empleados por vía bucal, tales como los betabloqueantes, los bloqueantes cálcicos, los antidepresivos tricíclicos y los tranquilizantes mayores.

La dosis de narcóticos también requiere reducción en los pacientes añosos; la morfina y la meperidina tienen un clearance plasmático reducido,[12,13] y los efectos de la morfina y pentazocina están incrementados en ellos.[14]

En pacientes críticos siempre debe considerarse la profilaxis para la trombosis venosa profunda, con heparina subcutánea, 5.000 UI cada 12 horas.[15]

Las úlceras por estrés y sangrado gastrointestinal alto se asocian con significativa morbilidad y mortalidad.[16] Los factores mayores de riesgo incluyen ventilación mecánica prolongada, sepsis, trauma y coagulopatía. Los antagonistas de receptores $H_2$ se usan con el objeto de aumentar el pH gástrico y disminuir la úlcera por estrés, el bolo de 50 mg de ranitidina seguido de infusión por goteo a 0,125 mg/hora habitualmente es efectivo, aunque para individuos con factores de riesgo se puede aumentar a 0,25 mg/hora.[17]

Varias observaciones hacen que este tipo de pacientes se encuentren ante un riesgo particular de colonización endotraqueal y neumonía intrahospitalaria: a) el reflujo gastroesofágico es común en los viejos y se asocia con complicaciones pulmonares;[18] b) la disfunción gastroduodenal con reflujo biliar e incremento del pH gástrico con aumento de colonización gástrica;[19] c) en los viejos hay mayor tendencia al crecimiento de bacterias intestinales.[20] Agentes terapéuticos tales como la teofilina, los narcóticos y los bloqueantes $H_2$, que pueden exacerbar el reflujo, deteriorar la motilidad gastrointestinal y disminuir el pH gástrico, respectivamente, en teoría pueden aumentar la colonización endotraqueal y por consiguiente la posibilidad de neumonía. A pesar de que los riesgos no están cabalmente demostrados, sería prudente considerar con cuidado los peligros y beneficios potenciales al usar este tipo de medicaciones en pacientes que requieren asistencia respiratoria mecánica.

Para mejorar la motilidad gastrointestinal se suele usar la metoclopramida. Los viejos tienen un incremento en la liberación de arginina vasopresina como respuesta a la metoclopramida en comparación con pacientes jóvenes,[21] efecto que puede causar hiponatremia. Otro efecto adverso importante es el agravamiento de la enfermedad de Parkinson y la producción de acatisia.[22]

La edad de disminución de la función renal requiere una dosificación reducida de drogas que son excretadas por orina, como la penicilina, las cefalosporinas, la vancomicina y aminoglucósidos, cuidando la nefrotoxicidad y ototoxicidad de los últimos.[23] Estos pacientes son más susceptibles a la colitis producida por antibióticos y por ello la diarrea deberá ser evaluada en forma apropiada.

Debe prestarse especial atención al mantenimiento de la integridad de la piel y prevenir las escaras por decúbito mediante la movilización del paciente. No hay que olvidar una adecuada nutrición para cada enfermo según sus requerimientos calóricos diarios.

El mantenimiento de la temperatura es crucial para el normal funcionamiento del cuerpo. La temperatura oscila en rangos estrechos (1,1ºC) alrededor de los 37ºC y aun variaciones pequeñas (del 10%) pueden causar riesgo de vida.[24] El 80% de las calorías usadas por el cuerpo están comprometidas en sistemas para la termorregulación,[25] para la cual son tres los factores que determinan el equilibrio global del cuerpo: la producción de calor por metabolismo, intercambio de calor entre el cuerpo y el medio ambiente y la pérdida de calor por la evaporación del sudor.[26] El cuerpo pierde calor por 4 mecanismos:[27] radiación, convección, conducción y evaporación del sudor. Varios de los sistemas que regulan el calor corporal pueden estar afectados por el proceso de envejecimiento normal, y, por otro lado, los mecanismos de adaptación presentar alteraciones severas por enfermedades crónicas subclínicas y clínicas comunes en los viejos.[28]

Hay una variedad de drogas que pueden afectar la termorregulación:[29] los anticolinérgicos, los antihistamínicos y los antidepresivos tricíclicos disminuyen la sudoración; los neurolépticos pueden ocasionar disfunción hipotalámica, y los estimulantes del SNC y el litio incrementan la producción de calor. Los betabloqueantes, los diuréticos, los opiáceos, los sedantes, y los salicilatos también afectan la termorregulación.

De los cuadros por exceso de calor, el golpe de calor es el trastorno que pone en serio riesgo la vida del paciente. La presentación típica incluye somnolencia, estupor, coma y convulsiones. La temperatura corporal generalmente está en 41°C o más y se asocia a taquicardia sinusal e hiperventilación; la rabdomiólisis y la falla renal aguda, así como la coagulación intravascular diseminada se presentan en ocasiones.[30] El tratamiento consiste en baños de agua helada o en mojar la piel en forma continua, colocando un ventilador directo al paciente.[31] Debe interrumpirse a los 39°C para evitar la hipotermia.

En pacientes con hipotensión arterial o patología cardíaca subyacente es útil la colocación de un catéter de Swan-Ganz. La acidosis metabólica es frecuente; los gases arteriales deben ser corregidos según la temperatura: para cada 1°C de hipertermia, la $Po_2$ aumenta un 6% y la $Pco_2$ un 4,4%, el pH decrece un 0,015.[32] El bicarbonato puede empeorar la hipertermia, por lo que debe usarse limitadamente. La agitación y los escalofríos pueden evitarse con benzodiazepinas de acción corta. La excreción urinaria debe mantenerse lo más alta posible.

Los ancianos están más expuestos que otros pacientes a desarrollar hipotermia (temperatura corporal menor de 35°C) y esto se debe a varias razones: la tasa del metabolismo basal está reducida (probablemente por disminución de la masa corporal),[33] el escalofrío es menos intenso en los ancianos[34] y la menor cantidad de grasa aísla menos térmicamente al paciente;[35] a esto se agrega un descenso de la sensibilidad al frío y a los cambios de la temperatura.[34]

Los sedantes reducen la percepción del frío y deprimen la función hipotalámica, los betabloqueantes afectan la producción de calor, los hipoglucemiantes disminuyen el sustrato para la termogénesis, el alcohol deprime la percepción ambiental y la función hipotalámica, y los hipotensores reducen la vasoconstricción.

La caída de la temperatura a 28°C deprime el consumo de $O_2$ al 50%; la TA cae, aumenta la diuresis y aparecen arritmias auriculares y ventriculares (estos hallazgos electrocardiográficos son precedidos por anormalidades como la J u ondas de Osborn siguiendo el complejo QRS, y prolongación de los intervalos PR, QRS y QT).[36,37] Si la temperatura se reduce más de esta marca, el consumo de $O_2$ es del 25%, hay asistolia y el EEG es plano. Las arritmias generadas revierten con la normalización de la temperatura corporal. El tratamiento consiste en un calentamiento corporal progresivo que puede lograrse con oxígeno húmedo caliente, líquidos IV a 40°C o más y, eventualmente, diálisis peritoneal a 40°C-45°C.[38,39] Los pacientes no deben ser declarados muertos, salvo que la temperatura haya disminuido a menos de 35°C o que a pesar de medidas enérgicas para su elevación ésta no se modifique. Si la temperatura central no aumenta al menos 0,5°C/hora, el pronóstico es malo.

Luego de la admisión en UCI, los pacientes añosos son más propensos a recibir medidas de soporte, como la asistencia respiratoria mecánica; sin embargo, esto no incrementa el período de permanencia y tampoco los costos.[1,2] Curiosamente un estudio demostró que la mayoría retornaba a sus casas, el 72% en buen estado para una vida independiente y el 82% con el mismo o mejor estado previo a su entrada en UCI.[40] De un grupo de pacientes que estuvieron en UCI y requirieron asistencia respiratoria mecánica, la mayoría que continuaban vivos al año de alta vivían independientemente y creían que su calidad de vida era buena.[41]

Para Mahul y col. la medición de parámetros fisiológicos es el único valor predictivo de mortalidad en el corto plazo. Los estados de salud y funcional, y la condición fisiológica antes de la admisión, fueron valores predictivos significativos en la supervivencia en el largo plazo luego de la UCI antes de la edad.[41]

Los viejos serán, cada vez con más frecuencia, los huéspedes de la UCI, y la mortalidad dependerá no tanto de la edad como de la severidad de la enfermedad de base, y de su estado previo de salud.

## Definición

Definiremos al coma como una alteración del estado de conciencia, y a la conciencia como el conocimiento de uno mismo y del medio que nos rodea.

La conducta consciente tiene 2 componentes fisiológicos: *contenido y nivel*. El contenido de la conciencia, que reside en la corteza cerebral en forma difusa, es la suma de funciones cognitivas y afectivas. El nivel está referido al estado de alerta, el que depende de un conjunto de respuestas más primitivas sincronizadas por una cadena de núcleos y tractos localizados enteramente en el tronco cerebral, entre el bulbo y el tálamo, llamado sistema activador reticular ascendente (SARA). El tálamo actúa como una perilla encendido-apagado del sistema, para la

**Cuadro 31-1.** *Niveles de conciencia*

Alerta: es el estado de vigilia normal.
Somnolencia: disminución del estado de alerta con reactividad fácil ante estímulos externos.
Estupor: estado en el cual la reactividad se logra únicamente con estímulos intensos, repetidos y dolorosos.
Coma: imposibilidad de despertar.

**Cuadro 31-3.** *Terapia de emergencia*

- Vía aérea libre.
- Catéter IV y muestra de sangre.
- Tiamina 100 mg IM/IV.
- 50 ml glucosa 50% IV.
- Naloxona 0,4 a 2 mg (intox. por opiáceos).
- Flumazenil 0,2 mg IV c/30 min, hasta un máximo de 1 mg en 2 horas (intox. por benzodiazepinas).[43]

integración del SARA con la corteza cerebral a través de la proyección tálamo cortical difusa.

En condiciones normales la conciencia sólo se altera durante el sueño; por consiguiente, los mecanismos fisiopatológicos que pueden llevar al coma actúan en forma amplia y difusa sobre la función de los hemisferios cerebrales o bien accionan focalmente sobre el SARA. De otra manera, para que el paciente esté en vigilia debe conservarse al menos un hemisferio cerebral que interactúe con un SARA que funcione normalmente.

El delirio, conocido como el sinónimo de síndrome confusional agudo, es caracterizado por disturbios oscilantes cognitivos, en el modo, atención, despertar y conciencia de uno mismo. Los gerontes hospitalizados son altamente suceptibles a presentar este síndrome.[42]

Nos referiremos específicamente a la afectación del despertar o estar despierto. En el cuadro 31-1 se especifican los niveles de conciencia y en el cuadro 31-2 se enumeran otros estados que deben ser diferenciados del coma propiamente dicho.

Brevemente, el coma puede considerarse superficial o profundo, pero debe tenerse presente que esto es sólo una guía. Realizar una cuantificación presenta considerables dificultades que en muchos casos lleva al error diagnóstico, en cambio es más útil una buena descripción semiológica y, sobre esta base, reducir el nivel de la lesión y la gravedad o el pronóstico del coma.

Dado que la cooperación del paciente será reducida o nula, el diagnóstico dependerá de la interpretación de los datos encontrados en la historia clínica y del examen físico. La información obtenida de amigos, testigos, policías,

**Cuadro 31-2.** *Estados similares al coma*

- Síndrome de cautiverio (Locked-in).
- Estado vegetativo.
- Síndrome apálico.
- Mutismo aquinético o coma vigil.
- Abulia.
- Catatonía.
- Psicógeno.

equipo de la ambulancia, brazalete, medalla y portadocumento puede aportar datos valiosos.

Las patologías causantes de coma pueden clasificarse en *estructurales*: a) supratentoriales, b) infratentoriales, y *metabólicas*: tóxico-metabólicas.

Es de importancia crítica determinar si uno o ambos hemisferios cerebrales, el tronco cerebral o ambos están afectados. Para ello el examinador determinará cuál de estos pilares del despertar están comprometidos.

### Semiología

Ante todo, en el paciente en coma es fundamental mantener la vía aérea permeable, y tratar el shock y la hemorragia. Se procede cuando corresponda según el cuadro 31-3; mientras se realiza la semiología neurológica no hay que olvidar el examen clínico que puede ser realizado simultáneamente por otro médico ayudado en lo posible por personal de enfermería.

Debe tenerse presente que los pacientes en asistencia respiratoria mecánica se encuentran con frecuencia bajo los efectos de drogas curarizantes y miorrelajantes. Deben transcurrir entre 6 u 8 horas desde la última dosis de estas drogas para una adecuada evaluación neurológica.

Se evaluará:

### 1) *Postura*

En el coma superficial, ésta será natural y confortable; con bostezo y estornudo. La tos, el hipo y la deglución no reflejan necesariamente este grado. Si el miembro toma una posición desmañada e incómoda o fláccido y rotado hacia afuera, corresponderá a una paresia o parálisis, respectivamente. Si los miembros quedan en la posición en que los deja el examinador, o se observa ojos y boca abiertos, será un coma profundo.

### 2) *Aliento*

Podrá ser alcohólico, hepático (huevo podrido), frutal (cetoacidosis), a licor o urinario (uremia) y a solvente (por hidrocarburos volátiles).

3) **Respiración** (fig. 31-1)

a) Cheyne-Stokes: respiración periódica donde alternan regular y gradualmente fases de taquipnea (20/90 segundos) y apnea (hasta 30 segundos). Se presenta en infartos bihemisféricos, encefalopatía hipertensiva y en algunos comas metabólicos.
b) Hiperventilación neurógena central: respiración rápida, profunda y sostenida (40-70/min) y gases en sangre con una $Po_2$ >80 mm Hg y $Pco_2$ < 40 mm Hg. Debe diferenciarse de la hiperpnea hipóxica hipocápnica por insuficiencia cardíaca, del edema de pulmón, del coma hepático y de la acidosis metabólica (resp. de Kussmaul).
c) Respiración apnéustica: inspiración, pausa de 2 a 3 seg, seguida de espiración completa. Gran valor localizador que indica lesión pontina.
d) Respiración atáxica de Biot: es un patrón respiratorio irregular en el que alternan respiraciones profundas y superficiales con períodos de apnea progresivamente más prolongados. Precede al paro respiratorio.
e) Respiración deprimida: chata, lenta y poco efectiva; se observa en la depresión bulbar por drogas.

4) **Pupilas**

La dilatación y constricción pupilar se hallan controladas por el sistema nervioso simpático y parasimpático, respectivamente. Recordemos que las vías simpáticas se originan en el hipotálamo y atraviesan todo el tronco encefálico hasta llegar al núcleo cilioespinal en el nivel T1-T3, donde abandonan la médula para hacer sinapsis en el ganglio cervical superior; desde allí las fibras simpáticas posganglionares viajan con la arteria carótida interna hasta alcanzar la órbita vía la arteria oftálmica. La inervación parasimpática proviene del núcleo de Edinger-Westphal en el nivel mesencefálico, y llega hasta la órbita siguiendo el trayecto del tercer par craneano. Las vías que regulan la función pupilar son adyacentes a las áreas que controlan la conciencia y, por lo tanto, sus alteraciones tienen valor localizador en los pacientes en coma.

Las lesiones hemisféricas no provocan alteraciones pupilares. En el daño diencefálico bilateral se altera la vía simpática: las pupilas son simétricas, pequeñas y reactivas a la luz. La lesión en el pedúnculo cerebral interrumpe las vías simpática y parasimpática; los cambios pupilares dependerán de si el daño es parcial

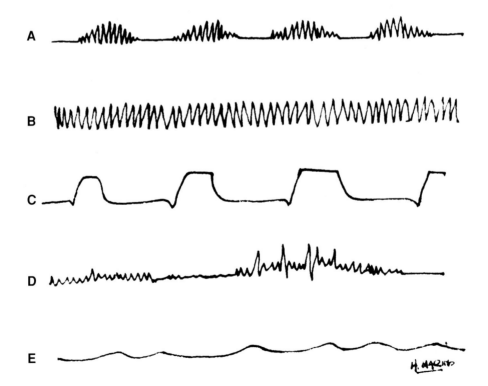

**Fig. 31-1.** Modificada del libro de Plum F, Posner JB. "Diagnosis of stupor and coma". 3a. ed. F.A. Davis. Filadelfia, 1982.

(tectal) o completo. El daño encefálico grave por hipoxia genera pupilas midriáticas y fijas (aunque puede ser reversible); frente a este tipo de pupila se debe descartar intoxicación atropínica. La interrupción de la vía simpática en el nivel pontino ocasiona pupilas puntiformes y reactivas (detectable con lupa y luz intensa); la intoxicación por opiáceos puede presentar el mismo cuadro.

El síndrome de Horner puede deberse a lesiones en el hipotálamo homolateral, o bien de la carótida interna homolateral afectada por trombosis, disecciones o traumas.

El reflejo fotomotor es de gran importancia en la evaluación del coma; en general se encuentra preservado hasta las etapas terminales del coma metabólico, por lo cual su ausencia indica casi siempre coma estructural.

### 5) *Motilidad ocular (MO)*

La posición de los ojos y la MO es la guía más útil para ubicar el sitio de la lesión estructural en el paciente comatoso. La evaluación de la MO consta de 3 elementos principales: 1) observación de los ojos y sus desviaciones, 2) MO espontánea, 3) MO refleja.

1) Cada hemisferio cerebral desvía la cabeza y los ojos en forma conjugada hacia el lado opuesto. En las lesiones hemisféricas, el hemisferio sano predomina, y desvía la cabeza y los ojos hacia el hemisferio dañado, salvo cuando la lesión es irritativa (foco epileptógeno) en que se produce un fenómeno inverso.

En las lesiones de tronco la desviación se produce hacia el sitio de la lesión troncal (mira el hemicuerpo parético).

La desviación conjugada de la mirada hacia abajo se puede observar en lesiones talámicas y subtalámicas así como en el coma hepático. La desviación vertical de un ojo (skew) habitualmente corresponde a una lesión en tronco o cerebelo homolateral al ojo descendido.

La mirada desconjugada horizontal puede observarse en pacientes soñolientos o estuporosos.

2) MO errática: corresponde a un movimiento lento, conjugado, hacia uno y otro lado, habitualmente horizontal. Implica indemnidad del tronco cerebral. En presencia de nistagmo debe descartarse un foco irritativo supratentorial.

El llamado "ocular bobbing" consiste en sacudidas rápidas, rítmicas y hacia abajo de los globos oculares, con una fase lenta de retorno. Implica lesión protuberancial.

La existencia de mioclonías velopalatinas indica lesión en el triángulo de Guillain-Mollaret, ubicado entre los núcleos rojo, olivar inferior y dentado.

3) La MO refleja (fig. 31-2) se explora con las pruebas de la rotación cefálica y estimulación laberíntica. El reflejo oculocefálico ("ojos de muñeca") se provoca girando bruscamente la cabeza hacia un lado y cuando el tronco está indemne los ojos se desviarán hacia el lado opuesto. También se flexiona y extiende la cabeza para evaluar la motilidad vertical hacia arriba y hacia abajo, respectivamente. Para examinar los reflejos oculovestibulares se procede a la irrigación de un conducto auditivo con 20 $cm^3$ de $H_2O$ helada (previa inspección de cada conducto auditivo externo y comprobar que la membrana timpánica no está perforada). Esta estimulación origina un nistagmo con fase lenta hacia el oído irrigado y fase rápida contralateral correctora cuando hay indemnidad supratentorial, mientras que en lesiones encefálicas con tronco preservado se observa una desviación tónica hacia el oído irrigado. Cuando el fascículo longitudinal medio (FLM) está comprometido, el ojo contralateral no aducirá.

### 6) *Sistema motor*

La postura de decorticación: flexión de codos y muñecas, aducción de MMSS contra el tórax, y extensión y rotación interna de MMII, es ocasionada por afectación de la vía piramidal por encima de los pedúnculos cerebrales. La rigidez de descerebración: hiperextensión del cuello, arqueo de la espalda, extensión, pronación y aducción de MMSS y extensión de MMII, es producida por lesiones entre la porción superior del mesencéfalo y el medio de la protuberancia; también puede verse en algunas encefalopatías metabólicas como hipoglucemia, anoxia o insuficiencia hepática. En el coma, el signo de Babinski bilateral tiene una interpretación difícil, ya que puede estar presente en ausencia de lesiones estructurales del sistema piramidal.

La diferencia entre coma estructural y metabólico se basa fundamentalmente en que en el primero los signos son focales y en el segundo difusos. Hay, sin embargo, excepciones a esta regla y el diagnóstico diferencial puede ser difícil (cuadro 31-4).

Una vez efectuado el diagnóstico de coma estructural se procederá a establecer si éste es supratentorial o infratentorial.

Las lesiones supratentoriales producen coma en forma directa por corticopatía difusa o secundariamente a una compresión del diencéfalo y el tronco encefálico.

La evolución del trastorno de sensorio asociada con signos o síntomas córtico-subcorticales

**Fig. 31-2.** Modificada del libro de Plum F, Posner JB: "Diagnosis of stupor and coma". 3a. ed. F.A. Davis. Filadelfia, 1982.

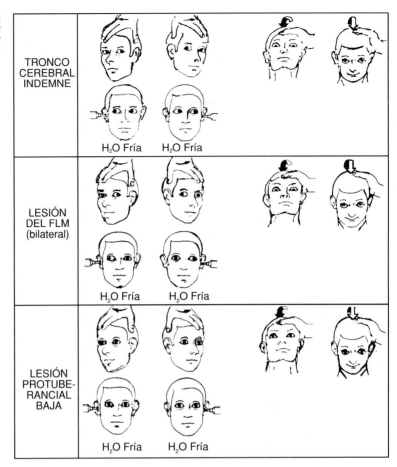

(afasia, hemianopsia, etc.) permite establecer el diagnóstico de lesión supratentorial. De la misma forma, cuando la progresión de los signos y síntomas sugiera compromiso de fosa posterior (ataxia, dismetría, nistagmos, etc.), se arribará al diagnóstico de coma por lesión infratentorial.

Desde el punto de vista práctico, la evaluación clínica del paciente en coma se efectúa mediante la escala de Glasgow (cuadro 31-5) que además de ser sencilla es muy reproducible independientemente de la experiencia del observador.

**Cuadro 31-4.** *Diagnósticos diferenciales del coma*

|  | *METABÓLICO* | *ESTRUCTURAL* |
|---|---|---|
| Conciencia | Fluctuante | Estable o deterioro |
| Signos | Difusos | Focales |
| Movimientos anormales | Temblor, asterixis, mioclonos generalizados, o multifocales | Convulsiones focales |
| Pupilas Ø | Simétricas y pequeñas | Otro tipo |
| Reactividad | Reactivas (casi siempre) | Reactivas o no reactivas |
| MO | Simétrica | Asimétrica |
| TC/IRM | Normal o alteración difusa | Lesión focal |

**Cuadro 31-5.** *Escala de Glasgow*

| | | | |
|---|---|---|---|
| Ojos | Abiertos | espontáneamente | 4 |
| | | ante una orden verbal | 3 |
| | | ante un estímulo doloroso | 2 |
| | Sin respuesta | | 1 |
| Mejor respuesta motora | Orden verbal | obedece | 6 |
| | Ante estímulo doloroso | localiza dolor | 5 |
| | | retira el miembro estimulado | 4 |
| | | postura de descorticación | 3 |
| | | postura de descerebración | 2 |
| | | No responde | 1 |
| Mejor respuesta verbal | | orientado y conversa | 5 |
| | | conversación confusa | 4 |
| | | palabras incoherentes | 3 |
| | | sonidos incomprensibles | 2 |
| | | No responde | 1 |
| TOTAL | | | 3-15 |

## Pronóstico

En el coma es difícil establecer un pronóstico, excepto que el paciente reúna los criterios de muerte cerebral.

El pronóstico del coma depende, en parte, si éste se produjo por drogas, o si fue causado por traumatismos o no. El primero habitualmente es reversible si no hubo daño secundario por hipoperfusión, hipoxia o por falta de sustratos metabólicos.

Dentro de los comas no traumáticos, los secundarios a enfermedad cerebrovascular son los de peor pronóstico, aquellos por hipoxia-anoxia secundaria a falla de bomba tienen un pronóstico intermedio,[44] mientras que los de causa metabólica tienen la mejor evolución. La combinación del examen clínico, el electroencefalograma y los potenciales evocados somatosensitivos del nervio mediano tienen valor para predecir la evolución clínica en el 77% de los casos de coma posanóxicos, pero la enolasa específica neuronal no fue útil.[45] Los casos que persisten en coma por más de 1 mes tienen pocas posibilidades de recuperar la conciencia, y si así fuera no tendrían una vida independiente. Con el mismo grado de compromiso neurológico, los pacientes en coma no traumático tienen peor evolución que los traumáticos.

En el coma traumático un puntaje bajo en la escala de Glasgow en la primera semana y la edad del paciente son las variables más útiles para el pronóstico a 6 meses (no sólo en términos de supervivencia, sino también en incapacidad residual severa). La escala de Glasgow para la evolución evalúa 5 categorías: 1) muerte; 2) estado vegetativo; 3) consciente pero con incapacidad severa; 4) incapacidad moderada pero independiente, y 5) buena recuperación (puede haber mínimas secuelas neurológicas y psiquiátricas).[46,47]

Al parecer el Doppler transcraneano se ha transformado en un método sumamente útil para el diagnóstico de muerte cerebral, con un 100% de especificidad y 93% de sensibilidad (sólo hubo falsos negativos).[48]

## Muerte cerebral

Ley 21.541 (decreto reglamentario 3011/77), y ley 23.464, artículo 21.

- Cesación total e irreversible de las funciones encefálicas, cuando hubiera asistencia mecánica.
1. Ausencia total de respuestas de todo tipo a estímulos externos, en especial los nociceptivos, aplicados por encima del agujero occipital.
2. Electroencefalográficos: sólo en pacientes no intoxicados por drogas depresoras o sometidos a hipotermia. a) Trazado lineal, sin respuesta bioeléctrica a distintos estímulos sensitivo-sensoriales, aplicados durante la obtención del registro. b) Utilización de por lo menos 8 electrodos a una distancia interelectródica de 8 cm. c) Emplear la máxima amplificación del aparato (calibración: 1 cm = 25 μv o menos). d) Constante de tiempo

0,3. e) Registro con una duración mínima de 15 minutos efectuado a las 6 horas de asistencia mecánica respiratoria y repetirlo a las 6 horas nuevamente.
3. Ausencia de respiración espontánea con absoluta necesidad de respiración artificial.
4. Pupilas fijas o en posición intermedia.
5. Oculocefálicos ausentes.
6. Pruebas calóricas vestibulares: 200 ml de $H_2O$ helada en cada conducto, con intervalos de 10 minutos entre cada irrigación. No debe haber movimientos oculares.

Ante la imposibilidad de realizar las pruebas 4, 5 y 6, efectuar una prueba que certifique la falta de circulación cerebral por 30 minutos.

## BIBLIOGRAFÍA

1. Campion EW, Mulley AG, Goldstein RL, et al. Medical Intensive care for the elderly: A study of current use, costs, and outcomes. JAMA, 246:2052-2056, 1981.
2. Fedullo AJ., Swinburne AJ: Relationship of patient age to cost and survival in a medical ICU. Crit Care Med, 11:155-159, 1983.
3. Adelman RD, Berger JT, Macina LO. Critical care for the geriatric patient. En: Critical Illness in the elderly- Fein AM, Adelman RD (Eds.). Clinics in geriatric medicine, 10:19-30, 1994.
4. Butler R: Age-ism: Another form of bigotry. Gerontologist 9:243-246, 1969.
5. Seckler AB, Meier DE, Mulvihill M, et al. Substituted judgment: How accurate are proxi predictions? Ann Intern Med, 115:92-98, 1991.
6. Uhlmann RF, Pearlman RA, Cain KC. Understanding of elderly patients resuscitation preferences by physicians and nurses. West J Med, 150:705-707, 1989.
7. Viani A, Rizzo G, Carrai M, Pacifici GM. The effect of ageing on plasma albumin and plasma protein binding of diazepam, salicylic acid and digitoxin in healthy subjects and patients with renal impairment. Br J Clin Pharmacol, 33:299-304, 1992.
8. Greenblatt DJ, Harmatz JS, Shader RI. Clinical pharmacokinetics of anxiolytics and hypnotics in the elderly: Therapeutic considerations (part.I). Clin Pharmacokinet, 21:165-177, 1991.
9. Nikaido AM, Ellinwood EH Jr. Heatherly DG, Gupta SK. Agerelated increase in CNS sensitivity to benzodiazepines as assessed by task difficulty. Psychopharmacology, 100:90-97, 1990.
10. Lee MG, Hanna W, Harding H. Sedation for upper gastrointestinal endoscopy: A comparative study of midazolam and diazepam. Gastrointest Endosc 35:82-84, 1989.
11. Scholer SG, Schafer DF, Potter JF. The effect of age on the relative potency of midazolam and diazepam for sedation in upper gastrointestinal endoscopy. J Clin Gastroenterol 12:145-147, 1990.
12. Baillie SP, Bateman DN, Coates PE, Woodhouse KW. Age and the pharmacokinetics of morphine. Age Ageing, 18:258-262, 1989.
13. Holmberg L, Odar Cedorlöf I, Boréus LO, Heyner L, Ehrnebo M. Comparative disposition of pethidine and norpethidine in old and young patients. Eur J Clin Pharmacol, 22: 175-179, 1982.
14. Kaiko RF, Wallenstein SL, Rogers AG, Houde RW. Sources of variation in analgesic responses in cancer patients with chronic pain receiving morphine. Pain, 15:191-200, 1983.
15. The Veterans Administration Systemic Sepsis Cooperative Study Group: Effects of high-dose glucocorticoid therapy on mortality in patients with clinical signs of systemic sepsis. N Engl J Med, 317: 659-665, 1987.
16. Schuster DP, Rowley H, Feinstein S, McGue MK, Zuckerman GR. Prospective evaluation on the risk of upper gastrointestinal bleeding after admission to a medical intensive care unit. Am J Med, 76:623-630, 1984.
17. Marchant J, Summers K, McIsaac RL, Wood JR, A comparison of two ranitidine intravenous infusion regimens in critically ill patients. Aliment Pharmacol Ther, 2:55-63, 1988.
18. Raiha I, Manner R, Hietanen E, Hartiala J, Sourander L. Radiographic pulmonary changes of gastroesophageal reflux disease in elderly patients. Age Ageing, 21:250-255, 1992.
19. Inglis TJ, Sproat LJ, Sherratt MJ, Hawkey PM, Gibson JS, Shah HV. Gastroduodenal dysfunction as a cause of gastric bacterial overgrowth in patients undergoing mechanical ventilation of the lungs. Br J Anaesth 68:499-502, 1992.
20. Haboubi NY, Montgomery RD. Small-bowel bacterial overgrowth in elderly people: Clinical significance and response to treatment. Age Ageing, 21:13-19, 1992.
21. Bevilacqua M, Norbiato G, Chebat E, Raggi U, Cavaiani P, Guzzetti R, Bertora P. Osmotic and nonosmotic control of vasopressin release in the elderly. Effect of metoclopramide. J Clin Endocrinol Metab, 65: 1243-1247.
22. Grimes JD, Hassan MN, Preston DN. Adverse neurologic effects of metoclopramide. Can Med Assoc J, 126: 23-25, 1982.
23. Mullins RE, Lamapasona V, Conn RB. Monitoring aminoglycoside therapy. Clin Lab Med, 7:513-529, 1987.
24. Prinz P, Christie C, Smallwood R, et al. Circadian temperature variation in healthy aged and in Alzheimer's disease. J Geronto, 39:30-35, 1984.
25. Ravens PH, Johnson GB. En: Raven PH, Johnson GB (Eds.). Biology. St. Louis, Time Mirror Mosby, pág. 837, 1988.
26. Hardy JD. Body temperature regulation. En: Mountcastle VB (Ed.). Med. Physiol. 1980, págs. 1417-1456 ed 14 St. Luis, CV Mosby.
27. Massry SG, Coburn JS. Clinical physiology of heat exposure. En: Maxwell MH, Kleeman CR (Eds.). Clinical Disorders of Fluid and Electrolyte Metabolism, 2ª ed. Nueva York, McGraw-Hill, 1972.
28. Kenney WL, Kamon E. Comparative physiological responses of normotensive and essentially hypertensive men to exercise in the heat. Eur J Appl Physiol, 52:196-302, 1984.
29. Delaney K, Vasallo S, Goldfrank L. Thermoregulatory principles. En: Goldfrank LR, Flomenbaum NE, et al. (Eds.). Goldfrank's Toxicologic Emergencies, 4ª ed. Norwalk, Appleton and Lange, pág. 102, 1990.
30. Knochel J. Heat stroke and related heat stress disorders. Dis Mon, 5:305-337, 1989.
31. Wyndham CH, Strydom NB, Cooke HM, Maritz JS, Morrison JF, Fleming PW, Ward JS. Methods of cooling subjects with hyperpyrexia. J Appl Physiol, 14:771-776, 1959.
32. Callahan M. Advances in the management of cardiac arrest (clinical conference). West J. Med. 145:670-675, 1986.
33. Collins KJ, Dore C. Exton-Smith AN, et al. Accidental hypothermia and impaired temperature homeostasis in the elderly. Br Med J, 1:353-356, 1977.
34. Navari RM, Sheehy JW. Hypothermia. En: Calkins E, Davis PJ, Ford AB. (Eds.). The Practice of Geriatrics. Philadelphia, WB Saunders, págs. 291-301, 1986.
35. Matz R. Hypothermia. Mechanisms and countermeasures. Hosp Pract Off, Ed 21:45-48, 1986.

36. Brody GM. Hyperthermia and hypothermia in the elderly. *En*: Clinics in geriatric medicine, 10:213-229, 1994.
37. Trevino A, Razi B, Beller BM. The caracteristic electrocardiogram of accidental hypothermia. Arch Intern Med, 127:470-473, 1971.
38. Hayward JS, Steinman AM. Accidental hypothermia. An experimental study of inhalation rewarming. Aviat Space Environ Med, 46:1236-1240, 1975.
39. Davis FM, Judson JA. Warm peritoneal dialysis in the management of accidental hypothermia. Report of five cases. NZ Med J, 94:207-209, 1981.
40. Rubinstein LZ, Josephson KR, Wieland GD, et al. Effectiveness of geriatric evaluation unit: A randomized clinical trial. N Engl J Med, 311:1664-1670, 1984.
41. Mahul PH, Perrot D, Tempelhoff PH, et al. Short and long term prognosis, functional outcome following ICU for elderly. Intensive Care Med, 17:7-10, 1991.
42. Francis J, Martin D, Kapoor WN. A prospective study of delirium in hospitalized elderly. JAMA 263:1097-1101, 1990.
43. Skielboe M, Andersen PM, Weber M, Jarnvig IL, Sztuk F, Jorgensen I. Reversal of benzodiazepine intoxication by flumazenil. Resuscitation, 22:245-252, 1991.
44. Levy DD, Caronna JJ, Vurton HS, Lapinski RH, Frydman H, Plum F. Predicting outcome from hypoxic-ischemic coma. JAMA, 253:1420-1426, 1985.
45. Bassetti C, Mathis J, Bomio F, Hess C. Prognosis in coma after cardiac arrest. A prospective study of 60 patients. Neurology, 44 (suppl.2): A345, 1994.
46. Jennett B, Bond M. Assessment of outcome after severe brain injury. Lancet, 1:480-484, 1975.
47. Jennett B, Teasdale G, Brakman R, et al. Prognosis of patients with severe head injury. Neurosurgery, 44:283-288, 1979.
48. Rao S, Chari C. Diagnosis of brain death by transcranial Doppler sonography. Neurology, 44 (suppl. 2): A130, 1994.

# ÍNDICE ANALÍTICO

## A

Absceso cerebral piógeno, 390
Acufenos, 260
Afasia
  anómica, 77
  de Broca, 75
  de conducción, 78
  definición, 73
  global, 77
  rehabilitación, 80
    evaluación, 87
    técnicas, 85
  transcortical, 78
  de Wernicke, 76
Agnosias, 79
Amaurosis fugaz, 235
Apraxias, 80
Astasia-abasia, 130
Ataque isquémico transitorio. Véase *Isquemia cerebral*

## B

Bradifrenia, 41

## C

Cefalea
  acuminada, 110
  por cambios de la presión intracraneana, 112
  fisiopatología, 107
  hipnagógica, 114
  por lesión de estructuras sensibles, 111
  en la menopausia, 114
  migraña, 108
  neuralgias, 115
  postraumática, 113
  por procesos vasculares, 113
  tensional, 110
Coma, 401
  definición, 403
  diagnósticos diferenciales, 407
  muerte cerebral, 408
  pronóstico, 408
  semiología, 404
Compresión medular. Véase *Síndromes radiculomedulares*
Corea. Véase también *Movimientos anormales*
  de Huntington, 43, 46, 191
  senil, 192

## D

Delirium
  diagnóstico, 67
  diferencial, 70
  etiopatogenia, 68
  tratamiento, 70
Demencia(s)
  corticales, 17
    afasia progresiva primaria, 34
    atípicas, 35
  definición y clasificación, 17
  enfermedad
    de Alzheimer, 25
    de Pick, 33
  epidemiología, 18
  metodología diagnóstica, 19
    evaluación
      cliniconeurológica, 20
      cognitiva, 21
      funcional, 22
    exámenes complementarios, 22
  pugilística, 34
  senil por cuerpos de Lewy, 34
  parkinsoniana, 42, 47
  pseudodemencias, 63
  reversibles, 57
    de causa
      estructural, 57
      infecciosa, 60
      metabólica, 62
      nutricional, 61
      tóxica, 63
  subcorticales
    anatomía patológica, 46
    definición, 39
    diagnóstico
      clínico, 41
      diferencial, 44
    fisiopatología, 44
    metodología de estudio, 51
    tratamiento, 53
Depresión
  criterios clínicos, 91
  etiología, 90
  patogenia, 90
  prevalencia, 89
  primaria del anciano, 93
  tratamiento, 94
Disfagia
  causas, 247
  manejo, 250
Distonías. Véase *Movimientos anormales*

## E

Encefalitis
  por herpes virus, 397
  leucoencefalopatía multifocal progresiva, 397
  límbica, 60
Enfermedad(es)
  de Alzheimer
    diagnóstico diferencial, 29
    enfoque terapéutico, 30
    epidemiología, 25
    fisiopatología, 27
    genética, 27
    manifestaciones clínicas, 26
  cerebrovascular. Véase *Isquemia y hemorragias cerebrales*
  de Guillain-Barré, 359
  infecciosas. Véanse entidades específicas
  del músculo
    distrofias musculares, 332
    de etiología incierta, 341
    miopatías
      endocrinas, 345
      inflamatorias, 335
      metabólicas, 342
      tóxicas, 344
    miotonías, 324
  de la neurona motora
    atrofia muscular progresiva, 326
    esclerosis lateral
      amiotrófica, 327
      primaria, 326
    parálisis bulbar progresiva, 327
  de Parkinson
    demencia/depresión, 162
    etiopatogenia, 163
    historia, 159
    prevalencia, 160
    síntomas motores, 160
    tratamiento
      agonistas dopaminérgicos, 168
      fisioterapia, 171
      de las fluctuaciones motoras, 172
      levodopaterapia, 164
      neuroprotector, 170
      quirúrgico, 172
  de Pick, 33
  de Steele, Richardson, Olszewski. Véase *Parálisis supranuclear progresiva*
  de la transmisión neuromuscular, 345
  de Whipple, 61
  de Wilson, 44
Envejecimiento cerebral, 7
Epilepsia
  clasificación, 292
  definición y conceptos básicos, 289
  diagnóstico diferencial, 294
  etiología, 292
  manifestaciones clínicas, 290
  status epilepticus, 300
  tratamiento, 294
Equilibrio. Véase *Trastornos del*
Escala de Glasgow, 408
Esclerosis lateral amiotrófica, 327
Examen neurológico, 2
  examen psicofísico, 3
  del aparato vascular, 5
  historia clínica, 2

## H

Hematoma
  extradural, 271
  subdural, 58
    agudo, 273
    crónico, 275
Hemianopsia
  heterónima, 239
  homónima, 238
Hemorragia intracraneana
  intraparenquimatosa
    diagnóstico, 153

Hemorragia intracraneana *(Cont.)*
  etiología, 150
  manifestaciones clínicas, 150
  tratamiento, 154
  subaracnoidea
    clínica, 155
    diagnóstico, 155
    tratamiento, 156
Hidrocefalia normotensiva, 57
Hipertensión endocraneana, 270
Hipotensión ortostática. Véase también *Síndromes autonómicos*
  diagnóstico, 209
  fisiopatología, 210
  tratamiento, 211

## I

Incontinencia
  fecal
    etiología, 232
    evaluación clínica, 233
    fisiopatología, 232
    tratamiento, 233
  urinaria
    anatomía y fisiología, 221
    características urodinámicas, 228
    causas, 223
    crónica persistente, 224
    diagnóstico, 226
    tratamiento, 228
Isquemia cerebral
  clasificación, 136
  diagnóstico, 143
  factores de riesgo, 135
  fisiopatología, 133
  de grandes arterias, 137
  infarto vs. hemorragia, 144
  otros infartos subcorticales, 142
  tratamiento, 147
  vasculitis, 142
  de vasos
    circunferenciales, 138
    penetrantes, 140

## M

Marcha
  evaluación clínica, 123
  examen, 121
  fisiología, 119
  trastornos, 124
    apraxia, 130
    caídas, 126
    congelación, 129
    inestabilidad, 124
    marcha
      à petit pas, 128
      senil, 127
    parkinsoniana, 128
Meningitis
  bacteriana, 389
  crónica, 61
Miastenia
  gravis, 346
    aspectos clínicos, 347
    terapéutica, 349
  ocular, 239
Micosis del SNC, 393
Mini Mental State Examination, 21
Mioclonías. Véase *Movimientos anormales*
Miopatías. Véase *Enfermedades del músculo*
Miotonía. Véase *Enfermedades del músculo*
Movimientos anormales
  corea, 190
  distonías, 183
    características clínicas, 184
    distribución, 185
    herencia, 184
    tratamiento, 187
  espasmo hemifacial, 189
  inducidos por drogas

  acatisia, 198
  por anticonvulsivos, 200
  discinesia tardía, 196
  distonía, 199
  parkinsonismo, 195
  síndrome neuroléptico maligno, 200
  temblor, 201
mioclonías, 192
síndrome de las piernas inquietas, 192
temblor, 181
  esencial, 181
    clasificación, 182
    tratamiento, 182

## N

Neuralgia
  del glosofaríngeo, 115
  del trigémino, 115
Neurocisticercosis, 398
Neuropatía(s), 353
  anatomía patológica, 356
  axonales, 361
  alcohólica, 366
  diabética, 364
  medicamentosas, 362
  tóxicas, 362
  clasificación, 355
  desmielinizantes, 358
  estudios neurofisiológicos, 357
  geriátrica, 367
  signos y síntomas, 354
Neurosífilis, 396

## O

Oftalmoplejía(s)
  infranucleares, 241
  internuclear, 243

## P

Parálisis
  del III par, 241
  del IV par, 242
  supranuclear progresiva, 42, 47, 175
  del VI par, 242
Parasomnia, 103
Parkinsonismo
  atrofias multisistémicas, 174
  causas, 174
  degeneración corticobasal, 176
  inducido por drogas. Véase *Movimientos anormales inducido por drogas*
  parálisis supranuclear progresiva, 175
  vascular, 176
Polimialgia reumática, 341
Polimiositis, 338

## S

Síncope. Véase *Síndromes autonómicos*
Síndrome(s)
  de Adie, 218
  alternos, 138
  de amnesia senil, 8
  autonómicos, 205
    clasificación, 209
    en la diabetes, 218
    distrofia simpática refleja, 218
    en la enfermedad de Parkinson, 215
    falla autonómica pura, 214
    hipotensión ortostática, 209
    pruebas de evaluación, 213
    síncope, 215
    síndrome de Shy-Drager, 214
    trastornos pupilares, 217
  confusional agudo. Véase *Delirium*
  de Costen, 116
  demencial. Véase *Demencias*
  de Eaton-Lambert, 321, 351
  de inmunodeficiencia adquirida (SIDA), 397
  neuroléptico maligno, 200

  paraneoplásicos
    clasificación, 316
    diagnóstico, 315
    patogénesis, 315
  de las piernas inquietas, 99, 192
  radiculomedulares
    de la columna cervical, 371
    lumbares, 376
  de Salomon, 114
  del seno cavernoso, 243
  de Shy-Drager, 214
  de Tolosa-Hunt, 116
  del túnel carpiano, 359
Sueño
  cambios en las etapas con la edad, 97
  y enfermedades médicas, 103
  y enfermedades psiquiátricas, 100
  movimientos periódicos, 99
  y síndrome orgánico cerebral, 102
  trastornos respiratorios, 98
  tratamiento de los trastornos, 104

## T

Temblor. Véase *Movimientos anormales*
Trastornos
  endocrinometabólicos
    diabetes mellitus, 386
    hipófisis posterior, 379
    manifestaciones neurológicas, 379
    paratiroideos, 382
    tiroideos, 380
  del equilibrio, 252
  de la marcha. Véase *Marcha*
  de memoria asociado con la edad, 19
  mnésicos, 11
    como entidad clínica, 12
    diagnóstico diferencial, 13
    tratamiento, 14
  neurooftalmológicos
    diplopía, 239
    disminución de la agudeza visual, 235
    embolia de la a. central de la retina, 236
    miastenia ocular, 239
    oftalmoplejías, 241
    pérdida de campo visual. Véase *Hemianopsia*
    trombosis de la v. central de la retina, 237
  del sueño. Véase *Sueño*
Traumatismos
  encefalocraneanos
    efectos inmediatos, 267
    epidemiología, 265
    fisiopatología, 266
    manejo del paciente, 277
    secuelas
      intracraneanas
        tardías, 275
        tempranas, 270
      sistémicas
        tardías, 276
        tempranas, 274
    tratamiento, 278
  raquimedulares
    epidemiología, 281
    fisiopatología del daño medular, 281
    manejo del paciente, 282
    tratamiento, 286
Tuberculosis del SNC, 391
Tumores cerebrales
  epidemiología, 305
  incidencia, 306
  metástasis, 312
  presentación clínica, 306
  primarios, 307
  síndromes topográficos, 308

## V

Vértigo, 259
Virosis del SNC, 397

Fabián Bernardo Fierro S.

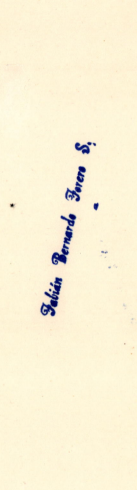